中华医学百科全书

临床医学

麻醉学

国家出版基金项目
NATIONAL PUBLICATION FOUNDATION

中国协和医科大学出版社
北 京

图书在版编目（CIP）数据

中华医学百科全书·麻醉学 / 黄宇光主编 . —北京：中国协和医科大学出版社，2021.5
ISBN 978-7-5679-1718-7

Ⅰ . ①麻… Ⅱ . ①黄… Ⅲ . ①麻醉学 Ⅳ . ① R614

中国版本图书馆 CIP 数据核字（2021）第 040172 号

中华医学百科全书·麻醉学

主　　编：黄宇光

编　　审：陈永生

责任编辑：沈冰冰　郭广亮

出版发行 中国协和医科大学出版社
（北京市东城区东单三条 9 号　邮编 100730　电话 010-6526 0431）

网　　址： www.pumcp.com

经　　销 新华书店总店北京发行所

印　　刷 北京雅昌艺术印刷有限公司

开　　本：889×1230　1/16

印　　张：31.5

字　　数：927 千字

版　　次：2021 年 5 月第 1 版

印　　次：2021 年 5 月第 1 次印刷

定　　价：450.00 元

ISBN 978-7-5679-1718-7

《中华医学百科全书》编纂委员会

总顾问　吴阶平　韩启德　桑国卫

总指导　陈　竺

总主编　刘德培　王　辰

副总主编　曹雪涛　李立明　曾益新　吴沛新

编纂委员（以姓氏笔画为序）

丁　洁	丁　樱	丁安伟	于中麟	于布为	于学忠	万经海
马　军	马　进	马　骁	马　静	马　融	马安宁	马建辉
马烈光	马绪臣	王　伟	王　辰	王　政	王　恒	王　铁
王　硕	王　舒	王　键	王一飞	王一镗	王士贞	王卫平
王长振	王文全	王心如	王生田	王立祥	王兰兰	王汉明
王永安	王永炎	王成锋	王延光	王华兰	王旭东	王军志
王声湧	王坚成	王良录	王拥军	王茂斌	王松灵	王明荣
王明贵	王金锐	王宝玺	王诗忠	王建中	王建业	王建军
王建祥	王临虹	王贵强	王美青	王晓民	王晓良	王高华
王鸿利	王维林	王琳芳	王喜军	王晴宇	王道全	王德文
王德群	木塔力甫·艾力阿吉	尤启冬	戈　烽	牛　侨	毛秉智
毛常学	乌　兰	卞兆祥	文卫平	文历阳	文爱东	方　浩
方以群	尹　佳	孔北华	孔令义	孔维佳	邓文龙	邓家刚
书　亭	毋福海	艾措千	艾儒棣	石　岩	石远凯	石学敏
石建功	布仁达来	占　堆	卢志平	卢祖洵	叶　桦	叶冬青
叶常青	叶章群	申昆玲	申春悌	田家玮	田景振	田嘉禾
史录文	冉茂盛	代　涛	代华平	白春学	白慧良	丛　斌
丛亚丽	包怀恩	包金山	冯卫生	冯希平	冯泽永	冯学山
边旭明	边振甲	匡海学	邢小平	达万明	达庆东	成　军
成翼娟	师英强	吐尔洪·艾买尔	吕时铭	吕爱平	朱　珠
朱万孚	朱立国	朱华栋	朱宗涵	朱建平	朱晓东	朱祥成
乔延江	伍瑞昌	任　华	任钧国	华　伟	伊河山·伊明	
向　阳	多　杰	邬堂春	庄　辉	庄志雄	刘　平	刘　进
刘　玮	刘　强	刘　蓬	刘大为	刘小林	刘中民	刘玉清
刘尔翔	刘训红	刘永锋	刘吉开	刘芝华	刘伏友	刘华平

刘华生	刘志刚	刘克良	刘更生	刘迎龙	刘建勋	刘胡波
刘树民	刘昭纯	刘俊涛	刘洪涛	刘献祥	刘嘉瀛	刘德培
闫永平	米玛	米光明	安锐	祁建城	许媛	许腊英
那彦群	阮长耿	阮时宝	孙宁	孙光	孙皎	孙锟
孙少宣	孙长颢	孙立忠	孙则禹	孙秀梅	孙建中	孙建方
孙建宁	孙贵范	孙洪强	孙晓波	孙海晨	孙景工	孙颖浩
孙慕义	严世芸	苏川	苏旭	苏荣扎布	杜元灏	杜文东
杜治政	杜惠兰	李飞	李方	李龙	李东	李宁
李刚	李丽	李波	李勇	李桦	李鲁	李磊
李燕	李冀	李大魁	李云庆	李太生	李日庆	李玉珍
李世荣	李立明	李永哲	李志平	李连达	李灿东	李君文
李劲松	李其忠	李若瑜	李泽坚	李宝馨	李建初	李建勇
李映兰	李思进	李莹辉	李晓明	李凌江	李继承	李森恺
李曙光	杨凯	杨恬	杨勇	杨健	杨硕	杨化新
杨文英	杨世民	杨世林	杨伟文	杨克敌	杨甫德	杨国山
杨宝峰	杨炳友	杨晓明	杨跃进	杨腊虎	杨瑞馥	杨慧霞
励建安	连建伟	肖波	肖南	肖永庆	肖培根	肖鲁伟
吴东	吴江	吴明	吴信	吴令英	吴立玲	吴欣娟
吴勉华	吴爱勤	吴群红	吴德沛	邱建华	邱贵兴	邱海波
邱蔚六	何维	何勤	何方方	何绍衡	何春涤	何裕民
余争平	余新忠	狄文	冷希圣	汪海	汪静	汪受传
沈岩	沈岳	沈敏	沈铿	沈卫峰	沈心亮	沈华浩
沈俊良	宋国维	张泓	张学	张亮	张强	张霆
张澍	张大庆	张为远	张世民	张永学	张华敏	张宇鹏
张志愿	张丽霞	张伯礼	张宏誉	张劲松	张奉春	张宝仁
张建中	张建宁	张承芬	张琴明	张富强	张新庆	张潍平
张德芹	张燕生	陆华	陆林	陆小左	陆付耳	陆伟跃
陆静波	阿不都热依木·卡地尔		陈文	陈杰	陈实	陈洪
陈琪	陈楠	陈薇	陈士林	陈大为	陈文祥	陈代杰
陈尧忠	陈红风	陈志南	陈志强	陈规化	陈国良	陈佩仪
陈家旭	陈智轩	陈锦秀	陈誉华	邵蓉	邵荣光	武志昂
其仁旺其格	范明	范炳华	林三仁	林久祥	林子强	林江涛
林曙光	杭太俊	郁琦	欧阳靖宇	尚红	果德安	
明根巴雅尔	易定华	易著文	罗力	罗毅	罗小平	罗长坤
罗颂平	帕尔哈提·克力木		帕塔尔·买合木提·吐尔根			

图门巴雅尔	岳伟华	岳建民	金 玉	金 奇	金少鸿	金伯泉
金季玲	金征宇	金银龙	金惠铭	周 兵	周永学	周光炎
周灿全	周良辅	周纯武	周学东	周宗灿	周定标	周宜开
周建平	周建新	周春燕	周荣斌	周福成	郑一宁	郑志忠
郑金福	郑法雷	郑建全	郑洪新	郑家伟	郎景和	房 敏
孟 群	孟庆跃	孟静岩	赵 平	赵 群	赵子琴	赵中振
赵文海	赵玉沛	赵正言	赵永强	赵志河	赵彤言	赵明杰
赵明辉	赵耐青	赵临襄	赵继宗	赵铱民	赵靖平	郝 模
郝小江	郝传明	郝晓柯	胡 志	胡大一	胡文东	胡向军
胡国华	胡昌勤	胡晓峰	胡盛寿	胡德瑜	柯 杨	查 干
柏树令	柳长华	钟翠平	钟赣生	香多·李先加		段 涛
段金廒	段俊国	侯一平	侯金林	侯春林	俞光岩	俞梦孙
俞景茂	饶克勤	施慎逊	姜小鹰	姜玉新	姜廷良	姜国华
姜柏生	姜德友	洪 两	洪 震	洪秀华	洪建国	祝庆余
祝蔯晨	姚永杰	姚克纯	姚祝军	秦 川	袁文俊	袁永贵
都晓伟	晋红中	粟占国	贾 波	贾建平	贾继东	夏照帆
夏慧敏	柴光军	柴家科	钱传云	钱忠直	钱家鸣	钱焕文
倪 健	倪 鑫	徐 军	徐 晨	徐云根	徐永健	徐志云
徐志凯	徐克前	徐金华	徐建国	徐勇勇	徐桂华	凌文华
高 妍	高 晞	高志贤	高志强	高金明	高学敏	高树中
高健生	高思华	高润霖	郭 岩	郭小朝	郭长江	郭巧生
郭宝林	郭海英	唐 强	唐向东	唐朝枢	唐德才	诸欣平
谈 勇	谈献和	陶广正	陶永华	陶芳标	陶·苏和	陶建生
黄 钢	黄 峻	黄 烽	黄人健	黄叶莉	黄宇光	黄国宁
黄国英	黄跃生	黄璐琦	萧树东	梅 亮	梅长林	曹 佳
曹广文	曹务春	曹建平	曹洪欣	曹济民	曹雪涛	曹德英
龚千锋	龚守良	龚非力	袭著革	常耀明	崔 蒙	崔丽英
庚石山	康 健	康廷国	康宏向	章友康	章锦才	章静波
梁 萍	梁显泉	梁铭会	梁繁荣	谌贻璞	屠鹏飞	隆 云
绳 宇	巢永烈	彭 成	彭 勇	彭明婷	彭晓忠	彭瑞云
彭毅志	斯拉甫·艾白		葛 坚	葛立宏	董方田	蒋力生
蒋建东	蒋建利	蒋澄宇	韩晶岩	韩德民	惠延年	粟晓黎
程 伟	程天民	程仕萍	程训佳	童培建	曾 苏	曾小峰
曾正陪	曾学思	曾益新	谢 宁	谢立信	蒲传强	赖西南
赖新生	詹启敏	詹思延	鲍春德	窦科峰	窦德强	赫 捷

《中华医学百科全书》学术委员会

主任委员　巴德年

副主任委员（以姓氏笔画为序）

汤钊猷　　　吴孟超　　　陈可冀　　　贺福初

学术委员（以姓氏笔画为序）

丁鸿才	于是凤	于润江	于德泉	马　遂	王　宪	王大章
王之虹	王文吉	王正敏	王邦康	王声湧	王近中	王政国
王晓仪	王海燕	王鸿利	王琳芳	王锋鹏	王满恩	王模堂
王德文	王澍寰	王翰章	毛秉智	乌正赉	尹昭云	巴德年
邓伟吾	石一复	石中瑗	石四箴	石学敏	平其能	卢世璧
卢光琇	史俊南	皮　昕	吕　军	吕传真	朱　预	朱大年
朱元珏	朱晓东	朱家恺	仲剑平	刘　正	刘　耀	刘又宁
刘宝林（口腔）		刘宝林（公共卫生）		刘敏如	刘景昌	刘新光
刘嘉瀛	刘镇宇	刘德培	闫剑群	江世忠	汤　光	汤钊猷
阮金秀	孙　燕	孙汉董	孙曼霁	纪宝华	严隽陶	苏　志
苏荣扎布	杜乐勋	李亚洁	李传胪	李仲智	李连达	李若新
李钟铎	李济仁	李舜伟	李巍然	杨　莘	杨圣辉	杨宠莹
杨瑞馥	肖文彬	肖承悰	肖培根	吴　坚	吴　坤	吴　蓬
吴乐山	吴永佩	吴在德	吴军正	吴观陵	吴希如	吴孟超
吴咸中	邱蔚六	何大澄	余森海	谷华运	邹学贤	汪　华
汪仕良	沈竞康	张乃峥	张习坦	张月琴	张世臣	张丽霞
张伯礼	张金哲	张学文	张学军	张承绪	张洪君	张致平
张博学	张朝武	张蕴惠	陆士新	陆道培	陈子江	陈文亮
陈世谦	陈可冀	陈立典	陈宁庆	陈在嘉	陈尧忠	陈君石
陈育德	陈治清	陈洪铎	陈家伟	陈家伦	陈寅卿	邵铭熙
范乐明	范茂槐	欧阳惠卿	罗才贵	罗成基	罗启芳	罗爱伦
罗慰慈	季成叶	金义成	金水高	金惠铭	周　俊	周仲瑛
周荣汉	赵云凤	胡永华	胡永洲	钟世镇	钟南山	段富津
侯云德	侯惠民	俞永新	俞梦孙	施侣元	姜世忠	姜庆五
恽榴红	姚天爵	姚新生	贺福初	秦伯益	贾继东	贾福星
夏惠明	顾美仪	顾觉奋	顾景范	徐文严	翁心植	栾文明
郭　定	郭子光	郭天文	郭宗儒	唐由之	唐福林	涂永强
黄洁夫	黄璐琦	曹仁发	曹采方	曹谊林	龚幼龙	龚锦涵

盛志勇　康广盛　章魁华　梁文权　梁德荣　彭名炜　董　怡
程天民　程元荣　程书钧　程伯基　傅民魁　曾长青　曾宪英
温　海　裘雪友　甄永苏　褚新奇　蔡年生　廖万清　樊明文
黎介寿　薛　淼　戴行锷　戴宝珍　戴尅戎

临床医学

总主编

　　高润霖　　中国医学科学院阜外医院

本卷编委会

主　编

　　黄宇光　　中国医学科学院北京协和医院

副主编（以姓氏笔画为序）

　　于布为　　上海交通大学医学院附属瑞金医院

　　刘　进　　四川大学华西医院

编　委（以姓氏笔画为序）

　　于布为　　上海交通大学医学院附属瑞金医院

　　于春华　　中国医学科学院北京协和医院

　　王国林　　天津医科大学总医院

　　左明章　　北京医院

　　叶铁虎　　中国医学科学院北京协和医院

　　田玉科　　华中科技大学同济医学院附属同济医院

　　田　鸣　　首都医科大学附属北京友谊医院

　　申　乐　　中国医学科学院北京协和医院

　　朱　波　　中国医学科学院北京协和医院

　　朱　斌　　北京大学国际医院

　　任洪智　　中国医学科学院北京协和医院

　　刘　进　　四川大学华西医院

　　刘　薇　　北京和睦家医院

　　孙　莉　　中国医学科学院肿瘤医院

　　李士通　　上海市第一人民医院

　　李天佐　　首都医科大学附属北京世纪坛医院

李文志　　哈尔滨医科大学附属第二医院

吴新民　　北京大学第一医院

佘守章　　广州市第一人民医院

张秀华　　中国医学科学院北京协和医院

赵　晶　　中日友好医院

陈绍辉　　中国医学科学院北京协和医院

易　杰　　中国医学科学院北京协和医院

岳　云　　首都医科大学附属北京朝阳医院

赵国栋　　广东省人民医院

俞卫锋　　上海交通大学医学院附属仁济医院

姚尚龙　　华中科技大学同济医学院附属协和医院

郭曲练　　中南大学湘雅医院

郭向阳　　北京大学第三医院

黄宇光　　中国医学科学院北京协和医院

黄文起　　中山大学附属第一医院

龚志毅　　中国医学科学院北京协和医院

喻　田　　遵义医学院附属医院

傅志俭　　山东省立医院

虞雪融　　中国医学科学院北京协和医院

熊利泽　　同济大学附属第四人民医院

薛张纲　　复旦大学附属中山医院

主编助理

朱　波　　中国医学科学院北京协和医院

赵　晶　　中日友好医院

前　言

　　《中华医学百科全书》终于和读者朋友们见面了！

　　古往今来，凡政通人和、国泰民安之时代，国之重器皆为科技、文化领域的鸿篇巨制。唐代《艺文类聚》、宋代《太平御览》、明代《永乐大典》、清代《古今图书集成》等，无不彰显盛世之辉煌。新中国成立后，国家先后组织编纂了《中国大百科全书》第一版、第二版，成为我国科学文化事业繁荣发达的重要标志。医学的发展，从大医学、大卫生、大健康角度，集自然科学、人文社会科学和艺术之大成，是人类社会文明与进步的集中体现。随着经济社会快速发展，医药卫生领域科技日新月异，知识大幅更新。广大读者对医药卫生领域的知识文化需求日益增长，因此，编纂一部医药卫生领域的专业性百科全书，进一步规范医学基本概念，整理医学核心体系，传播精准医学知识，促进医学发展和人类健康的任务迫在眉睫。在党中央、国务院的亲切关怀以及国家各有关部门的大力支持下，《中华医学百科全书》应运而生。

　　作为当代中华民族"盛世修典"的重要工程之一，《中华医学百科全书》肩负着全面总结国内外医药卫生领域经典理论、先进知识，回顾展现我国卫生事业取得的辉煌成就，弘扬中华文明传统医药璀璨历史文化的使命。《中华医学百科全书》将成为我国科技文化发展水平的重要标志、医药卫生领域知识技术的最高"检阅"、服务千家万户的国家健康数据库和医药卫生各学科领域走向整合的平台。

　　肩此重任，《中华医学百科全书》的编纂力求做到两个符合。一是符合社会发展趋势：全面贯彻以人为本的科学发展观指导思想，通过普及医学知识，增强人民群众健康意识，提高人民群众健康水平，促进社会主义和谐社会构建。二是符合医学发展趋势：遵循先进的国际医学理念，以"战略前移、重心下移、模式转变、系统整合"的人口与健康科技发展战略为指导。同时，《中华医学百科全书》的编纂力求做到两个体现：一是体现科学思维模式的深刻变革，即学科交叉渗透/知识系统整合；二是体现继承发展与时俱进的精神，准确把握学科现有基础理论、基本知识、基本技能以及经典理论知识与科学思维精髓，深刻领悟学科当前面临的交叉渗透与整合转化，敏锐洞察学科未来的发展趋势与突破方向。

　　作为未来权威著作的"基准点"和"金标准"，《中华医学百科全书》编纂过程中，制定了严格的主编、编者遴选原则，聘请了一批在学界有相当威望、具有较高学术造诣和较强组织协调能力的专家教授（包括多位两院院士）担任大类主编和学科卷主编，确保全书的科学性与权威性。另外，还借鉴了已有百科全书的编写经验。鉴于《中华医学百科全书》的编纂过程本身带有科学研究性质，还聘请了若干科研院所的科研管理专家作为特约编审，站在科研管理的高度为全书的顺利编纂保驾护航。除了编者、编审队伍外，还制订了详尽的质量保证计划。编纂委员会和工作委员会秉持质量源于设计的理念，共同制订了一系列配套的质量控制规范性文件，建立了一套切实可行、行之有效、效率最优的编纂质量管理方案和各种情况下的处理原则及预案。

《中华医学百科全书》的编纂实行主编负责制，在统一思想下进行系统规划，保证良好的全程质量策划、质量控制、质量保证。在编写过程中，统筹协调学科内各编委、卷内条目以及学科间编委、卷间条目，努力做到科学布局、合理分工、层次分明、逻辑严谨、详略有方。在内容编排上，务求做到"全准精新"。形式"全"：学科"全"，册内条目"全"，全面展现学科面貌；内涵"全"：知识结构"全"，多方位进行条目阐释；联系整合"全"：多角度编制知识网。数据"准"：基于权威文献，引用准确数据，表述权威观点；把握"准"：审慎洞察知识内涵，准确把握取舍详略。内容"精"："一语天然万古新，豪华落尽见真淳。"内容丰富而精练，文字简洁而规范；逻辑"精"："片言可以明百意，坐驰可以役万里。"严密说理，科学分析。知识"新"：以最新的知识积累体现时代气息；见解"新"：体现出学术水平，具有科学性、启发性和先进性。

《中华医学百科全书》之"中华"二字，意在中华之文明、中华之血脉、中华之视角，而不仅限于中华之地域。在文明交织的国际化浪潮下，中华医学汲取人类文明成果，正不断开拓视野，敞开胸怀，海纳百川般融入，润物无声状拓展。《中华医学百科全书》秉承了这样的胸襟怀抱，广泛吸收国内外华裔专家加入，力求以中华文明为纽带，牵系起所有华人专家的力量，展现出现今时代下中华医学文明之全貌。《中华医学百科全书》作为由中国政府主导、参与编纂学者多、分卷学科设置全、未来受益人口广的国家重点出版工程，得到了联合国教科文等组织的高度关注，对于中华医学的全球共享和人类的健康保健，都具有深远意义。

《中华医学百科全书》分基础医学、临床医学、中医药学、公共卫生学、军事与特种医学和药学六大类，共计144卷。由中国医学科学院/北京协和医学院牵头，联合军事医学科学院、中国中医科学院和中国疾病预防控制中心，带动全国知名院校、科研单位和医院，有多位院士和海内外数千位优秀专家参加。国内知名的医学和百科编审汇集中国协和医科大学出版社，并培养了一批热爱百科事业的中青年编辑。

回览编纂历程，犹然历历在目。几年来，《中华医学百科全书》编纂团队呕心沥血，孜孜矻矻。组织协调坚定有力，条目撰写字斟句酌，学术审查一丝不苟，手书长卷撼人心魂……在此，谨向全国医学各学科、各领域、各部门的专家、学者的积极参与以及国家各有关部门、医药卫生领域相关单位的大力支持致以崇高的敬意和衷心的感谢！

《中华医学百科全书》的编纂是一项泽被后世的创举，其牵涉医学科学众多学科及学科间交叉，有着一定的复杂性；需要体现在当前医学整合转型的新形式，有着相当的创新性；作为一项国家出版工程，有着毋庸置疑的严肃性。《中华医学百科全书》开创性和挑战性都非常强。由于编纂工作浩繁，难免存在差错与疏漏，敬请广大读者给予批评指正，以便在今后的编纂工作中不断改进和完善。

刘德培

凡　例

一、《中华医学百科全书》（以下简称《全书》）按基础医学类、临床医学类、中医药学类、公共卫生类、军事与特种医学类、药学类的不同学科分卷出版。一学科辑成一卷或数卷。

二、《全书》基本结构单元为条目，主要供读者查检，亦可系统阅读。条目标题有些是一个词，例如"炎症"；有些是词组，例如"弥散性血管内凝血"。

三、由于学科内容有交叉，会在不同卷设有少量同名条目。例如《肿瘤学》《病理生理学》都设有"肿瘤"条目。其释文会根据不同学科的视角不同各有侧重。

四、条目标题上方加注汉语拼音，条目标题后附相应的外文。例如：

zhuīguǎnnèi mázuì
椎管内麻醉（neuraxial anesthesia）

五、本卷条目按学科知识体系顺序排列。为便于读者了解学科概貌，卷首条目分类目录中条目标题按阶梯式排列，例如：

椎管内麻醉 ……………………………………………………………………

　蛛网膜下腔阻滞 ………………………………………………………………

　　连续蛛网膜下腔阻滞 ………………………………………………………

　硬膜外阻滞 ……………………………………………………………………

　　骶管阻滞 ……………………………………………………………………

　蛛网膜下腔硬膜外联合阻滞 …………………………………………………

局部麻醉 …………………………………………………………………………

　表面麻醉 ………………………………………………………………………

　局部浸润麻醉 …………………………………………………………………

　区域阻滞 ………………………………………………………………………

　　神经传导阻滞 ………………………………………………………………

　　静脉局部麻醉 ………………………………………………………………

六、各学科都有一篇介绍本学科的概观性条目，一般作为本学科卷的首条。介绍学科大类的概观性条目，列在本大类中基础性学科卷的学科概观性条目之前。

七、条目之中设立参见系统，体现相关条目内容的联系。一个条目的内容涉及其他条目，需要其他条目的释文作为补充的，设为"参见"。所参见的本卷条目的标题在本条目释文中出现的，用蓝色楷体字印刷；所参见的本卷条目的标题未在本条目释文中出现的，在括号内用蓝色楷体字印刷该标题，另加"见"字；参见其他卷条目的，注明参见条所属学科卷名，如"参见□□□卷"或"参见□□□卷□□□□"。

八、《全书》医学名词以全国科学技术名词审定委员会审定公布的为标准。同一概念或疾病在不同学科有不同命名的，以主科所定名词为准。字数较多，释文中拟用简称的名词，每个条目中第一次出现时使用全称，并括注简称，例如：甲型病毒性肝炎（简称甲肝）。个别众所周知的名词直接使用简称、缩写，例如：B 超。药物名称参照《中华人民共和国药典》2020 年版和《国家基本药物目录》2018 年版。

九、《全书》量和单位的使用以国家标准 GB 3100—1993《国际单位制及其应用》、GB/T 3101—1993《有关量、单位和符号的一般原则》及 GB/T 3102 系列国家标准为准。援引古籍或外文时维持原有单位不变。必要时括注与法定计量单位的换算。

十、《全书》数字用法以国家标准 GB/T 15835—2011《出版物上数字用法》为准。

十一、正文之后设有内容索引和条目标题索引。内容索引供读者按照汉语拼音字母顺序查检条目和条目之中隐含的知识主题。条目标题索引分为条目标题汉字笔画索引和条目外文标题索引，条目标题汉字笔画索引供读者按照汉字笔画顺序查检条目，条目外文标题索引供读者按照外文字母顺序查检条目。

十二、部分学科卷根据需要设有附录，列载本学科有关的重要文献资料。

目　录

麻醉学 ……………………………………… 1

［麻醉药］

吸入麻醉药 ……………………………… 2

异氟烷 ………………………………… 3

七氟烷 ………………………………… 3

地氟烷 ………………………………… 4

氧化亚氮 ……………………………… 4

静脉麻醉药 ……………………………… 5

巴比妥类静脉麻醉药 ………………… 5

硫喷妥钠 …………………………… 6

非巴比妥类静脉麻醉药 ……………… 6

丙泊酚 ……………………………… 7

氯胺酮 ……………………………… 8

依托咪酯 …………………………… 9

局部麻醉药 ……………………………… 10

酯类局麻药 …………………………… 15

酰胺类局麻药 ………………………… 16

镇静安定药 ……………………………… 18

苯二氮䓬类镇静安定药 ……………… 18

吩噻嗪类镇静安定药 ………………… 20

丁酰苯类镇静安定药 ………………… 21

肌松药 …………………………………… 22

去极化肌松药 ………………………… 25

非去极化肌松药 ……………………… 27

肌松拮抗药 ……………………………… 32

［麻醉仪器］

麻醉机 …………………………………… 33

中心供气系统 ………………………… 34

麻醉蒸发器 …………………………… 34

麻醉通气系统 ………………………… 35

麻醉残气清除系统 …………………… 36

氧阻断安全装置 ……………………… 36

普通气道装置 …………………………… 36

面罩 …………………………………… 36

口咽通气管 …………………………… 37

鼻咽通气管 ……………………………… 37

气管导管 ………………………………… 37

双腔支气管导管 ……………………… 39

喉镜 ……………………………………… 39

改良型特殊喉镜 ……………………… 40

困难气道装置 …………………………… 40

纤维支气管镜 ………………………… 40

光索 …………………………………… 41

纤维光导喉镜 ……………………… 41

光导芯 ………………………………… 41

硬性喉镜 ……………………………… 42

直接喉镜 …………………………… 42

间接喉镜 …………………………… 43

气管导管引导装置 …………………… 45

逆行引导插管 ………………………… 45

喉罩 …………………………………… 45

食管-气管联合导气管 ………………… 45

喉管 …………………………………… 46

气管导管更换导管 …………………… 46

神经刺激仪 ……………………………… 46

肌松监测仪 …………………………… 46

外周神经刺激仪 ……………………… 47

静脉药物输注系统 ……………………… 48

恒速输注 ……………………………… 48

靶控输注 ……………………………… 49

［麻醉方法及其并发症］

全身麻醉 ………………………………… 51

静脉全身麻醉 ………………………… 51

吸入全身麻醉 ………………………… 53

最低肺泡有效浓度 …………………… 55

低流量吸入麻醉 ……………………… 55

紧闭回路吸入麻醉 …………………… 57

同轴呼吸回路 ………………………… 58

静脉-吸入复合麻醉 …………………… 59

平衡麻醉 ……………………………… 60

全身麻醉期间严重并发症 …………………… 60
气管插管 …………………………………… 65
　经口腔插管法 ……………………………… 66
　经鼻腔插管法 ……………………………… 67
　经气管造口插管法 ………………………… 68
　诱导插管法 ………………………………… 69
　清醒插管法 ………………………………… 70
　半清醒插管法 ……………………………… 71
　明视插管法 ………………………………… 71
　盲探插管法 ………………………………… 72
支气管内插管 ……………………………… 73
困难气道技术 ……………………………… 75
　经气管喷射通气 …………………………… 78
　环甲膜穿刺术 ……………………………… 79
　环甲膜切开术 ……………………………… 79
　气管切开术 ………………………………… 79
　　外科气管切开术 ………………………… 80
　　经皮扩张气管切开术 …………………… 81
拔管 ………………………………………… 82
气管插管并发症 …………………………… 82
　气管插管即刻并发症 ……………………… 83
　导管留存气管期间并发症 ………………… 85
　拔管后即刻或延迟性并发症 ……………… 85
基础麻醉 …………………………………… 86
监护麻醉 …………………………………… 87
椎管内麻醉 ………………………………… 88
　蛛网膜下腔阻滞 …………………………… 90
　　连续蛛网膜下腔阻滞 …………………… 94
　硬膜外阻滞 ………………………………… 95
　　骶管阻滞 ………………………………… 100
　蛛网膜下腔-硬膜外联合阻滞 …………… 101
局部麻醉 …………………………………… 103
　表面麻醉 …………………………………… 105
　局部浸润麻醉 ……………………………… 106
　区域阻滞 …………………………………… 107

神经传导阻滞 ……………………………… 107
　静脉局部麻醉 ……………………………… 108
神经及神经丛阻滞 ………………………… 109
　颈丛阻滞 …………………………………… 110
　　颈深神经丛阻滞 ………………………… 111
　　颈浅神经丛阻滞 ………………………… 112
　臂丛阻滞 …………………………………… 112
　　肌间沟臂丛神经阻滞 …………………… 113
　　锁骨上臂丛神经阻滞 …………………… 113
　　锁骨下臂丛神经阻滞 …………………… 114
　　　喙突下臂丛神经阻滞 ………………… 114
　　腋路臂丛神经阻滞 ……………………… 115
　上肢神经阻滞 ……………………………… 115
　　尺神经阻滞 ……………………………… 116
　　正中神经阻滞 …………………………… 116
　　桡神经阻滞 ……………………………… 116
　　肌皮神经阻滞 …………………………… 117
　　指神经阻滞 ……………………………… 117
　下肢神经阻滞 ……………………………… 117
　　腰丛阻滞 ………………………………… 118
　　骶神经丛阻滞 …………………………… 119
　　坐骨神经阻滞 …………………………… 119
　　股神经阻滞 ……………………………… 120
　　股外侧皮神经阻滞 ……………………… 120
　　隐神经阻滞 ……………………………… 121
　　踝部阻滞 ………………………………… 121
　　趾神经阻滞 ……………………………… 121
　躯干及会阴神经阻滞 ……………………… 121
　　肋间神经阻滞 …………………………… 122
　　胸膜腔麻醉 ……………………………… 122
　　椎旁神经阻滞 …………………………… 123
　　会阴区阻滞 ……………………………… 123
　　交感神经阻滞 …………………………… 124
　　腹腔神经节阻滞 ………………………… 125
控制性降压 ………………………………… 125

容量替代治疗 …………………………… 130
 体液状态评估 …………………………… 131
 晶体溶液 ………………………………… 133
 胶体溶液 ………………………………… 134
 术中常规补液方案 ……………………… 137
  补偿性扩容 …………………………… 138
  生理需要量 …………………………… 139
  累计缺失量 …………………………… 139
  继续损失量 …………………………… 140
  体液再分布 …………………………… 141
围术期血液管理 …………………………… 141
 输血指南 ………………………………… 142
 成分输血 ………………………………… 144
  全血 …………………………………… 144
  红细胞制剂 …………………………… 145
  血浆 …………………………………… 146
  血浆蛋白制品 ………………………… 147
 血型 ……………………………………… 147
  ABO 血型系统 ………………………… 147
  Rh 血型系统 …………………………… 148
  血型鉴定 ……………………………… 148
  交叉配血试验 ………………………… 148
 输血并发症 ……………………………… 149
  急性溶血性输血反应 ………………… 150
  延迟性溶血性输血反应 ……………… 150
  非溶血性输血反应 …………………… 151
  输血所致变态反应 …………………… 151
  输血所致感染性疾病 ………………… 152
  输血所致免疫抑制 …………………… 153
  大量输血后并发症 …………………… 154
 血液保护技术 …………………………… 155
  自体输血 ……………………………… 156
   术前自体采血储备技术 …………… 156
   急性血液稀释 ……………………… 156
   急性等容量血液稀释 ……………… 157

   急性高容量血液稀释 ……………… 157
   术中及术后术区血液回收 ………… 158
  人工血液制品 ………………………… 158
[麻醉前准备与评估]
 麻醉前准备 ……………………………… 159
  麻醉前用药 …………………………… 160
 麻醉前评估 ……………………………… 161
  美国麻醉医师协会分级 ……………… 163
  麻醉危险因素 ………………………… 163
  麻醉医学会诊 ………………………… 164
[专科麻醉]
 胸科手术麻醉 …………………………… 164
  肺隔离术 ……………………………… 165
  单肺通气 ……………………………… 166
  纵隔摆动 ……………………………… 167
  反常呼吸 ……………………………… 167
  支气管扩张症手术麻醉 ……………… 168
  肺大疱手术麻醉 ……………………… 169
  气管手术麻醉 ………………………… 170
  支气管镜手术麻醉 …………………… 172
  胸腔镜手术麻醉 ……………………… 173
  食管手术麻醉 ………………………… 174
  支气管肺泡灌洗术麻醉 ……………… 175
 心血管手术麻醉 ………………………… 176
  先天性心脏病手术麻醉 ……………… 178
  心脏瓣膜病手术麻醉 ………………… 181
  冠心病手术麻醉 ……………………… 183
  心包切除术麻醉 ……………………… 186
  大血管手术麻醉 ……………………… 187
  低温麻醉 ……………………………… 191
  深低温停循环 ………………………… 192
 内分泌疾病手术麻醉 …………………… 194
  嗜铬细胞瘤手术麻醉 ………………… 194
  多发性内分泌肿瘤手术麻醉 ………… 195
 神经外科手术麻醉 ……………………… 195

基本外科手术麻醉 …………………………… 196

骨科手术麻醉 ………………………………… 198

　脊柱手术麻醉 ……………………………… 198

　关节手术麻醉 ……………………………… 199

创伤手术麻醉 ………………………………… 201

内镜手术麻醉 ………………………………… 201

妇科手术麻醉 ………………………………… 203

产科手术麻醉 ………………………………… 204

肺移植麻醉 …………………………………… 206

肝移植麻醉 …………………………………… 206

肾移植麻醉 …………………………………… 208

心脏移植麻醉 ………………………………… 209

胰肾联合移植麻醉 …………………………… 210

整形手术麻醉 ………………………………… 211

眼科手术麻醉 ………………………………… 213

　眼心反射 ………………………………… 215

　球后阻滞麻醉 …………………………… 216

口腔手术麻醉 ………………………………… 217

耳鼻咽喉头颈外科手术麻醉 ………………… 218

　耳科手术麻醉 ……………………………… 219

　鼻科手术麻醉 ……………………………… 220

　喉科手术麻醉 ……………………………… 220

　　咽喉部肿瘤手术麻醉 …………………… 221

　　气管异物取出术麻醉 …………………… 222

　　食管异物取出术麻醉 …………………… 222

　　阻塞性睡眠呼吸暂停低通气综合征手术麻醉 …… 222

　头颈外科手术麻醉 ………………………… 223

［麻醉与并存疾病］

心血管疾病患者非心脏手术麻醉 …………… 224

　心脏风险指数 ……………………………… 226

　高血压患者麻醉 …………………………… 227

　　围术期高血压处理 ……………………… 228

　冠状动脉疾病患者麻醉 …………………… 229

　心力衰竭患者麻醉 ………………………… 230

　二尖瓣反流患者麻醉 ……………………… 231

二尖瓣狭窄患者麻醉 ………………………… 232

主动脉瓣关闭不全患者麻醉 ………………… 232

主动脉瓣狭窄患者麻醉 ……………………… 233

人工心脏瓣膜患者麻醉 ……………………… 233

发绀型先天性心脏病患者麻醉 ……………… 233

非发绀型先天性心脏病患者麻醉 …………… 235

肥厚型心肌病患者麻醉 ……………………… 236

限制型心肌病患者麻醉 ……………………… 237

特发性扩张型心肌病患者麻醉 ……………… 238

围生期心肌病患者麻醉 ……………………… 238

缩窄性心包炎患者麻醉 ……………………… 239

心脏传导系统异常患者麻醉 ………………… 241

呼吸系统疾病患者麻醉 ……………………… 241

　肺血管病变患者麻醉 ……………………… 243

　肺部感染性疾病患者麻醉 ………………… 244

　慢性阻塞性肺疾病患者麻醉 ……………… 244

　哮喘患者麻醉 ……………………………… 246

　呼吸衰竭患者麻醉 ………………………… 248

　　呼吸困难 ………………………………… 249

　肺通气功能障碍患者麻醉 ………………… 250

　肺弥散功能障碍患者麻醉 ………………… 251

内分泌疾病患者麻醉 ………………………… 252

　糖尿病患者麻醉 …………………………… 253

　胰岛素瘤患者麻醉 ………………………… 254

　糖皮质激素过量患者麻醉 ………………… 255

　糖皮质激素缺乏患者麻醉 ………………… 256

　盐皮质激素过量患者麻醉 ………………… 257

　盐皮质激素缺乏患者麻醉 ………………… 257

　　围术期应激反应 ………………………… 258

　　围术期皮质类固醇补充方案 …………… 259

　甲状腺功能亢进症患者麻醉 ……………… 260

　甲状腺功能减退症患者麻醉 ……………… 261

　高钙血症患者麻醉 ………………………… 261

　低钙血症患者麻醉 ………………………… 262

　垂体功能异常患者麻醉 …………………… 262

血液病患者麻醉 …………………………… 263

    贫血患者麻醉 …………………………… 263

    红细胞增多症患者麻醉 ………………… 264

    中性粒细胞减少患者麻醉 ……………… 264

    白血病患者麻醉 ………………………… 265

    血小板异常患者麻醉 …………………… 265

    血友病患者麻醉 ………………………… 265

    抗凝治疗患者麻醉 ……………………… 267

肾功能不全患者麻醉 ……………………… 270

    肾病综合征患者麻醉 …………………… 270

    尿毒症患者麻醉 ………………………… 272

    肾移植术后患者麻醉 …………………… 274

    肾脏替代治疗患者麻醉 ………………… 275

肝功能障碍患者麻醉 ……………………… 277

神经肌肉疾病患者麻醉 …………………… 279

    癫痫患者麻醉 …………………………… 280

    脑血管意外患者麻醉 …………………… 281

    重症肌无力患者麻醉 …………………… 282

    吉兰-巴雷综合征患者麻醉 …………… 284

    脊髓损伤患者麻醉 ……………………… 284

老年患者麻醉 ……………………………… 286

肥胖患者麻醉 ……………………………… 289

    肥胖低通气综合征患者麻醉 …………… 291

    减肥手术麻醉 …………………………… 292

小儿手术麻醉 ……………………………… 293

日间手术麻醉 ……………………………… 296

手术室外患者麻醉 ………………………… 301

    胃肠镜检查治疗麻醉 …………………… 302

    放射学检查患者麻醉 …………………… 302

    电复律患者麻醉 ………………………… 304

    电休克治疗患者麻醉 …………………… 305

    放疗患者麻醉 …………………………… 306

高原地区患者麻醉 ………………………… 307

[麻醉监测]

麻醉深度监测 ……………………………… 309

意识 ………………………………………… 310

    无意识 …………………………………… 310

遗忘 ………………………………………… 310

    记忆 ……………………………………… 311

术中知晓 …………………………………… 312

伤害性刺激 ………………………………… 313

    体动反应 ………………………………… 314

    心血管反应 ……………………………… 314

    心率变异性 ……………………………… 315

脑电图 ……………………………………… 315

    双频谱指数 ……………………………… 315

    纳尔科特伦德麻醉意识深度指数 ……… 316

    熵指数 …………………………………… 317

诱发电位 …………………………………… 318

    听觉诱发电位 …………………………… 318

    视觉诱发电位 …………………………… 319

    体感诱发电位 …………………………… 319

凝血功能检测 ……………………………… 319

    活化凝血时间测定 ……………………… 320

    血栓弹力图 ……………………………… 321

    Sonoclot 凝血和血小板功能分析 ……… 322

经食管超声心动图 ………………………… 323

    经食管超声心动图探头 ………………… 327

    心血管手术经食管超声心动图 ………… 329

    非心脏手术经食管超声心动图 ………… 331

呼吸功能监测 ……………………………… 332

    脉搏血氧饱和度监测 …………………… 333

    混合静脉血氧饱和度监测 ……………… 334

    二氧化碳描记图 ………………………… 335

    肺弥散功能测定 ………………………… 336

    气道压力-容积曲线 …………………… 337

    气道压力-时间曲线 …………………… 338

    静态顺应性 ……………………………… 339

    动态顺应性 ……………………………… 340

肌松监测 …………………………………… 340

单刺激 …………………………………… 341

四个成串刺激 …………………………… 342

强直刺激 ………………………………… 342

双短强直刺激 …………………………… 343

肌机械描记法肌松监测 ………………… 344

肌加速度描记法肌松监测 ……………… 344

肌电描记法肌松监测 …………………… 345

Ⅱ相阻滞 ………………………………… 345

体温监测 ………………………………… 345

寒战反应 ………………………………… 346

中心温度 ………………………………… 347

外周温度 ………………………………… 347

围术期低体温 …………………………… 347

治疗性浅低温 ………………………… 348

治疗性深低温 ………………………… 348

围术期体温过高 ………………………… 349

被动性体温过高 ……………………… 349

[术后麻醉管理]

麻醉后恢复室 …………………………… 350

离室指征 ……………………………… 350

麻醉恢复早期并发症 …………………… 350

术后创伤性神经症 ……………………… 353

麻醉苏醒延迟 …………………………… 354

术后恶心呕吐 …………………………… 356

术后低体温 ……………………………… 357

术后寒战 ………………………………… 358

术后认知功能障碍 ……………………… 359

术后谵妄 ………………………………… 360

[围术期重症监测与治疗]

围术期休克 ……………………………… 361

围术期急性呼吸衰竭 …………………… 363

围术期急性肺损伤 ……………………… 364

围术期急性呼吸窘迫综合征 …………… 364

围术期机械通气 ………………………… 365

撤机 …………………………………… 367

围术期酸碱平衡失调 …………………… 368

围术期心律失常 ………………………… 369

围术期凝血功能障碍 …………………… 371

危重患者营养治疗 ……………………… 371

危重患者感染 …………………………… 372

围术期全身炎症反应综合征 …………… 373

围术期脓毒症 ………………………… 373

围术期脓毒症休克 …………………… 375

围术期多器官功能障碍综合征 ……… 376

围术期消化道出血 ……………………… 377

围术期急性肾衰竭 ……………………… 378

连续性肾脏替代治疗 ………………… 378

围术期血糖控制 ………………………… 379

围术期肺栓塞 …………………………… 381

围术期甲状腺危象 ……………………… 382

[疼痛基础与临床]

疼痛 ……………………………………… 384

急性疼痛 ………………………………… 385

慢性疼痛 ………………………………… 386

癌性疼痛 ………………………………… 387

非癌性疼痛 ……………………………… 388

伤害性疼痛 ……………………………… 388

躯体性伤害性疼痛 …………………… 389

内脏性伤害性疼痛 …………………… 389

神经性疼痛 ……………………………… 390

精神性疼痛 ……………………………… 391

疼痛动物模型 …………………………… 392

急性疼痛动物模型 …………………… 393

慢性疼痛动物模型 …………………… 393

机械痛阈 ………………………………… 394

热痛阈 …………………………………… 394

痛觉传入纤维 …………………………… 395

痛觉感受器 ……………………………… 395

痛觉传导通路 …………………………… 395

痛觉过敏 ………………………………… 396

痛觉超敏 ……………………………………… 397
痛觉敏化 ……………………………………… 397
　　中枢敏化 ………………………………… 398
　　外周敏化 ………………………………… 398
神经重塑 ……………………………………… 399
交感维持性疼痛 ……………………………… 399
疼痛相关受体 ………………………………… 400
　　谷氨酸受体 ……………………………… 401
　　突触后致密物 …………………………… 401
疼痛相关离子通道 …………………………… 402
疼痛信号转导通路 …………………………… 402
疼痛评估 ……………………………………… 402
　　数字评分法 ……………………………… 402
　　视觉模拟评分法 ………………………… 403
　　口述评分法 ……………………………… 403
　　行为疼痛评分法 ………………………… 403
　　面部表情评分法 ………………………… 403
　　手术后疼痛评分法 ……………………… 403
　　体表面积评分法 ………………………… 404
　　麦吉尔疼痛问卷 ………………………… 404
　　疼痛日记 ………………………………… 404
疼痛治疗药物 ………………………………… 404
　　阿片类药物 ……………………………… 404
　　　天然阿片类药物 ……………………… 405
　　　半合成衍生物 ………………………… 406
　　　合成阿片类镇痛药 …………………… 407
　　阿片受体阻断药 ………………………… 409
　　曲马多 …………………………………… 410
　　非甾体抗炎药 …………………………… 411
　　抗抑郁药 ………………………………… 412
　　抗惊厥药 ………………………………… 414
　　α_2 肾上腺素能受体激动药 ………… 414
疼痛治疗方法 ………………………………… 416
　　超前镇痛 ………………………………… 417
　　患者自控镇痛 …………………………… 417

患者自控静脉镇痛 …………………………… 418
患者自控硬膜外镇痛 ………………………… 418
患者自控区域镇痛 …………………………… 420
患者自控皮下镇痛 …………………………… 421
暂时性神经阻滞镇痛 ………………………… 421
　　外周神经阻滞镇痛 ……………………… 422
　　神经根阻滞镇痛 ………………………… 422
　　臂丛神经阻滞镇痛 ……………………… 423
　　肩胛上神经阻滞镇痛 …………………… 423
　　股外侧皮神经阻滞镇痛 ………………… 424
　　半月节阻滞镇痛 ………………………… 424
　　三叉神经阻滞镇痛 ……………………… 424
　　星状神经节阻滞镇痛 …………………… 425
永久性神经松解术 …………………………… 426
　　三叉神经松解术 ………………………… 426
　　腹神经丛松解术 ………………………… 427
　　腰交感神经松解术 ……………………… 427
经皮贴剂 ……………………………………… 428
经口腔黏膜给药 ……………………………… 428
经鼻腔黏膜给药 ……………………………… 429
经结膜给药 …………………………………… 429
急性疼痛治疗服务 …………………………… 429
体内植入镇痛泵 ……………………………… 429
物理治疗 ……………………………………… 430
温热疗法 ……………………………………… 430
冷冻疗法 ……………………………………… 431
射频治疗 ……………………………………… 431
经皮神经电刺激 ……………………………… 432
脊髓电刺激 …………………………………… 433
神经切除 ……………………………………… 433
常见急慢性疼痛 ……………………………… 433
　　分娩疼痛 ………………………………… 434
　　术后疼痛 ………………………………… 436
　　创伤后疼痛 ……………………………… 437
　　癌性疼痛 ………………………………… 387

三叉神经痛 …………………………………… 438

带状疱疹后神经痛 …………………………… 439

幻肢痛 ………………………………………… 441

头痛 …………………………………………… 442

颈肩痛 ………………………………………… 442

腰腿痛 ………………………………………… 442

纤维肌痛症 …………………………………… 443

肌筋膜疼痛综合征 …………………………… 443

糖尿病性周围神经痛 ………………………… 444

脑卒中后疼痛 ………………………………… 444

脊髓损伤后疼痛 ……………………………… 444

索引 …………………………………………… 447

条目标题汉字笔画索引 ……………………… 447

条目外文标题索引 …………………………… 456

内容索引 ……………………………………… 465

mázuìxué

麻醉学（anesthesiology）

运用有关麻醉的基础理论、临床知识和技术以消除患者的手术疼痛，保证患者安全，为手术创造良好条件的学科。

简史　在《辞海》释义中，麻醉一词"麻"为麻木与感觉不灵敏之意；"醉"是饮酒或药物作用致神志不清或暂时失去知觉之状况。英文"anesthesia"一词由希腊语的 $\alpha\nu$-或 an-（意为"没有"）与 $\alpha\ddot{\imath}\sigma\theta\eta\sigma\iota\varsigma$ 或 aisthēsis（意为"感觉"）共同组成。

公元 2 世纪，中国医学家华佗发明了"麻沸散"。652 年，孙思邈著《备急千金要方》，1596 年李时珍在《本草纲目》中介绍了曼陀罗花的麻醉作用。1846 年 10 月 16 日，美国医师威廉·莫顿（Wilam Morton）在美国波士顿麻省总医院，首次公开展示了以吸入乙醚方式麻醉完成颈部手术，被视为近代麻醉学的开端。

随着麻醉学的发展，1905 年在美国成立了美国麻醉医师学会（American Society of Anesthesiologists，ASA）。1956 年世界麻醉医师大会（World Congress of Anesthesiologists）在荷兰召开，会上成立了世界麻醉学会联合会（World Federation of Societies of Anaesthesiologists）。1914 年詹姆斯·泰洛·格瓦思米（James Tayloe Gwathmey）出版首部比较全面介绍麻醉的专著《麻醉学》（Anaesthesia）。1986 年由罗兰·D. 米勒（Ronald D. Miller）出版的《米勒麻醉学》（Miller's Anesthesia）成为世界麻醉界的共同财富，至今已出版第八版。1922～1946 年，《麻醉与镇痛》（Anesthesia and Analgesia）、《英国麻醉学杂志》（British Journal of Anaesthesia）、《麻醉学》（Anesthesiology）、《麻醉》（Anaesthesia）等一系列具有影响力的学术期刊陆续创刊，为麻醉学科的学术交流与学科进步搭建了良好的平台。

20 世纪 40 年代末 50 年代初，中国现代麻醉学的开拓者吴珏教授、尚德延教授、谢荣教授等开始在国内创立麻醉学科。1979 年中华医学会在哈尔滨召开了"文革"后第一届全国麻醉学术会议，并正式成立了中华医学会麻醉学分会。此后，全国各地相继建立了地方麻醉学分会，相继创刊发行了《国外医学》麻醉学与复苏分册、《中华麻醉学杂志》《临床麻醉学杂志》等专业期刊，为推动中国麻醉事业的发展作出了重要贡献。1987 年 10 月，中国第一部全国性集体编写的麻醉学专著《现代麻醉学》由人民卫生出版社正式出版，1989 年中国卫生部将麻醉科确立为独立的临床二级学科，业务范畴包括临床麻醉、体外循环、急救复苏、疼痛治疗与重症监测治疗，为麻醉学科的进一步发展奠定了坚实的基础。

研究范围　从麻醉学科称谓的演变可以发现，最早期的麻醉仅包含技术层面的含义，随着整个医学科学的发展，麻醉学与其他学科的关系将更加密切，相互促进，共同提高，成为一门基础医学与临床医学密切结合的学科。在基础医学方面，麻醉学以药理、生理、解剖、生化、病理生理为基础，并通过分子生物、免疫、遗传等学科探讨疼痛与麻醉对机体的影响和机制。在临床医学方面，麻醉学以手术相关学科为基础，通过临床实践不断验证和发展麻醉药物作用机制、疼痛医学、麻醉对患者的预后影响等转化医学研究。

研究方法　根据麻醉药物的作用机制与影响范围，麻醉通常被分为全身麻醉与区域麻醉。常用全身麻醉药物包括：镇痛药、镇静催眠药、肌松药等，常用区域麻醉药物主要有酯类和酰胺类局麻药。现代麻醉学又分为临床麻醉学、体外循环、复苏与重症监测治疗学及疼痛诊疗学等，成为一门研究麻醉镇痛、急救复苏及危重症医学，特别是围术期医学的综合性学科。它不仅包括麻醉与镇痛，而且涉及麻醉前后整个围术期的准备与治疗、监测手术麻醉时重要生理功能的变化、调控和维持机体内环境的稳态以及为手术提供良好的条件，为患者安全度过手术和术后康复提供保障。

应用　传统意义上对麻醉学的认识主要是利用麻醉药物与麻醉技术达到镇痛、镇静催眠与肌松的目的，重点是手术室内手术患者的麻醉。通过近 10 年的发展，麻醉学已不再局限于手术室内施行麻醉，麻醉医师的业务领域已逐渐扩展到围术期患者安全、危重症医学、急慢性疼痛治疗等领域。麻醉学的组织结构包括：麻醉前评估门诊、临床麻醉、麻醉后恢复室、疼痛诊疗，以及教研室与实验室等部门。

20 世纪末，逐渐有专家学者提出将麻醉学扩展为麻醉与围术期医学，因此现代麻醉学的目的与意义已经转变为：通过全面术前评估充分了解患者生理状况，在保证患者临床安全的情况下，综合利用麻醉药物、技术与方法，为患者提供舒适的手术经历，为手术医师创造满意的手术条件，在此基础上，完善手术后镇痛等术后治疗，促进手术患者康复。

2012 年 5 月 ASA 提出"围术

期患者之家（Perioperative Surgical Home）"的新理念，成为现代麻醉学重要的发展机遇。"围术期患者之家"作为围术期管理的新理念与手术诊疗的新模式，主张以患者为中心，麻醉医师为主导，要求在整个围术期内多学科合作、共同决策、优化诊疗方案。该理念的产生与推广，使麻醉医师的执业范围得到拓宽和延展，要求麻醉医师提供连贯性的诊治管理及共同决策，并成为围术期医疗中的主导者。麻醉医师需要熟悉并实施针对性的健康指导，具备医疗管理与沟通能力，并能指导社区全科医师、相关专业的护理人员乃至手术医师，落实患者针对性的健康指导措施。

经过一个多世纪的发展，麻醉学已经由最初的技术型辅助科室转变为独立的临床二级学科，成为现代化医院的重要平台学科。随着现代医学的不断发展进步，麻醉学将进一步主导"围术期患者之家"医疗平台的建立，推动"以患者为中心"理念的不断深入，成为保障患者安全、加速术后康复、改善长期预后的现代医疗综合支撑平台学科。

教育部和卫生部对麻醉学科的发展高度重视与关注。从2002年开始，教育部先后确立了北京协和医学院、华中科技大学两所医学院校的麻醉学系为教育部高等学校重点学科。2003年《麻醉学》作为一门独立的课程正式列入《临床医学专业本科教学基本要求》，从此开始了麻醉学在中国普通高等医学院校设置课程的新纪元。2010年，确立了北京协和医院、四川大学华西医院、上海交通大学附属瑞金医院、复旦大学附属中山医院、哈尔滨医科大学附属第二医院、海口市人民医院、华中科技大学同济医学院附属同济医院、华中科技大学同济医学院附属协和医院、宁夏回族自治区人民医院、首都医科大学附属北京朝阳医院、新疆医科大学第一附属医院、中国医科大学附属第一医院、中南大学湘雅医院、中山大学附属第一医院共14家医院的麻醉科成为第一批卫生部国家临床重点专科建设项目单位。

从1986年开始，中国麻醉界开始逐渐重视麻醉学科建设过程中质量管理的重要性。卫生部麻醉质量控制与改进中心于2011年正式成立，并挂靠北京协和医院麻醉科，由黄宇光教授任中心主任。结合中国麻醉专业实际情况，已经出台了《麻醉记录标准》《卫生部麻醉技术操作标准》和《卫生部麻醉科质量控制标准》。中华医学会麻醉学分会自2007年开始陆续发布了19部麻醉学相关临床指南。WHO 2008年首次提出"手术安全核对表"，北京协和医院麻醉科率先在中国开始"手术安全核查制度"，2010年3月17日卫生部正式发布文件，要求在全国推广实施"手术安全核查制度"，促进了临床安全整体水平的提高。

（黄宇光）

xīrù mázuìyào

吸入麻醉药（inhaled anesthetic） 经呼吸道进入体内而起全身麻醉作用的药物。分为麻醉气体和挥发性麻醉药物，前者包括氧化亚氮、乙烯、环丙烷，后者分为烃基醚、卤代烃基醚和卤烃3类。烃基醚包括乙醚、双乙烯醚、乙基乙烯醚等；卤代烃基醚包括甲氧氟烷、恩氟烷、异氟烷、七氟烷及地氟烷等；卤烃类包括氟烷、三氯乙烯、氯仿等。

吸入麻醉药必须按分压梯度从麻醉机进入肺，经循环系统至中枢神经系统而发挥麻醉作用。全身麻醉药吸入后最终达到肺泡、周围组织、中枢（脑）内的麻醉药分压相等，即达到动态平衡。其排出体内的过程将按相反方向或顺序进行。给予吸入麻醉药的目标是使麻醉药在脑中维持足够的分压保证患者处于睡眠状态直至手术结束。在吸入麻醉中有一个非常重要的概念，即最低肺泡有效浓度（minimum alveolar concentration，MAC），在一个标准大气压下，麻醉药和纯氧同时吸入时，50%患者对切皮刺激无体动反应时的肺泡气浓度。MAC的概念包含4个基本要素：①受到强的有害刺激后必须发生一个全或无的体动反应。②将呼气末肺泡内麻醉药浓度作为一个平衡样点，以反映脑内麻醉药浓度。③用适当的数学方法表达肺泡内麻醉药的浓度与相应反应间的量化关系评估MAC。④MAC还可量化，以反映生理或药理状态的变化，可以作为一项敏感指标以确定其他麻醉药、中枢性药物与吸入麻醉药的相互影响。

所有吸入麻醉药不但影响呼吸和循环系统功能，也影响其他系统器官的功能。有些作用与产生麻醉效果无直接关系，且可对机体产生不良反应，被认为是副作用。

吸入麻醉药具有麻醉效能强和易于调控麻醉深度的优点，在全身麻醉中占有重要地位。理想的吸入麻醉药应具备下列特征：①麻醉作用具有可逆性，无蓄积作用。②安全范围广，麻醉作用强，可使用低浓度。③诱导及清醒迅速、舒适、平稳。④化学性质稳定，与其他药物接触时不产生毒性物质，在机体内代谢率低，代谢产物无毒性。⑤无燃烧爆炸性，制造简单，易提纯，价廉。⑥能产生良好的肌肉松弛作用，能抑制不良的自主神经反射，具有松弛支气管平滑肌作用。⑦无臭味，对气道无刺激作用。⑧对呼吸、循环系统抑制作用轻，不增加心肌对儿茶酚胺的应激性，无肝、肾毒性。⑨无依赖性及成瘾性。⑩无致癌及致畸作用。实际上尚无一种药物能完全符合上述条件，目前仍在不断寻求更加理想的药物。

（叶铁虎）

yìfúwán
异氟烷（isoflurane）　卤代烃基醚类吸入麻醉药。1965 年由特雷尔（Terrell）合成。后经克兰茨（Krantz）、鲁多（Rudo）和多布金（Dobkin）等研究阐明其药理作用。其优点：①麻醉诱导及苏醒快，无致吐作用。②无燃烧、爆炸危险。③循环稳定。④肌松效果良好。⑤扩张冠状动脉，有利于心肌缺血的患者。⑥对颅内压无明显的升高作用。其缺点：①价格贵。②有刺激性气味，影响小儿的诱导。③增加心率。

麻醉效能　异氟烷的组织及血液溶解度低，血/气分配系数仅 1.48，高于地氟烷及七氟烷，但低于恩氟烷和氟烷。其最低肺泡有效浓度（minimum alveolar concentration，MAC）在 20~30 岁为 1.28%，31~55 岁为 1.15%，55 岁以上为 1.05%，若与 70% 氧化亚氮合用则分别降至 0.56%、0.50% 及 0.37%。低温、妊娠、使用利多卡因和镇静药可降低异氟烷用量。苏醒速度比氟烷、恩氟烷稍快，为 7~11 分钟。

药理作用　该药作用于中枢神经系统、循环系统、呼吸系统、肝、肾及神经肌肉。

中枢神经系统　异氟烷对中枢神经系统的抑制与用量相关。在 1MAC 以内，脑电波频率及振幅均增高；超过 1MAC，振幅增高，但频率减小；深麻醉时两者均减小。1.5MAC 出现暴发性抑制，2MAC 出现等电位脑电波。

循环系统　异氟烷对心功能的抑制小于恩氟烷及氟烷，心脏麻醉指数为 5.7，大于恩氟烷（3.3）及氟烷（3.0），2MAC 以内较安全。随吸入浓度的增加，心输出量明显减少。异氟烷使心率稍增快，但心律稳定。对术前有室性心律失常的患者，应用异氟烷麻醉维持期间不增加心律失常的发生概率。

呼吸系统　异氟烷抑制呼吸与剂量相关，可显著降低通气量，使 $PaCO_2$ 增高，且抑制机体对 $PaCO_2$ 升高的通气反应。

肝　异氟烷的物理性质稳定，可对抗生物降解，提示无肝毒性或毒性甚小。

肾　异氟烷降低肾血流量，使肾小球滤过率和尿量减少，与恩氟烷、氟烷或氧化亚氮差距很小。

神经肌肉　异氟烷能产生足够的肌松作用，肌松作用大于氟烷，可增加非去极化肌松药的作用，随麻醉加深，肌松药用量减少。

临床应用　适用于神经外科手术的麻醉。常用于麻醉的维持。吸入异氟烷 5~10 分钟，肺泡气中异氟烷浓度为吸入浓度的 50%，即诱导时所需的吸入浓度是肺泡气浓度的 2 倍。一般诱导时若肺泡气浓度大于 MAC 的 50%，则可加速脑平衡。与 70% 氧化亚氮联合应用时肺泡气中异氟烷浓度需达到 1.1%，单纯吸氧时则需

1.7%，按此推算吸入气中所需的异氟烷浓度应分别为 2.2% 及 3.4%。麻醉维持期间，可降低吸气浓度，只需要补偿组织异氟烷平衡所需量。因增加子宫出血，不适用于产科手术。

（叶铁虎）

qīfúwán
七氟烷（sevoflurane）　卤代烃基醚类吸入麻醉药。1968 年由里甘（Regan）合成，1971 年瓦林（Wallin）等最先报道，并于 1975 年对其理化性质、药理作用及毒理学进行了评价。该药具有诱导迅速、无刺激性气味、麻醉深度易掌握的优点，遇碱石灰不稳定。

药理作用　主要作用于中枢神经系统、循环系统、呼吸系统、肝及肾，且有肌松作用。

中枢神经系统　用 4% 七氟烷和氧气面罩吸入诱导 2 分钟患者意识消失，脑电图出现有节律的慢波，随着麻醉深度加深慢波逐渐减少，出现类似应用巴比妥盐时的棘状波群。用 1% 七氟烷进行慢诱导，10 分钟意识尚不消失，脑电图也无变化。七氟烷抑制中脑网状结构的多种神经元活动，且与剂量相关。若七氟烷麻醉过深也可引起全身痉挛，比恩氟烷弱。可增加颅内压、降低脑灌注压，此作用比氟烷弱。

循环系统　吸入 2%（约 1.2MAC）及 4%（约 2.4MAC）七氟烷，左心室收缩及心脏泵功能皆降低，且与剂量相关，4%（约 2.4MAC）七氟烷的抑制与 1.5%（2MAC）氟烷的抑制大致相等或略轻。吸入 2%~3% 七氟烷时（自主呼吸，$PaCO_2$ 约 50mmHg）收缩压约下降11%，吸入 2%~4% 七氟烷（机械通气，$PaCO_2$ 保持正常情况下）使平均动脉压下降约 15%，动脉压的下

降与心功能抑制、心输出量减少及外周阻力血管扩张有关。七氟烷对心率的影响不明显。吸入麻醉药与肾上腺素合用引起的室性期前收缩、心室颤动心肌敏感评分，七氟烷为 9.7，氟烷为 34，两者有显著差异。

呼吸系统　七氟烷对气管的刺激非常小，可通过面罩吸入进行小儿麻醉诱导，与氟烷相似。七氟烷随麻醉加深呼吸抑制加重。

肝　七氟烷麻醉后肝血流量下降，但麻醉结束后迅速恢复正常。门静脉血流减少，在麻醉后恢复较慢。七氟烷麻醉时总肝血流量维持正常，上述肝血流减少与七氟烷麻醉深度相关。

肾　未见有七氟烷造成肾损伤的报道。

肌松作用　各种吸入麻醉药加强维库溴铵作用的顺序是七氟烷>恩氟烷>异氟烷>氟烷。

临床应用　凡需要全身麻醉的患者均适用。用静脉诱导插管或用七氟烷-氧气、七氟烷-氧气-氧化亚氮面罩吸入诱导插管，插管后高流量吸入 10~20 分钟后改用低流量吸入麻醉维持。以下情况不适用该药：①1 个月内实施过吸入全身麻醉，有肝损害者。②对卤化麻醉药有过敏或有恶性高热危险因素者。③肾功能异常者慎用。

（叶铁虎）

dìfúwán

地氟烷（desflurane）　卤代烃基醚类吸入麻醉药。1959~1966 年由特雷尔（Terrell）等合成，1990 年初琼斯（Jones）首先将其试用于临床。该药优点为：①血和组织溶解度低，麻醉诱导及苏醒快。②体内生物转化少，对机体影响小。③对循环功能干扰小，更适用于心血管手术麻醉。④神经肌肉阻滞作用比其他氟化烷类吸入麻醉药强。缺点为：①沸点低，室温下蒸气压高，需用特殊的电子装置控制温度的蒸发器。②有刺激气味。③药效低，价格昂贵。

药理作用　主要作用于中枢神经系统、循环系统、呼吸系统、肝、肾。

中枢神经系统　地氟烷对中枢神经系统的抑制程度与用量有关，脑电图表现为大脑皮质电活动受抑制呈剂量相关性，但不引起癫痫样改变，也不引起异常脑电活动。地氟烷和异氟烷对大脑皮质的抑制相似，在相等的最低肺泡有效浓度（minimum alveolar concentration，MAC）作用下地氟烷与异氟烷脑电图的参数变化相同；浓度增加，脑电图波形的振幅及频率均降低，抑制程度增加。

循环系统　与其他现代挥发性麻醉药一样，地氟烷能抑制心血管功能，但在一定 MAC 下与氧化亚氮合用能减轻地氟烷的循环抑制及心率加快作用。

呼吸系统　地氟烷可抑制呼吸，减少每分通气量，增加 $PaCO_2$，并降低机体对 $PaCO_2$ 增高的通气反应，其抑制作用与剂量有关。地氟烷对呼吸的抑制程度比氟烷、异氟烷弱，可通过观察潮气量和呼吸频率变化估计麻醉深度。

肝　琼斯给 10 名健康男性志愿者吸入 3.6% 地氟烷 89 分钟，分别测定吸入地氟烷后 4 小时、24 小时、72 小时、192 小时的血浆总胆红素、非结合胆红素、天冬氨酸转氨酶、丙氨酸转氨酶、γ-谷氨酰转肽酶和碱性磷酸酶，结果显示在地氟烷吸入前后上述各项指标无显著变化，说明对肝功能影响不大。

肾　对肾功能的影响包括观察吸入地氟烷后 24 小时和 72 小时肌酐清除率、尿液浓缩功能、尿中视黄醇结合蛋白（RBP）和 N-乙酰-β-D-氨基葡萄糖苷酶（NAG）的变化，结果表明各测定值在用药前后无显著变化。

临床应用　由于地氟烷对气道的刺激性较强，临床上很少单独加氧气用于麻醉诱导。一般是先用静脉麻醉诱导后，再单纯吸入地氟烷或加用 60% 氧化亚氮进行麻醉。临床上可用静脉麻醉药诱导后，按 40∶60 比例吸入地氟烷和氧化亚氮的混合气体，顺利完成气管插管。

（叶铁虎）

yǎnghuàyàdàn

氧化亚氮（nitrous oxide）　吸入性麻醉气体。俗称笑气。普里斯特利（Priestley）于 1779 年制成，1779 年戴维（Davy）发现其麻醉作用，至今仍在临床当中广泛应用。其优点为：①无毒性。②麻醉诱导及苏醒迅速。③镇痛效果强。④对气道黏膜无刺激。⑤无燃烧性。缺点为：①麻醉作用弱，使用高浓度时易产生缺氧。②体内有大的闭合空腔时，引起其容积增大。

药理作用　主要作用于中枢神经系统、循环系统和呼吸系统。

中枢神经系统　麻醉作用极弱，吸入 30%~50% 氧化亚氮有镇痛作用，80% 以上时有麻醉作用，最低肺泡有效浓度（minimum alveolar concentration，MAC）为 105%。吸入 75% 氧化亚氮的麻醉效能相当于 0.5%~1.0% 氟烷。氧化亚氮有升高颅内压的作用，脑肿瘤患者吸入 66% 氧化亚氮可使颅内压平均升高 26.7mmHg。吸入 0.2% 氟烷的犬再吸入 60% 氧化亚氮，脑血流量增加 1 倍。

循环系统 对心肌无直接抑制作用，对心率、心输出量、血压、静脉压、周围血管阻力等均无影响。但在氟烷麻醉下，吸入氧化亚氮时出现平均动脉压、右心房压、食管温度升高，全身血管阻力增加，瞳孔散大。

呼吸系统 对呼吸道无刺激性，不引起呼吸抑制，但术前用镇痛药或硫喷妥钠诱导时已产生呼吸抑制的患者，再吸氧化亚氮可增强呼吸抑制作用。

临床应用 临床上不单独使用氧化亚氮麻醉，均与其他吸入麻醉药、静脉麻醉药或硬膜外阻滞等联合应用。适应证：①与其他吸入麻醉药、肌松药复合可行各类手术的麻醉。②对循环功能影响小，可用于严重休克或重危患者。③分娩镇痛。禁忌证：①肠梗阻、空气栓塞、气胸等患者。②增加空气栓塞风险的手术，如体外循环或部分体外循环的患者。③麻醉装置的氧化亚氮流量计、氧流量计不准确时禁用。临床上使用的氧化亚氮浓度一般为 50%~66%，或 40% 或 30%。若行开胸手术或颅内手术，即氧耗量相对较大，应将氧化亚氮的吸入浓度降低至 50% 以下，防止组织缺氧。

不良反应 ①体内气体容积增大作用：由于氧化亚氮弥散率大于氮气，氧化亚氮麻醉可以使体内含气腔隙容积增大，麻醉 3 小时后容积增大最明显，故肠梗阻、气腹、气脑造影等体内存在闭合空腔时，氧化亚氮麻醉应为禁忌。②弥散性缺氧：氧化亚氮易溶于血，在氧化亚氮麻醉结束时血中溶解的氧化亚氮迅速弥散至肺泡，冲淡肺泡内的氧浓度，称为弥散性缺氧。谢弗（Shaffer）

等在氧化亚氮麻醉后 3 ~ 5 分钟（此时氧化亚氮呼出量最大），自主呼吸状态下吸空气时的测定结果显示，PaO_2 由 69mmHg 降至 54mmHg，而 $PaCO_2$ 由 50mmHg 降至 42mmHg。氧化亚氮麻醉后需继续吸纯氧 5 ~ 10 分钟，以防止发生低氧血症。

（叶铁虎）

jìngmài mázuìyào

静脉麻醉药 （intravenous anesthetic）

通过静脉给药，经血液循环作用于中枢神经系统而产生麻醉效果的药物。1934 年戊硫代巴比妥最先应用于临床，标志着现代静脉麻醉药的正式起步。静脉麻醉药被广泛用于麻醉诱导、麻醉维持及镇静。常用静脉麻醉药分为两类：巴比妥类和非巴比妥类，后者常用药物包括丙泊酚、氯胺酮、依托咪酯等。各种静脉麻醉药具有不同的作用机制、作用特点及副作用，选择静脉麻醉药时应充分考虑药物的上述特征，通过药物组合及剂量选择，发挥药物优点，减少或避免药物副作用，优化静脉麻醉药使用。理想的静脉麻醉药应具有以下特点：①理化性质上易溶于水，溶液稳定，保质期长。②无注射痛，不导致血栓或血栓性静脉炎；即使外渗，对组织无损伤，误入动脉不引起栓塞、坏死等并发症。③在麻醉效能方面应能短时间内迅速发挥麻醉作用，一次臂-脑循环时间即可起效，且苏醒期短。④体内无蓄积，可重复用药或静脉输注，不易过量。⑤静脉麻醉药可提供镇静、催眠、遗忘、镇痛和制动等，否则只能与其他药物联合应用。⑥对心血管、呼吸系统无明显影响，术后麻醉相关并发症较少，安全性能高。

（叶铁虎）

bābǐtuǒlèi jìngmài mázuìyào

巴比妥类静脉麻醉药 （barbiturate intravenous anesthetic）

通过静脉给药，经血液循环作用于中枢神经系统而产生麻醉效果的巴比妥酸衍生物。是早期应用较为广泛的一类静脉麻醉药。代表药为硫喷妥钠。

药理作用 巴比妥类药物的中枢镇静作用通过对 γ-氨基丁酸 A 型（$GABA_A$）受体的作用而实现。该类药物具有脑保护作用，还可导致中度血压下降（主要由于外周血管扩张所造成）及呼吸抑制。

中枢神经系统 对巴比妥类在中枢神经系统（central nervous system，CNS）作用机制的了解仅限于对 $GABA_A$ 受体的作用，其他可能机制尚无确切证据支持。GABA 是哺乳动物 CNS 中的主要抑制性神经递质，$GABA_A$ 受体是已被证实与巴比妥类诱导的麻醉相关的受体。$GABA_A$ 受体是一种氯离子通道，至少由 5 个亚单位组成，这些亚单位具有 GABA、巴比妥类药物、苯二氮䓬类药物和其他分子的特定作用位点。巴比妥类药物和 $GABA_A$ 的结合加强并模拟 GABA 的作用，导致细胞膜超极化，增加突触后神经元的激动阈值。在低浓度状态下，巴比妥类药物加强 GABA 的作用，降低 GABA 与其受体的解离率，从而增加 GABA 激动的氯离子通道的开放时间。GABA 作用的增强被认为与巴比妥类的镇静催眠效果直接相关。在高浓度状态下，巴比妥类药物直接激活氯离子通道而不与 GABA 受体结合。

巴比妥类药物也可抑制兴奋性神经递质的突触传递，如谷氨酸盐和乙酰胆碱。其抑制兴奋性 CNS 递质的作用具有突触离子特异性。与其他 CNS 抑制剂类似，巴比妥类药物对大脑代谢具有很强的作用，对脑代谢性氧消耗率的剂量相关抑制作用可导致脑电波减缓，降低腺苷三磷酸消耗，降低脑缺血风险。

心血管系统　巴比妥类药物对心血管系统的作用是中枢和外周效应的结果，表现为外周血管扩张，心脏收缩力降低，反射性心率增快。

呼吸系统　巴比妥类药物还具有剂量相关的中枢性呼吸抑制，在诱导过程中可产生短暂的呼吸暂停。

临床应用　巴比妥类药物主要用于麻醉诱导和麻醉维持及术前给药，还可用于脑缺血高危患者的脑保护。禁用于以下情况：①呼吸系统阻塞性疾病或气道异常状态。②严重的心血管疾病或休克。③哮喘持续状态。④卟啉病。⑤缺少合适的装置（静脉注射装置）和气道管理工具（人工通气方法）。

某些副作用发生于预期之外的患者，心血管和呼吸系统的副作用与剂量相关。注射巴比妥类药物的并发症包括：大蒜味、过敏反应、局部组织刺激作用，以及较少见的组织坏死、面部水肿、荨麻疹、支气管痉挛和过敏性休克。

(叶铁虎)

liúpēntuǒnà

硫喷妥钠（thiopental sodium）

巴比妥类静脉麻醉药的代表药物。最早由瓦特斯（Waters）和伦迪（Lundy）引入临床。该药起效迅速（15～30 秒），诱导平稳，无海索比妥的激动性副作用，半衰期短，苏醒迅速，尤其是单次使用时更为明显，优于大多数静脉麻醉药，被广泛应用于临床。

虽然已合成多种巴比妥类静脉麻醉药，但是均无法取代硫喷妥钠的临床地位。

药理作用　主要作用于中枢神经系统、心血管系统和呼吸系统。

中枢神经系统　与其他巴比妥类静脉麻醉药相同，硫喷妥钠也是通过与中枢神经系统（central nervous system，CNS）中 γ-氨基丁酸 A 型（$GABA_A$）受体的结合以加强并模拟 GABA 的作用，导致细胞膜超极化，增加突触后神经元的激动阈值，从而产生麻醉作用。硫喷妥钠还可产生非 $GABA_A$ 受体的作用，即作用于谷氨酰胺能-N-甲基-D-天冬氨酸（NMDA）系统。动物实验表明，硫喷妥钠可降低 CNS 中细胞外谷氨酰胺浓度，并降低 NMDA-门控电流，通过抑制 NMDA 受体以抑制兴奋性活动。

与其他巴比妥类药物相似，硫喷妥钠可产生镇静和催眠效应。足够剂量的药物可产生全身麻醉效应，即 CNS 抑制，伴意识消失、遗忘和呼吸心血管系统抑制，对疼痛和其他应激性刺激的反应减弱。

心血管系统　硫喷妥钠可以产生类似其他巴比妥类药物对心血管系统的作用，如可扩张外周血管，降低心肌收缩力（降低钙离子流入心肌纤维），增加心率。心输出量降低的机制包括：①直接负性肌力作用。②通过增加心室容量而降低心室充盈。③暂时降低 CNS 的交感传出。

呼吸系统　硫喷妥钠也可产生剂量相关的中枢呼吸抑制，在诱导过程中可导致暂时性呼吸暂停。随着麻醉效果的增加，每分通气量也降低。合并慢性肺病的患者对硫喷妥钠的呼吸抑制作用

更加敏感。约 20% 患者在硫喷妥钠诱导过程中发生呼吸暂停，约为 25 秒，因此在硫喷妥钠诱导过程中应备好辅助或呼吸控制装置。

临床应用　硫喷妥钠广泛用于麻醉诱导。因其不具有镇痛效应，故在麻醉和外科操作过程中必须辅助使用其他镇痛药物减轻患者对刺激的反射。重复给药可维持患者的无意识及遗忘状态，因此也可用于全身麻醉的维持。但硫喷妥钠并非平衡麻醉的最佳选择。硫喷妥钠禁用于以下情况：①呼吸系统阻塞性疾病或气道异常状态。②严重的心血管疾病或休克。③哮喘持续状态。④卟啉病。⑤缺少合适的装置（静脉注射装置）和气道管理工具（人工通气方法）。

硫喷妥钠在诱导过程中较少产生刺激性症状，如咳嗽、呃逆、震颤和抽搐。但其组织刺激和局部并发症的发生率高于美索比妥。

动脉内注射是少见但严重的并发症，后果的严重程度与药物浓度相关。治疗包括：①在动脉内予生理盐水冲淡药物。②肝素化以减少栓塞风险。③臂丛神经阻滞。合理静脉使用硫喷妥钠不会产生局部毒性。

(叶铁虎)

fēibābǐtuǒlèi jìngmài mázuìyào

非巴比妥类静脉麻醉药（non-barbiturates intravenous anesthetic）

作为早期超短效的巴比妥类静脉麻醉药如硫喷妥钠，并非十全十美，丙泊酚、氯胺酮、依托咪酯等众多的非巴比妥类静脉麻醉药相继投入临床使用。不同类型的非巴比妥类静脉麻醉药药理作用各不相同，包括：苯环己哌啶类，如氯胺酮；甾体类，如安泰酮；丁香酚类，如丙泮尼地；羟丁酸盐类，如 γ-羟丁酸钠；咪

唑类，如依托咪酯；烷基酚类，如丙泊酚。

该类静脉麻醉药种类颇多且各有所长，仍达不到理想化的标准。例如，γ-羟丁酸钠毒性较小，但麻醉作用较弱，无镇痛作用，起效慢，维持时间较长，有致幻等不良反应；丙泊酚具有起效快、维持时间短等特点，可用于全身麻醉诱导，但有抑制心血管系统的作用，注射痛较明显；依托咪酯对心血管系统抑制作用轻微，但震颤、术后恶心呕吐等发生率较高。所以，临床上通常联合应用多种麻醉药物，以扬长避短，利用现有资源，充分发挥各种麻醉药物的优势，减少不良反应，实现"平衡麻醉"。

（叶铁虎）

bǐngbófēn

丙泊酚（propofol）　烷基酚类静脉麻醉药。又称异丙酚。发现于 20 世纪 70 年代初，是临床上应用最为普遍的非巴比妥类静脉麻醉药。该药结构不同于任何一类已知的静脉麻醉药，其内含精制大豆油、蛋黄卵磷脂、甘油和注射用水等辅剂，外观呈白色乳状。因为脂肪乳剂是良好的细菌培养基，所以加入依地酸二钠（EDTA）等作为抑菌剂，即便如此，该药品的安瓿与注射器开放 6 小时后亦应该弃用，以免造成污染。大部分麻醉相关药物因具有潜在的滥用性，需要特殊保管，而丙泊酚是个例外，并不属于管制药品。2008 年美国食品与药品监督管理局（FDA）批准上市的磷丙泊酚钠，是丙泊酚的一种水溶性前体药物，具有一定的滥用可能性，FDA 建议将磷丙泊酚钠列为管制药品。此药比巴比妥类静脉麻醉药硫喷妥钠作用强、持续时间短、麻醉苏醒期躁动发生

率低，是比较理想的催眠性静脉全身麻醉药。

药理作用　包括以下内容。

神经系统　主要通过激动中枢神经系统 γ-氨基丁酸 A 型（GABA$_A$）受体，增强 GABA 能抑制性系统而产生催眠作用。还具有镇静、遗忘及短时镇痛效应。

丙泊酚经肝脏和非肝脏途径代谢，主要经肾排泄，且很快从血流丰富的组织（如脑）重新分布，脑中丙泊酚药物浓度会很快下降，因此单次负荷量注射后苏醒也较快。在短小的日间手术，如内镜检查、无痛人工流产术等，可作为唯一的麻醉药，但是血中需要达到一定的药物浓度才可产生遗忘效应。麻醉深度监测手段之一的脑电双频谱指数（bispectral index，BIS）反映中枢镇静程度，与血中药物浓度相关性较好。清醒时 BIS 一般在 90 以上，丙泊酚麻醉时表现出血药浓度依赖性的抑制，BIS 指数降低。若 BIS 值在 40~60，患者基本对语言指令无应答，无回忆，此时的麻醉深度较满意。麻醉苏醒后患者常产生愉悦感或欣快感。

该药具有抗惊厥作用，可用于控制癫痫发作，但也可引起惊厥样反应，对于癫痫患者脑电图的影响表现多样。该药能降低正常范围或升高的颅内压，对颅内手术具有有利的一面；降低脑的氧代谢率，具有脑保护作用。此药注射后可快速降低 30%~40% 的眼内压，适用于气管插管操作等致眼压升高的情况。

呼吸系统　该药具有一定的支气管舒张作用，可用于慢性阻塞性肺疾病患者。对呼吸系统的抑制持续时间较短，相对于呼吸频率而言，该药主要影响患者的潮气量，一般不需处理；若与其

他药物（如苯二氮䓬类、阿片类等）合用，呼吸暂停的发生率及持续时间均会增加，需严密观察患者呼吸道通气状态，必要时采取辅助通气等措施。

心血管系统　由于对外周血管扩张和心脏直接抑制的双重作用，尤其是使用诱导剂量时，对心血管循环系统抑制作用明显，主要表现为低血压，且随剂量和血中药物浓度的升高，抑制作用更加明显。因抑制压力感受器反射而对心率的影响并不像血压一样显著。心肌血流与心肌氧耗量明显减少，说明心肌整体氧供/需尚能保持平衡。但是与患者年龄和注药速度有关，高龄及危重患者需酌情减量。

临床应用　静脉注射使患者进入麻醉状态，起效迅速、诱导平稳，无震颤、咳嗽、呃逆等副作用。因闭眼反应消失时间有延迟，可以通过观察语言应答消失判断是否起效，以免过量。作用时间短、在体内代谢排泄快、苏醒迅速而完全，故单次注射适合于麻醉诱导、外科小手术和门诊检查以及心脏和神经系统大手术的麻醉和重症监护病房的长期镇静治疗。持续输注无蓄积，静脉滴注或微量泵入可用于麻醉维持，以及手术后、重症监护病房中的镇静，根据患者对手术刺激的反应或镇静程度以个体化滴定方式，调整注药速度，即使长时间的镇静也能迅速苏醒。

麻醉后苏醒很快，与七氟烷等吸入麻醉药的苏醒期相仿，精神、运动功能的恢复比硫喷妥钠迅速。术后恶心、呕吐比其他静脉诱导药物显著减少。与咪达唑仑镇静相比，丙泊酚苏醒更快，可控性强，这有利于早期拔除气管内导管和恢复咳嗽反射，促进

术后早日康复。亚催眠剂量下具有明显抗呕吐作用，对肿瘤化疗引起的反应性呕吐也同样有效。小剂量时对瘙痒也有一定的治疗作用。不仅可以应用于人类，作为猫、狗等动物镇静也是不错的药物选择。

不良反应 ①血糖轻度升高。②麻醉诱导时最明显的副作用是呼吸和循环抑制，常见有呼吸暂停者，若合并使用苯二氮䓬类、阿片类药物，呼吸暂停时间会延长，且可增强此药降低血压的作用。③此药不刺激组胺释放，但偶尔可引起过敏样反应，这类人群多有过敏反应史，尤其过敏体质者需在严密监测下使用，但是蛋类过敏史或哮喘患者并非禁忌证。④偶见恢复期癫痫发作。⑤注射部位疼痛、肌阵挛和较少见的血栓性静脉炎等。注射部位疼痛与注射速度无关，老年人并不常见。中长链脂肪乳新型剂型，可明显减轻注射痛，可以安全方便地应用于儿科患者的麻醉，或经同一静脉先注射少量利多卡因或与利多卡因混合后静脉注射，也能有效地预防注射痛。不慎注入动脉内或血管外也不会造成肢体坏死或组织损伤等严重并发症。

注意事项 术前予阿片类镇痛药、苯二氮䓬类镇静安定药等或老龄患者，应酌情减量，儿童诱导量需稍增加。因缺乏有效的镇痛作用，故麻醉维持常与氧化亚氮和阿片类药物如吗啡、芬太尼、瑞芬太尼、舒芬太尼等相复合，达到减量增效的目的。

(叶铁虎 曲歌)

lǜ'àntóng

氯胺酮（ketamine） 苯环己哌啶类非巴比妥类静脉麻醉药。1962 年合成，20 世纪 70 年代投入临床后使用至今。不同于大多数麻醉药，该药具有显著的镇痛效应，对心血管、呼吸系统抑制作用轻。产生轻度无意识状态的同时兼具镇痛效果，可减轻痛觉过敏和阿片耐受。用作毒品时称为 K 粉，具有滥用危险。2004 年该药已被纳入国家第一类精神药品进行管理。

该药具有镇痛效果佳，对呼吸循环系统影响轻，对肝肾功能无明显影响等优点。小剂量即可减轻痛觉过敏，减少术后镇痛药用量，改善镇痛效果，减少阿片类药物的不良反应。缺点是出现精神症状较多，但其副作用可通过一些手段进行预防，如与苯二氮䓬类药物联合应用，以获得血流动力学波动小、镇痛强大、剂量依赖性遗忘和苏醒期安静的麻醉过程。

药理作用 氯胺酮是唯一兼具镇静、镇痛作用的静脉麻醉药物，呈剂量相关性。具有高度脂溶性，注射后血药浓度很快达峰值，脑血流量的增加促使在脑内迅速分布，患者"入睡"。药物的再分布使患者神志很快恢复。此药主要经肝脏代谢，代谢产物仍具有药理活性，故苏醒延长。可迅速通过胎盘，胎儿和母体内的血药浓度接近，分娩时使用此药需注意剂量，易引起胎儿抑制。重复用药可致快速耐受，镇痛作用减弱，若需维持原麻醉深度应增加药量。其麻醉特征与一般的全身麻醉药不同，呈现木僵状，而非"睡眠"状，虽已无意识，但眼睛睁开，肌张力增强，镇痛效果佳，尤以体表镇痛为著。这些特征曾被描述成"分离麻醉"。唾液分泌增多，各种反射（如角膜反射、咳嗽反射和吞咽反射）存在，但已经丧失其保护作用，仍有发生误吸的可能。镇痛良好，但是对内脏镇痛较差，尤其腹腔牵拉脏器时可出现不适感。虽对手术失去记忆，但其遗忘效应远不如苯二氮䓬类。麻醉诱导时少数患者有牙关紧闭、四肢不自主活动。

神经系统 氯胺酮属非特异性 N-甲基-D-天门冬氨酸（NMDA）受体阻断药，是氯胺酮产生麻醉作用的主要靶点。与巴比妥类麻醉药不同，该药主要抑制丘脑新皮质系统，激活边缘系统而产生麻醉作用，以及上述分离、矛盾的表现，导致患者苏醒期情绪激动。该药可增加脑血流，导致颅内压与脑脊液压力升高，脑代谢率增加。麻醉时脑对 CO_2 的扩血管反应不受影响，所以适度过度通气可减弱其颅内压升高的趋势。

心血管系统 与其中枢效应一致，通常临床使用浓度可兴奋交感神经系统，导致心率增快、血压升高、心输出量增加、心肌耗氧量增加，同时出现肺动脉压升高，心肌做功增加。大剂量时直接抑制心肌而致低血压。

呼吸系统 相比其他静脉麻醉药，该药对呼吸系统的抑制较轻。其对潮气量的影响比对呼吸频率的影响明显。

临床应用 主要用于各种短小的体表手术，如烧伤清创、口腔科操作、心脏介入等手术室外的诊疗过程，以及麻醉诱导、静脉复合麻醉，尤其是小儿麻醉和术后镇痛、镇静等。对心脏压塞与缩窄性心包炎患者是可用的静脉诱导药。对于病情危重，尤其是支气管痉挛性疾病的患者，是较好的麻醉诱导药。也可用于长时间或麻醉效果不确切时的辅助用药。给药途径多样化，可经静脉、肌肉、口服、鼻腔、直肠及硬膜外等途径给药。

禁用于以下情况：①青光眼患者，可使眼压升高。②合并冠心病、未控制的高血压、心力衰竭等患者。③颅内压升高、癫痫患者。

不良反应 因具有苯环己哌啶结构，苏醒时部分患者存在幻觉、谵妄、精神错乱等，严重者抽搐或惊厥。有时视觉受到影响，如视物变形、复视或暂时失明。个别患者存在夜游现象。此类精神症状一般成人多于儿童，女性多于男性，短时间手术多于长时间手术，单用氯胺酮麻醉多于氯胺酮联合麻醉，氟哌利多、苯二氮䓬类或吩噻嗪类药物可使之减轻。与其他药物联合应用可减少肌束颤动等。

注意事项 该药可松弛支气管平滑肌，哮喘患者也可选择使用。对低血容量、交感神经系统功能或儿茶酚胺耗竭者，其心肌抑制作用显著，应慎用。休克患者应在充分纠正后进行麻醉。老人酌情减量。氯胺酮的防腐剂部分采用三氯叔丁醇，此物具有神经毒性，故禁忌蛛网膜下腔注射。硬膜外注射也应慎重，因有可能误注蛛网膜下腔。个别敏感个体可出现呼吸暂停，由于此时分泌物增多，需注意保持呼吸道通畅。注射速度过快、剂量过大或用麻醉性镇痛药辅助可造成明显的呼吸抑制，甚至较长时间的呼吸暂停，应警惕。

（叶铁虎 曲 歌）

yītuōmīzhǐ

依托咪酯（etomidate） 咪唑类非巴比妥类静脉麻醉药。又称乙咪酯。1972 年用于临床，其外观与丙泊酚类似，呈白色乳状，以 20% 中长链甘油三酯为溶剂，尚有水剂型（溶于丙二醇）。与丙泊酚一样属于非管制药品。虽无镇痛作用，但具有独特优势，持续输注后体内无明显蓄积，是新型安全有效的短效静脉麻醉药。麻醉诱导时循环稳定，呼吸抑制轻微，安全界限较大，是其突出优点。麻醉诱导期患者舒适，过程平稳，无兴奋挣扎，且有一定的遗忘效应。

药理作用 该药代谢过程主要通过肝脏与血浆酯酶水解作用而完成，在肝脏和血浆内迅速水解而失去作用。依托咪酯在体内代谢速度快，时效短，不仅与药物在体内再分布有关，主要源于迅速水解代谢。依托咪酯麻醉后未发现肝功能试验有异常改变，麻醉时肾灌注量不减少。

神经系统 依托咪酯为咪唑类衍生物，属于超短效镇静催眠药物，静脉注射 1 分钟后脑内浓度达到峰值，患者进入"睡眠"状态。可模拟 γ-氨基丁酸能的抑制效应。颅内压升高的患者使用该药，若脑电波呈暴发性抑制，颅内压可下降 50%。麻醉时，脑血管反应仍然存在，在不影响平均动脉压的情况下，脑血流减少，脑氧代谢率降低，颅内压下降，与硫喷妥钠不同，但同样具有脑保护作用。对脑电波振幅的抑制较轻，优于丙泊酚。麻醉中，致癫痫病灶的脑电活动会出现增加的趋势，有助于外科切除癫痫病灶的术中定位。注射后睡眠开始时的脑电图有兴奋现象，麻醉前用药应给予镇静药或麻醉性镇痛药，可以削弱该作用。此药对听觉诱发电位的影响类似于吸入麻醉药，潜伏期延长，初期皮质成分的振幅降低，而脑干诱发电位无明显变化。当需要监测经颅刺激运动诱发电位时，依托咪酯对脑电振幅的抑制轻，此点优于丙泊酚）。

心血管系统 麻醉诱导时仅使血压轻度下降，心率略有减慢，心肌收缩力和心输出量通常不变。对冠状动脉有轻度扩张作用，可使其阻力减小、血流增加、心肌耗氧量降低，心肌收缩力一般无明显改变。心脏瓣膜病、冠心病等患者麻醉诱导时心血管系统基本保持稳定，这与该药对交感神经系统和压力感受器功能几乎无影响有关。对心电图 QT 间期影响很小。

呼吸系统 静脉注射进行麻醉诱导后，大多数患者先呈过度通气，持续时间很短，然后转为平稳，一般认为此药对呼吸系统无明显抑制作用。对延髓呼吸中枢有轻度抑制，对通气的影响比巴比妥类和苯二氮䓬类药物轻。

临床应用 该药适用于合并心血管系统疾病、呼吸系统疾病、颅内压增高等，以及不宜采用其他药物的患者施行麻醉诱导。创伤患者在血流动力学未知的情况下，该药是较好的选择。由于作用时间较短，可用于短小的门诊手术如内镜检查、口腔操作等。也可短时间用于重症监护病房机械通气患者的镇静及控制躁动。依托咪酯快速降低眼压，单次静脉注射后可使眼压下降数分钟，对内眼手术有利。欲保留自主呼吸时采用依托咪酯诱导有许多优点，可选用。区域麻醉时也可用该药辅助镇静。给药方式有静脉、直肠等，可单次、多次或连续输注。在小儿通过直肠给药，血流动力学不发生明显改变，苏醒仍很迅速。

不良反应 ①依托咪酯不促进组胺释放，偶有麻醉后头、颈和躯干上部出现红疹，为类过敏反应。②麻醉诱导时，部分患者上肢等部位出现肌阵挛，严重者类似于抽搐，肌张力显著增高，主要是中枢性诱发，肌阵挛明显的患者血清钾浓度略升高，术前予氟哌利多或麻醉性镇痛药可减少其发生，严重者需用其他全麻药控制。③麻醉后恶心、呕吐时有发生，加用阿片类镇痛药使其发生率增高。④注射部位疼痛的发生率为 10%～50%，在手背部或腕部的小静脉穿刺和慢速注射时疼痛发生率较高，经肘部较大的静脉注射、术前予麻醉性镇痛药或在注药前自同一静脉先注射利多卡因可使疼痛减轻。⑤静脉注射麻醉后数日并发血栓性静脉炎者较多，其发生率与用药剂量有关。临床中使用的剂型主要是乳剂依托咪酯，接近人体正常生理渗透浓度，可减少静脉注射时的不适感和术后静脉炎。⑥麻醉诱导后咳嗽与呃逆并不常见，一般不影响麻醉过程，麻醉前予阿片类或苯二氮䓬类药物可减轻或消除此并发症。

注意事项 该药缺乏镇痛作用，不能消除置入喉镜和气管插管的交感反应，故麻醉诱导与气管插管时应并用麻醉性镇痛药。该药对肾上腺皮质功能有一定抑制作用，对于重症感染、肾上腺皮质功能不全及长期使用糖皮质激素的患者应慎用。对肝功能异常者的催眠作用时间无明显变化。肝硬化患者其消除半衰期相应延长。低蛋白血症患者，血浆蛋白结合量减少，游离型增多，可出现麻醉作用加强的现象，剂量应酌减。该药具有潜在卟啉生成作用，卟啉病患者慎用。有恶心、呕吐倾向的患者，应避免使用。使用较大剂量或注药速度过快时偶有呼吸暂停，由于通常随后注射肌松药以利于气管插管，使用

面罩加压给氧，故一般并无临床意义。

（叶铁虎 曲歌）

júbù mázuìyào

局部麻醉药（local anesthetic）

可逆性阻止神经纤维等可兴奋生物膜动作电位产生和扩展以阻断电冲动传导的药物。简称局麻药。根据分子中间链的不同局麻药分为酯类局麻药和酰胺类局麻药（表1）。

药理作用 目前公认的是局麻药阻断神经细胞膜上的电压门控性钠通道，使传导阻滞，产生局麻作用。局麻药的作用与神经细胞或神经纤维的直径大小及神经组织的解剖特点有关。开始阻滞交感神经，后阻滞运动神经。顺序阻滞为温觉、痛觉、触觉、肌肉运动、压力感觉，最后是本体感觉。神经冲动传导的恢复则按相反顺序进行。

作用机制 虽然局麻药可影响多种受体（如电压门控钠、钾和钙通道），增强谷氨酸释放，抑制某些细胞内代谢和信号转导通路，但是主要通过阻滞神经纤维电压门控钠通道实现神经冲动传导阻断。

活性形式 局麻药主要依赖疏水性到达受体，所带电荷使其与受体结合，与钠通道结合及解离的具体通路尚未明确。通道激活开放时 BH^+ 可能通过亲水通路

进出结合部位。通道关闭或失活时推测药物分子的进出存在两种途径：①B 穿透细胞膜进入细胞内，与 BH^+ 重新建立平衡，随后 BH^+ 从胞质面与钠通道可逆性结合。②B 也可进入轴膜，随之侧向移动到钠通道，在通道内结合 H^+ 后阻滞钠通道。解离时则反向之。除 BH^+ 发挥阻滞作用外，B 可导致钠通道脂蛋白基质肿胀而机械关闭钠通道。

通道结合部位 通道内部近胞质处。钠通道 α 亚单位 1、3 和 4 功能域第 6 跨膜段的几个疏水芳香族氨基酸残基（Nav1.2 通道中为 1764 位苯丙氨酸和 1771 位酪氨酸）在通道跨膜部形成微小的药物孔。药物孔同时接触药物或药物在 3 个跨膜段间快速移动。邻近钠通道外口处另一疏水氨基酸（1760 位异亮氨酸）通过阻止药物从通道孔释放而影响局麻药分子从通道的解离。

电生理影响 局麻药主要影响动作电位去极化，对静息膜电位影响很小。随着神经周围局麻药浓度增加，膜电位去极化速度下降，动作电位峰值降低，直至电刺激时膜电位无变化。局麻药以浓度依赖性方式降低膜单次去极化时的钠电流峰值称为张力性抑制。其反映在某一局麻药浓度下处于开放状态钠通道数量的下降，可能由于药物结合后抑制钠

表1 酯类局麻药与酰胺类局麻药的不同点

不同点	酯类局麻药	酰胺类局麻药
中间链	酯链	酰胺链
化学稳定性	不稳定，不易储存，不可高压灭菌	稳定，易储存，可高压灭菌
生物转化	血浆胆碱酯酶水解*	肝羧酸酯酶和细胞色素 P450 降解**
过敏反应	代谢产物对氨基苯甲酸可致严重过敏反应	罕见

注：*可卡因除外，主要由肝羧酸酯酶代谢。**阿替卡因除外，由血浆羧酸酯酶剪切芳香环甲酯失活。

通道构型的改变，从而阻止通道开放。若反复（如频率>5Hz）施予去极化刺激，每次冲动时张力性抑制的钠电流继续逐渐下降直至达到新的稳态平衡，即反复刺激导致钠通道张力性抑制时实现的稳态平衡下移，更多通道在同一药物浓度下与局麻药分子结合产生阻滞。这种使用依赖性阻滞又称时相性抑制。当刺激减缓或停止时时相性抑制逐渐逆转，钠电流的抑制又再度返回张力性抑制水平。因此，既定药物浓度下反复刺激时产生的使用依赖性阻滞使阻滞成功率高于张力性刺激。时相性抑制发生机制不清。目前，有两种模型试图对反复刺激时局麻药结合增加的内在机制进行解释：保护受体模型（通道激活开放时暴露更多的局麻药结合部位，而通道构型改变并不影响与局麻药亲和力）和调节受体模型（药物从失活通道解离比静息通道更慢使可激活通道数量下降，体现了局麻药对钠通道不同构型的选择性亲和力）。

药效动力学 主要由局麻药理化特性决定，也受神经本身和人为因素的影响。

临床药效 包括效能、起效时间、作用时间和感觉/运动阻滞分离。

效能 疏水性是局麻药效能的主要决定因素，与阻滞效能呈正相关。高疏水性分子效能增强主要是由于药物依赖疏水性到达钠通道结合部位，而局麻药与通道部位更快的结合和更慢的解离也起到一定作用。临床上疏水性和麻醉效能的关系并不像体外神经研究所显示的那样关联紧密。许多其他因素可能与体内效能有关，如局麻药分子带电情况、血管活性和立体化学性等。组织pH

通过改变B和BH⁺的相对比例影响局麻药效能。炎性组织pH低于正常，局麻药较少以B存在，因而到达神经膜的B减少，阻滞效能下降。利多卡因较甲哌卡因和丙胺卡因产生更为显著的血管扩张，全身吸收增加使利多卡因阻滞效能略弱于后两者。左旋异构体罗哌卡因和左旋布比卡因与混旋布比卡因相比，虽然心脏安全指数提高，但总体上却以效能轻度下降和作用时间略微缩短为代价。确切机制尚不清楚，可能由于局麻药与各种钠通道亚型的结合存在一定程度的立体选择性。

起效时间 神经附近聚集的药物分子数量是局麻药潜伏期的重要决定因素，因此起效时间主要与局麻药剂量有关。组织环境和药物理化特性也影响起效。与阻滞效能相同，组织pH通过改变B和BH⁺的相对比例影响局麻药起效。炎性组织内由于B数量下降使局麻药组织穿透性相对减弱，因而起效较慢。同等药物浓度时中度疏水局麻药（如利多卡因）的阻滞快于亲水或高度疏水的局麻药，因为其比高度疏水的药物（如丁卡因）组织结合更少而较亲水药物（如氯普鲁卡因）更易于透过神经膜。

作用时间 不同局麻药作用时间差异较大，主要与疏水性相关。强疏水性局麻药与组织蛋白广泛结合，缓慢释放，因此作用时间显著延长。相应于疏水性，普鲁卡因和氯普鲁卡因作用时间最短，利多卡因、甲哌卡因和丙胺卡因中等，丁卡因、布比卡因和依替卡因最长。作用时间也显著受到局麻药血管活性的影响。血管扩张作用显著的局麻药全身吸收增加，阻滞时间缩短。炎性组织pH下降也不利于阻滞时间的

延长。

感觉/运动阻滞分离 局麻药对感觉和运动的阻滞程度不同。硬膜外使用布比卡因或罗哌卡因，尤其稀释溶液时，产生足够镇痛而没有显著运动阻滞。可能机制是低浓度布比卡因和罗哌卡因由于疏水性强易于阻滞C纤维而由于pKa相对较高不易穿透Aα纤维。其他机制或许涉及二者对感觉/运动神经钠通道阻滞能力的差异。

神经影响 各类神经纤维对局麻药易感性不同，薄髓鞘轴突（Aγ运动纤维和Aδ感觉纤维）对局麻药最为敏感，其次为无髓鞘C纤维，最后是厚髓鞘轴突（Aα运动纤维和Aβ感觉纤维）。因此神经阻滞时最先消失的是冷觉、痛觉、触觉及肌张力，其次为运动和本体感觉。其机制可能与以下几个因素有关。①放电频率。感觉神经放电频率高于运动神经，由于局麻药对钠通道存在使用依赖性阻滞，因此感觉神经（Aδ纤维和C纤维）较易被阻滞。②直径及有无髓鞘。细纤维优先被阻滞，而相同直径的有髓鞘纤维较无髓鞘纤维更易被阻滞。③纤维位置。神经干中运动神经通常位于外围，首先接触局麻药，因此某些情况下运动阻滞会出现于感觉阻滞之前。支配四肢近端的感觉神经位于外围，远端位于核心，因此肢体镇痛通常首先出现于近端。④不同神经纤维钠通道对局麻药敏感性不同。

人为因素影响 包括剂量、注射部位、添加药物和妊娠等。

剂量 完全阻滞某一神经存在最低局麻药浓度和容积。浓度过低难以实现单个钠通道的完全阻滞，接触神经长度过短（容积过小）使冲动跳过被阻滞的神经

膜继续传递。增加剂量和/或提高浓度缩短起效时间且延长阻滞时间，而容量主要影响局麻药扩散范围。

注射部位 弥散速率和血管吸收一定程度上影响药效。最快起效但最短作用时间见于蛛网膜下腔或皮下注药。最长潜伏期及作用时间见于腰骶丛阻滞。蛛网膜下腔内神经无外鞘，药物易于弥散到达神经，起效较快，而由于用量少导致阻滞时间缩短。腰骶丛起效慢是由于药物分子与神经相距较远，需要弥散通过多层组织屏障才能到达神经。而较长的作用时间可能由于臂丛鞘血管吸收速度慢、使用大量药物且相对较长的神经节段接触局麻药所致。

添加药物 ①肾上腺素。肾上腺素（5μg/ml）通常被加入局麻药中以降低血管吸收和神经内清除速率，使更多局麻药分子到达神经膜，因此加深阻滞、缩短起效时间并延长阻滞时间，还可提示有无意外血管内注射。阻滞时间延长的程度取决于特定局麻药和注射部位。总体上肾上腺素对中短效药物的影响更为明显，对布比卡因仅轻度加深阻滞且对阻滞时间的延长作用最为轻微。肾上腺素明显延长局部浸润麻醉、外周神经阻滞、硬膜外阻滞和蛛网膜下腔阻滞时局麻药的阻滞时间，如 0.2~0.3mg 肾上腺素加入利多卡因或布比卡因使蛛网膜下腔阻滞时间延长至少 50%。硬膜外局麻药中加入肾上腺素产生的镇痛增强或者源自脊髓 α_2 肾上腺素能受体的激活（脊髓和脑 α_2 肾上腺素能受体参与内源性镇痛机制）和药代动力学影响（血管收缩）。②碳酸氢钠。局麻药碳酸化理论上可增加 B，但临床上碱化

布比卡因或利多卡因对臂丛和硬膜外阻滞起效的加速效果并不确切。③其他局麻药。局麻药混合理论上可使某些快速起效但作用时间短的药物如氯普鲁卡因和利多卡因与长效但潜伏期长的药物如丁卡因和布比卡因产生互补，但其临床优势并不显著。④阿片类药。阿片类药具有中枢和外周镇痛作用。脊髓应用阿片类药主要通过减轻 C 纤维疼痛感受产生镇痛，不同于脊髓上机制。椎管内与局麻药合用协同镇痛且增强阻滞效果，但氯普鲁卡因例外。⑤α_2 肾上腺素能受体激动药。椎管内麻醉和外周神经阻滞时合用可乐定或右旋美托咪定可增强局麻药的镇痛效果。其机制在于二者激活脑和脊髓 α_2 肾上腺素能受体以及对外周神经（A 纤维和 C 纤维）传导的直接抑制作用。

妊娠 与非产妇相比，产妇硬膜外阻滞和蛛网膜下腔阻滞的扩散范围更广，阻滞程度更重。可能机制包括机械因素影响（硬膜外静脉扩张减少硬膜外腔和蛛网膜下腔容积）和激素（尤其孕酮）使神经对局麻药敏感性增加，而激素改变更为重要。

药代动力学 包括吸收、分布、生物转化和清除，也受到患者生理状态的影响。局麻药在到达神经膜前必须首先借助浓度梯度弥散过多层组织，包裹神经纤维的神经外鞘是重要的组织屏障。绝大部分药物在到达神经前与组织结合或吸收入血，仅 1%~2% 最终到达轴突。神经周围游离药物的清除也源于组织结合、循环移除和酯类局麻药局部水解。

吸收 局麻药全身吸收程度取决于注射部位、剂量、是否加入缩血管药以及药物理化特性。①注射部位。注射部位血管越丰

富，局麻药吸收越快，血药浓度越高。各种应用途径局麻药血药浓度由高到低依次为肋间神经、骶管、腰硬膜外、臂丛、股神经、坐骨神经、皮下。②剂量。多数局麻药血药浓度峰值正相关于药量，独立于药物浓度和注射速度。③缩血管药。肾上腺素显著降低利多卡因血药浓度峰值，对硬膜外布比卡因血药浓度的降低并不明显。④药物理化特性。强疏水性局麻药吸收速度慢于弱疏水性药物，一定程度上与药物浓集于脂肪组织有关。强疏水性局麻药低浓度时血管收缩作用更为明显，因而也降低吸收速度。

分布 局麻药入血后呈二室模型分布。血药浓度快速消失相为局麻药分布于快平衡组织（即血流灌注丰富的组织），缓慢消失相主要反映分布到低灌注组织和代谢清除。总体上灌注丰富的组织（如肺和肾）局麻药浓度最高。局麻药通过肺血管床时快速由肺摄取，血药浓度显著下降。α_1 酸性糖蛋白是局麻药的主要血浆结合蛋白。

生物转化和清除 酯类局麻药在血浆经假性胆碱酯酶水解。酰胺类局麻药主要在肝经羧酸酯酶和细胞色素 P450 降解，其代谢产物经肾排泄。

患者影响 局麻药在老年人和新生儿半衰期延长。肝血流下降或肝功能受损可导致酰胺类局麻药血药浓度显著升高。充血性心力衰竭患者利多卡因清除明显延缓。

临床应用 局麻药可以多种方式应用，需要量差异很大，取决于阻滞类型、手术类型和患者生理状态等因素。临床上常用于局部（外周神经末梢附近）、外周神经和神经干附近、硬膜外腔或

蛛网膜下腔，阻断神经冲动传导产生局部麻醉或镇痛作用。局麻药全身应用时也可治疗心律失常和神经性疼痛。

局部用药 临床上于机体某一部位应用局麻药实施局部麻醉/镇痛最常见，主要有以下应用部位。①注入硬膜外腔或蛛网膜下腔实施椎管内麻醉/镇痛。放置硬膜外或蛛网膜下腔阻滞导管后持续输注局麻药及其他镇痛药物可延长麻醉/镇痛时间。②注入浅层组织实施局部浸润麻醉或区域阻滞。可置入经切口导管持续输注局麻药实现长期镇痛。③注入外周神经或神经干周围实施神经传导阻滞。同样可置入外周神经阻滞导管持续输注局麻药延长阻滞/镇痛时间。④应用于气道、眼或皮肤表面实施表面麻醉。气道表面麻醉可钝化气管操作引起的心血管反应和气道反射。利多卡因和丙胺卡因合剂（EMLA）、丁卡因胶和利多卡因、丁卡因和肾上腺素合剂（LET）等皮肤表面麻醉制剂可麻醉破损或完整皮肤黏膜以实现无痛静脉置管等操作。⑤经静脉注射到人工中断血流的肢体实施静脉局部麻醉。利多卡因最为常用。理论上酯类局麻药在血中水解似乎更具安全优势，但注射氯普鲁卡因后可发生血栓性静脉炎。⑥将大量添加肾上腺素的稀释利多卡因注入皮下实施肿胀麻醉，常用于整形手术。其血药浓度峰值可出现在用药后8~12小时甚或更久。

全身用药 主要涉及利多卡因。静脉注射利多卡因同样可有效减轻气道操作时的心血管反应和气道反射，也是公认的抗心律失常药，有效浓度低于临床神经阻滞浓度。利多卡因静脉注射也可用于治疗术后和慢性神经痛。

主要机制涉及药物外周和中枢抑制受损 C 纤维和 Aδ 纤维自发性电活动的产生和扩展。

不良反应 应用局麻药所产生的与治疗目的无关的有害反应。所有局麻药均可引起全身或局部不良反应。此外，某些局麻药与特定不良反应相关，如过敏反应和丙胺卡因过量所致高铁血红蛋白血症等。

全身不良反应 主要累及中枢神经系统（central nervous system，CNS）和心血管系统（cardiovascular system，CVS），通常源于意外血管内/鞘内注射或全身吸收过量药物。与 CVS 相比，CNS 对局麻药更敏感，因此产生 CNS 毒性的局麻药剂量或血浆浓度通常低于导致 CVS 衰竭的剂量或浓度。

CNS 毒性 严重 CNS 毒性反应（抽搐）见于约 0.01% 的硬膜外阻滞和 0.07% 的外周神经阻滞。CNS 毒性反应表现呈剂量依赖性（表 1）。早期主观症状通常为头晕、舌/口周麻木、视力障碍和耳鸣，可能发生定向障碍和嗜睡。客观症状呈兴奋性表现，如肌束抽动和震颤，早期仅累及面部和肢体远端肌群，最后发展为全身强直阵挛性抽搐。若局麻药剂量

过大或快速静脉注射，早期兴奋性症状很快代之以全面 CNS 抑制，抽搐停止、呼吸抑制甚至停止。部分患者可以直接表现为 CNS 抑制而缺乏早期兴奋性表现，尤其是同时使用其他 CNS 抑制药物时。CNS 毒性反应的早期兴奋性表现可能是局麻药抑制大脑皮质抑制性通路的结果，也可能源于刺激兴奋性神经递质谷氨酸释放。抑制性通路受抑制导致易化性通路相对增强，出现一系列兴奋性表现。局麻药血浆浓度进一步上升使抑制性和易化性通路均受抑制，CNS 全面受抑。总体上，各种局麻药的 CNS 毒性与传导阻滞效能呈正相关（表 2）。

表 1　利多卡因剂量依赖性全身作用

血浆浓度（μg/ml）	作　用
1~5	镇痛
5~10	头晕，耳鸣，舌/口周麻木
10~15	抽搐，意识丧失
15~25	昏迷，呼吸停止
>25	心血管抑制

CVS 毒性 也呈剂量依赖性。CVS 毒性反应出现前通常伴 CNS 毒性反应征象。CVS 毒性反应可

表 2　局麻药阻滞效能、CNS 毒性相对效能和 CVS/CNS 中毒剂量比

局麻药	相对传导阻滞效能	CNS 毒性相对效能	CVS/CNS 中毒剂量比
布比卡因	8	4.0	2.0
左旋布比卡因	8	2.9	2.0
氯普鲁卡因	3	0.3	3.7
依替卡因	8	2.0	4.4
利多卡因	2	1.0	7.1
甲哌卡因	1.5	1.4	7.1
丙胺卡因	1.8	1.2	3.1
普鲁卡因	1	0.3	3.7
罗哌卡因	8	2.9	2.0
丁卡因	8	2.0	未知

表现为低血压、低氧血症、缓慢性或快速性心律失常，甚至心脏骤停。

直接心脏作用 ①负性传导：局麻药降低蒲肯野纤维和心室肌等快传导组织的去极化速率而减慢传导，可能是通过减少细胞膜可利用的电压门控钠通道而实现。心电图表现为 PR 间期延长，QRS 波增宽。血浆浓度过高可抑制窦房结自发起搏，导致窦性心动过缓甚至停搏，心室肌等异位起搏组织兴奋性相对增强可引发室性心律失常。②负性肌力：主要通过影响肌质网钙摄取和释放，以及抑制心肌细胞膜钙电流和钠电流影响心肌收缩力。

直接外周血管作用 多数局麻药高浓度时均直接扩张血管，以布比卡因尤甚。但可卡因除外，其在任何浓度下均收缩血管，具有特殊毒性（见酯类局麻药）。

间接心血管作用 若蛛网膜下腔麻醉或硬膜外阻滞平面过高，抑制支配血管的交感神经纤维，可发生严重低血压。早期 CNS 毒性也可兴奋交感中枢导致高血压和心律失常，CNS 全面受抑后交感中枢抑制协同其他 CVS 毒性机制，可导致严重的循环衰竭，其中以布比卡因对交感中枢的抑制最显著。利多卡因 CVS 毒性反应通常表现为低血压和心动过缓。而布比卡因 CVS 毒性反应与利多卡因不同点在于：更易发生室性心律失常，甚至心室颤动；不可逆 CVS 衰竭与 CNS 毒性反应（抽搐）剂量比更低（表2）；复苏更难；产妇更敏感。布比卡因与静息和失活钠通道的亲和力极强且解离缓慢。负性传导方面，布比卡因显著降低蒲肯野纤维和心室肌钠通道去极化速率；与失活钠通道的缓慢解离也使舒张期钠通

道恢复不完全，导致收缩期可利用钠通道进行性减少，尤其在心室率显著增快时。此外，布比卡因和丁卡因等强效局麻药也显著抑制心肌收缩力。其与心肌细胞钠通道紧密结合，抑制钙释放和利用，降低线粒体能量代谢，尤其是在缺氧时。混旋布比卡因、左旋布比卡因和罗哌卡因 CVS 毒性的比较见酰胺类局麻药。

影响因素 ①通气不足/缺氧致呼吸和/或代谢性酸中毒时局麻药全身毒性显著增强。血中 $PaCO_2$ 升高增加脑血流使局麻药更快到达 CNS。此外，二氧化碳易于弥散进入细胞降低细胞内 pH，使局麻药中性形式更多转化为阳离子形式。阳离子形式不易弥散出细胞膜（离子捕获），因此与钠通道受体结合的局麻药分子增多。酸中毒也使局麻药与血浆蛋白结合下降，血中游离药物浓度升高。②加入血管收缩药如肾上腺素可增强或减弱局麻药的全身毒性。一方面肾上腺素减少局麻药全身吸收，降低血药浓度峰值；另一方面肾上腺素降低利多卡因致抽搐阈值，可能与其引发的高动力循环有关。高动力循环可增加脑血流或破坏血脑屏障，使更多利多卡因进入 CNS；血流分布改变导致的肝血流下降也可能减慢局麻药清除。③抽搐显著提高机体代谢，抑制通气和引起缺氧进而产生呼吸性和代谢性酸中毒，进一步增强机体对局麻药的敏感性。抽搐也使心率增快、血压和心输出量升高，酰胺类局麻药清除因肝血流减少而显著减慢。④巴比妥类和苯二氮䓬类药物可提高局麻药 CNS 中毒（抽搐）阈值。⑤影响局麻药蛋白结合和清除的各种因素均加重全身毒性。

预防 预防措施包括：①注射局麻药前回抽有无血液。②予以试验剂量（小剂量）观察反应（如有无耳鸣）。③缓慢分次给药。④心电图改变通常发生于心血管衰竭前，因此应连续监测心电图有无心率、心律、QRS 波形态改变或异位节律。⑤苯二氮䓬类药预处理。

治疗 出现毒性反应时应立即停止注射局麻药。全身中毒的治疗主要为支持性措施。其重要原则是预防或纠正通气不足和低氧血症，避免呼吸性和代谢性酸中毒，因此应立即辅助通气和支持循环。必要时气管插管行正压通气。轻度低血压和心动过缓可静脉注射麻黄碱、去氧肾上腺素和/或阿托品，必要时予以肾上腺素和心脏按压。静脉注射硫喷妥钠、咪达唑仑、丙泊酚或琥珀胆碱可终止抽搐。但琥珀胆碱对 CNS 毒性反应及相关脑代谢增强并无改善。严重 CVS 中毒致心脏骤停时应遵循心肺复苏方案，予肾上腺素、血管加压素和阿托品，可快速注射20%脂肪乳剂1.5ml/kg，必要时以 0.25ml/（kg·min）持续输注 10 分钟。心肺复苏方案中的抗心律失常药或其他传统复苏药物此时均没有明确效果，不推荐用利多卡因、钙拮抗剂或胺碘酮纠正布比卡因引起的室性心律失常。

局部不良反应 包括神经毒性、蛛网膜下腔阻滞后暂时性神经症状和肌毒性。

神经毒性 罕见，椎管内麻醉出现神经根病变和截瘫的发生率分别约为 0.03% 和 0.0008%。所有局麻药均具有直接神经毒性作用，呈浓度依赖性，可致长期或永久神经损伤，可能与局麻药损伤施万细胞、抑制快速轴浆运

输、破坏血脑屏障、减少神经血供及其类洗涤剂特性破坏神经膜完整性有关。局麻药商业制剂直接应用于神经周围时均可损伤神经，需经体外/组织稀释后方可安全使用。利多卡因和丁卡因的神经毒性强于其他局麻药。5%利多卡因蛛网膜下腔阻滞可导致暂时或长期根性症状甚至马尾综合征。神经毒性受以下因素影响：①脊髓和脊神经根更易受损。②药液pH过低和防腐剂亚硫酸钠可能导致椎管内注射大剂量氯普鲁卡因后发生感觉和运动恢复延迟。③添加血管收缩剂加重局麻药神经毒性。④一些手术体位如截石位显著增加椎管内麻醉后神经毒性的风险，可能涉及神经压迫/牵拉或滋养血管灌注压下降。

蛛网膜下腔阻滞后暂时性神经症状 利多卡因和甲哌卡因单次蛛网膜下腔麻醉后出现腰骶/下肢疼痛或感觉异常比布比卡因和丙胺卡因更常见。利多卡因蛛网膜下腔麻醉后暂时性神经症状的相对危险性是布比卡因的7~8

倍，但与局麻药浓度、剂量和比重无关。

肌毒性 肌内注射局麻药可引起骨骼肌改变（如弥漫性肌坏死），可能涉及局麻药影响线粒体功能。肌毒性通常可逆且无临床表现，2周内可完成肌细胞再生。总体上强效局麻药如布比卡因和依替卡因比中效局麻药如利多卡因和丙胺卡因引起的骨骼肌损伤更局限。罗哌卡因肌毒性弱于布比卡因（后者可致细胞凋亡）。

高铁血红蛋白血症 丙胺卡因经肝代谢产生邻甲苯胺，后者可将血红蛋白氧化为高铁血红蛋白。过量丙胺卡因可能导致高铁血红蛋白血症，合并罕见代谢性疾病或同时使用其他影响高铁血红蛋白还原的药物时危险性升高。严重者可静脉注射亚甲蓝治疗。

过敏反应 酯类局麻药比酰胺类局麻药更常见，但总体上均较罕见。过敏反应涉及Ⅰ型或Ⅳ型变态反应。酯类局麻药于血浆水解为对氨基苯甲酸，后者可导致严重过敏反应。一些酰胺类局

麻药含防腐剂羟苯甲酯，其化学结构类似对氨基苯甲酸。其他防腐剂如偏亚硫酸盐也可引起过敏反应。

（吴新民）

zhǐlèi júmáyào
酯类局麻药（local anesthetic of ester derivative）
中间链为酯链的局部麻醉药。药理作用和不良反应见局部麻醉药，常用酯类局麻药的临床应用如下（表1）。

可卡因 除局部麻醉作用外，还可抑制单胺氧化酶和交感神经儿茶酚胺再摄取，显著收缩血管，因此适用于既需要减少出血又需要局部麻醉的情况，主要为鼻内操作提供表面麻醉。由于抑制交感神经儿茶酚胺再摄取，可卡因可增强交感神经兴奋性。中枢交感神经活性增强可导致精神兴奋、欣快、幻觉、瞳孔散大、血管收缩、高血压、心动过速等心律失常等。可卡因也具有药物依赖成瘾倾向。

普鲁卡因 较少作为表面麻醉药使用。普鲁卡因显著扩张血

表1 常用酯类局麻药的临床应用

药物	浓度（%）	阻滞方法	起效	阻滞时间（小时）	推荐单次最大剂量（mg）
普鲁卡因	1~2	浸润	快	0.5~1	500/600（+肾上腺素）
		蛛网膜下腔阻滞	快	0.5~1	200
	10	重比重（5%葡萄糖）			
氯普鲁卡因	1~2	浸润	快	0.5~1	800/1000（+肾上腺素）
	2	外周神经阻滞	快	0.5~1	800/1000（+肾上腺素）
	2~3	硬膜外阻滞	快	0.5~1	800/1000（+肾上腺素）
丁卡因	0.5~2	表面	快	0.5~1	20
	4	溶液，霜，软膏	慢	4~6	未知
		凝胶			
		蛛网膜下腔阻滞	快	2~6	20
	0.25~1	重比重（5%葡萄糖）			
	1	等比重			
	0.25	轻比重			
苯佐卡因	20	表面	快	0.5~1	200
可卡因	4~10	表面	快	0.5~1	150

管，局麻时间短，可用于治疗意外动脉内注射药物、创伤和手术所致血管痉挛。由于作用时间短且阻滞范围局限，其可作为治疗慢性疼痛时评估躯体或自主神经纤维长期阻滞效果的诊断性药物。氯普鲁卡因与普鲁卡因相比，其效能更强，代谢速度更快，副作用更轻。

丁卡因 黏膜吸收迅速，阻滞效能强，毒性也强。丁卡因用于气管插管、支气管镜或膀胱镜表面麻醉时应严格限制用量，较多药物从血管丰富部位快速吸收后可能致命。

苯佐卡因 效能和毒性较低，主要用于表面麻醉以缓解肌肉拉伤和瘙痒等。该麻醉药也是各种治疗口腔溃疡含片和喷剂的主要成分。

混合制剂 TAC 为 0.5% 丁卡因、1∶2000 肾上腺素和 10%~11.8% 可卡因合剂。TAC 无法渗入完整皮肤，可从黏膜表面快速吸收，通常用于破损皮肤的表面麻醉。过量可能中毒甚至致命。

混合制剂 LET 为 4% 利多卡因、1∶1000 肾上腺素和 0.5% 丁卡因合剂，替代 TAC 用于黏膜表面麻醉。丁卡因-去氧肾上腺素合剂也可替代 TAC 用于黏膜表面麻醉。

(吴新民)

xiān'ànlèi júmáyào

酰胺类局麻药（local anesthetic of amide derivative） 中间链为酰胺链的局部麻醉药。包括利多卡因、布比卡因等。药理作用和不良反应见局部麻醉药。常用酰胺类局麻药的临床应用如下（表1）。酰胺类药物的转化降解规律尚不完全清楚，但主要在肝细胞内质网代谢转化，故肝功能不全的患者用量应酌减。

表 1 常用酰胺类局麻药的临床应用

药物	浓度（%）	阻滞方法	起效	阻滞时间（小时）	推荐单次最大剂量（mg）
利多卡因		表面麻醉	快	0.5~1	300
	2~4	溶液，凝胶，软膏			
	10	栓剂，气雾剂			
	0.5~1	浸润	快	1~4	300/500（+肾上腺素）
	0.25~0.5	静脉局部麻醉	快	0.5~1	300
	1~1.5	外周神经阻滞	快	1~3	300/500（+肾上腺素）
	1.5~2	硬膜外阻滞	快	1~2	300/500（+肾上腺素）
		蛛网膜下腔阻滞	快	0.5~1	100
	1.5~5	重比重（7.5%葡萄糖）			
甲哌卡因	0.5~1	浸润	快	1~4	400/500（+肾上腺素）
	1~1.5	外周神经阻滞	快	2~4	400/500（+肾上腺素）
	1.5~2	硬膜外阻滞	快	1~3	400/500（+肾上腺素）
		蛛网膜下腔阻滞	快	1~2	100
	2~4	重比重（9%葡萄糖）			
丙胺卡因	0.5~1	浸润	快	1~2	600
	0.25~0.5	静脉局部麻醉	快	0.5~1	600
	1.5~2	外周神经阻滞	快	1.5~3	600
	2~3	硬膜外阻滞	快	1~3	600
布比卡因	0.25~0.5	浸润	快	2~8	175/225（+肾上腺素）
	0.25~0.5	外周神经阻滞	慢	6~12	225
	0.25~0.5	硬膜外阻滞和骶管麻醉	中	3~6	225
	0				
	0.03~0.25	蛛网膜下腔阻滞	快	1.5~3.5	20
	0.75	重比重（8.25%葡萄糖）			
	0.5	等比重			
左旋布比卡因	0.25	浸润	快	2~8	150
	0.25~0.75	外周神经阻滞	慢	4~12	225

续　表

药物	浓度（%）	阻滞方法	起效	阻滞时间（小时）	推荐单次最大剂量（mg）
	0.25~0.75	硬膜外阻滞	中	2~5	250
	0.03~0.25	蛛网膜下腔阻滞	快	1~4	20
	0.75	重比重			
	0.5	等比重			
罗哌卡因	0.2~0.5	浸润	快	2~6	200/250（+肾上腺素）
	0.2~0.5	外周神经阻滞	慢	5~8	250
	0.5~1	硬膜外麻醉	中	2~6	250
	0.05~0.2				
	0.05~0.2	蛛网膜下腔阻滞	快	1~4	20
	0.75	重比重			
	0.5	等比重			
依替卡因	0.5	浸润	快	2~8	300/400（+肾上腺素）
	0.5~1	外周神经阻滞	快	3~12	300/400（+肾上腺素）
	1~1.5	硬膜外麻醉	快	2~4	300/400（+肾上腺素）
地卡因		表面	未知	未知	未知
	0.25~1	霜，溶液，气雾剂，软膏			
	2.5	栓剂			
		蛛网膜下腔阻滞	快	1.5~3.5	12
	0.25	重比重（5.0%葡萄糖）			
	0.5	等比重			
	0.06	轻比重			

利多卡因　由于其起效快、效能和作用时间中等广泛应用于临床。①表面麻醉：2%~4%利多卡因替代可卡因与 α_1 肾上腺素激动剂（羟甲唑啉或去氧肾上腺素）合用滴鼻提供黏膜镇痛和血管收缩。②硬膜外阻滞：可能发生快速耐药（同等剂量重复应用时阻滞程度进行性下降，必须增加剂量以维持同等程度的阻滞）。相对酸性的药物溶液可能降低硬膜外腔 pH 值，降低亲脂的中性结构的比例，不利于药物弥散。快速耐药也可能与脊髓对慢性疼痛刺激敏感性增强有关。③利于气道操作：静脉或黏膜表面应用利多卡因可减轻气道操作引起的心血管和气道反应。静脉注射利多卡因 2~2.5mg/kg 可有效抑制气道反射，降低气道平滑肌钙释放，减轻气道操作时的眼内压、颅内压和腹内压升高。④静脉局部麻醉：

利多卡因最常用，通常 3mg/kg。⑤蛛网膜下腔阻滞：5%利多卡因由于其神经毒性较大，已被布比卡因替代。⑥术后镇痛和治疗慢性神经痛：治疗慢性神经痛时利多卡因静脉用量通常为 1~5mg/kg，其有效血药浓度仅为阻滞正常神经冲动所需浓度的 1/100~1/50。部分患者一次静脉输注的镇痛效果可持续数天、数周甚至数月。主要机制涉及外周和中枢抑制受损 C 纤维和 Aδ 纤维自发性电活动的产生和播散。改变丘脑血流也可能参与局麻药的全身镇痛作用。⑦抗心律失常：有效血药浓度低于神经阻滞浓度。

布比卡因　胸腰段硬膜外腔阻滞和蛛网膜下腔阻滞的常用药物。≤0.125%布比卡因可产生有效镇痛且运动阻滞作用轻微（感觉/运动阻滞分离），广泛用于分娩镇痛和术后镇痛。主要缺点是

心脏毒性强，可致心脏骤停。妊娠显著增强其心脏毒性。其与心脏钠通道亲和力极强，也抑制钙和钾通道，负性肌力明显。因此，布比卡因禁忌用于静脉局部麻醉和宫颈旁阻滞。

左旋布比卡因　布比卡因的左旋异构体。心脏毒性比右旋布比卡因降低 30%，可能与其心肌组织亲和力下降有关。在不同部位应用时左旋布比卡因与罗哌卡因或混悬布比卡因的阻滞效能和阻滞时间相比并无一致趋势。

罗哌卡因　S（-）左旋异构体。与左旋布比卡因的区别在于其哌啶环上为丙基而非丁基。由于其与心脏钠通道亲和力下降，心脏毒性较混悬或右旋布比卡因弱 20%~30%。妊娠并不显著增强罗哌卡因心脏毒性。半衰期短于布比卡因。与布比卡因相比，罗哌卡因局部浸润麻醉时镇痛强

度相似而作用时间更长；外周神经阻滞时起效更快，作用时间相似；硬膜外阻滞时感觉阻滞起效和作用时间相似，运动阻滞起效更慢，作用时间更短，效能较弱，因此感觉/运动阻滞分离更理想；蛛网膜下腔阻滞时感觉阻滞效能较弱，作用时间更短且运动阻滞较轻。总体上罗哌卡因阻滞效能稍弱于布比卡因（等效剂量1.3∶1~1.5∶1），阻滞时间也微短。

依替卡因 产生深度镇痛和长效运动阻滞，可用于对肌松要求较高的操作。

丙胺卡因 类似利多卡因，但血管扩张作用较轻，通常无需添加肾上腺素。

利丙双卡因（EMLA 恩纳） 2.5%利多卡因和2.5%丙胺卡因共晶合剂，用于静脉穿刺置管、皮肤移植和包皮环切等操作的皮肤表面麻醉。可安全应用于新生儿。起效时间45~60分钟，持续3~5小时。可引起暂时性皮肤苍白和红斑。

Synera 贴片 含利多卡因和丁卡因，用于完整皮肤的表面麻醉。贴片可自行产热加快起效。

（吴新民）

zhènjìng-āndìngyào

镇静安定药 （sedative）

中枢神经系统抑制药。镇静药轻度抑制大脑皮质，产生镇静作用；安定药是消除焦虑和紧张而不抑制大脑皮质的药物。镇静药过去常用的是巴比妥类，但由于副作用较多，易产生依赖性，已逐渐被其他性能较好且副作用较少的新药取代。安定药按照其效力强弱分为两大类：①弱安定药，又称抗焦虑药，最常用的是苯二氮䓬类，主要用于消除焦虑症状。②强安定药，又称神经松弛药，

最常用的是吩噻嗪类和丁酰苯类，临床上主要用于治疗精神分裂症，以消除患者的幻觉、妄想和狂躁等，因此近年来多主张改称抗精神病药。

这类药物在临床上常被用作缓解医疗操作或检查（如介入治疗、内镜检查或磁共振成像等）给患者带来的紧张和焦虑，尤其是可以改善儿童患者或某些难以合作患者的依从性和耐受性。临床麻醉中的主要用途是作为麻醉前用药、局部麻醉或监护麻醉的辅助用药，或作为静脉复合麻醉的组成部分。在重症监护治疗病房被用于患者镇静。

镇静安定药随使用剂量由低至高依次发挥抗焦虑作用、镇静作用和催眠作用。药物使用剂量较高时，可出现言语不清、步态蹒跚、判断力下降和反射迟缓等表现。该类药物有遗忘作用，可导致患者长期或短期记忆缺失。若该类药物使用剂量过高或被滥用，可能导致意识丧失，甚至死亡。镇静安定药本身无镇痛作用，可增强镇痛药的效能。若镇静安定药与乙醇同时应用，可协同性降低脑功能和抑制呼吸，甚至可能导致死亡。

此类药物应用的不良反应方面主要有药物依赖性和药物滥用。若长期规律应用，即使是治疗剂量也会产生生理和精神依赖性。产生药物依赖的患者突然停药可发生戒断综合征，轻者可出现烦躁不安、失眠、震颤和夜惊等，重者可发生惊厥、精神错乱、高热，甚至死亡。在生理依赖性出现之前，就会形成精神依赖性，可产生觅药行为。该类药物依赖的治疗按照替代递减的模式进行，作用时间短的药物更易成瘾，应使用长效同类药物替代。应注意

脱毒阶段的辅助治疗和心理治疗。

所有的镇静安定药都可能被滥用，尤其是巴比妥类和苯二氮䓬类药物，常因其广泛的药物作用和非医疗性使用被滥用。受应激状态、焦虑或睡眠障碍困扰的人群常过量使用或滥用镇静药物。吸毒患者可利用镇静药物加强毒品的作用或用作毒品的替代品。应用兴奋剂的人群可利用其缓解过度神经兴奋。巴比妥类药物过量是药物滥用相关性死亡的原因之一，包括自杀和意外药物中毒。

（叶铁虎 曲歌）

běn'èrdànzhuólèi zhènjìng-āndìngyào

苯二氮䓬类镇静安定药

（benzodiazepine） 1,4-苯二氮䓬衍生物的镇静安定药。毒性小，临床用途多，已逐渐替代巴比妥类药，当前临床应用最广。常用药物包括地西泮、咪达唑仑、劳拉西泮等。

药理作用 包括以下内容。

神经系统 苯二氮䓬类药主要作用于脑干网状结构和大脑边缘系统（包括杏仁核、海马等）。脑内有两类神经元可影响情绪反应且互相制约，去甲肾上腺素能神经元增加焦虑反应，而5-羟色胺能神经元则抑制焦虑反应。苯二氮䓬类药可增加脑内5-羟色胺水平，并增强另一种抑制性递质γ-氨基丁酸（GABA）的作用。GABA可抑制去甲肾上腺素能神经元的作用。苯二氮䓬（BZ）受体分布于整个中枢神经系统，也存在于在其他组织（如肾、肝、肺等）。在中枢神经系统中，分布最密集的部位是额叶和枕叶皮质、海马和小脑皮质，其次是纹状体、苍白球、下丘脑等，延髓、脊髓等部位也有少量存在。BZ受体位于神经元突触的膜上，与GABA受体相邻，耦合于共同的氯离子

通道，成为 GABA 受体-氯离子通道复合体的组成部分。在 BZ 受体水平存在着 GABA 调控蛋白，它能阻止 GABA 与其受体结合；而苯二氮䓬类药物与 BZ 受体结合即阻止 GABA 调控蛋白发生作用，增强 GABA 与其受体的结合，促使氯离子通道开放，大量氯离子进入细胞内，形成超极化，由此产生苯二氮䓬类药物的一系列作用。边缘系统的受体与苯二氮䓬类药物的结合可能是产生抗焦虑作用的主要机制；大脑皮质的受体与其抗惊厥作用有关，而脊髓的受体则与其肌松作用有关。苯二氮䓬类的作用还与 BZ 受体被"占领"的量有关：20%的 BZ 受体被"占领"产生抗焦虑效应，30%~50%被"占领"产生镇静效应，>60%被"占领"产生催眠效应。

苯二氮䓬类药物都具有抗焦虑、肌松、遗忘和抗惊厥作用。其抗焦虑作用是通过对边缘系统的海马和杏仁核的选择性抑制作用而产生，肌松作用则是通过抑制脑干网状结构内和脊髓内的多突触通路产生。所产生的遗忘是顺行性遗忘，即对用药后一段时间（30 分钟至数小时）内经历的事情失去记忆。根据剂量不同，可产生从抗焦虑到意识消失等不同程度的效应，但个体差异较大，可能与血浆蛋白浓度、表观分布容积及是否使用术前用药等因素有关。该类药物与阿片类药物合用时有显著的遗忘作用，并增强阿片类药物的镇痛作用。苯二氮䓬类药物本身无全身麻醉的作用，但可增强其他全麻药的效力，如可使吸入麻醉药的最低肺泡有效浓度呈现不同程度的降低。

呼吸系统 苯二氮䓬类药物具有一定的呼吸抑制作用，其程度与剂量相关。小剂量应用对呼吸影响甚微，但剂量较大，尤其经静脉给药时，对呼吸有一定的抑制作用，使 $PaCO_2$ 轻度增加，甚至可产生一过性无呼吸。咪达唑仑静脉诱导时呼吸暂停发生率低于等效剂量的硫喷妥钠，呼吸暂停持续时间约 30 秒。对慢性阻塞性肺疾病患者，此种呼吸抑制作用尤为显著。

心血管系统 静脉注射临床剂量的地西泮对心血管系统的影响轻微，血压可稍下降，心输出量无明显变化。偶可引起一过性心动过缓和低血压，可能与溶剂中的丙二醇有关。静脉注射地西泮可扩张冠状动脉，增加冠状动脉血流，可能与其局部作用有关。咪达唑仑对正常人的心血管系统影响轻微，表现为心率轻度增快，体循环阻力和平均动脉压轻度下降，左心室充盈压和每搏量轻度下降，但对心肌收缩力无影响。

临床应用 包括麻醉前用药、全身麻醉诱导和维持、局部麻醉和部位麻醉时作为辅助用药、重症监护病房（ICU）患者镇静和控制焦虑、治疗失眠。临床上主要用于下列情况：①消除焦虑，治疗失眠。②控制抽搐。③治疗酒精和巴比妥类药所致戒断综合征。④临床麻醉中作为麻醉前用药、辅助用药和复合全身麻醉的组成部分。

麻醉前用药 地西泮口服可产生镇静和消除焦虑。咪达唑仑经口服、肌内注射或静脉注射都有效，效果优于地西泮。肌内注射后 10~15 分钟产生镇静效应，经 30~45 分钟产生最大效应，对呼吸和循环无明显影响。口服剂量须加倍，小儿可采用直肠给药。

全身麻醉诱导和维持 静脉注射咪达唑仑作为全身麻醉诱导，效果优于地西泮，稍逊于硫喷妥钠，主要适用于不宜用硫喷妥钠的危重患者。咪达唑仑用于静脉复合或静脉-吸入复合全身麻醉的维持，可采取分次静脉注射或持续静脉输注的方法，并与其他有镇痛效能的药物（如芬太尼、氯胺酮等）合用，或同时应用吸入全身麻醉药。可适用于各类手术，尤其是心血管手术、颅脑手术及需全身麻醉的门诊小手术。

局部麻醉和部位麻醉时作为辅助用药 可产生镇静、松弛、遗忘作用，并可提高局麻药的惊厥阈，咪达唑仑效果优于地西泮，特别适用于消化道内镜检查、心导管检查、心血管造影、脑血管造影、心脏电复律等诊断性和治疗性操作。

ICU 患者镇静 对于需用机械通气支持的患者，可用此类药物使患者保持镇静，控制躁动。即使用于心脏手术后患者，对血流动力学的影响也很小。

控制焦虑和治疗失眠 奥沙西泮主要用于抗焦虑，由于对自主神经系统的作用较显著，故对胃肠道、心血管、呼吸系统不适引起的焦虑症状有较好效果。硝西泮和替马西泮的催眠和抗惊厥作用突出，临床上主要用以替代巴比妥类作为催眠药，治疗失眠症。

不良反应 苯二氮䓬类药物是非常安全的药物，安全剂量较高，尤其是与巴比妥类相比。无过敏反应，不抑制肾上腺。地西泮的毒性很小，有报告用通常剂量的 100 倍仍能恢复如常，无后遗症。连续用药的常见副作用为嗜睡、眩晕、疲劳感、共济失调等。长期用药可产生耐药性，但很少产生依赖性。若产生依赖性，停药后可出现戒断症状，表现为焦虑、失眠、震颤等。若静脉注射速度过快或剂量较大，可引起血压下降、呼吸暂停等不良反应，应予以警惕。若剂量偏大，偶尔可引起躁动、谵妄、兴奋等，可能与其增强中枢神经系统内多巴胺能系统作用或抑制胆碱能系统作用有关。用毒扁豆碱可消除此种不良反应。经小静脉注射地西泮可引起注药部位疼痛，局部静脉炎发生率较高，因此应选用较粗大的静脉。苯二氮䓬类药物用作镇静药或麻醉诱导和维持药物时，术后仍有可能出现遗忘、镇静和呼吸抑制作用。

拮抗药 应用于临床的首个特异性苯二氮䓬类拮抗药——氟马西尼，是咪唑苯二氮䓬衍生物，对 BZ 受体有很强的亲和力，通过对 BZ 受体的竞争，拮抗苯二氮䓬类药物的中枢作用。氟马西尼的主要药理作用是拮抗苯二氮䓬类药物的所有中枢抑制效应，从抗焦虑、镇静、遗忘，到抗惊厥、肌松和催眠。拮抗的程度不仅与氟马西尼剂量有关，而且与苯二氮䓬类药物所用剂量有关。氟马西尼起效迅速，静脉注射后 1 分钟内即生效，拮抗效应维持时间为 90~120 分钟。此药有很弱的激动效应或相反激动效应，但并无临床意义。此药对呼吸和循环均无影响。对苯二氮䓬类药物引起的呼吸抑制有一定的拮抗作用，但拮抗不完全；对巴比妥类和麻醉性镇痛药的呼吸抑制则无拮抗作用。氟马西尼的消除半衰期为 48~70 分钟，显著短于常用的苯二氮䓬类药物，故单次注射后拮抗作用一旦消失，又可重现苯二氮䓬类药物的作用。

氟马西尼主要有以下 3 种用途。①对苯二氮䓬类药物中毒的诊治：对可疑为药物中毒的昏迷患者，可用氟马西尼鉴别。若用药后有效，基本上可肯定是苯二氮䓬类药物中毒；否则可基本排除，或至少可认定苯二氮䓬类药物在中毒中不起主要作用。对于肯定为苯二氮䓬类药物中毒的患者，可用氟马西尼解救。②麻醉后拮抗苯二氮䓬类药物的残余作用：对于以苯二氮䓬类药物作为复合全身麻醉用药或部位麻醉时镇静用药的手术患者，若手术结束后要求患者立即清醒，可用氟马西尼拮抗其残余作用。③用于 ICU 患者：对于 ICU 中长时间应用苯二氮䓬类药物控制躁动、施行机械通气的患者，若要求恢复意识，试停机械通气，可用氟马西尼拮抗苯二氮䓬类药物的作用。

（叶铁虎 曲歌）

fēnsāiqínlèi zhènjìng-āndìngyào

吩噻嗪类镇静安定药 （phenothiazine） 具有三环结构（吩噻嗪核）的强安定药。临床上主要用于治疗精神分裂症，是抗精神病药的一种。临床麻醉中，主要利用这类药物不同程度的安定作用以及抗呕吐、抗组胺和增强镇痛药的作用。临床主要应用的吩噻嗪类药物包括氯丙嗪、异丙嗪、乙酰丙嗪、硫利达嗪、奋乃静、三氟丙嗪、三氟拉嗪等。

药理作用 吩噻嗪类药的药理作用基本相似，其主要作用是安定和抗精神病作用，还有镇吐作用，且影响自主神经和内分泌系统。该类药物本身并无镇痛作用，但可增强麻醉性镇痛药的作用。典型代表是氯丙嗪，其他药物作用与其相似，作用程度略有差异。

吩噻嗪类药物作用广泛。在中枢神经系统内其主要作用是阻断多巴胺（DA）受体，降低多巴胺能神经的功能，产生一系列作用。阻断边缘系统的 DA 受体，产生安定和抗精神病作用；阻断结节漏斗部 DA 受体，产生对内分泌的影响；阻断延髓催吐化学感受区 DA 受体，产生镇吐作用；阻断黑质纹状体 DA 受体，使该部分的兴奋性神经递质乙酰胆碱处于功能上的相对优势，产生锥体外系症状。吩噻嗪类药物还可阻断 α 肾上腺素能受体、M 胆碱能受体和 H_1 组胺受体，产生降压、抗胆碱和抗组胺作用。

临床应用 临床上主要用于治疗精神病、呕吐和顽固性呃逆以及人工冬眠和麻醉前用药，并也用于治疗皮肤黏膜过敏。

治疗精神病 ①氯丙嗪可用于治疗 I 型精神分裂症（精神运动性兴奋和幻觉妄想为主）的治疗，尤其对急性患者效果显著，但不能根治，需长期用药。对慢性精神分裂症患者疗效较差，对 II 型精神分裂症患者无效甚至加重病情。也可用于治疗躁狂症及其他精神病伴兴奋、紧张及妄想等症状。②硫利达嗪主要作用于脑内 DA 受体，对锥体外系和体温中枢影响较弱，可用于急性和慢性精神分裂症、老年性精神病、激越性抑郁症、更年期精神病、焦虑性神经症、酒精戒断综合征、儿童多动症和行为障碍的药物治疗。③奋乃静具有较强的抗精神病作用和镇吐作用，镇静作用较弱，主要阻断与情绪思维有关的中脑边缘系、中脑-皮质通路的 DA_2 受体及与网状结构上行激活系统的 α 肾上腺素能受体。对幻觉、妄想、焦虑、紧张、激动、木僵、淡漠、思维障碍等症状有较好疗效，可用于精神分裂症或其他精神病性障碍的治疗。④三氟丙嗪主要用于治疗急性和慢性精神分裂症，尤其对妄想型及紧

张型效果较好。可用于治疗各型精神分裂症，具有兴奋和激活作用，适用于紧张型木僵症及单纯型与慢性精神分裂症的情感淡漠及行为退缩症状，在消除幻觉妄想、解除木僵等方面的作用较显著。

治疗呕吐和顽固性呃逆 氯丙嗪对多种药物（如洋地黄、吗啡、四环素等）和疾病（如尿毒症、恶性肿瘤、放射病等）引起的呕吐具有显著的镇吐作用，对妊娠剧吐也有效。术中出现的顽固性呃逆，缓慢静脉给药可迅速生效。对晕动症所致呕吐无效。

人工冬眠 临床上以物理降温配合氯丙嗪用于低温麻醉。若与某些中枢抑制药（哌替啶、异丙嗪）合用，可使患者深睡，体温、基础代谢率及组织耗氧量均降低，增强患者对缺氧的耐受力，减轻机体对伤害性刺激的反应，并可使自主神经传导阻断及中枢神经系统反应性降低，称为人工冬眠疗法。有利于机体度过危险的缺氧缺能阶段，可用于严重创伤、感染性休克、高热惊厥、中枢性高热及甲状腺危象等的辅助治疗。

麻醉前用药 氯丙嗪于术前1小时肌内注射，有明显镇静及强化麻醉效果的作用。哌替啶（杜冷丁）与异丙嗪（非那根）组成的"杜非合剂"作为麻醉前用药，可加强镇静并减轻术中的内脏牵拉反应。

治疗皮肤黏膜过敏 异丙嗪可用于治疗长期季节性变应性鼻炎、血管运动性鼻炎、变应性结膜炎、荨麻疹、血管神经性水肿，以及对血液制品的过敏反应及皮肤划痕征。

不良反应 包括以下方面。

一般不良反应 包括嗜睡、无力、视物模糊、鼻塞、心动过速、口干、便秘等。某些药物长期应用，可增加血浆中催乳素浓度，出现乳房肿大、溢乳、男子女性化乳房、月经失调、闭经等。静脉或肌内注射后直立性低血压多见。

锥体外系反应 是长期大量应用该类药物后最常见的不良反应，发生率与药物剂量、疗程和个体因素有关。表现为：①帕金森综合征，肌张力增高、面容刻板、动作迟缓、肌束颤动、流涎等。②急性肌张力障碍，舌、面、颈及背部肌肉痉挛，患者出现强迫性张口、伸舌、斜颈、呼吸运动障碍及吞咽困难。③静坐不能。以上症状可用胆碱能受体阻断药苯海索治疗。

过敏反应 常见皮疹、光敏性皮炎等，偶见粒细胞减少症和中毒性肝损害，应立即停药。

神经松弛药恶性综合征 类似恶性高热的综合征，可能与中枢DA受体过度阻断致多巴胺能神经传递功能障碍有关。表现为自主神经系统功能不稳定症状，如血压变化、心率增快和心律失常，24～72小时出现高热、意识模糊、全身骨骼肌张力增高、血转氨酶和肌酸激酶水平增高，病死率高。

注意事项 吩噻嗪类药物可加强酒精或其他中枢神经系统抑制剂（如麻醉药、催眠药、麻醉性镇痛药）的作用，合用时可增强中枢神经系统和心脏抑制，应减量使用。由于具有α肾上腺素能受体阻断作用，若与肾上腺素合用，可能出现心动过速和低血压。用药期间不宜驾驶车辆、操作大型机械或高空作业。异丙嗪还可增加葡萄糖耐量。孕妇用药后可导致新生儿黄疸和锥体外系症状，临产前1～2周应停药。该

类药物还可掩盖某些药物（顺铂、水杨酸制剂、万古霉素）的耳毒性症状。

（叶铁虎 曲歌）

dīngxiānběnlèi zhènjìng-āndìngyào

丁酰苯类镇静安定药 （butyrophenone）

化学结构与吩噻嗪类不同但作用相似的强安定药。有很强的镇吐作用，也可产生锥体外系反应。其主要用途是替代吩噻嗪类药物治疗精神病。用于临床麻醉的丁酰苯类镇静安定药有氟哌啶醇和氟哌利多。

药理作用 此类药物通过阻断边缘系统、下丘脑和黑质-纹状体系统等部位的多巴胺（DA）受体而发挥作用。氟哌啶醇和氟哌利多的作用机制类似，但是后者效力更强。氟哌啶醇是丁酰苯类强力精神抑制药。通过阻断脑内DA受体的作用，抑制DA能神经元的效应，加快和增多脑内DA的转化。氟哌啶醇阻断锥体外系DA的作用较强，镇吐作用也较强，但镇静、阻断α肾上腺素能受体的作用较弱。氟哌利多主要依靠阻断DA受体和α肾上腺素能受体起作用。与氟哌啶醇相比，效力更强，起效更快，作用持续时间较短。其安定作用相当于氯丙嗪的200倍，镇吐作用相当于氯丙嗪的700倍。

氟哌利多的主要药理作用如下。①中枢神经系统：通过竞争性抑制受体作用，影响中枢神经系统对DA、去甲肾上腺素和γ-氨基丁酸在突触的转运，发挥强效的神经安定作用。作用于脑干上行网状结构，抑制皮质下中枢，产生镇静但不产生遗忘作用。能收缩脑血管，减少脑血流，使颅内压降低，但不降低脑代谢率。可抑制延髓呕吐中枢，镇吐作用强，并能防治哌替啶镇痛所致恶

心、呕吐，该作用通过阻断 DA_2 受体而实现，但对已经出现的恶心、呕吐治疗效果不及其他 $5-HT_3$ 受体阻断药。②心血管系统：临床剂量范围内对血流动力学影响轻微，有轻度 α 肾上腺素能受体阻断作用。伴低血容量、动脉硬化、高血压、高龄及危重患者应用时可出现血压显著下降，大剂量时可出现循环抑制表现。③呼吸系统：对呼吸影响较轻，临床剂量下可引起一过性潮气量下降和呼吸频率增加。不抑制呼吸中枢，对动脉血氧分压无明显影响。能缓解组胺引起的支气管痉挛。④其他：可降低体温，但比氯丙嗪弱。可降低机体基础代谢率和耗氧量。能扩张肾血管，增加肾血流。

临床应用 氟哌啶醇和氟哌利多主要用于治疗精神病，氟哌利多已代替氟哌啶醇成为临床麻醉中应用最广的强安定药。常作为麻醉前用药与哌替啶和阿托品合用，术前肌内注射。若与氯胺酮合用，可增强其镇静作用，防止氯胺酮所致幻觉、躁动及苏醒期精神运动性反应等。氟哌利多与芬太尼合用，组成所谓 II 型 NLA，称为"氟芬合剂"，用以实施神经安定镇痛。最初曾将此二药以 50∶1 的比例配成合剂，商品名英诺佛（Innovar）。鉴于氟哌利多的作用持续时间长，手术中很少需要追加，而芬太尼的作用持续时间短，手术中需反复追加，目前不再主张制成合剂，而以分别应用更为灵活方便。作为麻醉辅助药，可增强静脉麻醉或吸入麻醉的中枢抑制效应，并可预防术后呕吐及不安等不良反应，适合年老体弱、心血管、危重及休克患者的麻醉。氟哌利多对椎管内麻醉手术的内脏牵拉反应有较强的防治作用。

不良反应 包括以下方面。

锥体外系反应 氟哌啶醇易引起锥体外系反应，年轻人更易发生。常表现为急性运动障碍和静坐不能。氟哌利多所致锥体外系反应比氟哌啶醇少见，但仍有报道，多见于少儿。氟哌利多静脉注射或硬膜外给药后出现锥体外系反应主要与剂量呈正相关。应警惕延迟性锥体外系反应的发生。一旦出现应通过静脉或肌内注射苯二氮䓬类药物加以控制。

血流动力学改变 氟哌啶醇可扩张末梢血管，临床剂量对血流动力学影响较小。氟哌利多具有 α 肾上腺素能受体阻断作用，并直接松弛平滑肌。静脉注射后出现与给药剂量、浓度和速度相关的动脉收缩压降低和代偿性心率增快。若注射速度过快或剂量偏大更易发生低血压。

QT 间期延长 静脉注射氟哌利多所致 QT 间期延长和严重心律失常是目前对氟哌利多不良反应关注的焦点。2001 年 12 月，美国食品与药品监督管理局（FDA）针对静脉注射氟哌利多后出现的心脏骤停事件及小剂量氟哌利多也可因 QT 间期延长致心脏意外事件提出"黑匣子"警告。但一般认为，静脉注射氟哌利多后出现 QT 间期延长致心脏意外事件与个体易感性有关，如原发性长 QT 间期综合征、心力衰竭、心动过缓、电解质紊乱、药物过量、抑郁、老龄、肝肾损害、低代谢状态等。在尖端扭转型室性心动过速和多源性室性心律失常的患者中应用易导致心脏意外事件。

（叶铁虎 曲歌）

jīsōngyào

肌松药（muscle relaxant） 作用于神经肌肉接头、阻止其正常兴奋传递而使相应骨骼肌松弛的药物。1942 年，格里菲思（Griffith）和约翰逊（Johnson）最早在外科手术中使用筒箭毒碱辅助麻醉，实现了临床麻醉的里程碑性迈进。此后肌松药主要被用于改善气管插管条件，并为手术提供满意的肌松环境。肌松药根据作用机制分为去极化肌松药和非去极化肌松药。琥珀胆碱是唯一的临床常用去极化肌松药，其他肌松药均为非去极化肌松药。根据作用时间肌松药又可分为超短效、短效、中效和长效肌松药。

药理作用 肌松药主要通过影响神经肌肉接头烟碱样乙酰胆碱受体（nAChR）实现其骨骼肌松弛作用。成人神经肌肉接头后 nAChR 为 $2\alpha\beta\delta\varepsilon$ 五聚体结构，每个 α 亚单位具有一个乙酰胆碱结合部位。两个 α 亚单位各自结合一个乙酰胆碱分子触发 nAChR 构型改变，通道开放，传递骨骼肌收缩信号。所有肌松药均为季铵化合物，带正电的季铵基类似胆碱能受体正常递质乙酰胆碱的四价氮原子，因此可与神经肌肉接头、自主神经节和自主神经末梢的胆碱能受体结合。

接头后效应 去极化肌松药与非去极化肌松药具有不同的接头后效应。

去极化肌松药 生理情况下乙酰胆碱与 nAChR 结合使运动终板短暂持续去极化，因为乙酰胆碱快速被神经肌肉裂隙的乙酰胆碱酯酶水解为乙酸和胆碱而失效。去极化肌松药如琥珀胆碱与 nAChR 结合后模拟乙酰胆碱的作用使通道开放；其也类似乙酰胆碱，仅与 nAChR 短暂结合。但琥珀胆碱不易被接头内乙酰胆碱酯酶水解，且唯一的经血浆清除途径相较于乙酰胆碱分解慢得多，

因此其在接头内反复与受体结合，通道持续开放，终板持续维持去极化状态。去极化早期琥珀胆碱类似乙酰胆碱传递骨骼肌收缩信号，但随后持续去极化的结果是兴奋性动作电位传递很快中断，源于终板周围肌膜存在时间-电压门控钠通道。静息状态时时间-电压门控钠通道下门（时间依赖门）开放，上门（电压依赖门）关闭。终板去极化使钠通道上门开放，钠离子流入。只要终板膜去极化，上门即保持开放。但上门开放后不久下门关闭，再次切断离子流；只有上门关闭后下门才能再次开放。于是终板邻近肌膜时间-电压门控钠通道受终板持续去极化影响，其上门持续开放，而下门保持关闭。由于钠离子无法经通道流入，终板邻近肌膜去极化电位降低，距离终板较远的下游肌膜电位难以达到去极化阈值而使动作电位传递中断，骨骼肌松弛。因此琥珀胆碱的去极化阻滞为双相过程，早期使骨骼肌收缩，随后使其松弛。直至药物经血浆清除，接头内琥珀胆碱分子数量下降，nAChR 和邻近时间-电压门控钠通道才得以恢复静息状态。

非去极化肌松药 其与乙酰胆碱竞争结合 nAChR α 亚单位。与乙酰胆碱和去极化肌松药不同，非去极化肌松药结合受体时通道不开放，无电流通过。当终板动作电位减弱至无法激活邻近肌膜时间-电压门控钠通道时骨骼肌实现松弛。一个非去极化肌松药分子结合一个 α 亚单位足以阻滞 nAChR。

接头前效应 接头前神经末梢也存在 nAChR。乙酰胆碱激活接头前 nAChR 正反馈动员可释放乙酰胆碱的囊泡。非去极化肌松药通过阻滞接头前 nAChR，使乙

酰胆碱快速供应中断，加强阻滞。这也解释了强直刺激和四个成串刺激时出现的"衰减"现象。

其他 ①脱敏感阻滞：琥珀胆碱等激动药持续接触 nAChR 可诱发受体转换为脱敏感受体。乙酰胆碱与脱敏感 nAChR 结合后受体蛋白构型不发生变化，通道开放程度降低或不开放。肌松药还可凭借与脱敏感受体的高亲和力将受体"困"于脱敏感状态，难以恢复为敏感 nAChR。②离子通道阻滞：肌松药也可进入并占据通道，干扰离子通过，影响终板正常去极化。③Ⅱ相阻滞：神经肌肉接头持续接触去极化肌松药（如琥珀胆碱 7～10mg/kg 或持续 30～60 分钟）后，药物由去极化阻滞缓慢发展为具有非去极化阻滞性质的 Ⅱ相阻滞，与终板膜电位由持续去极化逐渐恢复静息状态有关。

阻滞特征 去极化肌松药与非去极化肌松药的典型阻滞特征不同（表1）。

药代动力学 见去极化肌松药与非去极化肌松药。

药效动力学 因肌松药而异，多种因素可影响药效。

药效指标 肌松药药效主要通过电刺激神经后药物对骨骼肌收缩（肌颤搐）的抑制反映，电

刺激尺神经致拇收肌收缩最常用。①效能：临床常用指标包括 ED_{50}（50%肌颤搐受抑制的中位剂量）和 ED_{95}（95%肌颤搐受抑制的中位剂量）。②起效时间：从注射肌松药至最大肌颤搐受抑制的时间。③作用时间：从最大肌颤搐受抑制至肌颤搐恢复到 25% 对照高度的时间。④恢复指数：25%肌颤搐高度恢复至 75% 高度的时间。

临床药效 见去极化肌松药与非去极化肌松药。

药效影响因素 以下因素可影响药效。

剂量 增加剂量可加深阻滞，缩短起效时间，延长作用时间和恢复指数。肌松药典型量效关系（图1）。

骨骼肌 中心部位肌肉（如膈肌和喉内收肌）起效快于位于外周的拇收肌，可能与前者血供丰富、药物更快到达神经肌肉接头有关。但中心部位肌肉对肌松药相对抵抗，其 ED_{50} 约为拇收肌的 1.5～2.0 倍，阻滞时间更短，恢复也更快。颏舌肌等上呼吸道呼吸辅助肌对非去极化肌松药尤为敏感，其恢复大致与拇收肌同步而落后于膈肌，因此即使膈肌完全恢复，拔除气管导管后也可能出现上呼吸道梗阻。

低温 非去极化肌松药起效

表 1　去极化肌松药与非去极化肌松药的典型阻滞特征

特　征	去极化肌松药	非去极化肌松药
肌松前肌纤维成束收缩	有	无
单刺激	先增强，后减弱	减弱
四个成串刺激	轻微衰减	明显衰减
强直刺激	轻微衰减	明显衰减，强直后易化
抗胆碱酯酶药	协同	拮抗
去极化肌松药	—	拮抗
非去极化肌松药	拮抗	—
Ⅱ相阻滞	可能，伴随快速耐药	无

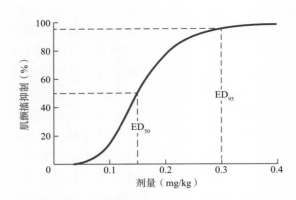

图 1 肌松药典型量效曲线（罗库溴铵）

注：ED_{50} 相应于 50% 肌颤搐受抑制的中位剂量，ED_{95} 相应于 95% 肌颤搐受抑制的中位剂量（译自 Barash PG，Cullen BF，Stoeltiing RK，et al. Clinical anesthesia：neuromuscular blocking agents. 6th ed. Philadelphia：Lippincott Williams & Wilkins，2009：504. ）。

时间和作用时间延长。延长机制可能涉及药效和/或药代动力学，包括血浆-组织药物平衡延迟、肝肾清除下降、分布容积改变、受体亲和力改变、神经肌肉接头 pH 改变、低温对神经肌肉兴奋传递和骨骼肌自身影响。

电解质紊乱和酸碱平衡失调 呼吸性和代谢性酸中毒均增强非去极化阻滞。低钾血症增大终板跨膜电位导致超极化，使终板对去极化阻滞抵抗，增强非去极化阻滞。

年龄 见小儿手术麻醉和老年患者麻醉。

肥胖 见肥胖患者麻醉。

肾功能障碍 见肾功能不全患者麻醉。

肝功能障碍 见肝功能障碍患者麻醉。

神经肌肉疾病 nAChR 包括两种类型：胎儿型和成人型。胎儿型 nAChR 含有 γ 亚单位而不是成人的 ε。与成人型受体相比，胎儿型 nAChR 为低传导性通道，开放时程较长，钾离子外流显著；其对非去极化肌松药抵抗，但对琥珀胆碱更敏感。骨骼肌功能性或外伤性去神经支配时伴特征性胎儿型 nAChR 上调。①重症肌无力（见重症肌无力患者麻醉）：循环抗体导致突触后 nAChR 数量下降。患者对琥珀胆碱抵抗，对非去极化肌松药敏感性增强。拮抗药的作用可能弱于预期，因为患者已服用抗胆碱酯酶药。②肌强直：骨骼肌收缩后松弛异常延迟。对琥珀胆碱的特征性反应是剂量相关的持续骨骼肌收缩，可能导致通气困难；严重高钾血症也有报道。对非去极化肌松药反应正常。肌松拮抗后可能出现肌紧张反应，应避免。③肌营养不良：肌膜胎儿型 nAChR 上调。琥珀胆碱可致高钾血症和心脏骤停，尤其儿童。对非去极化肌松药反应一般正常。④上运动神经元损伤：偏瘫或四肢瘫时接头外胎儿型 nAChR 上调。患者对琥珀胆碱敏感性增强，可致高钾血症甚至心脏骤停，损伤后 1 周至 6 个月易发生；对非去极化肌松药抵抗。⑤其他：肌萎缩性脊髓侧索硬化、多发性硬化、弗里德里希（Friedrich）共济失调、多发性神经炎和帕金森病对肌松药的反应一定程度上类似上运动神经元损伤。见神经肌肉疾病患者麻醉。

烧伤 胎儿型和成人型 nAChR 上调，通常对非去极化肌松药抵抗和对琥珀胆碱敏感性增强，突触前膜乙酰胆碱释放也相应增多。对非去极化肌松药抵抗通常见于烧伤面积至少 >25% 总体表面积的患者，即使烧伤外观上并未累及骨骼肌。琥珀胆碱用于烧伤患者可致高钾血症、室性心动过速、心室颤动和心脏骤停；高钾反应程度似乎并不显著相关于烧伤程度。神经肌肉功能一般随皮肤愈合完全恢复。推荐烧伤 24~48 小时后至皮肤愈合期间避免使用琥珀胆碱。

重症监护病房（ICU）患者 患者制动（>24 小时）、长期使用非去极化肌松药和并发重症肌病和重症多发神经病均可导致 nAChR 上调，对琥珀胆碱敏感性增强，对非去极化肌松药抵抗。维持 ICU 患者相同阻滞程度所需肌松药剂量个体间差异很大，且通常高于手术室。

其他肌松药 两种肌松药合用可使肌松兼具两种药物的药效特点，如米库氯铵和罗库溴铵合用可实现快速起效和短效肌松。①两种非去极化肌松药：二者效能相加或协同。化学结构同类的药物合用显示相加作用（但也存在例外，如泮库溴铵和氯二甲箭毒产生协同），化学结构不同类的肌松药合用显示协同作用。②非去极化肌松药与琥珀胆碱：二者效能相互拮抗。但泮库溴铵例外，其抑制丁酰胆碱酯酶，延长琥珀胆碱阻滞时间。

非肌松药物 ①吸入麻醉药：强效吸入麻醉药剂量依赖性增强非去极化肌松药的作用，可能机制包括对运动神经元和神经元突触的中枢抑制效应，抑制突触后 nAChR，增强肌松药与受体结合部位的亲和力。肌松药剂量可降低 20% ~ 50%，其程度与麻醉时间和特定吸入麻醉药有关。肺泡-骨骼肌间氟烷、恩氟烷和异氟烷的平衡至少需 2 小时，因此强化肌松效应并不能立即显现；七氟烷和地氟烷达平衡较快，但需至少 30 分钟。吸入麻醉药增强肌松作用的顺序为地氟烷 > 七氟烷 > 恩氟烷 > 异氟烷 > 氟烷 > 氧化亚氮-巴比妥或丙泊酚麻醉。弱效吸入麻醉药的显著增强肌松作用主要源于其液相浓度较高。②抗生素：氨基糖苷类抗生素抑制接头前乙酰胆碱释放，且诱发 nAChR 脱敏感阻滞，因此增强非去极化肌松药药效，肌松也更难拮抗，以新霉素和链霉素作用最强。抗生素主要影响甾类肌松药，对苄异喹啉类作用不甚显著。临床剂量的青霉素、头孢菌素、四环素、红霉素和甲硝唑并不影响肌松药药效。③镁和钙：镁加强非去极化肌松药的作用。镁抑制突触前神经末梢触发乙酰胆碱释放的钙离子通道。其也抑制接头后动作电位，降低肌纤维膜兴奋性。镁剂预处理可消除琥珀胆碱所致肌颤搐，但也拮抗琥珀胆碱的去极化阻滞。钙触发运动神经末梢释放乙酰胆碱。高钙血症使 nAChR 对非去极化肌松药敏感性下降。④锂：其可通过钠离子通道进入细胞，易于在细胞内积聚。锂激活钾离子通道，突触前抑制神经兴奋性动作电位传递，突触后抑制骨骼肌收缩。服用碳酸锂患者去极化和非去极化肌松药作用时间延长。⑤局麻药和抗心律失常药：多数局麻药增强肌松药药效。普鲁卡因通过抑制丁酰胆碱酯酶增强琥珀胆碱和米库氯铵的肌松

作用。抗心律失常药维拉帕米可增强非去极化肌松阻滞，但临床意义并不显著。⑥抗癫痫药：其抑制神经肌肉接头乙酰胆碱释放。短期应用苯妥英钠增强非去极化肌松药药效。接受长期抗癫痫治疗的患者对非去极化肌松药抵抗，可能与肌松药清除增加、与 α_1 酸性糖蛋白结合增强和 nAChR 上调有关；琥珀胆碱作用仅轻微延长，但可能发生高钾血症（受体上调）。⑦利尿药：尿毒症患者接受一剂呋塞米后神经肌肉阻滞程度加重，肌松时间延长；长期应用时不影响肌松效果。甘露醇似乎对肌松药并无影响。

临床应用 ①临床麻醉：麻醉诱导期间辅助气管插管；术中松弛骨骼肌，提供适宜手术环境。肌松药可减少全身麻醉药用量，减轻深麻醉对患者的不良影响。辅助气管插管的初始剂量通常为 2 倍 ED_{95}。维持剂量为 1/4（中效或短效）~ 1/10（长效）初始剂量，除非有明确证据显示肌力恢复。术中应根据手术要求和患者对肌松药的反应，间断静脉注射最低有效剂量，术毕能够及时拔管，无明确的残留肌松作用。②ICU：松弛呼吸肌，避免机械通气时患者与呼吸机对抗。所需剂量个体差异显著且通常高于手术室。苄异喹啉类肌松药因个体差异小、停药后恢复时间短比甾类更适用于 ICU。③控制肌痉挛：缓解破伤风、癫痫持续状态和电休克治疗等情况下的肌痉挛。需注意，肌松药无镇静和镇痛作用，因此全身麻醉时应维持足够的麻醉深度，ICU 应用和控制肌痉挛时应确保患者镇静充分。

不良反应 见去极化肌松药与非去极化肌松药。

（吴新民）

去极化肌松药（depolarizing muscle relaxant） 使神经肌肉接头运动终板短暂持续去极化而阻止其兴奋传递、松弛骨骼肌的肌松药。琥珀胆碱是 1952 年应用于临床的去极化肌松药，虽然有一系列副作用，但是迅速起效和超短效的肌松特点使其临床地位无可替代。

作用机制 见肌松药和肌松拮抗药。

神经肌肉阻滞特征 见肌松药和肌松拮抗药。

药代动力学 琥珀胆碱分布容积为 0.04L/kg，清除率为 37ml/（kg·min），消除半衰期 0.65 分钟。肌松短效源于琥珀胆碱在血浆中快速被丁酰胆碱酯酶（又称血浆胆碱酯酶或假性胆碱酯酶）水解为琥珀单胆碱和胆碱。琥珀单胆碱肌松作用比琥珀胆碱弱得多，随后继续被缓慢代谢为琥珀酸和胆碱。丁酰胆碱酯酶水解琥珀胆碱的能力很强，仅 10% 的药物到达神经肌肉接头。丁酰胆碱酯酶由肝脏合成，存在于血浆中，神经肌肉接头含量极少。多种因素可降低丁酰胆碱酯酶浓度/活性，如肝病、尿毒症、肿瘤、高龄、血浆置换、营养不良、妊娠、烧伤以及应用口服避孕药、单胺氧化酶抑制药、细胞毒性药物和抗胆碱酯酶药。即使酶活性显著下降也仅可轻至中度延长琥珀胆碱阻滞，临床意义不大。

遗传变异可产生不被酶底物（如地布卡因）抑制的非典型丁酰胆碱酯酶。该种丁酰胆碱酯酶活性显著下降，与琥珀胆碱亲和力很低，不能以正常速率水解琥珀胆碱，导致神经肌肉接头药物积聚过多。非典型基因纯合子个体琥珀胆碱作用时间显著延长

（表1）。此时输注全血或新鲜血浆可加速琥珀胆碱代谢，但宜持续机械通气直至肌松作用完全消除。抗胆碱酯酶药逆转异常延长的琥珀胆碱阻滞时，其作用不可预测，应避免。

药效动力学 迅速起效、超短效、强效肌松药。ED$_{95}$（95%肌颤搐受抑的中位剂量）0.51~0.63mg/kg。2倍ED$_{95}$起效时间约60秒，作用时间9~13分钟，恢复指数2~4分钟。2倍ED$_{95}$的琥珀胆碱与维库溴铵或泮库溴铵相比可提供更为理想的插管条件。0.5~0.6mg/kg足以在60秒时提供适宜的插管条件，且有助于防止呼吸暂停时脉搏血氧饱和度降至<90%，但作用时间并未比2倍ED$_{95}$时缩短。药效影响因素见骨骼肌松弛药及其拮抗药。

临床应用 主要用于辅助气管插管。饱胃患者行快速诱导时首选琥珀胆碱（1mg/kg），因其可靠地在60~90秒内提供满意插管条件。肥胖患者按实际体重计算琥珀胆碱剂量。预箭毒化即小剂量非去极化肌松药预处理是在插管剂量琥珀胆碱前3~5分钟给予筒箭毒碱0.05mg/kg、罗库溴铵0.03~0.04mg/kg或阿曲库铵0.02mg/kg，以避免肌颤搐、减轻胃内压和颅内压升高，泮库溴铵、维库溴铵、顺阿曲库铵和米库氯铵无效。但预处理可导致骨骼肌对琥珀胆碱相对抵抗，延缓起效，

插管条件满意度下降。因此，若予小剂量非去极化肌松药预处理，琥珀胆碱剂量需增至1.5~2.0mg/kg。琥珀胆碱是唯一可以肌内注射的肌松药。静脉置管困难的患儿4mg/kg琥珀胆碱肌内注射约4分钟可提供适宜的插管条件，但仅可在紧急情况下使用。长期、大剂量或反复使用琥珀胆碱时需进行肌松监测，避免发展为Ⅱ相阻滞。四个成串刺激出现显著衰减。即刻停药神经肌肉功能一般可快速恢复正常。Ⅱ相阻滞时抗胆碱酯酶药拮抗效果难以预测。

不良反应 包括以下几方面。

肌颤搐 发生率为60%~90%，尤其健壮患者。肌颤搐与其去极化阻滞有关，产生阻滞前肌纤维短暂成束收缩。小剂量非去极化肌松药预处理可预防。其他药物如地西泮、利多卡因、芬太尼、钙、镁、丹曲林和小剂量琥珀胆碱预防肌颤搐的效果均较差。<10岁患儿无需预处理，肌颤搐在此类人群并不常见。肌纤维不协调成束收缩可引起术后肌痛。

心血管系统 除作用于神经肌肉接头乙酰胆碱受体外，琥珀胆碱还可模拟乙酰胆碱兴奋包括自主神经节烟碱样受体和心脏窦房结毒蕈碱样受体在内的所有胆碱能受体，导致心律失常。心血管方面小剂量琥珀胆碱的影响以

负性肌力和负性传导为主，大剂量时心动过速多见。①窦性心动过缓和结性心律：兴奋自主神经节烟碱样受体和心脏窦房结毒蕈碱样受体所致。琥珀胆碱用于儿童可导致严重心动过缓甚至心脏骤停。缓慢性心律失常通常见于首剂后约5分钟，第二剂后更常见，可能由于其水解产物（琥珀单胆碱和胆碱）的影响。硫喷妥钠、阿托品、神经节阻滞药和非去极化肌松药可预防。②室性心律失常：琥珀胆碱使循环儿茶酚胺水平升高，且降低儿茶酚胺致室性心律失常的阈值。室性心律失常也可能由严重房性和结性心率减慢所致。③心动过速：药物升高循环儿茶酚胺水平所致。

高钾血症 药物使烟碱样胆碱能受体通道持续开放，钠离子进入细胞伴随钾离子释放到细胞外。琥珀胆碱通常可使血清钾升高约0.5mmol/L。多数患者可耐受此种程度的血钾升高，不发生心律失常。预箭毒化并不能预防所有高钾反应，只有大剂量非去极化肌松药才能可靠地消除这种反应。琥珀胆碱在下列情况时可能导致严重高钾血症甚至心脏骤停。①尿毒症：血钾升高程度并不比非尿毒症患者显著，但有基础高钾血症者血钾可达危险水平。②严重代谢性酸中毒和低血容量：此时钾主要源于胃肠道而并非骨骼肌，但琥珀胆碱可使血钾进一

表1 丁酰胆碱酯酶类型、地布卡因数目与琥珀胆碱作用时间的关系

丁酰胆碱酯酶类型	遗传型	发生率	地布卡因数目*	琥珀胆碱作用时间
典型基因纯合子	E1uE1u	正常	70~80	正常
典型-非典型基因杂合子	E1uE1a	1/480	50~60	延长50%~100%
非典型基因纯合子	E1aE1a	1/3200	20~30	延长至4~8小时

注：*地布卡因数目表示10μmol地布卡因对丁酰胆碱酯酶活性的抑制百分数。正常丁酰胆碱酯酶对地布卡因敏感，可被其抑制；非典型酶对地布卡因不敏感（译自 MILLER RD. Miller's anesthesia: pharmacology of muscle relaxants and their antagonists. 7th ed. Philadelphia: Churchill Livingstone，2009）。

步升高达危险水平。③严重腹腔感染：尤其感染持续>1周者。琥珀胆碱可使血钾浓度升高约3.1mmol/L。④严重创伤：损伤后至少2个月内或受损肌肉充分修复前均易发生高钾反应。⑤导致神经肌肉接头外烟碱样受体增生的疾病：如去神经支配疾病（大面积烧伤、长期制动和脑血管意外致偏瘫等）、肌强直、肌营养不良和吉兰-巴雷（Guillain-Barre）综合征。

眼压升高 静脉注射琥珀胆碱后1分钟内眼压升高，2~4分钟达峰（增加5~15mmHg），6分钟内降至正常水平，可能与眼外肌痉挛性收缩和/或脉络膜血管短暂扩张有关。眼压升高程度个体差异较小，显著弱于喉镜暴露和气管插管期间麻醉过浅、血压升高和肌松不全导致的眼压升高。因此以小剂量非去极化肌松药预处理，并谨慎控制麻醉深度，琥珀胆碱也可用于穿通性眼外伤麻醉的快速诱导。

胃内压升高 可能源于腹肌收缩和/或兴奋胃肠道毒蕈碱样胆碱能受体。与引起眼压升高不同，琥珀胆碱引起的胃内压升高存在明显个体差异，部分患者胃内压

可显著增加>30cmH$_2$O，而在一些患者并不升高。婴儿和儿童胃内压升高程度较小，可能与这些年龄组患儿肌颤轻微或无肌颤有关。小剂量非去极化肌松药预处理可预防之。琥珀胆碱增加下食管括约肌张力更显著，因此似乎并不增加胃内容物反流误吸危险，除非存在下食管括约肌功能不全。妊娠、腹水、肠梗阻或食管裂孔疝等情况下食管入胃的正常斜角改变，胃食管连接部抗反流能力下降，予琥珀胆碱时宜预箭毒化以降低误吸危险。

颅内压升高 升高程度显著弱于麻醉或肌松不全下喉镜暴露声门和气管插管所致颅内压升高。非去极化肌松药预处理可预防。

肌痛 见于应用琥珀胆碱后24~48小时，性质类似于剧烈运动后肌痛。发生率0.2%~89%，小手术更常见，尤其女性、年轻和日间手术患者而非卧床者。肌痛可能源于肌松前肌纤维非同步收缩引起的骨骼肌损伤，但非去极化肌松药预处理预防肌痛的效果不确定，且肌痛程度并不总是与肌颤程度相关。前列腺素抑制剂预处理可有效降低肌痛发生率，表明前列腺素和环氧化酶可能参

与肌痛发生。

咬肌痉挛 主要是药物引起神经肌肉接头去极化、骨骼肌收缩反应过剧所致，可能与琥珀胆碱剂量过低有关。儿童发生率高。

组胺释放 轻度，无明显临床意义。

过敏反应 发生率一般为1/10 000~1/5 000，低于非去极化肌松药。

恶性高热 琥珀胆碱可以诱发，多见于合用琥珀胆碱与氟烷的患者。

（吴新民）

fēiqùjíhuà jīsōngyào
非去极化肌松药 （non-depolarizing muscle relaxant） 阻止神经肌肉接头运动终板去极化、干扰其兴奋传递从而松弛骨骼肌的肌松药。最早的非去极化肌松药筒箭毒碱（dTc）提取自南美印第安人使用的箭毒。自其问世以来，人们陆续研发近50种非去极化肌松药应用于临床。根据化学结构分为苄异喹啉类、甾类和其他，根据作用时间分为超短效、短效、中效和长效肌松药（表1）。

构效关系 多数非去极化肌松药为双季铵化合物，dTc、维库

表1 非去极化肌松药分类

化学结构分类	作用时间（2倍ED$_{95}$）			
	长效 （>50分钟）	中效 （20~50分钟）	短效 （12~20分钟）	超短效 （<12分钟）
苄异喹啉类	筒箭毒碱 氯二甲箭毒 杜什氯铵	阿曲库铵 顺阿曲库铵	米库氯铵	
甾类	泮库溴铵 哌库溴铵	维库溴铵 罗库溴铵	瑞库溴铵	
其他				
非对称混合鎓离子氯富马酸酯				更他氯铵
酚醚衍生物	加拉碘铵			
瓢箭毒衍生物	阿库氯铵			

溴铵、罗库溴铵和瑞库溴铵为单季铵化合物，加拉碘铵含 3 个季铵基。

苄异喹啉类 ①dTc：分子中的两个氮原子一个为季铵，另一个为叔铵。生理 pH 时叔铵氮原子质子化使 dTc 带正电。dTc 的神经节阻断和组胺释放特性可能源于叔铵。②氯二甲箭毒：dTc 叔胺和羟基甲基化而成，为双季铵化合物。效能比 dTc 强 1 倍，但神经节阻断和组胺释放显著减弱。③阿曲库铵：四价氮与酯羰基间存在两碳分离（成对），为霍夫曼（Hofmann）消除提供了化学基础。霍夫曼消除剪切碳氮键，生成含叔铵基的 N-甲基四氢罂粟碱。药物也可经历酯解。阿曲库铵具有 4 个手性中心，2 个手性碳，2 个手性氮。市售阿曲库铵由 10 种异构体组成。这些异构体可分为 3 个立体异构体群，分别命名为顺-顺、顺-反和反-反，比例约为 10∶6∶1。④顺阿曲库铵：1R 顺-1'R 顺阿曲库铵异构体。其约占市售阿曲库铵混旋体的 15%，但提供>50% 的肌松效能。⑤米库氯铵：不同于阿曲库铵之处在于酚被甲基化且其阳离子间链更长。米库氯铵是由 3 种立体异构体组成的混旋体。其中反-反和顺-反异构体（分别占 57% 和 37%）等效且活性较强。⑥杜什氯铵：阳离子间链短于阿曲库铵和米库氯铵。苄异喹啉头部的甲氧基数目由 4（阿曲库铵）和 5（米库氯铵）增至 6，伴随效能增强和组胺释放减轻。

甾类 化学结构中的乙酰酯有助于药物与终板烟碱样受体相互作用。①泮库溴铵：甾核 A 环和 D 环各有一个乙酰酯，效能很强。②维库溴铵：泮库溴铵的 N-脱甲基衍生物，生理 pH 时叔铵质

子化。这种结构改变导致效能轻微增强；解除迷走神经反射作用显著减轻；在溶液中不稳定，一定程度上导致作用时间缩短；脂溶性增强，胆汁消除比例较高。维库溴铵不能被制备成具有适宜储存期、便于使用的溶液甚至缓冲液，市售制剂为冻干粉末。③哌库溴铵：甾核 A 和 D 环各自连接 1 个对二氮己环。季铵氮原子被置于 2,16-β 取代的远端，减轻了解除迷走神经反射作用，该作用仅为泮库溴铵的 1/10。④罗库溴铵：无乙酰酯。2 位和 16 位取代哌啶的环状结构导致药物起效迅速。与维库溴铵和泮库溴铵季铵氮原子相连的甲基在罗库溴铵中被烯丙基取代，效能随之下降。羟基取代维库溴铵 A 环乙酰酯使罗库溴铵可以水溶液形式稳定存在。但其室温储存期仅为泮库溴铵的 1/3，因为罗库溴铵生产过程中的终端灭菌导致其部分降解。

其他 ①非对称混合镓离子氯富马酸酯：更他氯铵碳链两端四价氮和氧原子间存在 3 个甲基，此结构类似米库氯铵，故迅速起效。②酚醚衍生物：加拉碘铵为五倍子酸三季铵醚，是唯一的三

季铵化合物。三季铵结构使其具有很强的解除迷走神经反射特性。③瓢箭毒衍生物：如阿库氯铵。

药理作用 见肌松药。

神经肌肉的阻滞特征 见肌松药。

药代动力学 二室模型适用于多数非去极化肌松药。阿曲库铵和顺式阿曲库铵在组织中也降解消除，二室模型并不适用；米库氯铵为一室模型。分布容积约等于细胞外液（0.2~0.4L/kg）。蛋白结合率不高，为 25%~50%。非去极化肌松药的季铵、酯键、乙酰酯、羟基和甲氧基等基团使药物具有高度水溶性，更易经肾小球滤过随尿排出，无肾小管重吸收或分泌，因此多数药物以尿中原型药物排出作为基本的清除途径。药物也不易通过血脑屏障和胎盘。非去极化肌松药成人药代动力学参数见表2。

苄异喹啉类 ①米库氯铵：在血浆中经丁酰胆碱酯酶水解为单酯和氨基醇而失效，代谢产物肌松活性很弱。代谢速率为琥珀胆碱的 70%~88%。<5% 药物原型随尿排出。②阿曲库铵：主要通过两种途径代谢：霍夫曼消除和非特异性酯酶水解。10%~40%

表 2 非去极化肌松药成人药代动力学参数

肌松药	分布容积（L/kg）	血浆清除率[ml/(kg·min)]	消除半衰期（分钟）
米库氯铵			
反-反	0.05	29	2.4
顺-反	0.05	46	2.0
瑞库溴铵	0.2	7	100
阿曲库铵/顺式阿曲库铵	0.14	5.5	20
罗库溴铵	0.3	3	90
维库溴铵	0.4	5	70
杜什氯铵	0.2	2.5	95
筒箭毒碱	0.3	1~3	90
泮库溴铵	0.3	1.8	140

经肾原型排出。霍夫曼消除是单纯的化学过程，使分子断裂。其依赖 pH 和温度，pH 和温度升高有利于消除。因此阿曲库铵在 pH 3 和 4℃相对稳定，入血后稳定性降低。最终代谢产物为 N-甲基四氢罂粟碱（叔铵）和丙烯酸盐。代谢产物无肌松活性。N-甲基四氢罂粟碱具有中枢兴奋作用（部分由于增加去甲肾上腺素释放），且可自由通过血脑屏障，可致动物抽搐。但临床相关剂量似乎不可能引起患者抽搐。N-甲基四氢罂粟碱依赖肝肾消除，半衰期较长。肝肾疾病患者和重症监护病房（ICU）长期输注阿曲库铵时 N-甲基四氢罂粟碱血浆浓度升高，需警惕其中枢兴奋影响。③顺阿曲库铵：仅经霍夫曼消除（77%），无酯酶水解。23%随尿原型排出。由于顺阿曲库铵肌松效能为混旋体的 4~5 倍，临床用量较小，因此产生的 N-甲基四氢罂粟碱仅为混旋体的 1/5，即便代谢产物蓄积也无显著临床影响。④dTc：约 80%随尿原型排出，20%经肝摄取后排入胆汁。肝肾疾病时药物清除延缓。⑤杜什氯铵：经肝、肾清除。⑥氯二甲箭毒：以肾清除为主。

甾类　①泮库溴铵：主要以原型药物随尿排出。15%~20%经肝摄取，3 位脱乙酰基。代谢产物 3-羟泮库溴铵效能约为泮库溴铵肌松效能的 50%，其药代动力学和作用时间类似泮库溴铵。严重肝肾疾病者药物清除延迟，作用时间显著延长。②维库溴铵：约 12%在肝脏摄取后降解，30%~40%原型经胆汁排出。40%~50%药物经肾清除。其降解是通过 3 位和 17 位乙酰基水解，以 3 位水解为主。主要代谢产物 3-羟维库溴铵为维库溴铵肌松效

能的 80%，血浆清除更慢（经肾），作用时间较长。肾衰竭患者 3-羟维库溴铵可能蓄积，阻滞时间延长。③罗库溴铵：>70%经肝摄取后随胆汁排出，10%~25%经肾清除。肾衰竭患者药物消除半衰期延长，但并不延长或仅轻度延长作用时间，因为其作用时间主要取决于体内分布和经肝消除。肝病时肝摄取和清除减慢，但一定程度上为分布容积增加所代偿，因此作用时间延长并不显著。

其他　①更他氯铵：在血浆中通过两种化学机制降解，半胱氨酸取代氯形成半胱氨酸加合产物而快速失活；邻近氯的酯键缓慢水解，生成氯富马酸单酯和乙醇。②阿库氯铵：主要经肾原型排出。③加拉碘铵：经肾原型清除。

临床药效及应用　非去极化肌松药效能及 2 倍 ED_{95}（95%肌颤搐受抑的中位剂量）时拇收肌起效时间、作用时间和恢复指数（表 3）。非去极化肌松药起效时间与摩尔效能（表示为 μmol/kg 的 ED_{95}）成反比（阿曲库铵除外），高 ED_{95}（弱效）药物起效迅速。罗库溴铵摩尔效能弱于维库溴铵和顺阿曲库铵，因此罗库溴铵起效最快。这可能为实现同等阻滞，弱效药物剂量增加，更多分子从中央室弥散到效应室所致。对某一特定肌松药为加快起效，可增加剂量和/或采用预注法。预注法即首先静脉注射亚肌松剂量（约 20% ED_{95} 或 10%插管剂量）的药物，2~4 分钟后再予插管剂量，可使起效加速 30~60 秒。其他药效影响因素见肌松药。

氧化亚氮-静脉全麻药麻醉时非去极化肌松药临床指导剂量

表 3　年青患者肌松药效能及 2 倍 ED_{95} 时拇收肌起效时间、作用时间和恢复指数（氧化亚氮-静脉全麻药）

非去极化肌松药	ED_{95}（mg/kg）	起效时间（分钟）	作用时间（分钟）	恢复指数（分钟）
超短效				
更他氯铵	0.19	1.7	6~8	2.5
短效				
米库氯铵	0.08	3~4	15~20	7~10
瑞库溴铵	0.75	1.0~1.5	15~25	5~7
中效				
阿曲库铵	0.20~0.25	3~4	35~45	10~15
顺阿曲库铵	0.05	5~7	35~45	12~15
罗库溴铵	0.3	1.5~3.0	30~40	8~12
维库溴铵	0.05	3~4	35~45	10~15
长效				
阿库氯铵	0.25	3~5	60~90	30~40
杜什氯铵	0.025	5~10	40~120	30~40
筒箭毒碱	0.5	2~4	60~120	30~45
加拉碘铵	2	1.5~3.0	60~120	30~60
氯二甲箭毒	0.3	3~5	60~150	40~60
泮库溴铵	0.07	2~4	60~120	30~40
哌库溴铵	0.05	3~5	90~130	35~45

（表4）。肥胖患者非去极化肌松药剂量应基于理想体重或120%瘦体重。

dTc 由于具有显著心血管不良反应，dTc逐渐为无心血管作用的肌松药所替代。其主要局限用于琥珀胆碱前预箭毒化以减轻肌颤搐（见去极化肌松药）。这一适应证也已逐渐为罗库溴铵所替代。

氯二甲箭毒 其心血管作用与泮库溴铵相反，将二者混合可用于严重心血管疾病患者。但由于临床引入无心血管作用的中效肌松药，氯二甲箭毒逐渐被淘汰。

杜什氯铵 起效慢，无心血管作用。

阿曲库铵 起效慢于罗库溴铵，0.5mg/kg阿曲库铵2~3分钟后仅50%患者达满意插管条件。恢复速率与药物剂量和使用时间无关。其可经静脉持续输注维持稳定肌松。无需根据年龄调整剂量，肝肾功能障碍患者剂量也无需调整。若剂量≥0.5mg/kg，低血压、心动过速和皮肤潮红很常见，支气管痉挛也可能出现。缓慢注药（1~3分钟）或组胺受体阻断药预处理可避免。

顺阿曲库铵 类似阿曲库铵对心血管功能有一定影响，但仅当>0.4mg/kg时。由于效能是混旋阿曲库铵的4~5倍，临床用量较小，因此组胺释放罕见。其为强效肌松药，起效时间长于阿曲库铵和罗库溴铵。为加速起效，推荐插管剂量为0.15~0.2mg/kg（3~4倍ED_{95}）。此剂量低于组胺释放阈值，但作用时间延长至45~60分钟。相较于混旋阿曲库铵，因顺阿曲库铵使用剂量较小，故不存在代谢产物N-甲基四氢罂粟碱蓄积中毒的顾虑。与阿曲库铵相同，其可经静脉持续输注维持肌松恒定，无需根据年龄调整剂量，恢复速率也与药物剂量和使用时间无关。顺阿曲库铵不依赖肝肾消除，药物适合在ICU使用，维持肌松的输注速率大于手术室，通常为5μg/(kg·min)。

米库氯铵 2~3倍ED_{95}起效时间较长，插管条件较琥珀胆碱差，因此不推荐其用于快速诱导。

作用时间约为琥珀胆碱的2倍，适用于需要短暂肌松的手术操作。其可经静脉持续输注。小剂量（0.04~0.08mg/kg）米库氯铵有助于顺利置入喉罩。其可致剂量依赖性组胺释放，若≥0.2mg/kg低血压、心动过速和皮肤征象（红斑和潮红）常见，缓慢（>30秒）或分次给药（首先0.15mg/kg，30秒后0.1mg/kg）可减轻其副作用。由于自然恢复很快且恢复时间不与剂量显著相关，通常无需拮抗。但残余肌松也可能发生，尤其直至术毕均使用大剂量米库氯铵时。肌松拮抗时新斯的明对其存在两种反向作用：抑制丁酰胆碱酯酶，干扰米库氯铵降解；抑制乙酰胆碱酯酶，拮抗其非去极化阻滞。深肌松时新斯的明拮抗可延迟恢复，但存在神经肌肉传导功能自然恢复征象（四个成串刺激至少存在T2）时新斯的明可加速米库氯铵作用消除。依酚氯铵不影响血浆胆碱酯酶活性，即使深肌松也加速米库氯铵作用终止。

泮库溴铵 起效慢，预注法可轻度加速起效。心率、血压和心输出量增加，尤其≥2倍ED_{95}时。泮库溴铵在心脏手术麻醉中备受青睐，由于其可对抗大剂量阿片类药物的心动过缓效应；但影响早期拔管，残余肌松发生率高于罗库溴铵。泮库溴铵可抑制丁酰胆碱酯酶。

哌库溴铵 效能强于泮库溴铵，几乎无心血管作用。

瑞库溴铵 效能弱于罗库溴铵，起效更快。因可导致罕见但严重的支气管痉挛，2001年退市。

罗库溴铵 效能为维库溴铵的1/6，起效更快，作用时间和恢复时间与维库溴铵相近。等效剂量下其起效也比阿曲库铵和顺阿

表4 非去极化肌松药临床指导剂量（mg/kg）（氧化亚氮-静脉全麻药）

非去极化肌松药	插管剂量（mg/kg）	插管后维持剂量（mg/kg）	手术剂量（mg/kg，已插管）
泮库溴铵	0.08~0.12	0.02	0.05
筒箭毒碱	0.5~0.6	0.1	0.3
维库溴铵	0.1~0.2	0.02	0.05
阿曲库铵	0.5~0.6	0.1	0.3
顺阿曲库铵	0.15~0.2	0.02	0.05
罗库溴铵	0.6~1.0	0.1	0.3
米库氯铵	0.2~0.25	0.05	0.1
维持90%~95%肌颤搐抑制所需的持续输注剂量［μg/(kg·min)］			
米库氯铵	3~15		
阿曲库铵	4~12		
顺阿曲库铵	1~2		
维库溴铵	0.8~1.0		
罗库溴铵	9~12		

曲库铵快得多。初始剂量 0.6mg/kg 通常在 90 秒内可提供适宜的插管条件。剂量增至 1mg/kg（3 倍 ED_{95}）时 60 秒插管条件类似 1mg/kg 琥珀胆碱，可用于快速诱导，但作用时间延长至约 60 分钟。可采用预注法加快起效（诱导前 3 分钟先予 <1/10ED_{95} 的罗库溴铵）。无血流动力学影响和组胺释放。罗库溴铵和硫喷妥钠不可混合，二者在同一静脉通路内可形成沉淀。予硫喷妥钠后，必须充分冲洗静脉通路再注射罗库溴铵。

维库溴铵 时效和恢复速率类似阿曲库铵。静脉注射硫喷妥钠后立即予维库溴铵也可形成巴比妥酸沉淀堵塞静脉管道。维库溴铵为组胺 N-甲基转换酶强抑制药，偶可引起组胺释放样反应。

加拉碘铵 具有解除迷走神经反射特性，临床剂量即可导致明显心动过速。

更他氯铵 属超短效肌松药，药效动力学类似琥珀胆碱。≥3 倍 ED_{95} 可引起组胺释放。

阿库氯铵 解除迷走神经反射作用较轻。由于作用时间长，插管剂量通常限制在 0.3mg/kg。

不良反应 包括以下几方面。

自主神经影响 非去极化肌松药不仅可阻滞神经肌肉接头烟碱样胆碱能受体，而且还可与自主神经系统的胆碱能受体结合。自主神经系统影响主要包括阻滞自主神经节烟碱样受体和心脏毒蕈碱样受体（表5）。其影响程度用安全比［肌松效能（ED_{95}）/自主神经节阻滞或心脏毒蕈碱样受体阻滞效能（ED_{50}）］反映。安全比越大，出现特定自主神经效应的可能性越低，安全性越好。自主神经效应为剂量依赖性，分次给药也可累加，不能通过减慢注药速度减轻，无快速耐药性。

组胺释放 大剂量和/或快速予某些肌松药可导致组胺释放。患者颜面、颈部和躯干上部出现红斑，动脉压短暂下降，心率轻至中度增快，通常持续时间短（1~5 分钟），支气管痉挛较罕见。组胺释放程度也可用安全比［肌松效能（ED_{95}）/组胺释放效能（ED_{50}）］反映（表5）。肌松药等季铵化合物的组胺释放作用通常弱于叔铵（如吗啡），组胺血浆水平的升高也显著低于过敏和类过敏反应。减慢注药速度可减轻组胺释放且具有快速耐药性。抗组胺药和非甾体抗炎药可预防。

心血管系统影响 ①低血压：dTc 所致低血压源于组胺释放和自主神经节阻滞，临床剂量即可出现。阿曲库铵和米库氯铵所致低血压与组胺释放有关。快速予 >0.4mg/kg 剂量阿曲库铵和 >0.15mg/kg 剂量米库氯铵易引起短暂低血压。②心动过速：泮库溴铵抑制心脏毒蕈碱样受体产生解除迷走神经反射作用和增加儿茶酚胺释放使心率中度增快。苄异喹啉类肌松药所致心动过速主要源于组胺释放。

呼吸系统影响 呼吸道 2 型毒蕈碱样受体位于突触前副交感神经末梢，其作用为负反馈抑制乙酰胆碱释放。3 型毒蕈碱样受体位于突触后，调节气道平滑肌收缩。非去极化肌松药对两种受体具有不同的拮抗活性。瑞库溴铵对 2 型毒蕈碱样受体的亲和力是 3 型受体的 15 倍，且阻滞 2 型受体所需浓度位于临床剂量范围内，因此其通过阻滞 2 型毒蕈碱样受体易于导致严重支气管痉挛。维库溴铵和顺阿曲库铵等肌松药对两种受体的作用与瑞库溴铵类似，但阻滞受体所需浓度均高于临床药物浓度。

过敏反应 麻醉相关过敏反

表5 非去极化肌松药的自主神经影响和组胺释放及其安全比[*]

非去极化肌松药	心脏毒蕈碱样受体安全比	心脏毒蕈碱样受体影响	自主神经节安全比	自主神经节影响	组胺释放安全比	组胺释放影响
苄异喹啉类						
米库氯铵	>50	无	>100	无	3.0	轻
阿曲库铵	16	无	40	无	2.5	轻
顺阿曲库铵	>50	无	>50	无	无	无
筒箭毒碱	0.6	无	2.0	阻滞	0.6	中
甾类						
维库溴铵	20	无	>250	无	无	无
罗库溴铵	3~5	轻度阻滞	>10	无	无	无
泮库溴铵	3	中度阻滞	>250	无	无	无

注：* 安全比为肌松 ED_{95}/自主神经影响或组胺释放 ED_{50}。

应的最常见原因。肌松药化学结构中的季铵通常易于被特定 IgE 识别为抗原决定簇。肌松药与食物、化妆品、消毒剂和工业材料间具有交叉反应性，70%肌松药过敏患者存在对上述物质过敏。

其他　ICU 患者长期输注阿曲库铵时其代谢产物 N-甲基四氢罂粟碱蓄积，可能兴奋中枢导致抽搐。ICU 长期应用非去极化肌松药时药物也可通过某种机制进入中枢神经系统，直接兴奋中枢。全身炎症反应综合征期间肌松药可进入神经，产生直接神经毒性。

（吴新民）

jīsōng jiékàngyào

肌松拮抗药（antagonist of neuromuscular blockade）

逆转非去极化肌松药神经肌肉传导阻滞作用的药物。临床可用于逆转非去极化肌松药神经肌肉阻滞作用的药物包括抗胆碱酯酶药和舒更葡糖。若肌松药使用不当可导致残余肌松，表现为骨骼肌力弱、呼吸困难、上食管括约肌张力下降和吞咽期间食管肌群协调性减弱。为避免残余肌松，除合理应用肌松药、选择最低有效剂量和实施肌松监测外，应用肌松拮抗药也有助于患者神经肌肉功能的恢复。

抗胆碱酯酶药　通过抑制神经肌肉接头的乙酰胆碱酯酶，增加到达运动终板的乙酰胆碱分子数量，与非去极化肌松药竞争乙酰胆碱受体结合部位而实现拮抗作用。包括新斯的明、溴吡斯的明和依酚氯铵。

作用机制　新斯的明和溴吡斯的明属于氨基甲酸酯，两者均能与酶的阴离子部位（带负电的谷氨酸）和酯解部位（精氨酸）结合。以新斯的明为例，药物的四价氮与酶的阴离子部位通过静电作用可逆性结合，酯键与乙酰胆碱酯酶解部位的精氨酸羟基结合，释放酚后生成二甲基氨甲酰化胆碱酯酶，类似于酶与乙酰胆碱的反应。但二甲基氨甲酰化胆碱酯酶水解恢复为正常乙酰胆碱酯酶的速度仅为乙酰化胆碱酯酶（乙酰胆碱与酶的结合产物）的 1/50 000 万，因此新斯的明和溴吡斯的明可长时间抑制乙酰胆碱酯酶。依酚氯铵为季铵酚，其四价氮与酶的阴离子部位通过静电作用可逆结合，羟基和酶的酯解部位形成氢键，生成快速可逆的复合物。由于结合力较弱，依酚氯铵对酶的抑制时间短于新斯的明和溴吡斯的明。除上述机制外，抗胆碱酯酶药还可作为直接激动剂增加突触前神经末梢乙酰胆碱释放，以及通过阻滞神经末梢钾通道延长神经末梢去极化时程。相反，大剂量抗胆碱酯酶药可能干扰神经肌肉兴奋传递，与胆碱能受体离子通道阻滞机制有关。新斯的明对去极化肌松药并无拮抗作用，可抑制乙酰胆碱酯酶和丁酰胆碱酯酶，延长琥珀胆碱去极化阻滞时间。依酚氯铵不影响丁酰胆碱酯酶活性。

药代动力学　抗胆碱酯酶药成人药代动力学参数（表1）。分布容积为 0.7～1.4L/kg。约 50% 新斯的明、约 75% 溴吡斯的明和依酚氯铵经肾排泄。肾衰竭时抗胆碱酯酶药血浆清除延缓，因此虽然肾衰竭延长某些肌松药作用时间，但拮抗后再箭毒化（抗胆碱酯酶药拮抗非去极化阻滞、神经肌肉传导功能恢复后又再度出现非去极化阻滞的现象）可能性较小。

临床应用　新斯的明效能分别为依酚氯铵和溴吡斯的明的 12 倍和 4～5 倍。新斯的明和依酚氯铵的量效曲线并不平行，依酚氯铵更为平坦，提示依酚氯铵拮抗深肌松时效果差于新斯的明。抗胆碱酯酶药起效时间为依酚氯铵（1 分钟）＜新斯的明（2～3 分钟）＜溴吡斯的明，药效达峰时间依酚氯铵也快于新斯的明和溴吡斯的明（分别为 1～2 分钟、7～11 分钟和 15～20 分钟），可能与药物结合酶的速率不同有关。0.5～1mg/kg 依酚氯铵的作用时间为 30～60 分钟，40～70μg/kg 新斯的明和 0.2mg/kg 溴吡斯的明的作用时间 1～2 小时。最好当四个成串刺激（train-of-four stimulation, TOF）T1～T4 均存在时予抗胆碱酯酶药拮抗。深度肌松时若必须拮抗，抗胆碱酯酶药剂量需增加，予充分时间使肌松药自然分布和/或消除（长效和中效肌松药分别约需 60 分钟和 30 分钟）。若最大剂量依酚氯铵（1.5mg/kg）、新斯的明（80μg/kg）或溴吡斯的明（350μg/kg）未能拮抗残余肌松，不建议继续加量。不推荐拮抗药联合应用，新斯的明和依酚氯铵无相加或协同作用。

药效影响因素　①剂量：药效呈剂量依赖性，但存在封顶效应。②阻滞深度：通常拮抗深肌

表1　抗胆碱酯酶药成人药代动力学参数

药　物	分布半衰期（分钟）	消除半衰期（分钟）	中央室容积（L/kg）	血浆清除率[ml/(kg·min)]
新斯的明	3.4	77	0.2	9.1
吡啶斯的明	6.7	113	0.3	8.6
依酚氯铵	7.2	110	0.3	9.5

松比浅肌松所需时间更长，TOF仅 T1 和 T2 存在时可能需至少 30 分钟达到 TR（T4/T1）0.9。若在应用新斯的明 10 分钟内恢复到 TR 0.7，T3 或 T4 必须存在或 T1 ≥ 25%。③肌松药：血浆清除越快的肌松药拮抗后神经肌肉传导功能更易于完全恢复，因此中效肌松药比长效肌松药容易拮抗。米库氯铵自行恢复与抗胆碱酯酶药拮抗间的相互作用较为复杂（见非去极化肌松药）。④吸入麻醉药：浓度依赖性延迟肌松拮抗，地氟烷和七氟烷比异氟烷显著。⑤年龄：见小儿手术麻醉和老年患者麻醉。⑥低温：轻度低温（34 ~ 35℃）延缓新斯的明的起效和清除，但其对肌松药影响（如延长作用时间）更明显。⑦酸碱平衡失调：呼吸性酸中毒和代谢性碱中毒影响抗胆碱酯酶药的拮抗作用。若 $PaCO_2 > 50mmHg$，实现完全拮抗的可能性很小。

不良反应 ①对心血管系统：抗胆碱酯酶药增加乙酰胆碱分子的数量，后者与非去极化肌松药竞争烟碱样受体的同时，也激活自主神经节烟碱样受体和心脏毒蕈碱样受体，导致缓慢性心律失常。抗胆碱药阿托品或格隆溴铵可阻断该反应。阿托品的解除迷走神经反射作用比格隆溴铵快得多，因此阿托品适于与快速起效的依酚氯铵合用，而格隆溴铵更适于与起效较慢的新斯的明和溴吡斯的明合用。格隆溴铵难以通过血脑屏障，因此记忆障碍轻于阿托品。若阿托品与新斯的明合用，阿托品剂量约为新斯的明的50%，用药早期患者会出现心动过速，之后出现轻度心动过缓。若阿托品与格隆溴铵合用，格隆溴铵剂量为新斯的明的 1/5 ~ 1/4。若与依酚氯铵合用，阿托品剂量

宜小（7 ~ 10μg/kg）。缓慢给药（2 ~ 5 分钟）也可减轻药物致心律失常的作用。②对呼吸系统：可能导致呼吸阻力增加，但抗胆碱药可减轻。③其他胆碱能作用：增加唾液分泌和肠蠕动。若新斯的明合用抗胆碱药，不增加术后恶心、呕吐的发生率。阿托品可阻止唾液分泌，对肠蠕动似乎无影响。④神经肌肉功能障碍：大剂量抗胆碱酯酶药可能影响神经肌肉兴奋传递，加重残余肌松。

舒更葡糖 通过疏水性相互作用将甾类肌松药捕获至其空腔内，以 1 : 1 紧密结合形成水溶性主-客复合物（根据舒更葡糖与之结合形成螯合物的能力依次为：罗库溴铵 > 维库溴铵 > 泮库溴铵）。舒更葡糖是一种经化学修饰了的 γ-环糊精，为首个选择性肌松拮抗药。相较于抗胆碱酯酶药，舒更葡糖的特点在于起效更快，拮抗更完全，不受全身麻醉药的影响（如七氟烷），可用于拮抗深肌松。

作用机制 以罗库溴铵为例，舒更葡糖从血浆中快速移除游离罗库溴铵后产生的组织-血浆药物浓度梯度利于罗库溴铵分子从神经肌肉接头移回至血浆，继续被舒更葡糖捕获。舒更葡糖也进入组织与罗库溴铵形成复合物。罗库溴铵肌松作用因神经肌肉接头药物浓度下降而快速终止。舒更葡糖对琥珀胆碱和苄异喹啉类肌松药无效，因为其不能与这些药物形成复合物。

药代动力学 未予肌松药时舒更葡糖分布容积近似细胞外液（13 ~ 18L）。约 75% 经肾清除，清除率 120ml/min（约为罗库溴铵的 1/3），消除半衰期 100 分钟。舒更葡糖拮抗罗库溴铵时罗库溴

铵总血浆浓度升高，游离药物浓度下降。舒更葡糖（≥ 2mg/kg）使罗库溴铵血浆清除率下降 > 50%，因为罗库溴铵-舒更葡糖复合物不能经胆汁清除，随尿排出成为药物消除的主要途径。

临床药效及应用 舒更葡糖剂量依赖性拮抗罗库溴铵肌松。TR T1 和 T2 可见时，2 ~ 4mg/kg 约 2 分钟内使 TOFr 恢复至 0.9。罗库溴铵深度肌松时舒更葡糖的实用性更强。若 TOF 无反应但强直后计数（见强直刺激）为 2.0，需要 4mg/kg，予插管剂量罗库溴铵后不能够完成气管插管，需予舒更葡糖钠 16mg/kg，可立即终止罗库溴铵肌松作用，患者恢复自主呼吸。1.2mg/kg 罗库溴铵 3 分钟后 16mg/kg 舒更葡糖钠时的肌松作用消退快于 1.0mg/kg 琥珀胆碱。予舒更葡糖后若需重新建立肌松，可考虑苄异喹啉类肌松药。

不良反应 虽然舒更葡糖可与可的松、阿托品和维拉帕米等甾体类和非甾体类药物形成复合物，但结合能力仅为罗库溴铵的 1/700 ~ 1/120，临床意义并不显著。舒更葡糖不结合任何已知受体，因此无心血管及其他方面不良反应。Ⅰ期和Ⅱ期临床试验中最常见的副作用是低血压、咳嗽、恶心、呕吐、口干、嗅觉异常和温度感觉异常。

（吴新民）

mázuìjī

麻醉机（anesthesia machine）输送多种气体和挥发性麻醉药，控制或辅助患者呼吸，并可在手术过程中监测患者意识、痛觉水平及生命指标的高级医疗设备。优良的麻醉机应具备以下特点：有防止缺氧的安全装置及必要的报警系统；有浓度精确的专用挥

发罐；备有适于麻醉时管理呼吸的通气机；生命体征监测仪；符合国际标准的各连接部件和麻醉通气系统；麻醉残气清除系统。

分类 麻醉机一般有 3 种分类形式。按功能及结构繁简分类如下。①全能型：为多功能麻醉机，具有电脑或电子控制的呼吸管理系统、监测仪器、报警系统，有的还有自动记录系统，又称麻醉工作站。②普及型：结构及功能比全能型简单，但仍具备基本结构和重要部件，使用也相对简单。装配功能简单的称为麻醉通气机。③轻便型：具备麻醉机的基本结构，但结构简单、轻便，移动灵活，可携带。

按流量分类如下。①高流量麻醉机：氧气及氧化亚氮最低流量在 0.5L/min，只能进行高流量麻醉。②低流量麻醉机：氧气及氧化亚氮最低流量为 0.02L/min 或 0.03L/min，此类麻醉机既可以做低流量麻醉，也可以做高流量麻醉。

按使用年龄分为成人用麻醉机、小儿用麻醉机及成人小儿兼用麻醉机。

组成 麻醉机结构上由机架、外回路、呼吸机、监护系统组成。按结构原理分为气体供应输送系统、麻醉气体挥发罐、呼吸回路、麻醉呼吸机、安全监测系统及残气清除系统。按工作原理，麻醉机由气体供给和控制回路系统、呼吸和通气回路系统、清除系统、系统功能及呼吸回路监护仪 4 个主要分系统构成。

工作原理 完成麻醉诱导后，将麻醉机与密闭式面罩或气管导管连接。吸气时，麻醉混合气体或氧气经开启的吸气活瓣进入患者体内；呼气时，吸气活瓣关闭，呼气活瓣开启，呼出的气体经呼气活瓣排出。使用辅助或控制呼吸时，可利用折叠式风箱，吸气时压下，呼气时拉起，保证患者通气量。根据实际需要，调节吸入麻醉药挥发罐以维持适当的麻醉深度。

直流式麻醉机由高压氧气、减压器、流量计、麻醉药液蒸发器组成。该仪器仅能提供氧气和调节吸入气体的麻醉药浓度，必须有其他装置与输出部位串联才能进行麻醉。循环紧闭式麻醉机由供氧和氧化亚氮装置、气体流量计、蒸发器、CO_2 吸收器、单向活瓣、呼吸管路、逸气活瓣（门）、储气囊等组成。该装置以低流量麻醉混合气体经逸气活瓣单向流动供给患者。呼出的气体经呼气活瓣进入 CO_2 吸收器重复使用。

临床应用 麻醉机是临床麻醉的重要设备，向患者提供氧气、吸入麻醉药，并进行呼吸管理，其吸入麻醉药浓度精确、稳定、易控制。现代麻醉机还配备有通气机气道内压、呼气流量、呼气末 CO_2 浓度、吸入麻醉药浓度和氧浓度监测仪，以及低氧报警及低氧-氧化亚氮自动保护装置等，保证患者的临床安全。

(李文志)

zhōngxīn gòngqì xìtǒng
中心供气系统 (central gas supply system)
医疗中心内通过统一控制、集中供给气体的系统。

中心供气系统组成如下。①气源：可以是液氧，也可以是高压氧气瓶。②控制装置：包括气源切换装置、减压装置、稳压装置和相应的阀门、压力表等。③供氧管道：将氧气从控制装置出口输送至各用氧终端。④用氧终端：用氧终端设在病房、手术室及其他用氧部门。在用氧终端

安装有快速插拔式密封插座，使用时只需将供氧设备（氧气湿润器、呼吸机等）的接头插入插孔内即可供氧，并可靠地保证密封；不用时，可以拔下供氧设备的接头，也可关闭手动阀门。根据医院的不同需要用氧终端也有不同结构形式。一般安装在墙上，分暗装（镶嵌在墙内）和明装（突出于墙外，盖以装饰罩）两种。手术室和其他病房的终端有壁装式、移动式和吊塔式等形式。⑤报警装置：安装在控制室、值班室或用户指定的其他位置。若供氧压力超出使用压力的上下限，报警装置即可发出声、光报警信号，提醒有关人员采取相应措施。

中心供气系统可提供氧气，也可供给多种气体（如氧化亚氮、压缩空气）。除供应手术室外，还可输送至重症监护病房、产房及急诊室等处。集中供氧系统是将氧气气源集中于一处，气源的高压氧气经减压后，通过管道输送到各个用气中心供氧系统终端，在各个用气终端处设有快速插接的密封插座，插上用气设备（氧气湿润器、呼吸机等）即可供气。中心供气系统气源有专人值班管理，并设有低压报警装置。输送管道的接头紧密连接，防止漏气。采用不同的接口口径系统，即口径安全系统，防止麻醉机的管道气源接口接错气源。不同气源除接口口径明显不同外，接头的内芯长度也不同。

(李文志)

mázuì zhēngfāqì
麻醉蒸发器 (anesthesia vaporizer)
有效蒸发麻醉药液并将其按照一定浓度精确输入麻醉呼吸回路的装置。蒸发器在麻醉机上有两种安置位置，产生的蒸发效能不同。①呼吸环路内蒸发器：

蒸发器安置在麻醉呼吸环路系统内。②呼吸环路外蒸发器：蒸发器安置在麻醉呼吸环路系统外。麻醉机多配备2～3种不同药物的专用蒸发器，一般以串联形式相连，使用十分方便。为防止同时开启两种蒸发器多装有连锁装置。

基本原理　盛装液体麻醉药的蒸发室内含有饱和蒸气，在蒸发室的上方空间流过一定量的气体，合理控制阀门，让小部分气流经过正路调节阀流入蒸发室，携走饱和的麻醉药蒸气。这部分气体称为载气。大部分新鲜气流则直接经过旁路，称为稀释气。载气和稀释气气流在输出口汇合，成为含有一定麻醉药蒸气的气流，流出蒸发器。

输出浓度影响因素　①大气压：麻醉蒸发器一般在标准大气压下进行校正。②流量：若流经蒸发器的流量极低或极高，蒸发器的输出浓度可能发生一定程度地降低。③温度：直接影响蒸发作用。除室温外，麻醉药在蒸发过程中消耗热能使液温下降是影响蒸发器输出浓度的主要原因。一般温度在20～35℃可保持输出浓度恒定。④间歇逆压和泵吸作用：间歇正压通气及快速充氧可使蒸发室受到间歇逆压，表现为蒸发器的输出浓度高于刻度数值，称为泵吸作用。⑤载气：多数蒸发器以氧气作为载气进行校正，因此载气组成影响蒸发器的输出。⑥麻醉药量：麻醉药液若充满蒸发室，则会溢出或直接吹入呼吸道。大部分蒸发器内部采用吸液芯增加蒸发面积。若麻醉药液太多，则吸液芯浸入麻醉药液的部分增多，而有效蒸发面积减小，蒸发效能降低。同样，药液过少则不能提供足够的药液接触面积，影响输出浓度。⑦其他：是否存

在震荡、蒸发器在麻醉回路中的安放位置也影响蒸发器的输出浓度。

注意事项　①专用蒸发器不可加错药液，否则浓度不准确，且有危险。②不可斜放，若药液进入旁路，使蒸发浓度升高。③麻醉药液不可过充。④气流不可过大或突然开启。⑤气流方向接错可引起倒流。蒸发器入口和出口有标记，不应接错。⑥浓度转盘错位，导致浓度不准确。⑦蒸发器漏气不但减少呼吸回路的新鲜气流量和麻醉药量，而且污染手术间。

（李文志）

mázuì tōngqì xìtǒng

麻醉通气系统（anesthesia breathing system）　与患者相连接的联合气路装置。又称患者系统或麻醉呼吸回路。麻醉机向通气系统提供麻醉混合气体并传送给患者，同时患者经通气系统进行正常呼吸。全身麻醉期间利用不同的通气系统管理呼吸、调节吸入麻醉药浓度和剂量。

可根据呼吸气体与大气相通程度、呼气再吸入量、有无贮气囊、CO_2吸收罐及导向活瓣等情况分类。呼出气体完全不被重复吸入为开放式或无再吸入式；无CO_2吸收装置，有部分呼出气体被重复吸入者为半开放式；有CO_2吸收装置，呼出气体较多的部分被重吸入者为半紧闭式；有CO_2吸收装置，呼出气体全部（经CO_2吸收后）被重复吸入者为紧闭式。

开放系统　无贮气囊和呼出气重复吸入，是结构最简单、价格最低廉的装置，系统与患者呼吸道之间无机械连接，故不增加呼吸阻力。由于大量麻醉药弥散在手术室内，不能控制通气，

麻醉深度不易稳定。

Mapleson通气系统　均无CO_2吸收装置，CO_2的重吸入程度取决于新鲜气体流量、自主呼吸还是控制吸收、环路结构及患者通气量。根据新鲜气流、管道、面罩、贮气囊及排气阀的安装位置不同，可分为6型。Mapleson系统在实际使用中属于半开放式还是半紧闭式仍存在异议。各型在自主呼吸和控制呼吸时的气体分布各不相同。

Bain系统　是Mapleson D系统的改良型。具有一根长1.8m、直径22mm的透明呼气波纹管，其中有一根内径约7mm的内管用于输送新鲜气体和挥发性麻醉药，两管形成一个同轴系统，分别运行吸气和呼气。自主呼吸时，只要新鲜气流量>1.5倍每分通气量，即可避免CO_2重复吸入。控制呼吸时，成人只要CO_2生成量正常，用70ml/（kg·min）的新鲜气流量即可维持CO_2分压在正常范围。小儿新鲜气流量比成人相对增大：体重<10kg者，气流量2L/min；体重10～35kg者，气流量3.5L/min；体重40kg以上者按100ml/（kg·min）计算。

半紧闭CO_2吸收回路　有二氧化碳吸收装置，允许重复呼吸，并可以保持一定的呼吸湿度。为防止过量的重复吸入，回路中设有单向活瓣，使回路中气流量单向流动，每次呼出气体均经过CO_2吸收装置。输送气体的主要管道为大口径的波纹管及适当装置的CO_2吸收装置，呼吸阻力很小。还具有排放过量气体的排气活瓣、储气囊及连接面罩或气管导管的Y形管。可选择组件包括细菌滤过器和环流系统内蒸发器等。

预防回路内CO_2重复呼吸应遵循以下原则：①单向活瓣安装

在患者与贮气囊之间,吸气管和呼气管上各放置一个。②新鲜气流不能在呼气活瓣与患者之间进入回路。③呼气活瓣不能置于患者与吸气活瓣之间。

半紧闭 CO_2 吸收回路的优点:①麻醉药的吸入浓度和含量较稳定。②保持呼吸道的湿度和热量。③残余气体借助管道通至手术室外,减少手术室污染。其缺点为:①增加呼吸阻力,尤其活瓣上聚集水蒸气后阻力更大。②环路系统内吸入麻醉药的变化缓慢。③使用低流量(<1.2L/min)新鲜气体输入时,吸入氧浓度不稳定。

紧闭式 CO_2 吸收回路 若半紧闭式通气系统新鲜气流输入减少至不能使排气活瓣打开,即成为紧闭式通气系统。此时,输入气体应恰好满足患者的氧代谢需要及麻醉药的摄取。紧闭式 CO_2 吸收环路的优点:改进湿化,无污染,节省新鲜气体及麻醉药,减少热量损失等。

(李文志)

mázuì cánqì qīngchú xìtǒng

麻醉残气清除系统(anesthesia scavenging system) 收集麻醉机内多余残气和患者呼出残气并通过管道排出手术室外的设备系统。可避免造成手术室内空气污染。手术室内空气要求卤族麻醉药浓度不高于2ppm,氧化亚氮浓度不高于25ppm。该系统的设计和选择根据简单、有效、自动、方便、经济和安全的原则,力求实效。使用残气清除装置应防止漏气或真空泵吸引造成患者环流系统压力改变和管道接错等。

麻醉残气清除系统包括5个基本组成部分。①残气收集装置,由麻醉机的排气阀或通气机的呼气阀及其附带装置收集残气。②输送管道。③连接装置。④残气处理管。⑤排出装置。可由管道通向室外、化学吸附(如活性炭)及真空泵吸引等方式。

麻醉残气清除系统可分为主动型和被动型,前者一般采用负压系统将残气抽出,通过管道排出室外;被动型则采用正压将残气通过管道排出室外。也可分为无活瓣(开放)型和有活瓣(密闭)型。①开放型装置:一般无活瓣,与大气相通,可装备正压或负压释放阀。该装置采用中央真空系统将残气抽出室外,因为残气产生是间歇的,而抽吸装置是持续工作的,因此需装备储气部件。多种因素可影响开放型残气清除系统的效果。负压装置的流量应等于或大于残气的生成量。储气部件的容量应大于单次呼吸排出的残气量。②闭合型装置:通过活瓣与大气相通,并装有正压释放阀,以防排出管道阻塞时的气体压力过高。若采用真空抽吸方式,还需配备负压释放阀。同时装有这两种释放阀的闭合型装置即可用于被动抽吸方式,也可用于主动抽吸方式。

麻醉残气清除系统可减少手术室内污染,增加麻醉机的复杂性及特殊性,处理不当可造成危险。主要问题是残气清除系统的管道堵塞引起正压或负压传到呼吸回路。①正压过高:排气管道堵塞致呼吸回路压力过高。常见原因麻醉机轮子压住排气管、管道扭曲打折、异物堵塞、管道接错等。若未及时识别处理,可使患者处于肺部气压伤的危险。②负压过度:若负压释放阀或开口因尘埃积聚或胶布、塑料袋等异物阻塞,或真空泵负压过大,可造成患者呼吸回路内气体被大量抽出,影响麻醉机的正常工作。

(李文志)

yǎng zǔduàn ānquán zhuāngzhì

氧阻断安全装置(oxygen failure safety device) 氧供给不足时终止其他所有气体供应以阻断安全的装置。在 Ohmeda 氧阻断安全装置中,若氧压力正常,推动膜片及体部下移,阀门开放,麻醉气体流出;若氧压力降低,体部上移,关闭阀门。在 Drager 氧阻断安全装置中,若氧压力正常,活塞及密闭装置受压下移,麻醉气体由阀门流出;若氧压力降低,弹簧推动活塞及密闭装置上移,阀门变窄,开放程度与供氧压力成比例。

(李文志)

pǔtōng qìdào zhuāngzhì

普通气道装置(common airway device) 麻醉机或呼吸环路与患者解剖气道之间最后一级管道连接的总称。是通气支持及呼吸治疗成败的关键,也是麻醉学及急救医学的重要基本技术之一。气道装置的前部与患者的上呼吸道解剖形态适应,密闭连接,称为患者端;后部与呼吸气路的患者端连接,称为气路端。普通人工气道装置包括:面罩、口咽通气管、鼻咽通气管、气管导管及双腔支气管导管。建立气道装置的辅助器械有喉镜、牙垫、管芯、开口器、插管钳、吸痰管及吸引设备等。

(李文志)

miànzhào

面罩(face mask) 不侵入上呼吸道,经患者口腔、鼻腔通气的简单人工气道。是麻醉诱导和复苏的重要工具。由富有弹性的橡胶制成,分为主体、气垫、接口3部分。主体为透明塑料或有机玻璃罩,有利于观察患者面部情况;气垫是周围可充气的橡胶圈,使外形和边缘适合口鼻的形状,并与皮肤接触良好,防止漏气。气管端接口为直径 22mm，1∶40 内锥度的国际标准接口，可与标准呼吸气路的患者端对接。接口周围有 4 只小钩，与面罩绑带（四头带）的带孔连接，可固定面罩。根据面罩的纵长度，分为大、中、小 3 个规格。普通面罩的主体上若具有操作口，即为插管型面罩，可在正压通气支持下进行纤维内镜操作。

（李文志）

kǒu-yān tōngqìguǎn

口咽通气管（oral airway） 经口腔放置，用于口咽通气的简易人工气道。是声门上气道的一种。呈硬质扁管形，有金属、硬橡胶或硬塑料制成的不同产品，外形呈 S 形弯曲状，其弯曲度与舌及软腭的弧度相似，设计有不同型号。选择适宜尺寸的通气管可使舌根完全恢复到正常解剖位置。成人用 80~100mm（标号为 3、4、5）管。小儿用 50~70mm（标号为 0、1、2）管，小型号管适用于早产儿和新生儿。

口咽通气管适用于咽喉反射不活跃或昏迷患者，可解除舌后坠造成的呼吸道阻塞。利用压舌板压迫舌体后，在通气管外口指向足的方向置入口咽部。也可不用压舌板，先将通气管的咽弯曲面朝向硬腭置入口腔（即弯面向上），然后一边旋转通气管 180°，一边推进通气管直至咽腔。此时，舌背恰好躺卧于通气管的弯度之中，将舌根和口咽后壁分开。

注意事项：①口咽通气管适用于非清醒患者、麻醉深度恰当或昏迷患者，对清醒或浅麻醉患者使用口咽通气道可能出现恶心、呕吐、呛咳、喉痉挛和支气管痉挛等反射。②不恰当放置通气管，反而会将舌根推入咽腔而加重阻塞，或引起喉痉挛，损伤牙齿、舌体及咽腔，特别是长时间放置通气管患者，需定时检查其位置是否正确。③若患者不能开口，又不宜用鼻咽通气管，可将开口器置入后臼齿之间，利用杠杆作用撬开口腔，置入口咽通气管。

（李文志）

bí-yān tōngqìguǎn

鼻咽通气管（nasal airway） 从鼻前庭放至咽腔声门前方的人工气道。是从患者鼻腔插入咽腔的类似于气管导管的管道。常用硅胶或塑料制成，外形如同气管导管，但质地较软，长约 15cm，前端斜口较短且钝圆，不带套囊。女性选用 F 28~30，男性选用 F 32~34，小儿用更细的柔软导管，一般仅作短时间使用。

鼻咽通气管可解决咽腔组织或器官对声门的梗阻。使用范围同口咽通气管，但刺激性小，患者耐受较好，恶心、呕吐、喉痉挛等反应较少，特别适用于咬肌痉挛的患者。若插入鼻咽通气管仍不能完全解除呼吸道阻塞，应使用口咽通气管。对于合并凝血机制异常、颅底骨折、鼻咽腔感染或鼻中隔偏曲等解剖畸形者禁用。

注意事项：①选择通畅的一侧鼻孔置入。对于鼻中隔偏曲的患者，选用外鼻孔较小的一侧插入，因移位一侧鼻孔一般都较大。②通气管表面需先涂以利多卡因凝胶润滑。置入前需在鼻腔内滴入血管收缩药，如麻黄碱或 4% 可卡因，以减少鼻腔出血。③鼻咽通气管的置入长度一般可按鼻尖至外耳道的距离推算，这样通气管的前端位置恰好在会厌上方。④鼻咽通气管必须沿下鼻腔插入，即通气管的插入方向必须保持与面部完全垂直，严禁指向鼻顶部方向（筛窦利特尔区），否则极易引起凶猛的鼻出血。⑤插入动作应轻巧、柔和、缓慢，遇有阻力不应强行置入，可稍稍轻柔旋转导管直至无阻力感后再继续推进。

并发症包括鼻出血、鼻咽部损伤、胃内容物误吸。可在通气管管腔内置细吸引管，保持随时吸引以预防。

（李文志）

qìguǎn dǎoguǎn

气管导管（endotracheal tube） 置于气管内进行机械通气或呼吸道引流的导管。是临床麻醉中最常用的设备。

分类 有经口或经鼻气管导管两类，有带套囊或无套囊之分。还有各种特殊类型的气管导管，以方便安全使用于某些特殊场合。气管导管有标准气管导管、特殊气管导管及气管切开导管。

特殊气管导管是根据手术麻醉需要专门设计的气管导管。①异型气管导管：主要用于头颈外科麻醉，减少气管导管在手术空间的占位，并防止打折。②新生儿导管：患者端的肩状结构可防止导管插入过深。③加强气管导管：管壁内具有钢丝或尼龙螺旋骨架，使用时可任意弯曲，特别适用于头颈部手术麻醉。④导向气管导管：内曲侧壁内有一盲端隧道，开口于导管的气路端。内穿一根尼龙线，前端固定于导管前端管壁，尾端拉环穿出隧道。使用时向外拉线，导管头即可向内曲上翘，适用于鼻腔盲探气管插管及口腔插管困难的情况。

气管切开导管是经气管切开造口安置的气管导管。有带内管和不带内管、带套囊和不带套囊、带侧孔和不带侧孔之分，具备 15mm 标准接头、11mm 接头或无气路接头等多种规格。

组成 标准气管导管由单腔导气管、套囊、导管接头 3 部分组成。

导气管 是气管导管的主体。由聚氯乙烯、医用硅橡胶、红橡胶、尼龙和聚四氟乙烯等多种材料制成，具有一定弹性，能保持弧度，不易折曲或压扁。导气管患者端呈斜面开口，气路端成平口与导管接头相连，直径统一为15mm。

套囊 是气管导管的防漏气装置。为施行控制呼吸或辅助呼吸提供气道无漏气的条件；防止呕吐物等沿气管导管与气管壁之间的缝隙流入下呼吸道（误吸）；防止吸入麻醉气体从麻醉通气系统外逸，维持麻醉平稳。临床应用中有带套囊导管与不带套囊导管两类。带套囊导管由充气套囊、套囊细导管及套囊内压测试小囊3部分组成，套囊均设于导管前端，其长度因导管长度不同而有区别，一般为2.0～4.5cm，与导管前端的距离为1cm。带套囊导管一般适用于成人及6岁以上的较大儿童，不适用于声门、气管内径细小的新生儿和婴幼儿，此类小儿大多使用不带套囊的平管。

导管接头 是气管导管气路端的连接物。由金属或医用塑料制成，有导管端和气路端两个连接结构。可保证通气管道的通畅，实现不同规格气管导管与呼吸气路的通用连接气路端国际标准为：外径15mm，外锥度1：40，长度（16.0±1.0）mm。导管端为平滑直管或锥形管，内径2.5～10.0mm，间隔0.5mm划分规格，与相应气管导管的气路端适配。标准导管接头有3种。①直接头：导管端长（17.5±1.5）mm。②直角弯接头：导管端长（8.0±1.5）mm，与气路端成角90°。③锐角弯接头：导管端长（17.5±1.5）mm，与气路端成角60°。气管导管远端套囊远方的侧壁上有墨菲（Murphy）侧孔，其用途是当气管导管斜口粘贴于气管壁时，呼吸气体可改经此侧孔进出。但有的气管导管无此项设计。

标号 气管导管的直径有内径与外径之分。内径介于2.5～11.0mm，其长度按cm计算。按照直径，气管导管的标号通常有两类。①按导管的内径（ID）标号：各号之间相差0.5mm，均印在导管的外壁上。②按导管的法制（F）标号：F为导管的外周径值，F＝导管外径（mm）×3.14。F在导管外壁上均用双号数字10、12、14、16直至42编号标记。还有以Magill专利号编号，按00～10标记。经口或经鼻气管导管均有半径为14cm±10%的弯度。弯度与导管内径有关，鼻腔气管导管内径<6mm者则无上述弯度。口腔与鼻腔气管导管前端斜口的角度分别为45°和30°，经口导管前端的斜面都向左侧方向开口；经鼻导管的斜面则有向左或向右侧开口两种。

适应证 适用于全身麻醉、呼吸困难的治疗及心肺复苏等。特殊适应证包括：①保护气道。气管导管套囊充气后可将套囊上与套囊下的气道完全分离，防止口腔内的液体或固体物质进入气管，保证呼吸道通畅。②防止误吸。饱胃或肠梗阻患者全身麻醉时必须行气管插管。③频繁进行气管内吸引的患者。④实施正压通气。由于自主呼吸功能受到抑制，如开胸或使用肌松药，不能维持正常通气，通过气管导管可以实施正压通气。⑤对一些不利于患者生理的手术体位，如俯卧位、侧卧位或过度头低截石位，应用气管导管便于改善患者通气。⑥手术部位在头部、颈部或上呼吸道难以保持气道通畅。⑦难以使用面罩控制呼吸的患者，如无牙的患者。⑧对于存在影响呼吸道通畅疾病的患者，如下颌后缩、巨舌症、声门上或声门下肿瘤、肿块压迫气道，用以保持呼吸道通畅。

禁忌证 ①喉水肿。②急性喉炎。③喉头黏膜下血肿。若气管插管成为抢救患者生命所必须采取的措施，无绝对禁忌证。

临床应用 气管导管的选择应根据插管途径、患者年龄、性别及身高等因素综合选择气管导管的长度及口径（表1）。一般成人导管长度以稍长于唇至环状软骨水平或稍下处（相当于气管中段）的长度为佳。以下几点可供选择导管的参考：成年男子可比同年龄的女子大2F；发音低沉者可比发音尖细者大2F；经鼻导管口径需比经口导管小2～4F，成人一般用F30～40；对小儿（1岁以上）可利用公式推算出参考值，Cole公式：导管口径（F）＝年龄（岁）+18；Levine公式：导管长度

表1 气管导管长度和口径选择参考值

年龄	导管外径（F）	直径（mm）	经口长度（cm）	经鼻长度（cm）
成年男性	34～42	10.8～12.8	18～20	22～28
成年女性	32～38	10.8～12.8	18～20	22～28
13～15岁	28～34	8.8～10.8	17～20	21～24
9～12岁	26～30	8.2～9.5	15～17	19～21
4～8岁	22～28	7.0～8.8	14～16	17～20
1～3岁	16～22	5.0～7.0	10～12	13～15
1岁以内	14～16	4.0～5.0	10	12

$(cm)=［年龄(岁)÷2］+12$。小儿气管导管在距前端 2cm 和 3cm 处分别标有单个或双个黑圈标记，旨在指导导管插入气管的长度。有些小儿导管壁上涂有一条在 X 线下可显影的纵向黑线，以了解导管在气管内的位置。6 岁以下的小儿多采用无套囊气管导管，以增加使用安全性，这与小儿气道狭窄部在环状软骨处有关。

注意事项 若使用无套囊气管导管完成气管插管后，可用浸渍液状石蜡的纱布条，在明视或手指探触下，有次序地围绕气管导管的周围至梨状隐窝进行填塞以防漏气，称为咽喉填塞防漏法。此法也适用于充气套囊突然破裂而又无法临时更换气管导管的特殊情况。

(李文志)

shuāngqiāng zhīqìguǎn dǎoguǎn

双腔支气管导管（dubble lumen endobronchial tube） 一左一右的两根导管构成以进行双侧肺分别通气的气管导管。

分类 一般常见有 4 种。

卡伦斯（Carlens）双腔导管 于 1949 年应用于临床。前端进入左主支气管的双腔气管导管。分为左右两个管腔。左管开口于最前端，右管开口于距前端 6～8cm 处的右侧管壁上。有两个弯度，咽喉弯位于导管中上 1/3 交界处，75°向前弯曲，对应口腔至喉腔的生理角度；在隆突钩处 45°向左弯曲，对应气管和左主支气管的生理角度。导管有两个套囊，左管套囊紧挨前端开口，封闭左主支气管。主气管套囊在右管开口的上方，用于封闭主气管。有 4 种型号：F35、F36、F39 和 F41 号，其内径分别相当于 5.0mm、5.5mm、6.0mm 和 6.5mm。其缺点是：①偶尔发生隆突钩折裂其

至断离意外。②偶尔右长管套囊容易堵塞右肺上叶支气管开口。③隆突钩有增加插管难度、损伤喉头，隆突钩与右侧管可能一并进入右主支气管腔，干扰全肺切除术和隆突部位手术的操作等。

怀特（White）双腔导管 是前端进入右主支气管的双腔气管导管。结构和管号规格与卡伦斯双腔导管相似。其特点是左管开口位于主气管；右管长，向右 15°弯曲，对应右支气管分叉角度。右管前端有一侧口位于右管套囊的右上侧壁，对应右肺上叶支气管开口。

布赖斯－史密斯（Bryce-Smith）双腔导管 前端设有右侧长管和左侧长管，分别插入右侧和左侧主支气管。右侧管套囊中带有裂隙，以保证右肺上叶通气。

罗伯特肖（Robertshaw）双腔导管 1962 年应用于临床。分为左型和右型两种。右型管前端的套囊中带有裂隙，以保证右肺上叶通气；左型管前端的套囊具有限制充气套囊过大而进入隆突部位的设计，由此可保证右肺通气。套囊呈明亮的蓝色，利于纤维支气管镜检查时的识别。左、右侧导管的前端都带有黑色标记，可在 X 线下显影。尺寸有 F28、F35、F36、F39 和 F41 号，其相应内径分别为 4.5mm、5.0mm、5.5mm、6.0mm 和 6.5mm；其中 F28 管只有左侧型管。该导管的特点是：①不设置隆突钩，有利于导管插入。②管腔较大，可降低气流阻力，方便支气管内吸引。③利于全肺切除术或靠近隆突部位的手术操作。

适应证 见支气管内插管。

禁忌证 由于插管困难或危险，有些情况下双腔支气管导管是相对禁忌，如饱胃患者，双腔

支气管导管行进途中气道有病灶（如气道狭窄、肿瘤、气管支气管断裂等）或气道外存在压迫（如纵隔肿瘤、主动脉弓动脉瘤）的患者，身材矮小患者，上呼吸道解剖提示插管困难的患者，特别是危重患者，如已行单腔插管，不能耐受短时间的无通气及停止呼气末正压。

临床应用 双腔气管导管使健康肺和病侧肺的气道隔离通气，其应用可显著改善外科手术的显露条件，即开胸侧肺不通气。但是单肺通气会引起低氧血症。由于开胸后肺内分流的大小决定于缺氧性肺血管收缩程度及手术侧肺萎陷程度。与单腔管相比，双腔支气管导管的两个管腔均能进行吸引，且可在单肺通气和双肺通气之间转换，在双肺隔离的同时具有多种形式的双肺分别通气功能。但应注意，若患者气管、支气管树存在明显的解剖异常，会影响双腔支气管导管的置入及定位。其次，对于某些患者，术中或术后将双腔支气管导管更换为单腔管具有一定的难度及风险。双腔支气管导管的管径较细，因此吸引比较困难，气道阻力较大，且通气管理不当易产生低氧血症和高碳酸血症。

(李文志)

hóujìng

喉镜（laryngoscope） 显露喉及声门以便明视下进行气管插管的器械。金属制造，由喉镜柄及喉镜片两个基本部分组成。喉镜柄是喉镜的手持部件，内置电池，顶端为凹形连接器，与喉镜片的凸形连接器适配，槽底中部有照明电路正极的触点。凸凹连接器将喉镜片和喉镜柄组成一体，二者呈 90°时接通照明电路，为使用状态；折叠喉镜片与喉镜柄，则

断开电路，为备用状态。喉镜片是深入口腔显露声门的部件，由压舌板、凸缘及凸型连接器组成，又称窥视片。压舌板将舌体及口底软组织从视线中推开，以便看见会厌及喉头。压舌板的形态有直型、弯型和直弯混合型3种，前端均设有照明用的小灯泡。根据外形将喉镜分别命名为直型喉镜和弯型喉镜。使用直型喉镜要求标准后仰体位，直接挑起会厌。弯型喉镜使用时不必过度后仰头部，可以在校正体位下间接挑起会厌显露声门。凸缘是压舌板左缘向下突出的结构，又称C形挡板。其作用是保持口腔张开，并防止舌体由左侧进入视野。凸缘高，开口大，视野宽阔，但易损伤牙齿。凸型连接器的作用是与镜柄凹形连接器对接，有卡槽、碰珠和电源触点等结构。

(李文志)

gǎiliángxíng tèshū hóujìng

改良型特殊喉镜（improved special laryngoscope）

适用于特殊情况的喉镜。常见有3种类型：Alberts 喉镜柄与喉镜片67°锐角连接，适用于颌胸粘连造成颈部强直性过伸的特殊情况；Polio 喉镜柄与喉镜片130°钝角连接，适用于颌胸粘连造成颈部强直性过曲的特殊情况；McCoy 喉镜在弯型喉镜片基础上设计了镜片前端加弯结构，使用时合拢扳手，活动的前镜片进一步上挑会厌，帮助显露声门，适用于不易挑起会厌、气管插管困难的情况。

(李文志)

kùnnan qìdào zhuāngzhì

困难气道装置（difficult airway device）

辅助处理困难气道的仪器设备。困难气道指经过正规训练有经验的麻醉医师在面罩通气或气管插管时遇到困难的情境，

因其正确处理与麻醉安全和质量密切相关，国内外均制定了困难气道管理指南。困难气道装置种类繁多，根据临床应用可分成非紧急气道工具和紧急气道工具。

非紧急气道工具 ①常规直接喉镜：适用于会厌下垂遮挡声门的情况。②各种可视喉镜：可通过显示器或目镜看到声门，其镜片角度大，能更好地暴露声门。③管芯：可塑形，提高插管成功率。④光棒：前端有光源，光斑位于喉部正中时置入气管导管，不需喉镜暴露，可用于张口度小和头颈运动受限的患者。⑤可视硬质管芯：集管芯、光棒和纤维支气管镜之优点于一身，方便快捷。⑥喉罩：最常用的声门上气道工具，种类很多，操作简便，体位要求不高，损伤小，可解决部分困难气道问题。⑦插管用纤维支气管镜：可用于表面麻醉下经鼻或经口的清醒插管，适合多种困难气道的情况。

紧急气道工具 要求迅速建立气道，尽快解决通气问题，为建立稳定气道和后续治疗争取时间。①面罩正压通气：必要时放置口咽或鼻咽通气道，甚至双人通气。②喉罩：经过训练的医师可以迅速置入喉罩建立有效通气。③食管气管联合导管：双管道双套囊的导管，无论进入食管还是气管都能通气，但较易引起损伤。④可视光导芯喉镜：见可视光导芯。⑤环甲膜穿刺置管高频通气：用于声门上途径无法建立气道的紧急情况。

(左明章)

xiānwéi zhīqìguǎnjìng

纤维支气管镜（fiberoptic bronchoscope，FOB）

按光学原理将玻璃纤维有规则地排列成束制成的支气管镜。简称纤支镜。是

当前解决困难气管插管和判断导管位置最有效的工具。手柄处有目镜可直视，镜身柔软，尖端角度可调，能直接引导插管，临床应用损伤小、成功率高，且方便教学，使极度困难的气管插管成为可能。

工作原理 FOB的手柄在设计上便于单手把持，拇指控制角度，示指控制吸引，操作者可用另一只手控制镜身，手柄上装有可视目镜或集成摄像机，便于直视下操作。插入部是套有气管导管插入患者体内的部分，内有光导束、图像传导束、吸引通道和弯曲牵引钢丝，由不锈钢网包绕，外裹防水外膜，过度弯曲会损坏光导纤维束。

临床应用 FOB的适应证包括：①估计插管困难者。②临时遇到插管困难者。③颈部后仰受限者。④颅底病变或颈椎不稳定者。⑤椎基底动脉供血不足者。⑥牙齿松动易脱落者。尤其适用于口咽部干燥的非紧急情况的气管插管。

操作方法 ①FOB引导下清醒经口气管插管：清醒状态下充分的表面麻醉至关重要，4%利多卡因或10%利多卡因喷洒咽喉部表面，可消除痛觉及呕吐反射和吞咽反射，4%利多卡因经环甲膜注射或通过FOB喷洒麻醉喉部和气管，有效防止插入FOB时出现的严重呛咳和喉痉挛。插管时取自然头位，口中放置插管通气道，将FOB镜身和气管导管充分润滑，将FOB经通气道向口咽部前行，暴露声门，推至气管中段，保持FOB位置不动，沿FOB镜身推送气管导管进入气管内。②FOB引导下清醒经鼻气管插管：选择通气顺畅侧鼻孔，用2%利多卡因凝胶麻醉鼻黏膜，并用

4%~5%利多卡因和1%去氧肾上腺素混合液进行局部麻醉和收缩鼻黏膜血管，经环甲膜注射或通过FOB喷洒麻醉喉部和气管，无需对口咽部实施表面麻醉，插管前先用温水软化并充分润滑气管导管，将气管导管经表面麻醉过的鼻孔轻柔插入，直至进入咽喉部，再经导管放置FOB，轻微调节方向，将FOB送入声门，到达气管中段后推送气管导管。③全身麻醉状态下经口或经鼻行FOB引导气管插管：可以提高患者舒适度，但全身麻醉状态下舌和咽部组织失去张力，阻挡喉部视野，需要助手托起患者下颌，可保留自主呼吸，也可予肌松药控制呼吸，可用带有内镜孔的麻醉面罩控制呼吸，为操作争取时间。④经喉罩通气道FOB引导下气管插管：置入喉罩并确认其通气效果满意，选择适当型号的气管导管和FOB，充分润滑后经喉罩置入，FOB直视喉部进入气管，将气管导管沿FOB推入气管，套囊充气后，拔出FOB和喉罩，经气管导管通气。⑤经联合导管FOB引导下气管插管：采用盲探法放置联合导管，进入食管的概率很大，联合导管通常能抬起会厌，FOB下暴露声门更容易，为提供更加安全的气道，可以经插入的联合导管在FOB引导下行气管插管。⑥FOB辅助经鼻盲探气管插管：因鼻道狭窄只能插入较细导管，而FOB无法进入气管导管时，可从对侧鼻孔插入FOB，查看气管导管尖端的位置，辅助其进入声门。⑦FOB辅助逆行导丝引导气管插管：在采用传统逆行气管插管技术失败时，可利用经环甲膜插入的导丝引导FOB进入声门和气管。一种情况FOB可通过气管导管越过导丝的气管入口

处，至气管下段，拔出导丝，沿FOB推送气管导管入气管；另一种是导丝逆行穿过套有气管导管的FOB吸引通道，导丝引导FOB进入气管，拔出导丝，沿FOB将气管导管推送入气管内。⑧FOB作为光棒使用：FOB光线很强，根据颈前光线的分布采用适当的调节手法推送FOB进入气管，再沿FOB推送气管导管即可。

（左明章）

guāngsuǒ
光索 （light wand）

前端附有光源、后端配有电池和开关的可弯曲管芯。插管前需保持室内环境黑暗，将气管导管套在光索，灯光刚突出远端，光索头端弯曲的角度适合患者的解剖结构。插管时患者平卧，头轻度后仰，将光索经口向下沿喉头方向推进，观察颈部环甲膜部位皮肤上的透亮度，若能清楚看到亮点，表明光索的前端位于环甲膜后，已进入气管，保持光索位于原位，推送气管导管进入气管。

（左明章）

xiānwéi guāngdǎo hóujìng
纤维光导喉镜 （fiberoptic laryngoscope）

可视的困难气道插管装置。较纤维支气管镜有两大优点：①起管芯和拉钩作用，插管时可提拉舌根，保持呼吸道通畅。②口外操作即可使镜杆头端在咽喉部任意移动进退，易于找到声门，缩短插管时间。

中国常用的纤维光导喉镜分为可屈曲延展型和硬质型两大类。前者结构、性能和操作方法均与纤维支气管镜相似，长度较短，无注药通道和吸引设备，插管时其伸屈或延展部分可随患者的口咽解剖情况调整，不需移动头部位置，适合于颈椎活动受限的患者。硬质Storz纤维光导喉镜光源

好、管形直、外径细，可将气管导管套入施行引导气管插管；缺点是要求患者头颈部高度后伸，不适于颈椎损伤患者。硬质Bullard纤维光导喉镜有成人和小儿两型，外形短弯，对头颈部位置要求不高，适用于困难气道。包括手柄、C形喉镜片和接目镜，镜片内有三腔：纤维光束管腔；充氧、注药和吸引的管腔；插入插管钳或引导管的管腔。

（左明章）

guāngdǎoxīn
光导芯 （optical stylet）

引导气管插管的装置。根据光导芯的可视性，可分为盲探光导芯和可视光导芯。

盲探光导芯 利用颈前解剖特点引导气管插管的装置。颈前软组织具有透亮性，且气管位置比食管表浅，光导芯通过时在甲状软骨下可见亮点，以此确认光导芯-气管导管前端已进入声门。最常用的是Trachlight管芯。Trachlight管芯集改良的光源和柔软的光棒于一身，拓宽了气管插管的应用范围，降低了插管难度，使评估插管后导管尖端的位置成为可能。Trachlight管芯由3部分组成：可重复使用的手柄、柔软的光棒和可抽取式管芯。操作时将气管导管套在可以发光的光棒上，患者头部呈自然位或相对伸展位，操作者手持手柄，将光棒置入患者喉部，观察颈部光亮点，调整位置。若喉部正中环状软骨下见到清晰亮点，表明光棒已进入气管，保持导芯不动，推送气管导管入气管。若光点弥散且不易察觉，光棒前端可能进入食管。若光点弥散且位于甲状软骨突起上方，光棒前端可能位于会厌谷。Trachlight管芯尤其适用于急诊室无法得到纤维支气管镜或因口咽

部有血和分泌物较多影响纤维支气管镜操作的情况，操作技术简便，装置造价低廉。

可视光导芯 可通过目镜或显示屏直视咽部结构以引导气管插管的装置。中国最常用的有 Shikani 可视光导芯喉镜和 Bonfiles 插管喉镜。使用这两种装置前均应充分润滑镜杆，且镜杆不应超过气管导管前端，应在气管导管前端内 0.5cm，镜头应防雾，可适当给予药物抑制腺体分泌，保持口咽干燥。

Shikani 可视光导芯喉镜（又称 SOS 喉镜）可通过目镜看到光导芯尖端前方的视野，其光导系统由管壁引导并反射，因此图像清晰，可通过管腔直接观察咽喉和气道，使插管简便易行。该导管芯有供成人和儿童使用的各种规格，有调节固定气管导管的固定器，还有内置的可快速充氧的氧气接口，且导芯具有一定的硬度和可塑性，是一种操作简单、携带方便的新型处理困难气道的工具。

Bonfiles 插管喉镜是一种配有 5mm 光学探头的气管插管装置。光导芯远端呈 40° 曲度，有可移动的目镜和用以固定导管和吹氧的滑纽。应用 Bonfiles 喉镜的插管方法有两种：标准正中入路和经磨牙后入路。可直视下直接寻找声门，也可从颈前寻找亮点的同时结合视频找到声门口，操作时只需轻微调整镜柄，将导芯远端绕过会厌，即可将 6.5mm 或更大的气管导管对准推入声门。Bonfiles 插管喉镜是一种便捷、迅速、可靠的处理困难气道的工具，尤其适用于颈椎活动受限和张口度小的患者。

（左明章）

yìngxìng hóujìng

硬性喉镜 （rigid laryngoscope)

气管插管时显露声门必备的器械。是临床麻醉解决气道问题最常用的工具。硬性喉镜为金属质地，由喉镜柄、窥视片和光源 3 部分组成，其中窥视片有 3 个结构：推开舌体和口底软组织的压舌板，压舌板左缘向下突出保持口腔张开并进一步左推舌体的凸缘，压舌板尖端翘起会厌的顶端，有直形、弯形、钝构形等多种设计，可根据不同的解剖特点进行选择。随着传统镜片的不断改进，许多困难气道得到解决。①前端可调喉镜：通过手柄可以调节喉镜片前端，易挑起会厌，显露声门。②Viewmax 喉镜：结合普通喉镜和可视目镜，既可直视，也可通过目镜观察声门。③Truview Premier 喉镜：具有供氧通路、吸氧和防雾功能。④Glidescope 喉镜：前端角度大，有成像镜头，视野广，会厌、声门可在外接屏幕上清晰成像。⑤Airtraq 喉镜：装置轻巧，光纤通路的侧方即气管导管通路，操作直接简便。⑥Upsherscope 喉镜：比 Airtraq 喉镜多一个手柄，并有与光纤通路连接的外置目镜，是可视硬质纤维喉镜。

（左明章）

zhíjiē hóujìng

直接喉镜 （direct laryngoscope)

为气管插管时显露声门而设计的专用工具。由喉镜柄、喉镜片和光源 3 个基本部分组成。喉镜片的主干部分称为压舌片或舌片，其作用是压迫和推开舌及其他软组织，使操作者可以直接看到喉口。喉镜片可以是直型的（Miller 喉镜片）或弯型的（Macintosh 喉镜片）。喉镜片中朝口腔顶部凸出部分称为连接板或垂直板，垂直板侧面的设计称为侧翼。喉镜片设计的差异来自于压舌板的弯曲度、形状、尖端和侧翼的结构不同，但其本质无差异，喉镜片与压舌板只是在弯曲度上稍有不同。从功能上来说，喉镜片压舌板部分用于压住舌体，垂直板部分是用于分离舌与软组织，通常使其朝向左边。侧翼也是用于辅助推开舌体。喉镜的尖端通常设计得厚而圆钝，旨在避免组织损伤。

1895 年基尔施泰因斯（Kirsteins）发表首篇直接喉镜的报道。起初，他用较短的食管镜直接看到喉；随后将一个手动电灯安装在食管镜上，创造出他的"自检镜"，用于喉部检查；为了减轻喉镜对牙齿的压力和使用喉镜造成的头部极度过伸，基尔施泰因斯将喉镜片由闭合的 O 形重新设计为开放的半月形，远端的宽度和厚度设计不同，将其分为两类，用于直接或间接抬起会厌。1897 年他的学生基利安（Killian）首次在气道管理中使用"自检镜"为一名患者取出支气管异物。1941 年米勒（Miller）介绍了他的直喉镜片设计。该镜片比当时可应用的中等大小的镜片更长，尖端更窄，且在其末端 2 英寸（5cm）处开始出现特征性的逐渐弯曲，垂直板部分也非常少。较窄的垂直板可以应用在张口度小的患者，也可以减少损坏牙齿的危险。但此种设计使插管操作空间更加狭小，一般需要使用管芯。1943 年麦金托什（Macintosh）展示了用于间接提升会厌的喉镜片及技术，改进了喉镜片。Macintosh 喉镜片是略短有曲度的镜片，末端放置在会厌与舌根形成的陷窝内，随后通过提升动作提升舌根，从而间接地牵拉上提会厌以便于显露喉结构。使用这种镜片时，需要从舌的右侧插入镜片，然后推向左侧从而移开舌体。Macintosh 弯喉镜片和 Miller 式直喉镜片依然在普遍应用，成为全身麻醉气管插管时最常用的显露声门工具。虽然随着现代光纤和视频技术的发展，各种新型的声门显露工具层出不穷，但有着百年历史的直接喉镜仍是日常麻醉工作的首选气道插管工具。

工作原理　通常喉镜片与喉镜柄都设计为分体式，喉镜片的根部设计成钩状，喉镜柄端设计成槽状，二者以此连接之后便接通光源用于显露声门。直接喉镜片的光源位于喉镜片的末端，一般是通过白炽灯泡或光导纤维发光。后来发展到灯泡位于喉镜柄上，经过光导纤维向光源顶端传输光。通常电源由位于喉镜柄的电池提供。

临床应用　患者平卧置于嗅物位，即将颈部屈曲（头部适当抬高位，高于水平线 10cm，如垫上枕头）而头部充分后仰（外展环枕关节）。此时可以将口咽轴和喉的轴线尽可能重叠，通过直接喉镜直视到声门。头后仰便于将口张开，尤其是麻醉后患者利于将喉镜伸入口中，避免磕碰牙齿。将镜片从患者右侧口角置入，把舌体推向左侧，深入咽腔逐渐暴露腭垂和会厌，缓慢地置镜易于暴露解剖结构，也会避免损伤。带弧度的 Macintosh 镜片前端通常应插在会厌谷内，将手柄沿水平线 45°向前向上的方向提起以便暴露声门。特别应注意避免在上门齿上像杠杆一样翘起镜片，不仅无助于暴露声门，而且会损伤牙齿。弯喉镜片的前端是圆润无棱角的无创设计，但也不能特别向前用力，避免损伤舌骨会厌韧带。大部分患者通过该方法即可暴露声门部全部或部分结构。直接喉镜片长而窄的镜片设计对于喉部有病灶（特别是扁桃体肥大）、下颌骨发育不良、上牙有问题特别是右侧上牙缺失形成较大的缝隙而使喉镜片难以操作的患者更显优势；对于狭长肥厚的会厌，如小儿会厌（或称 Ω 形会厌）可以直接上挑更易暴露声门。虽然与弯喉镜片上提会厌的手法类似，但无需十分用力，对患者也无需特别强调头后仰的体位。需注意，直喉镜片的前端较小，易损伤会厌，且上提的会厌时常滑落。

（田 鸣）

jiānjiēhóujìng

间接喉镜（indirect laryngoscope）

可间接显露声门视野的新型气管插管设备。因多采用视频技术，又称视频喉镜（video laryngoscope）。与直接喉镜相比，视频喉镜可改善声门显露分级（Cormack-Lehane 分级），并能提高气管插管的成功率。视频喉镜一般由带摄像头的喉镜片或喉镜片支架（配合一次性喉镜片）、手柄和显示器组成，电源安装在显示器或手柄内，或经光缆连接，控制键在显示器或手柄上。最关键的革新是将摄像头置于喉镜片前部，相当于将操作者的眼睛从患者口腔外端前移到口腔内部喉镜片的前部观察声门，同时视频技术可以将喉镜显露声门和气管插管的过程进行录像或拍照，有利于病例分析和临床教学。设计这类设备旨在解决直接喉镜观察视野小、显露声门困难的缺点。以下介绍几种具有代表性的视频喉镜的工作原理和临床应用（图 1）。

GlideScope 视频喉镜　2001

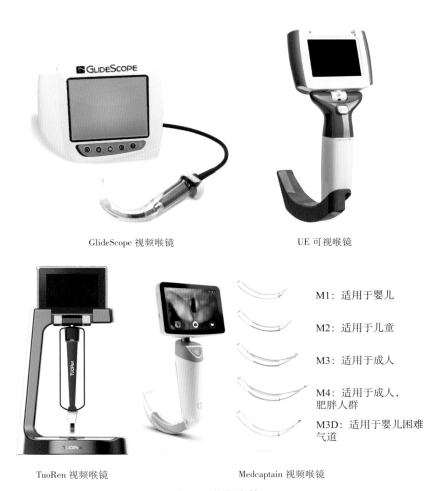

GlideScope 视频喉镜　　　UE 可视喉镜

TuoRen 视频喉镜　　　Medcaptain 视频喉镜

M1：适用于婴儿

M2：适用于儿童

M3：适用于成人

M4：适用于成人，肥胖人群

M3D：适用于婴儿困难气道

图 1　视频喉镜

年生产的一种新型视频喉镜，其镜片前端安装有一个高清晰度防雾摄像头，并由两个发光二极管提供光线和对比度，通过光缆将图像传递并放大至 7 英寸的液晶显示器上。其喉镜片是由特殊塑料制成，轻便灵活，镜片前端弯曲成 60°，厚度为 18mm。近年其显示系统的小型化更是为临床应用提供了极大的便利条件。Glide-Scope 视频喉镜目前已经有便携式、黑白和彩色显示屏，且有一次性应用的镜片。主要适用于头颈部活动受限、张口受限及声门位置较高的困难气道患者。具有以下优点。①喉部显露更加容易：其摄像头位于镜片前部，可直接将镜片前端的组织结构通过视频技术传递至外接显示器上，而不必经口腔直视咽喉深部的组织结构，拉近观察喉部的距离和避免直接喉镜前端的盲区，使喉部显露更加容易。②可改善喉部显露分级：应用该喉镜进行气管插管操作时，其达到的喉部显露分级可比 Macintosh 直接喉镜降低 Ⅰ~Ⅱ级。在应用其显露喉部时，联合应用喉外部操作可改善喉部显露分级。③操作简单易学：由于 GlideScope 视频喉镜的操作技术基本上同 Macintosh 型直接喉镜，因此所有能够熟练应用 Macintosh 型直接喉镜的医生均能较快掌握此项技术，学习曲线短。④气管插管损伤小：其镜片前端为独特的 60° 弯曲角度设计，可明显降低显露喉部所需的上提用力，减少对患者口、咽部结构的损伤。⑤方便教学：该技术改变了以往只有操作者能够从患者口腔观察到咽喉部结构的操作模式。通过显示器，不仅周围的医护人员均可清楚地看到气管插管操作的进程，而且助手可准确地实施喉外

部压迫操作和及时地协助拔除插管芯等。操作者亦可向初学者讲解气管插管时所见到的重要咽喉部结构及气管插管操作步骤，所以十分方便于教学。使用 Glide-Scope 视频喉镜之前只需要确定电源已连接且打开电源即可。开机数分钟后不需要额外的除雾操作。带有管芯的气管导管前端需弯至 45°~60° 用以帮助导管通过开放的声门。镜片插入时与 Macintosh 镜片相同，由于应用间接观察的技术，当镜片前端抵近舌会厌谷时，提升镜片的程度不需要像 Macin-tosh 镜片那样用力。无论是否进行喉外按压，只要在监视器上声门视野显示良好，即可插入导管，当导管前端进入声门口 2cm 时，握住导管不动，将管芯退出，再轻轻将导管推入声门，完成气管插管。若放置导管过程中遇到阻力，可以尝试左右轻轻边旋转导管边推进，插管全程要经显示器监视下确认完成。

UE 可视喉镜 2011 年 3 月投入临床。UE 可视喉镜共有 6 款型号，适合从新生儿到体重 80kg、身高 180cm 的成人。具体细分如下：镜片角度 6° 和 11° 的型号是新生儿镜片，适合 0~2 岁的婴儿，临床最小应用到 0.8kg 的早产儿；27° 镜片适合 2~6 岁；28° 镜片适合 6~12 岁；42° 镜片适合成人。每一款型号的镜片角度和镜片长度，都是结合不同年龄段人群上气道结构特征设计。镜片最小厚度为 8mm，适宜张口度 10mm 或以上的患者，对小口畸形等患者可解决临床操作难题。UE 可视喉镜分为重复使用 VL300 系列、一次性使用 TD-C 系列，一次性镜片是专利设计，可有效防止交叉感染。

TuoRen 视频喉镜 于 2012

年推出。主要特点：①镜体采用全金属框架，机械强度高。整机全防水设计，可浸泡消毒。②专用充电架方便喉镜摆放和始终保持充电状态，可以实现无线充电，临床使用更安全。③该视频喉镜可匹配 5 款以上不同规格一次性视频喉镜片，适用于不同体型患者；特别设计了婴幼儿专用手持式视频喉镜及两款婴幼儿专用一次性可视喉镜片。④小尺寸镜片，提供更大插管空间。该系列还有一次性缓冲击视频喉镜片和一次性携管视频喉镜片。

Medcaptain 视频喉镜 其 VS-10 系列于 2019 年 10 月上市，型号规格有 VS-10S、VS-10H、VS-10M。产品特点：①3.5 寸高清触控屏，屏幕前后可旋转 140°，左右旋转 270°，方便各种体位下的插管需求。②支持多媒体数字化示教，通过触控屏上的图标控键或喉镜手柄上的按键实现一键拍照和录像的功能，保存插管过程中的有教学意义的素材，同时可支持 HMDI 多媒体输出功能，连接外部显示屏实现双屏显示，满足术中实时示教的需求。③一个主机适配 5 种镜片，从婴儿到肥胖型成人以及困难气道患者，适用于多种人群，一次性使用的镜片可以有效防止交叉感染，而且镜片设计纤细，降低对患者张口度的要求。④即时防雾，镜片采用化学涂层防雾，不需要开机预热的等待时间，同时避免灼伤的风险，既保障安全又解决临床紧张插管的需求。⑤智能省电：当设备没有使用处于静止状态时，设备会根据设置的自动关机时间在规定时间内自动关机，避免耗尽电量；当电量只有 5 分钟时间时系统即启动电量剩余时间的提醒功能，实时精准显示电量可以

支持系统运行的时间，真正做到电量心中有数，插管从容不迫。⑥防水防尘，VS-10系列视频喉镜的整个机身小巧轻便，单手操作插管更容易，屏幕和手柄自成一体，是一款全机身IP66防水防尘的视频喉镜，整个设备可以放在水下冲淋，便于临床全方位的消毒清洗而且不损坏机器。

（田 鸣）

qìguǎn dǎoguǎn yǐndǎo zhuāngzhì

气管导管引导装置（endotracheal introducer）

在声门显露不全的困难插管病例中用以引导气管导管、提高插管成功率的装置。最原始的引导装置是一根专用的引导管，长50~60cm，F12或F14规格，由橡胶或塑料制成，富有弹性、可随意塑形，气管端圆钝、柔软，另一端磨光封口，导管表面有刻度标记，应用时在表面麻醉下将引导管插至咽腔，在明视或盲探下置入声门，然后将气管导管套入引导管，轻柔推进，将气管导管送入声门，确认后退出引导管。近年研制了许多气管导管引导装置，如在英美很流行的Eschmann引导装置，对声门高及张口受限的患者十分有用。还有最新设计的Frova引导装置，成人及小儿尺寸都有，中空，内有一质地较硬的套管，末端有两个侧孔，呈角状，可以连接转换接头后行机械通气。

（左明章）

nìxíng yǐndǎo chāguǎn

逆行引导插管（retrograde intubation）

经咽喉部气管插管失败而声门未完全梗阻的情况下，由环甲膜逆行引入导丝或导管引导插管的方法。该法安全、有效、成功率高、对设备器械的要求低，但操作费时、有创伤、患者较痛苦。操作时给患者充分表面麻醉、适度镇静，首先用18G粗注射针穿刺环甲膜，将穿刺针斜面朝向喉端，然后经穿刺针置入细导丝或导管，若导丝或导管到达咽腔，用钳子将其夹出口腔或送出鼻腔，顺着导丝或导管套入气管导管，轻柔推入声门，最后再抽出导丝或导管。并发症包括穿刺出血、气压伤、插入引导管不成功等。

（左明章）

hóuzhào

喉罩（laryngeal mask airway, LMA）

介于面罩和气管插管之间保证上呼吸道通畅的装置。是最重要的声门上通气工具。喉罩由布雷恩（Brain）博士发明，早在1988年应用于临床，尽管最初研发只是应用于常规气道管理，现今它可以用于正压通气和呼吸支持，并有置入胃管的通道、可引导气管插管及外置可视屏幕等，是困难气道处理中无可替代的工具。喉罩是一种特殊型的通气管，其前端连接一扁长凹形套囊，用以罩住喉头，设有1、2、2.5、3、4和5号共6种型号，根据患者实际情况选择。

目前使用的喉罩主要有以下几种。①普通喉罩和一次性使用普通喉罩：主要适用于四肢和体表的短小手术，因为无通向食管的引流通道，所以有胃胀气和反流误吸的风险，口咽部的漏气压较低，平均20cmH$_2$O，不适用于慢性阻塞性肺疾病、限制性通气功能障碍和腹腔镜手术的患者。②可弯曲喉罩：其通气管可弯曲，不易呈角，不致造成通气道阻塞，不影响手术视野，主要适用于眼、鼻、头、颈和口腔手术。③复用性双管喉罩和一次性使用双管喉罩：因其能将消化道和呼吸道有效隔开，临床应用更广泛和安全，其密封压为30cmH$_2$O，在腹腔镜手术中也可保证有效通气。④插管喉罩：主要用于困难插管的患者，其通气管与咽喉部解剖曲线一致，长度较短，管径较大，可通过管径较大的气管导管，合并使用纤维支气管镜能进一步提高气管插管的成功率。⑤可视插管喉罩：是一种具有光导纤维束和可拆卸显示器的新型气管插管喉罩通气道，使操作者在可视情况下完成气管插管，成功率高，损伤小，便于教学。

喉罩适用于无呕吐、反流风险的短小手术，尤其是气管插管困难且面罩通气失败的病例，可建立紧急有效的通气，通过喉罩插入气管导管，还可以通过喉罩施行纤维光导支气管镜的检查和治疗等。禁忌证包括：①有反流误吸风险。②咽喉部存在感染或其他病理改变。③消化道或呼吸道出血。④通气压力高的慢性呼吸道疾病。

喉罩可在镇静麻醉下盲探插入，不需使用喉镜显露声门，可不使用肌松药，对血流动力学影响小。插入时患者取头部轻度后仰位，操作者左手牵引下颌以打开口腔，右手持喉罩，罩口朝向下颌，沿舌正中线紧贴咽后壁向下置入，推送到底，最佳位置即喉罩进入咽喉腔，喉罩的尖端嵌入食管上口，罩的上端紧贴会厌腹面的底部，在喉头部形成封闭圈，罩内的通气口对准声门。

（左明章）

shíguǎn-qìguǎn liánhé dǎoqìguǎn

食管-气管联合导气管（esophageal tracheal combitube）

兼具食管封闭式导管和常规气管插管功能的新型紧急气道装置。适用于紧急气管插管，尤其是气管插管不能立刻进行时，如患者解剖结构困难、操作空间狭小、视野不清等紧急情况。

食管-气管联合导气管由食管腔和气管腔并行排列的双腔管组成，食管腔是一盲端，但在导管中部正对咽喉水平有 8 个开孔，气管腔在远端开放，两者互不相通。联合导气管具有两个套囊，一个位于导管中部的口咽套囊，充气后可密封口腔和鼻腔；另一个位于导管远端的食管-气管套囊，充气后可密封食管或气管，该设计使联合导气管无论插入气管还是食管均可进行通气。

使用时将联合导气管直接从口腔向下送，直至导管环形标记到达门齿，将口咽套囊（蓝色指示套囊）充气约 100ml，远端套囊（白色指示套囊）充气 5~15ml，盲插过程中，联合导气管大多进入食管，因此先通过食管腔（蓝色长管）通气，由于口、鼻、食管均被套囊封闭，气体从联合管咽部开口通过声门进入气管，若双肺未闻及呼吸音，而胃内有气过水声，则联合导气管在气管内，应将气管腔（透明短管）作为通气途径，听诊确认无误后，放掉口咽套囊。

食管-气管联合导气管有 37F 和 41F 两种规格，大多数患者首选 37F，身材高大者才考虑用 41F。因其长时间压迫口咽黏膜可能造成损伤，联合导气管不能作为长期通气的工具，留置时间应在 8 小时以内。

（左明章）

hóuguǎn
喉管（laryngeal tube）

广泛用于院前急救和临床建立气道的新型紧急气道装置。原始的喉管是单腔带有口咽和食管低压套囊的导管，新进改造的喉管称 King 喉通气道，由口咽套囊、食管套囊、通气管和胃引流管组成，既可实施机械通气或自主呼吸，又可引流胃内容物，避免误吸。患者适度镇静后，即可沿口咽盲插成功，套囊充气后，口咽套囊位于口咽部，食管套囊位于上食管括约肌，两套囊之间的通气口正对声门。

（左明章）

qìguǎn dǎoguǎn gēnghuàn yǐndǎoguǎn
气管导管更换引导管（airway exchange catheter）

在声门显露不全的困难换管病例中用于引导更换气管导管、提高换管成功率的装置。最原始的更换引导管长 50~60cm，F12 或 F14 规格，由橡胶或塑料制成，富有弹性，可随意塑形，气管端圆钝柔软，另一端磨光封口，导管表面有刻度标记，应用时先在气管导管腔内置入引导管，待其前端进入气管后拔除气管导管，再沿更换引导管重新换入气管导管。该法也适用于估计有上呼吸道梗阻或气管塌陷的患者术后拔管。先置入引导管，待其前端进入气管后再拔除气管导管，一旦出现梗阻现象，可立即沿引导管再次插入气管导管。新型的气管导管更换引导管包括直的 Eschmann 引导装置、Frova 引导装置、Arndt 气道转换导管套件、可直视操作的 VETT 系统和可明视气道的 Aintree 气管更换引导管。

（左明章）

shénjīng cìjīyí
神经刺激仪（nerve stimulator）

利用电刺激器产生脉冲电流刺激神经引起神经去极化（某些情况下可诱发神经支配肌肉收缩）达到治疗、监测、定位等临床目的的仪器。通常由神经刺激器、正负电极和连接导线组成，其中正电极可通过连接导线与电极片连接并粘贴于皮肤，负电极可通过连接导线连接至刺激针、刺激笔或刺激电极片等。

肌肉收缩由神经支配，予支配肌肉的运动神经一定的电刺激，便会引起相应肌群收缩。根据上述原理，神经刺激仪对特定肌群给予一定频率的电脉冲刺激。神经刺激器最基本的工作原理是通过其核心元件微处理器编程输出初级信号，初级信号经过 D/A 转换电路转换为模拟信号，再通过运算放大电路输出所需要的刺激电流，并通过刺激电极实现刺激功能（图 1）。

通过改变刺激器输出电流的强度或频率，可将神经刺激仪用于不同的临床目的。常用于临床麻醉领域的神经刺激仪包括肌松监测仪和外周神经刺激仪。其中，肌松监测仪通过刺激外周神经引起患者的肌肉颤搐完成肌肉-神经功能的监测，用于麻醉医师观察肌松药药效；外周神经刺激仪则通过予特定肌群一定电刺激、诱发特定肌群收缩，以定位支配肌肉的神经，用于麻醉医师实施外周神经阻滞。

（陈绍辉）

jīsōng jiāncèyí
肌松监测仪（muscle relaxation monitor）

用于监测围术期神经肌肉兴奋传递功能的神经刺激仪。

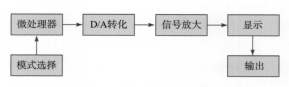

图 1 神经刺激器原理

工作原理 通过释放脉冲电流刺激运动神经，使其所支配部位的肌肉产生收缩与肌电反应，并通过传感元件检测此反应，经过放大和分析处理，据此监测神经肌肉阻滞的性质和程度。肌松监测仪输出电压通常为 $100 \sim 150mV$，最高电压 $300 \sim 400mV$。输出电流通常为 $10 \sim 160mA$。发出的脉冲波形是单相的矩形波，其波宽为 $0.2 \sim 0.3ms$。若脉冲波为双相波则可引起爆发性的神经动作电位，增加刺激的反应。波宽过长其持续时间超过肌纤维的不应期可能激发肌纤维的重复收缩，波宽超过 $0.5ms$，可直接兴奋肌肉而引起收缩。

根据刺激频率和时程的不同可产生不同的刺激模式。①单刺激（singletwitch stimulation，SS）：单次刺激引起一次肌颤搐，其肌收缩效应与所用刺激的频率有关，常用刺激频率有 $0.1Hz$ 和 $1.0Hz$ 两种，若频率超过 $0.15Hz$，肌收缩效应逐渐降低并维持在较低水平，故 $1.0Hz$ 的单次刺激仅用于确定最大刺激强度。②四个成串刺激（train-of-four stimulation，TOF）：由 4 个频率为 $2Hz$、波宽为 $0.2 \sim 0.3ms$ 的矩形波组成的成串刺激，连续刺激时其串间距为 $10 \sim 12$ 秒，4 个成串刺激引起 4 个肌颤搐，分别为 T1、T2、T3 和 T4。③强直刺激（tetanic stimulation，TS）：若持续刺激的频率增高到 $20Hz$ 以上，肌颤搐即融合成为强直收缩。④强直刺激后单刺激肌颤搐计数（post tetanic count，PTC）：先为 $50Hz$ 的强直刺激，持续刺激 5 秒钟，以后间隔 3 秒钟，接着为 $1Hz$ 的单次刺激，观察单次刺激时出现的肌颤搐次数。⑤双短强直刺激（double-burst stimulation，DBS）：由两串间距

$750ms$ 的短程 $50Hz$ 强直刺激组成，每串强直刺激只有 3 个或 4 个波宽为 $0.2ms$ 的矩形波，主要用于在无监测肌颤搐效应设备的情况下，靠手感或目测监测肌张力的恢复等。

临床应用 应根据围术期不同阶段和不同监测目的选用不同的刺激种类和方式。

用于监测不同肌松药的阻滞性质 不同性质的神经肌肉兴奋传递功能阻滞对不同刺激诱发的肌收缩反应不同。

非去极化阻滞的特点：①在阻滞起效前无肌纤维成束收缩。②对强直刺激肌张力不能维持，出现衰减。③强直衰减后出现易化。④为去极化肌松药所拮抗，而不同非去极化肌松药之间有增强或协同作用。⑤TOF 出现衰减。⑥为抗胆碱酯酶药所拮抗和逆转。

去极化阻滞的特点：①在阻滞起效前有肌纤维成束收缩。②对 SS 和 TOF 的肌张力无衰减。③无强直衰减后的易化。④为非去极化肌松药所拮抗。⑤不能为抗胆碱酯酶药逆转，相反此类药可增强其阻滞。

若持续或反复使用去极化肌松药，其阻滞性质可能演变为 Ⅱ 相阻滞，特点是：①SS 和 TOF 均出现衰减。②为抗胆碱酯酶药部分或完全拮抗。

不同刺激种类在围术期不同时段的应用 全身麻醉应用肌松药时，监测神经肌肉兴奋传递功能的目的：①肌松药用量个体化。②根据手术需要调节肌松程度。③选择最佳气管插管和应用拮抗药时间。④评定术后肌张力恢复，区别术后呼吸抑制原因是中枢性抑制还是肌松药作用。⑤监测静脉滴注或反复静脉注射琥珀胆碱时的神经肌肉阻滞性质演变。⑥研究比较不同肌松药的临床药效。不同刺激在围术期的应用有所不同（表1）。

（陈绍辉）

wàizhōu shénjīng cìjīyí

外周神经刺激仪 （ peripheral nerve stimulator ） 用于外周神经阻滞的神经定位的神经刺激仪。

外周神经刺激仪由神经刺激器、神经刺激针组成。神经刺激器电流振幅范围为 $0 \sim 1mA$ （或 $5mA$），脉冲通常时间有 $0.1ms$、$0.3ms$ 或 $1.0ms$，脉冲频率可设为 $1 \sim 2Hz$。对于给定的电流而言，所需触发肌肉收缩的电流强度与针尖到神经的距离相关，即针尖与神经的距离越近，需要引起肌肉收缩或感觉反应的电流越低。神经刺激针为单极针，除针尖外完全绝缘，电流的泄出口很小，在针尖产生较高的电流密度。针尖的电流密度越高，刺激所需的

表1 围术期不同刺激的应用

刺激种类	围术期应用
SS	确定超强刺激（$1.0Hz$） 气管插管时肌松程度监测（$0.1Hz$）
TOF	气管插管时肌松程度监测 手术期维持外科肌松和肌松恢复期监测 术后恢复室肌松消退监测
PTC	肌松无效应期维持深度肌松 预测 SS 和 TOF 肌颤搐出现时间
DBS	术后测定肌松消退及在恢复室判断残余肌松

电流越小。当针接近神经时，去极化所需电流下降。若针尖滑过神经，该值又开始升高。该法可精确定位神经，同时将损伤的风险降至最低。临床中通常先用 1mA 的电流引出一次反应，若以电流减至 <0.5mA（脉宽 0.1ms）仍可引出效应肌肉收缩，表明刺激针尖已接近该神经，据此可判断目标神经位置。若电流 <0.2mA 仍能诱发肌肉收缩，说明针尖位置离目标神经过进，可能导致神经损伤。

外周神经刺激仪可用于外周神经阻滞的神经定位，包括臂丛神经阻滞、坐骨神经阻滞、股神经阻滞及腰丛组织等。相对于传统解剖定位，该技术不需寻找异感，定位准确率及阻滞成功率均更高。

（陈绍辉）

jìngmài yàowù shūzhù xìtǒng

静脉药物输注系统 （intravenous drug infusion system）

可提供精确和稳定药物浓度的静脉给药系统。其核心部分主要是推动药物输注的注射泵及其驱动模式。静脉给药通常分为单次给药和连续给药两种方式。由于单次给药会造成体内药物浓度变化较大，为了更加精确调控药物浓度，连续给药是一种较好的方法。药物通过注射泵按照一定的驱动模式输注，可以避免药物浓度在体内有较大波动，以维持理想的治疗浓度和治疗水平。

组成 静脉药物输注的准确性取决于注射泵及其内在的驱动模式。注射泵通常由驱动系统、检测系统和报警系统组成。

驱动系统 由机械驱动和电子驱动两部分构成，是将药物泵入体内的原动力，是非常关键的组件，直接影响输注的准确性。

机械驱动是在电子指令下通过步进电机、传动轴和推杆推动注射器输注药物。常用注射泵的机械传动构造基本类似，步进电机作为主要的控制系统决定精确的推送注射器。具有越小步距角的步进电机越能够精确控制输注，但由于步进电机在低速时易出现低频振荡而影响精度，从静止加速到工作转速需要的时间也略长。因此，临床上使用大注射器低泵速会造成输注不准确。采用数字控制的伺服电机则能很大程度上克服步进电机的缺点，同时能更好地连接电子驱动系统。电子驱动系统实际上是传递驱动模式的微机处理系统，也是一种双反馈系统。若设定好输注的剂量或输注速率，处理器芯片会自动计算并将相应数据传递至驱动程序以驱动电机。也可将正在驱动的相关信号不断传回处理器以反馈控制。若出现相应故障，则有相应的检测信号反馈到处理器。

检测系统 主要由各种类型的传感器组成。包括检测判断注射器的大小甚至可以甄别注射器内的药物种类。其他检测包括流速或流量检测，输注通路中压力变化检测可以判断是否有梗阻或脱管；也有的注射泵具有超声检测，可以探测输注管路中是否有气泡等。这些传感器检测出的正常或异常信号通过放大器处理后反馈到中央处理器，然后由处理器发出相应信号传递到显示系统或报警系统等。

报警系统 通过接受检测系统的信号，由报警装置产生响应，并将相关内容显示在显示器中，提醒人们注意并进行正确的处理。常用的有光电报警和声音报警等。

临床应用 ①维持稳定的药物浓度：大多数情况是因为很多

药物的半衰期短，单次给药后药物很快代谢造成作用时间短。通过注射泵连续给药则可以维持稳定的药物浓度，如麻醉药物中，有很多短效的药物需要连续输注，如丙泊酚、瑞芬太尼等。一些血管活性药物如多巴胺、肾上腺素、去甲肾上腺素等也需要通过注射泵连续输注以维持稳定的药物浓度。②精确给药：如婴儿给药需要精确控制输入剂量及总给液量。一些药物的治疗窗很窄，微小的浓度变化即可引起较大的药物效应波动，所以连续给药能够精确控制在相应的治疗范围。

（易 杰）

héngsù shūzhù

恒速输注 （constant infusion）

通过恒速输注达到按时间定量给药以获得稳定药物输出量的给药模式。又称匀速输注。是连续输注方式的一种，其主要特点是输注速率恒定。

工作原理 恒速输注的完成需要具备输出恒定速度的驱动力。根据力学原理，在力的作用下产生一定的加速度。由加速度使输注泵的输注速度由零加速到设定速度，然后保持该速度恒定。常见驱动模式有两种。①机械驱动力：早期发明的输注泵使用的即为机械驱动力。目前仍有一些输注设备使用机械驱动力，如某些一次性镇痛输注泵，通过弹性橡胶囊的弹性回缩将药物泵出；一些植入体内的输液港也有类似的弹性机械驱动的输注装置。为了达到恒定速度，通常在药物输出端都有一个限速装置，以维持其恒定的泵注速度。这种带有机械驱动力的恒速泵的最大缺点为弹性机械驱动本身驱动加速度的不稳定，导致在泵注的开始和结束时不能维持有效的恒定速度。这种恒速输注主要用于对速度精度要求不高的药物输注。②电子驱动力：是目前各种输注装置最常用的驱动原理，特别是计算机技术的发展已经将电子驱动力和微处理器反馈控制技术结合起来，使得恒速输注的精准度显著提高，可保证在低端和高端速度的输注准确率。具备电子驱动力的恒速输注泵，其驱动加速度也是变化的，输注开始时，为了在极短时间内达到设定速度，结合所装载的注射器大小（即直径大小），输出较高的驱动加速度。达到设定速度后，通过微处理器的反馈处理使得加速度减小，以维持恒定的输出速度。

临床应用　对于需要维持稳定血药浓度的治疗通常采用恒速输注的方法，可以避免单次给药所致药物浓度的反复波动。但需注意，恒速输注指单位时间里输出的药量恒定，但并不意味恒速输注后体内药物浓度也是恒定的。根据药代动力学的原理，采用恒速输注开始时，体内药物的浓度较低，需要经过一段时间才能达到稳态浓度，且一旦改变输注速度，仍需经过4~5个药物半衰期才能重新达到新的稳态浓度。因此，在临床麻醉中，一些起效快、半衰期短的药物常使用恒速输注，便于在麻醉中及时调整药物治疗浓度。为了获得一个基础的血药浓度，达到背景治疗作用如镇痛治疗，通常也采用恒速输注的方法。

（易　杰）

bǎkòng shūzhù

靶控输注（target controlled infusion）　计算机（或计算机处理器）控制输注设备不断改变给药速率以迅速达到并维持稳定的靶浓度，并可按临床需要调节麻醉、镇静和镇痛深度的给药模式。根据药物的药代动力学模型，设定所需达到的血浆或效应室药物浓度即靶浓度。靶控输注将既往按剂量给药的模式改变为按浓度给药。靶控输注技术的实现是静脉全身麻醉的一项重要发展，在麻醉领域中靶控输注以其卓越的优点已广泛应用于手术麻醉、镇静及术后镇痛等。

工作原理　靶控输注的工作核心是"靶控"。靶（或靶浓度）是人为设定，如何控制输注而达到靶是靶控输注的关键。药物进入体内会不断地被分布和代谢，为了维持一定的浓度就必须不断地补充因分布或代谢所"流失"的药量。例如，根据药代动力学的二室模型给药，即先给一个负荷剂量，使药物迅速充满中央室，再根据药物从血浆中转移出的量进行补充，以维持恒定的血药浓度。若根据药代动力学的房室模型，进入中央室的药物除不断被代谢消除外，按指数速率逐渐向多个周围室分布，包括效应室。因此，若需维持中央室的血药浓度不仅需要补充生理消除量，还应补充向外分布转移的量给药方案。在此理念的基础上，若需计算转移药量则非常复杂，需要计算机进行辅助运算。随着现代药物检测技术的不断提高，药代动力学特征能被较为准确地描述出来。因此，采用多个模型模拟体内的药代动力学特性则更为准确。但若需要计算药物在各个房室中分布和代谢的量，只有通过计算机处理才能完成纷繁复杂的运算，计算出维持某个浓度所应给予的剂量。然后控制输液泵按包括指数方程在内的复杂方式不断改变输注速率才能精确完成如此复杂的给药方式。20世纪80年代后，许多学者包括国内学者都在药代动力学模型的基础上不断设计改进了许多计算机辅助给药系统，由计算机计算给药速率控制并维持稳定的药物浓度，实现靶控给药。设定好靶浓度（通常是血浆药物浓度），计算机会控制注射泵以最大的泵注速度（一般为1200ml/h，也有的注射泵可达到1800ml/h）给药，然后逐渐递减，使得血浆浓度快速达到所设定的靶浓度。若增加靶浓度，计算机会控制注射泵再次高速泵注以迅速达到新设定的靶浓度。相反，若降低靶浓度，计算机也会控制注射泵停止泵注，待根据不断计算得出的浓度低于靶浓度时，会自动重启输注以维持新的靶浓度。

由于药物作用部位通常不在血浆（中央室），而药物效应部位（效应室）的浓度与药效直接相关，血浆药物与效应室之间的平衡需要一定时间，即药物的峰值效应通常落后于峰值浓度，这种滞后称为药代-药效分离。这就需要在通常药物代谢三室模型的基础上增加一个效应室，效应室浓度与药效直接关联，且以效应室浓度为靶浓度进行控制给药则更为准确。所以目前靶控输注系统可以设定靶浓度为血浆或效应室浓度。

系统组成　靶控输注系统通常包括：①硬件系统，即带有微处理器的注射泵，可输入有关的药物及患者资料。②软件部分：即按药代动力学模型的给药方案。首个推向市场的靶控输注系统是1996年9月由肯尼（Kenny）等设计的DIPREFUSOR。它是将计算机及控制软件整合在输液泵的中央处理器，形成一体化单一输注丙泊酚的靶控输注系统。由于对丙泊酚的药代参数已进行标准化处理，使它可适用多科手术的麻醉诱导和维持。谢弗（Shafer）和库切（Coetzee）等领导的团队均编写过靶控输注的控制程序。这种控制程序是按照药代动力学的参数来计算和控制注射泵进行输注的控制单元。

靶控输注的准确性主要取决于3个方面。①系统硬件：主要指注射泵的准确性，临床上大多数注射泵的机电化设计已经比较完善，且有多种报警功能如堵塞、走空，DIPRIFUSOR能识别专用的预充型注射器等。为了保证时间输出误差率为±（3%~5%），对靶控输注要求改变速率的频率（如每隔10~15秒改变一次，有的甚至每5秒改变一次）均能保证输出容量的准确性。实际的误差率很小，且对靶控输注的整体误差影响很小。②系统控制软件：主要是输注系统中内含的控制程序，连接药代动力学模型和注射泵之间的运算纽带，其准确性关系到控制注射泵运行的精度。③药代动力学参数：即药代动力学模型数学化的精确度。这是影响靶控输注系统准确性的最主要来源。包括两部分，一是所选择的药代动力学模型本身的准确性，如所使用的药代动力学模型（如开放型三室模型）并不能说明药物在机体中的药代动力学特征，即使运用个体的药代动力学参数也不能对浓度进行准确估测；二是置入靶控输注系统的药代动力学参数，理想的药代动力学学参数是从群体药代学中获得，所应用的个体特征应该在群体之中。事实上群体很难包容所有的个体变异性，从而反映在药代动力学和药效动力学上的差异性。药物的分布、代谢和排泄很大程度上与个体的体重、年龄、基因和环境因素、疾病及转归、合并用药等有关，所以对群体的平均估计与个体实际的药代动力学参数估计值之间有着相当的差距。

反映靶控输注准确性可以用药物浓度实际测量值与计算机模拟预测值的差值百分率，即执行误差（performance error，PE）表示。取PE值的中位数即得到执行误差中位数（median performance error，MDPE），表示靶控输注系统的平均误差；取所有PE值绝对值的中位数即得到绝对执行误差中位数（median absolute performance error，MDAPE），表示系统的精确度。MDPE在10%~20%之间及MDAPE在20%~42%的范围内临床上是可以接受的。很多学者采用不同计算模型得出了不同的药代动力学参数，经过临床验证其MDPE或MDAPE均有不同差异，甚至输注的不同时期MDAPE也不尽相同。由此可见，对于一种药物哪一个药代动力学参数最能符合临床要求，需要对这些参数进行标准化。众多科学家都在努力采用各种方法减少靶控输注的误差，如用一系列预置的程序控制输注速率，再用实际测量值与理想值比较后进行纠正，该法避免房室模型的限制而提高了精度；或者用靶控输注的方法获得药代动力学参数再进行靶控输注。采用贝叶斯（Bayesian）预测法将测得的几个浓度点整合在动力学参数中不断修正，理论上可以改善输注的精确度。分析方法的差异也能造成不同结果，如抽取动脉血的误差率小于静脉血；不同手术人群和不同时期之间的差异；在靶浓度改变后立即抽取样本与假稳态时抽样，由于快速输注造成药物在血浆中未充分混合，使得测定值和计算值之间误差增大等。

通过MDPE和MDAPE可以评价靶控血浆浓度的误差率，而对于靶控效应室浓度的评价目前仍有一定困难。人们努力用多种方法测量效应室的浓度，如用多普勒超声测量脑血流，结合脑矢状窦血样，根据质量平衡原理计算脑中药物的浓度，或用微透析法进行分析测定等。

靶控输注能自动达到并保持稳定的靶浓度，一旦需要更改靶浓度，如麻醉深度改变、患者疼痛刺激改变等，仍然需要麻醉医师根据患者的反应和实际需要的麻醉深度调整相应的靶浓度。这种靶控系统称为开放型靶控系统。若效应信息能反馈给靶控系统并自动完成浓度调节，即形成所谓闭环控制麻醉。效应信息来源有两个。①药物效应：如患者的意识状态。有研究者采用脑电频谱控制输注；也有应用中潜伏期听觉诱发电位为反馈信息形成闭环麻醉。由于麻醉深度一直无金标准，因此闭环麻醉常规临床应用尚待研究。②药物浓度：静脉麻醉药不同于吸入麻醉药，不能通过呼气末气体监测获得体内吸入麻醉药的在线浓度。麻醉浓度检测手段还不能对血浆浓度进行即时测量。所以麻醉医师只能通过药效来控制麻醉。

理论上药代动力学的数学模型可以进一步修正，但在实际临床中药效动力学的个体差异通常更大。因此，只要能达到完善的麻醉效果及标准化的输注模式，不必刻意追求完美的药代动力学模型。靶控输注从根本上也是一种调控输注，根据患者实际麻醉程度不断调控，无论是自动反馈还是人为干预调控，以达到最理想的麻醉效果。

临床应用 靶控输注在临床上的使用最初集中在对靶控输注的性能评价，包括输注的准确性，与手控输注方式的比较等。经过大量的临床实践包括在心脏手术、骨科矫形、神经外科及门诊手术等多种手术麻醉中的应用，靶控输注已经同吸入麻醉一样成为麻醉医师的常用选择。在药物的选择上，许多麻醉镇静和镇痛药均可以采用靶控输注的方式。典型的镇静药以丙泊酚为代表，镇痛药则以瑞芬太尼和阿芬太尼为代表。一些欧洲国家靶控输注已经成为常规使用的麻醉方法。

靶控输注设备也可以用于单纯的镇静或镇痛，如靶控输注丙泊酚和咪达唑仑应用于重症监护病房的患者镇静，麻醉下胃肠镜检查等均可以采用靶控输注的方式获得很好的效果。虽然尚无市场化的靶控输注镇痛装置，但许多学者都在努力将患者自控镇痛装置与靶控输注结合起来用于各种镇痛。

靶控输注可以在输注后短时间内获得理论上的稳态浓度，因此对于分析药物的量效关系至关重要，药物之间的相互作用也可得到很好诠释。所以在临床药理研究方面，靶控输注技术也有重要作用。

（易 杰）

quánshēn mázuì

全身麻醉（general anesthesia） 麻醉药经呼吸道吸入、静脉或肌内注射进入体内抑制中枢神经系统的方法。简称全麻。临床表现为意识消失、全身痛觉丧失、遗忘、反射抑制和骨骼肌松弛。麻醉药对中枢神经系统抑制的程度与血液内药物浓度有关，且可以控制和调节。这种抑制完全可逆，药物被代谢或从体内排出后，患者的神志及各种反射逐渐恢复。

患者接受全麻药后，由清醒状态到神志消失，并进入全麻状态后进行气管插管，这一阶段称为麻醉诱导期。诱导前应备好麻醉机、气管插管用具及吸引器等，开放静脉和胃肠减压管，测定血压和心率的基础值，有条件者应监测心电图和血氧饱和度。全麻诱导方法有：①吸入诱导。②静脉诱导。③静脉-吸入复合诱导。全麻维持期的主要任务是维持适当的麻醉深度以满足手术要求，如切皮时麻醉需加深，开、关腹膜及腹腔探查时需良好肌松。加强对患者的管理，保证循环和呼吸等生理功能的稳定。全麻维持常用下列药物。①吸入麻醉药：常用有乙醚、氧化亚氮、氟烷、恩氟烷、异氟烷、七氟烷、地氟烷。②静脉麻醉药：常用静脉麻醉药有硫喷妥钠、氯胺酮、丙泊酚、依托咪酯。

全麻深度判断：①乙醚麻醉深度及分期标准以意识、痛觉消失、神经反射、肌松、呼吸及血压抑制的程度为标准。由于肌松药的应用，肌松及呼吸抑制的程度已不再是判断全麻深浅的指标。大剂量肌松药的应用，有可能出现患者虽然不能动，而痛觉仍存在及术中知晓之弊。②有自主呼吸者，手术时呼吸增速加深、心率增快、血压升高为浅度麻醉的表现。眼球固定、眼泪"汪汪"虽为浅度麻醉的表现，一旦眼泪干燥则为麻醉过深的表现。因此，循环的稳定仍为重要指标。③挥发性吸入麻醉药麻醉性能强，大量吸入虽可使患者意识、痛觉消失，但肌松作用并不满意，盲目追求肌松势必付出深度麻醉的代价，故复合麻醉仍在于合理配伍，

避免麻醉过深。④吸入麻醉药呼气末浓度达1.3最低肺泡有效浓度（minimum alveolar concentration，MAC）以上时痛觉方可消失，0.3MAC时患者即可清醒。⑤维持适当的麻醉深度重要且复杂，应密切观察患者，综合各方面的判断。根据手术刺激的强弱及时调节麻醉深度更重要。

复合全麻是两种或两种以上的全麻药复合应用，彼此取长补短，以达到最佳临床麻醉效果。根据给药途径不同，复合麻醉可大致分为全静脉复合麻醉和静脉与吸入麻醉药复合的静脉-吸入复合麻醉。随着静脉和吸入全麻药品种的日益增多，麻醉技术的不断完善，应用单一麻醉药（如乙醚）达到所有全麻作用的方法基本上不再应用，而复合麻醉在临床上得到越来越广泛的应用。

（俞卫锋）

jìngmài quánshēn mázuì

静脉全身麻醉（intravenous general anesthesia） 药物经静脉注入，通过血液循环作用于中枢神经系统而产生全身麻醉的方法。简称静脉全麻。静脉全麻有许多优点，如诱导迅速、对呼吸道无刺激、患者舒适、苏醒较快、不燃烧、不爆炸、无污染及操作方便、不需要特殊设备等。其中无需经气道给药和无污染是与吸入全身麻醉相比最突出的两个优点。静脉全麻也有局限性，如一些静脉麻醉药对血管和皮下组织有刺激性而引起注射时疼痛；静脉麻醉药的可控性不如吸入麻醉药，若药物过量不能像吸入麻醉药通过增加通气量便可纠正而只能等待机体对药物的代谢与清除；不能连续监测体内静脉麻醉药物的血液浓度变化，对麻醉深度的估计通常依赖于患者的临床表现

和麻醉医师的用药经验，而缺乏像监测体内吸入麻醉药浓度这一直观的证据。静脉麻醉药的个体差异大、代谢受肝肾功能的影响等因素也使得静脉麻醉在临床使用受到限制。随着临床药理学研究方法的不断改进，新的强效、短效静脉麻醉药的开发及计算机化的静脉自动给药系统的问世，静脉全麻的安全性和可操作性已得到极大改善。

方法分类 根据给药方式的不同，静脉全麻可分为单次给药法、分次给药法和持续给药法。

单次给药法 一次注入较大剂量的静脉麻醉药，以迅速达到适宜的麻醉深度，多用于麻醉诱导和短小手术。此法操作简单方便，但容易用药过量而产生循环、呼吸抑制等副作用。

分次给药法 先静脉注入较大剂量的静脉麻醉药，达到适宜的麻醉深度后，根据患者反应和手术需要分次追加麻醉药，以维持一定的麻醉深度。静脉麻醉发展的 100 多年以来，分次给药法一直是静脉麻醉给药的主流技术，仍广泛应用于临床。它具有起效快、作用迅速及给药方便等特点。但此法血药浓度会出现锯齿样波动，患者的麻醉深度会因此而波动，难以满足临床麻醉时效概念的要求。

持续给药法 包括连续滴入或泵入，患者在麻醉诱导后，采用不同速度连续滴入或泵入静脉麻醉药以维持麻醉深度。此法避免了分次给药后血药浓度高峰和低谷的跌宕波动，不仅减少了麻醉药效的周期性波动，也有利于减少麻醉药用量。滴速或泵速的调整可满足不同的手术刺激需要。但是单纯连续注入的直接缺点是达到稳态血药浓度的时间较长，

因此在临床上可以将单次注入和连续注入结合起来使用，以尽快达到所需的血药浓度，并以连续输注维持该浓度。

靶控输注 在输注静脉麻醉药时，以药代动力学和药效动力学原理为基础，通过调节目标或靶位（血浆或效应室）的药物浓度控制或维持适当的麻醉深度，以满足临床麻醉的静脉给药方法。

实施 没有任何一种静脉全麻药能够单一满足手术的需要，临床上的静脉全麻通常是多种静脉麻醉药的复合使用，而全凭静脉麻醉则是静脉复合麻醉的一个经典代表。全凭静脉麻醉指完全采用静脉麻醉药及其辅助药对患者实施麻醉的方法。此法诱导迅速、麻醉过程平稳、无污染、苏醒也较快，对于某些特殊的肺部手术及一些存在严重呼吸系统疾病的患者，则极大地体现了其固有优势。随着静脉麻醉药物和技术的不断发展，尤其是丙泊酚靶控输注的出现赋予了其以崭新的意义。

麻醉前处理 与其他全身麻醉相同，主要包括患者身体与心理的准备、麻醉前评估、麻醉方法的选择、相应设备的准备，以及合理的麻醉前用药。

麻醉诱导 静脉麻醉诱导适合多数常规麻醉情况（包括吸入性全身麻醉），特别适合需要快速诱导的患者。可利用单次静脉麻醉药物实现，也可利用靶控输注技术完成静脉麻醉诱导。在手术麻醉所产生的各种刺激中，气管插管高于普通的外科手术，因而麻醉诱导所需要的血药浓度可能会大于术中麻醉维持所需的血药浓度。静脉的首剂量可根据公式计算，还应兼顾患者的实际情况。麻醉医师还应熟悉所用药物的峰

效时间，这对于麻醉诱导非常重要。利用静脉麻醉实施麻醉诱导时还应注意静脉麻醉本身的一些特点。首先，应强调个体化原则，药物的选择和剂量应根据患者的具体情况调整，如体重、年龄、循环情况、术前用药等。若估计到患者可能有异常反应，可先预注负荷剂量的 10%~20%，以观察患者的反应。若予很小的试验剂量，患者的意识或呼吸循环系统即出现明显改变，则应考虑减少原先所计算的负荷剂量。观察患者对试验剂量的反应，应等待足够时间，以免出现假阴性结果。其次，对于老年患者或循环时间较慢的患者（如休克、低血容量及心血管疾病等）用药量应减少，且注射速度应缓慢，密切监测心血管系统的变化。最后，诱导时一些麻醉药的注射可能引起局部疼痛，术前或诱导前予阿片类药物或在所注射的静脉全麻药里加入利多卡因可以减少疼痛的发生。

麻醉维持 利用麻醉药静脉连续滴入或泵入维持患者的麻醉，并根据手术刺激强度及每个患者具体情况调节静脉麻醉药的输注速率，可以提供相对合理的麻醉维持血药浓度。伤害刺激在术中并非一成不变，因此应根据具体情况（如手术的大小、刺激的强度及患者的反应等）选择合适的靶浓度，预先主动调节靶浓度以适应即将出现的强刺激比等到出现伤害刺激后才去被动调节其效果要好得多。麻醉维持时应强调联合用药。完美的麻醉在确保患者生命体征稳定前提下，至少应做到意识丧失、镇痛完全、肌松以及自主神经反射的抑制。为了实现这 4 个目的，显然单靠某一类麻醉药是行不通的，这就需要麻醉药的联合使用。联合用药不

仅可以最大限度地体现每类药物的药理作用，而且还可减少各药物的用量及副作用，这也是平衡麻醉所倡导的原则。完善的静脉全身麻醉主要涉及三大类药：一是静脉全麻药，如丙泊酚、咪达唑仑等；二是麻醉性镇痛药，如芬太尼、哌替啶等阿片类药物；三是骨骼肌松弛药，如去极化肌松药琥珀胆碱及非去极化肌松药维库溴铵、泮库溴铵等。静脉全麻药合用时可产生明显的协同作用（如丙泊酚与咪达唑仑），这就要求每种药物的用量应小于单独使用时的达到同样效应的剂量。

麻醉恢复　静脉麻醉后，患者苏醒时间与血浆麻醉药的浓度密切相关。对于单次注入的药物，其血浆浓度的降低主要取决于药物的分布半衰期和清除半衰期。按等效剂量单次注入给药，恢复快慢的顺序为：丙泊酚、依托咪酯、硫喷妥钠、咪达唑仑、氯胺酮。对于较长时间持续输注麻醉药物，其血药浓度下降的快慢则不仅取决于分布半衰期和清除半衰期，还与其外周室是否迟钝有关。良好的恢复除了迅速，还应无副作用，并尚存足够的镇痛作用。丙泊酚恢复期副作用最少。氯胺酮及依托咪酯麻醉后，苏醒期常出现躁动，咪达唑仑可以较好地减少这些副作用，但使得恢复延迟。氟哌啶可能会增加噩梦的发生率。患者在恢复期出现躁动首先应排除缺氧、二氧化碳蓄积、伤口痛及肌松药残余；若使用吸入麻醉药还应考虑其洗出是否彻底。

（俞卫锋）

xīrù quánshēn mázuì

吸入全身麻醉（inhalation general anesthesia）　挥发性麻醉药或麻醉气体经呼吸系统吸收入血，抑制中枢神经系统而产生全身麻醉的方法。简称吸入麻醉。是麻醉史上应用最早的麻醉方法，现已发展成为实施全身麻醉的主要方法。吸入麻醉药在体内代谢、分解少，大部分以原形从肺排出体外，因此吸入麻醉具有较高的可控性、安全性及有效性。

分类　根据流量大小和使用的回路不同，吸入麻醉有不同的分类方式。

按麻醉通气系统分类　根据呼吸气体与空气接触方式、重复吸入程度及有无二氧化碳吸收装置，吸入麻醉可以分为开放法、半开发法、半紧闭法及紧闭法。

按新鲜气流量分类　对于紧闭回路麻醉新鲜气流量的分类，尚无统一标准，新鲜气体流量和麻醉药量与机体的摄取量和需要量相等，通常为流量<0.25L/min。在实际临床工作中，若进行非紧闭回路麻醉，通常将1L/min以上的新鲜气流量称为中、高流量；而低于1L/min的新鲜气流量称为低流量。因此，低流量吸入麻醉：新鲜气体流量为1L/min［50% O_2和50%氧化亚氮（N_2O）］；最低流量吸入麻醉：新鲜气体流量为0.5L/min（60% O_2和40% N_2O）。吸入麻醉按其新鲜气流量的大小分为高流量吸入麻醉与低流量吸入麻醉。一般新鲜气流量>4L/min为高流量吸入麻醉。

药代动力学　现代麻醉机的挥发罐多在麻醉回路外，麻醉药由新鲜气流带入回路，再经回路的吸气支进入患者肺泡。一般认为在经过一定时间的平衡后，肺泡的麻醉药浓度可以反映脑内麻醉药的分压，在一定程度上反映麻醉深度。在不改变患者的每分通气量时，改变麻醉深度（加深或变浅）的方法为：①增加或减少挥发罐开启浓度。②增加新鲜气流量。

吸入麻醉药的摄取与分布　吸入麻醉药在肺泡被吸收后经血液循环带入中枢神经系统，作用于一些关键部位产生全身麻醉作用，故其在脑内分压（相当于浓度）非常重要。脑组织中吸入麻醉药分压受以下因素影响：①麻醉药的吸入浓度。②麻醉药在肺内的分布。③麻醉药跨肺泡膜扩散到肺毛细血管内血液的过程。④循环系统的功能状态。⑤经血脑屏障向脑细胞内的扩散状态。麻醉医师可以通过调节麻醉药的吸入浓度有效控制其跨肺泡膜的摄取。但应注意，吸入麻醉药的浓度过高抑制心肌，致心输出量降低，反而降低麻醉药的跨肺泡膜摄取。

吸入麻醉药的排出　吸入麻醉药除少部分被代谢，极少量经手术创面、皮肤排出外，大部分以原型经肺排出。其肺排出量与该麻醉药的脂肪/血分配系数成反比。皮下脂肪有储存吸入麻醉药的作用，但尚无明确证据表明可导致患者的苏醒延迟。麻醉苏醒的过程即麻醉药的排出过程，各种麻醉药排出时的肺泡浓度曲线与诱导时的肺泡浓度上升曲线完全相反。苏醒（药物排出）的快慢主要取决于血管丰富组织的组织/血溶解度、血/气溶解度、心输出量、新鲜气流量和肺泡通气量。因此，目前常用的吸入麻醉药在高新鲜气流量通气时，大部分在6~10分钟内降至苏醒浓度以下。

实施　包括以下内容。

麻醉前处理　包括患者身体与心理的准备、麻醉前评估、麻醉方法的选择、相应设备的准备和检查，以及合理的麻醉前用药，并向患者做好解释工作及呼吸道的准备。

麻醉诱导　吸入诱导方法如下。①开放点滴法：以金属丝网面罩绷以纱布扣于患者口鼻部，将挥发性麻醉药滴于纱布上，患者吸入麻醉药的蒸气逐渐进入麻醉状态。以往主要用于乙醚麻醉。②麻醉机面罩吸入诱导法：将面罩扣于患者口鼻部，开启麻醉药挥发器，逐渐增加吸入浓度，待患者意识消失并进入麻醉第三期，即可静脉推注肌松药行气管插管。若同时吸入 60% N_2O，诱导可加速。

麻醉机面罩吸入诱导法又可分为浓度递增慢诱导法和高浓度快诱导法。①浓度递增慢诱导法：用左手将面罩固定于患者的口鼻部，右手轻握气囊，吸氧去氮后打开挥发罐开始予低浓度吸入麻醉药。麻醉药的选择以七氟烷为最佳，也可选用其他吸入麻醉药。打开挥发罐至 0.25%，让患者深呼吸，每 3~4 次增加吸入麻醉药浓度 0.5%，直至 1MAC。必要时可插入口咽通气管或鼻咽通气管，以保持呼吸道通畅，同时检测患者对刺激的反应，若反应消失，可通知手术医师准备手术。麻醉开始后静脉扩张，应尽早建立静脉通道。这种浓度递增的慢诱导方法可以使麻醉诱导较平稳，但诱导时间的延长增加了兴奋期出现意外的可能。②高浓度快诱导法：先用面罩吸纯氧 6L/min 去氮3 分钟，然后吸入高浓度麻醉药如 5% 七氟烷，让患者深呼吸 1~2次后改为吸中等浓度麻醉药如 3%七氟烷，直至外科麻醉期。可行气管插管，实施辅助或控制呼吸。诱导中应注意保持呼吸道通畅，否则可致胃扩张影响呼吸，并易导致误吸。

麻醉维持　麻醉诱导完成后即进入麻醉的维持阶段。经呼吸道吸入一定浓度的吸入麻醉药，以维持适当的麻醉深度。目前吸入的气体麻醉药为 N_2O，挥发性麻醉药为氟化类麻醉药，如恩氟烷、异氟烷等。由于 N_2O 的麻醉性能弱，高浓度吸入时有发生缺氧的危险，难以单独用于维持麻醉。挥发性麻醉药的麻醉性能强，高浓度吸入可使患者意识、痛觉消失，能单独维持麻醉，但肌松作用并不满意，如盲目追求肌松，势必增加吸入浓度。吸入浓度越高，对生理的影响越严重。因此，临床上常将 N_2O-O_2-挥发性麻醉药合用，N_2O 的吸入浓度为 50%~70%，挥发性麻醉药的吸入浓度可根据需要调节，需要肌肉松弛时可加用肌松药。肌松药不仅使肌肉松弛，并可增强麻醉作用，以减轻深麻醉时对生理的影响。使用 N_2O 时，麻醉机的流量表必须精确。为避免发生缺氧，应监测吸入氧浓度或脉搏血氧饱和度（SpO_2），吸入氧浓度不低于 30%为安全。挥发性麻醉药应采用专用蒸发器以控制其吸入浓度。有条件者可连续监测吸入麻醉药浓度，使麻醉深度更易控制。

此期间应满足手术要求，维持患者无痛觉，无意识，肌松及器官功能正常，应激反应得到抑制，水电解质及酸碱保持平衡，血液丢失得到及时补充。平衡麻醉要求了解手术操作步骤，掌握麻醉药的药理学特性，能提前3~5 分钟预测手术刺激，以及时调整麻醉深度。若为控制呼吸，气管插管后应立即予肌松药，同时可吸入 65% N_2O、35% O_2 及0.8~1.2MAC 挥发性麻醉药。目前低流量吸入麻醉是维持麻醉的主要方法。术中应根据手术特点、术前用药情况及患者对麻醉和手术刺激的反应调节麻醉深度。在不改变患者每分通气量的情况下，改变麻醉深度主要通过调节挥发罐开启浓度和增加新鲜气流量实现。MAC 常用于判断吸入麻醉的深度，1.3MAC 相当于 ED_{95} 水平。

麻醉苏醒及恢复　吸入麻醉患者的苏醒过程与诱导过程相反，可以看作是吸入麻醉药的洗出过程。回路内气体的低流量无法迅速将麻醉药洗出，因此在手术结束时应比高流量麻醉更早关闭挥发罐，N_2O 可以晚些停用。整个手术操作结束后，用高流量纯氧快速冲洗患者及回路里的残余麻醉药。若肺泡内吸入麻醉药浓度降到 0.4MAC，约 95% 患者能够按医师指令睁眼。吸入麻醉药洗出越干净越有利于苏醒过程的平稳和患者恢复，过多的残余不仅可能导致患者烦躁、呕吐，甚至抑制清醒状况和呼吸。在洗出吸入麻醉药时，静脉可予一定的镇痛药增加患者对气管导管的耐受，以利于吸入麻醉药的尽早排出，还可减轻拔管时的应激反应。

临床应用　吸入麻醉是全身麻醉的主要方法，与镇痛药、肌松药合用能够满足任何全身麻醉手术的麻醉要求。单纯吸入麻醉诱导适用于不宜用静脉麻醉或不易保持静脉开放的小儿，对嗜酒、体格强壮者不宜采用。

注意事项　尽管吸入麻醉药本身即可产生肌松作用，但为了获得重大手术所需的完善肌松，通常需要静脉予肌松药，以避免为增强肌松作用而单纯增加吸入浓度所致循环抑制。挥发性麻醉药可明显增强非去极化肌松药的阻滞作用，二者合用时应注意减少肌松药用量。

（俞卫锋）

最低肺泡有效浓度

zuìdī fèipào yǒuxiào nóngdù

最低肺泡有效浓度（minimun alveolar concentration，MAC）挥发性麻醉药和纯氧同时吸入，50%患者对手术刺激不引起摇头、四肢运动等反应的药物肺泡内浓度。针对经呼吸道用药的吸入麻醉药的一种特殊半数有效量（median effective dose，ED_{50}），表示吸入麻醉药效价的指标。

MAC 提供了一种麻醉药效力的测量方法，其表示连续麻醉深度中一个设定的点，其他端点表示不同水平的麻醉深度。MAC 的各种扩展基于此原理。①1MAC = ED_{50}（静脉麻醉药的 50% 有效剂量）。②MAC_{95}（95%患者切皮时不发生肢体活动的 MAC）= 1.3MAC = ED_{95}。③MACawake（患者苏醒的肺泡麻醉药浓度）= 0.4MAC；包括 $MACawake_{50}$（半数苏醒肺泡气麻醉药浓度，为 50% 患者清醒的 MAC）和 $MACawake_{95}$（95%患者清醒的 MAC，可视为患者苏醒时脑内麻醉药分压）。④$MAC\ EI_{50}$（半数气管插管肺泡麻醉药浓度，50%患者插管时不发生肢体活动的肺泡麻醉药浓度）= 1.5MAC。$MAC\ EI_{95}$（95%患者插管时不发生肢体活动的 MAC）= 1.9MAC。⑤$MAC\ BAR_{50}$（50%患者切皮时不发生应激反应的 MAC）= 1.6MAC。⑥$MAC\ BAR_{95}$（95%患者切皮时不发生应激反应的 MAC）= 2.5MAC。

降低 MAC 的因素：$PaCO_2$ > 90mmHg 或 $PaCO_2$ < 10mmHg（动物），PaO_2 < 40mmHg（动物），代谢性酸中毒，贫血（血细胞比容在 10% 以下），血中含氧量 < 4.3ml/dl（动物），平均动脉压 < 50mmHg（动物），老年人（0~6 月龄婴儿 MAC 值最高，2~20 岁呈稳定状态，以后随年龄增长 MAC 值下降），使中枢神经儿茶酚胺减少的药物（如利血平、甲基多巴胺等，动物），巴比妥类及苯二氮䓬类药物（人和动物），麻醉药物（如氯胺酮或并用其他吸入麻醉药及局麻药，人和动物），其他（如妊娠，低体温，长期应用苯丙胺、胆碱酯酶抑制药、α_2 受体激动药等，动物）。

升高 MAC 的因素：体温升高（但 42℃ 以上时 MAC 减少，动物），使中枢神经儿茶酚胺增加的药物（如右旋苯丙胺等，动物），脑脊液中 Na^+ 增加时（静脉输注甘露醇、高渗盐水等），长期饮酒者（可增加异氟烷或氟烷 MAC 30%~50%），甲状腺功能亢进症（动物）等。

不影响 MAC 的因素：性别（人和动物），麻醉时间（麻醉开始及经过数小时皆不改变，人和动物），昼夜变化，甲状腺功能减退症，$PaCO_2$ 在 10~90mmHg，PaO_2 在 40~500mmHg，代谢性碱中毒，等容性贫血，高血压等。

临床意义：①MAC 是衡量麻醉药效能强度的指标，监测患者麻醉深度的基础。行外科手术时需 1.5~2.0MAC，但也可因患者状况的不同及当时并用的药物等因素而有所差异。②将呼气末麻醉药浓度作为一个平衡样点，以反映脑内麻醉药浓度。③各麻醉药 MAC 之间呈数学的加减关系，即两种麻醉药的 MAC 均为 0.5 时，可以认为总 MAC 为 1.0。

（俞卫锋）

低流量吸入麻醉

dīliúliàng xīrù mázuì

低流量吸入麻醉（low flow inhalation anesthesia）　实施麻醉所用的新鲜气流量（< 1L/min）显著低于该患者每分通气量的方法。最低流量麻醉指新鲜气流量（fresh gas flow，FGF）为 0.5L/min（60% O_2 和 40% N_2O）。随着新鲜气流量减少，重复吸入的气体容积增加，同时系统排出的气体容量减少。故只有在半紧闭式和紧闭式两种方式下，并有二氧化碳吸收器的重复吸入系统才能进行低流量吸入麻醉。临床应用者基本上均属低流量范畴。FGF 应大于 O_2 和 N_2O 摄取量+吸入麻醉药的摄取量+气体丢失，其中气体丢失包括设备泄漏、弥散（如经胃肠道、皮肤、塑料管道）、采样气、旁流式气体监护仪的采样气。

优点　①减少麻醉载气和挥发性麻醉药用量，降低麻醉成本，减少患者和社会的经济负担。②减少麻醉废气的排放，减轻环境污染，对长年手术室工作人员健康有利。③保持呼吸道温度，减少体温丢失，有利于保持机体内环境稳定。④保持呼吸道湿度，减少体内水分丢失，降低呼吸系统并发症的发生率等。

缺点　由吸入麻醉药浓度（Fi）公式可知，FGF 在浓度调控中占有主要作用，因此低流量麻醉时其麻醉深度不易改变。钠石灰的利用率增加，有可能引起二氧化碳蓄积。其他一些缺点在"安全性"中已讨论。

设备要求　包括以下内容。

供气系统　N_2O 闭锁和缺氧报警装置是必需的。麻醉机的气体流量计必须能精确监测气体流量，一般要求流量的最低范围达 50~100ml/min，每一刻度为 50ml，并定期监测其准确性。要求在高流量和低流量下挥发罐输出浓度与设定浓度一致，特别是在低流量时，其输出的气体量要达到要求。

麻醉系统　①密闭性：低流量麻醉对系统密闭性要求较高，

系统内部压力为 20cmH_2O 时，气体的泄漏应 <100ml/min。②新鲜气体的利用效率：随着 FGF 的增加而减小。在紧闭回路系统，新鲜气体的利用效率可达 100%，而在高流量范围仅达 70%。新鲜气体的利用效率还与系统的几何布局有关，即气体输入气道和余气排出活瓣的相对位置和气流的机械特性。二氧化碳吸收装置是必需的。③呼吸器：建议使用上升型的呼吸机风箱，以便及时发现漏气。

实施 低流量吸入麻醉操作简单，易于掌握，对于麻醉机性能要求不高，但推荐术中监测吸入 O_2 浓度、呼气末 CO_2 浓度及挥发性麻醉气体浓度。

麻醉诱导 术前用药同一般的麻醉前用药，依据所具备的条件和施麻醉者的熟练程度等，可采用静脉快或慢诱导，给肌松药后行气管插管。也可采用紧闭面罩或喉罩直接行吸入诱导，待患者入睡后行气管插管。起始阶段一般持续 10~20 分钟，予高流量 FGF 约 4L/min，挥发罐设置为：异氟烷 1.0%~1.5%，七氟烷 2.0%~2.5%，地氟烷 4.0%~6.0%，以充分去氮，快速达到所需的麻醉深度，在整个回路系统中充入所需要的气体成分，并避免气体容量失衡（FGF 必须满足个体摄取量的需要）。

麻醉维持 起始阶段后，FGF 降低增加重复吸入，吸入气中的氧浓度降低，此时必须提高新鲜气流中的氧浓度，并连续监测吸入气氧浓度（通常维持 FiO_2 在 30% 以上）。为保证吸入气氧浓度至少达到 30%，要求 FGF 中 O_2 浓度至少达到 40%~50%，由于 FGF 减低，进入回路内的挥发性麻醉药量将明显减少，必须增大

挥发器的输出量提高 FGF 中的麻醉药浓度，以维持稳定的麻醉深度。

吸入氧（FiO_2）、氧化亚氮（FiN_2O）和挥发性麻醉药浓度，麻醉初 FGF 由高流量向低流量过渡时，可见一过性 FiO_2 升高，随后 FiO_2 逐渐降低。若 FiO_2 降至 30%，为防止缺氧，必须提高 FGF 中氧浓度 10%，N_2O 相应减少同样份数。随时观察，发现变化，及时调整，避免发生缺氧。FGF 的变化会影响挥发性麻醉药的蒸发速率，体现在降低 FGF 后回路中麻醉药浓度呈缓慢下降趋势，这主要取决于不同挥发器的设计。

苏醒期处理 一般应于手术结束前 15~20 分钟关闭挥发器，FGF 仍保持低流量，回路内麻药浓度会缓慢下降，麻醉逐渐变浅，患者渐渐苏醒，可采用同步间歇指令通气方法或简易球囊面罩诱导自主呼吸。期间可能因麻醉变浅而出现循环波动，可采用静脉注射小剂量丙泊酚或芬太尼等进行预防。拔管前 5~8 分钟以高流量纯氧冲洗回路，可有效预防弥散性低氧血症的发生。

禁忌证 绝对禁忌证：①烟雾或有毒气体中毒（CO 中毒）。②败血症。③恶性高热。④二氧化碳吸收剂耗竭。⑤监测不全，如氧浓度失灵。⑥麻醉机或呼吸回路有严重泄漏。⑦FGF 控制明显失准。

相对禁忌证：①酒精中毒。②糖尿病酮症。③麻醉诱导期。④以面罩实施的短时间麻醉。⑤有气道不密闭的情况存在，如纤维支气管镜检查，药物和二氧化碳吸收剂反应不适合长时间最低流量和低流量。

安全性 包括以下内容。

技术先决条件不充分所致风险 ①缺氧：老式的麻醉机、技术条件差、气体的计量装置达不到要求、低流量段计量不准以及麻醉机存在泄漏都有可能导致患者缺氧。在低流量麻醉范围内，若呼吸系统对新鲜气体的利用率很差会导致意想不到的吸入氧浓度的下降。②通气缺氧和呼吸模式的变化：严重的气体泄漏会在系统中导致容量不足，形成呼吸容量减少，有时会改变呼吸模式，因此对进行低流量麻醉的机器应予以定期检修。③二氧化碳蓄积：有效清除二氧化碳是（半）紧闭法麻醉必不可少的条件，特别在进行低流量麻醉时。钠石灰失效时，系统中的二氧化碳会迅速上升，因此在进行低流量麻醉时应连续监测呼气末二氧化碳分压。④吸入麻醉药的意外超剂量：因为挥发性麻醉药的计算与新鲜气体容积有关，挥发罐的输出有一定限制，使得在严重错误淤滞的情况下，也不会出现迅速上升而超剂量。尤其在低流量麻醉时，时间常数很大，所以麻醉药浓度改变非常缓慢。临床上认真观察能很早发现浓度变化，所以不存在因重复吸入的增加而导致吸入麻醉药的超剂量。若在调节为高流量时忘记将挥发罐的刻度减小，则可能出现超剂量。

新鲜气体容量减少所致风险 主要是外来气体的聚集。①氮气：在人体和肺部存在的氮气容量为 2.7L。高流量新鲜气体在吸氧去氮时在 15~20 分钟内可排出氮气 2L，剩余者只能缓慢从灌注少的组织中缓慢释放。在有效去氮后关闭麻醉系统 1 小时后氮气浓度 >3%。长时间最低流量麻醉，系统内氮气可达 15%，但只要排除缺氧，氮气聚集不会产生危险。

②丙酮：丙酮产生于脂肪酸变为氧化脂肪酸的代谢过程中。研究发现，用紧闭回路异氟烷麻醉 6 小时，体内丙酮的浓度可增加 50mg/ml，个别情况下高达 200mg/ml。若血中丙酮浓度 > 100mg/ml，可导致苏醒延迟，并可能增加术后呕吐的发生率。丙酮气体易溶解于水和脂肪，但不能用高流量气体、短时间排冲的方法降低其浓度。因此，对于失代偿性糖尿病患者进行麻醉时，FGF 应不低于 1L/min。③乙烯醇：酗酒患者体内存在高浓度的乙烯醇，与丙酮一样，其浓度几乎不能用短时间断续冲洗降低。因此，此类患者麻醉时 FGF 不应低于 1L/min。④一氧化碳：正常情况下，一氧化碳的产生很少。吸烟、溶血、贫血、血卟啉病及输血的患者，尤其在供血者吸烟的情况下，应考虑系统内一氧化碳浓度可能增加，可增加流量短时间冲洗。⑤挥发性麻醉药的降解产物、甲烷、氢气：在低流量时浓度都可能升高，但无实际意义。

临床意义　随着吸入麻醉药的广泛使用，其消耗的费用及对环境的污染等问题引起了人们的重视。麻醉药的消耗与麻醉方式、FGF 和麻醉持续的时间有关。高流量麻醉虽然可保持吸入浓度的稳定，但是麻醉药的用量和污染环境的程度显著增加，故从高流量到低流量的转变已势在必行。

（俞卫锋）

jǐnbì huílù xīrù mázuì

紧闭回路吸入麻醉（closed-circuit inhalation anesthesia）

用来回式或循环式紧闭麻醉装置实施吸入麻醉的方法。在呼气时全部呼出气通过 CO_2 吸收器，再与新鲜气体混合后被重复吸入。在半紧闭式回路中，若新鲜气体的流量降低到一定程度，逸气活瓣呈关闭状态，即为紧闭式麻醉回路。紧闭回路吸入麻醉时，新鲜气体流量等于患者的摄取量，麻醉药物由新鲜气体及重复吸入气体带入呼吸道。整个系统与外界隔绝，呼出气中的 CO_2 被碱石灰吸收，剩余气体被重复吸入。从某种意义上说，紧闭回路麻醉是一种定量麻醉，麻醉维持中仅需精确补充 3 种气体：O_2、N_2O 及挥发性麻醉药。

优点　① CO_2 排除完全。②吸入气体的湿度接近正常：易保持呼吸道湿润，保留体内水分。③减少体热丧失：碱石灰产热，有助于维持麻醉中的体温。④节约麻醉药和氧气。采用低流量气体，行低流量吸入麻醉。⑤麻醉深浅较易调节和控制：麻醉易维持平稳，一般维持肺泡麻醉药浓度于 1.3MAC 即可。⑥随时了解潮气量大小和气道阻力变化。⑦减少手术室的空气污染。

缺点　①结构较复杂。整机连接口较多，均有出现连接不良或漏气等可能。②导向活瓣较易失灵而引起严重事件。活瓣固定于开放位置时可致严重 CO_2 蓄积；固定在密闭位置可致呼吸道完全阻塞。③体积较大。

设备要求　①专用挥发罐应能在 <200ml/min 的流量下输出准确的药物浓度。②碱石灰吸装置必须足够大且保持湿润。③避免使用橡胶制品的回路，可用吸收挥发性麻醉药较少的聚乙烯回路，回路及各连接点必须完全密闭。④流量计必须精确，以利于低流量输出。⑤配备必要的气体浓度监测仪。其采样量应小，且不破坏药物，并能够将测量过的气样回输给回路。⑥呼吸机只能应用折叠囊直立式的呼吸机。使用中注意保持折叠囊充气适中，不宜过满或不足，以此观察回路内每次呼吸的气流容积。

分类　分为来回式紧闭法和循环式紧闭法。

来回式紧闭法　主要部件有蒸发器、CO_2 吸收器和储气囊，并装有可调节储气囊容量的活门。使用该装置时，患者呼出气体中的 CO_2 通过吸收器进入气囊。吸气时，气囊中的气体伴随新鲜气流经 CO_2 吸收器一起吸入。因此，吸入到患者体内的气体中的 CO_2 在吸收器中得到来回吸收，使其吸收得更加充分。该装置无活瓣无效腔，因此呼吸阻力小。但吸收罐（器）离患者太近，若吸入碱石灰，易引起剧烈咳嗽和支气管痉挛。

循环式紧闭法　主要部件有蒸发器、CO_2 吸收器、储气囊、吸气波纹管和呼气波纹管等。带有吸气活瓣的吸气波纹管和呼气活瓣的呼气波纹管，通过三通管与患者相连接。该装置主要用于经过麻醉诱导后的麻醉维持。吸气时，混合气体经过吸气活瓣进入患者体内；呼气时，吸气活瓣关闭，呼气活瓣打开，呼出的气体经 CO_2 吸收器到达储气囊。由于气流做圆周式单向流动，因此它要求的气体流量小，药液用量少，且麻醉气体浓度较易控制。整个系统不与外界相通，易于保持呼吸道的湿润，体热损失少。该装置的不足之处是呼吸阻力较大，不宜于儿童使用。碱石灰吸收 CO_2 的效能降低，易导致 CO_2 在体内蓄积，应及时更换。

实施　根据体重 $kg^{3/4}$ 法则（Brody 公式）计算氧耗量。机体代谢与体重相关，静息状态下每分钟氧耗量（VO_2）= $m^{3/4} \times 10$

（ml/min）；每分钟 CO_2 产生量（VCO_2）= $m^{3/4} \times 8$（ml/min）；心输出量（CO）= $m^{3/4} \times 2$（dl/min）；肺泡通气量（V_A）= $m^{3/4} \times 160$（ml/min），其中 m 为以千克（kg）为单位体重数。根据时间平方根法则计算麻醉药的消耗量。

在紧闭回路麻醉前，必须对患者实施吸氧去氮。但在麻醉一段时间后，组织仍会释放出一定的氮气（15ml/kg），因此每隔1～3 小时应采用高流量半紧闭回路方式通气 5 分钟，以排除氮气和其他代谢废气，保持 N_2O 和 O_2 浓度的稳定。

给药方式包括直接向呼吸回路注射液态挥发性麻醉药和依靠挥发罐的蒸发作用。注射法给药如同静脉麻醉，能注射预充剂量，使之尽快达到诱导所需要的麻醉药浓度，然后间隔补充单位剂量以维持回路内麻醉药挥发气浓度。若采用注射泵持续泵注液态的挥发性麻醉药，可以避免间隔给药产生的浓度波动，使得吸入麻醉像持续静脉输注麻醉一样。依靠挥发罐方式给药只适合于麻醉维持阶段，而在诱导时应使用常规的诱导方法和气体流量，这不仅有利于吸氧去氮，更重要的是加快了麻醉药的摄取。

展望 由于麻醉药分析仪及微型电子计算机技术的进步，可以保持紧闭回路内一定的容积和挥发性麻醉药浓度。这种以重要生命体征（脑电图、脉搏、血压等）、挥发性麻醉药浓度及肌松程度为效应信息反馈控制麻醉药输入的技术称为计算机控制紧闭回路麻醉，是一种闭合环路的麻醉，是吸入麻醉技术与计算机技术的结合，代表了吸入全身麻醉的一个发展方向。

（俞卫锋）

tóngzhóu hūxī huílù

同轴呼吸回路（Bain circuit）

Mapleson D 系统的改良型。又称 Bain 回路。它有一根长 1.8m、直径 22mm 的透明呼气波纹管，其中一根内径约 7mm 的内管输出新鲜气体和挥发性麻醉药，两管形成一个同轴系统，分别运行呼气和吸气。内管的入口靠近储气囊，但是新鲜气体从患者端进入回路，呼出气进入螺纹管并从储气囊处的呼气阀排出。Bain 回路可用于自主呼吸和控制呼吸，新鲜气流量为每分通气量的 2.5 倍即可防止重复吸入。

优点 ①结构简单、重量轻、使用方。②可取代循环紧闭装置，不需活瓣和 CO_2 吸收器。③适用于自主呼吸存在或控制呼吸场合。④适用于任何年龄患者和任何手术。⑤可远离患者头部操作麻醉，尤其适用于颅脑及头面部手术，利用气流量增减可大致调节 $PaCO_2$，增加气流量至 100ml/（kg·min），可使 $PaCO_2$ 降至 30mmHg 左右，可有效地降低脑血流量和颅内压。⑥与废气清除阀连接，以排出全部废气。⑦基于外管呼出气的温度，利于吸入气流加温。

缺点 该法的主要危险在于内外管的口径不够恰当，或内管前端脱衔，或内管扭曲不通或漏气，均可导致无效腔过大，或阻塞呼气而引起高碳酸血症。因此，在应用 Bain 管前必须检查其完整无损性。

组成 再吸入麻醉环路按照新鲜气流、管道、面罩、储气囊及呼气活瓣的安装位置不同，分为 6 型，即 Mapleson A、B 及 C 的呼气活瓣位于患者近端，而 Mapleson D、E、F 的 T 活瓣位于患者较远管端。Mapleson 系统可以分为 3 个功能组：A 组、BC 组

和 DEF 组。Mapleson A 又称 Magill 回路，在靠近面罩处有一个弹簧加载的减压安全阀，新鲜气体从储气囊端进入回路。在 B、C 系统中，弹簧加载减压安全阀也位于面罩处，但是新鲜气体流入管接近患者侧，储气管和储气囊成为盲端，起到收集新鲜气、无效腔气和肺泡气的作用。在 Mapleson DEF 组或 T 型管组，新鲜气体从患者端流入，多余的气体从回路的另一端排出。虽然 Mapleson 系统各部件及其排列非常简单，但是功能分析非常复杂。每个系统中都有多种因素影响 CO_2 的重复吸入，最终的 CO_2 浓度受以下因素控制：新鲜气流量；每分通气量；通气模式（自主呼吸或控制呼吸）；潮气量；呼吸频率；吸呼比；呼气末停顿时间；最大吸气流速；储气囊容积；呼气囊容积；面罩通气；气管插管通气；CO_2 采样管位置。在防止重复吸入方面，不同 Mapleson 系统的相对效率可概括为：在自主通气时，A＞DFE＞CB；在控制通气时，DFE＞BC＞A。Mapleson A、B 和 C 系统已经很少使用，但是 D、E 和 F 系统仍在广泛使用。在美国，DEF 组中 Bain 回路最具代表性。Mapleson D 回路相当于 T 形管的长呼气管，在末端加一储气囊及呼气活瓣。现多改用同轴 Mapleson D 回路。

临床应用 Bain 回路理论上复杂，临床应用简单。回路与患者及麻醉机连接。使用前应检查送气管与接头衔接是否牢靠，若有松动，输入气由此逸出。检查整个回路是否有漏气，可施行压力试验，方法如下：用拇指将面罩接管堵塞，关闭排气口，用高流量氧对该回路加压至 $30cmH_2O$，并维持数秒钟不见压力下降。若

需接低压报警及低氧报警装置，应连接于该回路呼出端与麻醉机之间，以免受输入气流的影响。CO_2 监测仪亦应连接于该处，以测定呼出气 CO_2，监测患者 CO_2 的生成可反映 $PaCO_2$。在面罩接管处连接通气量计，可很快测得每分钟呼出气量。多数用于循环紧闭系统的麻醉呼吸机均可接于该回路的呼吸囊部位。由于吸入气通过呼出管路加温加湿，使用过程中可不配备湿化装置，对回路可采用环氧乙烷气体消毒。

简单易行的检查方法如下：堵塞患者端开口，用高流氧储气囊，在继续充氧下松开患者端开口，若内管完好无损，可因文丘里（Venturi）效应而出现储气囊萎瘪现象；若内管有破裂口，氧气流逸入外管，则储气囊处于持续充满状态。

对于采用 Bain 回路所需的气流量概括如下：控制呼吸时，成人为 $70ml/(kg \cdot min)$，儿童为 $100ml/(kg \cdot min)$，二者最低流量至少 3.5L/min。自主呼吸时，气流量应比控制呼吸时至少增加 50%。回路中的 CO_2 由呼出口排出，因此只要提供所需的气流量，该回路即不会引起由于不正常的 CO_2 分布而产生的蓄积。监测该回路中吸入气 CO_2 浓度是有无再吸入的指标，但并非 CO_2 蓄积的指标。吸入气与呼出气混合的程度影响吸入气 CO_2 浓度，主要与呼吸频率、每分通气量增加及呼吸波型有关。若每分通气量大于气流量，呼气末 CO_2 浓度和混合呼出气 CO_2 浓度可由气流量及其利用确定。理想的气流量与每分通气量之比，在控制呼吸时应维持在 0.5，这就要求呼吸机的每分通气量至少是气流量的 1.5 倍（理想的是 2 倍），进一步提

高气流量对 CO_2 排出不起作用。在控制呼吸时，回路中 CO_2 的分布及吸入气 CO_2 浓度并不影响肺泡气 CO_2 的浓度，也不影响 CO_2 自回路中排出。在自主呼吸时，对所供给气体的利用常比预计的少，即通气不足以将全部供给的气体输送到肺。在成人 >$140ml/(kg \cdot min)$ 的气流量是浪费的，而 <$100ml/(kg \cdot min)$ 可引起肺泡 CO_2 浓度升高，若气流量为 $100ml/(kg \cdot min)$，气流量与每分通气量之比应维持在 1.0 左右或稍低。

（俞卫锋）

jìngmài-xīrù fùhé mázuì

静脉-吸入复合麻醉（intravenous-inhalation combined anesthesia） 静脉麻醉药和吸入麻醉药合用以产生并维持全身麻醉的方法。简称静吸复合麻醉。静脉麻醉药具有起效快和对呼吸道无刺激等特点，常用于麻醉诱导；而吸入麻醉药具有较易控制麻醉深度和术后易恢复等特点，常用于全身麻醉（简称全麻）的维持。在全麻的维持中，为了增强麻醉效果，减少每种麻醉药的用量，可同时使用静脉麻醉药和吸入麻醉药，也可辅以阿片类镇痛药、镇静安定药和肌松药。其方法有多种，如静脉麻醉诱导，吸入麻醉维持；或吸入麻醉诱导，静脉麻醉维持；或静吸复合诱导，静吸复合维持。由于静脉麻醉起效快，诱导平稳，而吸入麻醉易于管理，麻醉深浅易于控制，因此静脉麻醉诱导后采取吸入麻醉或静吸复合麻醉维持在临床麻醉工作中占主要地位。静吸复合麻醉适应范围较广，麻醉操作和管理均较易掌握，极少发生麻醉突然减浅的被动局面。但若掌握不好，也易发生术后清醒延迟。

全静脉麻醉的深度缺乏明显的标志，给药时机较难掌握，有时麻醉可突然减浅。因此，常吸入一定量的挥发性麻醉药以保持麻醉的稳定。吸入恩氟烷、异氟烷者较多，七氟烷和地氟烷也开始应用。一般在静脉麻醉的基础上，于麻醉减浅时段吸入挥发性麻醉药。这样既可维持相对麻醉稳定，又可减少吸入麻醉药的用量，且有利于麻醉后迅速苏醒。也可持续吸入低浓度（约 1%）吸入麻醉药，或 50%~60% 氧化亚氮（N_2O），以减少静脉麻醉药的用量。

实施 包括以下内容。

静脉麻醉诱导 与吸入诱导法相比，静脉诱导较迅速，患者也较舒适，无环境污染。开始诱导时，先以面罩吸入纯氧 2~3 分钟，增加氧储备，并排出肺和组织内的氮气。可以用单次静脉注射静脉全麻药（如丙泊酚）实现，也可利用靶控输注技术完成，但重要的是根据患者的实际情况选择麻醉药物和给药方式。麻醉诱导应辅以镇痛药和肌松药。应用麻醉面罩进行人工呼吸，然后进行气管插管。插管成功后，立即与麻醉机相连接并行人工呼吸或机械通气。整个诱导过程应力求平稳迅速，对循环功能影响小，并尽可能降低气管插管时的应激反应。

静吸复合麻醉维持 静脉诱导完成后，应安全、平稳地过渡到静吸复合麻醉维持阶段。单次剂量的丙泊酚和琥珀胆碱产生的麻醉作用非常短暂，而挥发性麻醉药在这段时间内尚未达到有效的麻醉浓度。处理措施包括：①静脉诱导时予充足剂量并包括适量镇痛药。②气管插管后若患者出现应激反应，应积极处理。③增大

新鲜气体流量和挥发性麻醉药的吸入浓度。④诱导时选择作用时间稍长的静脉全麻药或应用低血气分配系数的吸入药，以利于快速建立有效的肺泡浓度。术中维持麻醉可以低流量吸入挥发性麻醉药，并合用镇痛药、肌松药。

注意事项　①实施静吸复合麻醉应充分掌握各种麻醉药的药理特点，根据患者的不同病情和手术需要，正确选择不同的静吸复合麻醉药的配伍和组合，尽可能地以最小量的麻醉药达到完善的麻醉效果，并将各种麻醉药的毒副作用减少到最小。②为确保患者安全，实施静吸复合麻醉时必须行气管插管。③严格监测术中麻醉浓度，遵循药物的个体化原则，适当增加或减少不同麻醉药的用量，合理调节静脉麻醉药的输注速度和吸入麻醉药的吸入浓度。④肌松药可以提供满意的肌肉松弛，并减少麻醉用药量，但本身无麻醉作用，不能代替麻醉药。因此，应用肌松药必须维持一定的麻醉深度，以避免术中知晓和痛苦。

（俞卫锋）

pínghéng mázuì

平衡麻醉（balanced anesthesia）　同时或先后应用两种以上的全身麻醉药物或麻醉技术以达到镇痛、遗忘、肌松、自主反射抑制并维持生命体征稳定状态的麻醉方法。随着临床麻醉的进展及临床麻醉质量的提高，临床用药经验表明单用一种药物或一种技术以达到临床所需的麻醉深度带来的副作用较大，于是开始强调平衡麻醉这一概念。平衡麻醉主张联合用药，以最大限度地体现每类药物药理作用，减少各药物用量及副作用，可谓之理想的全身麻醉方式。静脉-吸入复合麻醉（简称静吸复合麻醉）是平衡麻醉的典型代表，尤其是静脉麻醉诱导和吸入麻醉维持充分展现了静脉麻醉与吸入麻醉各自的优点。

实施　①静脉麻醉诱导：根据患者情况合理选择麻醉药物及给药方式，包括采用单次静脉注射静脉全麻药（如丙泊酚）或靶浓度控制麻醉输注技术，此与全凭静脉麻醉的麻醉诱导并无明显区别。②麻醉诱导辅以镇痛药和肌松药：以达到镇痛、镇静和肌松的目的。整个诱导过程平稳迅速，对循环功能影响小，并降低气管插管时应激反应，使诱导顺利。③静吸复合麻醉维持：静脉诱导完成后，可安全、平稳地过渡至静脉吸入麻醉维持阶段，减少了单一麻醉技术用药量大带来的副作用，同时发挥了吸入麻醉的易管理、麻醉深度易控制等优点，降低了术后麻醉并发症的发生率。

平衡麻醉是全身麻醉技术中的一种，是静脉麻醉和吸入麻醉的完美结合。在临床的各种需要全身麻醉的手术麻醉中应用较广泛，提高了临床麻醉的安全性。在平衡麻醉的临床实施中也应考虑常用静脉麻醉诱导药物（如丙泊酚）及肌松药琥珀胆碱的临床作用时间短暂，以及静脉麻醉药多无镇痛作用等问题，因此临床中应采取相应的对策保障患者安全，舒适地过渡至静吸复合麻醉的维持阶段，如诱导时选择作用时间稍长的静脉全麻药或应用低血气分配系数的吸入药以利于快速建立有效的肺泡浓度；静脉诱导时诱导剂量应足够，并辅以适当的镇痛药和肌松药；密切注意患者气管插管时有无应激反应以适当调整诱导时的麻醉深度；静脉诱导完成后可增大新鲜气体流量和挥发性麻醉药的吸入浓度，以尽快达到静吸复合麻醉的维持阶段。在达到维持浓度后可根据患者的实际情况适当降低吸入麻醉药的气体流量，并适时追加镇痛药及肌松药，以达到临床麻醉必需的镇痛、镇静、肌松等目的。

注意事项　①平衡麻醉是全身麻醉技术的一种，施行静吸复合麻醉时，必须进行气管插管或放置喉罩，以保证通气道通畅，确保患者安全。②实施静吸复合麻醉时，需多种药物复合应用，充分掌握各种麻醉药的药理特点，根据患者病情和手术需要，正确选择不同的静吸麻醉药的配伍和组合，以尽可能地以最小量的麻醉药达到完善的麻醉效果，以使各种麻醉药的毒副作用降到最低水平。③吸入麻醉药除有完善的镇静等作用外，还有一定的镇痛及肌松作用，但不能完全代替术中所需肌松药和镇痛药的作用，因此应适当配以肌松药和镇痛药；肌松药可以提供满意的肌肉松弛作用，并减少麻醉用药量，但本身无麻醉作用，不能代替麻醉药。因此，应用肌松药必须维持一定的麻醉深度，以避免术中知晓和痛苦。④个体及某些疾病对麻醉药的敏感性不同，术中应严格监测麻醉深度，根据个体需要，适当增加或减少不同麻醉药用量，合理调节静脉麻醉药的输注速度和吸入麻醉药的吸入浓度，以达到保证患者的生命体征稳定的前提下满足手术需要的麻醉深度。

（俞卫锋）

quánshēn mázuì qījiān yánzhòng bìngfāzhèng

全身麻醉期间严重并发症（severe complication during general anesthesia）　实施全身麻醉手术患者出现的麻醉相关并发症。即使经验丰富、细心敬业的麻醉医师小心谨慎地按照操作规章进行麻醉，也不能完全避免麻醉并发症的发生。麻醉并发症涉及三方面的问题，即患者的疾病状况；麻醉医师的素质及技术水平；麻醉药、麻醉器械及相关设备的影响和故障。这三者中任一发生问题，都将造成并发症的发生。若麻醉医师能意识到在围麻醉期各阶段都有可能发生麻醉并发症，并制订必要的防范措施，则可减少并发症的发生。

呼吸道阻塞　各种原因的呼吸道阻塞是造成通气障碍的原因，若处理不及时和不当，可导致不同程度低氧血症与高碳酸血症，甚至死亡。麻醉期间呼吸道阻塞多为急性，按其发生部位可分为上呼吸道及下呼吸道阻塞，按阻塞程度可分为完全性和部分性阻塞。呼吸道阻塞后临床表现为胸部和腹部呼吸运动反常，不同程度的吸气性喘鸣，呼吸音低或无呼吸音，严重者出现三凹征，即胸骨上窝、锁骨上窝及肋间隙凹陷。

原因　主要有以下几方面。

舌后坠　麻醉期间最常见的上呼吸道阻塞。由于麻醉药和肌松药的应用，使下颌骨及舌肌松弛，患者仰卧时在重力作用下舌坠向咽部阻塞上呼吸道。舌体过大、身材矮胖、颈短及扁桃体肥大者，更易发生舌后坠。若发生不完全阻塞，患者随呼吸发出强弱不等的鼾声；若为完全性阻塞，则无鼾声，只见呼吸动作而无呼吸交换。

分泌物、脓痰、血液、异物等阻塞气道　吸入对气道有刺激性的麻醉药可使气道分泌物过多。如肺手术患者，术中常见因大量脓痰、血液及坏死组织堵塞气道；鼻咽腔、口腔手术患者，易发生积血及敷料阻塞咽部；有时可出现脱落的牙齿或义齿阻塞气道的情况。

反流与误吸　全身麻醉时由于应用抗胆碱能药、阿片类镇痛药，特别是肌松药可松弛贲门括约肌，致胃内容物反流，反流物若从咽部进入气管便发生误吸。麻醉期间误吸死亡率为 50% ~ 70%，后果十分严重。误吸胃液后，患者可突然出现支气管痉挛，呼吸急速、困难，呈严重缺氧状态。

插管位置异常、管腔堵塞、麻醉机故障　行全身麻醉气管插管的患者，可发生气管导管扭曲、受压，导管插入过深误入一侧支气管，导管插入过浅脱出，管腔被黏痰堵塞等情况。麻醉机故障也可导致呼吸道阻塞。

气管受压　颈部或纵隔肿物、血肿、炎性水肿等均可使气管受压，致呼吸道阻塞，此类患者术前多有不同程度的呼吸困难，且可因头颈部位置改变致呼吸困难加重。受压局部气管软骨常软化，肿物切除后，由于气管周围组织所起的支架作用消失，可发生气管塌陷，造成气道阻塞。

喉痉挛与支气管痉挛　常见于哮喘、慢性支气管炎、肺气肿、变应性鼻炎等患者，此类患者气道对外来异物刺激呈高敏感反应，这与气道的自主神经调节失常及某些生物化学介质释放有关。喉痉挛多发生于全身麻醉一期到二期麻醉深度。支气管痉挛表现为呼气性呼吸困难，呼气期延长、费力而缓慢，常伴哮鸣音，心率加快，甚至心律失常。

正常情况下，声门闭合反射是使声门关闭，以防异物或分泌物吸入气道。喉痉挛则是因支配咽部的迷走神经兴奋性增强，使咽部应激性增高，致声门关闭活动增强。低氧血症、高碳酸血症、口咽部分泌物与反流胃内容物刺激咽喉部、气管插管操作等直接刺激喉部均可诱发喉痉挛，浅麻醉下进行手术操作如扩张肛门括约肌、剥离骨膜、牵拉肠系膜及胆囊等也可引起反射性喉痉挛。在支气管平滑肌过度敏感的情况下，外来刺激如气管插管、反流误吸、吸痰等都可引起支气管痉挛，手术刺激可引起反射性支气管痉挛，麻醉药物如硫喷妥钠、吗啡等因可使气管及支气管肥大细胞释放组胺，也可引发支气管痉挛。

预防　①为防止发生舌后坠，对松动的牙齿或义齿，应于麻醉前拔除或取出。②术前给予足量抗胆碱能药以抑制分泌物的产生，对湿肺（大咯血）患者采用双腔支气管内插管，对口鼻咽腔手术患者，应常规行经鼻腔或口腔气管插管，以防血液误吸。③为防止反流误吸，对择期手术患者，成人术前 8 小时应禁食禁水，即使儿童也需按规定禁食禁水。实施麻醉前应备吸引器，对放置鼻胃管的患者，应充分吸引减压。对饱胃与高位肠梗阻的患者，应施行清醒插管。对术中发生反流误吸可能性大的患者，术前应静注质子泵抑制剂，以降低胃液酸度。④术前 X 线和 CT 检查可确定气管受压部位与气管内径大小，有助于选用气管导管型号及确定导管插入长度。气管受压患者一旦气管插管失败，常来不及行紧急气管切开术。因此，插管前应认真做好各项准备工作，所选用气管导管口径（从导管外壁计算）应与气管最狭窄处相当，导管插入深度应能超过气管最狭窄部位。

处理 ①发生舌后坠时，将患者置于侧卧头后仰位，放置口咽或鼻咽通气管及托起下颌可缓解舌后坠所致呼吸道阻塞。②发生呕吐物和反流物误吸时，应立即将患者置于头低位，并将头转向一侧，同时将口咽腔及气管内呕吐物和反流物吸出，还应给予一定量支气管解痉药及抗生素，并努力支持呼吸，必要时于气管插管后用生理盐水进行气管灌洗，直至灌洗液 pH 值接近中性。③对颈部肿块使气管长期受压者，术后应依情况行气管造口术。④轻度喉痉挛在去除局部刺激后可自行缓解，中度者需用面罩加压吸氧治疗，重度者可用粗静脉输液针行环甲膜穿刺吸氧，或静脉注射琥珀胆碱迅速解除痉挛，然后加压吸氧或立即行气管插管进行人工通气。⑤对轻度支气管痉挛行手控呼吸即可改善，对严重支气管痉挛常需用 β₂ 受体激动药治疗。对缺氧与二氧化碳蓄积诱发的支气管痉挛，施行间歇正压通气即可缓解。对浅麻醉下手术刺激引起的支气管痉挛，需加深麻醉或予肌松药治疗。发生上述情况后，患者出现异常呼吸运动及难以解释的低氧血症，应首先检查气管导管的位置、深度及两肺呼吸音，继之查看呼吸机或麻醉机回路及呼吸活瓣启动情况，针对阻塞原因逐一妥善处理。

呼吸抑制 肺通气不足，可表现为呼吸频率减慢，潮气量减低，血氧分压下降，二氧化碳分压升高。呼吸抑制分为中枢性呼吸抑制和外周性呼吸抑制。①中枢性呼吸抑制：常用麻醉药、麻醉性镇痛药均可抑制呼吸中枢，过度通气因二氧化碳排出过多及肺过度膨胀也可抑制呼吸中枢。若为麻醉药抑制呼吸，应适当减

浅麻醉，呼吸即可恢复；对麻醉性镇痛药所致呼吸抑制，可用其拮抗药拮抗；对因过度通气及肺过度膨胀致呼吸抑制，应适当减少通气量，并依自主呼吸节律行同步辅助呼吸，使呼气末二氧化碳分压恢复到正常水平。②外周性呼吸抑制：使用肌松药是常见原因，大量排尿血钾低下、全身麻醉复合高位硬膜外阻滞也会因呼吸肌麻痹而无呼吸。对肌松药所致呼吸抑制，可用新斯的明拮抗；对低钾性呼吸肌麻痹应及时补钾；对脊神经阻滞的呼吸抑制待阻滞作用消失后呼吸才能逐渐恢复。

低血压 指血压降低幅度超过麻醉前 20% 或收缩压降低至 80mmHg。

原因 ①麻醉因素：各种麻醉药、辅助麻醉药的心肌抑制与血管扩张作用，过度通气所致低碳酸血症，排尿过多所致低血容量与低钾血症，缺氧所致酸中毒，以及低体温等影响，均可造成不同程度的低血压。②手术因素：术中失血多未能及时补充，在副交感神经分布丰富区域进行手术操作所致副交感神经反射，手术操作压迫心脏或大血管，以及直视心脏手术，均可造成不同程度的低血压。③患者因素：术前有明显低血容量而未予以纠正，肾上腺皮质功能衰竭，严重低血糖，血浆儿茶酚胺浓度急剧降低（嗜铬细胞瘤切除后），心律失常或急性心肌梗死等，都可伴不同程度低血压。

预防 术前应根据患者的不同情况，做好充分的术前准备，以防止麻醉期间患者血压严重降低。对体液欠缺患者，应根据欠缺情况予充分补充，并纠正电解质及酸碱平衡失调；对严重贫血

患者，应将血红蛋白升至正常；对心肌梗死患者，除非急症手术，应 6 个月后行择期手术；对心力衰竭患者，应在纠正心力衰竭 2 周后手术；对低钾血症致心律失常患者，应将血钾升至正常水平；对长期接受糖皮质激素治疗的患者，术前及术中应加大糖皮质激素用量，以免血压降低后难以回升。

处理 麻醉期间一旦遇有严重低血压，应立即减浅麻醉，注意血氧分压及呼气末二氧化碳分压的变化，此时若颈静脉压不高（可依颈外静脉充盈情况估计），应加速输液，输入血浆代用品更有利于血压回升，必要时可用血管活性药物升压。对严重冠心病患者，术中反复发生低血压预示发生心肌梗死，应加强监测，并采取一切措施支持心脏泵功能。对手术牵拉内脏所致低血压，应暂停手术操作，并静脉推注少量麻黄碱升高血压。术中一旦测不到血压，无论何种原因，均应立即行胸外心脏按压，进行心肺复苏。

高血压 指血压升高超过麻醉前的 20% 或血压升高达 160/95mmHg 以上。血压过高指血压升高超过麻醉前 30mmHg。

原因 ①麻醉因素：如气管插管操作，某些麻醉药作用如氯胺酮及羟丁酸钠，缺氧及二氧化碳蓄积早期。②手术因素：颅内手术时牵拉额叶或刺激脑神经，可引起血压升高；脾切除术时挤压脾，因循环容量剧增，可使血压明显升高；嗜铬细胞瘤手术中探查肿瘤时，血压可立即迅速升高达危险水平。③病情因素：甲状腺功能亢进症、嗜铬细胞瘤等患者，麻醉后常出现难以控制的血压升高，即使处理及时，也

难免因急性心力衰竭或肺水肿死亡。④精神因素：术前精神极度紧张的患者，血压可极度升高，其中少数患者在进入手术室前可因脑出血或心力衰竭死亡。

预防 为防止各种原因造成的高血压，对采用全身麻醉患者，术前访视应耐心做好思想工作，消除患者紧张情绪，并针对患者情况予足量术前用药。对嗜铬细胞瘤及甲状腺功能亢进症患者，手术医师必须按常规进行术前准备。为预防诱导插管过程的高血压，麻醉深度应适当，若能配合咽喉、气管表面麻醉或给一定量 α 或 β 受体阻断药效果尤佳。在麻醉过程中，应避免缺氧和二氧化碳蓄积，严格控制输血输液量。

处理 麻醉期间血压一旦明显升高，如为麻醉过浅，应加深麻醉；如为明显应激反应，可根据情况予 α 或 β 受体阻断药或血管平滑肌松弛药（如硝酸甘油）降低血压；如为缺氧及二氧化碳蓄积性高血压，应在加大通气量的同时提高吸入气体的氧浓度。

心肌缺血 指心脏的血液灌注减少，导致心脏供氧减少，心肌能量代谢不正常，不能支持心脏正常工作的病理状态。心肌对能量的需求很高，其本身腺苷三磷酸（ATP）储量仅能满足 1 秒的消耗。心脏消耗的 ATP 均来自有氧氧化，心肌从无氧代谢中（主要是葡萄糖无氧酵解）获取能量的能力极为有限，因此心肌不能耐受较长时间缺氧。心电图是诊断心肌缺血简单而常用的方法，可表现为心脏传导异常，心律失常，出现 Q 波，R 波进行性降低，ST 段压低 >1mm 或抬高 >2mm，T 波低平、双向或倒置。心肌缺血未能识别与未能及时正确处理是

麻醉期间因心脏泵衰竭而死亡的常见原因。

原因 ①患者精神紧张、恐惧和疼痛，引起体内儿茶酚胺释放增多，使心脏后负荷加大，心率加快，增加心肌耗氧。②血压过低或过高均可影响心肌供血、供氧。③麻醉药抑制心肌收缩力，致心输出量减少，对血管的影响使回心血量减少。④麻醉期间供氧不足或缺氧。⑤各种原因所致心率加快或心律失常。

预防 对任何手术麻醉患者，特别是老年、高血压、冠状动脉供血不足患者，力求做到使心肌氧供求平衡，努力降低心肌氧耗，并增加心肌供氧，如减轻心脏做功（治疗高血压）、消除不良的血流动力学效应（如纠正心律失常、避免血压过低）、提高供氧量（如纠正贫血、增加吸入氧浓度）、保持一定的心舒间期（适当减慢心率）。对心肌梗死患者的择期手术，宜延迟至 4~6 个月后施行，以降低死亡率。为预防心肌缺血，避免发生心肌梗死，麻醉期间除监测心电图外，还应监测血流动力学，如平均动脉压、颈内静脉压、心输出量及尿量，使心率、收缩压、舒张压和心肌收缩力保持于适当水平，以保证心肌氧供求平衡，可酌情使用短效 β 受体阻断药或钙离子通道阻滞药。心动过速是麻醉期间引起心肌缺血和心肌梗死的主要原因，应努力避免发生。充分使用阿片类药物不仅可降低应激反应，还能增加心肌利用氧。全身麻醉复合高位硬膜外阻滞可抑制心动过速和高凝状态，对心肌缺血有很好的防治作用。

体温降低 正常人的冷反应阈值是 37℃，全身麻醉期间冷反应阈值可降至 34.5℃。一旦体温

调节反应完全丧失，中心温度即变为中性温度环境（即体内氧耗量最小的环境温度）。将探测电极置于食管中部心脏水平，或将探测电极置于胸骨中部的皮肤表面，即可测得中心温度。中心温度低于 36℃ 即为体温降低或低体温，低体温是麻醉和手术中常见的体温失调。

影响 低体温使麻醉药及辅助麻醉药作用时间延长。低体温使吸入麻醉药的最低肺泡有效浓度值降低。低体温时内脏血流减少，使经肝代谢、排泄的药物如吗啡的半衰期明显延长。由于肾血流及肾小球滤过率减低，使经肝代谢及肾排泄的药物如泮库溴胺的时效延长 1 倍以上。低体温使凝血物质活性降低，使血小板滞留于肝，血液黏稠度增高，影响组织灌流。氧解离曲线左移，不利于组织供氧。若有寒战反应，可使组织氧耗量明显增多。

原因 ①室温低：手术室温度低于 21℃ 时，一般患者均有体温降低；室温在 21~24℃ 时，70%患者可保持体温正常；室温在 24~26℃ 时，患者均能维持体温稳定，故手术室温度应为 21~24℃，相对湿度为 40%~50%。②室内通风：手术室内使用层流通气设备，可增加对流散热量 4 倍以上。③术中输入大量冷的液体：输入 4℃ 的冷藏库存血，可使体温下降。输血量越大，体温下降越明显。为防止体温下降过多，宜将输入的液体或库存血用温水加温后再输入。④术中内脏暴露时间长及用冷溶液冲洗腹腔或胸腔，可使体温明显降低。⑤全麻药抑制体温调节中枢：此种情况下若使用肌松药，使体热产生减少（肌肉活动是体热产生的来源），致使体温降低。

预防 ①手术室温度应维持在 22～24℃（婴幼儿 25℃）。②冷的输入液体及冲洗液在使用时应加温。③采用吸入麻醉和控制呼吸时，应采用循环紧闭回路。

体温升高 全身麻醉期间热反应阈值可升至 38℃。中心温度高于 37.5℃ 即为体温升高，又称发热。临床常按发热程度将发热分为：低热（口腔温度 37.5～38.0℃）；高热（口腔温度 38～41℃）；过高热（口腔温度 41℃以上）。

影响 体温每升高 1℃，基础代谢率增加 10%，需氧量也随之增加；高热时常伴代谢性酸中毒、高钾血症及高血糖。体温升高到 40℃ 以上时，常导致惊厥。

原因 ①室温超过 28℃，且湿度过高。②无菌单覆盖过于严密，妨碍散热。③开颅手术在下丘脑附近操作。④麻醉前阿托品用药量大，抑制出汗。⑤输血输液反应。⑥采用循环紧闭法麻醉，碱石灰可以产热，通过呼吸道使体温升高。

预防 ①严格控制手术室内温度勿超过 26℃。②一旦发现体温升高，立即用冰袋等物理降温措施降温。③麻醉期间常规监测中心温度变化。

术中知晓 在全身麻醉过程中患者发生意识恢复，术后能回忆起术中所发生的一切事，并能告知有无疼痛情况。大脑皮质是意识内容（包括语言、思维、学习、记忆、定向与情感）形成的器官，全身麻醉药及大部分辅助麻醉药既能抑制大脑皮质，也能抑制脑干网状上行激活系统的活动，使患者进入睡眠与麻醉状态。术中知晓的发生与麻醉药对大脑皮质及脑干网状上行激活系统的抑制作用减弱或消除有关。有时

对患者精神损害较大，是全身麻醉的并发症之一，应努力避免。麻醉不宜过浅，麻醉医师必须掌握浅麻醉征象。监测脑干听觉诱发电位变化，有助于预防术中知晓发生。

苏醒延迟 麻醉苏醒期始于停止给麻醉药，止于患者能对外界言语刺激作出正确反应。对于吸入麻醉，当其肺泡内麻醉药浓度降至一定程度时，患者即能对言语刺激作出反应。静脉麻醉苏醒期长短与给药剂量、药物脂溶性、肝灭活和/或肾排泄等因素有关。由于任何麻醉药都有各自的苏醒时间，因此难以对苏醒延迟的时间作统一规定。一般认为，凡术后超过 30 分钟呼唤不能睁眼和握手、对痛觉刺激无明显反应，即视为苏醒延迟。

原因 ①麻醉药的影响：极度肥胖患者吸入全麻药超过 3 小时，大量麻醉药蓄积于脂肪，停药后药物排出时间也相应延长；麻醉期间如使用大量芬太尼和肌松药，由于呼吸抑制，常需机械通气支持，若未能监测呼气末二氧化碳分压，可因过度通气导致低碳酸血症使术后苏醒延迟。②水电解质紊乱：麻醉手术期间，由于应激反应，使钾离子移向细胞内，但不致形成低钾血症。若排尿过多而未能及时补钾，则可导致严重低钾血症。血钾 < 3mmol/L 者，肌无力症状十分明显，合并酸中毒者易出现呼吸肌麻痹。术中输入大量晶体液，由于血浆胶体渗透压降低，可致肺间质水肿，呼吸功能严重受损，影响吸入麻醉药排出，伴缺氧及二氧化碳蓄积，使患者苏醒延迟。③手术并发症：肾、肾上腺、肝及胸腔内手术，因胸膜破裂，多有气胸及肺萎陷，使肺通气功能

受损，致发生缺氧及严重代谢性酸中毒；麻醉手术期间，常因缺氧及大量输血、输液致严重代谢性酸中毒，使呼吸中枢明显抑制，苏醒延迟。

处理 对术后苏醒延迟的患者，应常规监测心电图、血氧饱和度、呼气末二氧化碳分压、血气分析、血电解质及肌松情况，以帮助确定苏醒延迟的原因。①根据患者情况、手术时间及所用麻醉药种类，很易识别苏醒延迟是否为麻醉药的作用，应针对可能原因，逐一进行处理。②对于低氧血症患者，应努力改善缺氧。③对于呼气末二氧化碳分压明显减低患者，应在确保血氧饱和度的情况下降低通气量。④对于严重低钾血症患者，在心电图及血钾监测下尽快补钾。⑤严重代谢性酸中毒：根据血气分析结果予一定量的 $NaHCO_3$ 溶液，以纠正代谢性酸中毒。⑥对气胸或肺不张致通气不足的患者，应行胸腔闭式引流及吹张萎陷肺。⑦对输液过量致肺水肿的患者，应给一定量呋塞米利尿。⑧术中长期低血压的患者，常造成中枢神经系统不同程度的损害，对于此类患者应维持良好的血压水平，血氧饱和度在 96% 以上，血糖在 4.5～6.6mmol/L，并予大剂量糖皮质激素，行头部轻度降温及轻度脱水治疗，促进脑功能尽快恢复。

咳嗽 是一种防御性反射，意识存在时，咳嗽受上位中枢抑制，麻醉后由于失去上位中枢的抑制作用，咳嗽的阈值降低，气管内一些较弱的刺激即可引起强烈咳嗽。咳嗽是对气道刺激的一种应答效应，旨在将气管内异物咳出，其有效性在于声带能关闭与呼吸肌的强烈收缩所产生的肺

内压突然升高，气管插管后声带即不能闭合，此时尽管腹壁、胸壁、颈部肌肉及膈肌强力收缩，由于不能形成足够的肺内压，对清除气道内异物是一种效果很差的咳嗽动作。

原因 ①巴比妥类药麻醉，交感神经受抑制程度较强，致副交感神经紧张度增高。②冷的挥发性麻醉药或气管内分泌物刺激。③浅麻醉下气管插管、手术直接刺激气管和肺门、吸痰管刺激气管黏膜。④胃内反流物误吸。

预防 为避免全身麻醉诱导插管及术中导管对气管刺激引起咳嗽，应予足量肌松药，地西泮及氟哌利多对抑制咳嗽反射有良好作用。为防止胃肠液反流误吸，应插带气囊导管，对胃肠手术患者应行胃肠减压。

呃逆 膈肌不自主地阵发性收缩。其原因为：①手术强烈牵拉内脏，或直接刺激膈肌及膈神经。②全身麻醉诱导时将大量气体压入胃内。发生呃逆后，影响通气及手术操作顺利施行，术后呃逆影响患者休息及进食水。预防措施是予足量肌松药，对术后呃逆可用地西泮及氟哌利多治疗，亦可静脉注射哌甲酯治疗，针刺内关穴亦有良效。

术后呕吐 全身麻醉围术期常见并发症，其发生与患者情况、麻醉用药及手术种类有关。呕吐不仅使患者痛苦，也易致水电解质紊乱及酸碱平衡失调，最严重的是误吸，因此应努力避免发生。

原因 ①麻醉药作用：吸入麻醉剂中术后呕吐发生率最高的是乙醚，其次是甲氧氟烷、恩氟烷、异氟烷，氧化亚氮的发生率较低。常用静脉麻醉药术后均见呕吐发生。②手术种类影响：胃肠道手术后，由于胃肠黏膜水肿，特别是切断胃迷走神经后，胃肠蠕动明显减低或消失，致胃潴留而发生呕吐。③患者情况：术前饱胃、幽门梗阻或高位肠梗阻、外伤疼痛和焦虑（此类患者胃排空明显延迟）及放置胃肠减压管患者，术后常易发生呕吐。

预防 对术前饱胃及幽门梗阻患者，应于麻醉前使胃排空，以消除围麻醉期呕吐误吸，因麻醉和手术都可使胃排空时间明显延迟，患者处于饱胃状态，随时都可发生呕吐误吸。若麻醉前给催吐药（静脉注射少量盐酸阿扑吗啡或哌替啶）或放置胃管使胃排空，则可使患者安全渡过围麻醉期。为防治麻醉药及胃肠手术术后呕吐，可予适当止吐药。

恶性高热 某些吸入麻醉药（如氟烷、安氟烷、异氟烷等）和去极化肌松药（琥珀胆碱）激发的全身肌肉强烈收缩、并发体温急剧上升及进行性循环衰竭的代谢亢进危象。又称异常高热。不是通常麻醉中发生的单纯体温升高，在无特异性治疗药物的情况下，一般的临床降温措施难以控制体温增高，最终可导致患者死亡。国外文献报道其发病率为1/10万～1/1.6万，中国也有确诊的病例报道，病死率达73%。其发病机制尚不完全清楚，一般认为多有恶性高热家族史，肌肉细胞存在遗传性生理缺陷。

临床表现：①术前体温正常，吸入卤族麻醉药或静脉注射去极化肌松药后，体温急剧上升，数分钟即升高1℃，皮肤斑状潮红发热。②全身肌肉强烈收缩，上肢屈曲挛缩，下肢僵硬挺直，直至角弓反张，肌松药不能使强直减轻，反而使强直加重。③急性循环衰竭多表现为严重低血压、室性心律失常及肺水肿。④血清肌酸磷酸激酶极度升高，并有肌红蛋白尿。

原因 容易激发恶性高热的麻醉用药有氟烷、甲氧氟烷、恩氟烷、琥珀胆碱、氯丙嗪、利多卡因及丁哌卡因等。

预防 术前详细询问病史，特别注意有无肌肉病、麻醉后高热等个人史和家族史。对可疑患者，应尽可能通过术前肌肉活检进行咖啡因氟烷收缩试验确诊，指导麻醉用药。

处理 一旦术中考虑为恶性高热，应立即终止吸入麻醉药，并用高流量氧气进行过度通气，尽快停止手术。迅速用物理降温法降温，直到体温至38℃为止。立即静脉注射治疗恶性高热的特效药物丹曲林，5～10分钟重复一次，直至肌肉强烈收缩消失、高热下降。加强监护和对症支持治疗，维持循环、呼吸支持治疗，以确保患者安全渡过围术期。

（俞卫锋）

qìguǎn chāguǎn
气管插管（endotracheal intubation） 借助各种器械将特制的气管导管经口腔或鼻腔插入患者的气管或支气管内以维持通气的方法。用于心肺复苏、全身麻醉（简称全麻）、新生儿窒息、各种原因所致气道塌陷或梗阻，以及各种需要机械通气治疗的患者。

适应证 绝对适应证：不采用气管插管就无法保证患者安全的手术，主要有：①全麻颅内手术。②胸腔和心血管手术。③俯卧或坐位等特殊体位的全麻手术。④可能影响呼吸道通畅的手术（如头面部和颈部全麻大手术）。⑤有呕吐误吸危险的患者（如饱胃、肠梗阻）。⑥术中需施行特殊处理的患者（如低温麻醉、控制性低血压等）。⑦术中需使用肌松药的全麻手术。⑧严重肥胖患者全麻手术。相对适应证：取决于麻醉医师的技术经验和设备条件，为方便麻醉管理提高安全而选用（如时间>2小时的任何全麻手术，头面部和颈部全麻中小手术等）。

禁忌证　绝对禁忌证：除紧急抢救外，一定不能施行气管插管，否则可能引起危及生命的情况，如喉水肿、急性喉炎、喉头黏膜下血肿等。相对禁忌证：严重气管畸形或移位，应慎重气管插管，避免插管失败时反复操作造成喉头和气管损伤；凝血功能障碍并有出血倾向患者，插管创伤可能诱发上呼吸道出血或血肿，造成急性气道阻塞而危及生命；胸主动脉瘤压迫气管，可能因插管反应导致动脉瘤破裂，如需插管，动作需轻柔、熟练，避免呛咳、挣扎造成意外；鼻道不通畅、鼻咽部纤维血管瘤、鼻息肉或有反复鼻出血患者，禁用经鼻气管插管；对插管基本知识和技能未掌握患者，设备不完善也不能盲目施行气管插管。

方法分类　有3种不同的分类法，分别为根据插管途径分类、根据插管前的麻醉方法分类和根据是否显露声门分类（表1）。其中临床常规的插管方法是明视经口腔插管法，其他方法应根据手术途径和患者情况酌情选用。

临床应用　气管插管能为麻醉处理带来许多方便，如有利于保持呼吸道通畅，便于清除气管支气管内分泌物；有效施行控制通气或辅助呼吸，对呼吸功能不健全患者有利于维持术中足够通气量；对于需要呼吸治疗患者，可方便施行各种机械通气模式；任何体位下都能维持通气；允许麻醉医师远离患者而不中断麻醉与通气。

(李士通)

jīngkǒuqiāng chāguǎnfǎ

经口腔插管法（oral endotracheal intubation）

将气管导管经口腔插入气管内的方法。

解剖生理　插管前安置适当的头位，以使口腔、咽和喉三轴线重叠成一条线。经典的头位称为嗅物位：头垫高10cm，肩部贴于手术台面，使颈椎呈伸直位，颈部肌肉松弛，门齿与声门之间的距离缩短，咽轴线与喉轴线重叠成一线；在此基础上再后伸寰枕关节，利用喉镜将舌根上提，即可使口腔与咽轴线、喉轴线3条轴线重叠成一线而显露声门。

技术操作　包括以下步骤。

选择导管　插管前必须备好合适型号的气管导管，男性成人选择内径7.5~8.5mm的导管，女性成人选择内径6.5~7.5mm的导管；儿童的气管导管内径需根据年龄和发育大小进行选择（表1），按表中所列选择尚需常规准备比其大一号和小一号的导管各一根，在喉镜下直视声门大小，再最后选定内径最适合的导管用于插管；6岁以内小儿气管导管内径的选择也可利用公式作出初步估计：导管内径（mm）= 4.0+年龄（岁）/4。一根恰当内径的导管允许在20~25cmH$_2$O气道压力下不出现漏气现象，若在气道压力<10cmH$_2$O时即出现漏气，提示需要更换较大一号的导管。

表1　气管插管方法分类

分类依据	方　　法
插管途径	
经口腔插管法	经口明视气管插管法
经鼻腔插管法	经鼻明视气管插管法
经气管造口插管法	
插管前的麻醉方法	
诱导插管法	慢诱导气管插管法
	快速诱导气管插管法
清醒插管法	清醒经口或鼻明视插管法
半清醒管法	镇静半清醒明视插管法
是否显露声门	
明视插管法	直接喉镜明视插管法
	纤维光导喉镜引导插管法
盲探插管法	经鼻盲探气管插管法
	经口手指探触引导插管法
	经气管逆行细导管引导插管

表1　小儿气管导管的选择

小儿年龄	导管内径（mm）
新生儿	3.0
6月龄	3.5
18月龄	4.0
3岁	4.5
5岁	5.0
6岁	5.5
8岁	6.0
12岁	6.5
16岁	7.0

置入喉镜　喉镜片有直型与弯型两种。两种喉镜的操作法略有不同。最常用的是弯型喉镜，

具体操作步骤如下：操作者站在患者头端，患者头位于大约操作者剑突水平。操作者将右手拇指深入患者口腔内的下磨牙部位，握住下颌向前推并向上提起下颌，尽可能张开患者口腔，同时拨开嘴唇；左手握住喉镜镜柄靠近镜片的位置，将喉镜片轻轻地从患者口腔右侧进入，用镜片的凸缘将舌推向左侧，避免碰到嘴唇、牙齿和牙龈，对于有松动牙齿的患者应采用一些保护牙齿的措施（如套上护牙套）；喉镜显露声门必须逐步深入，连续观察口腔结构，首先看到腭垂，继续深入可看到会厌的游离边缘，继而为双侧杓状软骨突的间隙，最后将弯曲的镜片头端置入会厌谷（舌与会厌之间的空间），上提喉镜，即可看到声门裂；在颈部轻压环状软骨或甲状软骨以更好地显露声门。必须注意的是：应使用上提喉镜的力量达到显露声门的目的，切忌以上门齿作为喉镜片的着力点，用"撬"的力量去显露声门，易造成门齿脱落损伤。直型喉镜片操作方法与弯型喉镜片不同之处在于：看到会厌边缘后，继续推进喉镜，将镜片远端置于会厌的喉面之下，然后上提喉镜，用镜片挑起会厌的方式显露声门。

插入气管导管 右手握毛笔的手势持气管导管，从口腔右侧进入，导管斜口端对准声门裂，在直视下将导管插入声门裂；若患者自主呼吸尚未消失或有所恢复，应在患者吸气末（声带外展使声门裂达最大时）顺势将导管送入声门；若使用导管芯，在导管斜口进入声门1cm时，应及时抽出导管芯。

确定气管导管插入深度 成人气管导管前端的位置应相当于气管的中段位，在气管隆突上4~5cm处。但导管位置易受头位的影响，颈过伸位时可向咽喉方向移动约1.9cm，颈过屈位时可向隆突方向移动，颈侧转时也可向咽喉方向移动约0.7cm。一般导管插入气管内的深度以导管顶端至切牙的长度计算，成年男性为23cm，成年女性约21cm，经鼻插管的深度以导管顶端至鼻孔的长度计算，成人按照经口插管的长度加3cm。导管过深会导致支气管内插管，过浅会导致套囊从喉头脱出或卡在喉头上造成损伤。小儿气管长度随年龄而变化，导管更易受头位的影响。尽管小儿插管深度可根据年龄用公式计算[经口插管深度（cm）= 12 + 年龄/2；经鼻插管深度（cm）= 15 + 年龄/2]，但最可靠的方法是听诊双侧肺和喉头的呼吸音以确定导管的合适位置。具体做法：一边听诊双侧肺呼吸音，一边往外退气管导管，直到恰好双侧呼吸音对称，再听诊喉头有无漏气声。若只听到一侧肺呼吸音，表明导管插入过深（支气管内插管）；若喉头有漏气声，提示导管有脱出声门可能。

套囊充气与导管固定 一般成人均选择有套囊的导管，小儿可能使用无套囊导管。恰当的导管内径非常重要，如导管过粗，可能损伤喉或气管，导致术后声音嘶哑、喉或气管狭窄等并发症；如导管过细，套囊充气不足或无套囊则出现严重漏气，套囊内注入大量气体则形成高压套囊而造成气管壁压迫影响毛细血管血流灌注；导管过细还会增加气管导管阻力，从而增加呼吸做功。导管插入气管后，退出喉镜，充气导管的套囊，确定导管在气管内后，将导管固定在嘴角边，并立即加深麻醉。必须注意的是：插管后一定要仔细听诊双侧呼吸音，观察呼气末二氧化碳波形，警惕导管误插入食管或插入过深或过浅，固定导管后还应再次检查导管深度、有否扭曲或受压，可以使用纤维支气管镜确认导管位置，但不作为必须。

确诊导管在气道内的方法 可以采用手控通气，通过呼吸囊挤压气体入气管导管，观察胸廓活动和听诊，必须达到3个指标都正常：观察胸廓起伏活动，双侧应均匀一致；听诊腋下和胸前区的肺呼吸音，双侧肺应完全一致；观察呼气末二氧化碳分压（$P_{ET}CO_2$）和波形，应该显示正常的数值和波形。

临床应用 借助喉镜在直视下显露声门后，是临床最常用的气管插管法，可以在全身麻醉肌松药作用下实施操作，也可以在镇静状态下或清醒气管内表面麻醉下完成。

（李士通）

jīngbíqiāng chāguǎnfǎ
经鼻腔插管法（transnasal tracheal intubation）
将气管导管经鼻腔插入气管内的方法。经鼻腔插管操作比经口腔插管的难度大，创伤也较大，易引起鼻腔或鼻咽部黏膜损伤和鼻出血，鼻腔内细菌入血可能导致菌血症，有脑脊液漏者容易导致颅内感染，颅底有薄弱部位者可能发生导管插入颅内的危险。

适应证 ①某些特殊情况，如颈椎不稳定、颌面骨折、颈部异常、颞颌关节病变、口咽感染或口底肿物、拟行口腔或颌面手术需要不受妨碍的术野时。②需长期留置气管导管。③处理困难气道。

禁忌证 ①颅底骨折。②脑脊液漏。③正在使用抗凝药。

④出血倾向。⑤鼻腔闭锁。⑥鼻骨骨折。⑦菌血症倾向（如心脏瓣膜置换或心脏瓣膜病）。

技术操作 常用明视经鼻腔插管法和盲探经鼻腔插管法两种，其中明视经鼻腔插管法可借助插管喉镜在直视下暴露声门，也可使用纤维支气管镜（简称纤支镜）明视下插管。插管前检查患者鼻腔通畅程度，先对通气相对更通畅的一侧鼻腔行局麻药鼻腔内表面麻醉，并滴入几滴1%麻黄碱溶液，使鼻腔黏膜麻醉和血管收缩。选择比口腔插管小0.5~1.0mm的气管导管，导管前端套囊涂以滑润油。

明视经鼻腔喉镜下插管法 若只是因为外科手术区域问题决定经鼻腔插管，可常规麻醉诱导，使用插管喉镜在直视下暴露声门，行经鼻腔气管插管，基本方法（包括插管时头位、置入喉镜）与明视经口腔插管法相同，只是置入导管的方式不同于经口腔插管法，具体操作步骤如下：麻醉诱导面罩通气后，沿下鼻道经鼻腔推进气管导管，即将导管与面部做垂直的方向插入鼻孔，沿鼻底部出后鼻孔至咽腔，过鼻后孔时会有突破感，切忌将导管向头顶方向推进。当导管进入口咽部后开始用喉镜显露声门，方法与经口腔插管相同。用左手持喉镜显露声门后，右手继续推进导管入声门，若导管达会厌上方不能直接推进声门，可用插管钳夹持导管前端将导管送入声门，由助手协助推动导管会更方便导管置入，一般成人导管插入气管内的深度为4~5cm。插管后导管位置的检查同经口腔插管法，然后将导管固定在患者的鼻面部。

明视经鼻腔纤支镜下插管法 由于鼻咽部弧度使纤支镜插入角度自然朝向声门，因此比经口插管容易，具体操作步骤如下：通过纤支镜的工作通道对咽喉和气管内实施表面麻醉，或使用喷雾器和滴管行咽喉声门上表面麻醉，同时经环甲膜穿刺行气管内表面麻醉。酌情予吸入2%~5%七氟烷，持续输注丙泊酚150~250μg/（kg·min）或复合瑞芬太尼0.05~0.15μg/（kg·min），或右旋美托咪定1μg/kg静脉输注10分钟。将适当型号的气管导管套在纤支镜上，先将纤支镜经鼻腔沿下鼻道推进至声门，可参照鼻翼至耳垂的距离相当于鼻孔至咽后腔的距离估计推进程度，调整纤支镜角度，边调整边推进，始终将声门置于镜下视野的正中，直至纤支镜进入气管可见到气管软骨环，并推进至见到气管隆突处，沿纤支镜将气管导管推入气管；4.9mm以上口径的纤支镜一般不会发生镜干进入气管而导管无法推进的情况，但小口径纤支镜送导管时必须小心。将气管导管推进入气管后，退出纤支镜，连接麻醉机呼吸回路，导管位置的检查同经口腔插管法，然后将导管固定在患者的鼻面部。

盲探经鼻腔插管法 适用于张口度小、无法置入喉镜的患者，基本方法：采用清醒或半清醒插管，尽可能保留较大通气量的自主呼吸；依靠导管内的呼吸气流声判断导管斜口端与声门之间的位置和距离；导管口越正对声门，气流声音越响；越偏离声门，声音越轻或全无。此时术者一边用左手调整患者头位并触诊患者颈前区的皮肤以了解导管前端的位置，一边用右手调整导管前端的位置，用耳倾听气流声响，调整至声响最强的部位时，缓慢推进导管入声门；推进导管中若遇阻挡，呼吸气流声中断，提示导管前端已触及梨状隐窝，或误入食管，或进入舌根会厌间隙，有时还可在颈前区皮肤感触到导管端，此时应稍退出导管并调整头位后再试插。

（李士通）

jīngqìguǎnzàokǒu chāguǎnfǎ

经气管造口插管法 （transtracheostomy intubation） 将气管导管经气管造口插入气管内的方法。有择期气管造口插管、紧急气管造口插管和术中气管切开插管3种情况。择期气管造口术后，一般均已放置气管套管，有塑料和金属两种。金属套管选择比经口腔气管插管的气管导管内径大0.5mm，以减少通气时漏气，多数塑料套管的内径与气管导管的内径一致，外径略粗一些，插管时应将气管导管替换为气管套管。紧急气管造口插管时气管导管必须及时经气管造口插入，或由经口腔气管插管换成经气管造口插管。术中气管切开插管，必须将气管导管从经口腔或鼻腔气管插管换成经气管切开口插管。

适应证 经气管造口插管法应严格掌握适应证，有紧急造口和选择性造口两类，目的仅为解除上呼吸道阻塞或主动控制呼吸道，以改善气道吸引的条件、减少呼吸做功、创造长时间机械呼吸条件、帮助临近呼吸衰竭患者逐步脱离机械呼吸机、减少呼吸道无效腔和解除患者不适。

禁忌证 该法不适用于胸骨切开手术患者，因有口腔细菌扩散至手术伤口的危险；也应避免用于紧急呼吸道处理的病例，因并发症率和死亡率较高，有报道其并发症发生率可高达42%，死亡率达2%~5%，选择性气管造口术并发症的发生率也较高。

技术操作 包括以下内容。

择期气管造口插管 清理咽喉部和气管内分泌物，纯氧充分通气，予镇静药和气管内表面麻醉有利于减轻患者痛苦；静脉或吸入麻醉诱导，若使用不带套囊的气管套管，可将一根较细的气管导管插入气管套管内，同时用较大的氧流量行控制通气；若使用带套囊的气管套管，则将麻醉机呼吸回路直接连接套管即可行控制通气；达到足够麻醉深度和肌松程度后，拔出气管套管，经气管造口处插入适当型号的气管导管。

紧急气管造口插管 一些严重呼吸困难患者需在经口腔气管插管后行气管造口术；在插管失败的情况下，喉罩通气可以作为一种考虑的通气手段；在极度插管困难的情况下，使用面罩通气完成气管造口术也是一种选择。在患者肩下放置一个垫肩，头后仰充分暴露颈部手术区，气管造口一般位于第二和第三气管软骨环之间，气管造口步骤见外科气管切开术。气管壁切开后，由手术医师将一根无菌气管导管经气管壁切口插入气管内。

术中气管切开插管 一般已行气管插管，手术医师切开气管壁时，麻醉医师应将气管导管缓慢向外拉，但切不能将导管完全拔出，而应使导管末端恰好位于气管造口的上缘，由手术医师将另一根无菌气管导管经气管切开口插入气管后，麻醉医师方可将经口气管导管完全拔出。

注意事项 ①经气管造口插入气管导管后，必须听诊证实通气时两肺呼吸音对称，并通过 $P_{ET}CO_2$ 监测确认气管导管进入气管内。从气管造口到气管隆突的长度比从前切牙到气管隆突的长度小得多，气管导管易插入过深，手术操作也可能将导管推入一侧支气管内，因此术中必须反复检查双肺呼吸音、连续监测 $P_{ET}CO_2$ 和气道阻力。若气道阻力明显增大，提示单侧肺通气或导管扭曲、受压、阻塞等。②对于近期（1周内）行气管造口术的患者，经气管造口插管时应警惕造口周围组织塌陷的危险，必须在有经验的外科医师在场并准备好所有手术器械条件下进行经造口气管插管，麻醉医师也应做好经口腔气管插管的准备。③最紧急的意外是无法将气管导管及时插入气管造口和误插入皮下组织或纵隔，导致通气障碍和严重低氧血症，处理方法是：已有气管插管者，不要将气管导管过早完全拔出，一旦在经气管造口插入气管导管过程中发生障碍，仍然可以将导管向前推进超越气管造口处而维持正常通气；无气管插管者，可暂时将小号的气管导管经气管造口插入气管内维持通气，待危机解除后再换成正常型号的气管导管，或紧急经口腔气管插管。

（李士通）

yòudǎo chāguǎnfǎ

诱导插管法（anesthesiatised intubation）

全身麻醉达到一定深度后进行气管插管的方法。应用此法患者比较舒服，心血管应激反应小，但需要操作者拥有熟练的插管技术，并具备呼吸管理技能。

适应证 见气管插管。

禁忌证 对于麻醉前评估存在困难气道危险因素的患者，谨慎采用快速诱导插管，以免一旦失去对气道的控制可能导致灾难性后果。

技术操作 包括以下内容。

插管前准备 麻醉前必须对患者气道进行全面评估以明确是否可以安全地接受麻醉状态下的插管（气道评估方法见困难气道技术）；诱导前应使用面罩施行纯氧吸入去氮操作至少 3 分钟，以提高体内氧的储备量和肺内氧浓度，预防潜在的低氧血症，缓冲插管"无通气期"的缺氧，延长插管期呼吸停止的时限，提高插管的安全性。

选择诱导药物 麻醉诱导方案大多数采用几种药物的联合应用，以达到患者能耐受插管的状态并尽可能减轻药物或插管引起的心血管反应。一般首选快速起效的静脉麻醉药实施快速诱导插管法，最常用的有硫喷妥钠、丙泊酚或依托咪酯，复合麻醉性镇痛药（芬太尼或瑞芬太尼）。预计有困难气道需保留自主呼吸下插管的患者常选择慢诱导插管法，可以使用吸入麻醉药诱导，过去主张使用低浓度吸入麻醉（0.5MAC 起始），然后每 3~4 次呼吸增加一定浓度，直到麻醉深度满足静脉置管或呼吸道处理的需要。随着新型吸入麻醉药七氟烷的问世，该法已被逐渐放弃，目前主张使用高氧流量（8L/min以上）高浓度（8%吸入浓度）的七氟烷经面罩吸入诱导，此法尤其适用于小儿。对于不合作的成人或小儿可于麻醉诱导前肌内注射氯胺酮、口服经黏膜吸收的芬太尼或咪达唑仑镇静。

使用肌松药 尽管麻醉插管可以在静脉或吸入麻醉下完成，但大多数麻醉医师都使用肌松药以提供更好的插管条件，因为没有足够肌松程度的插管较困难且有诱发气道痉挛的危险。最常用的去极化肌松药是琥珀胆碱，其优势是能在 1 分钟内迅速提供理想的插管状态，但副作用是有肌束颤动，会引起术后肌痛，并可能诱发咬肌痉挛或恶性高热。由于肌束颤动时释放的钾离子引起血钾升高，在烧伤或肾衰竭患者可致高钾血症，尤其不利于合并有心脏病者；眼肌痉挛会升高眼内压和颅内压；使用小剂量非去极化肌松药（常规插管剂量的1/6）可对抗肌束颤动作用。近年来短效非去极化肌松药的使用迅速增多，其中阿曲库铵、维库溴铵和顺阿曲库铵均不如罗库溴铵起效快，尤其是特异性逆转剂舒更葡糖钠的问世，使得罗库溴铵用于气管插管更得到青睐，但其价格昂贵，尚未得到广泛使用。对于麻醉前评估存在潜在的困难气道者，除非有禁忌证（如高钾血症）存在，否则仍应首选琥珀胆碱（见困难气道技术）。

注意事项　①插管期间气道管理：在麻醉诱导期间保证患者气道通畅至关重要，从静脉注射或吸入麻醉诱导开始直至置入喉镜实施插管操作之前均应持续经面罩通气，若发生面罩通气困难，应立即使用声门上气道工具（如口咽或鼻咽通气管、喉罩等）维持气道通畅，只有在确保能够维持面罩通气时才能使用肌松药。麻醉医师必须严格掌握插管操作的时机，一般以琥珀胆碱肌束颤动作用消失为最佳时机。对于饱胃或存在误吸风险的患者，可施行快速序贯诱导法，即注入静脉麻醉药、麻醉性镇痛药和琥珀胆碱后等待肌束颤动消失即直接插管。②插管期间循环功能监测：由于麻醉药对于循环功能有明显抑制作用，因此整个麻醉诱导期都要严密观察生命指征（血压、心电图、脉搏血氧饱和度）。休克、心肺功能不全或大出血患者应避免使用对循环抑制作用强的硫喷妥钠或丙泊酚诱导，而选择作用相对较弱的依托咪酯，或予小剂量分次注射，以维持血压稳定为原则。

（李士通）

qīngxǐng chāguǎnfǎ

清醒插管法（awake intubation）　患者在清醒状态下使用咽喉气管内表面麻醉施行气管插管操作的方法。清醒插管法经口或经鼻的选择取决于鼻腔或口腔的条件、操作者的经验及可使用的设备条件。主要包括直接喉镜下经口腔气管插管、间接喉镜下经口腔气管插管、经口腔盲探气管插管、经鼻腔盲探气管插管、逆行气管插管、光导纤维支气管镜引导插管等。

适应证　①存在全身麻醉诱导期胃内容物反流误吸危险患者，如消化道梗阻、急诊创伤或临产妇等饱胃患者。②口腔或咽腔有炎症水肿。③气道阻塞，如咯血、大量脓痰、颈部肿块压迫气管等。④存在全身麻醉诱导期面罩通气困难危险因素者。⑤存在各种可能导致插管困难的危险因素或既往有困难气管插管史的患者（见困难气道技术）。⑥老年、休克、垂危等血流动力学不稳定麻醉风险极大者。

禁忌证　①小儿（新生儿例外）。②高度紧张或神志不清或估计无法合作患者。③局麻药过敏者。④频发哮喘者。

技术操作　包括以下内容。

插管前准备　插管前应对患者做好适当解释，重点说明采用清醒插管的必要性及需配合的事项，尽量争取患者的理解合作。使用适当的麻醉前用药，可以不用镇静药或麻醉性镇痛药，但应使用抗胆碱能药物阿托品或东莨菪碱以减少呼吸道分泌物，有利于提供清醒插管时清晰的视野。为减轻气管导管进入气道时的呛咳、憋气等反应，插管前必须进行完善的上呼吸道黏膜表面麻醉，主要方法有：咽喉及声门上黏膜表面麻醉、气管内黏膜表面麻醉。也可行喉上神经阻滞，但随着各种新型气道工具的问世，该法目前已很少用。

气道表面麻醉　全面完善的咽喉气管黏膜表面麻醉是保证清醒插管成功的关键，最常用的局麻药是2%~4%利多卡因或1%丁卡因，但必须控制使用量，以免局麻药吸收过快造成中毒反应，小儿一般使用2%利多卡因总量不超过4mg/kg。常用的表面麻醉方法和步骤如下。

鼻腔黏膜表面麻醉　用于经鼻腔清醒插管时，最好用兼有局部血管收缩作用的4%~5%可卡因1ml滴鼻，再用可卡因棉片填塞鼻后腔；也可用0.5%~1.0%丁卡因与3%麻黄碱混合液，按上法施行。也可用局麻药做鼻腔直接喷雾。

咽喉黏膜表面麻醉　掌握循序渐进、分3次喷雾的程序。先喷舌背后半部及软腭2~3次；1~2分钟后嘱患者张口发"啊"声，做咽后壁及喉部喷雾；再隔1~2分钟后，用喉镜片轻提舌根，将喷雾器头对准喉头和声门，在患者深吸气时做喷雾。3次喷雾所用局麻药总量不超过3ml。

气管黏膜表面麻醉　有经环甲膜穿刺注药法和经声门注药法两种方法。

经环甲膜穿刺注药法操作步骤：完成咽喉黏膜表面麻醉后，患者取头后仰位，用示指和中指在甲状软骨与环状软骨之间摸出环甲膜，用22G穿刺针从环甲膜的正中线做穿刺，按垂直方向刺过环甲膜进入气管内至有明显落空感,并有畅通空气回抽,嘱患者深呼吸,在呼气末快速注射局麻药,气管内注药时患者通常有呛咳,这样有利于局麻药在气管内播散,但易使针尖刺伤气管后壁黏膜,因此必须注意环甲膜穿刺进针深度不要过深并在注药后迅速退针。此法禁用于凝血功能障碍或怀疑声门下有病灶(如肿瘤)的患者。

经声门注药法操作步骤:完成咽喉黏膜表面麻醉后,术者用左手持喉镜轻轻显露声门,右手持连接喉气管喷洒导管的注射器,在直视下将导管经声门送入气管直至近气管隆突处;然后边退出注射器边缓慢注射局麻药,喉气管喷洒导管前端有很多小孔能均匀喷洒局麻药于气管壁,可获得从气管隆突至声门下及会厌喉面黏膜完美的表面麻醉。此法的优点在于避免环甲膜穿刺注药所致呛咳和支气管痉挛等不良反应,但不适用于喉镜显露声门困难的困难气道患者。

(李士通)

bànqīngxǐng chāguǎnfǎ

半清醒插管法 (semiconscious intubation)

清醒插管时辅以应用静脉适量神经安定类药物或麻醉性镇痛药,使患者在镇静、镇痛、镇吐和遗忘状态下接受气管插管的方法。又称神经安定镇痛遗忘插管法。其不足之处包括:插管操作耗时较长;在全身情况差的患者可能引起循环抑制;易引起呼吸抑制或呼吸暂停。

药物选择 包括以下几种。

芬太尼 是最常用的麻醉性镇痛药,起效较慢(5分钟),个体差异也较大(50~500μg),应从小剂量开始缓慢增加,直到效果满意才置入喉镜。芬太尼有呼吸遗忘作用,常需呼唤提醒患者呼吸以确保足够的通气量。使用芬太尼的最大优势是可以用纳洛酮拮抗呼吸抑制。有误吸风险而选择清醒插管的患者慎用。

瑞芬太尼 是由非特异性酯酶代谢的强效、超短效阿片受体激动药,起效迅速、消失极快且与用药总量和时间无关,阿片样作用不需要药物逆转;小剂量瑞芬太尼[0.05~0.15μg/(kg·min)]微量泵输注产生良好的镇静作用;瑞芬太尼复合丙泊酚联合输注有协同镇静效应,但有剂量依赖性低血压、心动过缓和呼吸抑制作用,使用时必须严密监测呼吸、循环功能。

氟哌利多 可以提供镇静而无呼吸抑制作用,氟哌利多与芬太尼组成氟芬合剂(氟哌利多5mg+芬太尼0.1mg)静脉注射,分2~3次,每次间隔5分钟,可使患者处于闭目安静、镇痛、降低恶心呕吐敏感性和遗忘,又能被随时唤醒并能高度配合的半清醒状态。

咪达唑仑 属于苯二氮䓬类,起效和消除均较快,尤其是具有顺行性遗忘作用,在成人0.5mg就可以产生充分的遗忘效应,0.03~0.05mg/kg复合芬太尼0.05~0.10mg能维持可靠的镇静效果,是最受青睐的镇静药。缺点在于与麻醉性镇痛药合用可以加重呼吸抑制,经常表现为呼吸暂停,且会引起意识丧失,不能言语交谈,因此不能保证患者在插管时对指令具有反应的能力。过量时可以用氟马西尼逆转。

丙泊酚 短效静脉全麻药,起效迅速,无明显蓄积,苏醒快而完全。丙泊酚镇静、麻醉深度与血浆浓度密切相关,轻度镇静、深度镇静和麻醉所需的血浆浓度分别是0.5~1.0mg/L、1.0~1.5mg/L、3~16mg/L,可使用静脉注射0.2~0.7mg/kg负荷量后以0.3~4.0mg/(kg·h)维持镇静作用。该药有明显呼吸抑制作用,且与剂量和输注速度相关,多呈一过性呼吸抑制。

右旋美托咪定 选择性α₂肾上腺素能受体激动药,通过激动突触前膜α₂受体,抑制去甲肾上腺素的释放,终止疼痛信号转导;与脊髓内α₂受体结合产生镇痛作用时,可导致镇静及缓解焦虑,具有抗交感、镇静和镇痛作用。取1μg/kg药液稀释成10ml,以1ml/min速率静脉输注。优点是即使大剂量下也能很好地保留自主呼吸,缺点是通过激动突触后膜受体抑制交感神经活性引起血压和心率剂量依赖性下降。

注意事项 镇静药、阿片类药及喉气管表面麻醉均可降低气道保护性反射,可能增加饱胃患者反流误吸的风险,因此必须严格控制用药量,并严密监测患者生命体征。对于饱胃患者更应严格掌握指征,或选用纤维支气管镜引导下清醒插管。

(李士通)

míngshì chāguǎnfǎ

明视插管法 (visualized intubation)

借助各种插管工具直接看到声门而将气管导管插入患者气管内的方法。

技术操作 主要有直接喉镜明视插管法和纤维光导喉镜引导插管法。

直接喉镜明视插管法 操作步骤见经口腔插管法和经鼻腔插管法,除普通的直接喉镜外,还有各种改良的喉镜可以提高插管成功率,如杠杆喉镜(Mccoy喉镜)和视频喉镜(GlideScope喉镜)等,基本手法与普通喉镜一致,差别仅在于使用 Mccoy 喉镜显露声门时手握喉镜柄和控制杆相对方向加压以抬高喉镜片头端,将会厌上举增加声门显露程度;而视频喉镜则连接视频系统,由监视器显示声门,在监视器视频图像的引导下气管插管。

纤维光导喉镜引导插管法 特别适用于困难气道插管,有可视可塑硬光导纤微喉镜(如 Shikani 喉镜)和纤维支气管镜(fiberoptic bronchoscope, FOB)引导插管。

Shikani 喉镜插管方法 大多数采用口角入路的光斑引导法。操作者站在患者头颈肩左侧,左手固定并上提下颌,右手持镜自口角置入口腔,镜杆沿舌侧经舌腭弓、腭咽弓直达咽腔;镜杆推进过程中观察颈部的光斑,当甲状软骨上下出现位于颈部正中的光斑后,通过目镜观察到声门裂,镜杆即对准声门;将气管导管送入气管或带镜杆一并将导管送入气管内,这时可见光斑跳转至环状软骨下,经目镜可窥见气管软骨环,退出镜杆即完成插管。若连接视频系统,也可采用模拟 FOB 插管法。

FOB 插管方法 可经口腔或经鼻腔插管,由于鼻咽部弧度使 FOB 或气管导管自然朝向声门,比经口腔易获得成功。操作者站在患者头端,右手握 FOB 手柄,左手捏住 FOB 下端 15cm 处,可由助手托起患者下颌协助操作;从患者鼻腔进入沿鼻咽部弧度向下推进 FOB,或从口腔中线进入贴着硬软腭弧度向下推进,直至左手挡在鼻孔或上门牙;然后左手捏着 FOB 镜杆相对固定,右手拇指轻轻上下操纵方向控制器以调节镜杆前端方向探索声门或枓会厌襞;若未见声门可将方向控制器拨回原处并稍退出镜杆并重复以上动作直到看见声门;一边用右手微调方向控制器将声门始终固定于视野中央,一边用左手推进镜杆入气管;见到气管环后继续推进镜杆直至见到气管隆突,然后将预先套在 FOB 上的气管导管推进气管内;退出 FOB 镜杆并调整气管导管深度,观察呼气末 CO_2 分压,听诊双肺呼吸音,充气囊固定导管,连接麻醉机行机械通气。

临床应用 FOB 插管方法适用于清醒插管,其他方法最好使用诱导插管法或半清醒插管法,以减轻患者痛苦。普通喉镜、Mccoy 喉镜、视频喉镜及 FOB 插管途径都可以选择经口腔或经鼻腔,Shikani 喉镜插管只能经口腔;使用纤维光导喉镜引导插管前必须使用油膏充分润滑镜杆和气管导管。若选择清醒插管或半清醒插管,必须做好充分的咽喉气管内表面麻醉。

(李士通)

mángtàn chāguǎnfǎ

盲探插管法 (blind intubation)

不显露声门而将气管导管插入气管的方法。传统上根据插管途径分为经鼻腔盲探气管插管法和经口腔盲探气管插管法。随着各种插管工具的问世,又有光棒盲探插管法、喉罩盲探插管法和经气管逆行细导管引导插管法等。传统的经鼻腔盲探气管插管法和经口腔手指探触引导插管法一般都采用清醒插管法,而其他方法则可以在麻醉诱导后使用。由于盲探插管法造成口腔、咽腔和喉气管损伤的可能性比明视插管法大,因此气管插管首选明视插管法,盲探插管法仅作为困难气道时选择。适用于部分张口障碍、呼吸道部分阻塞、颈项强直、颈椎骨折脱臼、颈前瘢痕挛缩、喉结过高、颈项粗短或小颌的患者。

经鼻腔盲探气管插管法 适用于张口度小、无法置入喉镜的患者。基本方法:采用清醒或半清醒插管,尽可能保留较大通气量的自主呼吸;依靠导管内的呼吸气流声判断导管斜口端与声门之间的位置和距离;导管口越正对声门,气流声音越响;越偏离声门,声音越轻或全无。此时术者一边用左手调整患者头位并触诊患者颈前区的皮肤以了解导管前端的位置,一边用右手调整导管前端的位置,用耳倾听气流声响,当调整至声响最强的部位时,缓慢推进导管入声门;推进导管过程中若遇阻挡,呼吸气流声中断,提示导管前端已触及梨状隐窝,或误入食管,或进入舌根会厌间隙,有时还可在颈前区皮肤感触到导管端,此时应稍退出导管并调整头位后再试插。

经口腔盲探气管插管法 主要有鱼钩状导管盲探插管法和手指探触引导经口插管法。①鱼钩状导管盲探插管法:插管前利用导管芯将气管导管弯成鱼钩状,经口插入,利用呼吸气流声做引导进行插管,成功的关键在于良好的表面麻醉和恰如其分的导管弯度。②手指探触引导经口腔插管法:术者用左手示指插入口腔,通过探触会厌位置以作为插管引导,前提是术者有一定长度的示指,患者需要完善的表面麻醉和充分的合作。具体操作方法:利用导管芯将气管导管弯成鱼钩状;施行口咽喉头及气管黏膜表面麻醉;患者取仰卧自然头位,术者站在患者右侧,面对患者,嘱其张口,牵出或伸出舌体,做深慢呼吸,并尽量放松颈部、口底和嚼肌肌肉；术者用左手示指沿右口角后磨牙间伸入口腔抵达舌根，探触会厌上缘，并尽可能将会厌拨向舌侧；若术者示指不够长，则可改作轻柔按压舌根的手法；用右手持导管插入口腔，在左手示指引导下对准声门，于深吸气之末插入声门。目前随着各种新型插管工具的问世，此法已经被逐渐弃用。

光棒盲探插管法 由光棒在喉部的光点标志气管导管前端位于气道的位置以引导插管。麻醉诱导后，操作者将气管导管套在光棒上使光棒头端恰好位于气管导管的斜面内侧，将气管导管和光棒弯成鱼钩状，直接将光棒带着导管置入患者喉部，以光亮点作为引导调整位置，若喉部正中喉结下见到清晰的光斑即表明光棒头端已进入气管内，光斑集中时即可将导管送入气管内。上气道任何部位有损伤时不能使用光棒。

喉罩盲探插管法 气管插管型喉罩通气道（intubating laryngeal mask airway，ILMA）是一种专门为气管插管而设计的改良型喉罩通气道。典型的 ILMA 包括一个标准通气罩、连接通气罩和引导手柄的预塑形不锈钢通气导管。ILMA 具有预塑形的不锈钢弯管作为通气道和不锈钢的引导手柄，所以其插入操作与标准型 LMA 有所不同：①患者头颈部正中位，操作者用左手手指将患者的口张开。②操作者用右手的拇指和示指握持住 ILMA 的不锈钢引导手柄，将通气罩扁平的前端于上切牙的后方抵住硬腭插入患者的口腔内，沿着通气导管的弧度，向下、向后推送 ILMA，直至将其推送至合适的位置。此时通气导管的近端正好是位于口唇处，并基本与上切牙的内表面相平行。③当通气罩前端进入喉咽部基底时，操作者可感到有阻力，此时可将通气罩充气。④将 ILMA 的通气导管与麻醉机呼吸环路连接，可进行人工通气。⑤将配套的特制气管导管插入 ILMA 的通气导管中，推送至插入深度超过 15cm 处的黑色标记线。⑥充气特制气管导管的套囊，并连接呼吸环路进行试通气。⑦经气管导管试通气满意后，取下特制气管导管的接头，抽尽 ILMA 通气罩内的气体，将 ILMA 从患者口腔内拔出，采用专用的稳定棒协助维持气管导管在合适的位置，然后将 ILMA 从口腔内完全退出，操作者用另一只手扶持气管导管，使气管导管的套囊和充气导管顺利地从喉罩通气导管内穿出。⑧将接头重新连接到特制气管导管的尾端，并继续对患者进行通气管理。张口度<3cm，或口腔、咽喉有损伤者不能使用 ILMA。

逆行导管引导插管法 已很少用，仅作为其他插管方法行气管插管失败，而声门未完全阻塞情况下的最后插管手段之一，因步骤多，需时长，故只能用于清醒插管。操作方法：首先用粗注射针穿刺环甲膜，然后经穿刺针向声门方向置入一根至少长 70cm 的细导引丝直达声门下（可用硬膜外导管或颈内静脉穿刺引导钢丝替代），嘱患者咳嗽将细导引丝咳出声门进入咽腔；当在咽腔看到导引丝时，用插管钳钳夹住导引丝拉出口腔；颈部导引丝的远端用钳夹固定，面部导引丝的近端穿入选好的气管导管内并引导气管导管沿导引钢丝插入气管内，然后退出导引管，送气管导管进入气管内适当的深度。并发症包括插入导引丝不成功、穿刺出血、血肿形成、气压伤等。

（李士通）

zhīqìguǎnnèi chāguǎn

支气管内插管（endobronchial intubation） 将气管导管插入一侧主支气管内隔离双肺，可通过一侧或双侧管腔选择性地进行单肺或双肺通气，也可吸入麻醉气体或吸出任何一侧肺部分泌物的方法。是现代胸外科及特殊重症治疗中常用的呼吸管理方法。

适应证 支气管内插管可使一侧肺或部分肺叶塌陷，为外科手术提供良好的暴露条件，用于单侧全肺切除术、部分肺叶切除术、单肺移植术、胸主动脉瘤手术、食管手术、前入路胸椎手术等。针对疾病控制的适应证包括：存在一侧严重肺部感染，避免感染扩散到健侧；湿肺、肺活动性出血、支气管扩张症等，避免液体或血液流入到健侧肺；支气管胸膜瘘、肺泡蛋白沉积症等需经支气管肺泡灌洗等。

技术操作 支气管内插管分两类：单腔导管健侧支气管内插管和双腔导管支气管内插管，前者已很少使用。

双腔导管支气管内插管 包括以下内容。

导管选择 目前常用的双腔气管导管（double lumen tube，DLT）为 Robertshaw 双腔管，是由 PVC 材料制成的一次性使用双腔管，分为左右两型，不带隆突钩，右型 DLT 在套囊前导管侧壁有一侧孔，可对准右上肺叶支气管开口行右肺上叶通气；不论左型还是右型 DLT，均有两个套囊，总气管导管套囊（白色套囊）较大，而支气管导管套囊（蓝色套囊）充气量不应超过 3ml。成人 DLT 有 F35、F37、F39、F41 型号，插管前需根据患者身高、体重准备几根适当型号的 DLT，一般成年男性用 F37～F39，成年女性用 F35～F37。

插管步骤 与气管插管基本相同，大多在快速麻醉诱导后用弯型喉镜显露声门，在明视下将 DLT 前端插入声门，然后盲探完成支气管内插管。具体步骤为：插管前用充分润滑的可塑性探条插入较长的支气管导管腔内，使支气管导管构成到达声门所需的弯度；插管时术者左手持喉镜显露声门，右手持导管插入口腔，在明视下将导管前端斜口向上插入声门；导管前端进入声门后，将导管向欲进入的支气管侧旋转 90°，继续推送至遇到阻力，提示双腔导管的支气管导管已进入支气管腔。一般身高 1.7m 的成人导管头端距门齿的刻度为 29cm，身高每增减 10cm，导管插入深度相应增减 1cm。

插管后定位检查 由于 DLT 是盲探插入到预定支气管，难免存在插入过深或过浅、导管前端误插入对侧主支气管内的可能，插管后必须进一步定位检查并纠正，常用方法有听诊定位法和纤维支气管镜（简称纤支镜）定位法。

听诊定位法操作分为 3 步：①初步确认导管位置，将主套囊充气并连接上导管后端的 Y 型接头，经总气管导管和支气管导管双腔导管同时施行正压通气，听诊双肺，若双肺呼吸音正常对称，同时胸廓抬举对称，可判断位置良好；若一侧呼吸音低且气道阻力较大，多为插入过深，可一边听诊较弱的一侧肺呼吸音，一边将导管退出 2～3cm，至双侧呼吸音对称清晰。②将蓝色套囊充气，仍然同时施行总气管导管和支气管导管正压通气，听诊双肺，若

只有插入侧肺呼吸音正常，对侧肺呼吸音低或无呼吸音，则多为蓝色套囊充气过度封堵对侧支气管开口，应给蓝色套囊放气至双侧呼吸音对称。③取下 Y 型接头，分别经总气管导管和支气管导管行两侧单肺通气，应该通气侧呼吸音良好且胸廓抬举明显，而对侧听不到呼吸音并无胸廓抬举。若对侧仍有呼吸音，则提示支气管导管位置不好或蓝色套囊通气不足，应予以调整至满意为止。

应注意：听诊呼吸音时双侧肺上下均应听诊，尤其是肺尖呼吸音。若左上肺听诊呼吸音不良而左下肺呼吸音正常，提示左支气管导管插入过深；若右上肺听诊呼吸音不良则可判断右支气管导管侧孔与右肺上叶支气管口对接不良；若欲插入侧无呼吸音而对侧呼吸音良好，则为支气管导管误插入对侧主支气管内。摆好手术体位后，还应再次听诊，以确保导管位置正确。

纤支镜定位法：纤支镜可以用来直接协助插管及定位，也可在插管后用于检查定位，宜选用细号纤支镜，外径 3.6mm 和 4.2mm 的纤支镜可通过 F35 及以上型号的所有 DLT 管腔，外径 5.6mm 的纤支镜不能通过所有 DLT 管腔。

用纤支镜直接插管的步骤：在 DLT 前端进入气管后，将纤支镜插入支气管导管从前端伸出，继续推进见到隆突及双侧主支气管开口，明视下纤支镜对准欲进入的主支气管开口将 DLT 引入正确的位置。

插管后用纤支镜检查定位的步骤：在插管完成并听诊定位后，将纤支镜分别插入支气管导管腔和总气管导管腔进行直视下检查，观察导管前端开口的所在位置、

与隆突的距离、蓝色套囊的充气程度、套囊与右上肺支气管开口的关系，以及是否存在开口堵塞情况、是否存在套囊充气过多而疝入隆突以上等异常情况。例如，左型 DLT 行纤支镜检查定位时，在支气管导管腔应见到左上下肺叶支气管开口，在总气管导管腔应见到导管侧孔与右主支气管开口对接是否良好；右型 DLT 行纤支镜检查定位时，在支气管导管腔主要检查导管侧孔与右肺上叶支气管口对接是否良好，在总气管导管腔则应检查导管侧孔与左主支气管口对接是否良好。小儿行支气管内插管更应该选用纤支镜插管，待纤支镜进入声门后，一边用纯氧吹入气道，一边进行仔细的支气管内插管与定位以提高安全性。

吸痰管通畅试验定位法：若总气管导管侧孔正对另一侧支气管口，则吸痰管在该侧导管腔内超过导管深度后会无阻力地进入该侧支气管内。具体操作步骤：插管时偏深，在保证患者不缺氧前提下，听插管侧呼吸音，若上肺无呼吸音则缓慢退管至上叶呼吸音清晰，然后以标有总气管导管深度标记的吸痰管通过，当吸痰管到达总气管导管腔侧孔位置时再往前，若遇较大阻力则逐渐退双腔管，至吸痰管无阻力往前，表明总气管导管腔侧孔正对另一侧支气管口。此法结合听诊定位法，可显著提高 DLT 定位判断的准确率。

其他定位法如下。①胸部 X 线检查定位：该法需使用导管前端口有不能穿透标示的双腔管。②呼气末 CO_2 分压（$P_{ET}CO_2$）定位：若一侧通气不良（高 $P_{ET}CO_2$），则可能仅有单个肺叶通气；若一侧 $P_{ET}CO_2$ 曲线平台前出

现陡峭样倾斜，则可判断呼气障碍。③术中定位：由手术医师触摸支气管导管位置并协助调整。

单腔导管支气管内插管 使用适当型号的单腔气管导管深插至一侧主支气管内行单肺通气。一般容易进入右主支气管内，若需进入左主支气管内，则需将患者头部向右转90°，单腔管斜面向下盲插。使用纤支镜可提高成功率。

并发症 使用双腔气管导管时，除单肺通气影响动脉氧合外，导管本身也可以引起一些严重的并发症，包括气管支气管树破裂、创伤性喉炎、肺血管与双腔管意外缝合。气管支气管树破裂可能源于支气管套囊压力过高。为了减少气管支气管树破裂的发生，应注意：①在支气管壁异常的患者中应谨慎使用双腔支气管导管。②选择合适型号的塑料双腔支气管导管。③保证导管位置正确。④防止支气管套囊过度膨胀。⑤转换体位时放松支气管套囊，并防止导管活动。⑥支气管套囊缓慢充气。⑦吸入氧化亚氮时，选用所吸入的气体给套囊充气。

注意事项 ①成人右主支气管的直径比左主支气管大，且与总气管的夹角比左侧小，插左型DLT时也容易进入右主支气管；小儿两侧主支气管差异较小，支气管导管进入两侧主支气管的机会相等。②右肺上叶支气管的开口与气管分叉部仅1.5~2.0cm的距离，而左肺上叶支气管的开口与气管分叉部的距离约为5cm。若导管插入过深而误入右主支气管，在套囊正常充气后，极易将右肺上叶支气管开口堵塞而引起右上肺叶不张。

（李士通）

困难气道技术（difficult airway technique） 使用常规直接喉镜以外的气道工具或技术完成困难面罩通气或气管插管操作的技术。1993年，美国麻醉医师协会（American Society of Anesthesiologists，ASA）建议的困难气道定义是指在经过常规训练的麻醉医师管理下患者面罩通气和/或气管插管发生困难。2009年，中华医学会麻醉学分会专家组制定的困难气道管理专家意见的困难气道定义是指具有5年以上临床麻醉经验的麻醉医师在面罩通气时遇到困难（上呼吸道阻塞），或气管插管时遇到困难，或两者兼有的临床情况。传统的困难气道定义是对常规直接喉镜显露下气管插管而言，近年来，随着各种新型气道工具进入临床，处理困难气道的情况得到改善。

困难气道分类 ①面罩通气困难（difficult mask ventilation，DMV）：麻醉医师在无他人帮助的情况下不能维持正常的氧合和/或合适的通气，使面罩纯氧正压通气的患者无法维持脉搏氧饱和度在92%以上。②喉镜暴露困难：在常规喉镜暴露下，经过多次努力后仍无法看到声门的任何一部分。③困难气管插管：存在或不存在气管病理改变，气管插管需要多次努力，更换喉镜片或调换操作者；在多次插管努力后仍未能插入气管导管则归为插管失败。

困难气道可根据术前气道评估的结果分为已预料的困难气道和未预料的困难气道；处理过程中根据有无困难通气又分为非急症气道和急症气道。非急症气道指仅有困难气管插管而无困难面罩通气的情况下，患者能够维持满意的通气和氧合，能够允许有

充分的时间考虑其他建立气道的方法；而急症气道指困难面罩通气兼有困难气管插管，患者处于紧迫的缺氧状态，必须紧急建立气道，这种不能面罩通气又不能气管插管的情况，若不能及时解救可导致脑损伤、脑死亡的严重后果。

困难气道原因 凡是在气道路径上妨碍完成面罩通气或气管插管操作的任何因素均有可能导致困难气道的发生。2000年美国密歇根（Michigam）大学困难气道诊所根据气道的解剖路径划分，认为导致困难气道的原因如下。①口腔或鼻腔：门齿前突或松动，张口受限，大舌，舌（或腭、颊）肿瘤，小颌，腭部狭窄，高腭弓，腺样体或扁桃体增生；鼻甲肥厚，鼻息肉，骨刺，鼻骨畸形，鼻中隔偏曲，鼻黏膜充血，鼻部创伤出血等。这些因素使得直接喉镜插管时置入喉镜片、按压及推移舌体及暴露、扩大视野均受到影响，无法看清喉部组织结构。②咽腔和喉腔：咽组织肥大，咽腔缩窄，出现咽部皱襞，声带组织增厚，会厌和声带固定，会厌和喉室皱襞肥大，环状软骨弓宽度减少，咽喉部新生物以及因息肉、肿瘤、瘢痕等造成声门移位等。这些因素可能在麻醉诱导后因上呼吸道肌肉松弛使得不完全性气道阻塞转变成完全性阻塞，造成无法面罩通气的局面。③气管：损伤后环形瘢痕挛缩致气管狭窄，因邻近部位肿瘤压迫，手术后组织缺损或瘢痕粘连挛缩造成气管严重移位，气管内肿瘤阻塞气道等，使得导管在进入气管过程中受到限制。

面罩通气困难预测 临床上对DMV的预测尚未形成像困难插管预测有公认的分级标准，而且

DMV 的危险因素与气管插管并不一致，有些存在 DMV 的患者插管并无困难。对 DMV 的预测很大程度上基于主观评估，主要包括以下因素。①全身比例失调：包括体重、身高和体质指数（BMI）。②影响面罩通气密闭性的因素：如下颌退缩、无牙、浓密胡须者。③与咽腔内部结构比例失调有关的因素：如巨舌、甲颏距离、张口度等。④有习惯性鼾史者。其他影响面罩通气的因素有麻醉药、肌松药的应用引起舌后坠；下呼吸道分泌物增多；肺顺应性差、气道阻力高；术中操作和药物引起喉痉挛及支气管痉挛等。

困难气管插管预测 90% 以上的困难气管插管可以通过术前评估发现，术前详细询问患者有否涉及气道方面的病史，了解既往有无困难气管插管的发生及处理等非常重要。除询问病史外，体格检查可能是预测困难气管插管的最有效手段之一，常用的检查方法如下。①咽部结构分级（改良 Mallampati 分级）：患者坐位，用力张口伸舌至最大限度（不发音），根据能否看到腭垂及咽部的其他结构进行分级。咽部结构分级越高预示喉镜显露越困难，Ⅲ级以上属困难气道。②张口度：一般成人用力张口时，上下门齿间距应为 4~6cm，若达此标准，表明颞颌关节活动正常；若患者的张口度<3cm，提示气管插管操作困难；<1.5cm 则无法置入喉镜进行气管插管。③甲颏间距：指头伸展时自甲状软骨切迹至下颚尖端的距离，成人正常值在 6cm 以上，<6cm 或小于检查者三横指的宽度，提示气管插管可能遇到困难。该距离反映下颌间隙的大小，若此间隙相对较小，可使喉体相对于舌根部的位置抬高，使得直接喉镜显露声门困难。反映下颌间距大小的相关指标还有下颌骨的水平长度，正常值应>9cm，若<9cm，则插管困难的发生率很高。胸颏间距<12.5cm，也提示可能有插管困难。④下颌前伸幅度：反映下颌骨活动度的指标，前伸幅度越大，喉部显露越容易。若前伸下颌时不能使上下门齿对齐，上颌切牙在下颌切牙之前（俗称龅牙），直接喉镜显露时口、咽、喉 3 条轴线相互重叠受到影响，插管可能困难。⑤寰枕关节伸展度：反映头颈运动的幅度，是气管插管操作时摆放嗅物位所需的一个极为重要的因素。头部在寰枕关节处伸展而颈部适度弯曲（25°~35°）可使口、咽、喉 3 条轴线几乎重叠在一条直线上，即嗅物位。处于此位置时，舌遮挡咽部较少，直接喉镜上提舌根所需的用力亦较小。测量时取坐位，头垂直向前看，上齿的咬合面与地面平行，然后用力张口尽量头后仰伸展寰枕关节，测量上齿咬合面旋转的角度，正常可达 35°。可根据测量结果分级：Ⅰ级为无降低；Ⅱ级为降低 1/3；Ⅲ级为降低 2/3；Ⅳ级为伸展度完全消失。测量颈部的活动度，即头颈做最大限度屈曲到伸展的活动范围，也可反映寰枕关节活动度，正常值>90°，若<80°，插管有困难。⑥喉镜显露分级（Cormack 分级）：按照喉镜显露声门的难易程度分为 4 级。Ⅰ级为可见大部分声门；Ⅱ级为只见声门的后缘；Ⅲ级为只见会厌；Ⅳ级为会厌也看不见。这项分级仅用于麻醉诱导后直接喉镜显露下的声门分级，Ⅲ级以上插管困难。

其他预测困难气管插管的重要手段还包括影像学检查、直接喉镜或纤维喉镜检查等，尤其是对于气道手术患者，术前了解气道阻塞的程度及部位，呼吸困难与体位的关系，纤维喉镜下直观检查咽和喉头的结构状态具有特别重要的意义。颈部和胸廓的后前位及侧位 X 线片，不仅能显示有无喉或呼吸道的偏移或狭窄，还能显示颈椎有无异常；头颈部侧位 X 线片可反映寰枕关节活动度，先让患者头部处于正中位进行拍摄，然后让患者两眼平视前方头尽量后仰进行拍摄，两者对照即可显示寰枕关节的伸展度；头颈和胸部的 CT 或磁共振成像可以精确显示病变部位、范围，病变与喉气管的毗邻关系，以及对喉气管通畅度的影响；依据鼻咽、咽腔、喉腔和气管等部位的软组织 CT 测量数据，可以进行气道三维重建，不仅能预测困难气道，而且能模拟插管路径，并明确困难气道可能发生部位和解决方法。

困难气道处理原则 绝大多数困难气道是可以预料的非急诊气道，术前依据气道评估结果预测麻醉诱导后发生不能安全控制气道的可能性，以及患者对呼吸暂停的耐受程度，以明确是否可以在全身麻醉诱导后气管插管。一般有 3 种情况：①既无面罩通气困难也无直接喉镜暴露困难，可以放心进行麻醉诱导后插管。②直接喉镜暴露困难，但能维持面罩或声门上通气工具通气，且患者对缺氧有一定耐受力，可以谨慎选择在麻醉诱导后插管。③直接喉镜暴露困难，且没有把握维持面罩或声门上通气工具通气，或患者对缺氧耐受力差，应选择清醒插管。

非急诊困难气道技术 包括以下内容。

光导芯类　分为两种。①盲探光导芯（如光棒）：光棒由光导芯和便携电源组成，光棒头端发光部位位于气管导管前端内，插管不需喉镜显露声门，可由光棒在喉部的光点标志气管导管前端位于气道的位置。麻醉诱导后，操作者将气管导管套在光棒上，直接将光棒带着导管置入患者喉部，以光亮点作为引导，调整位置，若喉部正中喉结下见到清晰的光斑即表明光棒头端已进入气管，光斑集中时即可将导管送入气管。该操作技术简单易学，插管装置造价低廉，尤其适用于牙齿松动的老年人，肿瘤占位或放疗后张口困难和头颈不能后仰者，上气道通路上存在病理情况者禁用。②可视光导芯：装置有目镜、可直视咽喉部结构。可视光导芯系统有可视硬质光导芯（如 Shikani Optical Style）和可视纤维光导芯（如 Flexible Airway Scope Tool，FAST）。Shikani 是一种不锈钢硬质纤维光源管芯结构，其基本结构同标准管芯，有纤维光源及可操纵其方向的尖端，因此在光导芯尖端又具有普通纤维支气管镜可视的优点，能通过目镜看到声门，结合了光棒和纤维支气管镜的优点。既可采用光棒法结合目镜观察辅助插管，也可模仿纤维支气管镜法辅助插管。FAST 的光导芯柔韧性更强，类似于纤维支气管镜，但相对简单易学，用于经鼻腔气管插管更为方便，内置的氧气接口可以快速充氧避免缺氧。两者都可连接视频系统，操作者可直观通过屏幕进行插管操作，更有利于教学。

气管导管导引装置　包括 Eschmann 导管导引装置、Frova 插管导引装置及各种气道交换导管等。Eschmann 导引装置又称橡胶弹性探条，在英美国家十分流行。探条长 60cm，外径 5mm，前端 2.5cm 处可弯成 35°J 型。尤其适用于喉头较高、会厌较长或喉镜显露 Cormack 分级 Ⅲ 级的患者。在直接喉镜明视下将导引管置入声门，继续推进直至遇到阻力，提示导引管的前端已抵达气管隆突或总支气管，刻度在 20～40cm 处，然后将气管导管套入导引管，沿导引管推进气管导管经声门而入气管，确诊无误后退出导引管，气管插管即告完成。Frova 插管导引装置类似于弹性橡胶探条，不同的是尖端有双侧孔，有中空的管腔和配套的硬质管芯，拔除管芯后可连接喷射通气，不仅可用于插管还可用作气管导管交换。

改进的直接喉镜　主要针对张口受限、声门位置较高、小颌、颈部活动受限等，有助于增加声门显露的程度。最常用的有 McCoy 喉镜，其喉镜片的前端特别设计了一个装铰链的头端，可由喉镜柄末端的控制杆调节角度，头端最大上抬角度可达 70°，通过提升会厌改善声门显露，若仍不理想，可辅以颈前加压法，有助于找到声门显露最佳位置，可解决大多数 Cormack 分级 Ⅲ 级的困难插管，但对 Ⅳ 级的困难插管效果不明显。

其他的整合摄像喉镜　如 GlideScope 视频喉镜等，是在传统的喉镜片中装入双色光源和摄像头，再由监视器显示声门，在监视器视频图像的引导下使气管插管的操作比传统的直接喉镜法更准确、直观和容易，尤其方便教学，但对于操作不熟练者效果并不比 McCoy 喉镜优越，会存在声门看得清晰、插管却始终不能到位的情况，配合气管导管引导装置的使用则可解决这类问题。

纤维支气管镜　是解决困难气管插管最可靠、最有效的工具，可以最大范围的调节视野并直接引导插管，几乎能解决 100% 的困难气管插管。可经口腔也可经鼻腔引导插管，由于鼻咽部弧度使纤维支气管镜或气管导管自然朝向声门，比经口腔容易获得成功；若通过纤维支气管镜专用面罩、专用牙垫或喉罩引导插管，既能保证插管完成前的气道通畅，又能大幅度降低纤维支气管镜引导气管插管的难度，显著提高困难气管插管的成功率，是解决困难气管插管最有效的方法之一。若配上视频技术，不仅操作方便、图像清晰、气管插管成功率高，而且方便教学。

急诊困难气道技术　包括以下内容。

声门上通气工具　口咽或鼻咽通气道是最传统的声门上通气工具，在维持面罩通气方面仍占据主导地位。喉罩通气被认为是过去 20 年中通气装置中最重要的进展，无论在正常气道者还是在困难气道者，既能作为通气工具也能作为辅助插管工具，既可在非急诊气道也可在急诊气道使用。与气管导管相比，插入喉罩对麻醉深度要求相对较低，对患者体位要求也不高，置入喉罩的难易程度与 Mallampati 分级和 Cormack 分级无关，插管型喉罩更是有一个可移动的会厌提起勾，更便于引导插管，备受麻醉医师青睐。喉罩置入的前提条件是张口度必须 >3cm，且不适合用于上气道通路有病变或损伤者。其他通气装置如食管–气管联合导气管、喉周通气道、喉管等作为无法通气无法插管的应急措施可起一定作用，但效果不确切。

微创外科气道工具　如紧急

环甲膜穿刺术，使用配套的环甲膜扩张穿刺装置，方便快捷，可在 10~15 秒内完成操作，环甲膜穿刺成功后，拔出穿刺针，连接呼吸机即可进行通气。也可使用一个套管针经环甲膜穿刺，连接喷射通气导管进行喷射通气（经皮气管内喷射通气）。环甲膜切开或气管切开术，通过外科手术行环甲膜切口，或在环状软骨水平以下行气管切口，经外科切口插入气管导管。

（李士通）

jīngqìguǎn pēnshè tōngqì
经气管喷射通气（transtracheal jet ventilation，TTJV）

经环甲膜穿刺连接喷射通气装置，跨过气管壁进行喷射通气的方法。TTJV 即使在清醒患者也容易耐受，因此可以在 TTJV 后进行麻醉诱导。在处理紧急的呼吸问题时，TTJV 能快速有效提供暂时的通气氧供，为抢救提供宝贵时间。但因其对呼吸功能的调控不足可导致气压伤，监测手段受限，限制了其应用范围，不能代替常规气管插管或气管切开。

适应证 主要用于无法通气、无法插管的紧急情况。

技术操作 环甲膜是最佳穿刺点选择，该处解剖标志明确、血管少，易穿刺成功。环甲膜穿刺紧急情况下可不需要麻醉直接穿刺，选用大口径静脉外套管穿刺针（如 14~16G）、硬膜外穿刺针或专门的环甲膜穿刺针，用示指和中指摸出环甲膜，从中线进针，穿透环甲膜入气管腔，根据所接注射器回抽空气的有无及顺畅程度确定针管位置。置管深度以针（套）管尖端距隆突 3~4cm 为宜，通过注射器抽得空气证实在气管腔后固定，然后将喷射通气输出管与穿刺针后端连接以施

行喷射通气。喷射通气方法有手控喷射通气和自动喷射通气呼吸机两种方式。

手控喷射通气 使用便携式的手控喷射通气装置，主要在紧急情况下采用，以中心供氧或有减压装置的高压储氧罐为氧源，是抢救生命的暂时应急措施，通气频率和吸呼比可用手控粗略调节，随后被气管插管或气管切开所代替。

自动喷射通气呼吸机 呼吸参数通过调节喷射呼吸机控制，喷射频率<60 次/分为常频喷射通气，而高频喷射通气指通气频率为正常频率 4 倍以上的通气模式（60~600 次/分）。TTJV 的供氧气流来源于两部分，即喷射氧流和通过文丘里（Venturi）效应产生的卷吸气流，其中喷射氧流是最重要的部分，由驱动压及喷射管大小决定，在 50psi（0.345mPa）的驱动压下，经 16G 针管能获得约 500ml/s 的气流，即使缺乏卷吸气流，此流量也足以满足氧供；卷吸气量的多少决定于上呼吸道的开放程度，在气道完全开放的情况下，卷吸气量可达总气量的 40% 以上。在喷射通气期间，必须保证足够的气流排出道，因为气流排出是被动的，有赖于呼吸道的通畅程度，二氧化碳的排出效率主要决定于通气量的大小和呼气时间。提高血氧分压的措施有：适当增加驱动压，增加通气频率，增加吸呼比（一般不超过 1：1，也不小于 1：4）；降低血二氧化碳分压的措施有：加大驱动压力，采用较低的频率，减小吸呼比。

并发症 ①气压伤：是气道峰压过高的结果，与喷射气流压力过高或气体排出受阻有关；若有气道严重阻塞，喷射通气导致

胸腔内压升高，胸腔血液回流障碍，肺组织损伤甚至气胸，加重呼吸循环障碍。②组织气肿：TTJV 易并发颈部及纵隔皮下气肿，发生率可达 29%，但一般可自行消除。与气压伤和气管黏膜损伤有关。气管黏膜损伤多由穿刺置管或喷气时导管尖端撞击气管壁而导致，因此气道压力过高和气管黏膜损伤是诱发组织气肿的两大主要原因。组织气肿有皮下气肿和纵隔气肿。颈部皮下气肿多发生于穿刺困难及多次穿刺的患者。纵隔气肿可能源于皮下气肿的直接扩散、气管黏膜损伤或肺泡破裂后高压气体进入纵隔组织。纵隔气肿进一步发展或肺泡破裂后气体突破胸膜进入胸膜腔，可发生张力性气胸，若未及时发现或处理不当将带来严重后果。纵隔气肿若压力过高，压迫纵隔大血管，可危及生命。③其他：如刺入食管、出血、血肿、咯血等。

注意事项 ①避免穿刺针偏离中线或穿刺过深，否则易因刺伤气管壁而诱发皮下气肿。②临床观察是判断通气效果的最基本手段，除注意观察皮肤、黏膜的颜色外，最重要的是观察胸廓活动，若胸廓活动弱或无活动，提示通气不足；同时应时刻聆听气体从气道排出的声音（正常为"咻咻"声），有哨样音提示流出道阻塞，频繁听诊双肺呼吸音，观察脉搏血氧饱和度，必要时行血气分析。③喷射通气期间若排气受阻，便会产生肺内高压，可能发生气压伤。紧急情况下可通过观察胸廓膨胀程度大致判断气道压，注意胸廓不要过度膨胀，有条件时可直接通过喷射导管测定呼吸末气道压力。

（李士通）

huánjiǎmó chuāncìshù

环甲膜穿刺术（thyrocricoid puncture） 经环甲膜刺入粗针头缓解气道阻塞的方法。对于有气道阻塞、严重呼吸困难的患者是暂时性采用的急救方法之一，是窒息性呼吸困难急救的重要组成部分，为进一步开放气道赢取时间。具有简便、快捷、有效的特点，无论在入院前、急诊室、重症监护病房或手术室均涉及，在气道管理指南中被列为"无法通气、无法插管"的最后选择，即使在非医疗场所也可采取这种方法作为维持通气的急救措施。环甲膜穿刺术是临床急救的临时措施，不应长时间维持，待呼吸困难缓解后即应行常规气管切开术。

解剖生理 环甲膜位于甲状软骨和环状软骨之间，为一层薄膜，前无坚硬组织遮挡，后通气管，周围无要害部位，利于穿刺。寻找方法是先摸到喉结最突出处，然后延中线向足端摸到膜性凹陷即环甲膜。

适应证 ①急性上气道阻塞，但来不及做气管切开、又需紧急抢救的患者。②对于某些困难气道患者的插管处理，环甲膜穿刺术也用作气管内注射局麻药行气管内表面麻醉的方法，如纤维支气管镜引导下清醒插管、清醒逆行插管等。

技术操作 患者取仰卧去枕位，肩部垫高，头部后仰，在环状软骨与甲状软骨之间正中处触到环甲膜，局部消毒后以示指和中指固定环甲膜两侧，右手持注射器从环甲膜垂直进针，当针头刺入环甲膜后，即可感到阻力突然消失，并能抽出空气，患者可出现咳嗽等刺激症状。然后根据穿刺目的进行其他操作，如对于严重气道阻塞造成的通气障碍，

可于环甲膜穿刺成功后更换大号针头通气，或直接用粗针头经环甲膜穿刺入声门下区，可暂时减轻喉阻塞症状；对于插管失败"无法插管、无法面罩通气"的患者，可经环甲膜穿刺连接喷射通气作为急救手段；对于困难插管患者，经环甲膜穿刺气管内注射局麻药行气管内表面麻醉可以提高患者对清醒插管的耐受度。

注意事项 ①穿刺时进针不要过深，避免损伤气管后壁黏膜。②必须回抽有空气，确定针尖在喉腔内才能注射药物。③注射药物时嘱患者勿吞咽及咳嗽，注射速度要快，注射完毕后迅速拔出注射器及针头，以消毒干棉球压迫穿刺点片刻。④针头拔出前应防止喉部上下运动，否则易损伤喉部黏膜。⑤若穿刺点皮肤出血，干棉球压迫的时间可适当延长。

（李士通）

huánjiǎmó qiēkāishù

环甲膜切开术（cricothyroidotomy） 切开环甲膜后插入通气管以缓解气道阻塞的方法。对于有气道阻塞、严重呼吸困难的患者是暂时性采用的急救方法之一，是窒息性呼吸困难急救的重要组成部分，为进一步开放气道赢取时间。具有简便、快捷、有效的特点，是抢救生命的操作。无论在入院前、急诊室、重症监护病房或手术室均涉及，在气道管理指南中被列为"无法通气、无法插管"的最后选择，即使在非医疗场所也可采取这种方法作为维持通气的急救措施。环甲膜切开术是临床急救的临时措施，不应长时间维持，待呼吸困难缓解后即应行常规气管切开术。

解剖生理 见环甲膜穿刺术。

适应证 见环甲膜穿刺术。

技术操作 有几种方式：针

式环甲膜切开术，有专门的带接口的穿刺针（3 种型号：婴儿、儿童、成人），可连接喷射通气；经皮环甲膜切开术有专用的环甲膜切开术导管装置，可连接呼吸机回路行控制通气；外科环甲膜切开术是使用手术刀通过环甲膜做切口，然后插入气管导管，当微创技术装置无法获得而又需要争取时间时，这是最快的技术。患者取平卧位，头后仰，使颈段气管保持在颈中线，肩部垫枕颈部过伸，充分暴露颈部，于甲状软骨和环状软骨间做一长 2~4cm 的横行皮肤切口，于接近环状软骨处切开环甲膜，用弯血管钳扩大切口，插入气管套管或橡胶管或塑料管，并妥善固定。

注意事项 ①应备有氧气、吸引器、气管切开器械、导尿管及急救药品，以及另一副同号气管套管。②保持套管和气道通畅。③手术时避免损伤环状软骨，以免术后引起声门下狭窄。④防止伤口感染。⑤防止外套管脱出。⑥插管时间不应超过 24 小时，若需要长时间插管，考虑气管插管或气管切开。⑦把握拔管时机。

（李士通）

qìguǎn qiēkāishù

气管切开术（tracheotomy） 切开颈段气管并置入气管套管以解除喉源性呼吸困难、呼吸功能失常或下呼吸道分泌物潴留所致呼吸困难的手术。类似的气管切开术可追溯到公元前 1000 多年前，至今已挽救了无数生命，临床医师均应掌握这一抢救技能。主要包括外科气管切开术和经皮扩张气管切开术。

适应证 ①喉阻塞：由喉部炎症、肿瘤、外伤、异物等引起的严重喉阻塞，呼吸困难较明显，而病因又不能很快解除时，应及

时行气管切开术；喉邻近组织的病变使咽腔、喉腔变窄出现呼吸困难者，根据具体情况亦可考虑气管切开术。②下呼吸道分泌物潴留：由各种原因引起的下呼吸道分泌物潴留，为了有效吸痰，保持气道通畅，可考虑行气管切开术，如重度颅脑损伤、呼吸道烧伤、严重胸部外伤、颅脑肿瘤、昏迷、神经系病变等。这类疾病由于咳嗽反射消失或因疼痛而无法咳嗽，分泌物潴留于下呼吸道，妨碍肺泡气体交换，使血氧含量降低，二氧化碳浓度增高，气管切开后吸净分泌物，改善了肺泡气体交换。术后吸入的空气不再经过咽、喉部，减少了呼吸道无效腔，改善肺部气体交换，有利于肺功能恢复。气管切开后也为使用人工辅助呼吸器械提供了方便。③预防性气管切开：对于某些口腔、鼻咽、颌面、咽、喉部大手术，为了实施全身麻醉，防止血液流入下呼吸道，或为了确保术后呼吸道通畅，可在发生气道阻塞之前即先施行气管切开，由于各种困难气道气管插管技术的广泛应用，预防性气管切开已尽量避免。有些破伤风患者易发生喉痉挛，应考虑预防性气管切开，以防发生窒息。④取气道异物：气道异物经气管镜下钳取未获成功，估计再次钳取有生命危险，或无施行气管镜检查设备和技术者，可经气管切开途径取出异物。⑤颈部外伤伴咽喉或气管、颈段食管损伤：对于损伤后立即出现呼吸困难者，应及时施行气管切开术。无明显呼吸困难者，应严密观察，仔细检查，做好准备，一旦需要即行气管切开术。

禁忌证 ①Ⅰ度和Ⅱ度呼吸困难，短期内无生命危险。②呼吸道暂时性阻塞，采用非手术方法可缓解者，如喉水肿、喉痉挛等。③有明显出血倾向者应慎重。

技术操作 见外科气管切开术、经皮扩张气管切开术。

并发症 ①皮下气肿：是术后最常见的并发症，与气管前软组织分离过多，气管切口外短内长或皮肤切口缝合过紧有关。自气管套管周围逸出的气体可沿切口进入皮下组织间隙，沿皮下组织蔓延，气肿可达头面、胸腹，但一般多限于颈部。大多数于数日后可自行吸收，不需特殊处理。②气胸及纵隔气肿：在暴露气管时，向下分离过多、过深，损伤胸膜后，可引起气胸。③出血：术中伤口少量出血，可经压迫止血或填入明胶海绵压迫止血，若出血较多，可能有血管损伤，应检查伤口，结扎出血点。④拔管困难：手术时若损伤环状软骨，术后可引起声门下狭窄。气管切口太小，置入气管套管时将管壁压入气管；术后感染，肉芽组织增生均可导致气管狭窄，造成拔管困难。⑤气管食管瘘：少见。⑥声门下狭窄：环甲膜切开术引起的喉和声门下狭窄的发生率较高，非紧急情况不宜采用。

(李士通)

wàikē qìguǎn qiēkāishù

外科气管切开术 (surgical tracheotomy)

经传统的外科手术切口施行气管切开的方法。术前应做好充分准备，除准备手术器械外，还应备好氧气、吸引器、气管插管或气管镜，以及各种抢救药品。小儿气管壁软、气管腔小，外科气管切开过程中极易发生气道阻塞而即刻危及生命，先行气管插管或置入气管镜，再行气管切开，更安全。

技术操作 ①体位：患者取仰卧位，肩下垫枕，头后仰，使气管接近皮肤，暴露明显，助手固定头部，使患者颈部保持正中位，常规消毒，铺无菌手术巾。②麻醉：一般采用局部麻醉。沿颈前正中线上自甲状软骨下缘至胸骨上窝，以利多卡因或丁哌卡因浸润麻醉，对于昏迷、危重或窒息患者，若患者已无知觉也可不予麻醉。③切口：大多数采用直切口，自甲状软骨下缘至接近胸骨上切迹上2cm处，沿颈前正中线切开皮肤和皮下组织；少数使用横切口，在环状软骨下约3cm处做颈前横切口。④分离气管前组织：用血管钳沿中线分离胸骨舌骨肌及胸骨甲状肌，暴露甲状腺峡部，若峡部过宽，可在其下缘稍加分离，用小钩将峡部向上牵引，必要时也可将峡部夹持切断缝扎，以便暴露气管；分离过程中必须注意向两个反方向的拉钩用力要均匀，使手术野始终保持在中线，并经常以手指探查环状软骨及气管是否保持在正中位置。⑤切开气管：确定气管后，一般于第2~4气管环处，用刀尖自下向上挑开2个气管环（切开第4~5气管环者为低位气管切开术），刀尖不要插入过深，以免刺伤气管后壁和食管前壁，引起气管食管瘘；可在气管前壁上切除部分软骨环，以防切口过小，置入气管套管时将气管壁压进气管内而造成气管狭窄。⑥插入气管套管：用弯血管钳或气管切口扩张器，撑开气管切口，插入大小适合、带有管芯的气管套管，插入外管后立即取出管芯，放入内管，吸净分泌物，并检查有无出血。气管套管有两种，一种是传统的金属套管，对气管壁压迫小，清洗方便，一般用于需长期带管患者；另一种是带套囊的PVC气管套管，套囊可以阻挡声门上血液或组织碎片流入气道，套管直接连接麻醉机呼吸回路即可进行控制通气，但套囊对气管壁压迫可造成组织缺血，一般用于手术前暂时置管。⑦创口处理：气管套管上的带子系于颈部，打3个死结以牢固固定。切口一般不予缝合，以免引起皮下气肿，最后用一块部分剪开的纱布垫于伤口与套管之间，剪开口围在气管套管两边。

并发症 ①术中出血：一般不严重，损伤大血管罕见，颈前静脉或甲状腺峡部出血容易处理，若气切位置过低有导致大出血危险。②呼吸心脏骤停：是致命性并发症，原因可能是迷走神经反射，或不能迅速建立起通畅气道、张力性气胸、负压性肺水肿、气管插管位置错误（插入软组织或过深插入主支气管）。③急性肺水肿：气管切开后肺内压力骤降，肺内毛细血管通透性增高，发生肺水肿，又称负压性肺水肿。④气胸和纵隔气肿：在暴露气管时，向下分离过多、过深而损伤胸膜，可引起气胸或纵隔气肿，成人发生率为 0 ~ 4%，儿童更常见。

注意事项 ①术后备好床旁设备：应备有氧气、吸引器、气管切开器械、吸痰管及急救药品，以及另一副同号气管套管。②保持气管套管和气道通畅：应经常吸痰，可采用雾化吸入以稀释痰液，每日定时清洗内套管。③防止伤口感染：由于痰液污染，术后伤口易于感染，至少每日应换药一次，若已发生感染，可酌情应用抗生素。④防止外管脱出：应经常注意套管是否在气管内，若套管脱出又未及时发现，可引起窒息。套管太短，固定带子过松或未打死结，气管切口过低、

颈部肿胀或垫纱布过厚等，均可能导致外套管脱出。⑤更换套管或气管插管问题：早期气管造口处窦道未形成，多层皮下筋膜、肌肉束及气管前筋膜彼此重叠，若因手术麻醉需要更换气管插管，可能因造口周围组织塌陷而置管困难，即使置入的插管也可能受组织牵拉而移位，可造成危及生命的通气障碍。术后 5 ~ 7 天各层筋膜愈合在一起形成窦道，此时更换气管套管或气管插管是安全的。

(李士通)

jīngpí kuòzhāng qìguǎn qiēkāishù

经皮扩张气管切开术（percutaneous dilatational tracheotomy，PDT）

在经皮穿刺动脉导管插入技术的基础上发展起来的微创气管切开技术。改变了传统的气管切开术，具有损伤小、操作简便、耗时短等优点。经过20多年的发展，PDT 的手术方式不断改进，并发症的发生率明显降低；中国已有医院开展在纤维支气管镜引导下行 PDT，证实穿刺针或引导线进入气道，使操作更加准确，减少并发症，但只限于在有条件的单位使用。其他辅助技术的应用也进一步提高了操作的安全性，如喉罩及超声在手术中的应用有助于穿刺定位、避免损伤周围组织和大血管；床边监护技术的提高也对降低手术死亡率有所帮助；有外科气管切开经验的医师操作也有助于降低手术并发症发生率。

适应证 ①各种原因的喉源性呼吸困难，如喉头水肿、喉部炎症、声门及声门下异物需极短时间内恢复气道，而又不适宜气管插管。②颈椎损伤，不能垫肩和头后仰。③开放式气管切开后48 小时内、PDT 后 72 小时内意

外脱管，需快速经原切口置导丝后置管。④患传染性较强的病原体感染、呼吸道传染病的气管切开。⑤有美观要求。

禁忌证 ①有颈部解剖异常或不清楚，如颈前区肿瘤、颈前软组织较厚、气管偏斜、严重肥胖伴颈短及颈部严重皮下气肿等，气管位置不能确定。②既往有气管切开史。③手术区域局部皮肤感染。④由于儿童气管细软，PDT 易损伤气管及周围组织。⑤无条件或无能力实施经口气管插管、纤维支气管镜监视、环甲膜切开术及床边开放式气管切开术。

技术操作 患者取平卧位，头后仰，使颈段气管保持在颈中线，肩部垫枕颈部过伸；充分暴露颈部，选择气管切开部位在第3~4 气管软骨环之间，术野皮肤消毒；用 0.5% 利多卡因局部浸润麻醉，切开皮肤，根据所置入的气管切开导管的外径做一横切口；用专用套管针（接 2ml 生理盐水的注射器）垂直于主气管穿刺，有突破感后回抽可见大量气泡，证实进入气管后，完全置入套管，同时拔出穿刺针，置入导丝，需无阻力；沿导丝置入扩张器扩张气道前壁，置扩张钳于气管内，边退边扩张气管前壁及颈前组织，见有大量气体从扩张口喷出，沿导丝迅速置入气管切开套管，拔出导丝及管芯，套囊充气，确认气管切开套管位于气管内且位置正确后，固定气管切开套管。

并发症 ①出血和感染：极少见，若在穿刺区域见到血管，行扩张前应给予结扎，若经压迫和结扎仍不能止血，应采用手术彻底止血，手术出血的主要原因是患者的凝血功能异常。②气囊破裂：主要是气管切开扩张过小，

套管置入困难，强行置入时损坏气囊，或置管时气囊与扩张钳直接摩擦致气囊破裂。③气管套管置入困难、气管损伤：气管前壁扩张不充分及导丝误入气管前间隙等，最严重的是气管后壁损伤甚至穿孔。④误伤甲状腺：主要原因在于穿刺点位置较高，离甲状腺峡部较近，或者扩张器扩张气管前组织时扩张过度，造成甲状腺峡部裂伤，可通过降低穿刺点避免此类并发症。⑤术后迟发性并发症：多见于拔管后患者，最常见的是声门下或喉气管狭窄，其次为皮肤异常肉芽组织形成、声音嘶哑和声音改变等。

(李士通)

báguǎn

拔管（extubation） 全身麻醉手术结束后拔出气管导管的操作。正确的拔管必须严格掌握拔管的指征和时机，谨慎操作，以避免可能发生的拔管后窒息事故。关于拔管时机，有两种观点：一种认为应在肌松药作用消除且患者有满意的自主呼吸频率和潮气量后，在较深的麻醉状态下拔管；另一种观点认为应在患者接近完全清醒时拔管。持深麻醉下拔管观点的人认为，清醒拔管不良反应大且易发生喉痉挛，而深麻醉下拔管的好处是可以减少导管刺激引起的咳嗽，减少喉和气管损伤，不良反应较少。但是插管时通气满意并不意味着肌肉有足够力量维持气道通畅，若患者存在面罩通气困难、插管困难、误吸风险或外科手术可能导致的气道水肿等情况，深麻醉下拔管可能造成拔管后对气道失去控制的状态，而且在患者拔管后的清醒过程中，也可能会发生喉痉挛和咳嗽。事实上，喉痉挛最容易发生在介于深麻醉和清醒之间的浅麻醉状态下，现代麻醉技术已经完全能做到在足够的镇痛、镇静状态下的清醒，因此越来越多的人倾向于清醒拔管的时机。

全身麻醉后拔管指征 手术结束停止麻醉后，患者神志恢复，有指令性动作，循环功能稳定；自主呼吸恢复，呼吸频率达14~20次/分，吸空气时脉搏血氧饱和度（SpO_2）>95%，残余肌松作用消失，呼吸运动正常，两侧呼吸音对称，胸、腹式呼吸对称。必要时测定潮气量（VT）、呼气末 CO_2 分压（$P_{ET}CO_2$）、动脉血气分析，吸入空气10分钟后，PaO_2 和 $PaCO_2$ 在正常范围内或接近术前水平。

技术操作 采用无菌吸引管行气管内吸引，每次吸引前后都应吸氧，尽可能减少刺激，避免发生持续呛咳和发绀，拔出导管前先将套囊放气，并在导管内插入输氧管，以利于肺充氧。传统的拔管操作是先将吸引管留置在气管导管前端之外，然后边吸引边缓慢拔管，现已废除，因为此举对预防误吸无效，且可能擦伤声带、诱发喉痉挛等并发症；在小儿更会降低肺泡内氧浓度，因此小儿应由助手行正压通气数次然后拔管。若导管拔出遇到困难不能硬拔，应仔细分析原因，常见原因有：套囊未放气，患者将导管咬住，甚至在颌面口腔手术中可能发生缝线误将导管缝住。拔出气管导管后应继续面罩吸氧，必要时再次吸引口、鼻、咽腔分泌物。拔管后即刻可能出现呛咳或喉痉挛，在拔管前1~2分钟静脉注射利多卡因50~100mg，有助于减轻呛咳和喉痉挛，但可能会延长苏醒时间。一旦发生喉痉挛，应在保证通气的基础上加深麻醉，多数患者能够迅速解除喉痉挛，若无效可予小剂量氯化琥珀胆碱（1~2mg/kg）静脉注射快速解除喉痉挛。饱胃患者必须完全清醒，头低位偏向一侧拔管。

困难气道患者拔管 对待插管困难、颈部手术可能损伤喉返神经或有气管塌陷危险患者的拔管，必须谨慎，拔管后可能再度出现呼吸困难而需要再次插管，面临更加严重的困难气道。正确做法是应先在气管导管内放置换管器、纤维支气管镜等留置于气管内，然后拔出气管导管，需要时可借助换管器或纤维支气管镜重新插入导管。使用可连接喷射通气装置的换管器（如 Frova）更能提高安全性。若存在气管塌陷、声门或声门下水肿高度危险，预防性建立外科气道是明智的选择。

延迟拔管指征 ①术前有明显呼吸功能障碍，或手术和麻醉对呼吸功能有明显影响者。②手术时间过长或手术创伤严重者。③术前或术中循环功能不稳定者。④苏醒延迟，难以保证呼吸道通畅者。

(李士通)

qìguǎn chāguǎn bìngfāzhèng

气管插管并发症（tracheal intubation complications） 气管插管时的不恰当操作或困难操作以及气管插管本身所致不良反应。按照发生的时间顺序分为气管插管即刻并发症、导管留存气管期间并发症和拔管后即刻或延迟性并发症三大类（表1）。从发生原因分析，可分为以下几方面。

与直接喉镜插管操作相关的并发症 使用金属喉镜片和硬气管导管操作常会使气道的完好组织受损，最常见的是牙齿损伤，其他损伤按严重程度可从咽喉痛直到气道狭窄等一系列并发症，

表1　气管插管常见并发症

发生时间	并发症
气管插管即刻	位置错误：食管插管，支气管内插管，套囊位于喉处
	气道损伤：牙损坏，唇、舌或黏膜撕裂，咽痛，下颌骨脱位，杓状软骨脱位
	生理反射：缺氧、二氧化碳升高
	高血压、心率增快
	颅内压增高
	眼压增高
	喉痉挛
	导管功能障碍：套囊破裂
导管留存气管期间	位置错误：意外脱管，支气管内插管，套囊位于喉处
	气道损伤：黏膜炎症和溃疡，鼻黏膜撕裂
	导管异常：燃烧/爆炸，梗阻
拔管后即刻或延迟	气道损伤（声门、声门下或气管）
	组织水肿和气道狭窄：声音嘶哑（声带肉芽肿或麻痹），喉功能受损和误吸
	喉痉挛
	负压性肺水肿

可能累及的结构包括黏膜、咽喉部软组织、颈部神经血管、喉软骨和颈部骨骼。

与气道操作的生理性反应相关的并发症　喉镜插管会激发患者的气道保护性反射和心血管反应。过激的气道反射可能引发喉痉挛或支气管痉挛，多发生于浅麻醉下的气道操作时；反之，麻醉时气道保护性反射受抑制可能增加误吸的风险。硬喉镜操作或麻醉过浅引起的血流动力学变化常见的是心率加快和血压升高，少数情况下也可诱发心律失常。

与气管导管及其气囊相关的并发症　气管导管本身可导致许多并发症，导管位置不正确（如意外的食管插管）能导致灾难性的后果，未及时发现会导致低氧血症直至死亡。其他有导管插入过深引起的低氧血症；支气管、气管导管及其套囊对咽喉部、喉部及气管的压迫造成组织损伤；

院内感染引发严重肺炎等。

与气管导管功能相关的并发症　气管导管材料过软或导管壁过薄易打折、扭曲，导致通气不足和低氧血症；非阻燃材料制成的PVC导管用于气道内激光手术或导管暴露于电凝、电刀等范围内能造成燃烧；气囊破损漏气或导管腔内分泌物阻塞常见。

与拔管操作相关的并发症　有些拔管时并发症与患者的并存疾病有关，如气道高敏患者易发生拔管时喉痉挛和支气管痉挛；有心肺疾病、接受腹部或胸部手术、肥胖者易发生拔管后气道阻塞和低氧血症。另一些拔管相关的并发症与术后麻醉药的残余作用有关，术中长效麻醉药的应用可增加低氧血症发生的风险，残余肌松在麻醉后恢复室的发生率可高达50%；肌无力、低氧血症、上气道阻塞及气道反射减退均可增加误吸的风险。在上气道阻塞

的情况下，患者用力呼吸产生的高胸腔负压也可能诱发拔管后肺水肿。

（李士通）

qìguǎnchāguǎn jíkè bìngfāzhèng
气管插管即刻并发症（instant complication at intubation）　气管插管操作期间发生的并发症。主要由各种气道器械、通气工具或气道操作引起。

组织损伤　由于气管插管操作时，喉镜片或导管对组织的挤压、摩擦造成的损伤。操作粗暴、患者存在喉镜显露或气管插管困难而反复尝试气管插管；主要发生对牙齿、呼吸道黏膜的损伤，如牙齿碎裂、松动、脱落，口、鼻及咽部黏膜出血血肿，喉及声带水肿等。以预防为主，注意操作规范，注意术前气道评估，对于估计有插管困难的患者不应盲目采取强行插管。

插管后呛咳　发生在气管导管插入声门和气管时，轻微呛咳引起短暂的血压升高和心动过速，剧烈呛咳可能引起胸壁肌肉强直和支气管痉挛，而引起通气量不足。主要源于麻醉过浅、表面麻醉不完善或插管过深至导管触及气管隆突。轻微呛咳不需特殊处理，加深麻醉或静脉注射小剂量利多卡因即可；胸壁肌肉强直可用肌松药解除，并继以控制呼吸；支气管痉挛可加深吸入麻醉，必要时应用糖皮质激素；若源于导管触及气管隆突，则将气管导管退出至气管的中段部位。

心血管反应　又称插管应激反应。是一种多突触反射，呼吸道受到刺激后，神经末梢产生的感受性信号通过迷走神经和舌咽神经纤维传入中枢，经脑干和脊髓整合处理后，大量的神经冲动由心加速神经和交感神经纤维传

出，引起全身性自主神经反应，其中包括交感神经末梢去甲肾上腺素的释放和肾上腺髓质肾上腺素的分泌。表现为喉镜和插管操作期间发生血压升高和心动过速反应，严重者可诱发心律失常。一般患者能很好地耐受气管插管时的心血管反应，但在心血管和脑血管疾病患者，此不良反应则可能带来一系列严重的并发症，如心肌缺血、心肌梗死、恶性心律失常（如多源性室性期前收缩和室性心动过速等）、急性心力衰竭、动脉瘤破裂等。

预防措施：①插管时必须达到足够的麻醉深度，插管前适量应用麻醉性镇痛药（芬太尼最常用）。②尽量缩短喉镜操作时间。③呼吸道表面麻醉。一般是在插管前用2%～4%利多卡因或1%丁卡因喷雾，可显著减轻插管引起的心血管反应。④放置喉镜前1分钟静脉注射利多卡因1mg/kg可有效抑制喉部反射，显著减轻插管引起的心血管反应，可能与利多卡因加深全身麻醉和抑制气管反射的作用有关。⑤气管插管操作前适量应用一些血管活性药物，如血管扩张药、α或β受体阻断药、钙离子通道阻滞药等，也是一种减轻患者心血管反应的方法，一般以选择强效、短时效药物为主，如硝酸甘油、艾司洛尔、尼卡地平等，并需注意药物剂量及其与麻醉药的相互作用。所有的预防措施中最重要的是插管时足够的麻醉深度和注意喉镜操作轻柔。一旦发生，主要是对症治疗，采用强效、短效的血管活性药物控制血压和心率，针对心律失常的类型使用相应药物，并加深麻醉深度。

喉痉挛　迷走神经介导的保护性反射，是由于喉部横纹肌突然的痉挛性收缩导致的双侧声带内收而声门紧闭。轻度喉痉挛可表现为轻微吸气性喘鸣，重度可造成完全性上气道阻塞。喉痉挛本身具有保护性意义，可防止异物进入气管与支气管，但持续不解除的喉痉挛可导致低氧血症、高碳酸血症、负压性肺水肿，甚至更严重的后果。喉痉挛大多发生于浅麻醉下插管时，诱因包括气道分泌物、血液、误吸胃液、气道异物、气管导管刺激等，尤其易发生在气道高敏患者。气管插管时轻柔操作，保持气道内无唾液、血液等可减少喉痉挛的发生，气管插管前喉气管内喷洒利多卡因行表面麻醉是预防喉痉挛的有效措施，但必须在达到足够的麻醉深度时进行，在麻醉深度不足时喷洒液对气道的刺激反而可能诱发喉痉挛。插管期间发生的喉痉挛主要处理措施是加深麻醉，必要时使用肌松药迅速解除喉痉挛。

支气管痉挛或哮喘　多源于各种刺激诱发的支气管和细支气管平滑肌持续性收缩，表现为呼气相哮鸣音及呼气相延长。在婴儿多与细支气管炎有关，在儿童和成人多与哮喘病史有关。浅麻醉下气道内操作（包括直接喉镜、气管插管等）是最大诱因，气道内有分泌物或异物时更易诱发。纯氧正压机械通气下提高吸入麻醉气体浓度以加深麻醉，并通过呼吸环路应用支气管扩张药（如β_2受体激动药喷雾剂沙丁胺醇、吸入型糖皮质激素等）。严重病例静脉注射肾上腺素0.5～1.0μg/kg或静脉应用糖皮质激素将有助于快速缓解支气管痉挛。

气管导管误入食管　是麻醉插管过程中常见的情况，尤其在困难插管患者，及时发现并立即纠正并不会对患者造成不良后果，若未及时发现，则会导致患者严重缺氧继而演变为心脏骤停。关键在于能否迅速识别，尽管目前已有许多切实有效的措施，但仍有少部分意外食管内插管未能被及时发现而发生严重脑损伤或死亡。气管导管误入食管的第一征象是听诊呼吸音消失和呼出气无CO_2；其他征象包括：挤压呼吸皮囊时患者胸廓不抬，而胃区呈连续不断的隆起（胃扩张），同时在胃区听诊可听到气过水声（咕噜声）；脉搏血氧饱和度（SpO_2）骤降；全身发绀等。SpO_2反映氧合状态通常滞后30～60秒，呼气末CO_2分压（$P_{ET}CO_2$）才是确诊气管导管是否在气管内最有效和最可靠的方法。一旦发现气管导管误入食管，应立即拔出导管予面罩正压通气，重新插管。

胃内容物反流误吸　孕妇、肥胖、饱胃、胃肠道梗阻的患者是发生误吸的高危人群，其他因素有面罩通气时发生部分呼吸道阻塞、托面罩手法不恰当或通气压力过大使得气体入胃等。对于高危人群使用清醒插管或快速诱导插管是降低误吸风险的最有效措施；Sellik手法压迫环状软骨（即在插入喉镜片提起会厌前，由助手将甲状软骨向脊柱方向压迫，以压扁食管上口）也是有效的预防措施，但在有部分气道阻塞患者可能造成完全性气道阻塞。

颅内压升高　最常见的原因是插入直接喉镜和气管插管操作，其他包括：去极化型肌松药氯化琥珀胆碱产生的肌束颤动、芬太尼引起的胸壁僵硬、插管时无通气时间过长导致高碳酸血症和缺氧、麻醉深度不足时导管进入气道诱发咳嗽等。预防措施包括面罩通气予充足的"给氧去氮"弥补插管时无通气导致的缺氧；足够的麻醉深度减轻插管时应激反应；达到完全肌松后再插管避免咳嗽；插管前静脉注射利多卡因预防插管反应；麻醉诱导选择不增加脑血流和颅内压的药物，如静脉麻醉药硫喷妥钠、丙泊酚、依托咪酯；麻醉性镇痛药芬太尼；非去极化肌松药等。

（李士通）

导管留存气管期间并发症

dǎoguǎn liúcún qìguǎn qījiān bìngfāzhèng

（complication of endotracheal tube in situ）　气管导管本身所致并发症。包括导管位置不当，导管或气囊对咽、喉、气管及其周围组织压迫等。

气管导管扭曲、折叠和滑脱　气管导管通常固定方法是将导管和牙垫一起用胶布缠绕粘贴在患者面颊部，但因外科医师手术操作、患者体位变动、麻醉过浅致患者躁动、呛咳等都可能会引起气管导管扭曲、折叠和滑脱，若未及时发现可造成通气不足甚至无通气的严重后果。对于非平卧位的患者，可使用带钢丝的气管导管以减少导管扭曲和折叠的发生；对于头面部手术患者可采用"脐带绕颈式固定法"固定导管，即在气管导管平门齿水平用线绳扎牢，然后将线绳绕至颈后扎紧，也可使用缝线将导管固定于门齿或缝于口角固定。若发生导管脱出应立即采用面罩通气，重新气管插管；经气管造口插管的患者导管滑脱极其危险，可能因造口周围组织塌陷而无法迅速经造口处重新插入导管，此时唯一有效的措施是面罩通气的同时与外科医师联合，尽可能迅速扩大气管切开口重新插入气管导管。

气管黏膜缺血损伤　导管气囊充气压力过大、导管滞留时间过长和经常移动导管都可能因为对气管壁的压迫和摩擦造成气管黏膜的缺血损伤，经气管导管吸痰时负压过大也是造成黏膜损伤的原因之一，严重者甚至可能形成气管壁缺血性黏膜溃疡或坏死，因此应注意气囊充气不要过大及导管位置固定牢固。

导管误入一侧总支气管　插管后未仔细检查导管位置，或手术中由于外科医师手术操作或患者体位变动、固定胶布被分泌物弄湿或脱落，都可能将导管滑入气道过深。导管误入一侧总支气管可造成单侧肺通气，通气不足的后果除低氧血症外尚有吸入麻醉药吸收受影响而使得麻醉过浅，在严重肺部疾病患者还可能造成肺大疱破裂气胸。这种情况尤其易发生于头面部手术导管被手术铺巾遮盖或颈部手术经气管造口插管时，前者不易被发现，后者导管位于手术野易受干扰。因此，术中应严密监测气道压、呼气末 CO_2 分压（$P_{ET}CO_2$）、血氧饱和度，若发现导管固定胶布被分泌物弄湿或导管露在口外的刻度比插管后即刻增大，均应重新核对导管深度，必要时将导管向外拔至气管内重新固定牢靠。

神经损伤　导管或气囊压迫可能造成喉部神经损伤，主要受影响神经是喉返神经、舌下神经及舌神经，大多数为暂时性，数日内可完全恢复。

（李士通）

拔管后即刻或延迟性并发症

báguǎnhòu jíkè huò yánchíxìng bìngfāzhèng

（instant or delayed complication at exbubation）　气管导管拔出后即刻或数小时内出现的并发症。

一般发生在麻醉恢复期。

咽喉痛　气管插管后最常见的并发症。导管套囊压迫气管黏膜时间过长或插管时损伤喉部黏膜都易引起咽喉痛，一般在 72 小时内可缓解，无需特殊处理。

舌后坠　拔管后经常发生的并发症。主要原因是麻醉药的残留作用或残余肌松，咬肌和下颌关节松弛，使舌根后坠，尤其易发生于体重超重者或短颈体型及小儿。舌后坠可阻塞咽喉通气道，造成呼吸道部分或完全性阻塞。处理措施为手法托起下颌或放置口咽通气道，使舌根不要紧贴咽后壁。

喉痉挛　在麻醉苏醒期而患者又未完全清醒时拔管最易发生，分泌物、气管导管或吸痰管等直接刺激咽喉部均可诱发喉痉挛，在缺氧状态下更易加重喉痉挛。预防的关键在于掌握正确的拔管时机，原则上是越清醒越好，但不能有拔管时躁动；其他措施包括拔管前患者的潮气量和每分通气量应恢复或大于正常；在较深的麻醉状态下尽可能吸出咽喉部和气管内分泌物或血液；拔管时尽量减少对气道的刺激；清醒拔管时患者肌张力完全恢复可以用力将残留的分泌物或血液咳出。首选治疗措施是面罩纯氧正压辅助通气，大多数患者可以缓解，若未迅速起效，小剂量氯化琥珀胆碱（1~2mg/kg）静脉注射可快速解除喉痉挛，但在小儿有可能诱发心率减慢，可静脉注射阿托品对抗。在紧急处理的同时必须明确病因，必要时直接喉镜下去除病因；在尚未足够清醒的患者，必要时可以注射静脉麻醉药重新气管插管，彻底清理呼吸道分泌物或血液，尽可能洗脱吸入麻醉药残留，待患者完全清醒后拔管多不会再次发生喉痉挛。

支气管痉挛 原因类似于喉痉挛，若发生在气管拔管后或在麻醉苏醒室，应立即予患者支气管扩张药物治疗。可使用的药物有：吸入 β$_2$ 受体激动药（沙丁胺醇）喷雾剂，具有快速短效的舒张支气管功能；吸入型糖皮质激素类作用缓慢但持续时间长；静脉糖皮质激素制剂（地塞米松、甲泼尼龙等）。在严重病例，静脉注射肾上腺素（0.5~1.0μg/kg）是最快和最有效的药物之一。若患者不能维持正常的血氧浓度伴二氧化碳蓄积，应采取气管插管，再做进一步处理。

喉头和声带水肿 多因插管操作粗暴、困难插管、导管多次移位损伤黏膜或导管过粗引起。成人喉头水肿一般仅表现为声音嘶哑、喉痛，2~3 天可自愈，但婴幼儿气管管腔狭窄，易发生窒息。一般于拔管后 30 分钟出现喉鸣音，主要为吸气相，2~3 小时后可出现呼吸困难；水肿同样也可发生在腭垂、杓状软骨后、声门上或声带。处理原则包括吸氧、雾化保湿气道、静脉注射地塞米松或甲泼尼龙减轻水肿，必要时气管切开。

低氧血症 多由于麻醉药残留或残余肌松，患者通气功能尚未完全恢复或呼吸遗忘引起，也可发生于舌后坠、喉头水肿、喉痉挛、支气管痉挛等造成通气障碍。大多数患者予面罩吸氧或鼻导管吸氧，氧流量 3L/min，呼唤患者用力呼吸 1~5 分钟后均能够改善。拔管后应密切观察患者呼吸运动、频率和幅度、脉搏血氧饱和度（SpO$_2$）、皮肤颜色等，必要时观察血气分析指标。

误吸 拔管时积聚在咽喉部的分泌物、血液或患者的呕吐物进入呼吸道所致，尤其在幼儿、老年人或麻醉未完全苏醒患者，因气道反射功能未恢复易发生误吸，拔管前应充分吸净口腔及套管内分泌物，以防误吸。

肺水肿 拔管后少见的严重并发症，常发生于患者努力呼吸而上气道阻塞时，产生的高胸腔负压，致肺毛细血管静水压力梯度增加，液体从肺血管向间质的移动超过淋巴转运能力，导致肺间质内水分积聚。拔管后喉痉挛是负压性肺水肿的常见原因。绝大多数患者需要再次气管插管行纯氧持续气道正压通气，予利尿药或血管活性药物，一般预后良好，处理后水肿能及时消退。

声音嘶哑 由于气管导管套囊压迫喉返神经导致的损伤。单侧喉返神经损伤表现为声音嘶哑，双侧损伤可引起吸气相呼吸困难和气道阻塞，较少见。也有可能是插管时操作不当导致杓状软骨脱位，表现为持续性声音嘶哑、咽喉痛及吞咽痛。疑诊者应请耳鼻喉科医师会诊明确原因，喉返神经损伤可以通过神经传导检查确诊，杓状软骨脱位需要特定的 CT 检查才能确诊。一般多为暂时性损伤，极少数需手术治疗或闭合复位。

气道炎症 导管摩擦可导致气道黏膜充血水肿，引起术后咽喉炎、气管炎，表现为咽喉不适感、咳痰等。一般可自愈，必要时可使用抗感染治疗。

（李士通）

jīchǔ mázuì

基础麻醉（basal anesthesia）

为使患者在进入手术室前意识消失所采用的辅助麻醉。实际上也是广义的麻醉前用药。旨在使患者情绪稳定，减少恐惧，解除焦虑，产生必要的遗忘，并调整自主神经功能，以消除或减弱一些不利的神经反射活动。一般多用于难以取得合作的小儿，偶尔也用于精神失常或精神过度紧张的患者。常用方法有以下几类。

氯胺酮麻醉 氯胺酮是一种具有镇痛作用的静脉全麻药，可选择性抑制丘脑内侧核，阻滞脊髓网状束的上行传导，兴奋边缘系统。氯胺酮可致分离麻醉状态，其特征是僵直状、浅镇静、遗忘与显著镇痛，并能进入梦境，出现幻觉。氯胺酮起效迅速，静脉注射后 1 分钟、肌内注射后 5 分钟，血浆内药物浓度达峰值。氯胺酮在静脉麻醉药中，镇痛效果良好，尤其是体表镇痛，且对循环系统有交感兴奋作用，对呼吸系统影响轻微。适用于各种短暂的体表手术及操作，尤其小儿麻醉。口、咽及气管手术应慎用，以防喉痉挛。未经控制的高血压、颅内压增高、胸或腹主动脉瘤、不稳定性心绞痛或新发生的心肌梗死、心力衰竭、颅内肿瘤或出血等患者禁用。实施方法：除小儿应用肌内注射外，多采用静脉注射。肌内注射：4~10mg/kg；追加为首剂的一半。静脉注射平均剂量 1~2mg/kg，多次追加剂量递减。单次注入诱导后，可用 0.1% 浓度的溶液连续静脉滴注，滴速 2~5mg/（kg·h），氯胺酮总量不宜超过 20mg/kg。

神经安定镇痛术 临床上常用氟哌利多及芬太尼按 50:1 制成的合剂做静脉注射，使患者达到意识模糊，痛觉消失。若加用氧化亚氮及肌松药可达到满意的外科麻醉，称为神经安定麻醉。多用于精神紧张而施行局部麻醉的患者，也常作为复合麻醉中重要的辅助用药及创伤或烧伤换药时的镇痛。实施方法：临床上常将氟哌利多5.0mg、芬太尼0.1mg两者按50：1比例混为氟芬合剂分次给患者静脉注射，但复合麻醉中应根据需要以分开静脉滴注较为合理，因为氟哌利多作用时间长，而芬太尼作用时间较短。

强化麻醉 适应证同神经安定镇痛术，用于增强麻醉效果。实施方法：氯丙嗪50mg或异丙嗪50mg加哌替啶100mg，分次静脉滴注。也有用氟哌利多5mg和哌替啶100mg者，分次静脉滴注。其他方法包括苯二氮䓬类药物咪达唑仑口服和地西泮肌内注射。注意事项：①强化麻醉常使全身麻醉患者术后苏醒迟缓，且意识清醒后保护性反射又不能同时恢复。一旦出现呕吐，可能误吸而造成窒息的危险。②强化麻醉后过早地翻动患者，易引起直立性低血压，均增加麻醉后护理的困难，也是近年来应用逐渐减少的原因。③氯丙嗪等具有抗肾上腺素作用，椎管内麻醉和腹腔神经丛阻滞时并用氯丙嗪等合剂，可使血压明显下降，偶尔遇到升压困难者，可造成死亡。因此，椎管内麻醉时禁用氯丙嗪等药物。

(俞卫锋)

jiānhù mázuì

监护麻醉（monitored anesthesia care，MAC） 在一些局部麻醉或根本不需麻醉的情况下需要专业麻醉医师提供特殊的麻醉服务，监护控制患者生命体征，并根据需要适当予麻醉药或其他治疗的方法。最早由美国怀特（White）教授于1997年提出，后为美国麻醉医师协会（American Society of Anesthesiologists，ASA）接受。MAC曾被认为是高危患者在病情过重而不适于全身麻醉而需行姑息性手术时，麻醉医师处

于待命状态以随时提供监护和镇静的一种方法。MAC已经发展成为静脉麻醉与区域麻醉相结合的一种独特而灵活的麻醉技术。由此可见，MAC既包含以往清醒镇静术的内容，又强调安全监测，现已被广泛接受。该技术的难点在于镇静深度客观指标的确定及与之对应的给药方法的确立。

适应证 在MAC应用的初始阶段，通常局限于临床一些切口较小、痛觉较低的短小手术，如局部清创缝合、小包块切除等。由于众多检查方法以及外科微创手术的进步与发展，MAC已逐步拓展到更为广泛的领域，并能与其他麻醉方法灵活地结合，对个体化患者实施个体化麻醉，凸显了MAC独特的优势。具体包括：①单纯应用药物行MAC：无痛胃肠镜检查、心导管检查、纤维支气管镜检查、无痛人流手术、小儿短小手术如蛙式石膏固定、不能配合的患者行CT或磁共振成像检查等。②局部麻醉与MAC结合：局部清创缝合、体表小包块切除、鼻内镜手术、脑室外引流术等。③区域阻滞与MAC结合：臂丛麻醉行上肢手术、椎管内麻醉行腔镜手术等。

禁忌证 虽然手术长短不再是行MAC筛选的标准，但是围术期需要医护人员严密监护的患者和手术，则应排除在MAC之外，如患者需要呼吸支持、中枢神经系统和心血管系统的密切监护，严重疼痛处理等。创伤较大的经腹手术、经胸手术、开颅手术等均不适合采用MAC。

技术操作 包括以下内容。

麻醉前评估与准备 术前访视MAC患者非常重要，麻醉医师可从中获得患者的详细资料，便于制订麻醉计划，还应告知患者

MAC技术的利弊、局限性及可替代的其他麻醉技术，有助于消除患者的顾虑与紧张心理。实施MAC技术必须得到患者本人和家属的同意。术前访视准备的主要内容包括：①主要脏器的功能状态。②过去麻醉（局部和全身麻醉）或MAC史，是否有不良反应的经历。③药物过敏反应及目前正服用的药物。④最后一次进食的时间与食物性质。⑤吸烟及饮酒史等。

麻醉实施 实施MAC的方法多种多样，灵活性较高。在保证患者安全的前提下，可以根据患者意愿、手术要求、患者实际情况及麻醉医师的临床经验选择合适的药物与给药方法，以达到镇静、镇痛的目的。理想的MAC用药要求为：患者对手术高度合作，对呼吸功能影响较小，血流动力学指标稳定，所用药物有较宽的治疗窗、代谢快且副作用小，镇痛效果好，有较好的遗忘作用。临床常用药物主要包括两大类。①镇静催眠药：地西泮、咪达唑仑、依托咪酯、丙泊酚、右美托咪定等。②镇痛药：氯胺酮、阿片类镇痛药等。给药方法包括经口、鼻、直肠、静脉或肌肉。给药技术包括间断分次给药、连续注入及患者自控镇静或镇痛。一般情况下，小儿给药多采用口服或直肠灌注，成人给药多通过肌肉或静脉途径。MAC中镇静药/镇痛药方案的选择建立在预知手术操作所致疼痛程度和操作所需条件的基础上。若手术相对无痛，主要考虑抗焦虑，只需用咪达唑仑即可；若手术无痛但要求患者固定体位，应用小剂量丙泊酚即可达到预期效果；若预测术中有短暂疼痛，则应予咪达唑仑和/或丙泊酚联合快速短效的阿片

类镇痛药；若是在区域麻醉下进行的手术，可输注咪达唑仑或丙泊酚以达到满意的镇静水平。在临床实施 MAC 的过程中，联合应用镇静药与镇痛药也较常见。

麻醉监测　在实施 MAC 时，生命体征的监护占有极其重要的地位，在联合用药时尤其如此。麻醉医师切不可因为手术操作较为简单或短小而放松警惕，降低对 MAC 潜伏性危险的认识。在 MAC 过程中，应监护的指标主要包括心率、血压、心电图及血氧饱和度，同时注意观察患者自主呼吸的频率、深浅及前后变化。具体要求包括：在实施所有 MAC 的整个过程中，必须有具备麻醉资格的人员在场，以便针对患者复杂多变的病情提供持续监护及必要的麻醉处理。在整个麻醉过程中，必须随时做好将麻醉改为全身麻醉的各项准备。若环境内存在某些危害麻醉医师健康的因素（如辐射等）而使其不得不间断地远距离观察患者，必须对患者采取必要的监护措施。

在所有形式的麻醉过程中，需对患者的氧合、通气、循环和体温进行持续的监测和评估。①氧合：确保麻醉过程中吸入气体及血液中足够的氧浓度。整个麻醉过程中均应采用血液氧合定量监测，如脉搏血氧饱和度仪，同时应使麻醉医师可听到脉搏的可变声调及低限报警。患者应有适当照明和裸露以便观察皮肤颜色。②通气：确保麻醉过程中患者有足够通气。所有 MAC 患者均应持续监测通气情况并进行评估，可根据临床征象如观察胸廓运动和呼吸气囊活动幅度及听诊呼吸音辅助判断，亦可同时监测呼气末 CO_2 分压以便评估患者的通气情况。③循环：确保麻醉过程中

患者循环功能稳定。整个麻醉过程中所有患者均应持续监测心电图，所有患者均应至少每隔 5 分钟测定动脉血压和脉搏。④体温：维持麻醉过程中患者合适的体温。对于预计麻醉过程中可能出现体温波动或先期出现体温变化的患者均应进行体温监测。

MAC 期间监测镇静水平非常重要。临床上最常用的评估方法包括以下 4 种。①拉姆齐（Ramsay）评分：根据镇静评分水平和入睡程度等分为 Ⅰ～Ⅵ 级。该评分最初用于定量评定重症监护病房（ICU）患者的药物镇静水平和测定患者的反应及睡眠程度，但很难定量（评定）焦虑程度和过度镇静。②警惕性/镇静评分（OAA/S）：通常以反应性言语、表情和眼睛情况为基础定量评定苯二氮䓬类药物的中枢神经系统效应，为不同水平的镇静提供更好的分辨能力。OAA/S 评分的主要缺陷是患者必须在术中被刺激以接受测定，故需患者合作，且患者易于测试疲劳。③视觉模拟评分（visual analogue score, VAS）：用 100mm 测量尺作为定量评定 MAC 中的 VAS 镇静水平。尽管该法也需刺激患者，但需要患者合作的较少。④脑电图-双频谱指数（EEG-BIS）：研究显示，BIS 值与镇静深度的相关性很好。应用 EEC-BIS 监测判定中枢神经系统受抑制程度，可帮助麻醉医师调整镇静催眠药的剂量。

麻醉恢复　MAC 恢复期是一个持续过程，通常分为 3 个阶段。①恢复早期：从麻醉结束始至患者恢复自主反射和运动能力止，是气道阻塞和其他并发症发生的风险阶段，需严密监测生命体征。②恢复中期：从恢复早期结束始至患者能够离院回家止。患者多

处于浅镇静或清醒状态，较少发生术后并发症。③恢复后期：离院后至生理和心理状态完全恢复。

手术结束麻醉苏醒后，准予患者离开的标准通常不应低于气管插管全身麻醉拔管后的患者离开标准，一般包括：①生命体征平稳至少 1 小时。②定向力恢复正常。③能自主行走且不伴头晕。④仅有轻微疼痛、恶心、呕吐等不良反应。⑤由麻醉医师和手术医师共同签署术后回家期间注意事项，以及需要帮助时联系地点和人员。⑥患者必须由有负责能力的成人护送并在家中照看。

（俞卫锋）

zhuǐguǎnnèi mázuì

椎管内麻醉（neuraxial anesthesia）

将局麻药注入椎管内不同腔隙使脊神经所支配的相应区域产生麻醉作用的方法。可单独应用，也可与全身麻醉复合运用，或用于手术后镇痛以及急慢性疼痛的治疗。包括蛛网膜下腔阻滞和硬膜外阻滞两种。既能通过单次注药实施，也可经导管间断注药或持续输注完成。椎管内麻醉的优势包括：①无论单独应用还是与全身麻醉联合应用，均可降低患者术后静脉血栓及肺栓塞的发生率。②减少胸部手术术后肺炎的发生率。③促进术后胃肠功能的早期恢复。④减少冠状动脉病变患者围术期的应激反应，降低围术期心肌缺血的发病率和死亡率。⑤术后硬膜外镇痛可减少术后静脉镇痛所致呼吸抑制的发生率，同时明显缩短全身麻醉后气管拔管的时间，减少腹部或胸部大手术后的机械通气时间。⑥椎管内麻醉是剖宫产手术最常用的麻醉方法。椎管内麻醉下实施剖宫产患者的麻醉并发症的发病率低于全身麻醉患者。

解剖生理　椎管由 7 节颈椎、12 节胸椎、5 节腰椎、融合成一块的 5 节骶椎及 4 节尾椎的椎体和两侧椎弓组成的一个连续管腔结构。成人脊椎呈现 4 个弯曲，颈曲和腰曲向前，胸曲和骶曲向后。典型椎骨包括椎体和椎弓两个主要部分，相邻的两个椎骨的椎弓根由 3 条韧带相互连接，起到稳定椎体的作用，从内向外的顺序是：黄韧带、棘间韧带及棘上韧带。在椎管内有脊髓上端从枕大孔开始，新生儿终止于 L_3 或 L_4，成人则在 $L_1 \sim L_2$ 之间，长度为 $42 \sim 45cm$。一般颈部下段脊髓与脊椎相差一个到多个节段，因此成人 L_2 以下的蛛网膜下腔内只有脊神经根而无脊髓。在椎管内供应脊髓的动脉包括脊髓前动脉、脊髓后动脉（均为椎动脉的分支）及根动脉，若损伤可出现运动障碍和/或感觉障碍甚至截瘫。脊髓分出来的脊神经有 31 对，包括 8 对颈神经、12 对胸神经、5 对腰神经、5 对骶神经和 1 对尾神经。每条脊神经由前、后根合并而成。后根司感觉，前根司运动。因此，将局麻药注射到不同区域可选择性阻滞不同的范围。

适应证　椎管内麻醉适用于颈部以下的所有手术。单独应用椎管内麻醉包括：①下腹部手术。②盆腔手术，包括妇产科及泌尿外科手术，如子宫及附件切除术、膀胱手术、下尿道手术及开放性前列腺切除术等。③肛门及会阴部手术，如痔切除术、肛瘘切除术、直肠息肉摘除术、前庭大腺囊肿摘除术、阴茎及睾丸切除术等。④下肢手术，包括下肢骨科、血管、截肢及皮肤移植手术。

禁忌证　包括患者拒绝、血容量不足、凝血功能异常、穿刺部位感染、颅内压增高和严重瓣膜狭窄性心脏病或心室流出道梗阻。既往有神经功能障碍或脱髓鞘病变的患者，神经阻滞后可能使症状加重，由于难以区分是阻滞产生的作用或并发症，还是原有病变加重，故不建议在此类患者中实施椎管内麻醉。椎管内麻醉需要患者一定程度的合作，故对于精神病、痴呆或情绪不稳定的患者不建议采用。

并发症　药物作用或技术操作给机体带来的不良影响，包括轻度并发症，如低血压、恶心、呕吐、呼吸抑制、头痛及背痛等；严重并发症，如神经损伤、脑膜炎、马尾综合征、硬膜下出血、脑损伤及全脊麻、心脏骤停等。上述并发症有一定的发生率，虽有一些防治方法，但有时仍不可避免。

感染　穿刺部位及硬膜外腔感染非常罕见。但若发生可能形成硬膜外脓肿、蛛网膜下腔感染及化脓性脑脊膜炎，压迫脊髓而引起严重神经症状或截瘫。故而应严格无菌操作规程，避免感染发生。

导管折断　断端在椎管外组织内者并不难取出，留在硬膜外腔者并不一定需要取出，但应随访是否有神经症状。因此，术前应仔细检查导管质量，对于拔管困难者，可于 $1 \sim 2$ 天后再拔出。采用螺旋状钢丝加强型硬膜外导管可减少硬膜外导管置入失败和导管折断的发生率，减少神经损伤和误入血管导致的局麻药中毒。

穿破蛛网膜　大多数源于初学者操作不当。若病情允许，可在蛛网膜下腔阻滞或连续蛛网膜下腔阻滞下手术。若穿刺部位较高或需术后镇痛，可改为上一间隙重新穿刺，并向上置管。但硬膜外阻滞用药应减量，并有发生蛛网膜下腔阻滞的可能，应密切观察。改行全身麻醉最为安全。意外穿破蛛网膜的发生率约 $3.2‰$。若出现术后头痛，有效处理方法包括：卧床，静脉补液，口服或静脉予咖啡因，硬膜外生理盐水输注，采用自体血硬膜外腔填塞。

局麻药毒性反应　硬膜外血管丰富，对局麻药吸收快，或直接注入血管内，都可引起毒性反应。主要表现可分为兴奋型和抑制型。预防措施主要是降低局麻药的血药浓度和提高机体对局麻药的耐受性。注药过程中若出现眩晕、耳鸣、舌麻等症状，多系血管内注药，应立即停止注药，并将导管退离血管，保证呼吸道通畅，维持循环稳定，必要时静脉注射地西泮。

循环系统并发症　低血压是椎管内麻醉最常见的并发症。预扩容、头低位增加静脉回流和使用血管收缩药是常用的治疗措施。窦性心动过缓则是椎管内麻醉时最常见的心律失常，可应用抗胆碱药物治疗。心脏骤停的常见原因包括：严重低血压；麻醉平面过高；全脊麻；严重呼吸抑制；局麻药中毒；胆心反射；静脉辅助使用镇静或镇痛药；术前有高血压，麻醉药用量偏大。

呼吸抑制　椎管内麻醉患者出现呼吸抑制最常见原因是阻滞平面过高，导致肋间肌和膈肌不同程度的麻痹，以及过度使用镇静镇痛药物。

全脊麻　指大量局麻药进入蛛网膜下腔，全部脊神经甚至脑神经都被阻滞。主要表现为呼吸抑制，心动过缓和血压下降，严重者可发生呼吸心脏骤停。若及时发现并立即进行人工呼吸，常可避免发生严重后果。应严格操作规程，不能省略"试验剂量"。

预防异常广泛阻滞的要点是对足月妊娠、老人、糖尿病以及严重动脉硬化症患者要相应减少局麻药用量。

直接脊髓损伤　穿刺触及脊髓时，患者肢体有电击样异常感觉。轻者数分钟消失，可继续硬膜外阻滞；重者异常感觉持续不退，应放弃阻滞麻醉，以免加重神经后遗症，并立即静脉滴注氢化可的松 100mg，持续 3 天，或可减轻后遗症的程度。

硬膜外血肿　穿刺和置管都可能损伤硬膜外血管而引起出血，但一般都不致引起严重后果。若遇血液由穿刺针或导管流出，可用生理盐水 10ml 冲洗，多可停止或缓解。凝血功能障碍者有发生硬膜外血肿的危险。加强麻醉后随访、注意下肢运动的恢复，若怀疑有硬膜外血肿，应尽早确诊，磁共振成像检查诊断硬膜外血肿最为确切。于 24 小时内手术者，多可恢复神经功能。

注意事项　①麻醉前需要对患者进行体格检查，明确了解患者背部是否存在皮肤损伤、脊柱侧凸以及椎间隙能否摸清等。②对择期手术接受椎管内麻醉的健康患者，应检查凝血功能和血小板计数。③在败血症或菌血症的情况下，椎管内麻醉有可能使病原体通过血液扩散至硬膜外腔或蛛网膜下腔。

（黄文起）

zhūwǎngmó xiàqiāng zǔzhì

蛛网膜下腔阻滞（subarach-noid block）　将局麻药注入蛛网膜下腔使脊神经根、背根神经节及脊髓表面部分产生不同程度阻滞的麻醉方法。又称脊椎麻醉（spinal anesthesia），简称脊麻或腰麻。是局部麻醉的主要方法之一，操作简单、麻醉效果可靠且并发症发生率低。1887 年德国医师比尔（Bier）首次使用。与全身麻醉相比，实施蛛网膜下腔阻滞有以下优点：①对于老年患者的呼吸循环抑制较轻，可减少围术期肺部并发症及心肌梗死的发生率，降低围术期的死亡率。②术后镇痛效果好。③恶心、呕吐发生率低。④有利于患肢血供，减少出血量和静脉血栓形成的机会。

解剖生理　脊髓容纳在椎管内，为脊膜所包裹，脊膜从内向外分为 3 层，即软膜、蛛网膜和硬脊膜。硬脊膜从枕大孔以下开始分为内、外两层。外层与椎管内壁的骨膜和黄韧带融合在一起，内层形成包裹脊髓的硬脊膜囊，抵止于 S_2。因此通常所说的硬脊膜实际是硬脊膜的内层。软膜覆盖脊髓表面与蛛网膜之间形成蛛网膜下腔。蛛网膜下腔有无数蛛丝小梁，内含脑脊液，L_2 以下内无脊髓，且蛛网膜下腔前后径较宽，穿刺安全，且较易成功，硬脊膜与蛛网膜几乎贴在一起，两层之间的潜在腔隙即硬膜下腔，而硬脊膜内、外两层之间的间隙为硬膜外腔。硬膜下腔为一潜在的、不太连贯的结缔组织间隙，内含少量的浆性组织液。硬膜下腔以颈部最宽，在此穿刺易误入此间隙。硬膜外阻滞时若误入此间隙，可引起广泛的脊神经节阻滞。蛛网膜下腔阻滞时穿刺针针尖部分在硬膜下腔，是导致失败的原因之一。

由于神经的组成纤维不同，局麻药阻滞顺序先从自主神经开始，感觉神经纤维次之，而传递运动的神经纤维及有髓鞘的本体感觉纤维最后被阻滞。具体顺序为：血管舒缩神经纤维→寒冷刺激→温感消失→对不同温度的辨别→慢痛→快痛→触觉消失→运动麻痹→压力感觉消失→本体感觉消失。消退顺序则与阻滞顺序相反。交感神经被阻滞可引起血压降低、心率减慢等。

适应证　包括下腹部手术、髋部及下肢手术，如剖宫产手术、肛门部位手术、全髋置换术、髋部及下肢骨折的切开复位内固定术、全膝置换术、下肢矫形术、大隐静脉高位结扎抽剥术等。

禁忌证　绝对禁忌证：①患者拒绝实施。②凝血功能障碍。③多发性创伤及血容量严重不足者。④患者合并严重的系统性疾病，如颅内压增高、严重心脏瓣膜狭窄等。

相对禁忌证：①患者不配合。②既往存在神经功能障碍者。有神经功能障碍或脱髓鞘病变的患者在神经阻滞后可能会使症状加重，且无法区分是阻滞产生的作用或并发症，还是原有病变加重，故不建议在此类患者中实施椎管内麻醉。③严重脊柱畸形者。脊柱侧凸患者蛛网膜下腔穿刺困难的发生率高，且蛛网膜下腔的容积受病变影响，导致麻醉平面难以估计。④出血量大、时间长的复杂手术，如巨大骶尾部肿瘤切除术、半骨盆切除术、骨盆骨折等手术。

技术操作　包括以下内容。

选择穿刺部位　蛛网膜下腔阻滞可选用 L_2~L_3 或 L_3~L_4 棘突间隙，此处的蛛网膜下腔最宽，成人脊髓也在此形成终丝，故不会伤及脊髓。确定穿刺点的方法：取两侧髂嵴的最高点做连线，与脊柱相交处即为 L_4 或 L_3~L_4 棘突间隙。若该间隙较窄，可上移或下移一个间隙作穿刺点。穿刺前严格消毒皮肤，消毒范围应上至肩胛下角，下至尾椎，两侧至腋后线。消毒后穿刺点处需铺孔巾或无菌单。

穿刺方法 蛛网膜下腔阻滞选择 25G 或 27G 穿刺针，新式穿刺针，例如笔尖式穿刺针和细小穿刺针（25G 或 27G）的采用，可以明显降低蛛网膜下腔穿刺后可能出现的严重头痛，术后头痛的发生率可降至 2.5% 以下。静脉补液及血管收缩药的恰当使用则可有效的纠正蛛网膜下腔阻滞导致的低血压。常用局麻药为利多卡因和丁哌卡因，罗哌卡因已在部分欧洲国家开始进入蛛网膜下腔阻滞的临床应用，左旋丁哌卡因也有在临床上应用于蛛网膜下腔阻滞的报道。蛛网膜下腔穿刺常用入路有正中和旁正中两种，均简单有效，在第一种方法失败后可采取第二种方法。正中入路时，先触及腰部髂嵴的棘突，消毒后选择双侧髂嵴的连线中点注射一皮丘，腰麻针平行于矢状面并垂直背部进针。旁正中入路适用于过度腰椎前凸、因妊娠无法屈曲脊柱或棘间韧带钙化的老年患者。过度的脊柱前凸使正中线上的棘突紧密相连，可阻碍穿刺针进入椎管。旁正中入路时应先在脊椎连线的下方 1.0 ~ 1.5cm 处打好皮丘，穿刺针朝向头侧及中线倾斜 15° 进针。

穿刺体位 有侧卧位、坐位、俯卧位 3 种，每种体位都各有利弊。侧卧位是最常用的体位，患者较为舒适，且与坐位相比位置不容易移动，晕厥的发生率也较低。患者需躺在手术台的边缘，臀部和肩膀与台面垂直。较瘦的男性脊椎轴线会轻度向上倾斜，说明他们的肩部比臀部更宽；较瘦的女性脊椎轴线则会轻度向下倾斜。嘱患者臀部和上胸部屈曲、脊柱后凸，使腰椎棘突之间的间隙尽量增宽。部分患者可选择坐位，通常适用于肥胖患者，由于其正中线上的棘突经常难以扪及，只能够根据 C_7 棘突（最明显的凸起）及臀沟的连线判断正中线的位置，故坐位下较易实施。由一名助手负责保持体位固定（尤其对于镇静状态下的患者），令患者肩膀前倾，尽量使脊柱弯曲。

选择局麻药 蛛网膜下腔阻滞所选择的局麻药主要是利多卡因和丁哌卡因。

利多卡因 是短效至中效局麻药，适用于估计时间在 75 分钟以内的手术，用药 5 分钟内可测出麻醉效果。常用 5% 利多卡因药液加入 7.5% 葡萄糖溶液中配制成重比重药液使用。有研究显示，使用 5% 利多卡因进行蛛网膜下腔注射后可导致短暂的神经根刺激和短暂的神经症，临床表现为股部或臀部疼痛或感觉迟钝。短暂的神经症在截石位或膝关节镜手术中的发生率较高。因此，在使用利多卡因做蛛网膜下腔阻滞时应遵循以下原则：使用剂量上限为 60 ~ 70mg，以 0.2ml/s 的速率注射，针孔指向头端。

丁哌卡因是中效至长效局麻药，适用于 90 ~ 150 分钟的手术。常用 0.75% 和 0.5% 的丁哌卡因溶液。0.75% 的丁哌卡因溶液不加入葡萄糖时为等比重溶液。比较 0.75% 和 0.5% 的丁哌卡因药液的作用显示，在影响阻滞平面的因素中，药物剂量（mg）比药物容量更重要。髋部及下肢手术的使用剂量为 15mg，老年人减量；产科剖宫产手术的使用剂量为 9 ~ 10mg，浓度可以采用 0.5% 或 0.75%。

期间镇静 可适当予镇静药以缓解患者的焦虑和恐惧心理。但需注意保证气道通畅，必要时与喉罩浅度全身麻醉结合，可在适度镇静的情况下，发挥蛛网膜下腔阻滞的优势，并保障气道通畅。常用镇静药如下。

地西泮 又名安定，属于苯二氮䓬类药物，具有抗焦虑、肌松、遗忘和抗惊厥作用。临床上用于镇静、消除焦虑，且有助于预防局麻药中毒反应。临床剂量的地西泮（0.2mg/kg）对呼吸影响很小，但会产生剂量依赖性呼吸频率减慢、潮气量减少，使 $PaCO_2$ 轻度增加，甚至可产生一过性呼吸暂停。对慢性阻塞性肺疾病患者，此种呼吸抑制作用尤为显著。静脉注射临床剂量的地西泮对心血管系统的影响轻微，血压可稍下降，心输出量无明显变化。偶可引起一过性心动过缓和低血压。静脉注射地西泮 0.04 ~ 0.20mg/kg，可消除患者紧张，产生肌松作用，还可使患者对手术过程产生遗忘作用。

咪达唑仑 又名咪唑安定，是目前临床上唯一的水溶性苯二氮䓬类药物。咪达唑仑具有苯二氮䓬类药物所共有的抗焦虑、催眠、抗惊厥、肌松和顺行性遗忘等作用。其效价为地西泮的 1.5 ~ 2.0 倍。与地西泮相似，咪达唑仑有一定的呼吸抑制作用，其程度与剂量相关。对心血管系统影响轻微，但在低血容量或心血管储备极差的患者，快速静脉注射后可发生明显的血流动力学改变。咪达唑仑作为蛛网膜下腔阻滞的辅助用药，一般静脉注射剂量为 0.01 ~ 0.10mg/kg。可产生镇静、松弛、遗忘作用，其效果优于地西泮。

丙泊酚 又名异丙酚，是一种新型的短效静脉麻醉药，起效快、苏醒迅速而完全，持续输注后无蓄积。静脉注射丙泊酚起效迅速、过程平稳，无肌束颤动、咳嗽、呃逆等副作用。丙泊酚对中枢神经系统的作用主要是催眠、镇静与遗忘；对呼吸系统则产生剂量依赖性呼吸频率和潮气量下降，降低高碳酸血症对呼吸的兴奋作用；对心血管系统可产生剂量依赖性前负荷、后负荷和心肌收缩力下降，导致血压下降和心输出量减少，对心率影响较小，抑制压力感受器反射。对于血流动力学不稳定的患者或老年人应减量。只能使用5%葡萄糖溶液进行稀释，最低浓度为0.2%。配置后应6小时内使用，蛛网膜下腔阻滞下辅助镇静用药剂量为$25 \sim 50\mu g/(kg \cdot min)$。

阻滞平面　常见手术所需的最低阻滞平面为：剖宫产手术所需的阻滞平面为T_6，髋部为T_{10}、下肢为T_{12}、下肢（用止血带）为T_8。L_3椎体一般为仰卧位时的最高点，因此在$L_2 \sim L_3$间隙穿刺注药时，阻滞平面会上升；而在$L_3 \sim L_4$间隙穿刺注药时，阻滞平面相对较低。

阻滞平面影响因素　①局麻药剂量：与蛛网膜下腔阻滞平面直接相关，一般来说，剂量越大，阻滞平面越高，副作用也越大，如低血压、全脊麻等。②局麻药比重：轻比重局麻药由局麻药加生理盐水配制，因其比重低于脑脊液，故流向脑脊液高处。重比重局麻药通常在局麻药中加入葡萄糖配制，药液流向脑脊液最低处。麻醉医师应采用药厂提供的重比重局麻药，而不应自行配置。等比重局麻药能预知药液在脑脊液中的扩散。增加局麻药剂量，对麻醉时间的延长作用大于对麻醉平面的影响。患者体位改变可以限制或增加药液的扩散范围。③患者体位：在头低脚高位时，重比重溶液向头端扩散，而低比重溶液向尾侧扩散。相反，在头高脚低位时，重比重溶液会沉向尾侧，而低比重溶液则向头侧上升。同理，在侧卧位时，重比重溶液对下侧的作用较强，而低比重溶液可在上侧获得更高的麻醉平面。体位的影响主要在$5 \sim 10$分钟内起作用，超过此时限，药物已与脊神经充分结合，体位调节的作用可能无效。④腹内压：妊娠、腹水、肥胖和腹腔巨大肿瘤的患者，其腹内压的升高可减少脑脊液容积，导致阻滞平面上升。此类患者实施蛛网膜下腔阻滞，小剂量的局麻药即可产生足够的阻滞平面。如足月产妇蛛网膜下腔阻滞所需的局麻药剂量比非妊娠患者减少1/3。⑤脑脊液湍流：注药速度过快或采用抽液加药注射法（反复少量抽吸脑脊液与药液混合后注射），可引起脑脊液湍流，导致阻滞平面升高。目前对于脑脊液湍流的实际效应仍有争议，较确定的是低比重溶液产生的阻滞平面与注药速度相关。

并发症　包括下列内容。

低血压　椎管内麻醉阻滞平面超过T_4后，常出现血压下降，多数于注药后$15 \sim 30$分钟发生，伴心率缓慢，严重者可因脑供血不足而出现恶心、呕吐、面色苍白、躁动不安等症状。

血压下降主要是因交感神经节前纤维被阻滞，使小动脉扩张、周围血管阻力下降、静脉回心血量减少、心输出量下降等造成。心率缓慢是因部分交感神经被阻滞，迷走神经相对亢进所致。血压下降的程度主要取决于阻滞平面的高低，也与患者心血管功能代偿状态、是否伴高血压、血容量不足或酸中毒等密切相关。

患者能够耐受低血压的程度与其年龄和全身状况有关。合并心脑血管疾病的患者，低血压有引起心肌缺血及脑缺血的危险。对于这类患者，血压究竟能低到多少尚无定论，但保守的意见是，平均动脉压至少不能低于其基础值的20%。对于妊娠期患者，因胎盘供血依赖于母体血压，收缩压不能低于100mmHg。黄疸、血容量不足、酸中毒和水电解质紊乱的患者，对麻药耐量小，麻醉平面通常偏高，血压波动也大，除用药剂量酌减外，必须在注药前适当纠正。

椎管内麻醉前输注$500 \sim 1000ml$晶体液或500ml胶体液对抗其血管扩张所致血容量相对不足。若血压仍不能维持，可试用$5° \sim 10°$的头低位以改善静脉回流而又不影响麻醉平面。进行扩容和调整体位后血压仍不升，应使用血管加压药，麻黄碱是最常用的药物，它兼有α及β受体激动作用，可收缩动脉血管以升高血压，也能加快心率，一次常用量为$5 \sim 10mg$，但反复使用可能导致快速耐受性。

呼吸抑制　表现为胸式呼吸甚至腹式呼吸受限，患者潮气量减少，咳嗽无力，不能发声，甚至发绀。椎管内麻醉患者出现呼吸限制最常见原因是阻滞平面过高，由于肋间肌和膈肌不同程度麻痹，可出现呼吸抑制，严重时可致呼吸停止。应严格限制局麻药用量，杜绝逾量。对于体质较差、有严重合并症的患者，应减少局麻药用量。因颈部及上胸部硬膜外腔较小，故应采用小剂量低浓度麻醉药。注入全量局麻药前一定先注入试验剂量，防止发生全脊麻。若出现呼吸抑制，应给予面罩供氧辅助呼吸，直至肋间肌张力恢复为止。若通气不足或患者有误吸危险，可行气管插管控制呼吸，并进行循环支持。若平面过高，局麻药用量并不大，这种平面过高的状况较短暂，呼吸功能很快可以恢复正常。

神经损伤 神经系统并发症是椎管内麻醉后严重的并发症。随着椎管内麻醉一次性穿刺用具的应用，局麻药的谨慎使用，这种并发症越来越罕见，但一旦出现，通常引起患者部分神经功能丧失。

原因 引起神经损伤的主要原因为：直接操作损伤、脊髓神经缺血、药物毒性损伤和椎管内占位性病变引起脊髓压迫。

直接操作损伤通常由穿刺针及硬膜外导管所致。患者通常在穿刺时即感觉疼痛，神经纤维的损伤可能导致持久性神经病变，但大多数症状如疼痛、麻木均可在数周内缓解。损伤的严重程度与损伤部位有关，胸段及颈段的脊髓损伤最严重。损伤可能伤及脊神经根和脊髓。神经根损伤当时即有"触电"或痛感，以感觉障碍为主，有典型"根痛"，很少有运动障碍；且感觉缺失仅限于1~2根脊神经支配的皮区，与穿刺点棘突的平面一致。脊髓损伤表现为剧痛，偶伴一过性意识障碍，且感觉障碍与穿刺点不在同一平面，颈部低一节段，上胸部低两节段，下胸部低三节段。神经根损伤造成的疼痛以伤后3天内最剧烈，然后逐渐减轻，2周内多数患者症状缓解或消失，遗留片状麻木区数月以上，采用对症治疗，预后较好。脊髓损伤后果严重，若早期采取积极治疗，可能不出现截瘫，或即使有截瘫，恰当治疗也可以使大部分功能恢复。治疗措施包括脱水治疗，以减轻水肿对脊髓内血管的压迫及

减少神经元的损害；糖皮质激素能防止溶酶体破坏，减轻脊髓损伤后的自体溶解，应尽早应用。

脊髓神经缺血：脊髓前动脉栓塞可迅速引起永久性无痛性截瘫，因脊髓前侧角受累（缺血性坏死），故表现以运动功能障碍为主的神经症状。脊髓前动脉实际上是一根终末动脉，易遭缺血性损害。诱发脊髓前动脉栓塞的因素有：严重低血压、钳夹主动脉、局麻药中肾上腺素浓度过高、血管持久痉挛及原有血管病变（如糖尿病）。

药物毒性损伤：粘连性蛛网膜炎是严重并发症，患者不仅有截瘫，而且有慢性疼痛。通常由误注药物入硬膜外腔所致，如氯化钙、氯化钾、硫喷妥钠及各种去污剂。症状逐渐出现，先有疼痛及感觉异常，以后逐渐加重，进而感觉丧失。运动功能改变从无力开始，最后发展到完全性弛缓性瘫痪。尸检可见脑脊膜上慢性增生性反应，脊髓纤维束及脊神经腹根退化性改变，硬膜外腔及蛛网膜下腔粘连闭锁。

脊髓压迫：引起脊髓压迫的原因为硬膜外血肿及硬膜外脓肿，其主要临床表现为严重背痛。硬膜外血肿的起病快于硬膜外脓肿，两者均需尽早手术减压。①硬膜外血肿：硬膜外腔有丰富的静脉丛，穿刺出血率为2%~6%，但形成血肿出现并发症的发生率仅1.3‰~6.0‰。形成血肿的直接原因是穿刺针尤其是置入导管的损伤，促使出血的因素有患者凝血功能障碍及抗凝治疗。硬膜外血肿罕见，但在硬膜外阻滞并发截瘫的原因中占首位。②硬膜外脓肿：为硬膜外腔感染所致。临床表现为经过1~3天或更长的潜伏期后出现头痛、畏寒及白细胞

增多等全身征象。局部重要症状是背痛，其部位常与脓肿发生的部位一致，疼痛剧烈，咳嗽、弯颈及屈腿时加剧，并有叩击痛。4~7天出现神经症状，开始为神经根受刺激出现的放射性疼痛，继而肌无力，最终截瘫。

预防 严格把握椎管内麻醉的禁忌证，穿刺操作应轻柔：①置管时尽量轻柔，缓慢前进，遇阻力不要强行通过，有神经刺激症状时应迅速退出。②进管深度不要过长，过长可能增加偏离和导管打折的机会。③选择一些柔软的导管，导管质地过硬、导管尖端过锐必然增加损伤神经的机会。④尽管临床应用浓度和剂量的局麻药并不会引起严重的神经损伤，但长期应用高浓度和大剂量的局麻药可能会引起神经损伤。临床和试验证据表明，局麻药都有神经毒性，从组织病理学、电生理学和神经细胞模型分析，局麻药临床应用浓度利多卡因和丁卡因的毒性大于丁哌卡因。最佳预防措施是操作谨慎，一旦证实有穿刺困难，最好放弃椎管内麻醉，改用其他麻醉方法。

处理 一旦出现神经系统并发症，应对神经系统进行全面检查，并请专科医师进行会诊。神经损伤既可由穿刺针误伤或误注其他药品入蛛网膜下腔所致，也可由椎管内麻醉以外的原因所致，如术前已有的神经病变，手术操作或体位不当对神经的损伤，分娩时胎儿通过骨盆等。椎管内麻醉后神经损伤的治疗原则是对症处理，有血肿或脓肿应行清除术，解除压迫后神经功能可恢复。患者预后与其神经损伤部位、范围有关，大部分患者可完全恢复，部分留有终生残疾，少部分患者死亡。

心搏骤停　椎管内麻醉心搏骤停的发生率为 0.02%~0.064%。

原因　①严重低血压：术前患者状态差，体质弱，存在容量不足、酸中毒、脱水等。②麻醉平面过高，阻滞范围过广。③全脊麻：主要源于硬膜外导管误入蛛网膜下腔。④严重呼吸抑制。⑤局麻药中毒。⑥胆心反射。⑦辅助用镇痛药物和术前有高血压，麻醉药物用量偏大。

预防　①提高麻醉安全意识。②认真做好术前准备：术前应常规了解患者病史及身体状况，充分评估麻醉的困难性和术中可能遇到的危险；只要患者情况许可，合并内科疾病的手术患者均应尽力治疗，使患者在身体状况最佳的情况下手术，但也应防止过分强调麻醉风险而延误患者的手术时机。③严格掌握麻醉适应证，选择合适的麻醉方案。④严格执行各项麻醉规章制度和操作常规，椎管内麻醉操作应小心细致，根据不同患者选择不同的麻醉药，尽量选择毒性或副作用较小的麻醉药。⑤要有良好的工作责任心，麻醉过程必须坚守岗位，认真观察患者，及时发现问题立即处理或遇到疑难问题向上级医师汇报。⑥麻醉前应备足急救药品和抢救设备，一旦发生意外，要争分夺秒进行抢救，需要发挥团体精神，同心协力。

处理　心搏骤停处理原则是立即行心肺复苏，维持患者循环及呼吸功能。出现窦性心动过缓，若阿托品无效应予肾上腺素处理；患者神志消失，应行气管插管人工通气，加速输液以及滴注血管收缩药升高血压。及早查找原因，对因对症治疗。

恶心和呕吐　硬膜外阻滞并不能消除牵拉胃、胆囊等内脏所引起的牵拉痛或牵拉反射，患者常出现胸闷不适，甚至烦躁、恶心、呕吐。诱因包括：①血压骤降，脑供血骤减，兴奋呕吐中枢。②迷走神经功能亢进，胃肠蠕动增加。③手术牵引内脏。应严格控制麻醉用药，防止麻醉平面过高，椎管内阻滞前输注 500~1000ml 晶体液或胶体液对抗其血管扩张导致的血容量相对不足。对于易发生恶心、呕吐的高危人群可预防性给予镇呕药物。若患者出现恶心、呕吐，应首先检查是否有麻醉平面过高及血压下降，并采取相应治疗措施。牵拉胃、胆囊等内脏所引起的牵拉痛或牵拉反射引起的恶心、呕吐，及时静注辅助药物加以控制，如哌替啶（50mg）、异丙嗪（25mg）或氟哌利多（2.5~5.0mg）。对用药后仍无效者，应施行迷走神经和腹腔神经丛封闭，必要时可考虑改用全身麻醉，或静脉注射小剂量氯胺酮。因低血压所致恶心、呕吐，应使用血管加压药，麻黄碱是最常用的药物，它兼有 α 及 β 受体激动作用，可收缩动脉血管以升高血压，也能加快心率，一次常用量为 5~10mg。

感染　临床表现：①一般炎症表现，局部发热疼痛、体温升高、白细胞增多、脑脊液检查有阳性发现，硬膜外脓肿可形成脊髓或神经根压迫症状，但病程缓慢，应进行广谱抗生素治疗，手术排除脓液。麻醉后蛛网膜炎、脑膜炎及脊髓炎较罕见，一旦发生后果极为严重，常造成永久性的神经功能障碍，甚至死亡。②蛛网膜下腔感染及化脓性脑脊膜炎：椎管内阻滞后约 4 小时出现脑膜炎症状，寒战、头痛、发热及颈项强直。脑脊液混浊，白细胞增多，涂片常发现细菌。

③无菌性脑膜炎或粘连性蛛网膜炎：异物进入蛛网膜下腔、蛛网膜下腔出血都可导致无菌性脑膜炎。连续蛛网膜下腔阻滞操作过程中和长期留置蛛网膜下腔阻滞导管也可能造成蛛网膜下腔感染或无菌性脑膜炎。

蛛网膜下腔穿刺注意无菌操作。对于蛛网膜下腔感染及化脓性脑脊膜炎应及时抗生素治疗。无菌性脑膜炎或粘连性蛛网膜炎应用镇静镇痛药物对症治疗的同时予抗生素。

（黄文起）

liánxù zhūwǎngmó xiàqiāng zǔzhì

连续蛛网膜下腔阻滞（continuous spinal anesthesia，CSA）

通过蛛网膜下腔留置导管间断或持续注入小剂量局麻药产生和维持麻醉的方法。该法操作成功率较高，起效快，镇痛质量好，肌松完全，用药灵活，可持续时间长，麻醉维持可控性强，可较方便地调节麻醉平面，患者血流动力学相对稳定，减少对心血管系统和呼吸系统的影响，可防止深静脉血栓形成，较少发生局麻药中毒，是一种比较安全的麻醉方法。

CSA 技术最早由英国外科医师迪安（Dean）于 1906 年提出，1944 年爱德华（Edward）改进了此项技术，他通过 15G 穿刺针将 4 号尿管置入蛛网膜下腔进行给药。后经逐渐改进，常用方法是选用 18G Tuohy 针和有侧孔的细导管，穿刺针的斜面与硬脊膜纤维方向平行，导管留于蛛网膜下腔 2~3cm。但该法因穿刺针口径大于管腔直径，脑脊液易外漏，导致穿刺后头痛的发生率增加，且导管留置时间过长可并发马尾综合征。马尾综合征其原因与局麻药在蛛网膜下腔分布不匀和导管导孔少等有关。近年来随着新的穿刺设备 Spinocath 套管针和导管的出现，CSA 重新得到临床重视并常规采用。Spinocath 套管针为 22G 或 24G，针外导管模式。由于导管比针粗，可以避免脑脊液外溢，使穿刺后头痛的发生率降低。导管远端有侧孔，口径较大，导管进入蛛网膜下腔后脑脊液易外流，可迅速证实导管位置正确，且注药通畅，药液分布均匀，术后马尾综合征等蛛网膜下腔阻滞并发症减少。

适应证 临床上广泛应用于剖宫产手术、下肢手术和关节置换术及相应手术的术后镇痛等，特别适用于老年患者和合并心血管系统或呼吸系统疾病的患者。

禁忌证 同蛛网膜下腔阻滞。

技术操作 患者取侧卧位，腰背部充分后弓，使腰椎棘突间隙尽量增宽。选 $L_2 \sim L_3$ 或 $L_3 \sim L_4$ 间隙作为穿刺点。常规采用 2% 利多卡因逐层浸润局部麻醉后，用普通硬膜外穿刺针进行穿刺，确认到达硬膜外腔后，通过硬膜外穿刺针置入 Spinocath 套管针，此时需注意持管的手法：示指和中指在上，拇指在下捏紧套管针 10cm 后的标志处缓慢送入进行穿刺。感觉针尖有轻微突破感后，提示套管针已进入蛛网膜下腔。此时可观察到脑脊液从导管中流出。连接注射器轻轻回抽，脑脊液能顺利流出，可再次确认导管在蛛网膜下腔。然后抽出针芯，再将导管送入 $2 \sim 3$cm。妥善固定导管，完成操作。

CSA 局麻药用量比单次蛛网膜下腔阻滞用量减少 25% ~ 33%，常用布比卡因 7.5 ~ 10mg 作为首量，首量可分次少量注入，避免血流动力学的急剧波动。予首量后根据麻醉平面和手术要求，可

每次追加 2.5mg，最大剂量可达 15mg，直至麻醉平面满意。若手术时间长，术中仍可追加局麻药，以满足手术要求。术后可通过连续腰麻导管进行术后镇痛，但需要相应的镇痛装置，并精确计算患者需要的镇痛药物剂量。

并发症 CSA 可引起感染、动脉血压下降、穿刺后头痛、背痛、血肿及神经后遗症等。穿刺后头痛在老年患者中的发生率相对低于年轻人，但与穿刺针的粗细无明显关系，其原因不明。CSA 的严重神经并发症主要是马尾综合征和暂时性神经症状，其发生原因不明。马尾综合征的发生主要与椎管狭窄有关，也与局麻药的异常分布及其神经毒性有关，而非导管的原因。

（黄文起）

yìngmówài zǔzhì

硬膜外阻滞（epidural block）
将局麻药注入硬膜外腔阻滞部分脊神经传导功能的麻醉方法。有单次法和连续法两种，一般采用连续法。硬膜外阻滞始于 19 世纪 90 年代，经过不断地总结完善，已成为现代麻醉的重要组成部分，也是中国常用的麻醉方法之一。

解剖生理 硬膜外腔位于椎骨内面骨膜与硬脊膜之间，上闭合于枕骨大孔，与颅腔不相通，下终止于骶管裂孔，侧面一般终止于椎间孔。因此药物不能直接进入颅内。硬膜外腔容积约 100ml，骶腔占 25 ~ 30ml；硬膜外腔的后方较宽，胸部为 2 ~ 4mm，腰部为 5 ~ 6mm。腔中有脊神经通过，包围脊髓的软膜、蛛网膜和硬脊膜沿脊神经根向两侧延伸到椎间孔，分别形成根软膜、根蛛网膜和根硬膜。根蛛网膜细胞增生形成绒毛结构，并可凸进或穿透根硬膜。硬膜外腔的血管丰富

并形成血管丛，穿刺或置管时易损伤引起硬膜外腔出血。注药时吸收迅速，或意外血管内注药而引起局麻药毒性反应。硬膜外腔中有脂肪及结缔组织填充，对局麻药的分布起限制作用，有形成节段麻醉或单侧麻醉的可能。

局麻药可作用于脊神经根而达到神经阻滞作用，可能的途径有：①绒毛膜学说。蛛网膜绒毛构成根硬膜与根蛛网膜之间的微小通道，药物可沿此道进入根蛛网膜下腔，阻滞脊神经根。②椎旁阻滞学说。药物在椎旁渗出椎间孔或透过神经鞘膜，作用于脊神经根。③蛛网膜下腔阻滞。药物可沿垂直穿过硬脊膜的微动脉鞘进入蛛网膜下腔，作用于脊神经根或脊髓表面。

药液在硬膜外腔的扩散较慢，麻醉起效为 5 ~ 7 分钟，12 ~ 20 分钟达到完善。神经阻滞顺序与蛛网膜下腔阻滞相同，但速度较慢，先阻滞交感神经，后阻滞运动神经。一般阻滞顺序：温觉→痛觉→触觉→肌肉运动→压力感觉→本体感觉；对运动神经的阻滞不如蛛网膜下腔阻滞完善，但可产生满意的肌松效果。阻滞平面比感觉神经阻滞节段低 3 ~ 4 节。压力和本体感觉一般都未被阻滞。

硬膜外阻滞对心血管系统的影响包括：①血压下降。下降程度与阻滞范围相关，由于交感神经阻滞引起小动脉扩张，导致外周血管阻力降低，回心血量减少、血压下降。低血容量时血压下降更明显，但与蛛网膜下腔阻滞相比，血压下降较缓慢，容易代偿。②心率减慢。若阻滞平面高于 T_4，心交感神经被阻滞而出现心动过缓，此时可因心输出量降低而致血压进一步降低。

硬膜外阻滞对呼吸系统的影

响包括：①呼吸抑制作用，与阻滞平面的高低有关。②阻滞平面较高时，对静息通气功能及动脉血气并无明显影响，但补呼气量有所减少，呼吸代偿功能有所抑制。③阻滞平面在中胸部以下时，功能残气量无明显改变；但上胸部及颈部阻滞时，功能残气量有所降低。

对内脏的影响包括：①肝血流量有不同程度的减少。与血压改变相关，如血压稳定，肝血流量变化较小；临床未见对肝功能的损害。②对肾血流量的改变与血压变化呈正相关。③交感神经阻滞后，迷走神经功能亢进，胃肠蠕动增加。

适应证 包括外科手术及术后镇痛。通过硬膜外穿刺给药可阻滞上至颈段、下至腰段脊神经所支配的相应区域，故理论上讲，硬膜外阻滞可用于除头部以外的任何手术。但从安全角度考虑，其主要用于腹部及以下的手术，包括泌尿系统、妇产科及下肢手术。颈部、上肢及胸部虽可应用，但管理复杂。凡适用于蛛网膜下腔阻滞的手术，同样可采用硬膜外阻滞麻醉。硬膜外阻滞常用于产科镇痛、术后镇痛及一些慢性疼痛的治疗。硬膜外阻滞联合应用局麻药和阿片类药物，可产生良好的镇痛作用及减少并发症的发生率，是术后镇痛最常用的方法。硬膜外予神经破坏药物，可有效缓解癌性疼痛。硬膜外应用局麻药及糖皮质激素还可治疗慢性背痛，但其远期效果尚不确切。

禁忌证 ①不能合作者。②穿刺部位感染。③凝血功能障碍。④中枢神经系统疾病和颅内压升高。⑤严重低血容量。

技术操作 包括以下内容。

穿刺前准备 患者常取侧卧位，要求两肩和两髂嵴的连线相互平行，并与地平线垂直。患者俯首抱膝，使腰部屈曲。消毒范围以穿刺点为中心，向头、尾分别延伸3个棘突，左右至腋后线。消毒后铺无菌孔巾。

穿刺方法 ①正中穿刺术（直入法）：在选定穿刺间隙行局部浸润麻醉后，以导针穿透皮肤及棘上韧带，将硬膜外针沿导针孔刺入皮肤、棘上韧带及棘间韧带，然后缓慢推进。针尖遇到坚韧感，说明触及黄韧带。退出针芯，接毛细管后再缓慢推进。遇有阻力突然消失或出现负压现象，表示针尖已进入硬膜外腔。接有2~3ml水或空气的玻璃注射器，回吸无脑脊液流出，注入时无阻力则进一步证明穿刺成功。②侧方穿刺术（侧入法）：从选定间隙（在中胸中应从上一棘突）旁开1.5cm为进针点。局麻后以导针穿透皮肤，穿刺针沿导针孔，取向中线30°~45°推进，穿过棘间韧带后可触及黄韧带。按上述方法进针即可进入硬膜外腔。

置管 置管前应检查导管是否通畅，有无裂痕或残缺。经穿刺针将导管插入到硬膜外腔，导管出针口时应小心慢进。导管穿过针口3~5cm时，一手顶住导管，一手将穿刺针退出。硬膜外导管长度以3~4cm为宜。

选择局麻药 常用药物有利多卡因、罗哌卡因等。为了确证导管在硬膜外腔，避免发生全脊髓麻醉，应常规注入试验剂量。药量应相当或稍小于蛛网膜下腔阻滞剂量。常用2%利多卡因2~4ml。注药后应密切观察生命体征。5分钟后未出现蛛网膜下腔阻滞的症状如下肢麻痹等，且在相应部位出现感觉或痛觉减退，表明导管位置正确。

在试验剂量后，并已开始静脉输液时方可注入追加剂量。追加量的多少因人而异。若试验剂量注入后5分钟体表相应部位即有明确的痛觉减退，说明所需药量较小；若出现完全无痛区域，则所需药量极低。一般用量为试验剂量的2~3倍。注药后10~15分钟出现痛觉消失和肌肉松弛，此时血压亦有不同程度的降低。麻醉作用将消失时，应注入维持量。维持量约为初量（试验剂量与追加剂量之和）的1/2~2/3。

阻滞范围影响因素 ①穿刺部位：在相同条件下，颈胸部的阻滞范围比腰骶部宽，可能与硬膜外容积及脊神经根的粗细有关。②局麻药容积：在有效浓度范围内，容积越大，阻滞平面越广。一般阻滞一对脊神经约需局麻药1.6ml。③年龄：在阻滞平面相同时，老年人所需药量可减少50%，可能与老年人的椎间孔狭窄或闭锁有关。④妊娠：在阻滞平面相同时，妊娠者所需药量可减少30%。⑤注射速度：对阻滞范围无明显影响，一般以0.5ml/min为宜。过快可使硬膜外压力升高，有引起头痛、颅内压增高及脊髓缺血的危险。⑥体位：对阻滞范围有轻度影响。侧卧位注药时下侧阻滞平面相对高。

起效和时效影响因素 ①局麻药的药理性能。②肾上腺素：药液中加适量肾上腺素（1∶20万）可减慢局麻药的吸收速度，降低血浆药物浓度，并可延长作用时间。这种作用在短效局麻药中较明显，如利多卡因。③阿片类药物：在局麻药中加芬太尼50~100μg可缩短起效时间，增加麻醉效果和延长时效，应注意其对呼吸的抑制作用。④药液pH：局麻药中加碱性药物，可缩短起效时间。一般每 10ml 利多卡因或丁哌卡因中分别加 8.4% NaHCO₃ 1ml 或 0.1ml。

并发症 包括以下几方面。

硬脊膜穿破 是硬膜外阻滞最常见的意外和并发症。据报道，其发生率高达 1%。穿破硬脊膜时可见硬膜外穿刺针有脑脊液流出。硬脊膜穿破除引起阻滞平面过高及全脊麻外，最常见的是头痛。由于穿刺针孔较大，穿刺后头痛的发生率较高。该类型的头痛与患者体位有关，即直立位头痛加剧而平卧后好转，所以容易诊断。头痛常出现于穿刺后 6~72 小时，与脑脊液漏入硬膜外腔有关。一旦出现头痛可使日常生活受累，甚至可能导致硬膜下血肿。

原因 包括有操作因素及患者因素两方面。

操作因素：①硬膜外阻滞是一种盲探性穿刺，初学者由于对椎间韧带不同层次的针刺感体会不深，难免发生穿破。②麻醉人员自恃操作熟练，穿刺时麻痹大意，由于图快而进针过猛，有时不免失误。③用具不合适，穿刺针斜面过长，导管质地过硬，均增加穿破硬脊膜的可能性，尤以后者易造成不易发觉的穿破。

患者因素：①多次接受硬膜外阻滞，由于反复创伤、出血或药物的化学刺激，硬膜外腔因粘连而变窄甚至闭锁，穿刺针穿过黄韧带后通常也可穿破硬脊膜。②脊柱畸形或病变，腹内巨大肿块或腹水，脊柱不易弯曲而造成穿刺困难，反复试探性穿刺时有可能穿破硬脊膜。③老年人韧带钙化，穿刺时用力过大，常在穿过黄韧带后滑入蛛网膜下腔，故老年人穿破率比年轻人高 2 倍。④因先天性硬脊膜菲薄，有反复穿刺致穿破的报道。⑤小儿由于

其硬膜外隙比成年人更为狭窄，操作更加困难，且必须在全身麻醉或基础麻醉下操作，更易穿破硬脊膜。

预防 首要措施在于思想上重视，每次硬膜外穿刺都应谨慎从事；对初学者严格要求，每次都要按正规操作规程施行，上级医师需要耐心辅导；不要过分依赖各种硬膜外腔指示装置，因各类指示装置都有一定穿破率，麻醉医师的知识及经验对确定穿刺针进入硬膜外腔无疑更重要；熟练掌握各种入路的穿刺方法，遇困难时可随意改换进针方式以求顺利成功；操作轻巧从容，勿求速而不达；用具应仔细挑选，弃掉不合用的穿刺针及过硬的导管，各种指示进入硬膜外腔的指征要综合地分析判断，其中最为重要的是第一次试验剂量。

处理 一旦硬脊膜被穿破，最好改换其他麻醉方法，如全身麻醉。手术区域在下腹部、下肢或肛门会阴区者，可审慎地施行穿刺点在 L₂ 以下的蛛网膜下腔阻滞。术后头痛的有效处理方法是术后卧床休息和镇痛药物对症处理，症状严重者采用自体血 0.3ml/kg 的硬膜外腔填塞是有效方法。

硬膜外导管置入困难及失败 硬膜外穿刺针有突破感或有负压后，考虑到达硬膜外腔，置入硬膜外导管时却有阻力或不顺，视为硬膜外导管置入困难及失败。

原因 ①硬膜外穿刺针根本就没有进入硬膜外腔，所以硬膜外导管一定置不进去。②硬膜外穿刺针没有完全进入硬膜外腔，一半在硬膜外腔，一半在黄韧带内，置管也会发生困难。③硬膜外穿刺点定位不准确，未按正中入路，导致导管偏离，造成困难

置管。④硬膜外穿刺针完全进入硬膜外腔后，为了产生良好的负压，进针过深，硬脊膜对针尖斜面的遮盖，阻挡导管进入造成。追求良好的负压是造成置管困难的主要原因。

预防 应恪守规范、摆好体位、动作轻柔、力求在椎间隙中央与后背平面垂直进针。置入硬膜外导管时应注意：①尽量轻柔，缓慢置入，遇阻力不要强行通过，有神经刺激症状时迅速退出。②进管深度不要过长，过长可能增加偏离和导管打折的机会。③选择柔软的导管，如螺旋状钢丝加强型硬膜外导管，导管质地过硬、尖端过锐必然增加损伤神经的机会。

处理 首先检验硬膜外穿刺针是否进入硬膜外腔：应体会突破感，用正压气体试验，阻力骤减试验。若蛛网膜下腔阻滞或硬膜外阻滞不顺利，硬膜外导管置入困难，要根据情况及时评估，重新考虑麻醉方案，避免反复操作引起的神经损伤。

硬膜外腔出血 局麻药作用消退而硬膜外阻滞以下部位感觉和运动仍不能恢复。出现相应区域背痛、感觉异常、麻木甚至瘫痪，骶部疼痛常为早期表现。临床症状常出现在麻醉后数小时或数天。诊断主要依靠脊髓受压迫所表现的症状及体征，磁共振成像、CT 或椎管造影对于确诊很有帮助。自发性（特发性）硬膜外血肿表现为腰背疼痛，随即出现下肢感觉和运动功能障碍、尿便失禁等。特发性硬膜外出血大多数在 50 岁以上，与用力过猛、特殊动作、血管异常及抗凝治疗有明显关系，若这种自发性出血发生在蛛网膜下腔阻滞或硬膜外阻滞后，常易误为麻醉所致。

原因 硬膜外腔有丰富的静脉丛，穿刺出血率为 2%～6%，但形成血肿出现并发症者，其发生率仅 1.3‰～6‰。形成血肿的直接原因是穿刺针尤其是置入导管的损伤，促使出血的因素有患者凝血功能障碍及抗凝治疗。一般少量出血只要凝血功能正常，多能自行停止，少量血液可通过椎间孔流入椎旁逐渐吸收。硬膜外血肿罕见，若伴出血倾向，如术前接受较长时间抗凝药治疗、凝血功能障碍或血小板减少症、老年人动脉硬化、高血压、多次穿刺不顺利或穿刺时有明显出血等，则易引起硬膜外腔出血，形成血肿压迫。血肿压迫造成瘫痪在硬膜外阻滞神经并发症中占首位。

预防 有凝血功能障碍及正在使用抗凝药物治疗的患者应避免椎管内麻醉；穿刺及置管时应轻柔，切忌反复穿刺；对于接受抗凝治疗和凝血功能异常的患者，美国区域麻醉和疼痛治疗协会出台了公认的处理方案。对于正在接受或 10 天内刚接受溶栓药物治疗（链激酶、尿激酶、组织型纤溶酶原激活剂）的患者，不应实施椎管内麻醉。若已使用这些药物且导管已经放置，则较安全的措施是等溶栓药的作用消除后（至少 24 小时）再拔除导管。大血管手术中对标准肝素化患者实施持续硬膜外阻滞的安全性已得到确认，但应注意在麻醉操作后使用肝素会增加出血危险，最好在穿刺置管 1 小时后再给予肝素。若时间短于 1 小时，则硬膜外血肿的发生概率明显提高。若已应用肝素，应在停用肝素 4～6 小时后再穿刺或置管，并预先检查活化部分凝血活酶时间（APTT）。若需拔除硬膜外导管，应重新评价患者的凝血功能，至少在末次给予肝素 2～4 小时后进行。若已应用低分子量肝素，则建议 10～12 小时后再行椎管内穿刺置管，若术后需使用低分子量肝素进行治疗，应在拔除导管后至少 2 小时再给予。香豆素应在术前 4～5 天停用，穿刺前评估凝血酶原时间（PT）和国际标准化比值（INR），若患者在 24 小时前接受首次剂量的香豆素，也应在穿刺前评估 PT 和 INR。非甾体抗炎药本身不增加硬膜外血肿的风险，使用这些药物时不是必须强调能否穿刺、留置和拔除导管的时间。使用新型抗血小板药物如噻氯吡啶、氯吡格雷的患者，因其导致出血的相对危险性不清，已有引起出血的个案报道，建议停药 7～14 天后再行麻醉。硬膜外腔出血量大者，可用生理盐水 10ml 加麻黄素 15～30mg 行硬膜外腔冲洗；对凝血功能差者，可改用其他麻醉方法；对服用抗凝药者，最好不选择椎管内麻醉；对难以控制的高血压患者，不宜选择硬膜外阻滞；术后加强随访、早期发现、早期处理。

处理 硬膜外血肿防治方面主要是加强麻醉后随访，有早期症状者及时做进一步检查，早诊断、早治疗是关键。磁共振成像检查诊断硬膜外血肿最确切，但应重视临床诊断，若在局麻药作用消失后，感觉与运动功能未恢复，或恢复后又消失，或伴尿便失禁与腰背痛表现，应尽快行影像学检查。磁共振成像检查明确硬膜外大量血肿，临床症状明确者应在 6～12 小时内行椎管减压，清除血肿。减压后部分患者能恢复神经功能，时间长会造成永久性截瘫。

局麻药中毒 主要表现可分为两种类型，即兴奋型和抑制型。前者表现以兴奋为主，轻度：精神紧张，耳鸣，好语多动，口舌麻木，头晕，定向力障碍，心率轻度增快；中度：烦躁不安，恐惧，主诉气短或窒息感，但呼吸频率和幅度未见明显改变，心率增快，血压升高；重度：呼吸频率和幅度明显增加，缺氧症状明显，甚至发绀，心率、血压激烈波动，肌张力增高，肌束颤动，惊厥，若不抢救可致呼吸心搏骤停。抑制型毒性反应的表现为中枢神经系统和心血管系统的进行性抑制。轻度：神志淡漠、嗜睡甚至神志突然消失；中度：呼吸浅慢，有时出现呼吸暂停；重度：脉搏缓慢，心律失常，血压降低，最终发生心搏骤停。局麻药中毒时，药物对中枢神经系统和心血管系统的作用主要是抑制，但在中毒反应之初可表现为兴奋，这是由于中枢神经系统下行抑制神经元比兴奋神经元更易被抑制，剂量继续加大，则表现全面抑制。

原因 局麻药通过稳定注药部位附近的神经纤维的兴奋性膜电位，从而影响神经传导，产生麻醉作用。若予大剂量局麻药，尤其是注药过快或误入血管内，其血浆浓度达到毒性水平，其他部位（如大脑、心肌）的兴奋性膜电位也受到影响，即引发局麻药的毒性反应。引起局麻药中毒的常见原因：①一次用量相对或绝对过大。②药物作用部位血管丰富或误入血管。③注射部位对局麻药的吸收过快。④个体差异导致局麻药的耐受力下降，如年老、体弱等是易发因素。

预防 主要是降低局麻药的血药浓度和提高机体对局麻药的耐受性。具体方法：①严格限量，杜绝逾量。对复合应用局麻药的患者，应分别计算各自局麻药的剂量，不能以其中一种局麻药的用量来计算或简单地将其相加。②施行局部麻醉时，在每次注药前应习惯性回抽注射器以免药物误入血管。③若无禁忌证，可在局麻药中加入适量肾上腺素以减缓局麻药的吸收，尤其是在血管丰富的部位。④对于体质较差、有严重合并症的患者，应减少局麻药用量。⑤用苯二氮䓬类药物作为麻醉前用药，可预防和减少局麻药毒性反应的发生。⑥积极纠正患者术前异常的病理生理状态，可提高机体对麻醉药的耐受性。应注意，即使采取上述措施，也未必能保证不发生毒性反应，因此必须提高对局麻药毒性反应的警惕性，早期发现并及时、正确、有效地处理毒性反应，避免严重毒性反应的发生。

处理　①立即停止用药。②吸氧，面罩加压给氧，气管插管人工呼吸。③控制惊厥、抽搐，防止发生意外，可静脉应用咪达唑仑 0.1 ～ 0.2mg/kg 或丙泊酚 1～2mg/kg、罗库溴铵 0.6mg/kg。④治疗以对症处理为主，出现循环抑制时，应快速有效地补充血容量，血压下降者用升压药，心率减慢者用阿托品。⑤呼吸心搏骤停采用心肺复苏。

异常广泛阻滞　注入常规剂量局麻药后出现异常广泛的脊神经阻滞现象，但不是全脊麻。因阻滞范围虽广，但仍为节段性，骶神经支配区域甚至低腰部仍保持正常。临床特点是高平面阻滞总是延缓地发生，多出现在注完首量局麻药后 20～30 分钟，常有前驱症状如胸闷、呼吸困难、说话无声及烦躁不安，继而发展至通气严重不足，甚至呼吸停止，血压可能大幅度下降或无多大变

化。脊神经阻滞常达 12～15 节段，但仍为节段性。

原因　①异常的广泛硬膜外阻滞：下腔静脉回流不畅（足月妊娠及腹部巨大肿瘤等），硬膜外腔静脉丛怒张，老年动脉硬化患者由于退行性变及椎间孔闭锁，均使硬膜外腔有效容积减少，常用量局麻药阻滞平面扩大。足月妊娠比正常情况时麻醉平面扩大 30%，老年动脉硬化患者扩大 25%～42%。若未充分认识此类患者的特点，按正常人使用药量，会造成相对逾量而出现广泛阻滞。②硬膜下腔阻滞：由于硬膜下腔为一潜在间隙，少量局麻药进入即可在其中广泛弥散，出现异常的高平面阻滞，但起效时间比蛛网膜下腔阻滞慢，因硬膜下腔与蛛网膜下腔不通，除非出现严重缺氧，一般不至于引起意识消失。颈部硬膜外阻滞时误入的机会更多些。硬膜下腔阻滞的临床特点为：①出现延迟的广泛阻滞，阻滞范围呈节段性。②由于局麻药在硬膜下腔的背部扩散，动脉压的变化相对较小。③患者无引起硬膜外广泛阻滞的诱因（如足月妊娠、老年、糖尿病及严重动脉硬化症）。

预防　要点是对足月妊娠、老年、糖尿病及严重动脉硬化症患者相应减少局麻药用量，有时减至正常人用量的 1/3 ～ 1/2。儿童硬膜外腔局麻药的容量采用 1ml/kg，最大容量<20ml。

处理　原则是采取各种措施维持呼吸和循环功能稳定。若患者出现低氧和神志消失，应行气管插管机械通气，及时补充血容量，必要时静脉滴注血管收缩药维持血压。

全脊麻　硬膜外阻滞的局麻药用量远高于蛛网膜下腔阻滞的

用药量，若局麻药误入蛛网膜下腔，可能导致阻滞平面异常升高或全脊麻。据报道，全脊麻的发生率平均为 0.24%。其主要特征是注药后迅速发展的广泛的感觉和运动神经阻滞。由于交感神经被阻滞，低血压是最常见表现。C_3、C_4 和 C_5 受累，可能出现膈肌麻痹，加上肋间肌也麻痹，可能导致呼吸衰竭甚至呼吸暂停。随着低血压及缺氧，患者可能很快意识不清、昏迷。若用药量过大，症状典型，诊断不难，但需与引起低血压和昏迷的其他原因进行鉴别，如迷走-迷走晕厥。若用药量较少（如产科镇痛），可能仅出现异常高平面的麻醉，即为误入蛛网膜下腔的表现。

原因　由于硬膜外穿刺针孔较大，误入蛛网膜下腔有脑脊液流出，但若穿刺针斜面部分进入蛛网膜下腔，或使用多孔硬膜外导管，远端孔可能进入蛛网膜下腔而近端孔在硬膜外腔，这些情况下脑脊液不易流出，但注入硬膜外阻滞量的局麻药，很有可能出现全脊麻。刺破紧贴在一起的蛛网膜的硬脊膜，脊椎外伤后仍选择硬膜外或骶管阻滞导致穿刺针/硬膜外导管或药液误入蛛网膜下腔大量局麻药进入蛛网膜下腔，引起全部脊神经甚至脑神经都被阻滞引起全脊麻；控制不当的蛛网膜下腔阻滞也属于全脊麻。

预防　①预防穿破硬脊膜：硬膜外阻滞是一种盲探性穿刺，要求熟悉有关椎管解剖，操作应轻巧从容，用具应仔细挑选，弃掉不合用的穿刺针及过硬的导管。对于多次接受硬膜外阻滞、硬膜外腔有粘连或脊柱畸形有穿刺困难者，不宜反复穿刺以免穿破硬脊膜。老年人、小儿的硬脊膜穿破率比青壮年高，所以穿刺时尤

其要小心。一旦穿破硬脊膜，最好改换其他麻醉方法，如全身麻醉或神经阻滞。穿刺点在 L_2 以下，手术区域在下腹部、下肢或肛门会阴区者，可审慎地施行蛛网膜下腔阻滞。②试验剂量的应用：强调注入全量局麻药前先注入试验剂量，观察 5～10 分钟有无蛛网膜下腔阻滞表现，改变体位后若须再次注药也应再次注入试验剂量。首次试验剂量不应大于 5ml。麻醉中若患者发生躁动可能使导管移位而刺入蛛网膜下腔。有报道硬膜外阻滞开始时为正常的节段性阻滞，以后再次注药时出现全脊麻，经导管抽出脑脊液，说明在麻醉维持期间导管还会穿破硬脊膜进入蛛网膜下腔。

处理 原则是维持患者循环及呼吸功能。患者神志消失，应行气管插管人工通气，加速输液，滴注血管收缩药升高血压。若能维持循环功能稳定，30 分钟后患者可清醒。全脊麻持续时间与使用的局麻药有关，利多卡因可持续 1.0～1.5 小时，而丁哌卡因持续 1.5～3.0 小时。尽管全脊麻来势凶猛，影响患者的生命安全，但只要诊断和处理及时，大多数患者均能恢复。

导管折断 材料质量欠佳或人为操作不当所致导管折断，异物留在体内。

原因 ①穿刺针割断：遇导管尖端越过穿刺针斜面后不能继续进入时，正确处理方法是将穿刺针连同导管一并拔出，然后再穿刺，若错误地将导管拔出，已进入硬膜外腔的部分可被锐利的穿刺针斜面切断。②导管质地不良：导管质地不良或多次使用后易变硬变脆，近来使用的大多为一次性导管可防止导管折断。若导管需要留置，应采用聚四氯乙烯为原料的导管，但不宜超过 72 小时，若需继续保留者应每 3 天更换一次导管。导管穿出皮肤的部位，应用棉纤维衬垫，避免导管在此处呈锐角弯曲。③拔出困难：骨关节炎患者的椎板或脊椎韧带可将导管夹住，出现拔管困难，若强力拔出会拉断导管。此时应让患者再处于原先穿刺时相同的体位，缓慢往外拔。椎肌群强直者可用热敷或在导管周围注射局麻药，这些措施有利于导管拔出。也可将钢丝管芯消毒后再插入导管内，深度大约在皮下，缓慢往外拔，钢丝在导管内衬托，可以均匀用力，一旦导管活动，便可顺利拔出。置管过深，导管在硬膜外腔过长，易于围绕成结，须切开各层组织直至圈结部位始能取出，强力拔管必然拉断导管。有建议留置导管 3 天，以便导管周围形成管道，管道形成后有利于拔出导管。插管长度以硬膜外腔留置 2～3cm 为宜，以免圈结。尽可能采用螺旋状钢丝加强型硬膜外导管，该类导管可抗 5kg 的拉力，能有效避免拔管所至的断管。

处理 原则上取出体内存留异物。若术毕即发生断管，且导管断端在皮下，可在局麻下做小切口取出。但遗留的导管残端不易定位，即使采用不透 X 线的材料制管，在 X 线平片上也很难与骨质分辨，常致手术失败。残留导管一般不引起并发症，无活性的聚四乙烯导管取出时会造成较大创伤，所以不必进行椎板切除手术以寻找导管。需与患者和家属做细致解释工作，同时继续观察。

背痛 手术后背部疼痛不适更多见于非麻醉因素，需与其他病因进行鉴别：①腰椎间盘突出。②椎体小关节脱位。③椎管狭窄。④脊柱结核和肿瘤。椎管内麻醉后严重的背痛少见。穿刺时骨膜损伤、肌肉血肿、韧带损伤及反射性肌肉痉挛均可导致背痛。截石位手术因肌肉松弛可能导致腰部韧带劳损。尽管住院患者蛛网膜下腔阻滞后背痛发生率低，而门诊年轻患者发生率较高，其中约 3% 患者诉背痛剧烈，所以蛛网膜下腔阻滞不宜在门诊患者中应用。蛛网膜下腔阻滞后背痛应排除神经损伤的可能性。背痛主要与穿刺时组织损伤有关，应尽量避免反复穿刺。处理办法包括休息、局部理疗及口服镇痛药。若背痛由肌肉痉挛所致，可在痛点行局麻药注射封闭治疗。通常蛛网膜下腔阻滞后背痛较短暂，经保守治疗后 48 小时可缓解。

（黄文起）

dǐguǎn zǔzhì

骶管阻滞（caudal block）
将局麻药经骶管裂孔注入骶管腔阻滞骶部脊神经的麻醉方法。因注入的部位属骶部硬脊膜外腔，骶管阻滞实际是硬膜外阻滞的一种，但其操作方法与其他部位的硬膜外阻滞有所不同。

解剖生理 骶骨是由 5 个骶椎融合而成的三角形骨块，上连腰椎，下接尾骨。各骶椎的椎孔上下融合而成骶管。骶管是硬膜外腔的下段，上与腰段硬膜外腔相通。成人骶管长 9～12cm，容积为 15～20ml。左右椎板末在中线融合而形成骶管的下口，称为骶裂孔，为骶管麻醉穿刺进针点。骶管内静脉丛丰富，因此骶管阻滞时局麻药毒性反应发生率略高于硬膜外阻滞。若穿刺针进入过深达硬膜囊内，局麻药可注入蛛网膜下腔，引起全脊麻。

适应证 ①肛门、直肠、会

阴及阴道手术麻醉及手术后镇痛，如痔核切除，膀胱镜检查及阴道（瘘）修补等手术时最常采用。②会阴部疼痛治疗。

禁忌证　①穿刺部位皮肤及软组织感染。②全身脓毒血症。③凝血功能异常或其他出血性体质者。④颅内压增高。⑤骶骨孔畸形。⑥患者拒绝或无法配合者（如精神分裂症）。

技术操作　包括以下内容。

体位　患者可取侧卧位或俯卧位。侧卧位时髋膝关节尽量屈曲，膝靠向胸腹部。俯卧位时在髋关节下垫一厚枕，使骶部突出。

体表定位　先以示指摸到尾骨尖，用拇指尖从尾骨沿中线向上摸，可触到骶骨末端呈 V 形或 U 形的凹陷，此凹陷即骶裂孔。于骶裂孔两侧可触到豆大结节是骶角。骶裂孔中心与髂后上棘连线呈一等边三角形，可作为寻找骶裂孔的参考。髂后上棘连线相当于 S_2，即硬脊膜囊终止部位。

穿刺方法　定位骶裂孔中心，消毒后皮下注射局麻药成一皮丘。用 22G 腰麻针与皮肤成 70°~80° 进行穿刺，穿透骶尾韧带时可有典型的落空感（再稍进针常抵骶管前壁），此时应将针体放平，使其几乎与骶骨轴线一致，继续进针 1~2cm 即可。连接注射器进行抽吸并做阻力试验，若抽出脑脊液则误入蛛网膜下腔，穿刺失败；抽吸有回血说明误入血管，也不应注药，以免出现局麻药毒性反应。

注药方法　确定穿刺针已进入骶管后，注入试验剂量的局麻药（1.6%~2.0% 利多卡因 3~5ml），5 分钟后若无蛛网膜下腔阻滞现象和误入血管现象，即可将备好的局麻药液全部注入。若需留置硬膜外导管进行术后镇痛，

可使用 17~18G 硬膜外穿刺针穿刺，置入硬膜外导管。

常用药物　常用局麻药有利多卡因、丁哌卡因及罗哌卡因等。低浓度的丁哌卡因和罗哌卡因常用于术后镇痛。根据所需的麻醉平面高低不同，用药容量不同，若麻醉平面需在 T_{12} 以下，成人需 20ml；若需要阻滞平面达 T_{11}，则需 30ml。由于骶管内容物、容积及经骶孔漏出的局麻药量差异很大，骶管麻醉所阻滞的范围有时难以预料。

（黄文起）

zhūwǎngmóxiàqiāng-yìngmówài liánhé zǔzhì

蛛网膜下腔-硬膜外联合阻滞

（combined spinal-epidural anesthesia，CSEA）　将蛛网膜下腔阻滞（即腰麻）和硬膜外阻滞同时应用的麻醉方法。简称腰麻-硬膜外联合阻滞。既发挥了蛛网膜下腔阻滞起效迅速、镇痛和肌松完全、腰骶神经阻滞充分和局麻药用量小的优点，又保留了硬膜外阻滞能满足长时间手术、便于控制平面和可用于术后自控镇痛的长处。

解剖生理　CSEA 的穿刺部位通常在 L_2~L_3、L_3~L_4 或 L_4~L_5。正常脊柱生理弯曲在平卧时 L_3 最高，故选用 L_2~L_3 间隙穿刺注药后，局麻药可能更多流向头端，麻醉平面相对较高，适用于下腹部手术。选用 L_3~L_4 及以下间隙穿刺注药后，局麻药则可能更多地流向尾侧，麻醉平面相对较低，适用于下肢及会阴、骶尾部手术。神经阻滞的顺序：交感神经→温度觉→痛觉→触觉→运动神经→本体感觉。消退顺序与阻滞顺序相反。交感神经阻滞平面比感觉神经高 2~4 个节段，而运动平面比感觉平面低 1~4 个节段。临床

上所指的阻滞水平是痛觉消失的平面。

技术操作　CSEA 技术发展至今有 4 种方法。早在 1937 年有学者最先报道的单针单点法——硬膜外蛛网膜下技术，成为 CSEA 的雏形。1979 年出现双针双点法——两点穿刺技术（double-segment technique，DST）。1982 年科茨（Coates）报道了双针单点法——针内针一点穿刺技术（single-segment technique，SST）。1988 年艾尔多（Eldor）等报道了用双腔针的针并针单点穿刺法。DST 采用的是普通腰麻针和硬膜外针，其优点是穿刺点选择灵活，阻滞平面易调控和衔接，成功率高；但操作费时，且两点穿刺造成组织损伤、血肿形成、感染及疼痛等机会增多。相对而言，SST 节省时间，组织损伤较小，是临床应用最多的方法；但若发生硬膜外置管困难，会因耗时过长而影响腰麻平面的调节。应用针并针单点穿刺法时，置入腰麻针虽有摩擦，但不必弯曲，且穿刺时减少了旋转，减少导管进入蛛网膜下腔的可能性；然而，此技术需特殊器材，临床上尚未广泛应用。

患者体位　①侧卧位：是临床上使用率最高的体位，患者侧卧，其背部与手术台边缘平行且距麻醉医师最近，双膝弯曲并上蜷靠在腹部或胸部，形成一个"胎儿位"。助手协助患者摆放并保持这一体位。②坐位：适用于低位腰麻、肥胖或有脊柱侧凸难以确定解剖中线者。患者坐位，双肘放在腿上或紧抱一个枕头，足下垫一小凳，脊柱尽量弯曲以增大相邻棘突之间的间隙。助手维持患者于垂直位，使其头、臂屈曲于枕上，腰椎间隙尽量伸展至最大。若只需维持较低的阻滞

平面，蛛网膜下腔注药后可嘱患者保持坐位 5 分钟后再平卧。肥胖者则应注药后立即平卧并通过调节手术台位置控制麻醉平面。

穿刺入路与腰麻操作　①正中入路：是最常用的穿刺入路。患者取侧卧位，操作者用左手拇指、示指固定穿刺点皮肤，穿刺针与患者背部垂直，在棘突间隙中点局部浸润后进针，针尖稍向头侧缓慢刺入，仔细体会针尖处的阻力变化。一般穿刺到黄韧带时，阻力会增大，有韧感，此时可将针芯取下，用一湿润的空注射器与穿刺针衔接，推动注射器芯即感到有弹回的阻力感，然后边进针边推动注射器芯试探阻力。一旦突破黄韧带则阻力突然消失，有落空感，表明针尖已进入硬膜外腔。此时可置入腰麻针，当有突破感后，拔除腰麻针针芯，观察脑脊液能否顺利流出。若有清亮液体通畅流出，则表明已到达蛛网膜下腔，可注入配好的局麻药。②旁正中入路：适用于体位不易摆放的患者（如患有严重关节炎、脊柱侧凸等）、韧带钙化的老年患者或棘突间隙不清楚的肥胖患者。于棘突间隙中点旁开 1.5cm 处做局部浸润，穿刺针与中线成 10°~25°角进针，穿刺针进入黄韧带和硬膜外腔的落空感不如正中入路明显。若进针很浅即碰到骨质，说明穿刺针可能触及了下方椎板的内侧部，多数应向上和稍偏外侧调整进针方向；若进针较深才碰到骨质，穿刺针通常碰到下方椎板的外侧部，应稍向上和偏向中线的方向调整进针。穿刺针到达硬膜外腔后的操作同正中入路法。

硬膜外置管　CSEA 最担心的是硬膜外置管时导管通过硬脊膜上腰穿孔进入蛛网膜下腔。采用

硬膜外镜研究证明，硬膜外导管不会通过腰穿孔进入蛛网膜下腔。即使在直视下，16G/18G 硬膜外导管不会被迫通过 25G Quincke 针穿刺形成的针孔。不论何时，麻醉医师对 CSEA 技术中的硬膜外操作不可掉以轻心，硬膜外针进入硬膜外腔都可能损伤硬脊膜，都有致硬膜外导管通过损伤部位进入蛛网膜下腔的可能。因此，CSEA 应像硬膜外阻滞一样需做试验给药。

蛛网膜下腔注入局麻药后，有时会出现硬膜外导管置入困难，导致硬膜外操作耗时过长而影响腰麻平面的调节。置入硬膜外导管时常遇到神经根异感或置入血管的问题。解决方法：力求在椎间隙中央与后背平面垂直进针；置入硬膜外导管时动作尽量轻柔，缓慢置入，遇阻力不要强行通过，若有神经刺激症状应迅速退出；选择一些柔软的导管，导管质地过硬、导管尖端过锐必然增加损伤神经的机会，螺旋状钢丝加强硬膜外导管具有极强的抗扭折能力，螺旋形或弹簧形的尖端发生异感的概率较低，可显著降低神经损伤的发生率，而且因其柔软有弹性，误入血管的概率也较低，值得在临床上推广应用。

局麻药选择　临床上常用于腰麻的局麻药包括利多卡因、丁哌卡因、丁卡因、罗哌卡因及左旋丁哌卡因。根据与脑脊液的比重相比，局麻药分为轻比重液等比重液和重比重液。轻比重液流向脑脊液最高处，反之重比重液流向脑脊液最低处，而等比重液在脑脊液中的扩散不受患者体位影响，加大药量其延长麻醉时间的作用大于对阻滞平面的影响。

影响腰麻阻滞平面的因素主要为药物的剂量和比重、注射时

和注射后患者的体位等。

在头低脚高位时，重比重液就会向头端扩散，而轻比重液就会向尾侧扩散。相反，在头高脚低位时，重比重液会沉向尾侧，而轻比重液则向头侧上升。同理，在侧卧位时，重比重液对支撑侧（下侧）的作用较强，而轻比重液可在非支撑侧（上侧）获得更高的麻醉水平。等比重液可保持在注射水平。体位的影响主要在 5~10 分钟内起作用，超过此时限，药物已与脊神经充分结合，体位调节的作用可能无效。根据此原理，临床上可以选用不同比重的溶液配合体位的摆置，对患者进行单侧蛛网膜下腔阻滞，既可满足手术的需要，又可显著减少阻滞平面带来的血流动力学改变，尤其适用于年老体弱及合并严重系统疾病的患者。

目前对注药时和其后所致脑脊液湍流是否可增加药物的扩散、增宽阻滞平面尚有争议。有研究显示，注药速度过快、采用抽液加药法（反复小量抽吸脑脊液与药液混合后注射）、咳嗽及瓦尔萨尔瓦（Valsalva）动作均可引起脑脊液湍流，导致阻滞平面升高。另有研究显示，等比重液和重比重液进行蛛网膜下腔阻滞时，以上的各种导致脑脊液湍流的因素并不影响阻滞平面。目前比较确定的是轻比重液产生的阻滞平面与注药速度相关。

实施 CSEA 时，向硬膜外腔注入局麻药可引起腰麻平面进一步扩散，甚至麻醉平面异常广泛，究其原因有渗漏效应和容量效应之说。渗漏效应认为局麻药经腰麻针穿刺硬脊膜后留下的孔隙渗入到蛛网膜下腔引起阻滞平面升高。容量效应认为注入局麻药后硬膜外腔的容积增加，使蛛网膜

下腔的脑脊液容积相应减少,局麻药在脑脊液的扩散作用增加所致。为了避免阻滞平面广泛,目前主张,蛛网膜下腔应用小剂量重比重液(1～2ml)获得局限的阻滞平面,在腰麻平面完全固定前分次小剂量硬膜外注药,每次3～5ml,有效总量平均10ml。CSEA中硬膜外用药的量应小于一般单纯的硬膜外阻滞,每节只需1.5～3.0ml。

CSEA中腰麻的失败率为4%～10%。可能原因有:①硬膜外穿刺针不在硬膜外腔、穿刺针方向偏斜。②腰麻针的针孔未能穿透硬脊膜,将注入硬膜外腔的生理盐水误为脑脊液。③腰麻针的针孔骑跨与蛛网膜两端,部分局麻药流入硬膜外腔,导致麻醉效果不佳。④腰麻针虽放置正确,但其孔可能被神经根等阻塞,脑脊液回流困难。⑤小于27G腰麻针会影响脑脊液流出速度,造成到位腰麻针判断失误,增加腰麻的失败率。⑥穿刺技术不熟练,判断不准确。

CSEA中硬膜外阻滞的失败率低于腰麻,但比单纯硬膜外阻滞的失败率高。其原因有:①硬膜外导管置管时间紧迫,一般在腰麻后3～4分钟完成硬膜外腔置管,否则可出现单侧阻滞、腰麻平面不够或过高。②硬膜外导管误入血管。

(黄文起)

júbù mázuì

局部麻醉(local anesthesia)

在患者神志清醒状态下,将麻醉药物(主要是局麻药)应用于局部或特定部分,暂时阻断机体某一部分的感觉神经传导功能,同时运动神经传导功能保持完好或同时有程度不等的被阻滞状态的麻醉方法。局部麻醉理论上应完全可逆,不导致任何组织损害。广义的局部麻醉对应于全身麻醉(即吸入或静脉全身麻醉药作用于机体的高级神经中枢大脑和脊髓使患者意识丧失)。通常所说的"局麻"是狭义的,严格意义上仅指局麻药作用于机体某小部分范围,如局部浸润麻醉(如小伤口缝合)、表面麻醉(如鼻内镜检查)、指根麻醉等。广义的局部麻醉又称部位麻醉,从局麻药作用位点、阻滞范围和麻醉技术上看,包括局部浸润麻醉、表面麻醉、区域阻滞、体腔局部麻醉等。

与全身麻醉相比,局部麻醉在某些方面具有独特优势:对神志无影响;操作相对简便、安全、并发症少,对全身生理功能影响小;阻断伤害性刺激的传入,具有"超前镇痛"作用,还有一定程度的术后镇痛作用,可减少其他镇痛药用量;阻断各种不良神经反射,减轻手术创伤所致应激反应,加快机体康复。

解剖生理 局麻药均属于芳香基-中间链-胺基结构的化合物,可非特异性作用于神经膜和/或神经膜上的钠通道,改变膜结构而阻断神经冲动的传导。根据中间链羰基的不同(酯链和酰胺链)分为酯类局麻药(如普鲁卡因、氯普鲁卡因、丁卡因、可卡因)和酰胺类局麻药(如利多卡因、甲哌卡因、丁哌卡因、依替卡因、丙胺卡因、罗哌卡因)。局部麻醉常用的局麻药有利多卡因、丁卡因、丁哌卡因和罗哌卡因等。局麻药对神经、肌肉麻醉的顺序是:痛、温觉纤维→触、压觉纤维→中枢抑制性神经元→中枢兴奋性神经元→自主神经→运动神经→心肌(包括传导纤维)→血管平滑肌→胃肠平滑肌→子宫平滑肌→骨骼肌。阻滞程度和阻滞时间随局麻药剂量和浓度大小而变化。临床需根据不同的手术要求和阻滞时间选择合适的局麻药。

适应证 局部麻醉可用于多种外科手术的麻醉,如皮肤组织活检、分娩镇痛、体表及四肢手术、眼科及头面部手术、泌尿生殖道手术等。还可以用于急慢性疼痛的治疗及辅助某些医疗操作检查和护理(如换药、静脉穿刺)。一些非处方局麻药配方可用于各种原因引起的短时间内疼痛、瘙痒及激惹,如咽痛、晒伤、昆虫叮咬、刺伤、小切割伤等。

技术操作 见表面麻醉、局部浸润麻醉、区域阻滞、神经传导阻滞及静脉局部麻醉。

注意事项 ①对手术及各种医疗操作检查来说,局部麻醉只适用于可在清醒或知晓状态下合作的患者,否则应复合镇静或实施全身麻醉。②应严格掌握各种局麻药的适应证,既往对任何形式局麻药有异常反应者均应引起警惕,用药前应详细询问患者过敏史,包括药物、食物、染料、防腐剂等。③老年和小儿患者可能对局麻药更敏感,应在专业医师指导下或严格遵照药剂说明书应用,必要时适当减量。④对接受局部麻醉的患者也有必要进行基本生命体征的监测,如心电图、无创血压及血氧饱和度。最重要的是遵守操作规范(如预防局麻药中毒),及早发现局麻药中毒症状和其他相关并发症并正确处理。

并发症 各种局部麻醉方法有其相同或相似的并发症,如局麻药本身的不良反应、穿刺操作带来的物理机械损伤等。多种局部麻醉方法因其阻滞目标局部解剖结构不同而有其相应的特殊并发症。

穿刺操作相关并发症 实施

局部麻醉时为了将局麻药注射到目标神经结构周围,不可避免地用穿刺针进行定位操作。操作者的经验和技能、当地的医疗条件及患者病情和状况都存在一定差别,加之局部麻醉时患者一般处于清醒或浅镇静状态,个体对操作过程的心理承受和身体耐受能力也存在较大差异,因此不可避免地产生相应不良反应。

注射针折断 为防止注射针折断,一定要保证针的质量。操作时注射针应至少有1cm长度留在组织外。改变注射方向时不可过度弯曲注射针,而应先退针调整方向后重新进针,有阻力时切勿强力推进。

注射区疼痛和水肿 多源于药液偏酸性,或未配成等渗溶液,或混有杂质,或因注射针头钝而弯曲,或有倒钩损伤组织。若未严格执行无菌操作将感染带入深层组织,也可引起疼痛和水肿。局麻药注射时疼痛感明显,选用细针穿刺、中性化局麻药液、给局麻药液加温、减慢注射速度、延缓进针速度等都可减轻注射时疼痛。

出血、淤血和血肿形成 注射针刺破血管可导致血肿。血肿可影响穿刺定位和局麻药的扩散。因此在穿刺操作前应询问是否有出血史,是否服用抗凝药或接受抗凝治疗,凝血功能是否正常。操作时尽可能采用细针穿刺,避免反复穿刺;针尖不能粗钝、有倒钩;邻近血管丰富部位时应谨慎小心。

感染 多由于穿刺针头、穿刺局部皮肤或局麻药消毒不严格引起,穿刺针经过感染组织可使感染进一步扩散。因此,注射器械及注射区域一定要严格消毒;避免注射针穿过炎症区或直接在炎症区注射;使用合格的麻醉药;有局部感染应视为局部麻醉的禁忌证。

神经损伤 穿刺时可直接损伤神经,尤其伴异感或剧烈疼痛时。给药时神经内注射也可造成压迫性神经缺血而导致神经损伤。需特别注意的是注入混有乙醇的溶液将破坏神经。神经损伤可出现长时间的感觉异常、神经痛或麻木。神经阻滞引起的神经损伤相关症状通常在阻滞作用消退后48小时内出现。症状和神经损伤的部位与其他许多混杂因素相关,如术后疼痛、制动、手术效果、体位、包扎等。症状的轻重程度和持续时间随神经损伤严重程度而变化,从轻微、隐若的麻刺感到持续数周的麻木,到持续性痛性感觉异常、神经病理性疼痛、感觉丧失和/或肌力减弱持续数月到数年。少数严重甚至发展为神经烧灼痛、交感神经营养不良。神经受压缺血(如感染、止血带作用、术中体位不当、手术出血血肿)、局麻药的毒性及误用其他药物等因素都可能造成神经损伤,因此需尽早鉴别诊断。若发生神经损伤应早期积极处理,尽可能促进神经功能的恢复。预防神经损伤的方法包括:使用短斜面穿刺针;采用神经刺激仪、超声或其他影像学技术辅助定位;根据不同的神经阻滞方法选用合适长度的穿刺针;缓慢进针、拔针;避免高压、大力快速注射;有异感或疼痛时避免注射;尽量不对全身麻醉下患者做神经阻滞。

其他 ①邻近其他组织器官损伤:如肌腱损伤、肾脏输尿管损伤、腰大肌坏死、肠管损伤。②气胸、血胸、血气胸、乳糜胸:因意外穿破胸膜、胸腔血管或胸导管导致。③神经功能失调、括约肌功能丧失、截瘫:源于腹腔神经节阻滞时神经损伤。④动静脉瘘:个别病例可产生,穿刺针同时穿透动静脉所致。

伴随并发症 多种局部麻醉方法因所阻滞的局部解剖结构不同而有其相应的特殊并发症。一般是穿刺针意外进入邻近重要组织结构,或直接损伤,或给药后局麻药阻滞神经所致。

晕厥 一过性中枢缺血所致。一般诱因为精神高度紧张、恐惧、饥饿、疲劳、健康状况较差,以及疼痛、体位不适等。操作前应做好患者的思想工作,消除其紧张情绪;既往易发生"出冷汗""晕针"等情况的患者可予镇静、补充葡萄糖等;确实不能配合者应改用全身麻醉。

全脊麻与高位硬膜外阻滞 因局麻药液误入蛛网膜下腔或硬膜外腔所致,是颈丛阻滞最严重的并发症。主要原因是进针太深,进针方向偏内向后。颈深丛阻滞时,应使用短穿刺针,若进针深度已超过3cm仍未触及横突,应重新判定穿刺点位置。注药2~3ml后观察无脊麻反应再注完余药。一旦发生全脊麻或高位硬膜外阻滞症状立即予呼吸循环支持。

霍纳(Horner)综合征 颈交感神经(星状神经节)被阻滞后出现同侧上睑下垂、瞳孔缩小、眼球内陷、眼结膜充血、鼻塞、面微红及无汗等症状。

膈神经阻滞 颈深丛阻滞常易累及膈神经,单侧膈神经被阻滞无明显影响,双侧受累者可出现呼吸困难及胸闷。原则上应避免同时行双侧深、浅丛阻滞。

喉返神经阻滞 进针过深或注药压力过大均可使深部的喉返神经阻滞,患者出现声音嘶哑、失音,甚至呼吸困难。

腹泻和低血压　腹腔交感神经节被阻滞所致。

暂时性眼肌麻痹或失明　多因下牙槽神经口内阻滞麻醉时误将麻醉药注入下牙槽动脉所致（药物可逆行经脑膜中动脉、眼动脉或其主要分支入眶）。因此，推注局麻药前必须回抽无血后再给药。

暂时性面瘫　多见于下牙槽神经阻滞麻醉时，穿刺针偏向内后未触及骨面，或偏上越过乙状切迹使局麻药注入腮腺内面神经被阻滞所致。

暂时性牙关紧闭　较罕见，在下牙槽神经口内阻滞麻醉时，误将局麻药注入翼内肌或咬肌内，使肌肉停滞于收缩状态而出现牙关紧闭。

局麻药不良反应　主要涉及局麻药过敏、神经和肌肉毒性、心脏毒性及中枢神经系统毒性反应。局部毒性作用可引起神经或肌肉的损伤；全身性毒性作用主要影响中枢神经和心血管系统，严重者可导致死亡。局麻药不良反应从内容上看，包括毒性反应和过敏反应；从症状分布上看，可分为局部反应和全身性反应。

（陈绍辉）

biǎomiàn mázuì

表面麻醉（topical anesthesia）

将麻醉药直接应用于体表（或体腔）的皮肤或黏膜使其产生暂时性感觉麻木、无痛甚至感觉丧失的麻醉方法。简称表麻。将冰块敷于体表是最原始的表麻方法。1860年由艾伯特（Albert）报道将可卡因用于舌的表麻是将局麻药用于表麻的最早记载。

解剖生理　体表皮肤细胞排列较密，外层角化，对局麻药吸收缓慢且量少；黏膜细胞的指状突起与邻近细胞交错形成功能性表面，相对皮肤局麻药更易经黏膜吸收。但经皮肤、黏膜的表麻与局部浸润麻醉（将局麻药注入组织内）等其他局部麻醉方式相比，需要较高浓度的局麻药或特殊的复合配方（如EMLA即2.5%利多卡因和2.5%丙胺卡因低共熔混合剂）才可具有较强的皮肤黏膜穿透力，使局麻药到达皮肤黏膜下的神经末梢产生麻醉作用。表麻的起效时间也延长。

适应证　表麻可用于缓解体表已有的疼痛，如晒伤、轻度烧伤、昆虫叮咬、口腔溃疡、皮肤擦伤、痔疮等疼痛治疗。临床更广泛用于缓解手术、检查和治疗过程中的疼痛不适，包括眼、鼻、喉、尿道、生殖器、肛门、直肠及皮肤等部位的检查操作，如动静脉穿刺置管、植皮等。

技术操作　包括以下内容。

眼科手术表麻　角膜的感觉由睫状长神经形成的上皮内神经丛支配，其终末神经末梢表浅，局部使用表面麻醉药时药物容易通过结膜吸收，有效地阻滞角膜的感觉神经。眼科手术采用表麻的优点是几乎无出血、脑干麻醉、视神经损害或眼球穿孔的危险，缺点是不能使眼球固定，手术中需要患者配合。

鼻腔手术表麻　鼻腔感觉神经来自三叉神经眼支，它分出鼻睫状神经支配鼻中隔前1/3；筛前神经到鼻侧壁；蝶腭神经节分出后鼻神经和鼻腭神经到鼻腔后1/3的黏膜。筛前神经及鼻神经进入鼻腔后都位于黏膜下，可通过表麻阻滞。阻滞方法为采用浸过局麻药和肾上腺素的小棉片填贴于鼻甲与鼻中隔之间。

咽喉、气管及支气管表麻　声襞上方的喉部黏膜、喉后方黏膜及会厌下部的黏膜最易诱发强烈的咳嗽反射。喉上神经侧支穿过甲状舌骨膜先进入梨状隐窝外侧壁，最后分布于梨状隐窝前壁内侧黏膜，故梨状隐窝处采用表麻即可使喉反射迟钝。以浸过局麻药的棉片填贴扁桃体后梨状隐窝的侧壁及前壁可阻滞喉上神经内侧支。以利多卡因或丁卡因做喷雾表麻是施行咽喉及气管内表麻的常用方法。临床常辅以环甲膜穿刺注射局麻药加强咽喉部及气管内的表麻效果。

表麻药选择　临床应根据具体情况选择合适的剂型和剂量。用于表麻的局麻药分两类：羟基化合物和胺类。根据临床操作及不同部位表麻效果的需求，将不同浓度的局麻药制成多种剂型及多种混合制剂。表麻药的剂型可有洗剂、含漱液、乳剂、软膏、喷雾剂、水剂、凝胶等。临床常用的表麻药主要包括以下几种（表1）。还有其他表麻药配方，如丁卡因凝胶、利多卡因脂剂等。也可使用物理方法加快局麻药穿透皮肤的速度，如离子电渗疗法、局部加热、电穿孔术。

不良反应　主要为与表麻药剂量相关的心血管系统及中枢神经系统毒性。用药的皮肤局部可发生变色。受伤的眼球表面反复应用表麻药可能影响愈合。

注意事项　某些表麻药只能应用于完整的皮肤。浸渍表麻药的棉片填敷于黏膜表面前应先挤去多余药液，避免吸收入血过快产生毒性反应。不同部位的黏膜吸收局麻药的速度不同，气管及支气管喷雾法局麻药吸收的速度与静脉注射相当。表麻前需注射抗胆碱药物如阿托品使黏膜干燥，避免唾液或分泌物影响局麻药与黏膜的接触。

（陈绍辉）

表 1　常用的表麻药

表麻药	浓度（%）	剂型	使用部位	使用说明
利多卡因	2~4	溶液	口咽、鼻、气管支气管	
	2	凝胶	尿道	
	2	凝胶	口咽部	
	2.5~5	软膏	皮肤、黏膜、直肠	
	10	栓剂	直肠	
	10	气雾剂	牙龈黏膜	
丁卡因	0.5~1	软膏	皮肤、直肠、黏膜	
	0.5~1	乳剂	皮肤、直肠、黏膜	
	0.25~1	溶液	口咽、鼻、气管支气管、眼	
苯佐卡因	1~5	乳剂	皮肤、黏膜	
	20	软膏	皮肤、黏膜	
	20	气雾剂	皮肤、黏膜	
地布卡因	0.25~1	乳剂	皮肤	
	0.25~1	软膏	皮肤	
	0.25~1	气雾剂	皮肤	
	0.25	溶液	耳	
	2.5	栓剂	直肠	
EMLA	2.5%利多卡因	乳剂	完整皮肤	使用时加压包扎 45~60 分钟，延长时间可提高镇痛强度，可用于新生儿
	2.5%丙胺卡因			
LET	4%利多卡因	溶液	受损皮肤	起效时间 20~30 分钟
	1∶2000 肾上腺素			
	0.5%丁卡因			
TAC	0.5%丁卡因	溶液	受损皮肤	起效时间 10~30 分钟，已逐渐被 LET 取代
	11.8%可卡因			
	1∶20 000 肾上腺素			

júbù jìnrùn mázuì

局部浸润麻醉（local infiltration anesthesia）　将局麻药注射于手术区域的组织通过阻滞组织中的神经末梢达到麻醉作用的方法。操作简便，成本低廉，对全身影响小，恢复快，安全性高。

解剖生理　神经末梢是神经纤维的末端，分布于各种组织器官内，根据其功能分为感觉神经末梢和运动神经末梢。感觉神经末梢又称传入神经末梢，将外界和体内的各种刺激向中枢传入。运动神经末梢又称传出神经末梢，将中枢的指令（神经冲动）传至效应器官（肌肉和腺体），产生运动、分泌功能等。感觉神经末梢按其结构又可分为游离神经末梢（游离分散在上皮细胞间或结缔组织中）和有被囊感觉神经末梢（神经末梢外面均包有结缔组织被囊）。局部浸润麻醉阻滞的是感觉神经末梢，且主要抑制游离神经末梢传导的温觉、痛觉及触觉小体传导的触觉向中枢传入。

适应证　广泛用于浅表或体表小范围手术及多种穿刺操作。

技术操作　一般采用沿切口线由浅入深，逐层浸润的方法。阻滞范围依据手术局部的解剖特点而定。取较细的皮内注射针头，斜面向上紧贴皮肤刺入至皮内，缓慢推注局麻药形成橘皮样隆起，称为皮丘；之后穿刺针经皮丘刺入，向皮内和皮下分层注药；若需浸润远处组织，穿刺针应由上次已浸润过的部位刺入以减轻疼痛。手术部位较深时可边手术边逐层注入局麻药，使局麻药的注入和吸收时间分散，避免单位时间内一次注药量过大而产生毒性反应。注射局麻药时应加压，使其在组织内形成张力性浸润，与神经末梢广泛接触以增强麻醉效果。

各种局麻药均可用于局部浸润麻醉，局麻药的选择主要取决于麻醉所需的持续时间。常用中等时效（如利多卡因）和长时效（如罗哌卡因）的局麻药。肾上腺素可延长局麻药的浸润麻醉持续时间，与利多卡因合用时这种延长作用尤为显著。达到充分浸润麻醉效果所需要的局麻药剂量取决于麻醉所阻滞的区域面积和预期手术操作时间。若需要阻滞的面积较大，应采用相对较大容积、较低浓度的局麻药。局麻药皮内或皮下注射后立即起效，但注射时疼痛感明显。减轻注射时疼痛的方法包括：尽量选用细针穿刺，中性化局麻药，给局麻药加温，减慢注射速度，延缓进针速度等。

注意事项　①注药时应由浅入深、逐层浸润。膜面、肌膜下和骨膜等处神经末梢分布最多，且常有粗大神经通过，应加大药液量，必要时可提高局麻药浓度。肌纤维痛觉神经末梢少，少量局麻药即可产生一定的肌松作用。无痛觉神经纤维的实质脏器和脑组织等无需注药。②药液在组织内需有一定容积才能形成张力，并借水压作用使药液与神经末梢广泛接触，增强麻醉效果。注完药后可适当加压行局部按摩促进局麻药扩散。为避免用药量超过一次限量，注药体积较大时应降低药液浓度。③改变穿刺针方向时，应先退针至皮下，避免穿刺针弯曲或折断。④每次注药前应抽吸，以防局麻药注入血管内。⑤局麻药注毕后须等待数分钟使其作用完善，不应随即切开组织致使药液外溢而影响麻醉效果。⑥每次注药量不可超过极量，以防局麻药毒性反应。药液中加用肾上腺素（浓度为 $2.5 \sim 5\mu g/ml$）可减缓局麻药的吸收并延长作用时间。⑦感染及癌肿部位不宜采用局部浸润麻醉。⑧麻醉前予苯二氮䓬类镇静药可消除患者的紧张情绪，减轻操作时不适感，并可提高局麻药的惊厥阈值。

（陈绍辉）

qūyù zǔzhì

区域阻滞（regional block）　将局麻药注入手术区四周和底部以阻滞进入手术区的神经干和神经末梢的麻醉方法。涉及躯体较大的部分，如单个肢体甚至整个下半身的麻醉。区域阻滞是一个较大范畴的概念，从麻醉技术上包括狭义的局部区域阻滞、椎管内麻醉（即硬膜外阻滞和蛛网膜下腔阻滞）、神经传导阻滞（又称神经阻滞或传导阻滞），静脉局部麻醉、肿胀麻醉、踝部阻滞等。

解剖生理　狭义的局部区域阻滞的操作要点与局部浸润麻醉相同，但属于区域阻滞麻醉范畴，其实质为手术区环绕阻滞：即围绕手术区，在其四周和底部注射局麻药，以阻滞进入手术区的神经干和神经末梢。

技术操作　通过环绕被切除的组织（如小囊肿、肿块活组织等）做包围注射，或在腭垂等组织（如舌、阴茎或有蒂的肿瘤）环绕其基底部注射。该法的主要优点在于避免穿刺病理组织。椎管内阻滞（见椎管内麻醉）和神经阻滞（见神经传导阻滞）是区域阻滞麻醉的主要内容，特别是神经传导阻滞，自神经刺激器和超声技术引入临床以来，其应用越来越广泛。神经传导阻滞又包括神经节阻滞、神经分支阻滞、神经干阻滞和神经丛阻滞。静脉局部麻醉和肿胀麻醉（主要用于吸脂术）是两种相对特殊的区域阻滞。

临床应用　与全身麻醉相比，区域阻滞有许多独特的优点：对全身各系统影响小，应激反应轻，围术期的发病率和死亡率降低，有利于术中和术后有效镇痛，患者恢复快，医疗费用降低等。即便由非常有经验的专家来实施，区域阻滞也有一定的失败率，因此临床上常将区域阻滞和全身麻醉复合使用，取长补短，在确保麻醉效果的前提下，让患者安全、舒适、平稳地度过手术期。

与局部浸润麻醉相比，区域阻滞中一般局麻药用量较大，且局麻药给药部位更靠近重要组织结构，如大血管、胸膜、神经干、神经丛或脊髓，发生局麻药中毒反应及其他高危并发症的风险也相对增加。因区域阻滞存在一定的失败率，故行区域阻滞时应做好全身麻醉的准备。实施区域阻滞也必须以具备可随时实施全身麻醉的条件为前提。

（陈绍辉）

shénjīng chuándǎo zǔzhì

神经传导阻滞（neural block）　将局麻药注入神经周围阻断神经冲动沿神经干传导的麻醉方法。又称神经阻滞、传导阻滞，是区域阻滞的麻醉方式之一。从局麻药作用的位点看，神经传导阻滞作用于脊神经传导通路上中枢端（脊髓及脊神经根）和神经末梢之间的部分，包括神经分支阻滞、神经干阻滞、神经节阻滞和神经丛阻滞。

解剖生理　在周围神经系统中，神经元的长突起和包在其外面的神经胶质细胞构成神经纤维，神经纤维再聚集构成神经，分布到全身各器官组织。神经膜细胞又称施万（Schwann）细胞，其突起包绕神经元轴突形成髓鞘。髓鞘有一定的绝缘作用，可以保证轴突的高速传导。髓鞘包绕轴突形成同心板层结构，根据是否具有髓鞘将神经纤维分成有髓纤维和无髓纤维两种。无髓纤维指一条或多条轴突被一个施万细胞突起包绕，但未卷绕成多层，故不形成有板层结构的髓鞘而称为神经膜。神经纤维除有施万细胞构成的神经膜、髓鞘包绕外，还有薄层疏松结缔组织网构成的薄膜包绕，称为神经内膜。许多条神经纤维由疏松结缔组织集会成束，束外由一层较致密的结缔组织膜包绕，称为神经束膜。不同数目的神经纤维束再由其外致密结缔组织构成的神经外膜包绕构成神经。一条神经内可以只含有感觉（传入）神经纤维或运动（传出）神经纤维，但大多数神经同时含有感觉、运动和自主神经纤维。

神经冲动（即动作电位）是神经传导信息的基本形式，跨神经细胞膜 Na^+、K^+ 通道浓度梯度的变化引起动作电位的产生和传播。局麻药与电压门控式 Na^+ 通道位点相结合，抑制因通道激活而导致的构象变化而阻止通道开放；同时局麻药分子与通道孔径相结合也阻碍了 Na^+ 的进出通路。因此，局麻药是通过干扰 Na^+ 和 K^+ 离子流、抑制神经细胞膜去极化、干扰神经冲动的发生和传导，阻滞神经信号的传导产生麻醉作用。欲获得满意的阻滞效果，应具备 3 个条件：①局麻药必须达到足够的浓度。②必须有充分的时间使局麻药分子到达神经膜上的受体部位。③有足够的神经长轴与局麻药直接接触。局麻药注入神经周围后（不可注入神经内，以免引起神经直接损伤和缺血），从注射部位弥散到神经干必须通过纤维性屏障才能到达神经膜，只有不带电荷的脂溶性碱基才能完成这个输送任务。所以，有多少局麻药分子最终到达神经膜，取决于该局麻药离解后的碱基浓度。在碱性条件下碱基的比率增加，局麻药通过神经膜的能力增强。一旦局麻药分子到达神经膜后，较低的 pH 将延长阳离子与膜受体的作用时间。临床上注射后的局麻药分子向周围弥散是组织结合、血液循环吸收清除和酰胺类局麻药分子局部水解共同作用的结果。阻滞起效和恢复的速率

取决于局麻药分子相对缓慢地进出整个神经的过程，而不仅是离子通道的快速结合和解离。

技术操作 神经传导阻滞前首先需对所阻滞的神经进行在体定位，一般先根据解剖分布确定神经在体表的走行投影并确定穿刺点。对穿刺针给药点的定位传统上采用异感定位法，但已逐步被神经刺激器和超声引导定位法所取代。神经刺激器具有定位精确，操作时间短，阻滞更完善和并发症少等优点。超声仪可实时、直接观察穿刺针进针路线和过程，有利于避开穿刺路径上的重要解剖结构如骨质、血管、胸膜等；还可观察到局麻药在神经周围的包绕扩散情况，有利于及时调整穿刺针位置，减少局麻药用量并引导多点穿刺阻滞。

临床应用 神经传导阻滞主要用于四肢手术的麻醉和镇痛。它对机体影响小、安全性高、恢复快，适合于老年、危重及因抗凝限制而不能采用椎管内麻醉的患者。特别是随着经皮电刺激引导定位、神经刺激器定位和超声引导等新技术的临床应用，阻滞成功率大幅提高。在此基础上发展的神经周围置管连续给药技术，再加之新型长效局麻药罗哌卡因的广泛应用，使术后镇痛技术迈上了一个新的台阶。

并发症及防治 外周神经传导阻滞并发症发生率相对较低，采用神经刺激器特别是超声引导穿刺后更为安全。文献报道中以臂丛神经传导阻滞相关并发症多见，而下肢神经传导阻滞相对较少。臂丛神经传导阻滞在临床的应用比下肢神经传导阻滞更普遍。神经传导阻滞引起的神经损伤相关症状通常在阻滞作用消退后48小时内显现。症状与神经损伤的

部位及其他许多混杂因素相关，如术后疼痛、制动、手术效果、体位、包扎等。症状的轻重程度和持续时间也随神经损伤严重程度而变化，从轻微的麻刺感到持续数周的麻木，到持续的痛性感觉异常、神经病理性疼痛、感觉丧失和/或持续数月到数年的肌力减弱。少数严重者甚至发展为神经烧灼痛、交感神经营养不良。神经损伤的原因有：①对神经的机械损伤，包括穿刺针直接损伤和神经内注射。②神经急性缺血或血肿压迫。③局麻药毒性。④感染。⑤误用其他药物。

预防和减少神经损伤的方法和技术包括：①严格无菌技术。②选用短斜面穿刺针。③根据不同的神经传导阻滞选用合适长度的穿刺针（如行肌间沟臂丛阻滞的穿刺针不超过5cm）。④对解剖结构不清楚的患者可先试用体表神经定位（目标神经相对表浅时用），有助于减少进针次数。⑤定位时缓慢进针和拔针（刺激频率为1～2Hz）。⑥采用分次给药法，每给药3～5ml即回抽，同时严密观察患者。⑦确保神经刺激器工作正常，输出参数正确，连接正确。⑧避免大力快速注射（限制在15～20ml/h）。⑨避免高压注射。⑩有异感或疼痛时避免注射。⑪选择合适的局麻药。⑫尽可能不对全身麻醉下患者做神经传导阻滞。⑬尽量避免阻滞失败后的再次尝试。

(陈绍辉)

jìngmài júbù mázuì

静脉局部麻醉（intravenous regional anesthesia） 经止血带远端静脉注入局麻药以麻醉止血带以下部位肢体的麻醉方法。又称比尔阻滞（Bier block）。1908年由比尔（Bier）首次介绍。主

要用于成人四肢外科手术或其他痛性操作，也可用于治疗某些慢性疼痛综合征。因止血带的不适难以耐受，麻醉时间一般不超过1小时。突出优点是简单可靠，缺点是缺乏术后镇痛。

解剖生理 尚不清楚静脉局部麻醉作用的确切机制。神经干、终末小神经或神经末梢可能都是局麻药的作用位点。肢体的周围神经均有伴行血管提供营养，当在肢体远端缚止血带阻断静脉回流后，通过远端建立的静脉通路注入一定容量的局麻药充盈与神经伴行的静脉血管，局麻药便可透过外周血管床扩散至伴行神经而发挥麻醉作用。静脉回流阻断后，局部肢体的缺血、缺氧、低温和代谢性酸中毒可能也对麻醉起重要作用。

适应证 ①上肢静脉局部麻醉可用于肘关节及肘关节以远不长于1.5小时的外科手术，包括闭合或开放的骨折复位，软组织、骨骼、关节或软骨等的手术。②下肢静脉局部麻醉可用于膝关节及膝关节以远的不长于1.5小时的外科手术，包括闭合或开放性骨折复位，软组织、骨骼、关节或软骨等的手术。静脉局部麻醉法给药方便、麻醉起效快、肌肉松弛好、恢复快及麻醉范围可控，非常适合90分钟以内的切开手术和骨折闭合复位。

禁忌证 ①对利多卡因过敏的患者。②未控制的高血压、镰状细胞贫血、雷诺病、手术部位感染或坏死，以及因血管阻塞性疾病发生缺血的患者。③动静脉吻合建立血液透析通路的手术、周围血管疾病再灌注手术或不合作的患者。

技术操作 静脉局部麻醉本身的特性决定了必须有足够量的局麻药充盈静脉才能实现静脉回流被阻断部分肢体的麻醉，因此，一般采用较低浓度以减少局麻药总量，避免局麻药毒性。酯类和酰胺类局麻药均可用于静脉局部麻醉，但必须使用短效局麻药。利多卡因最常用，起效快、代谢快、心脏毒性低且血栓性静脉炎发生率低。丙胺卡因、甲哌卡因、氯普鲁卡因、普鲁卡因和依替卡因也可应用。丙胺卡因与利多卡因相似；氯普鲁卡因的阻滞效果也不错，松止血带后可被迅速水解而失活，但约10%患者出现静脉炎。多种辅助用药，包括阿片类镇痛药、非甾体抗炎药、类固醇和肌松药都已被添加到静脉局部麻醉的局麻药中，以延长镇痛作用及治疗止血带处疼痛，或用于治疗复杂性区域疼痛综合征。

实施静脉局部麻醉首先在拟行麻醉手术的肢体尽可能靠远端开放静脉，非手术侧肢体也应开放静脉通路用于输液及给药。然后在手术侧肢体安置两条止血带（或双气囊止血带），必须确保止血带密闭和压力表可靠。之后抬高手术肢体，用弹力绷带排挤出血液，将近端止血带充气至压力超过该侧肢体收缩压100mmHg。接着充气远端止血带，再放平肢体，解除弹力绷带，近端止血带放气。随后经手术肢体远端已建立的静脉通路缓慢注入稀释的局麻药，一般在3~10分钟后产生麻醉作用。多数患者在止血带充气30~45分钟后出现止血带部位疼痛。此时可将远端止血带（所缚皮肤已被麻醉）充气至压力达前述标准，然后将近端止血带（所缚皮肤未被麻醉）放松。注意操作前必须仔细检查止血带及充气装置，并校准压力计。无论在何种情况下，注药后20分钟内不

可放松止血带，即使30分钟之后开放止血带也应当谨慎。整个止血带充气时间不宜超过1小时。若手术在60~90分钟内尚未完成而麻醉已消退，此时须暂时放松止血带（最好采用间歇放气以提高安全性），待肢体循环恢复1分钟后，再次充气并注射1/2首次剂量的局麻药。若采用小腿止血带，应放置于腓骨颈以下，避免压迫腓浅神经。

临床应用 适用于能安全放置止血带的远端肢体（包括膝盖和肘部）的短时间（最长约1.5小时，但不能短于20分钟）手术或操作，如神经探查、清创及异物清除等。若合并严重肢体缺血性血管疾病则不宜选用此法。其安全性和有效性取决于患肢血流的中断和止血带的缓慢开放。

不良反应 主要有止血带不适、放松后麻醉作用迅速消失导致疼痛、难以提供无血术野以及出现注药疼痛不适时必须放出该患者的血液。止血带意外或过早放松，或应用过量局麻药均可导致局麻药中毒反应。其他罕见并发症有应用氯普鲁卡因产生的静脉炎、骨筋膜室综合征和肢体缺失感等。

（陈绍辉）

shénjīng jí shénjīngcóng zǔzhì

神经及神经丛阻滞（nerve and plexus block） 在神经干、丛、节的周围注射局麻药阻滞其冲动传导，使所支配区域产生麻醉作用的方法。首先需对所阻滞的神经进行定位，常用定位方法包括：筋膜突破法、异感定位法、血管旁法或动脉壁穿透法、神经刺激器定位法、超声引导定位法，也有采用透视、CT及磁共振成像等进行定位者。神经及神经丛阻滞不仅可用于手术麻醉，还可应

用于术后镇痛和慢性疼痛治疗领域。

异感定位法 实施神经阻滞时，根据体表解剖标记确定穿刺点，再按神经干的走行方向做不同深度和方向的探刺，阻滞针接触到目标神经并诱发神经麻木、酸胀等异常感觉后，通过患者的主诉判断神经定位准确的方法。异感定位法要求患者必须清醒合作，能适时、准确地说出穿刺针触及神经时的异感，因此不适用于小儿或意识不清的患者。异感定位法是一种盲探性操作，操作过程中有可能损伤神经、血管及其周围组织。

神经刺激器定位法 利用神经刺激器产生脉冲电流刺激周围神经干，阻滞针接近目标神经时可引起目标神经去极化并出现所支配肌颤搐，以此判断神经定位准确的方法。外周神经刺激仪用于神经定位时，开始以 $1 \sim 2mA$ 电流以确定穿刺针是否接近神经，$2mA$ 电流可使距离 $1cm$ 以内的运动神经去极化，然后调节穿刺针方向、深度及刺激器电流，直至以最小电流（$0.5 \sim 1.0mA$）产生最大肌颤搐反应，说明穿刺针已接近神经，此时停针，回吸无血和液体后注入 $2ml$ 局麻药，若肌颤搐反应减弱或消失，即进一步证实神经定位准确。神经刺激器定位无需患者述说异感，因此可用于意识不清或麻醉状态（未予肌松药）下的患者。该法的局限性在于仍需依赖解剖定位确定穿刺点，因此对于存在体表标记不清或解剖变异的患者，定位成功率不高。该法仍为一种盲探性操作，存在损伤血管及神经周围组织的风险。

超声引导定位法 利用超声探头扫描目标区域，在超声二维图像中可见相应区域神经、血管、肌肉等解剖结构，阻滞针在超声图像的实时引导下接近并接触到目标神经，即称超声引导定位。1978 年拉格兰奇（LaGrangeh）首次将超声成像技术用于臂丛神经阻滞。早期的超声图像只能分辨血管和骨骼而无法看清神经，因此只能以血管作为主要进针标志，将局麻药注入血管附近。随着超声技术的飞速发展，神经成像的分辨率也显著提高。超声技术最显著的优势是可为目标区域提供实时解剖学检查，通过超声图像可看到神经结构（丛和周围神经分支）和周围组织结构（如血管和胸膜），控制穿刺针朝着目标神经方向进针，并看到局麻药扩散的影像。利用超声引导定位实施外周神经阻滞时，患者体位与行标准非超声引导外周神经阻滞时基本保持一致，超声探头与神经横断面或纵切面平行进行扫描并固定，神经阻滞针置于超声探头外侧，进针点通常选择由皮肤到神经距离最短的位点，进针过程中可依据超声图像提供的即时反馈引导穿刺针进针角度、深度、方向，任何偏离目标的进针方向都能被立刻发现并得到纠正。与其他传统方法相比，应用超声引导定位实施外周神经阻滞成功率高、起效快且副作用少。

（陈绍辉）

jīngcóng zǔzhì

颈丛阻滞（cervical plexus block）

将局麻药注入颈丛神经干/丛周围使其所支配区域产生麻醉作用的方法。颈丛阻滞存在以下不足：①属局部神经阻滞，对手术区深层组织和周围相邻组织阻滞不完善，且颈部尚有后 4 对脑神经支配，因此单纯行颈丛阻滞无法消除手术牵拉带来的疼痛

和不适。②术中手术铺巾使局部封闭，体位保持颈部过伸也导致患者不适。③为避免喉返神经损伤，部分患者被要求能随时交流发声，过于清醒可能加重焦虑和应激。④若出现星状神经节、喉返神经、膈神经等被阻滞的并发症会加重患者的不适感。

解剖生理 颈丛由 $C_1 \sim C_4$ 脊神经前支组成，依次吻合成 3 个神经袢并发出分支，支配椎前肌群和颈部带状肌群及膈神经。它位于胸锁乳突肌深面，中斜角肌和肩胛提肌前方、$C_1 \sim C_4$ 颈椎前外侧。这些分支与上下相邻的颈神经分支在胸锁乳突肌后连接成网状，称为颈丛。C_1 脊神经主要是运动神经，支配枕骨下角区肌肉，后 3 对颈神经均为感觉神经。

颈丛分为深丛及浅丛。颈浅神经丛在胸锁乳突肌后缘中点处浅出至表面形成放射状分布，分为升支、横支和降支（向前即颈前神经，向下为锁骨上神经，向后上为耳大神经，向后为枕小神经），分布于颌下、锁骨、整个颈部及枕部区域的皮肤浅组织，呈披肩状，支配颈前区皮肤和表浅组织，为皮肤的感觉神经纤维。颈深神经丛主要支配颈部深肌、肩胛提肌、舌骨下肌群和膈肌。膈神经是颈丛的重要分支，起自 $C_3 \sim C_5$ 脊神经前支，居前斜角肌上外侧缘，后跨斜角肌表面下降至内侧，穿锁骨下动、静脉之间入胸腔，支配膈肌运动。

技术操作 包括以下内容。

定位 C_6 横突结节是颈椎横突中最突出者，位于环状软骨水平。由乳突尖至 C_6 横突做连线，在此连线上乳突下约 $1.5cm$ 处为 C_2 横突，C_2 横突下约 $3cm$ 为 C_4 横突，位于颈外静脉与胸锁乳突

肌后缘交叉点附近，C_3 横突位于 $C_2 \sim C_4$ 横突之间。

方法 ①颈浅神经丛阻滞：取颈外静脉与胸锁乳头肌后缘交点为穿刺点，缓慢进针，感觉到刺破纸样落空感后表明针尖已穿过颈阔肌。将局麻药注射至颈阔肌和皮下，亦可在颈阔肌表面沿颈浅丛各分支分布方向做浸润注射。②颈深神经丛阻滞：可以采用 C_4 横突一点阻滞法或 C_2、C_3、C_4 横突三点阻滞法。以一点法为例，患者仰卧去枕，头偏向对侧，常规消毒皮肤后在 C_4 横突标记处做皮丘。穿刺针从颈椎侧面经皮丘垂直穿刺，深度在 $2 \sim 3cm$ 之间时遇有坚实骨质感表明针尖已触及横突，稍退针离开骨面，回抽无血或脑脊液，即可注入局麻药。

局麻药选择 颈丛阻滞的药物选择包括局麻药和辅助用药。颈部血供丰富，局麻药吸收入血快，颈丛阻滞比其他部位神经阻滞持续时间短，应在局麻药安全剂量范围内选用中长效局麻药。临床上最常用的是利多卡因、罗哌卡因和左旋丁哌卡因。颈深丛神经阻滞常采用较高浓度局麻药以取得较好的肌松。

辅助用药 颈丛阻滞时辅以其他静脉药物使患者镇痛完善、镇静遗忘，减少应激和心血管反应非常必要。常用辅助用药如下。①阿片类镇痛药：哌替啶、芬太尼、瑞芬太尼等。②镇静药：小剂量丙泊酚、咪达唑仑、氟哌啶、右旋美托咪啶等。③心血管活性药：艾司洛尔、压宁定等。

临床应用 包括以下方面。

甲状腺和甲状旁腺手术及气管切开术 甲状腺短小手术多采用颈丛阻滞。一般采用主要手术侧颈深丛加颈浅丛阻滞，对侧颈浅丛阻滞。甲状腺手术应用颈丛阻滞操作简单、安全可靠、效果确切，术中清醒可配合发音避免神经损伤。对于巨大甲状腺肿瘤、胸骨后甲状腺腺瘤、甲状腺功能亢进症、甲状腺癌根治等时间长、操作复杂的手术，常选用全身麻醉。全身麻醉复合颈丛阻滞既可以减轻手术应激反应，也有利于术后恢复和术后镇痛。

颈动脉内膜剥脱术 颈丛阻滞有利于血流动力学稳定，并可使患者保持清醒，及时了解患者意识变化，进行直接的神经功能监测；全身麻醉则可以完全控制气道、降低全身应激反应，并提供良好的手术条件。选择何种麻醉方式应视具体情况而定。

颈部浅表部位的手术 包括颈淋巴结切除、颈部整形。用于颈椎前路手术，可以使患者术中保持清醒，随时观察患者肢体状况，避免脊髓损伤，提高手术安全性。

术后镇痛和疼痛治疗 连续颈丛阻滞可用于术后镇痛和疼痛治疗，如单纯颈浅丛阻滞治疗落枕，颈深丛阻滞治疗颈丛神经受压引起的颈肩痛。

辅助其他麻醉方法 包括颈丛联合臂丛神经阻滞用于颈肩部手术，颈丛阻滞辅助全身麻醉用于喉癌根治术等颈部大手术的麻醉及术后镇痛。

并发症 虽然颈丛阻滞方法较简单，但因颈深丛邻近重要神经血管结构，仍可能发生相关并发症。

局麻药中毒反应 主要源于穿刺针误入颈部血管而未及时发现，因此任何注药前均应抽吸。颈部血管丰富，药物吸收迅速，若注药压力过大，速度过快，亦会因局麻药迅速大量吸收导致中毒。一旦出现症状，立即停止注药，吸氧，必要时面罩加压给氧、控制呼吸，并予镇静、抗惊厥及紧急复苏等处理。

全脊麻与高位硬膜外阻滞 可因局麻药液误入蛛网膜下腔或硬膜外腔所致。颈丛阻滞最严重的并发症是将局麻药误注入蛛网膜下腔，引起全脊麻。其主要原因是进针太深，进针方向偏内向后。深丛阻滞应使用短针，进针深度已超过 $3cm$ 仍未触及横突时应重新判定穿刺点的位置。注药 $2 \sim 3ml$ 后观察无全脊麻反应再注射完剩余药。一旦发生全脊麻或高位硬膜外阻滞症状立即予呼吸循环支持。

霍纳（Horner）综合征 颈交感神经（星状神经节）被阻滞后出现同侧上睑下垂、瞳孔缩小、眼球内陷、结膜充血、鼻塞、面微红及无汗等症状。

喉返神经阻滞 进针过深或注药压力过大均可使深部的喉返神经阻滞，患者出现声音嘶哑、失音，甚至呼吸困难。

膈神经阻滞 颈深丛阻滞常易累及膈神经，单侧膈神经被阻滞无明显影响，双侧受累者可出现呼吸困难及胸闷。因此，原则上应避免同时行双侧颈深、浅丛阻滞。

椎动脉损伤 穿刺后引起出血，血肿形成。

（陈绍辉）

jǐngshēnshénjīngcóng zǔzhì

颈深神经丛阻滞（deep cervical plexus block） 将局麻药注入颈深神经丛周围使其所支配的区域产生麻醉作用的方法。简称颈深丛阻滞。对穿出椎间孔的 $C_2 \sim C_4$ 脊神经实施阻滞。实际上是椎旁阻滞。

解剖生理 颈丛由 $C_1 \sim C_4$ 脊神经前支组成，依次吻合成 3 个神经襻并发出分支。颈神经丛分为深丛及浅丛。颈深神经丛主要支配颈前及颈侧面的深层组织，包括颈部深肌、肩胛提肌、舌骨下肌群和膈肌，$C_3 \sim C_4$ 脊神经前支参与组成膈神经。深丛在斜角肌间与臂丛神经处于同一水平，并同为椎前筋膜所覆盖。

技术操作 包括以下内容。

定位 操作时患者取仰卧位或半坐位，颈稍后仰，头转向对侧。标记 C_6 横突结节（环状软骨水平稍下、胸锁乳突肌锁骨头后）和乳突，二者做连线。在此连线上（或平行稍向后，胸锁乳突肌后缘线上），从乳突往下约 2cm、4cm、6cm 处常可触及 C_2、C_3、C_4 横突，分别在 C_2、C_3、C_4 横突处做标记。

方法 ①三点阻滞法：传统的颈深丛阻滞采用三点阻滞法，分别阻滞 C_2、C_3、C_4 脊神经。常规消毒皮肤后在横突标记处做局麻皮丘。先从 C_4 横突开始，从颈椎侧面经皮丘垂直穿刺，方向轻微偏尾侧以避免损伤椎动脉、椎静脉，若遇有坚实骨质感而进针深度在 $2 \sim 3cm$ 之间表明已触及横突，此时患者有酸胀感。回抽无血或脑脊液，即可注入局麻药。以同样方法阻滞 C_2 和 C_3 脊神经，若手术不涉及颈上部和颌下部可不阻滞 C_2 脊神经。②一点阻滞法：临床上常采用 C_4 一点阻滞法。以示指按压 C_4 横突，自穿刺点垂直进针 $2 \sim 3cm$，有异感或触及横突，回抽无血或脑脊液，即可注入局麻药。

临床应用 颈深丛阻滞一般与颈浅丛神经阻滞同时进行。颈部较深位置的手术，如甲状腺手术、颈动脉内膜剥脱术等应行颈深丛阻滞。由于颈部尚有后 4 对脑神经支配，故单纯行颈神经丛

阻滞效果不完善，可辅助镇静镇痛药物以减轻疼痛。对于巨大甲状腺肿瘤、胸骨后甲状腺腺瘤、甲状腺功能亢进症、甲状腺癌根治术等时间长、操作复杂的手术，单纯颈丛阻滞甚至辅以镇痛镇静药物均难以满足手术要求，常选用全身麻醉。

并发症 颈深丛阻滞的并发症基本上与颈神经丛阻滞类似（见颈丛阻滞）。

注意事项 ①穿刺不宜过深，注药压力不宜过大。②注药前必须回抽，以防止局麻药毒性反应或全脊麻。③避开颈外静脉以免损伤。④根据患者具体情况酌情增减局麻药用量。

（陈绍辉）

jǐngqiǎnshénjīngcóng zǔzhì

颈浅神经丛阻滞（superficial cervical plexus block） 将局麻药注入颈浅神经丛周围使其所支配的区域产生麻醉作用的方法。

解剖生理 颈丛由 $C_1 \sim C_4$ 脊神经前支组成，分深浅两丛。其中颈浅神经丛自胸锁乳突肌后缘中点穿出，分别呈升、横、降放射状分布走行，主要有 4 条分支：枕小神经勾绕副神经，沿胸锁乳突肌后缘上行，分布于枕部皮肤；耳大神经为颈丛皮支的最大分支，沿胸锁乳突肌表面上行，分布于耳郭和腮腺区的皮肤；颈横神经横越胸锁乳突肌中部表面，分布于颈前区皮肤；锁骨上神经分内侧、中间和外侧 3 支，越过锁骨浅出分布到颈前外侧区、第 2 肋以上的胸上部和肩部皮肤。浅丛神经为皮肤的感觉神经纤维。

适应证 ①锁骨上颈部表浅手术，颈部不需肌松的浅表手术麻醉。②与颈深丛神经阻滞合并应用可进行颈部的手术及提高疼痛治疗效果。③用于落枕的治疗以及

枕后神经痛、耳大神经痛、颈皮神经痛、锁骨上神经痛的治疗。

禁忌证 ①局部皮肤感染。②局麻药过敏。

技术操作 包括以下内容。

穿刺点定位 穿刺操作时体位同颈深丛阻滞，患者平卧，头转向阻滞对侧。取胸锁乳头肌后缘中点，即 C_6 横突与乳突尖连线中点（常位于颈外静脉与胸锁乳头肌后缘交点附近），常规消毒后做皮丘。

穿刺方法 ①一点法阻滞：穿刺针经皮丘垂直刺入皮肤，缓慢进针，感觉到刺破纸样落空感后表明针尖已穿过颈阔肌筋膜，将局麻药注射至颈阔肌表面。该法阻滞的是颈浅神经丛自胸锁乳突肌后缘穿出后各分支集中处。②分支浸润阻滞：进针点相同，但用穿刺针在颈阔肌表面向乳突、锁骨和颈前方沿颈浅丛各分支分布方向做浸润注射，直接阻滞颈浅丛各分支。

注意事项 ①穿刺及注药均不宜过深。②注药前必须仔细回抽，回抽无血和脑脊液后方可注药，避免大容量注药，阻力较大时也不可注药。③避开颈外静脉以免损伤。

并发症 局麻药中毒反应、全脊麻、高位硬膜外阻滞、神经损伤、感染及血肿。

（陈绍辉）

bìcóng zǔzhì

臂丛阻滞（brachial plexus block） 将局麻药注射至支配上肢感觉和运动的臂丛周围使其支配区域肩、臂及手的感觉运动功能减退或消失的麻醉方法。

解剖生理 臂丛主要由 $C_5 \sim C_8$ 和 T_1 脊神经前支（腹侧支）组成（部分有 C_4 脊神经及 T_2 脊神经前支发出的分支加入）。

组成臂丛的各神经根出椎间孔后先从椎动脉及前后横突间肌之间向外侧行走，再经前、中斜角肌之间的斜角肌间隙穿出，此处附近组成三干（C_5、C_6 脊神经于中斜角肌外侧合成上干，C_7 脊神经延续成中干，C_8 脊神经和 T_1 脊神经在前斜角肌后面合成下干），伴锁骨下动脉向前、外及下方延伸，至锁骨后中部、第 1 肋骨中外缘，各神经干又分为前、后两股，经腋窝顶进入腋窝。在腋窝各前股、后股神经重新组合成束，三束包绕腋动脉，在胸小肌下缘三束分出终支进入上肢。上、中、下三干的后股在腋动脉后方合成后束，延续为腋神经及桡神经；上干和中干的前股在腋动脉的外侧合成外侧束，延续为肌皮神经和正中神经外侧根；下干的前股延伸成内侧束，延续为尺神经、前臂内侧皮神经、臂内侧皮神经和正中神经内侧根。解剖上臂丛及颈丛神经从颈椎至腋窝远端一直被椎前筋膜及其延续的筋膜所围绕，臂丛实际上处于此连续相通的筋膜间隙中。臂丛三干经过前中斜角肌间隙和锁骨下血管共同被椎前筋膜包绕，称为锁骨下血管周围鞘。臂丛进入腋窝后，臂丛三束随腋动脉行于腋窝，位于腋鞘中；三束及腋动脉腋鞘与锁骨下血管周围鞘连续，腋鞘内的血管旁间隙与锁骨下血管旁间隙相连通。故若从腋鞘注入药液，只要量足够便可一直扩散至颈神经丛。

适应证 阻滞臂丛可使肩、臂及手的运动功能和感觉减退甚至消失。临床上常根据不同手术部位的需要，选择不同的阻滞路径阻滞臂丛，必要时可以复合镇静或全身麻醉以满足不同手术、不同病情的需要。术后若需立即做神经功能检查，应避免采用臂丛阻滞。

禁忌证 包括拟穿刺部位感染、凝血功能显著异常、局麻药过敏或高敏反应。

技术操作 臂丛包裹在连续相通的筋膜间隙中，在其走行途径任意处注入局麻药，只要进入筋膜间隙的容量足够，理论上即可阻滞整个臂丛。临床上常根据患者病情及手术需要选择不同的途径行臂丛阻滞，常见的有斜角肌肌间沟阻滞法、锁骨上臂丛阻滞法、锁骨下臂丛阻滞法、喙突下臂丛阻滞法和腋路臂丛阻滞法。

并发症 包括感染、损伤椎动脉、血肿、意外椎管内麻醉、局麻药毒性反应、气胸、血胸、乳糜胸、膈神经阻滞、喉返神经阻滞、霍纳（Horner）综合征和神经损伤等。

（陈绍辉）

jījiāngōu bìcóngshénjīng zǔzhì
肌间沟臂丛神经阻滞（interscalene brachial plexus block）

将局麻药注入前斜角肌和中斜角肌之间的三角形凹陷阻滞臂丛神经的麻醉方法。

解剖生理 沿胸锁乳突肌外侧缘可触及两条紧邻的肌肉，即前、中斜角肌。前斜角肌起自颈椎前结节，向外下移行并附着于第 1 肋骨的斜角肌结节；中斜角肌起自颈椎后结节，在锁骨下动脉后方穿过并附着于第 1 肋骨。两者之间的凹陷形成前、中斜角肌肌间沟。此沟上窄下宽，沿此沟向下在锁骨上约 1cm 处可触及一条细柔横向走行的肌肉，即肩胛舌骨肌，其与肌间沟共同构成一个三角形区域。臂丛神经离开椎间孔后，向前侧、外侧进入该区域的下半部汇聚成前、中、后三干。除臂丛神经外，锁骨下动脉在肌间沟底部外侧通过，膈神经在前斜角肌表面由后外侧向前内侧走行，位置接近臂丛神经，因此在肌间沟水平阻滞臂丛神经时易导致膈神经同时被阻滞。胸膜顶位于下干的前内侧，低位阻滞可导致气胸。此法理论上可阻滞臂丛的上干、中干和下干。解剖标志法和异感法配合神经刺激仪和超声引导技术可提高穿刺阻滞成功率，减少并发症的发生。

临床应用 肌间沟途径臂丛神经阻滞可使肩、臂及手的运动和感觉功能减退甚至消失，适用于肩部、上臂外侧和前臂桡侧的手术。必要时也可以复合镇静或全身麻醉。该法一般对尺神经分布区域阻滞效果较差，需追加尺神经阻滞以获得满意的麻醉。高位阻滞一般不易引起气胸。

并发症 包括血管内注射、膈神经阻滞、喉返神经阻滞、霍纳（Horner）综合征、意外椎管内麻醉及损伤椎动脉导致血肿等。不宜同时进行双侧阻滞，以免双侧膈神经或喉返神经同时被阻滞。

（陈绍辉）

suǒgǔshàng bìcóngshénjīng zǔzhì
锁骨上臂丛神经阻滞（supraclavicular brachial plexus block）

臂丛神经穿出肌间沟后，在锁骨上水平注射局麻药将其阻滞的麻醉方法。1953 年普日博拉（Przybora）首次描述该法并引入临床，与其他臂丛阻滞路径相比，对上肢手术阻滞起效快、感觉阻滞效果最完善。但此入路神经不易定位，传统穿刺技术所致血管损伤、气胸等并发症的发生率高。改良后方法虽并发症的发生率下降，但成功率仍依赖于异感的出现。随着神经刺激器的临床应用，尤其在超声引导下，操作者可直接看到目标神经及其周围重要组织结构如血管、胸膜等，实时引导穿刺针，并观察局麻药对神经的包绕状况，阻滞成功率显著提高，并发症的发生率降低。

解剖生理 臂丛神经穿出斜角肌间隙后在第1肋骨和锁骨之间移行至腋窝，神经干位于锁骨下动脉后方，紧贴并垂直于第1肋骨。锁骨中1/3区域由上至下分别为臂丛神经、锁骨下动脉和锁骨下静脉，三者由椎前筋膜包裹，称为锁骨下血管周围鞘，内有隔膜将鞘分成各室，鞘与血管之间称为锁骨下血管旁间隙。从解剖关系上看，臂丛神经位于锁骨下动脉的上、后及外侧，其内侧1~2cm为胸膜顶。此处神经表面仅覆盖皮肤、颈阔肌和深筋膜，位置表浅且较为集中，无分支，故仅需注入较小容量的麻醉药即可获得可靠的麻醉效果。

适应证 臂丛神经阻滞经锁骨上入路可以阻滞除肋间臂神经外所有支配上肢的臂丛神经，适用于上臂中下1/3区域、肘关节、前臂和手腕部的手术。该法避免了肌间沟臂丛阻滞法尺神经阻滞不全和腋路法桡神经阻滞不全的缺点，比较适合上臂手术及需要应用止血带的上肢手术患者。

禁忌证 穿刺部位有感染、严重呼吸系统疾病或肺功能差、严重凝血功能异常等。需同时行双侧阻滞的上肢手术也需慎用。

技术操作 包括以下内容。

穿刺点定位 仰卧位，头偏向对侧，患侧肩稍垫高，患肢紧贴体旁并尽量下垂，锁骨中点上方1.0~1.5cm处为穿刺点。

穿刺方法 ①传统法：经锁骨中点上1cm处进针，穿刺针向内、向足端及向后，在第1肋面上寻找异感。②改良的锁骨下血管旁阻滞法：温妮（Winnie）于1964年根据臂丛鞘解剖对传统锁骨上入路予以改进，穿刺针从锁骨下动脉搏动点外侧向下肢方向直刺，沿中斜角肌内侧缘缓慢推进，直至获得刺破臂丛鞘的落空感和探及异感。③改良的铅锤法（plumb-bob法）：以锁骨上胸锁乳突肌外侧缘为穿刺点，垂直刺入，寻找异感。

并发症 包括气胸、膈神经阻滞、霍纳（Horner）综合征和神经损伤等。

（陈绍辉）

suǒgǔxià bìcóngshénjīng zǔzhì

锁骨下臂丛神经阻滞 （infraclavicular brachial plexus block）

臂丛神经穿出肌间沟后，在锁骨下水平注射局麻药将其阻滞的麻醉方法。是臂丛神经阻滞的一种。1922年由拉巴（Labat）首次报道，可获得上肢肩部以下（不包括肩）的良好麻醉。此区域臂丛各束相对集中，进针入路接近神经血管束，可以同时阻滞腋神经、肌皮神经、正中神经、桡神经和尺神经，发生气胸和其他并发症（如膈神经或星状神经节阻滞等）的风险相对较小。

解剖生理 臂丛神经持续走行越过第1肋，从锁骨下方进入腋窝。此处神经干先分成六束后再合成三束，根据其与锁骨下动脉的位置关系分别称为外侧束、内侧束和后束。在此区域，臂丛神经各束相对集中，腋神经、肌皮神经尚未分出，易与尺神经、桡神经和正中神经同时被阻滞。锁骨下臂丛包绕在神经血管鞘内，各束相对集中，阻滞较完善。

临床应用 锁骨下臂丛神经阻滞适用于上臂上部、肘、前臂和手掌的手术。该法避开了颈部神经血管结构，肌皮神经和腋神经阻滞良好，气胸风险低，适宜留置导管进行术后镇痛。

技术操作 仰卧去枕，阻滞侧上肢外展90°，头偏向对侧。C_6横突结节与腋动脉连线代表臂丛神经在锁骨下部的走向。以锁骨中点下缘2.5cm处为穿刺点，穿刺针沿臂丛神经走向，向外、向后稍向尾侧刺入，直至探及异感或用神经刺激仪、超声定位。

并发症 包括气胸、血肿、神经损伤、局麻药误入血管和毒性反应等。

（陈绍辉）

huìtūxià bìcóngshénjīng zǔzhì

喙突下臂丛神经阻滞 （infracoracoid brachial plexus block）

以喙突为体表解剖标志，将局麻药注入走行于喙突内下方的臂丛神经周围将其阻滞的麻醉方法。是锁骨下臂丛神经阻滞的另一种入路方法。该法可降低胸膜和肺损伤发生率。

解剖生理 臂丛神经穿过第1肋后，从喙突内侧走向外下，在喙突内下方通过胸小肌深面后，与腋动脉并行于腋鞘内。此位置神经束较集中，走行方向与三角肌、胸大肌肌间沟基本一致。部分人肌皮神经和腋神经已分出并行走于神经肌肉束以外。

技术操作 以肩胛喙突为解剖标志，在三角肌和胸大肌肌间沟内放置两手指，轻轻向外触诊找到喙突。自喙突外侧向内2cm、向尾侧2cm为进针点，经局麻药做皮丘后垂直插入，直接向后进针。刺破胸大肌、胸小肌可有两次突破感，针尖刺入胸小肌与肩胛下肌时患者可感到有异感向肘部传导。若进针超过预期深度（5~8cm）仍不能确定臂丛，则退针至皮下，于旁正中矢状截面上稍微偏向头侧或尾侧重新进针。注意避免进针方向偏离旁正中矢状截面，因为偏向内侧会增加气胸的危险，偏向外侧可导致阻滞不完全。临床上可应用神经刺激器或在超声引导下完成阻滞。应用神经刺激器时，通常最初观察到的肌肉收缩是直接刺激胸大肌和胸小肌的结果，此时应继续进针。因为肌皮神经和腋神经可能已分离并行走于神经肌肉束以外，故肱二头肌和三角肌的收缩反应并不可靠，以手腕或手指伸直运动定位桡神经的成功率最高。

临床应用 喙突下臂丛神经阻滞在临床的应用同锁骨下臂丛神经阻滞，可应用于上臂上部、肘、前臂和手掌的麻醉与镇痛。对肩部和上臂内侧可能阻滞不全。

并发症 包括血胸、乳糜胸、局麻药误入血管等。

（陈绍辉）

yèlù bìcóngshénjīng zǔzhì

腋路臂丛神经阻滞（axillary brachial plexus block）

在腋窝水平将局麻药注入臂丛神经与腋动脉等构成的神经血管鞘内阻滞臂丛神经的麻醉方法。1884 年由霍尔斯特德（Halstead）医师首次提出。由于其并发症发生率低且易于操作，是最常用的臂丛麻醉方法之一。该法的优点是操作简单、安全可靠，不引起气胸，不阻滞膈神经和喉返神经，无椎管内阻滞的危险，且方便置入导管连续给药进行术后镇痛。缺点是要求患肢能够外展，骨折患者可能不方便移动患肢；局麻药毒性反应发生率比其他入路高，不可同时行双侧阻滞。

解剖生理 臂丛神经上、中、下三干跨过第 1 肋后，各干在腋窝顶部进一步分为前股和后股。六股进入腋窝后形成三束，包绕腋动脉组成腋鞘。上、中、下三干的后股在腋动脉后方合成后束，

延续为腋神经及桡神经；上干和中干的前股在腋动脉的外侧合成外侧束，延续为肌皮神经和正中神经外侧根；下干的前股延伸为内侧束，延续为尺神经、前臂内侧皮神经、臂内侧皮神经和正中神经内侧根。臂丛在胸小肌下缘分出终末支，支配上肢。腋鞘来自颈筋膜椎前层，包裹腋动脉、正中神经、尺神经、桡神经，形成神经血管鞘，一般被隔膜分隔，可存在多个腔隙。尺神经走行于腋动脉的内后方，是支配上臂的皮神经和前臂内侧的神经；正中神经走行于腋动脉的外前方；桡神经走行于腋动脉的外后方。由于上述解剖关系，腋路臂丛阻滞易发生阻滞不全。肌皮神经和腋神经在腋窝处较早从臂丛神经鞘中分离出来，需另追加肌皮神经和肋间臂神经阻滞才能使整个上肢的麻醉完善。

适应证 腋路臂丛神经阻滞法中，局麻药主要作用于臂丛末端，适用于肘部、前臂和手部的手术。需要阻滞整条手臂或上止血带时，一般需再单独阻滞肌皮神经或肋间臂神经。

禁忌证 腋窝局部感染、肿瘤、严重凝血功能障碍等。

技术操作 仰卧位，头偏向对侧，阻滞侧上肢外展 90°，肘部屈曲，前臂外旋，手背贴床且靠近头部以充分暴露腋窝。在腋窝触摸腋动脉搏动，沿动脉上行摸到胸大肌外侧缘动脉搏动消失处，略向下取动脉搏动最高点为穿刺点。由于臂丛神经包绕在腋鞘内，腋动脉搏动是臂丛最重要的定位标志，而且局麻药注入后将沿腋鞘呈梭形扩散。腋路臂丛阻滞要求患肢外展，但过度外展可致腋动脉触摸不清或局麻药难以向上扩散。除解剖定位外，还可以采

用经皮电极引导定位及超声引导定位。临床具体操作过程中通常辅以异感法、腋动脉穿透法、神经刺激器及超声引导提高阻滞成功率。

并发症 包括局麻药毒性反应、血肿、神经损伤、感染，个别病例可产生动静脉瘘。

（陈绍辉）

shàngzhī shénjīng zǔzhì

上肢神经阻滞（upper extremity block）

阻滞近端臂丛神经或臂丛分支（远端上肢周围神经）使上肢产生麻醉作用的方法。臂丛神经阻滞适用于肩或肩以下的上肢手术；臂丛分支的阻滞包括正中神经阻滞、桡神经阻滞、尺神经阻滞、肌皮神经阻滞和指神经阻滞，适用于前臂及手部的手术或镇痛，也可作为臂丛神经阻滞不完全时的补救方法。

解剖生理 组成臂丛的各神经根出椎间孔后经前、中斜角肌之间的斜角肌间隙穿出，在此处附近组成三干，伴锁骨下动脉向前、外及下方延伸，至锁骨后中部、第 1 肋骨中外缘各神经干又分为前、后两股，经腋窝顶进入腋窝。在腋窝各前股、后股神经重新组合成束，三束包绕腋动脉。在胸小肌下缘，臂丛神经包绕在腋鞘内向下移行，形成终支进入上肢。其中臂丛上、中、下三干的后股在腋动脉后方合成后束，延续为腋神经及桡神经；上干和中干的前股在腋动脉的外侧合成外侧束，延续为肌皮神经和正中神经外侧根；下干的前股延伸为内侧束，延续为尺神经、前臂内侧皮神经、臂内侧皮神经和正中神经内侧根。腋神经和肌皮神经在腋窝顶处离开腋鞘分别进入三角肌深面和喙肱肌。臂丛神经可经肌间沟、锁骨上、锁骨下、喙

突下和腋路阻滞。

临床应用 上肢神经阻滞主要适用于上肢的手术或镇痛。临床可以根据患者病情和手术的具体要求选择不同入路的臂丛神经阻滞或臂丛远端分支神经的阻滞，后者可单独应用，也可作为臂丛神经阻滞不完全的补救方法。臂丛分支可行肘部或腕部阻滞，若行手指手术，可行指神经阻滞。这些神经阻滞可根据体表标志和解剖定位并寻找异感，利用神经刺激仪或超声引导定位实施阻滞。

并发症 局麻药毒性反应、神经损伤、感染和血肿形成是所有神经阻滞方法共有的并发症。臂丛神经阻滞因解剖因素还可能发生膈神经阻滞、喉返神经阻滞、霍纳（Horner）综合征、气胸、硬膜外阻滞或蛛网膜下腔阻滞等。

(陈绍辉)

chǐshénjīng zǔzhì
尺神经阻滞 （ulnar nerve block）

在肘部或腕管水平在尺神经周围注射局麻药将其阻滞的麻醉方法。

解剖生理 尺神经是臂丛神经内侧束的终末支，主要由 C_8 和 T_1 脊神经纤维组成，在上臂内侧沿肱动脉内侧、肱二头肌与肱三头肌间隔下行，于肱骨中段穿出间隔，向内向后方进入肱骨内上髁与尺骨鹰嘴间沟内（尺神经沟）；继续向下在尺侧腕屈肌二头之间进入前臂，再下行至腕部，位于尺侧腕屈肌与指深屈肌之间，在尺动脉内侧进入手掌。尺神经的体表投影线为：自胸大肌下缘肱动脉起始端搏动点开始，向下至内侧肱骨内上髁与鹰嘴之间，继续沿前臂内侧达豌豆骨桡侧的连线。在前臂中部，尺神经位于尺侧腕屈肌与指深屈肌之间；在腕部，尺神经位于尺侧腕屈肌腱

外侧和尺动脉内侧，在内上髁近端常可扪及此神经。尺神经具有运动支和感觉支，支配手固有肌和尺侧腕屈肌的运动；感觉支分布于手背尺侧半皮肤、环指、小指、中指尺侧半背面皮肤（手背支）和小鱼际、小指及环指尺侧半掌面皮肤（浅支）。

技术操作 可根据不同的临床需求在肘部和腕部行尺神经阻滞。肘关节处的解剖标志为尺神经沟，手腕处以尺骨茎突水平线（相当于第二腕横纹）与尺侧腕屈肌桡侧交点为穿刺点。通常采用以解剖标志为基础的异感法，若辅以神经刺激仪或超声引导技术可提高阻滞成功率，降低并发症。

临床应用 尺神经阻滞主要适用于前臂或手部尺侧的手术或镇痛，也可作为臂丛神经阻滞不完全的补救方法。

并发症 包括感染、出血、神经损伤和局麻药中毒等。

(陈绍辉)

zhèngzhōngshénjīng zǔzhì
正中神经阻滞 （median nerve block）

在肘部或腕管水平在正中神经周围注射局麻药将其阻滞的麻醉方法。

解剖生理 正中神经是臂丛神经外侧束和内侧束的终末支，主要由 $C_6 \sim T_1$ 脊神经纤维组成，在胸小肌下缘由臂丛神经的内侧束和外侧束分出，两束的主支共同形成正中神经的内、外侧根。正中神经在上臂内侧先沿肱动脉外侧下行，后转向内侧，在肘部跨过肱骨内上髁与肱二头肌肌腱中间后穿过旋前圆肌进入前臂，继续走行于指浅屈肌与指深屈肌之间，沿中线降至腕部，于桡侧腕屈肌腱与掌长肌腱之间进入腕管，在掌筋膜深面到达手掌。正中神经在臂部一般无分支，在肘

窝远端发出许多肌支支配除肱桡肌、尺侧腕屈肌和指深屈肌尺侧半以外的所有前臂屈肌。正中神经感觉支分布于手掌桡侧半皮肤，包括拇指、示指、中指和环指桡侧半掌面皮肤。被阻滞后出现大鱼际肌、拇指、示指、中指及环指桡侧感觉消失。

技术操作 正中神经在腕部掌横韧带处的位置较表浅，阻滞较容易。可根据不同的临床要求在肘部和腕部行正中神经阻滞。肘部阻滞穿刺点为肱骨内、外上髁之间连线与肱动脉交叉点内侧0.7cm处（相当于肱二头肌肌腱外缘与内上髁间的中点）。腕部阻滞穿刺点为桡侧腕屈肌腱和掌长肌腱之间与经桡骨茎突平面横线的交叉点。解剖标志法或异感法配合神经刺激仪和超声引导技术可提高阻滞成功率，减少并发症。

临床应用 正中神经阻滞主要适用于前臂或手掌的手术或镇痛，也可作为臂丛神经阻滞不完全的补救方法。

并发症 包括感染、出血、神经损伤和局麻药中毒等。

(陈绍辉)

ráoshénjīng zǔzhì
桡神经阻滞 （radial nerve block）

在肘部或腕管水平在桡神经周围注射局麻药将其阻滞的麻醉方法。

解剖生理 桡神经是臂丛神经后束的终末支，主要由 $C_5 \sim C_8$ 及 T_1 脊神经组成。桡神经在腋窝内位于腋动脉后方，在背阔肌下缘伴肱深动脉向下外移行，经肱三头肌长头与内侧头之间进入肱骨桡神经沟内，绕肱骨中段转向外下，在肱骨外上髁上方穿过外侧肌间隔至肱骨前方，在肘关节前分为深、浅两支。深支属运动

神经，从桡骨外侧穿旋后肌至前臂背面，在深浅伸肌之间降至腕部，支配前臂背侧各肌；浅支沿桡动脉外缘下行，在前臂中下 1/3 交界处转向背面降至手背，分布于手背桡侧半皮肤。

技术操作 可根据不同的临床要求在肘部和腕部行桡神经阻滞。肘部桡神经阻滞穿刺点为肱骨内、外上髁连线与肱二头肌肌腱外侧处交点。腕部桡神经阻滞在桡骨茎突前端做皮下浸润，并向掌面及背面分别注药，在腕部形成半环状浸润。解剖标志法或异感法配合神经刺激仪和超声引导技术可提高阻滞成功率，减少并发症。

临床应用 桡神经阻滞主要适用于前臂或手部桡侧的手术或镇痛，也可作为臂丛神经阻滞不完全的补救方法。

并发症 包括感染、出血、神经损伤和局麻药中毒等。

（陈绍辉）

jīpíshénjīng zǔzhì

肌皮神经阻滞（musculocutaneous nerve block） 在肌皮神经周围注射局麻药将其阻滞的麻醉方法。

解剖生理 肌皮神经是臂丛神经外侧束外侧头的终末支，由 $C_5 \sim C_7$ 脊神经纤维组成。该神经随臂丛神经干先位于腋动脉外侧，至胸小肌外侧缘后脱离腋鞘，在喙突下穿过喙肱肌到肌外侧，在肱二头肌与肱肌之间降至肘关节上方，在相当于肱骨外上髁水平穿出深筋膜移行为前臂外侧皮神经，支配前臂和腕部外侧皮肤。因肌皮神经在腋窝处较早从臂丛神经鞘中分离出来，经腋路行臂丛神经阻滞时，一般需单独阻滞肌皮神经。

技术操作 通常在腋路臂丛

神经阻滞给药结束后改变穿刺针方向，使针头经腋动脉上方指向喙肱肌，直至触及肱骨。然后针尖稍向上移动呈扇形注入局麻药。使用神经刺激器引出肱二头肌收缩的屈肘动作，或采用超声引导技术可以提高阻滞成功率。

临床应用 肌皮神经阻滞可阻滞桡侧前臂到腕关节的感觉，主要适用于桡侧前臂到腕部的手术或镇痛，也可作为腋路臂丛神经阻滞不完全的补救方法。

并发症 包括感染、出血、血肿、神经损伤和局麻药中毒等。

（陈绍辉）

zhǐshénjīng zǔzhì

指神经阻滞（digital nerve block） 将小量局麻药注入手指根部支配手指的神经附近以阻滞手指感觉的麻醉方法。又称指根麻醉。该法可避免多点注射，痛苦小，损伤小；麻醉药用量小，麻醉时间长；潜伏期短；简单、易掌握，效果肯定；无血管、神经并发症，副作用小，在临床广泛使用。

解剖生理 臂丛神经的终末支到达手指根部后，分别形成数根细小的指神经支配手指的感觉。每个手指掌侧左右各 1 根，称指掌侧固有神经；背侧左右也各有 1 根，称指背侧固有神经。指神经分布于手指根部的上、下、内、外 4 个位置，因此可从手指根部分别阻滞指神经。

技术操作 ①指背（蹼）注射法：沿指根两侧或患指所对应掌骨两侧从手背处进针直达掌侧注射适量局麻药。②屈肌腱鞘注射法：于远侧掌横纹处进针，缓慢注射局麻药至屈肌腱鞘内，轻柔按压使局麻药扩散到两侧指神经处。

临床应用 指神经阻滞可用于手指的小手术，如手指外伤、

脱位或骨折、手指异物、甲沟炎等，也是臂丛神经阻滞不全的补救方法。禁忌证为手指血循环障碍、穿刺局部感染及局麻药过敏。

注意事项 ①为防止血管收缩导致缺血，局麻药中禁止加用肾上腺素。②穿刺注药时应避免感觉异常（神经受压表现）。③采用细穿刺针、缓慢注射及减少局麻药用量等措施均可减轻注射时疼痛。④严格无菌技术，特别是采用腱鞘注射法时。

并发症 包括感染（特别是采用腱鞘注射法时）、神经肌腱损伤、伤口愈合延迟、组织缺血、血肿，局麻药中毒和过敏反应等。

（陈绍辉）

xiàzhī shénjīng zǔzhì

下肢神经阻滞（lower extremity block） 将局麻药注入支配下肢的神经周围使其阻滞，在其支配区域产生麻醉作用的方法。包括腰丛神经阻滞、骶丛神经阻滞、坐骨神经阻滞、股神经阻滞、股外侧皮神经阻滞、隐神经阻滞、踝部阻滞、趾神经阻滞等。与椎管内麻醉相比安全性高，并发症少，用于术后镇痛效果好，且不阻滞交感神经。

支配下肢的神经来自腰丛神经和骶丛神经。腰丛由 $L_1 \sim L_4$ 前支构成，常见 T_{12} 前支偶见 L_5 分支加入。腰丛神经位于腰大肌和腰方肌之间的腰肌间隙内。腰丛上端分出髂腹下神经、髂腹股沟神经和生殖股神经，这 3 支神经向前穿过腹肌，支配髋部和腹股沟区皮肤；腰丛下端分出股外侧皮神经（ L_2 、 L_3 后支）、股神经（ L_2 、 L_3 、 L_4 后支）和闭孔神经（ L_2 、 L_3 、 L_4 前支）。骶丛神经由腰骶干（ L_4 部分神经纤维及 L_5 前支合成）及骶尾神经前支组成，

重要分支有臀上神经（$L_4 \sim S_1$）、臀下神经（$L_5 \sim S_2$）、阴部神经（$S_2 \sim S_4$）、坐骨神经（$L_4 \sim S_3$）及股后皮神经。下肢神经支配为：股外侧为股外侧皮神经，前面为股神经，内侧为闭孔神经和生殖股神经，后侧为骶神经的小分支；除小腿前内侧小部分由股神经延缘的隐神经支配，小腿和足绝大部分由坐骨神经支配。

与上肢神经阻滞相比，下肢神经阻滞相对复杂：神经解剖位置较深，且必须进行多点阻滞才能使效果完善。因此，必须根据手术部位选择不同的阻滞点对支配手术区域的下肢神经分支进行阻滞才能达到满意的麻醉效果。

下肢神经阻滞适用于髋关节以下的下肢手术，操作方便，效果确切。随着神经刺激仪定位技术及超声定位技术应用于临床，下肢外周神经阻滞定位的准确性和阻滞效果得到显著提高。

外周神经阻滞（包括下肢神经阻滞）因其显著优势在手术麻醉和术后镇痛的应用越来越多。该法的优点包括：①对呼吸循环影响小，安全性高，尤其是有益于 ASA 分级 Ⅲ ~ Ⅳ 级患者。②避免了椎管内麻醉引起的硬膜外血肿、神经并发症等不良反应，同时也适用于椎管内麻醉有禁忌证（如抗凝治疗及凝血功能障碍）或穿刺困难者（脊柱畸形或严重骨质增生）。③便于有效的术后镇痛，有利于术后早期功能锻炼，并减少阿片类药物的需求及相关副作用。④对胃肠、膀胱及直肠功能等影响小，促进术后康复；同时也加快病床周转，降低医疗费用。

（陈绍辉）

yāocóng zǔzhì

腰丛阻滞（lumbar plexus block）

将局麻药注入腰丛神经周围使其阻滞，在其支配区域产生麻醉作用的方法。最早由温妮（Winnie）及查延（Chayen）等于 20 世纪 70 年代描述。

解剖生理 腰丛由 T_{12} 前支一部分、$L_1 \sim L_3$ 神经前支及 L_4 神经前支一部分组成。腰丛神经位于腰大肌和腰方肌之间的腰肌间隙内。该间隙前壁为腰大肌，后壁为 $L_1 \sim L_5$ 椎体横突、横突间肌和横突韧带，外侧为腰大肌纤维及腰方肌，内侧是 $L_1 \sim L_5$ 椎体、椎间盘及腰大肌纤维，上界和第 12 肋平齐，向下沿腰骶干至骶前间隙。腰丛的主要分支包括：①髂腹下神经（T_{12}、L_1）。肌支支配腹壁肌，皮支分布于下腹部皮肤、臀外侧区及腹股沟区。②髂腹股沟神经（L_1）。肌支分布于腹壁肌，皮支分布于腹股沟部、阴囊或大阴唇皮肤。③生殖股神经（$L_1 \sim L_2$）。支配股内侧和股三角区的皮肤。④股外侧皮神经（$L_2 \sim L_3$）。分布于股前外侧部皮肤。⑤股神经（$L_2 \sim L_4$）。支配股前侧、股下部前内侧和小腿内侧皮肤。⑥闭孔神经（$L_2 \sim L_4$）。支配股内侧、腿后内侧、膝关节内侧感觉。

适应证 后路腰丛阻滞与前路腰丛阻滞（股神经"三合一"阻滞）相比，后路腰丛神经阻滞对股外侧皮神经和闭孔神经的阻滞比股神经"三合一"阻滞得完全。故前路腰丛阻滞仅适于股骨中段以下下肢手术的麻醉与术后镇痛。后路腰丛阻滞可用于髋关节手术、股内前外侧手术及膝关节手术的麻醉；联合坐骨神经阻滞可有效进行全下肢的麻醉和镇痛，适用于所有下肢手术。腰丛阻滞适用于股前侧和膝部手术的麻醉，经常联合坐骨神经阻滞提供髋部和全下肢的麻醉。

禁忌证 患者不能配合、局部感染、局麻药过敏、严重凝血功能障碍等。

技术操作 实施腰丛阻滞有前路和后路两种阻滞方法。①前路法：又称"三合一"阻滞，是一种注射局麻药于血管旁腹股沟以阻滞腰丛三支主要神经的方法，但闭孔神经通常阻滞不完善。若辅以超声引导，则可以分别阻滞股神经、股外侧皮神经及闭孔神经。不仅阻滞成功率高、花费时间少，起效快，作用时间较久，神经阻滞过程中发生血管穿刺的危险性也降低。②后路法：一般以过髂后上棘并平行于身体中线的体表线与峰间线（髂峰上缘的连线）的交点作为进针点。尚有几种与 L_4、L_5 横突定位相关经过改良的进针点。穿刺定位通常辅以神经电刺激技术；超声引导对成年人神经定位的帮助有限，但在儿科患者有效。后路法腰丛阻滞不仅可以阻滞股神经，对闭孔神经和/或股外侧皮神经的阻滞效果也较为肯定。单独用此法便可保证股外侧、前侧和内侧，膝前侧，小腿和足内侧的麻醉。若联合坐骨神经阻滞，对整个下肢，包括髋关节的麻醉都会达到满意的效果。

并发症 ①外周神经阻滞共同的并发症：如出血、感染、神经损伤和局麻药中毒等。②与腰丛阻滞位置相关的特殊并发症：包括刺伤内脏，如肾脏、肠管等；刺伤血管（主动脉及下腔静脉）导致血肿（包括腹膜后血肿）；局麻药扩散至双侧硬膜外、蛛网膜下腔导致高位硬膜外阻滞或全脊麻；单侧或双侧交感神经阻断导致低血压；腰大肌血肿（肝素抗凝引起）和腰丛神经损伤。

（陈绍辉）

dǐshénjīngcóng zǔzhì

骶神经丛阻滞（sacral plexus block）

将局麻药注入骶神经丛周围使其阻滞，在其支配区域产生麻醉作用的方法。

解剖生理 骶神经丛由 $L_4 \sim L_5$ 脊神经前支及 $S_1 \sim S_3$ 脊神经组成，位于骨盆后壁，沿骨盆后部走行，略呈三角形，尖端朝向坐骨大孔。骶神经丛从梨状肌最低点的坐骨大切迹穿出，形成支配不同部位的分支，包括臀上神经（$L_4 \sim S_1$）、臀下神经（$L_5 \sim S_2$）、阴部神经（$S_2 \sim S_4$）、坐骨神经（$L_4 \sim S_3$）及股后皮神经（$S_1 \sim S_3$）。主要分支包括坐骨神经及其终末分支（胫神经和腓总神经）和股后皮神经。坐骨神经是骶丛最主要的终末神经，也是全身最粗大的神经。它自梨状肌下孔穿出骨盆后，行于臀大肌深面，从股骨大转子和坐骨结节中间穿过下行到股后，继续移行至腘窝处浅行，并分为胫神经和腓总神经。胫神经沿小腿后部下行，穿过内踝后分为胫前、胫后神经，支配足底及足内侧皮肤。腓总神经绕过腓骨小头后分为腓浅、腓深神经。腓浅神经为感觉神经，行走于腓肠肌外侧，在外踝处移行为终末支，支配小腿前部皮肤；腓深神经主要是足背屈运动神经，行走于踝部上缘，同时也分出感觉神经支配趾间皮肤；腓肠神经在外踝下方通过，是胫神经和腓总神经的分支所形成的感觉神经，支配足外侧皮肤。股后皮神经发出后支配股后部的皮肤，由于其前段与坐骨神经伴行，因此行坐骨神经阻滞麻醉的同时也阻滞了该神经。

技术操作 骶神经阻滞主要是对其分支进行阻滞，包括臀上、下神经阻滞，阴部神经阻滞，坐骨神经及其终末支的阻滞和股后皮神经阻滞，可分别获得相应神经支配区域的麻醉。对坐骨神经的阻滞有多种入路（见坐骨神经阻滞），特别是它离开坐骨切迹后的走行较垂直，因此可以在臀中部和腘窝之间的任意一点进行阻滞。应用神经刺激仪和超声引导技术进行阻滞可提高阻滞成功率。

临床应用 骶神经阻滞可使下背部、部分骨盆、会阴部、股后部、小腿大部或整个足的感觉和运动减退或消失，可应用于以上部位的手术或镇痛。

并发症 包括穿刺部位附近感染、血肿、神经损伤、局麻药毒性反应等。

（陈绍辉）

zuògǔshénjīng zǔzhì

坐骨神经阻滞（sciatic nerve block）

将局麻药注入坐骨神经周围使其阻滞，在其分布区域产生麻醉作用的方法。坐骨神经是骶丛最重要的分支，是人体最粗大的外周神经。坐骨神经可在其走行的不同部位被阻滞，为小腿、踝和足部不同类型的手术提供麻醉和术后镇痛，还可以作为其他神经阻滞方法效果不佳时的补救措施。

解剖生理 坐骨神经起源于 $L_4 \sim L_5$ 和 $S_1 \sim S_3$ 脊神经前根。它发出感觉纤维支配髋关节囊后部和膝部。坐骨神经主要由胫神经（$L_3 \sim L_4$ 和 $S_1 \sim S_3$ 的前支）和腓总神经（$L_4 \sim L_5$ 和 $S_1 \sim S_2$ 的后支）组成。这两条主要分支被共同的结缔组织鞘紧密包绕，由坐骨大孔出盆腔，穿过坐骨切迹，进入臀部，表面被梨状肌覆盖。自梨状肌下孔穿出骨盆，穿过外侧面的股骨大转子和内侧面的坐骨结节之间的"沟"下行到股后方，到达腘窝处浅行，并分为胫神经和腓总神经。

技术操作 坐骨神经离开坐骨切迹后的走行较垂直，理论上可以在臀中部和腘窝之间的任意一点进行阻滞。最常用的阻滞部位是近端经臀和臀下入路，或是远端的腘窝水平，臀部入路可同时阻滞股后侧皮神经（$S_1 \sim S_3$）。因为在臀下皱褶周围水平股后皮神经的走行主要在皮下，并非在深部与坐骨神经伴行，故任何位于臀中部或以上的坐骨神经阻滞均可麻醉股后部及坐骨神经在膝以下的分布区域；但臀下皱褶周围的坐骨神经阻滞则不能确保对股后部的麻醉。臀下入路坐骨神经的阻滞效果相当于腘神经阻滞联合股后肌群的运动阻滞。神经刺激仪的应用和超声引导可提高阻滞成功率。

经典法 拉巴（Labat）于1922年介绍了以髂后上棘和股骨大转子这两个骨性突起作为定位标志的方法。温妮（Winnie）等于1974年对拉巴法进行改良，被称为"经典法"。患者侧卧，待阻滞侧在上，身体稍向前倾，下腿伸直，上腿髋关节和膝关节弯曲。在髂后上棘和股骨大转子两个骨性标志间连线并找到中点，在中点做垂直线，此垂线与大转子和骶管裂孔连线（Winnie线）的交点即为进针点。

10cm法 经典法对体表标志难以触及的肥胖患者不太适用，佛朗哥（Franco）于2003年提出"10cm技术"。其理论基础为坐骨神经等深部神经与骨骼保持紧密的位置关系，而与实际体型大小无关。坐骨神经进入臀部后立即平行于中线在大转子和坐骨结节间走行，它距中线的距离由坐骨结节的位置决定，成年后人体的这段距离即保持不变，完全不受体质指数的影响。因此，无论何种体型的成年患者，臀部坐骨神经阻滞可以在距臀中线（臀沟）旁 10cm 处穿刺，定位标志仅需确认臀沟。该法是可同时作为臀中部和臀下部坐骨神经阻滞的唯一技术。

臀下入路法　患者侧卧位，两侧髋及膝对称微屈，进针点位于中线旁 10cm 臀下皱褶处。因为在该水平股后皮神经已从坐骨神经分离而走行在阔筋膜的浅面，而坐骨神经仍走行在阔筋膜的深面，因此臀下入路行坐骨神经阻滞时大腿后部的麻醉通常缺如。由于臀部过大，坐骨神经的位置在近段过深，若手术不需股后方的感觉神经阻滞，该法最为适宜。

临床应用　坐骨神经阻滞适用于股后部、膝关节远端及足部的手术或术后镇痛。与其他神经（如腰丛、股神经、闭孔神经、股外侧皮神经）的阻滞相结合（或作为其他神经阻滞不全的补救方式），这项技术还能够应用于髋部、膝关节和股前后部位的手术。必要时坐骨神经阻滞也可复合镇静或全身麻醉。

并发症　坐骨神经阻滞后的持续异感发生率比其他神经阻滞更高，病因尚不明确。异感通常在 2 周左右消失。其他并发症有感染、血肿、神经损伤、局麻药中毒反应等。

（陈绍辉）

gǔshénjīng zǔzhì

股神经阻滞　（femoral nerve block）　将局麻药注入股神经周围对其进行阻滞，使其分布区域产生麻醉作用的方法。

解剖生理　股神经是腰丛最大的分支，由 $L_2 \sim L_4$ 脊神经后支的后股组成。该神经穿出腰椎横突孔后行于腰大肌与髂肌之间，位于髂筋膜后方，髂腰肌前方和

股动脉外侧，穿过腹股沟韧带中点下方进入股前面。在腹股沟韧带附近，股神经先分成若干束，在股三角区（由腹股沟韧带、长收肌内侧缘和缝匠肌内侧缘组成的三角区域）又合为前股和后股。前股分为前皮支和缝匠肌支，支配耻骨肌、缝匠肌及股前面的皮肤，收缩股前内侧的肌肉；后股分为运动和感觉神经（隐神经），以及支配部分髋关节和膝关节的关节支。运动神经支配股四头肌、股内侧肌、股中间肌及股外侧肌。隐神经是股神经的终末支，与股血管伴行直至膝动脉水平。该神经随大隐静脉下行于腓肠肌内侧，支配小腿内侧及内踝以下皮肤。

技术操作　股神经在腹股沟韧带处与股动脉伴行，股动脉搏动可作为解剖标志。患者仰卧位，股向外伸展，膝关节轻微弯曲以易于触诊。在腹股沟韧带下扪及股动脉搏动，以股动脉外侧 1cm，相当于耻骨联合顶点水平处作为穿刺点（相当于腹股沟皱褶以下 1cm 及股动脉旁 1cm 处）。神经刺激仪定位成功的表现为股四头肌抽动伴髌骨跳动现象，而耻骨肌或髂腰肌的局部抽动表示进针过深。神经刺激仪和超声引导辅助可提高穿刺阻滞成功率。

临床应用　股神经阻滞适用于股前部和膝部的手术和术后镇痛，也可以作为其他阻滞方式不全的补救方法或进行联合阻滞。

并发症　包括感染、穿刺部位血肿、局麻药中毒反应、神经损伤等。

（陈绍辉）

gǔwàicèpíshénjīng zǔzhì

股外侧皮神经阻滞　（lateral femoral cutaneous nerve block）　将局麻药注入股外侧皮神经周围对其进行阻滞，使其分布区域

产生麻醉作用的方法。

解剖生理　股外侧皮神经源自 $L_2 \sim L_3$ 脊神经前支（背根），是腰丛的重要分支。它在髂腹沟神经正后方的腰大肌外侧穿出，继而在髂前上棘内侧的髂筋膜下方下行，经过腹股沟韧带下方进入股前外部。在腹股沟皱褶处，股外侧皮神经在缝匠肌的上方，行于阔筋膜与髂筋膜之间，经过髂前上棘下方并穿出筋膜后分为前支和后支。前支支配膝部以上股前外侧皮肤，后支支配髋部到股中部的外侧皮肤。

技术操作　股外侧皮神经阻滞可联合解剖标志法和超声引导技术进行。①解剖标志法：患者仰卧使腹股沟外露，以髂前上棘内侧 2cm 并向下 2cm 处为穿刺点（恰好位于腹股沟韧带下方）。穿刺针垂直皮肤插入，穿过阔筋膜后回抽无异常即可直接注射或扇形浸润注射局麻药。②超声引导技术：选用高频线性探头沿腹股沟韧带放置于髂前上棘内侧。辨识阔筋膜、髂筋膜及缝匠肌。股外侧皮神经是一个非常小的低回声或高回声结构，位于缝匠肌上方两层筋膜之间（阔筋膜下、髂筋膜上）、髂前上棘内下缘。若因为神经小且在高回声的筋膜平面上难以辨认，可以在阔筋膜与髂筋膜之间注射局麻药以增强股外侧皮神经的可见度。使用超声引导阻滞时局麻药用量可减少至 2ml。由于股外侧皮神经是纯感觉神经，故神经刺激仪对其阻滞无帮助。

临床应用　阻滞股外侧皮神经可使股外侧的皮肤感觉减退或消失，可用于该部位的浅表手术，如皮肤移植、肌肉活检等；或联合股神经阻滞以缓解止血带引起的疼痛并提供下肢手术的麻醉，也可用于诊断及治疗感觉异常性

股痛（因股外侧皮神经被压迫所致疼痛综合征）。

并发症 包括感染、神经损伤等，但发生率较低。

（陈绍辉）

yǐnshénjīng zǔzhì

隐神经阻滞（saphenous nerve block）

将局麻药注入隐神经周围对其进行阻滞，使其分布区域皮肤产生麻醉作用的方法。

解剖生理 隐神经（$L_3 \sim L_4$）是股神经最长的皮支分支。它伴随股动脉进入内收肌管，穿出此管后，在膝关节平面经股薄肌和缝匠肌之间穿出深筋膜至皮下成为皮神经；继而在小腿内侧与大隐静脉伴行至足内侧缘，最终支配小腿内侧及内踝大部分皮肤。

技术操作 沿隐神经的走行路线，可根据不同的临床需求在不同水平对其进行阻滞：在隐神经的起始部股神经水平，在缝匠肌下走行部分，在膝和腿内侧面，以及在远端内踝处。①解剖标志法：适用于股神经水平，膝下水平（推荐小腿内侧中上 1/3 交界处），大隐静脉周围皮下，内踝处。②超声引导技术：最常采用的阻滞位置在股神经水平和缝匠肌水平（通常在股中部找到股血管作为解剖标志）。隐神经是感觉神经，故神经刺激仪对其阻滞无帮助。

临床应用 隐神经阻滞可使小腿内侧及内踝大部分皮肤的感觉减退或消失，但通常与其他神经阻滞方法联合应用，如与腘窝阻滞联合用于膝部以下手术。

并发症 包括感染、神经损伤、局麻药中毒反应等。

（陈绍辉）

huáibù zǔzhì

踝部阻滞（ankle block）

联合应用直接神经阻滞和区域阻滞，将局麻药注入踝关节周围，使支配足部的 5 支外周神经末段均被阻滞的麻醉方法。操作简单，安全性高，不良反应少。

解剖生理 踝部阻滞需要阻滞坐骨神经的 4 个分支（腓深神经、腓浅神经、腓肠神经、胫后神经）及股神经的分支隐神经。坐骨神经在股后部分为胫神经和腓总神经，胫神经又分为胫后神经和腓肠神经。胫后神经位于内踝及胫后动脉后方，走行于拇长屈肌腱内侧，向下移行进入足底后分为足底内侧神经和足底外侧神经，支配足内侧和足底的感觉；腓肠神经支配足部外侧包括第 5 趾的感觉，该神经行至外踝的后方时仅位于皮下且位置多变，因此可能阻滞不全。腓总神经分支为腓深、腓浅神经。腓深神经位于拇长伸肌腱和趾长伸肌腱之间、足背动脉外侧，它主要支配足背深部和第 1 趾与第 2 趾之间的区域。腓浅神经位于内踝和外踝之间足前部的皮下，支配足背部的感觉，其分支位置多变，因此该区域的麻醉最好采用区域阻滞。隐神经是股神经的终末支，与大隐静脉相伴行，走行于内踝的内侧，支配足内侧的感觉。

技术操作 操作时患者仰卧，足部稍抬高，适当予以镇静。①以足背动脉为体表标志阻滞腓深神经：在动脉外侧进针直到触及骨膜，稍退针，回抽后即可注入局麻药。②以胫后动脉为体表标志阻滞胫后神经：胫后神经位于动脉搏动后方，在动脉后方进针至皮下组织，回抽后注入局麻药。③用局麻药在内踝和外踝之间绕着踝关节进行环形浸润，可阻滞腓浅神经、隐神经和腓肠神经：在之前阻滞腓深神经的位置进针，用局麻药分别向内踝和外踝方向进行皮下浸润。此操作中必须使阻滞效果越过外踝到达跟腱。基于体表标志进行踝部阻滞的成功率约为 95%，超声引导下进行踝部阻滞可使阻滞更完善，阻滞时间更长；超声还可以定位小隐静脉，进行血管周围腓肠神经阻滞。

临床应用 踝部阻滞可麻醉整个足部，临床上用于足部和脚趾手术，特别是全身麻醉和神经丛阻滞有禁忌时该法有其优越性。

并发症 有感染、血肿形成、局麻药中毒反应和神经损伤等。采用细针穿刺、避开踝周围的浅静脉可以防止血肿产生。阻滞隐神经时应注意避免意外穿入大隐静脉。

（陈绍辉）

zhǐshénjīng zǔzhì

趾神经阻滞（digital nerve block）

将局麻药注入趾根部以阻滞其感觉的麻醉方法。又称趾根麻醉。坐骨神经的终末支胫后神经、腓肠神经、腓深及腓浅神经到达趾后成为足部趾神经，支配趾的感觉。临床上可从趾根部分别阻滞每支趾神经。可根据不同临床需求在趾根部阻滞单根或多根趾神经。其阻滞技术见指神经阻滞。趾神经阻滞可用于趾的小手术，也是踝部神经阻滞不全时的补救方法。禁忌证为趾循环障碍、穿刺局部感染及局麻药过敏。并发症包括感染、神经肌腱损伤、组织缺血、血肿、局麻药毒性反应、过敏反应等。

（陈绍辉）

qūgàn jí huìyīn shénjīng zǔzhì

躯干及会阴神经阻滞（trunk and pudendal nerve block）

将局麻药注入躯干及会阴的神经周围，使其支配区域产生麻醉作用的方法。躯干及会阴神经阻滞包括肋间神经阻滞、胸膜腔麻醉、椎旁神经阻滞、髂腹下神经阻滞、腹直肌鞘阻滞、髂腹股沟神经阻滞、股后皮神经阻滞和阴部神经阻滞等。

躯干神经主要来自胸、腰段脊神经。脊神经在椎管内下行一段距离到达相应椎间孔后穿出椎管，所分出的神经分布于胸、腹和下肢。胸神经前支在胸腹壁皮肤的分布呈阶段性，由上到下依次排列：T_2 分布区相当于胸骨角平面；T_4 平乳头平面；T_6 平剑突平面；T_8 平肋弓平面；T_{10} 平脐平面；T_{12} 平髂前上棘平面。临床上常以节段性分布区的感觉障碍判断损伤平面的位置和椎管内麻醉阻滞范围。腰段脊神经主要支配下肢的感觉和运动。脊神经在脊髓末端移行为马尾神经，主要支配会阴区的感觉。

躯干及会阴神经阻滞使用体表标记法配合神经刺激仪和超声引导可达到较高的成功率。临床视不同疾病状况或不同治疗措施对阻滞范围的要求，根据各神经支配区域选择不同的躯干和会阴神经阻滞，以达到满足临床需求和对机体影响最小的最佳平衡。除局麻药中毒反应、感染、血肿、神经损伤等神经阻滞共有的并发症外，各阻滞方法相关的并发症与其穿刺部位的解剖密切相关。

(陈绍辉)

lèijiānshénjīng zǔzhì

肋间神经阻滞 (intercostal nerve block)

将局麻药注入肋间神经周围，达到胸腹部节段性阻滞的方法。临床上用于相应节段的麻醉或镇痛。

解剖生理 胸段脊神经穿出椎间孔后形成胸神经。胸神经前支共 12 对，第 1~11 对应相应的肋间隙，称为肋间神经；第 12

对胸神经前支位于第 12 肋下方，称为肋下神经。肋间神经行于肋间内、外肌之间，肋间血管下方。第 1 肋间神经分出一大支加入臂丛，一小支分布于第 1 肋间。第 2~6 肋间神经走行于相应肋间隙，自肋角前方发出一侧支行于肋间隙的下缘。上 6 对肋间神经的肌支分布于肋间肌、上后锯肌和胸横肌。皮支中，一支为外侧皮支，从肋角前分出，斜穿前锯肌后分成前、后两支分布于胸侧壁和肩胛区皮肤；另一支为前皮支，在近胸骨侧缘处穿出，分布于胸前壁皮肤，向内分布于胸膜壁层。第 4~6 肋间神经的外侧皮支和第 2~4 肋间神经的前皮支都分布到乳房。第 2 肋间神经发出的外侧皮支成为肋间臂神经，该神经可横过腋窝到达臂内侧，并与臂内侧皮神经交通，支配臂上部内侧皮肤。第 7~11 肋间神经及肋下神经沿相应肋间隙逐渐向下，行于腹横肌与腹内肌之间，在腹直肌外缘进入腹直肌鞘并支配腹直肌。下 5 对肋间神经发布的肌支分布于肋间肌及腹肌前外侧群。皮支中的外侧支几乎均从相应肋间肌、腹外斜肌穿出，而前皮支在白线附近穿出。胸神经前支在胸腹壁皮肤的阶段性分布更明显，由上向下依次排列：T_2 分布区相当于胸骨角平面；T_4 平乳头平面；T_6 平剑突平面；T_8 平肋弓平面；T_{10} 平脐平面；T_{12} 平髂前上棘平面。临床上常以节段性分布区的感觉障碍判断损伤平面的位置和神经阻滞范围。

技术操作 肋间神经阻滞一般采用后路法：单侧阻滞可取侧卧位，阻滞侧在上；双侧阻滞宜选俯卧位，前胸垫枕，举臂抱头。距中线旁开 8cm 脊柱平行线上肋下缘处做皮丘，针尖沿肋骨面向

下滑过肋骨下缘，有落空感时回抽无血和气体后注入局麻药。临床可利用 X 线透视辅助定位，也可辅以神经刺激仪或超声引导。腋中线法主要适用于不能侧卧或俯卧的患者。

临床应用 肋间神经阻滞可用于胸、腹部手术的麻醉或其他麻醉方式的补充，如胸壁手术、肋骨切除术、乳腺手术、腹壁手术等。也可用于急性疼痛的治疗，如多发肋骨骨折、腹壁外伤、急性带状疱疹后神经痛。禁忌证包括穿刺部位感染、未确诊的神经病变、凝血功能障碍和患者拒绝等。

并发症 包括气胸、局麻药中毒、脊髓麻醉等。

(陈绍辉)

xiōngmóqiāng mázuì

胸膜腔麻醉 (interpleural anesthesia)

将局麻药注入壁层胸膜与脏层胸膜之间的胸膜腔，产生多个肋间神经支配区麻醉作用的方法。

胸膜是衬覆于胸壁内面、膈上面和肺表面的一层浆膜。覆盖胸腔内面各壁的膜称为壁层胸膜，覆盖肺表面的膜称为脏层胸膜。两层胸膜在肺根处相互移行所形成的密闭、狭窄、呈负压的间隙称为胸膜腔。该腔隙是个潜在的腔隙，内仅有少许浆液，可减少胸膜间的摩擦。壁层胸膜外侧为一层菲薄的胸内筋膜，此膜紧贴肋骨内面，其外即为肋间内肌。肋间内肌由前胸向后胸移行过程中肌纤维逐渐减少，至肋角处由肋间内膜所代替。

作用机制 尚未阐明，可能有：①较大体积的局麻药压力性透过薄的壁层胸膜、胸内筋膜，扩散阻滞相邻几个肋间神经。②局麻药沿胸膜腔向内扩散透过

纵隔胸膜进入后纵隔，作用于内脏大神经、内脏小神经等，产生内脏镇痛作用。

技术操作 胸膜腔麻醉可根据体表标志和特殊指征完成，也可在超声引导下完成。患者侧卧，阻滞侧在上。穿刺点定位于第11肋上缘的肋角处，距中线7~8cm。穿刺针过肋间肌达肋间内膜及胸内筋膜时略感阻力，有突破感后停止进针，拔出针芯，连接装有生理盐水的注射器；稍稍深入则穿破壁层胸膜进入胸膜腔，胸腔负压可使注射器内液面自行下降。固定针与注射器，注药时无阻力则进一步确证是胸膜腔。

临床应用 胸膜腔麻醉主要用于胸壁及上腹部手术的麻醉或镇痛。因其阻滞效果不确切，临床较少应用。禁忌证有胸膜纤维化或炎症、胸腔积液、肺实质和胸膜疾病、严重肺疾病对肋间肌依赖、出血倾向。

并发症 包括气胸、局麻药中毒等。

（陈绍辉）

zhuīpángshénjīng zǔzhì

椎旁神经阻滞 （paravertebral block，PVB） 在胸或腰脊神经从椎间孔穿出的间隙处进行阻滞的方法。包括胸椎旁神经阻滞和腰椎旁神经阻滞。1905年由泽尔海姆（Sellheim）首先提出，凯佩斯（Kappis）于1919年对其进行了改良。

解剖生理 胸椎棘突由上至下逐渐变长，呈叠瓦状排列，常与下一椎体横突位于同一水平。胸神经穿出椎间孔后分为背侧支和腹侧支，同时进入一个楔形间隙，即椎旁间隙。该间隙的前侧壁为壁层胸膜，后壁为肋横突上韧带（胸段水平），内侧壁为椎骨、椎间盘和椎间孔，上下边界

为肋骨头。在此行胸椎旁阻滞时，穿刺方向应偏内以避免损伤胸膜。神经穿过椎旁间隙时，不像其远端被筋膜紧密包裹。这种解剖特点可能会增加局麻药与神经根的接触，使注入该腔隙的小容量局麻药即可引起深度神经阻滞。腹侧支的交感纤维通过该间隙内的节前白质交通支和节后灰质交通支进入交感干。由于多种神经被限制在一个狭小的空间内，因此在此注入局麻药能同时阻滞单侧运动、感觉和交感神经。腰椎棘突与同一椎体横突位于同一水平，无上述椎旁间隙。

技术操作 胸椎旁神经阻滞和腰椎旁神经阻滞可分别节段性阻滞胸段和腰段的肋间神经。由于二者在解剖上的差异（胸椎棘突常与下一椎体横突位于同一水平，而腰椎棘突与同一椎体横突位于同一水平），阻滞操作时体表定位也有所不同。配合神经刺激仪和超声定位可提高阻滞成功率，减少并发症。

临床应用 PVB可用于胸腹部手术的麻醉，如乳腺手术、肋骨骨折、疝修补术、动脉瘤腔内手术、髂嵴取骨术等。乳腺手术是PVB的最佳适应证。PVB用于胸腹壁手术的优势如下：①与全身麻醉或椎管内麻醉相比，采用双侧PVB行疝修补手术避免了刺激骶丛神经，使阿片类药物用量减至最小，尿潴留发生率明显下降。②用于胸壁手术如支气管胸膜瘘患者行肋骨切除术，可使这些患有严重疾病的患者免于单肺通气。③为腹主动脉瘤腔内隔绝术提供了优越的手术条件和长时间的术后镇痛而无低血压发生。④可为胸腹手术提供良好的镇痛效果，且无椎管内血肿的风险。

持续PVB也可用于创伤相关

的急慢性疼痛治疗，如带状疱疹、乳腺切除术后及开胸术后慢性疼痛、慢性腹痛、慢性腹股沟疼痛等。PVB对传入神经的影响比胸部硬膜外阻滞少，因此对肺功能的影响比硬膜外镇痛更小。而且，不同于肋间神经阻滞，PVB可阻滞交感神经，切断导致慢性疼痛的反射弧，使镇痛更完善。

PVB禁忌证包括穿刺部位感染、未确诊的神经病变、凝血功能障碍等。

并发症 主要是局麻药毒性反应和椎管内麻醉，源于局麻药误入动静脉、硬膜外腔或蛛网膜下腔。施行胸椎椎旁神经阻滞时也可发生气胸，施行腰椎椎旁神经阻滞时可发生肠损伤。

（陈绍辉）

huìyīnqū zǔzhì

会阴区阻滞 （perineal region block） 对会阴区神经进行阻滞，使相应区域产生麻醉效果的方法。广泛应用于会阴切开术，同时也适用于阴道手术助产术、头位异常经阴道胎头旋转术、产后检查软产道裂伤等手术。此法应用广泛、操作简单、起效迅速、对宫缩无影响、对胎儿较安全、不良反应少。会阴区阻滞有利于阴部手术的实施，缩短第二产程，减轻疼痛，因此被广泛应用于产科经阴道手术和分娩。

解剖生理 会阴区有3对神经支配，即髂腹股沟神经、股后皮神经和阴部神经。阴部神经是会阴部神经中最重要、最粗大的一支，由S_2~S_4脊神经前支组成。髂腹股沟神经和髂腹下神经阻滞是腹股沟区域手术的首选，但会阴区的感觉神经由阴部神经的终末支支配，阻滞阴部神经才可获得会阴区手术的麻醉和镇痛。阴部神经从骶丛发出，进入坐骨直

肠窝，经阴部管到达坐骨结节内侧，发出若干分支，包括会阴神经和阴茎背神经。该神经在坐骨结节后内侧易被阻滞，可为阴囊远端和后部、肛周及阴茎手术提供镇痛。在阴囊或阴唇手术中，阴部神经阻滞可作为髂腹股沟神经和髂腹下神经阻滞的补充，也可以为肛周手术提供镇痛。

技术操作 阴部神经阻滞可经会阴阻滞，也可经阴道阻滞。经会阴阻滞：截石位，扪及坐骨结节内侧缘，从后内侧缘进针2.5cm，予局麻药5ml，再前行直抵坐骨直肠窝注局麻药10ml。经阴道阻滞：手指在阴道内触及坐骨棘及骶棘韧带，以两者交界处为穿刺点，穿刺针沿手指外侧刺进阴道黏膜，抵达坐骨棘处予局麻药2～3ml，再将针向内侧，刺过韧带在坐骨棘后疏松组织予局麻药8～10ml。

临床应用 若椎管内阻滞不适合患者，阴部神经阻滞可替代用于阴道分娩第二产程镇痛、会阴裂伤、外阴侧切、下阴道和会阴部位的小手术或镇痛。禁忌证包括患者拒绝或不能合作；局麻药过敏；坐骨直肠窝及邻近组织或会阴区感染；凝血功能异常。

并发症 包括感染、阴道黏膜撕裂、神经损伤、第二产程延长、损伤胎儿或局麻药注入胎儿、穿刺针刺入直肠、血肿形成、大量局麻药误入血管内引起毒性反应等。

（陈绍辉）

jiāogǎn shénjīng zǔzhì

交感神经阻滞（sympathetic nerve block）

在交感神经颈、胸、腰、骶和尾各部位的不同水平于神经周围注射局麻药将其阻滞以缓解相应位置疼痛的方法。

解剖生理 交感神经是内脏神经系统的运动纤维部分，其低级中枢位于脊髓 $T_1 \sim L_2$ 或 L_3 节段灰质侧柱的中间外侧核。周围部包括交感干、交感神经节及由神经节发出的分支和交感神经丛等。成对交感干位于脊柱两侧，呈链锁状，由交感干神经节和节间支连接而成，每侧有19～24个神经节，称椎旁节，可分颈、胸、腰、骶和尾5部分，各部发出分支至一定的器官，调节心脏及其他内脏器官的活动。颈胸交感链位于躯干神经附近，颈上神经节位于 C_4 水平，若颈中神经节存在，相当于 C_5、C_6 水平。颈下神经节包括 C_6、C_7 神经节。有80%的颈下神经节与 T_1 神经节融合，构成星状神经节；若不融合，将第1胸神经节称为星状神经节。胸段有10～11个神经节，位于肋骨颈附近。腰骶段有4个神经节，但常有变异。腰段交感神经链和神经节位于脊柱的前外侧，腰大肌和腰肌筋膜使之与躯体神经分开。腹腔脏器的交感神经支配与胸腔脏器不同，其交感神经有节前纤维通过交感链；这些节前纤维组成内脏神经，与腹主动脉旁的相应神经节形成突触，并与各动脉分支伴行到达每个脏器。这些神经节分布广泛而众多，形成神经丛，称为腹腔神经丛。

技术操作 交感神经可在不同位置被阻滞，阻滞点的选择取决于患者特异的临床症状。①星状神经节阻滞：星状神经节位于 C_7 横突与第1肋骨颈部之间，常在 C_7 椎体的前外侧面。邻近的重要结构有颈动脉鞘、椎动脉、椎体、锁骨下动脉、喉返神经、脊神经和胸膜顶。患者仰卧，头轻度后仰，肩下垫薄枕。环状软骨外侧可触及 C_6 横突前结节，过此结节做一条直线平行于前正中线，沿此线往下 1.5～2.0cm 即为 C_7 横突结节。用一只手的手指将胸锁乳突肌及颈血管鞘推向外侧，另一只手持穿刺针由该处垂直刺入，进针 2.5～4.0cm 直至触到骨质，稍退针，回抽无血后注入局麻药。观察有无神志改变，若无改变即可注入 5～10ml 局麻药。若阻滞有效，10 分钟内出现霍纳（Horner）综合征。②腰交感神经阻滞：为减少对 L_2 脊神经根的损伤一般采用侧入法。取 15cm 长 22G 穿刺针由 L_2 棘突中点旁开 10cm 处朝向椎体刺入，触及骨质后，调整方向稍向外使针滑过椎体到达椎体前方即可停针。回抽无血和液体，注入试验剂量。3 分钟后足部皮温升高 3℃ 左右，即可注入 5～10ml 局麻药。③腹腔神经节阻滞：见腹腔神经节阻滞。④上腹下丛阻滞、奇神经节阻滞等。理论上以上阻滞方法均可获得成功的交感神经阻滞，但交感神经走行的不同和变异以及操作的复杂性对阻滞效果有一定影响。

临床应用 交感神经系统在神经性疼痛、血管性疼痛及内脏性疼痛等一系列复杂的疼痛中起重要作用，临床上常用于各种疼痛的诊疗或诊断性治疗。若患者存在交感神经引起的疼痛症状和体征但不能确诊，可阻滞相应的交感神经节行诊断性交感神经阻滞。若疼痛缓解，说明疼痛与交感神经相关，可做进一步的神经阻滞甚至神经毁损治疗。星状神经节阻滞常用于面部、颈部、上肢疾病，如各种头痛、雷诺（Raynaud）病、冻伤、动静脉血栓形成、面神经麻痹、带状疱疹、突发性听觉障碍、视网膜动脉栓塞等。腰交感神经阻滞常用于治疗下肢、盆腔或下腹部恶性肿瘤所致疼痛。腹腔神经节阻滞可用于鉴别上腹部疼痛来源，缓解上腹部癌症所致疼痛。

并发症 包括药物误注入血管引起局麻药毒性反应、药物误注入蛛网膜下腔而发生的全脊髓麻醉、膈神经麻痹、喉返神经麻痹、脊髓或体神经损伤、截瘫、体神经感觉异常、腹泻、肾脏损伤、腰大肌坏死、血栓形成或栓塞、气胸、出血、血肿和感染等。

（陈绍辉）

fùqiāng shénjīngjié zǔzhì

腹腔神经节阻滞（celiac ganglia block） 阻滞腹腔神经节以缓解腹内非盆腔脏器疼痛的方法。腹腔神经节阻滞直接阻断来自内脏的交感传入神经通路，是治疗癌性腹部疼痛的有效方法，也可用于药物治疗不佳的良性腹部疼痛及上腹痛原因的鉴别。

解剖生理 腹腔神经节由 $T_5 \sim T_{12}$ 的交感神经节发出的节前神经纤维组成，神经纤维沿自身椎体外侧下行，分组形成内脏大、小神经，各自下行至 T_{12} 水平，穿膈脚入腹腔于腹主动脉前形成腹腔神经丛。腹腔神经丛是最大的内脏神经丛，位于胃和胰腺后，腹主动脉上段和膈内侧脚的前方，左右肾上腺之间，居腹腔干两侧，下方为肠系膜上动脉。这些神经节的节后神经支配除左半结肠、直肠和盆腔脏器以外的所有腹腔脏器（肝、胆、脾、胃、胰腺、肾、小肠及 2/3 大肠）。腹腔神经节是腹腔神经丛的重要组成部分，左右成对，位于 $T_{12} \sim L_1$ 之间，肾、肾上腺及下腔静脉旁，腹腔干和肠系膜上动脉之间。左腹腔神经节多在左肾上腺、左膈脚前方，右腹腔神经节一般在左肾上腺静脉入下腔静脉的上交角内，常被下腔静脉部分或全部覆盖。包括胰腺在内的所有上腹腔脏器

的传入神经纤维进入神经节，然后上行至 $T_5 \sim T_{12}$ 节段背根神经节换元，再沿脊髓上行至大脑皮质。

适应证 ①急性疼痛：可于术中阻滞缓解术后疼痛。②慢性疼痛：任何原因引起的严重慢性上腹部内脏痛，如慢性胰腺炎疼痛。③癌性疼痛：上腹器官癌性疼痛，常用于胰腺癌。

禁忌证 ①有出血和感染风险。②疼痛来源非自主神经传导。③腹腔神经节附近有较大的腹主动脉瘤。④严重低血压或交感神经张力低下。

技术操作 腹腔神经节阻滞依靠体表标志定位，可行前入路和后入路法，通常取后入路。患者俯卧，适度镇静，穿刺点予局部浸润麻醉，阻滞前需静脉适度补充容量以预防阻滞后的低血压。穿刺点紧贴第 12 肋下缘，距正中线约 7cm 处。一般在 X 线下双平面定位，使针尖指向 L_1 椎体前侧缘并滑过该椎体到达椎体前方。予造影剂确认位置后即可注射治疗药物。除 X 线引导外，还可采用其他影像学方法引导穿刺，如超声、CT 或磁共振成像。在超声内镜引导下从食管或胃内行腹腔神经节阻滞已成功实施。

并发症 ①穿刺相关并发症：血管内给药，椎管内给药，腹膜后血肿，气胸，损伤内脏如肾、输尿管、肠管等。②常见并发症：局部疼痛、肠蠕动增强和腹泻、低血压。③严重并发症：神经功能失调、神经痛、括约肌功能丧失、截瘫。

（陈绍辉）

kòngzhìxìng jiàngyā

控制性降压（controlled hypotension） 用降压药物或技术，使患者收缩压降至 80 ~ 90mmHg、平均动脉压降至 50 ~ 65mmHg 或

平均动脉压降低基础值 30% 的方法。又称控制性低血压。旨在减少手术中失血、渗血，改善手术操作的视野及减少输血量。控制性降压时，应保证重要脏器的氧供需平衡，使其不致发生缺血缺氧性损害，终止降压后血压可迅速恢复至正常水平，不会产生永久性器官损伤。血压降低程度和持续时间应根据具体情况决定。在满足临床需要的前提下，尽可能维持血压于较高水平，并应尽可能缩短低血压的时间。

控制性降压的概念最早由库兴（Cushing）于 1917 年提出。1946 年加德纳（Gardner）采用动脉放血以降低血压的方法首次将此技术应用于临床，由于患者实际上是处于失血状态下进行手术，故难以为人们所接受。1948 年格里菲思（Griffith）和吉里斯（Gillies）通过阻滞交感神经使血管扩张造成低血压，但此法降低血压的时间和程度不易控制，且易造成呼吸肌麻痹和呼吸功能不全。1950 年恩德比（Enderby）用六甲溴铵降压，安全性有所提高。1962 年后应用硝普钠和硝酸甘油降压，效果更满意。1974 年后，应用腺苷、前列腺素 E_1、尼卡地平、β 受体阻断药等降低血压，也取得良好效果，使得控制性降压更具有可调性和安全性。

解剖生理 机体在相对稳定的情况下，平均动脉压（mean arterial pressure，MAP）等于心输出量（cardiac output，CO）和外周血管阻力（peripheral vascular resistance，SVR）的乘积，即 MAP = CO×SVR。在 CO 保持不变的情况下，通过降低 SVR 以达到降低血压的目的。人体的血管分为动脉（阻力血管）、静脉（容量血管）和毛细血管。主动脉、大动

脉及大静脉血管的收缩与舒张能力有限，而小动脉具有丰富的平滑肌，血管舒缩变化较明显，对血压的调控起重要作用。正常的人体 20% 血液分布于动脉血管，10% 分布于微循环，其余 70% 分布于静脉血管。静脉血管的张力改变对血容量有很大影响。若静脉血管扩张，过多的血液滞留于静脉系统，回心血量减少，CO 随之降低，血压亦可下降。

控制性降压通过降低 SVR 使动脉血压下降，器官灌注和组织氧合是需要密切关注的问题。降低血压可以减少出血量，但应保证不抑制重要器官（如脑、心或肾）微循环的自主调节机制。足够的有效循环血容量是维持器官血流灌注的必要条件，稳定的 CO 对维持器官的血流灌注十分重要，足够的 CO 可提供充足的氧和能量物质，同时可将积聚的代谢产物从组织带走。

技术操作　用于控制性降压的药物主要包括吸入麻醉药（异氟烷、地氟烷、七氟烷）、硝普钠、硝酸甘油、咪噻芬、前列腺素 E_1（前列地尔）、腺苷、瑞芬太尼等。在应用这些药物时可联合使用钙离子通道阻滞药（如尼卡地平）、β 受体阻断药（如普萘洛尔、艾司洛尔等）和非诺多泮等。硬膜外阻滞是较早被用于控制性降压的技术，它兼有镇痛和降低血压的作用。瑞芬太尼与吸入麻醉药或丙泊酚联合应用控制性降压，其效果满意，且安全并易于实施。由于采用的药物均会有不同程度的副作用，因此进行控制性降压时多采用药物联合应用，以减少并发症和不良反应。

物理性措施　利用体位改变或机械通气的血流动力学效应等达到控制性降压的目的，以减少手术中出血。例如，颌面部或中耳手术时，可将患者置于头高倾斜位，通过抬高手术部位使其高于心脏的水平，由此手术区域的血压降低，静脉压力减小。但此法可引起空气栓塞的危险。机械通气的应用则通过过度通气或通气不足造成低碳酸血症或高碳酸血症以影响血管舒缩，进而影响局部器官的血流而发挥作用。

药理学技术　控制性降压的理想药物应是：① 易于使用。② 可控性好，起效迅速且作用消失快。③ 消除快，无毒性代谢物产生。④ 对重要器官影响小。⑤ 具有剂量依赖性和可预测性。目前尚无上述理想药物存在，但许多麻醉药和血管活性药等已成功地用于控制性降压。

常用药物如下。① 麻醉药：包括蛛网膜下腔阻滞和硬膜外阻滞用药，如丁哌卡因、罗哌卡因；吸入麻醉药，如异氟烷、七氟烷、地氟烷等；阿片类药物，如瑞芬太尼。② 血管扩张药：包括硝普钠、硝酸甘油、腺苷、前列腺素 E_1、钙离子通道阻滞药（如尼卡地平、地尔硫䓬）、非诺多泮。③ 自主神经系统抑制药：包括咪噻芬、可乐定、乌拉地尔、酚妥拉明、拉贝洛尔、艾司洛尔等。④ 血管紧张素转换酶抑制药：如卡托普利、依那普利等。

蛛网膜下腔阻滞和硬膜外阻滞用药　如丁哌卡因、罗哌卡因；吸入麻醉药，如异氟烷、七氟烷、地氟烷等，可降低血压并减少术中出血，是进行控制性降压的有效方法。早在 20 世纪 40 年代，格里菲思和吉里斯提出蛛网膜下腔阻滞的椎管内低血压技术，20 世纪 50 年代期推介的硬膜外阻滞技术，至今仍被认为是控制性降压的有效方法之一。

蛛网膜下腔阻滞和硬膜外阻滞均可引起阻滞区域的交感神经阻滞，造成 SVR 降低、静脉回心血量减少进而使 CO 下降，由此引起低血压。但蛛网膜下腔阻滞的缺点是其降压的程度缺乏可控性和预测性，且降压持续时间个体差异较大。在蛛网膜下腔阻滞应用时，低血压程度可能超过最低靶目标血压，此时血压的维持在补充血容量的基础上，可应用小剂量升压药进行调节。运用硬膜外阻滞技术进行控制性降压，对于左心室功能不全的患者仍然是安全的。硬膜外阻滞用于控制性降压，最适宜用于腹部和下肢手术以减少手术中的失血量。

吸入麻醉药　使用吸入麻醉药进行控制性降压其特点是：① 简便易行，尤其是需要短暂性降压时更是首选。② 降压快速且易于调控，恢复血压也较迅速。异氟烷的吸入可降低 SVR，使血压下降，CO 保持稳定。对于血容量不足的患者，降低血压可引起 CO 的减少。七氟烷、地氟烷控制性降压的血流动力学改变与异氟烷相似，且降压更快并更易于控制。与氟烷、恩氟烷相比，中等浓度的异氟烷在降低血压的同时并不增加颅内压，并可降低脑代谢。但是，低浓度的异氟烷（≤1MAC）仍可使颅内顺应性降低患者的颅内压增高。高浓度吸入麻醉药均可导致血管扩张，使脑血流量增加并导致脑血流自身调节功能的丧失。一般吸入麻醉药并不推荐作为单一控制性降压的药物，它可联合其他药物如硝酸甘油、腺苷、拉贝洛尔或艾司洛尔等联合降压，以减少单独用药所带来的负效应，并可降低各个联合用药的剂量。

阿片类药物　通常在麻醉中

阿片类药物主要是发挥镇痛效应，但是有些阿片类药物也会有发生低血压的副作用。在临床应用中，可利用其降低血压的副作用将阿片类药物作为一种辅助用药应用于控制性降压技术中。瑞芬太尼作为一种新型短效的 μ 阿片受体激动药，静脉给药后起效快，1 分钟可达有效浓度，作用持续时间短，仅为 5～10 分钟，半衰期为 6 分钟。与半衰期长的阿片类药物如吗啡、芬太尼、阿芬太尼和苏芬太尼相比，瑞芬太尼在控制性降压中的应用可控性好且安全。瑞芬太尼主要联合应用吸入麻醉药或丙泊酚，其效益/风险比高，值得临床推荐使用。

血管扩张药　包括硝普钠、硝酸甘油、腺苷、前列腺素 E_1、钙离子通道阻滞药（如尼卡地平、地尔硫䓬）、非诺多泮。①硝普钠：早在 20 世纪 50 年代人们就开始使用硝普钠进行控制性降压，目前仍然是临床经常使用的降压药物之一。硝普钠还常被用作其他降压药物的参照对比药物。硝普钠对动、静脉平滑肌均有直接扩张作用，通过扩张血管使 SVR 降低产生降压作用。其扩张血管作用还能减低心脏的前、后负荷，改善 CO。硝普钠起效快，作用时间短，静脉用药 30 秒即开始发挥作用，停药后降压作用消失快，其半衰期为 2 分钟，易于调控。但硝普钠降压时，可激活交感和肾素-血管紧张素系统，引起儿茶酚胺分泌增多和肾素活性增加，并可引起反跳性高血压；而外周血管的扩张也可引起压力感受器诱导的反射性心动过速。硝普钠在降压初期可引起颅内血管扩张，使颅内压增高，但随着血压的下降，颅内压可恢复正常或降低。硝普钠降压可削弱脑血管的自身

调节能力。硝普钠可增加肺内分流，即肺血管扩张，肺动脉压降低，引起肺内血流再分布，可出现通气血流比例失调。硝普钠的代谢产物是氰化物，过量应用可引起氰化物中毒，造成低氧血症和代谢性酸中毒，尤其是对于肝、肾功能受损的患者，可表现为肌肉疼痛、精神错乱、恶心、呕吐等；使用硫代硫酸钠中和解毒是有效手段，治疗用量 150mg/kg。硝普钠在应用过程中可发生快速耐药现象。因此控制性降压时，推荐硝普钠的一次性静脉推注剂量不超过 1.5mg/kg，维持剂量不超过 $8\mu g/(kg \cdot min)$，24 小时用量不超过 3mg/kg 是安全的。临床应用中硝普钠可以与普萘洛尔或卡托普利联合应用，减少硝普钠的用量的同时避免发生反跳性高血压。硝普钠与地尔硫䓬联合应用，可以减少术中的出血量并减少硫氰酸盐等代谢产物的产生；与依拉普利联合应用则可明显减少硝普钠的用量并协同降低血压。②硝酸甘油：直接扩张静脉容量血管和动脉阻力血管，以扩张静脉容量血管为主，使静脉血容量增加而回心血量减少，MAP 降低。硝酸甘油对 CO 的影响与患者的血容量有关，如前负荷下降明显，CO 也可能下降。硝酸甘油作用迅速短暂，静脉给药 3 分钟起效，血浆半衰期短，停药后 5～15 分钟血压可恢复。与硝普钠相比，硝酸甘油不产生明显的毒性产物，无反跳性高血压，但其降压效果不如硝普钠，且起效也不如硝普钠迅速。应用硝酸甘油降压个体差异较大，对部分患者降压效果并不理想。硝酸甘油进行降压的同时，也可引起反射性心动过速、脑血流量和肺内分流的增加。对于血容量不足的患者，

在动脉压降低的同时有使心肌灌注下降的危险。硝酸甘油应用剂量超过 5mg/kg 可产生正铁血红蛋白症。与硝普钠相比，血小板的聚集减少并不明显，不影响止血功能。在临床应用时，联合 β 受体阻断药进行控制性降压，可明显降低血压，减少失血和降低血液制品的输注。③腺苷：由腺苷三磷酸（ATP）降解形成，是普遍存在于人体细胞的内源性核苷，并可进一步代谢成尿酸。腺苷的降压作用主要是通过作用于小动脉壁的嘌呤受体，扩张动脉阻力血管，使外周血管阻力下降而产生降压作用，其不影响静脉血管张力，CO 并不下降。腺苷可扩张冠状动脉，增加冠脉血流，也可导致冠脉重新分布，引起心肌缺血。心脏组织中存在腺苷 A_1 受体，腺苷通过兴奋腺苷 A_1 受体而产生负性变时、变力、变传导作用，可产生心动过缓。腺苷扩张脑血管，增加脑血流，可削弱脑血管的自身调节能力。腺苷起效快，作用时间短，血浆半衰期仅 10～20 秒。静脉用药后很快进入血液循环，并被清除细胞摄取（主要是红细胞和血管内皮细胞摄取），通过中心静脉给药，可提高药物的效力。双嘧达莫是冠状动脉扩张剂，可抑制细胞对腺苷的摄取，联合应用可使腺苷使用量下降、作用时间延长。腺苷的价格较贵，在临床应用中，一般多与神经阻滞、异氟烷或瑞芬太尼等联合降压，减少腺苷的用量并可明显减少术中失血。④前列腺素 E_1（PGE_1）：可抑制交感神经末梢释放去甲肾上腺素，并直接作用于血管平滑肌扩张血管产生降压作用。PGE_1 对动、静脉均有扩张作用，其程度与剂量成正比。由于其内在的负性变时效应，其

降压过程中所产生的反射性心动过速作用有限。PGE_1 代谢迅速，故在应用时应持续输注。由于 PGE_1 并不影响脑血流和脑血管的自主调节能力，故可应用于神经外科手术中。PGE_1 通过扩张肾小动脉、增加肾血流量，使肾小球滤过率增加产生利尿，对肾脏也有一定的保护作用。其副作用有呼吸抑制、支气管收缩、腹痛和高热等。临床应用时，一般静脉滴注 $0.1\mu g/(kg \cdot min)$，停药后血压缓慢恢复。由于其价格贵，使用时可考虑联合用药。⑤尼卡地平：是二氢吡啶类钙离子通道阻滞药，通过抑制血管平滑肌的跨膜钙离子内流，扩张外周血管而降低体循环阻力，产生降压作用。尼卡地平不影响心肌收缩力，可使 CO 增加；扩张冠状动脉，增加冠脉血流；对脑血管也有扩张作用，可使脑血流增加。尼卡地平在降压时也可引起反射性心率加快，但不会引起反跳性高血压。尼卡地平诱发的低血压用传统的升压药如去氧肾上腺素等难以拮抗，静脉应用钙剂可恢复血压。临床应用时，首次可予 $0.02mg/kg$，维持剂量为 $1 \sim 4$ $\mu g/(kg \cdot min)$，根据所要达到的低血压目标调整剂量。⑥非诺多泮：是一种选择性外周多巴胺受体激动药，可作用于肾脏、冠状动脉、脑、骨骼、肌肉和内脏循环，通过扩张动脉血管而产生降压作用。与硝普钠相比，它可增加肾血流产生利尿作用。非诺多泮可升高眼压，但不会引起反跳性高血压。非诺多泮在控制性降压中的应用还有待进一步评估。

自主神经系统抑制药 ①咪噻芬：通过阻断交感神经节的突触传递而引起动、静脉的扩张，产生降压作用，并可引起心肌收缩力和 CO 降低，但其对脑血管无明显扩张作用，对颅内压影响小。咪噻芬通过血浆胆碱酯酶代谢并由肾脏排泄，半衰期非常短。由于其对自主神经节的阻滞作用无选择性，副交感神经阻滞可产生不良反应如心动过速、瞳孔散大和尿潴留等，临床已甚少使用。②可乐定：通过兴奋中枢 α_2 肾上腺素能受体减少交感神经冲动传出，引起心率减慢和血压下降。与其他控制性降压的药物联合应用能显著提高降压效果，并减少其他降压药物的副作用如心动过速、反跳性高血压及毒性反应等。③酚妥拉明和乌拉地尔：均通过阻滞外周 α_1 肾上腺素受体引起血管扩张而产生降压作用。酚妥拉明可直接兴奋心脏引起心动过速，停药后也可产生反跳性高血压，故在临床应用时可联合用药以减少不良反应。乌拉地尔还可阻滞中枢神经系统的 5-羟色胺受体，防止因交感神经反射引起的心率增快，但其中枢作用具有自限性降压效应。该两种药物对脑血流量均无明显影响。④拉贝洛尔：可选择性拮抗 α_1 和非选择性拮抗 β 受体，其效应比为 $1:7$，对 β 受体的作用强于 α 受体。通过作用于 β 受体可抑制心肌收缩力和降低心率；作用于 α 受体，抑制血管平滑肌的收缩，扩张外周血管而产生降压作用。拉贝洛尔对颅内压无影响，即使对于颅内顺应性降低的患者也不会引起颅内压的升高。静脉用药起效时间为 $5 \sim 10$ 分钟，高峰效应 $1 \sim 3$ 小时。临床应用时，与吸入麻醉药如异氟烷联合使用能产生降压的协同效应。⑤艾司洛尔：选择性 β_1 受体阻断药，起效快（<3 分钟），作用时间短（10 分钟），可被血液中的酯酶水解，其清除不依赖肝、肾功能，在控制性降压中常作为辅助用药使用。艾司洛尔通过减慢心率而降低 CO，可产生明显的心肌抑制，并可降低血浆肾素活性和儿茶酚胺水平，对于心功能不全者使用应谨慎。

血管紧张素转换酶抑制药 通过抑制血管紧张素Ⅱ的形成而抑制血管收缩，降低 SVR 而产生降压作用，CO 不变或增加。在此类药物中，仅有卡托普利和依那普利可用作控制性降压的辅助用药，其药代动力学特性即起效和清除缓慢、作用时间长决定了该类药物降压效果的不可预知性特点。预先服用卡托普利或依那普利，可减弱血管扩张药应用时交感神经系统的反应，减少硝普钠的使用剂量。

临床应用 控制性降压主要用于口腔颌面部手术（如下颌骨截骨术、面部修整术）、鼻内镜或中耳显微手术、脊柱外科、大的矫形外科手术（髋关节、膝关节置换术）、心血管手术及动脉瘤等神经外科手术等。对于有宗教信仰而拒绝输血、大量输血有困难或有输血限制（如体内存在 P 抗体）的患者也可考虑运用此技术。存在潜在大量出血的手术如心脏手术、肝脏手术等已较少有报道。对于有重要脏器病变的患者应视为禁忌，如严重心脏病，严重高血压，动脉硬化，脑梗死病史，颈动脉内膜炎，中枢神经系统退行性变，严重肾功能损害，全身情况差有低血容量、严重贫血及严重糖尿病或呼吸功能不全。

并发症 通常情况下，年轻健康的患者进行控制性降压时少有并发症发生；老年人和有潜在器官功能不全者进行控制性降压的危险性则较大。选择控制性降压应仔细评估每个患者，基于合理的原因作出采取控制性降压的决定，选择地应用此技术可助于手术的成功，对患者有明显益处。若降压控制不当，超过生理代偿限度，可发生心、脑、肺、肾等各种并发症。其并发症的发生大多与控制性降压适应证的选择、技术掌握和管理不当密切相关。

临床表现与特征 常见并发症大多与低血压的水平、持续时间及降压快慢等对重要脏器血流的影响有关，主要有：①脑缺氧和脑血栓。②冠状动脉供血不足，可出现心肌梗死，甚至心力衰竭。③肾功能不全，出现少尿甚至无尿。④血管栓塞。⑤呼吸功能障碍。⑥持续性低血压、休克。⑦术后继发性出血。⑧苏醒延迟、苏醒后精神障碍等，严重者可引起死亡。

预防和处理 正确应用控制性降压技术，患者的并发症发生率可控制在正常麻醉的并发症发生率范围之内。因此，选择合适的患者进行控制性降压，合理运用各种降压技术，加强降压期间的监测管理显得非常重要。

严格掌握适应证 术前应仔细评估患者。对于非长期严重高血压患者，若术前已进行良好的抗高血压治疗，脑血管自身调节能力恢复至正常水平，只要措施得当，控制性降压也可安全用于上述患者，但术前未经药物控制的高血压患者则难保安全。

全面监测 包括连续动脉压测定（通常选用桡动脉置管测压）、心电图监测（可提示心肌灌注与缺血情况，观察有无心律失常发生）、呼气末二氧化碳分压（可帮助判断是否出现 CO 突然减少及呼吸功能监测）、脉搏血氧饱和度、体温、中心静脉压、中心静脉血氧分压、尿量［至少应保持尿量 $1ml/(kg \cdot h)$］、动脉血气分析、血细胞比容及血电解质监测等，有条件者还可进行听觉诱发电位、脑电图、组织 pH 等的监测，上述监测均有助于了解控制性降压期间机体功能状态的变化，保障患者手术安全。

不以减少失血与输血量作为降压程度的标准 控制性降压旨在减少失血与输血量，改善术野环境，由于控制性降压并非生理状态，因此降压应有限度，应以维持心、脑、肾等重要脏器的充分血液灌注为限，根据患者不同情况及手术要求区别对待。控制性降压时，若 MAP 低于某器官自身调节血流能力的最低限，则该器官的血液灌注会随血压的降低而减少。器官血压的自身调节低限并不是该器官的缺血阈。器官组织丧失自身调节血流能力的最低压高于该组织缺血的临界血压。对于正常体温的患者，一般 MAP 的安全低限为 $50 \sim 55mmHg$，或者基础血压的 1/2 以上；对于老年人、高血压及血管硬化的患者血压降低不应超过原基础值的 30%，在满足手术要求的前提下尽可能维持较高的血压水平。根据皮肤、结缔组织血供减少早于重要器官血供变化这一生理特性，施行控制性降压时应密切监测手术创面出血量，通常观察到术野无活跃渗血，出血及渗血量明显减少即可。若手术区毫无渗血或渗血呈暗红色，则表明血压过低。若中心静脉血氧分压 $<30mmHg$，说明组织缺氧，应升高血压。一旦在降压过程中心电图出现缺血样改变，则应放弃控制性降压以保障患者的安全。

降压过程应缓慢诱导 以使心、脑、肾血管有一定时间去适应低血压状态。降压速度过快可引起组织明显缺氧，一般认为动脉压降低速率应为 $10mmHg/min$。在麻醉状态下，机体通常对降压药的反应较敏感，应注意防止降压速度过快，以使机体有一个调节适应的过程。一旦手术主要步骤结束，即应停止降压。停止降压时，应缓慢恢复血压，一般应在 $10 \sim 20$ 分钟内逐渐恢复至原水平，彻底止血后再缝合切口，避免发生术后继发性出血。

维持稳定的麻醉状态 对顺利实施控制性降压至关重要。麻醉达到一定深度才能抑制交感和肾素-血管紧张素系统，在此基础上实施控制性降压。加深吸入麻醉药浓度可进一步降低血压，对短时降压者有益处，但应注意其对心肌的抑制。需要较长时间降压者，则宜采用不同方法和药物联合应用的方法，可使低血压过程平稳，减少单一用药量，避免其毒性和副作用。目前控制性降压多采用气管插管全身麻醉或硬膜外阻滞下联合应用血管扩张药或自主神经系统抑制剂的方法，便于灵活调控血压。调节控制性降压患者的体位，如头高位倾斜 $15° \sim 20°$，可使处于低位的血管，尤其是静脉血容量增多，血液潴留在身体下垂部位，使回心血量减少，CO 降低而降压，由此也可减少降压药用量，有利于血压的调控。充分利用体位调节辅助降压具有实际意义。体位改变或抬高肢体时，比心脏水平每升高 $1.3cm$，则升高部位的血压将降低 $1mmHg$，故在控制性降压时，通常可抬高手术部位的位置，但在体位调节时也需注意脑灌注压与 MAP 的关系，防止脑缺血的发生。

防止控制性降压期间发生低血容量 低血容量可能影响器官

的血液灌注量，甚至产生器官的不可逆性损伤。因此在控制性降压过程中，应保证足够的有效血容量，以维持器官功能的正常。术中应尽量精确评估失血量，保证静脉输液的通畅，及时补充血容量，使血细胞压比容维持在25%~28%。

加强呼吸管理　控制性低血压期间，肺内分流和无效腔量均可能增加，气体交换功能降低，因此应保证充分的供氧。过高或过低的 $PaCO_2$ 均可引起大脑的缺血缺氧，$PaCO_2$ 过低可引起脑血管收缩，使脑血流量减少，且可增加脑对缺血的敏感性；$PaCO_2$ 过高则可引起脑血管扩张，颅内压增加，进而影响脑灌注压使其降低。因此，潮气量和每分通气量应以保持正常的 $PaCO_2$ 而定，并保证呼吸道通畅。停止降压后的处理也很重要。停止使用降压药并不意味着控制性降压作用的消失，此时仍应加强患者循环和呼吸监测，保证良好的氧供，并应补足血容量，减少患者体位的变化，密切观察尿量，直至生命体征平稳保持较长时间。

（薛张纲）

róngliàng tìdài zhìliáo

容量替代治疗（volume replacement therapy）

不输血而通过补充其他外源性液体治疗已经发生、正在发生或即将发生的血容量丢失的方法。旨在维持和供应机体不显性失水，补充丢失或转移的细胞外液，纠正低血容量、电解质紊乱和酸碱平衡失调，维持患者血管壁张力和血流动力学稳定，保证组织灌注和代谢对氧的需求。合理的围术期容量替代治疗对调节血容量、维持和恢复组织灌注及保持机体内环境的稳定具有重要意义。

现代容量替代治疗可追溯到19世纪30年代，殃及全球的霍乱大流行使盐水第一次应用于临床。此后，林格液、乳酸林格液、明胶、右旋糖酐、羟乙基淀粉等不同的液体品种相继出现，容量替代治疗的理论亦不断发展。然而，由于临床上对体液总量、体液分布、微循环状态和组织灌注等指标缺乏精确的检测手段，在容量替代治疗中一直存在着所谓的"晶胶之争""干湿之争"等。目前，人们已将液体作为一种药物，并提出液体动力学模型研究静脉输液后血浆容量的扩张效应，以探索静脉输液后扩容的峰效应、清除速率等指导临床实践。

液体种类选择　容量替代治疗的液体种类可分为晶体溶液和胶体溶液。晶体溶液是19世纪80年代后逐渐发展起来的，主要包括平衡盐溶液、等渗盐溶液和高渗盐溶液等，临床上主要用于维持机体水电解质平衡，扩充血容量。应用晶体溶液补充血容量，其容量应为失血量的3倍。在晶体溶液逐渐发展并不断完善的同时，胶体溶液也逐渐进入临床。1915年霍根（Hogan）首次报道在人体使用明胶溶液；此后，右旋糖酐和羟乙基淀粉也相继应用于临床，自此胶体溶液成为容量替代治疗中不可替代的液体种类之一。对于天然胶体白蛋白而言，不推荐用于血容量的补充。通常进行容量替代治疗时，胶体溶液的补充应与失血量相当。

临床上有关晶体溶液和胶体溶液的应用一直存在争议，尽管已经进行了大量的临床研究，仍无明确的结论。晶体溶液的支持者强调晶体溶液价廉、有平衡的电解质、良好的缓冲作用、过量输液后再分布较快等特征，且对

肾功能有保护作用；但反对者指出若保持有效血容量需要输注大量的晶体溶液，其需要量为失血量的3倍以上，由此可导致组织水肿和肺水肿。胶体溶液的支持者指出胶体溶液在血管内扩容能力强，停留时间长，具有较强的容量扩充效应；而其反对者认为胶体溶液可导致肾小球滤过率降低，干扰凝血机制，输注过量可导致长时间的肺水肿，且比晶体溶液过量所致肺水肿更持久。研究认为，晶体溶液和胶体溶液在容量替代治疗中的作用并不相同，晶体溶液主要用于补充机体水分的丢失及维持电解质平衡，而胶体溶液主要用于扩充血容量以维持有效循环血量，故临床上应根据病情需要合理选择晶、胶溶液的使用比例和应用顺序，更多关注于输液的时机以最小化血管和组织间的液体转移。

策略　开放性输液和限制性输液究竟孰优孰劣并无统一结论。大量输液致容量负荷过重或过分限制液体的输注造成容量不足均不利于患者预后。对于围术期的容量替代治疗应强调个体化的目标导向性策略，选择合适的监测指标评估患者的容量状态，避免过量的液体输注。

开放性输液策略　传统补液方案认为，围术期的输液量应包括术前禁食所致液体缺失或术前累计缺失量、生理需要量、麻醉手术期间的液体再分布、麻醉导致的血管扩张和术中的失血失液量。因此，有学者提出开放性输液策略（所谓的"湿"），并指出只有保证充足的输液量，才有助于维持有效循环血容量，保证有效的组织灌注。

限制性输液策略　有研究认为，过多的液体输注会增加患者

的心肺负荷，并增加术后并发症的发生。有学者提出限制性输液策略（所谓的"干"），并认为通过限制性输液，可避免大量液体进入组织间隙，降低心肺并发症及伤口感染的发生率，加速胃肠道功能的恢复，降低术后发病率和死亡率。限制性液体治疗尽管可避免术中液体超负荷，但常导致潜在的不易识别的低血容量，引起器官功能不全，特别是术后急性肾功能不全的发生。

目标导向性液体治疗策略 为达到最适补液量，人们提出了目标导向性液体治疗（goal-directed fluid therapy，GDFT）策略。GDFT 是以保证组织灌注和细胞氧合为目标的治疗策略，以一些生理相关的重要指标为目标指导输液，这些指标易于监测，并能够及时对术中处理作出反应，由此评估机体的容量状态，指导液体治疗。

临床上用于监测和评估血容量的指标如下。①血流动力学指标：如心率、动脉压、中心静脉压、尿量、肺动脉楔压等。②氧合及其衍生指标：如脉搏血氧饱和度、混合静脉血氧饱和度、氧输送、氧耗量等。③代谢性指标：如血乳酸、胃黏膜 pH（pHi）等。近年来，人们还应用经食管超声心动图测定降主动脉校正血流时间和/或心输出量（cardiac output，CO）或经外周动脉心输量血氧定量监护仪监测每搏量变异度（stroke volume variation，SVV）判定患者的容量状态以指导输液。

用于围术期 GDFT 的监测方法主要有：肺动脉导管（pulmonary artery catheter，PAC）、经食管多普勒、脉搏波形和功率分析、静脉氧合、组织氧合等。由于 PAC 属有创性监测，可能发生严重并发症，且使用 PAC 需要培训和较多的经验积累，与之监测功能和精度相似的无创和微创监测技术越来越多，因此许多学者认为作为围术期 GDFT 的监测方法 PAC 需要重新评估。

经食管多普勒可测定降主动脉血流速度、每搏量（stroke volume，SV）和 CO，与 PAC 的结果高度相关，该监测方法的优点在于不需校正、重复性好，且操作者无需更多的培训，被认为是最理想的指导围术期 GDFT 的监测方法，尤其适于全身麻醉或镇静患者。

脉搏波形分析 CO 测定法（the pulse contour cardiac output method，PiCCO）是通过对动脉波形的计算机分析，获得连续和实时的 SV 和 CO 等指标及动脉脉压和 SV 变化，与 PAC 的结果亦高度相关；但 PiCCO 是一种有创性监测，且心律失常时由于动脉波形不规可导致其测定值的不准确。

LiDCO 是通过分析脉搏功率测定 CO，其准确性与 PiCCO 及 PAC 相似；与 PiCCO 一样，目前认为 LiDCO 仅适于在较大手术围术期指导液体治疗。

混合静脉血氧饱和度（S_vO_2）和中心静脉血氧饱和度（$ScvO_2$）测定是有创伤性监测，$ScvO_2$ 比 S_vO_2 高约 5%，但两者对容量负荷反应一致；将预先确定的 $S_vO_2 > 70\%$ 作为治疗目标已广泛用于指导脓毒症的治疗。

经食管超声可直观实时地显示心脏的解剖和生理，反映 SV 的变化；但该监测方法通常需要专业人员参与或经过足够的培训，且需置入食管探头，其使用受限。

GDFT 强调围术期容量替代治疗的个体化特征，通过液体负荷以达到个体最佳的循环功能状态。然而，围术期容量替代治疗时机的选择可能比方法的选择更重要，研究认为，早期合理的液体治疗可能对防止不良的病理生理过程的发生和发展具有重要意义。因此，对于较大的手术，强调在术前、术中及术后均采用 GDFT，以适应大手术围术期不断变化的容量需求。

（薛张纲）

tǐyè zhuàngtài pínggū

体液状态评估（assessment of fluid status）　对体液总量、分布和组成进行评估的方法。在手术、创伤等应激条件下，有效地评估和纠正体液紊乱，维护内环境稳定，可为患者的生命安全提供相应的保障。体液是以水为溶剂，以一定的电解质和非电解质成分为溶质所组成的溶液。人体的新陈代谢在体液中进行，体液的含量、分布、渗透压、pH 及电解质含量必须维持正常，才能保证生命活动的正常进行。

解剖生理　①体液总量。体液的量因年龄、性别及肥胖程度的差异而有所不同。人体内体液总量随年龄的增长而减少，新生儿体液含量最高，可达体重的80%，婴幼儿约占70%，学龄前儿童约占65%，主要是组织间液比重依次减少。一般男性成人体液含量比女性多，约占体重的60%，女性成人为50%；60岁以上男性为52%，女性为46%。体重70kg的成年男性，体液量约为600ml/kg 或 42L。肌肉组织含水量很高，约为75%，而脂肪组织的含水量仅为10%，肥胖者的体液含量要明显减少，极度肥胖者体液含量仅不到体重的 40%。②体液分布（表1）。体液分为细胞内液（intracellular fluid，ICF）和细胞外液（extracellular fluid，

ECF），由细胞膜所分隔，水能自由通过。ICF 是细胞进行生命活动的基质，与细胞的代谢和生理功能密切相关，约占体重的 40%，一般为 400~450ml/kg。ECF 是细胞进行新陈代谢的周围环境，是沟通组织与细胞之间以及机体与外环境之间的媒介。ECF 的比重随年龄增加而逐渐降低，婴儿的 ECF 约占体重的 45%，成人约占体重的 20%，一般为 150~200ml/kg，年轻成年男性的 ECF 比女性及老年人多。ECF 主要由血浆和组织间液两部分组成。血浆在血管内，约占体重的 5%，为 30~35ml/kg，是血液的非细胞部分，与组织间液保持动态平衡。组织间液则分布在细胞之间，包括细胞外和血管外的所有液体。其含量随年龄增长而变化较大，婴儿的组织间液约占体重 40%，1 岁小儿为 25%，2~14 岁为 20%，成人为 15%，相当于 120~165ml/kg。绝大部分的组织间液能迅速与血管内液体或 ICF 进行物质交换并取得平衡，在维持机体水和电解质平衡方面起重要作用，故称为功能性 ECF。ECF 中还包括一些特殊的分泌液，如脑脊液、关节囊液及胃肠分泌液等，由上皮细胞分泌，统称为跨细胞液；存在于结缔组织、软骨和骨质中的水也属于 ECF。上述的组织间液不能或仅缓慢地与血浆或 ICF 进行物质交换，虽有一定的生理功能，但在正常情况下对维持机体的水和电解质平衡所起的作用甚微，临床意义相对较小，该部分组织间液仅占体重的 1%~2%，称为非功能性 ECF；在病理情况下，此部分的组织间液大量丢失也会引起 ECF 的减少，导致水电解质紊乱。维持正常细胞外液容量，尤其是血管内细胞

外液容量，对机体的生命活动十分重要。③体液组成：体液的主要成分是水，其溶质包括电解质和非电解质两大类。非电解质是在溶液中不解离、不带电荷的溶质，包括尿素、葡萄糖、氧和二氧化碳等。体液中的各种无机盐、低分子有机化合物和蛋白质都是以离子状态存在，称为电解质。血浆和组织间液的电解质浓度相似，其主要区别是血浆的蛋白质含量很高，此种差异使血浆的渗透压比组织间液高 20mmHg，有利于保持血管内的容量。ECF 的电解质浓度与 ICF 的差异很大。ECF 中阳离子以 Na^+ 为主（是形成 ECF 渗透压的主要物质），其次为 Ca^{2+}；阴离子以 Cl^- 最多，HCO_3^- 次之。ICF 中阳离子主要是 K^+，其次为 Mg^{2+}，阴离子以 HPO_4^{2-} 和蛋白质离子为主（表 2）。细胞内外电解质浓度的恒定依靠细胞膜上 Na^+-K^+-ATP 酶的调

节得以维持。细胞膜对离子和蛋白质的通透性因器官而异，其中脑最低，肝最高。

技术操作 术前对患者的体液状态进行评估，可为接下来的容量替代治疗提供参考依据。体液状态的评估一般可从病史、体格检查和实验室检查 3 方面进行。

临床应用 ①病史。患者的年龄、性别、体重、此次治疗的疾病和并存的内科疾病的情况、手术方式、术前禁食时间等均会影响水电解质平衡。术前患者的禁食禁水均可造成一定程度的体液丧失，禁食时间越长机体缺水症状越明显。成人禁食 12 小时以上，失水量可达 8~10ml/kg；小儿基础代谢率高，水分丢失每小时可达 1.5~2.0ml/kg。环境温度和患者体温的上升也可造成经皮肤失水量的增加。术前肠道准备将会加重水电解质紊乱。高血压患者长期服用降压药也可对水电

表 1　体液分布（体重 70kg 的成人）

分布	占体重（%）	占总体液（%）	体液量（L）
细胞内液	40	67	28
细胞外液	20	33	14
组织间液	15	25	10.5
血管内	5	8	3.5
总计	60	100	42

表 2　体液中电解质的构成

电解质	细胞内液（mmol/L）	组织间液（mmol/L）	血浆（mmol/L）
Na^+	10	145	142
K^+	160	4	4
Mg^{2+}	17.5	2	3
Ca^{2+}	<1	3	5
Cl^-	2	115	103
HCO_3^-	8	30	27
HPO_4^{2-}	70	2	2
蛋白质	55	1	16

解质平衡产生影响。外科急性腹膜炎可导致大量功能性细胞外液向第三间隙的转移，造成有效血容量的减少。术前因内科疾病或外科情况，已引起严重的水电解质紊乱者，应予处理，并详细了解患者饮食、摄水量、尿量、失血量和出汗量、有无呕吐、腹泻病史及口渴感等。若有 1%～2% 的水分丢失，不论有无细胞内脱水，通常可引起口渴感。②体格检查。体液失衡即水电解质紊乱通常会对中枢神经系统、循环系统、消化系统、肾脏和外周灌注等产生影响。严重脱水时，观察患者的神志可表现为嗜睡、表情淡漠，甚至意识丧失；脑水肿时，患者可出现头痛、昏迷、呕吐，甚至抽搐。皮肤可反映外周组织灌注情况；脱水时皮肤干燥、无光泽且弹性差；四肢皮肤厥冷，反映末梢循环差；皮肤凹陷性水肿，提示有水钠潴留。对颈静脉充盈情况进行观察可发现，颈静脉塌陷提示血容量不足，而水钠潴留时颈静脉怒张伴结膜水肿。监测生命体征可发现，在血容量相对不足时，即便无明显低血压，机体也可表现出心率增快；当血容量减少超过体重的 30% 时，血压可明显下降。仅以心率和血压尚不足以明确判断是否存在低血容量，还应结合病史、体位试验等加以判断。若患者从仰卧位改为直立位，每分钟心率增加 10 次，或收缩压降低超过 20mmHg，通常提示患者存在血容量不足，体液缺失量占体重的 6%～8%。尿量减少通常提示机体缺水或血容量不足，失水量可达体重的 4%～6%，严重脱水还可导致肾灌注不足而损害肾功能，造成急性肾功能不全。③实验室检查。水钠代谢密切相关，血清钠升高的程度对判断失水的程度常是一个重要的指标。血清钠 >145mmol/L 提示高钠血症，水分丢失多于钠丢失，机体处于高渗状态。血红蛋白明显升高通常反映血液浓缩，若细胞脱水明显，可出现平均红细胞体积降低。血中尿素氮升高多见于重度失水的晚期。尿量、尿钠浓度及尿渗透压的监测则是常用的监测体液紊乱的指标。除尿量反映容量和组织灌注情况外，尿渗透压、尿电解质浓度和 pH 有助于鉴别诊断体液紊乱的病因。

（薛张纲）

jīngtǐ róngyè
晶体溶液（crystalloid solution）

含或不含葡萄糖的低分子电解质溶液。分为平衡盐溶液、低张溶液和高张溶液。主要用于维持机体的水电解质平衡和扩充血容量，是临床上最常使用的输液制剂。晶体溶液可以通过渗透和再分布快速到血管外，与细胞外液达到平衡。在理想情况下，输注的晶体溶液约有 25% 存留在血管内，而其余 75% 则分布于血管外间隙。用晶体溶液补充失血量时，所需的等张晶体溶液的量是失血量的 3～4 倍。因为晶体溶液在体内如同细胞外液，其在血管内、外的分布比率约为 1：4。一般而言，临床上输注 1L 等张晶体溶液，血容量可增加 100～200ml。几种晶体溶液成分与血浆的比较见表 1。

平衡盐溶液 与细胞外液的电解质成分相似。①乳酸林格液：是容量替代治疗中应用最普遍的晶体溶液，含有与血浆相近的电解质。其 pH 值仅为 6.5，渗透浓度为 273mmol/L，当乳酸盐不能完全离子化时，仅为 255mmol/L，其 Na^+ 浓度为 130mmol/L，稍低于细胞外液 Na^+ 浓度（142mmol/L），

表1　晶体溶液与血浆的比较

指标	血浆	生理盐水	乳酸林格液	复方电解质注射液	7.5%氯化钠	5%葡萄糖
pH 值	7.4	5	6.5	7.4	5.5	3.2～5.5
渗透压（mmol/L）	289	308	273	294	2450	252
Na^+（mmol/L）	142	154	130	140	1232	－
Cl^-（mmol/L）	103	154	109	98	1232	－
K^+（mmol/L）	4.2	－	4	5	－	－
Ca^{2+}（mmol/L）	5	－	2.7	－	－	－
Mg^{2+}（mmol/L）	3	－	－	3	－	－
HCO_3^-（mmol/L）	27	－	－	－	－	－
乳酸根（mmol/L）	1.2	－	28	－	－	－
醋酸根（mmol/L）	－	－	－	27	－	－
葡萄糖酸根（mmol/L）	－	－	－	23	－	－

故乳酸林格液为低渗溶液，对于严重颅脑损伤及脑水肿的患者不宜使用。乳酸林格液在林格液的基础上增加了乳酸钠 28mmol/L，经肝脏代谢后变为等当量的 HCO_3^-，有缓冲酸性物质的作用，与 H^+ 结合后形成碳酸，后者产生 CO_2 从溶液中释放。术前、术中使用乳酸林格液可降低血液黏稠度，稀释血液，有利于微循环灌注、扩容、保护肾功能和纠正酸中毒。大量输注该溶液的顾虑之一是对血乳酸水平的影响。然而，除非危重患者，乳酸林格液中所含乳酸在容量替代治疗过程中可迅速代谢，在肝脏中被转化为碳酸氢盐，故一般情况下不影响血乳酸的测定。但对于严重肝脏功能受损患者不宜选用此溶液。通常 1L 乳酸林格液能产生 100ml 的自由水。②复方电解质注射液：与乳酸林格液相比，其离子成分更接近机体的细胞外液。该溶液以 Mg^{2+} 取代 Ca^{2+}，用醋酸根和葡萄糖酸根替代乳酸根。其 pH 值为 7.4，相比于其他晶体溶液，最接近机体细胞外液的 pH 值，故不易引起静脉炎，与碱性药物合用时不会产生混浊沉淀。其所含 Cl^- 浓度为 98mmol/L，低于生理盐水与乳酸林格液，大量应用不会引起高氯性酸中毒。以醋酸根和葡萄糖酸根作为抗酸的缓冲物质，可避免肝肾功能不良时大量使用乳酸林格液所致血乳酸水平的增高（乳酸性酸中毒）。该溶液较多应用于肝移植手术的患者。另有学者认为，将该溶液作为小儿心脏手术体外循环预充液也具有一定优势。

生理盐水 属等渗溶液和等张溶液，是临床使用的 0.9%氯化钠溶液。其 Cl^- 含量比机体细胞外液多，大量使用生理盐水可造成高氯血症，影响肾小管分泌 K^+ 和 H^+，干扰机体水电解质平衡。生理盐水不含缓冲剂和其他电解质，在颅脑外伤、低氯性碱中毒或低钠血症时应用优于乳酸林格液。因生理盐水不含 K^+，故适合于高钾血症如肾衰竭需反复行血管透析者，用于扩容和补充细胞外液的丢失。大量输注生理盐水可能导致酸碱平衡失调和电解质紊乱。

高张盐溶液 临床应用较少，其 Na^+ 浓度为 250～1200mmol/L，亦即常用浓度为 3.0%～7.5%。其特点是用较小的容量可获得较好的复苏效果。溶液的 Na^+ 浓度越高，获得满意复苏所需的液体总量越少。因为高张盐溶液的渗透压高，输入该溶液后，细胞外液的高渗状态会使细胞内液中的水在渗透作用下向细胞外移动，相对增加了细胞外液的量而减少细胞内水分，可减轻水肿的形成。输注液体量的减少也可减轻组织水肿，这对已有组织水肿如长时间肠道手术、烧伤、颅脑外伤的患者尤为重要。动物实验表明，应用高张盐溶液可降低颅内压。然而，高张盐溶液在血管内的半衰期并不比相同 Na^+ 负荷的等张盐溶液长。大多数研究仅在液体复苏中用胶体时方使用高张盐溶液维持扩容。注射高张盐溶液时因其渗透量高可引起注射部位局部溶血。在平时抢救患者及手术中，此溶液还未被广泛应用，目前仅用于低钠血症的治疗。常用制剂有 3%、5%、7.5%的氯化钠和高张复方乳酸钠溶液。

5%葡萄糖 是临床常用的不含电解质的晶体液。葡萄糖可被机体代谢吸收，5%葡萄糖的功能同无电解质的纯水。静脉注射单纯水会使红细胞溶解，但 5%葡萄糖溶液是等渗溶液，输注时不会发生溶血。成人糖的基础消耗量 240～300mg/（kg·h），输注 5%葡萄糖溶液约 240ml/h 即可补充。手术创伤的刺激可引起儿茶酚胺、皮质醇、生长激素的释放增加，导致胰岛素分泌的相对不足，葡萄糖利用率下降，造成血糖升高。故 5%葡萄糖一般不作为术中补液之用。临床上 5%葡萄糖主要用于纠正高钠血症，但更常用于因胰岛素治疗而致糖尿病患者血糖偏低的情况。

（薛张纲）

jiāotǐ róngyè

胶体溶液（colloid solution）相对高分子量的溶液。根据是否来源于血浆，临床常用的胶体溶液分为天然胶体（如白蛋白）和人工胶体（如明胶、右旋糖酐和羟乙基淀粉）（表 1）。人工胶体

表 1 常用胶体溶液的比较

胶体液	白蛋白		贺斯（6%）	万汶	佳乐施（4%）	低分子右旋糖酐 40
	5%	25%				
胶体渗透压（mmHg）	18～20	100	34	36	27	78
血管内半衰期（小时）	–	–	3～4	1.4	4	2
扩容维持时间（小时）	<4		4～8	4～6	3～4	1.5
扩容能力*	1	3～5	1.1	1.0	<1（0.7）	1.8～1.9

注：*扩容能力表示每输注 1ml 胶体液所增加的血管容量（ml）。

因其接近于血浆成分被称为血浆替代品或代血浆，对暂时维持血管内容量非常有效，与血液制品相比价格便宜，存储期长，也无病毒传染的危险。

药理作用 胶体溶液相对分子量大，可以通过产生胶体渗透压使大部分成分维持在血管内。这使其血管内半衰期较长，而通常晶体溶液在血管内的半衰期仅20~30分钟。在容量替代治疗时，胶体溶液通常按失血量等量输注。根据斯塔灵（Starling）机制，胶体溶液在机体中的分布容积与血浆相同。作为一种天然的血浆蛋白质，白蛋白的分子量为66 000~69 000，构成血浆胶体渗透压的75%~80%。白蛋白正常浓度为35~50g/L。40%白蛋白分布于血管内，其余在血管外。

临床应用 临床广泛接受的应用胶体溶液的指征是：①复苏时在获取血液制品前存在严重血容量不足，如失血性休克。②严重低蛋白血症或大量血红蛋白丢失（如烧伤）时，可采用胶体溶液治疗。

白蛋白 白蛋白制剂是一种从健康人血液中分离而得出的天然胶体。由于其有较好的热稳定性，通过分离和热灭菌制备过程清除了感染源。临床常用的人体白蛋白制剂浓度有5%、20%和25%。5%白蛋白为等渗溶液，其渗透压309mmol/L（接近生理胶体渗透压），有250ml与500ml两种规格。若胶体渗透压低，而晶体溶液不能有效维持血容量，则可用5%白蛋白扩容，尤其适用于血浆白蛋白丢失于血管外间隙的患者，如大面积烧伤或腹膜炎等。临床上有20%和25%的白蛋白制剂，其所含白蛋白分别是正常浓度的4倍和5倍。20%和25%的

白蛋白制剂由50ml含有10g和12.5g白蛋白的缓冲稀释液制成，稀释液中含130~160mmol/L的Na^+，为高渗溶液，其他特点与5%白蛋白相同。输注20%或25%白蛋白时，其扩容效果可达输注量的4倍或5倍。尽管此种高渗的白蛋白溶液具有极高的胶体渗透压和扩容效力，但骤然变化的细胞外液含量将迅速改变细胞外液甚至细胞内液的渗透压环境，使得细胞物质交换发生障碍，甚至导致细胞结构与功能的损伤。因此，临床上对于血浆容量减少，但血压在可接受范围，细胞外液容量已扩充时可选用20%或25%白蛋白制剂，即出现伴组织水肿的低蛋白血症患者，可选用此种高浓度的白蛋白制剂。理论上，1g白蛋白在血管内可与18ml的液体结合。尽管输入2小时后只有不到10%移出血管内，但外源性白蛋白的半衰期仅不足8小时。输注1L的5%白蛋白溶液后，血浆容量可增加500~1000ml。在血管通透性正常情况下，若输注25%白蛋白溶液100ml，1小时后可使血管内容量增加400~500ml。临床上，白蛋白主要用于严重的低蛋白血症（血浆白蛋白浓度<25g/L），不推荐将其作为常规的容量扩张剂。若单纯为提高血浆胶体渗透压，则可以选择其他人工合成胶体替代。

白蛋白不仅具有维持血浆胶体渗透压的作用，还是体内多种物质结合转运的载体。因此，对于严重肝功能障碍或恶性营养不良（伴胸腔积液、腹水），或肾脏疾病导致尿中大量蛋白丢失的患者，仍应积极补充白蛋白。

临床上公认的白蛋白输注指征有：①烧伤所致血浆渗透压减低及低血容量性休克。②急性低

血容量性休克（如手术失血、创伤出血）。③急性呼吸窘迫综合征。白蛋白与利尿药联合应用，可使肺组织间隙液体吸收回血管，消除肺水肿以改善临床症状。④严重的低蛋白血症腹水。⑤肝功能严重受损（肝功能失代偿期）。⑥血液置换治疗。⑦透析治疗。

人工胶体 是一类由高分子物质构成的人工合成胶体溶液，输入血管内依靠其胶体渗透压在一定时间内有扩充血容量的作用。理想的人工胶体应具有以下特点：①无菌、无病毒、无毒性和无致热源，对人体无免疫原性。②适合各种血型，无须交叉配血试验。③在最大程度上代替血浆功能，能快速扩容并有效维持血浆胶体渗透压，在血管内有足够的保留时间，代谢产物无毒并能经正常渠道排除。④储存时间长而所需条件不高。⑤分子大小应接近人血白蛋白，不影响凝血，不干扰交叉配血试验，无过敏反应，含有适宜的电解质，体内无蓄积且清除完全。⑥无致癌、致畸作用。⑦原材料易得，价格低廉等。尚无一种人工胶体能满足上述所有要求。常用人工胶体主要有明胶、右旋糖酐和羟乙基淀粉3种。

明胶 属于第一代人工胶体，以精制动物皮胶或骨胶等大分子蛋白为原料，经化学合成。其平均分子量为35kD，代谢较快，半衰期为3~4小时，扩容效力约为1:1，略强于晶体溶液，对凝血系统无明显影响，对肾脏影响小，可反复多次使用。明胶制剂可发生过敏反应，可能源于明胶直接作用于肥大细胞和嗜碱性粒细胞引起组胺大量释放，快速输注更易发生，预先予H_1受体阻断药可减轻过敏反应的发生。

1915 年霍根（Hogan）首次将明胶应用于临床，第一次世界大战时明胶大量应用于休克患者的抢救，后被 WHO 列为一线抢救药物。但初期明胶制剂扩容效能弱且不良反应发生率高，在此后的数十年有关明胶制剂应用的报道很少，直到 1944 年有一项临床试验显示明胶是一种有用的血浆替代品。1949 年格里夫（Greave）阐述将血浆替代品作为一个整体，并认为明胶需要再适当改进以减少不良反应。经多年的探索和研究，人们通过化学方法将大分子明胶变成较小分子的明胶，降低了不良反应的发生率。目前临床上使用的明胶制剂主要为尿素交联明胶和琥珀酰明胶，两者均为等渗性血浆替代品。

尿素交联明胶由德国 Schmidt Thome 公司于 1962 年生产，是牛胶原经水解配制而成的 3.5%尿素交联的多肽，商品名为海脉素（Haemaccel），又称聚明胶肽（polygeline），原名血代。其平均分子量为 35kD，具有与血浆相似的胶体渗透压，对血细胞无破坏，有维持血容量的作用。在血管内的半衰期 3~4 小时，由肾脏排出。尿素交联明胶在体内无蓄积，在肾功能正常情况下完全排出时间约为 48 小时。不影响凝血或纤维蛋白溶解系统，不影响肾功能。该制剂为尿素交联明胶多肽溶于等张氯化钠的溶液，含 Na^+ 145mmol/L、Cl^- 145mmol/L、K^+ 5.1mmol/L、Ca^{2+} 6.25mmol/L，大量快速输入有可能引起血清电解质浓度和酸碱平衡的改变。因其含钾偏高，有利于低钾血症时使用；因其含有较高的 Ca^{2+}，对于应用强心苷的患者，应考虑该制剂中钙含量与其有协同作用。尿素交联明胶引起过敏反应的发

生率约为 0.146%。

琥珀酰明胶是由德国 Braun 公司于 1965 年开发的新一代明胶类血浆替代品，由牛胶原经水解为多肽经琥珀酰化后配制而成，并制作为 4%的琥珀酰明胶的生理盐水溶液，商品名为佳乐施（Gelofusine），原名血定安。国外自 20 世纪 70 年代起广泛应用于外科手术、低血容量性休克及危重患者的复苏，中国于 20 世纪 80 年代起开始用于临床。每 1000ml 含明胶多肽 40g，其平均分子量为 30kD，胶体渗透压为 33.3mmHg，渗透压为 274mmol/L，是与血浆等渗的溶液。其扩容效能相当于 4%白蛋白，能维持良好的血浆胶体渗透压。在血管内的半衰期约为 4 小时，输注后 24 小时内 95%以原形从肾脏排出，5%从粪便排出，极少储存在单核-巨噬细胞系统及其他组织中，3 天内可完全从血液中清除。琥珀酰明胶具有渗透性利尿作用，有助于维持休克患者的肾功能。该制剂不影响凝血酶原活性，不增加术中及术后出血倾向。大剂量输注如 24 小时输入 10~15L 也不会影响手术止血效果，还可降低血液黏稠度，提高红细胞沉降率，降低红细胞聚集性，改善微循环，增加血液中氧输送。其最大优点是每日使用量可不受限制。其电解质含量为 Na^+ 154mmol/L、Cl^- 125mmol/L、K^+ <0.04mmol/L、Ca^{2+} <0.04mmol/L。与尿素交联明胶相比，由于钾、钙含量较低，对需调整或控制钾、钙浓度时，该制剂具有一定优势；但大剂量快速输注有可能会引起稀释性低钾血症。琥珀酰明胶可以同血液、电解质和糖溶液经同一管道输注，但不可同时输注脂肪乳。琥珀酰明胶引起过敏反应的发生率约为 0.066%。

右旋糖酐 作为第二代人工胶体于 20 世纪 40 年代应用于临床。1945 年右旋糖酐从细菌 Leuconostoc 中分离出来。它以蔗糖为原料，由肠黏膜明串珠菌产生的右旋糖酐蔗糖酶合成，再经人工处理而成的葡萄糖聚合物。右旋糖酐是高渗的胶体溶液，因具有扩容作用、维持时效长、改善微循环血流障碍和抑制术后静脉血栓形成等特点，曾作为休克初期治疗的首选胶体溶液。临床常用的制剂有两种：一种是中分子量右旋糖酐，平均分子量为 70kD，称为 dextran-70；另一种是低分子量右旋糖酐，平均分子量为 40kD，称为 dextran-40。重复输入高分子量的右旋糖酐或较大剂量中低分子量的右旋糖酐，已证实对凝血功能和肾功能产生不利影响。还包括过敏反应和类过敏反应（其发生率约为 1:3300），干扰血液的交叉配型及非心源性肺水肿（认为可能是经血管吸收后对肺毛细血管的直接损伤所致）等。右旋糖酐已非临床常用的胶体溶液。

羟乙基淀粉 是第三代人工胶体，它以玉米淀粉中的支链淀粉为原料，经轻度酸水解和糊化，在碱性条件下以环氧乙烷进行羟乙基化而制成。1962 年汤普森（Thompson）首次将其引入临床，经过 40 余年的工艺改进，羟乙基淀粉（hydroxyethyl starch，HES）已逐渐成为临床上最常用的人工胶体溶液之一。

HES 的发展共经历了 3 代：第一代是高分子量高取代级，平均分子量为 450kD，取代级的比例为 0.7，即 HES450/0.7；第二代是中分子量中取代级，出现于 20 世纪 80 年代，其代表为 HES200/0.5（贺斯）；第三代是

中分子量低取代级，如HES130/0.4（万汶），在 21 世纪初上市（表 2）。

（薛张纲）

shùzhōng chángguī bǔyè fāng'àn

术中常规补液方案（conventional intraoperative fluid infusion program）

按照术前累计缺失量、术中持续丢失量、麻醉引起的血管扩张以及第三间隙缺失量等传统方法计算术中补液量的输液方案。可分两步进行：①扩容阶段：首先补充术前体液的累计缺失量和麻醉处理导致的血管扩张。②维持阶段：补充术中继续缺失量、生理需要量和第三间隙丢失量。在补液方案实施过程中，应常规监测血流动力学指标，包括血压、脉搏、心率、尿量及电解质等，根据患者的实际情况实施补液治疗。

解剖生理 围术期疾病本身、麻醉和手术创伤均会影响机体的体液平衡。

疾病对体液平衡的影响 许多外科疾病均可直接或间接地造成机体水电解质紊乱，如食管癌晚期、颅脑外伤后等患者无法进食、进水；恶性肿瘤引起的胸腔积液或腹水经多次放液治疗后；肠梗阻反复呕吐或大量消化液在肠腔内潴留；腹膜炎、肠瘘等引起体液丢失；消化道出血或肝、脾破裂出血等。

麻醉对体液平衡的影响 麻醉本身所致的生理改变对体液平衡的影响不可忽视。硬膜外阻滞、蛛网膜下腔阻滞均可导致相应的交感神经阻滞，引起相对性血管容量的扩张，由此严重脱水、应用降压药和利尿药的患者麻醉后常可导致血压下降。有学者指出麻醉前应输注一定量的液体以扩容，有时还需辅助应用血管收缩药，如麻黄碱、去氧肾上腺素等以克服交感神经阻滞所致血流动力学紊乱。吸入麻醉药虽不直接引起液体丢失，但可降低机体对低血容量及应激的反应能力，如手术应激状态下抗利尿激素释放增多的生理反应被麻醉所抑制。各种静脉麻醉药和吸入麻醉药对心脏功能、静脉回流量及血管张力产生不良影响。机械通气也可降低 B 型利尿肽的释放水平，增加抗利尿激素的释放，致水钠潴留等。

手术创伤对体液平衡的影响 手术创伤引起体液再分布涉及第三间隙的概念。第一间隙是指组织间液，第二间隙是指血浆。血容量的增加或减少主要指血浆容量的增加或减少。第一间隙和第二间隙的水和电解质可在毛细血管壁两侧相互交换，处于动态平衡状态，都属于功能性细胞外液（extracellular fluid，ECF）。手术创伤、局部炎症可使 ECF 转移分布至损伤区域或感染组织，引起局部水肿或体液淤滞于腔体内（如肠麻痹、肠梗阻时大量体液积聚于胃肠道内）。外科操作还可导致失血、失液和组织间液积聚，如胃或胆囊手术，ECF 可丢失 1~2L；选择性盆腔肿物根治术，可使血容量减少 0.5~1.0L，组织间液丢失约 2L。手术操作刺激和组织创伤还可使体液（包括蛋白质）在伤口、肠壁、腹膜等部位积聚。该部分液体虽均衍生于 ECF，但在功能上暂时不能与第一间隙和第二间隙有直接联系，产生体液潴留，故称这部分被隔绝的体液所在区域或部位为第三间隙。急性失血时，若为中等失血，则可见组织间液以 500ml/10min 的速度移至血管内，补充有效循环血量而使患者不产生休克症状。若失血量过大，体液丢失量过剧，超过上述代偿过程，则可发生血压下降、组织缺氧、酸中毒、细胞膜通透性增加、水和钠进入细胞内，导致组织间隙液进一步减少，细胞内水钠潴留，影响细胞功能。手术应激反应可使抗利尿激素和醛固酮分泌增加，导致水钠潴留。由此可见，ECF 急剧减少是大多数外科创伤和手术的共同特点。

技术操作 针对麻醉手术期间患者体液变化的特点，围术期液体需要量应包括：①每日正常基础生理需要量。②术前禁食所致液体缺失量或术前累计缺失量。③麻醉手术期间的液体再分布。④麻醉处理导致的血管扩张（补偿性扩容）。⑤术中失血、失液量。只有针对性地进行补液，方可维持有效血容量，保持组织有效灌注压，维持充分的氧运输、正常电解质浓度和血糖水平，保证内环境稳定。这也是维持手术

表 2 三种羟乙基淀粉溶液的比较

项　目	706 代血浆（20/0.9）	贺斯（200/0.5）	万汶（130/0.4）
平均分子量（kD）	20	200	130
取代级	0.91	0.5	0.4
溶液浓度	6%	6%，10%	6%
扩容效力	<60%	100%，145%	100%~130%
时效	<2 小时	4~8 小时	4~6 小时
半衰期	>20 天	3~4 小时	3 小时

患者生命体征稳定的重要环节，是手术患者疾病治疗的基础。因此，术中所需输入液体总量的计算公式如下：输入液体总量＝补偿性扩容＋生理需要量＋累计缺失量＋继续损失量＋第三间隙缺失量。

临床应用 术中常规补液方案的制订步骤包括：①术前评估患者的病理生理状态计算已缺失量。部分患者术前存在非正常的体液丢失，如术前呕吐、腹泻、利尿及术前的不显性过度失液，包括过度通气、发热、出汗等，也应视为术前液体丢失量。②计算每小时的生理需要量。可依据4-2-1法则（表1）。③计算禁食所造致缺失量，即等于每小时生理需要量乘以禁食时间。对于麻醉手术前的液体丢失量理论上应在麻醉前或麻醉开始初期补充，并采用与丢失液体成分相近的液体，故主要选择晶体溶液，并根据监测结果调节电解质的含量。④评估麻醉方式将引起的相对容量不足，计算所需的扩容量，即所谓的"补偿性扩容"。通常应在麻醉前或麻醉开始补充平衡盐溶液5~7ml/kg。要达到相同的扩容效果，胶体溶液的用量明显少于晶体溶液。⑤评估手术中的失血量。手术失血主要包括红细胞、凝血因子和血容量的减少，应针对这三方面同时补充。精确评估失血量可采用称重法，切除的器官和组织会影响失血量的估计。人体对失血有一定的代偿能力，若红细胞下降到一定程度则需补充。对于ASA分级Ⅰ~Ⅱ级的患者其血红蛋白（Hb）应维持在70~80g/L或血细胞比容（Hct）在21%~24%以上；围术期的危重患者（如心肌缺血、肺气肿或ASA分级Ⅲ~Ⅳ级）则应维持Hb在100g/L以上。若患者Hb<70g/L，应及时补充浓缩红细胞。对于术中大出血所致凝血功能紊乱主要应针对不同原因进行治疗，必要时补充一定的凝血因子，以维持机体凝血功能正常。凝血因子、血小板的补充主要依靠输注新鲜冷冻血浆、冷沉淀和血小板。各种原因引起的凝血因子减少伴明显手术创面渗血者应输注新鲜冷冻血浆、冷沉淀或相应的凝血因子；术中血小板<50×10⁹/L，并出现明显创面渗血应输入浓缩血小板。对于失血导致的血容量减少，根据需要输注血液制品、晶体溶液和/或胶体溶液。⑥评估手术所引起的第三间隙液体的丢失量。麻醉手术期间存在体内液体的再分布，血管内部分液体转移可导致血管内容量明显减少。手术操作可引起血浆、细胞外液和淋巴液丢失；炎症、应激、创伤状态下大量液体渗出至浆膜表面或转移至细胞间隙，一般为肠腔、腹腔、腹膜后腔和胸膜腔，这部分进入细胞间隙非功能区的液体将加重血容量减少和组织水肿。术中缺氧还可引起细胞肿胀，导致细胞内液容量增加，这些均需评估和处理。第三间隙液体丢失量的补充与手术部位和方式有关。较小的手术，如腹腔镜下手术、一些小的整形手术和扁桃体摘除术等，每小时需补充液体2~3ml/kg；而中等程度手术，如胆囊切除术、开胸手术等则需4~6ml/kg，有较大暴露创面的手术如肠梗阻行肠切除术、全子宫切除术、腹主动脉瘤切除术等则需7~10ml/kg。术中第三间隙液体丢失量应采用晶体溶液进行补充。

（薛张纲）

bǔchángxìng kuòróng

补偿性扩容（compensatory volume expansion，CVE） 麻醉前进行适当扩容，以弥补麻醉导致的相对性血容量不足的补液方案。麻醉本身包括麻醉药物和麻醉方法可引起一定范围或某种程度上的血管扩张和心功能抑制，导致机体有效循环血量减少。可在麻醉前或麻醉诱导的同时予5~7ml/kg的平衡盐溶液或相应的胶体溶液实施CVE。同样的扩容效果，胶体溶液的用量明显少于晶体溶液。

术中补液进行容量替代治疗旨在保证充分的氧供，满足组织的氧需求。而组织氧供与血红蛋白浓度、血氧分压、组织器官灌注压和血管阻力有关。组织灌注压则取决于体循环动脉压、静脉压或组织压。已知动脉压与心输出量和血管阻力有关。心输出量取决于每搏量和心率，每搏量又与前负荷、心肌收缩力、后负荷有关。

大部分全麻药、局麻药均使动静脉扩张，血管内容量增加，外周静脉压降低，使回心血量减少及心输出量下降，因此必须在麻醉前和麻醉诱导时实施CVE以弥补这一相对不足部分。全麻药抑制心脏收缩力，根据斯塔灵（Starling）机制，输注相应液体后将增加心脏前负荷，增加每搏量，使心输出量达到合适的范围。硬

表1 人体每日生理需要量

体重	液体容量（ml/kg）	输液速度［ml/(kg·h)］
第一个10kg	100	4
第二个10kg	50	2
以后每个10kg	20~25	1

膜外阻滞、蛛网膜下腔阻滞、骶管阻滞均可导致相应的交感神经阻滞，引起相对性血管容量扩张。对于术前存在严重脱水或应用降压药和利尿药的患者，麻醉后更易致血压严重下降。对于因血管扩张和心肌抑制所致低血压，除输注足量液体以扩容之外，还应适当辅以血管收缩药如麻黄碱、去氧肾上腺素等，以克服交感神经阻滞所致血流动力学紊乱，更好地维持麻醉手术期的血流动力学的平稳。吸入麻醉药虽不直接引起液体丢失，但可降低机体对低血容量及应激的反应能力。手术应激状态下抗利尿激素释放增多的生理反应会被麻醉所抑制。机械通气也可降低 B 型钠尿肽的释放水平，增加抗利尿激素的释放而致水钠潴留。手术后随着麻醉效应的终止，上述血管扩张和心肌抑制即可消退。此时，在心脏或肾脏受损的患者可能出现急性血容量过多。故对此类患者应在麻醉手术后及术后 1~2 天酌量减少液体的输入量。

（薛张纲）

shēnglǐ xūyàoliàng

生理需要量 （physiological requirement）

主要用于补充术中生理性体液丧失的补液方案。包括经皮肤蒸发、经肾脏和粪便排泄、经呼吸道丢失等。

机体每日液体的生理需要量与其代谢状态有关，与是否进行手术无关。正常人每日直接透过皮肤的不显性出汗约 500ml，而显性出汗量则明显受环境的温度、湿度以及本身状态如体温、体力活动等因素的影响。正常人通过呼吸道排出的水分也较恒定，约为 350ml；但同皮肤排汗一样明显受到环境状态和患者本身状态的影响。经由胃肠道随粪便排出的水分较少，每日约 150ml。肾脏是主要的排泄器官，在维持水代谢平衡方面起非常重要的作用。环境温度、湿度、对流条件改变或机体情况变化（如体温升高、呼吸增快等）均可影响上述生理需要量。在补充生理需要液体量的同时，还需补充丢失的电解质。

麻醉手术期间的生理需要量应从患者进入手术室开始计算，直至手术结束送返病房。人体每日正常液体的生理需要量根据 4-2-1 法则计算。以体重 70kg 患者为例，其每日液体的生理需要量为：$100ml/kg \times 10kg + 50ml/kg \times 10kg + 20ml/kg \times 50kg = 2500ml$；每小时的补液速度为：$4ml/(kg \cdot h) \times 10kg + 2ml/(kg \cdot h) \times 10kg + 1ml/(kg \cdot h) \times 50kg = 110ml/h$。每日所需钠量约为 1.5mmol/kg，所需钾量为 1.0~1.5mmol/kg。若此患者麻醉手术时间共 4 小时，则其生理需要量为 440ml。

每日生理需要量为机体新陈代谢所需，因此麻醉手术期间生理需要量的补充应采用晶体溶液。手术刺激及麻醉均可导致体内儿茶酚胺、皮质醇、生长激素及胰高血糖素的分泌增加，使胰岛素的分泌减少而葡萄糖的利用降低，引发高血糖，术中补充生理需要量的液体不包含葡萄糖。

（薛张纲）

lěijì quēshīliàng

累计缺失量 （cumulative deficiency volume）

包括术前禁食损失液体量、术前额外缺失量和第三间隙量丢失量。

病理生理 患者术前禁食，机体的正常生理需要量未得到补充，存在一定程度的体液缺失，此部分缺失量等于禁食时间乘以单位时间的生理需要量，并应以晶体溶液补充。以体重 70kg 的患者禁食 8 小时为例，此部分的液体缺失量为：$[4ml/(kg \cdot h) \times 10kg + 2ml/(kg \cdot h) \times 10kg + 1ml/(kg \cdot h) \times 50kg] \times 8h = 880ml$。由于肾脏对水的重吸收作用，实际缺失量比计算值偏小。

部分患者术前即存在非正常的体液丢失，如术前呕吐、腹泻、利尿、发热、过度通气、出汗等，也应视为术前液体的缺失量。不同的外科疾病和同一外科疾病的不同程度，体液丢失或转移（第三间隙丢失）特点有很大不同，应根据临床诊断、症状、体征和实验室检查进行综合评估。例如，胃肠引流 0.5L 将丢失 30~50mmol Na^+ 和 50~60mmol Cl^-（表1）。

对于一些常见的外科疾病，其体液丢失或转移的特点如下。①胃肠道穿孔、腹膜炎患者：渗出的电解质含量 Na^+ 138mmol/L、K^+ 4.9mmol/L，尚有 4% 以上的蛋白质。②肠梗阻患者：大量消化液在肠腔内潴留，肠绞窄者还可潴留血液和毒素类物质。肠液的电解质含量特点是 Na^+ 110~120mmol/L（稍低于血浆），K^+ 和 Cl^- 含量与血浆相似，而 HCO_3^- 含量比血浆高 2~3 倍，故在补液同时应注意纠正酸中毒。③急性胆道感染、急性胰腺炎等患者：大量血管内液向组织间隙转移，微循环淤滞，腹膜水肿，有效循环血量急剧减少；若组织灌注受损严重，则细胞膜通透性改变，细胞内水钠潴留，细胞功能受损，致病情进一步恶化。这类患者应尽快迅速补充功能性细胞外液，恢复有效循环血容量，恢复组织灌注和供氧，同时应注意酌量补充胶体溶液。④消化道出血或肝、脾破裂出血患者：循环血容量急剧减少，代偿阶段表现为组织间液迅速向血管内转移，维持有效

表 1　胃肠液容量和成分

液体来源	24 小时容量（ml）	Na⁺（mmol/L）	K⁺（mmol/L）	Cl⁻（mmol/L）	HCO₃⁻（mmol/L）
唾液	500~2000	2~10	20~30	8~18	30
胃	1000~2000	60~100	10~20	100~130	0
胰腺	300~800	135~145	5~10	70~90	95~120
胆汁	300~600	135~145	5~10	90~130	30~40
空肠	2000~4000	120~140	5~10	90~140	30~40
回肠	1000~2000	80~150	2~8	45~140	30
结肠	-	60	30	40	-

循环血容量，失代偿时则进入休克状态。此类患者也需迅速补充功能性细胞外液，恢复有效循环血容量。若这类患者存在血细胞的大量丧失，使氧的运输减少，则晶体溶液的补充应有一定限度，还应适当补充胶体溶液和血液制品。一般应维持血红蛋白在 80~100g/L，以满足组织器官的氧供需平衡，保持其功能的稳定。术前因疾病、外伤所致体液额外丢失和第三间隙丢失，可造成有效循环血容量的不足，此时体液丢失量通常难以估计，一般可通过监测血流动力学指标进行评估。

技术操作　理论上术前的体液缺失量都应在麻醉前或麻醉开始初期补充，因此麻醉前最好输注充足的液体量以恢复血压、心率，使灌注压接近正常。若时间允许，最好也使尿量恢复到正常水平［>0.5ml/（kg·h）］。若临床出现低血容量症状，但颈静脉怒张，中心静脉压或肺动脉压升高，不应快速大量输注液体，应严密监测血流动力学指标。对于情况尚可的患者，输注速率可以是一般维持速度的 3~4 倍，直至所计算的缺失量得到纠正。在外科急诊情况时，常需要评估并纠正与外科疾病相关的水电解质紊乱，处理并存的内科疾病或调整

有关治疗。麻醉诱导、应用机械通气和外科创伤所致应激反应可引起水电解质和蛋白质的再分布，应特别关注 Na⁺、K⁺、Ca²⁺、Mg²⁺ 等电解质异常。

临床应用　禁食后体液缺失量、术前体液额外缺失量及第三间隙丢失是机体新陈代谢或体液再分布的结果，因此液体的补充应采用与缺失的体液成分相近的液体，故累计缺失量主要选择晶体溶液补充，并根据监测结果调节 Na⁺、K⁺、Ca²⁺、Mg²⁺、HCO₃⁻ 等电解质的含量。累计缺失量应在入院后 8~12 小时内补充；对于择期手术且无额外体液丧失的患者，可在麻醉中补充，在手术时间内补完。

（薛张纲）

jìxù sǔnshīliàng

继续损失量（continuous lost volume）　包括术中失血量、引流的腹水及胸腔积液量、胃肠引流量、尿量、暴露的内脏蒸发所丢失的液体量。术中继续损失量（如出血、腹水等）应予相应补充，以维持正常血容量和正常的细胞外液组成成分。

手术失血主要包括红细胞、凝血因子、血浆和部分组织间液的丢失，故应针对性地处理。监测和评估术中失血量在指导输血

输液治疗中非常重要。精确评估失血量可采用称重法，但切除的器官和组织影响失血量的评估。血红蛋白（Hb）或血细胞比容（Hct）与血容量丢失程度并不完全一致，快速的体液再分布与静脉内液体替代也影响 Hct 的测定，可能在较长的手术或失血量难以评估时更有用。根据血红蛋白法和称重法求得的失血量，不包括手术野蒸发和毛细血管断面在止血过程中形成血栓的消耗，这些消耗同样不能参加有效循环，所以测出的失血量比实际失血量小，故应增加 25%~35%。

红细胞的主要作用是与氧结合，以保证组织供氧。人体对失血具有一定的代偿能力，当红细胞下降到一定程度才需要补充。一般认为，Hb < 70g/L 或 Hct < 0.21 应予以输血，重症患者（如心肌缺血、肺气肿或 ASA 分级 Ⅲ~Ⅳ级），应维持 Hb>100g/L 或 Hct>0.30。术中可按下述公式大致测算浓缩红细胞的补充量：浓缩红细胞输注量 =（Hct 期望值-Hct 实测值）×55×体重（kg）÷0.6。

对于术中大失血导致的凝血功能紊乱，应针对不同原因进行处理，必要时补充相应的凝血因子、血小板以维持机体凝血功能的正常。凝血因子和血小板的补充主要依靠输注新鲜冷冻血浆（fresh frozen plasma，FFP）、冷沉淀和血小板。对于各种原因所致凝血因子减少伴明显手术创面渗血者应输注 FFP、冷沉淀或相应的凝血因子。FFP 含有血浆所有的蛋白和凝血因子，常用于大量输血后和补充血小板仍然继续渗血的病例，纤维蛋白原缺乏患者也可采用 FFP。冷沉淀主要含有因子Ⅷ、因子ⅩⅢ、血管性血友病因子和纤维蛋白原。一个单位冷

沉淀是从一个单位 FFP 分离出来，含较高纤维蛋白原，不需行 ABO 配型，溶解后应立即使用。血小板输注的适应证是血小板减少和血小板功能异常。血小板计数＜$50×10^9$/L 并出现明显创面渗血者，应及时输注血小板。

术中失血可导致血容量减少，进行容量替代治疗时，每 1ml 出血量补 3ml 平衡盐溶液或生理盐水，或每 1ml 出血补 1ml 胶体溶液，以维持正常的充盈压、动脉血压和心率。浓缩红细胞的输注大概以每 2ml 失血补 1ml 浓缩红细胞，其余以胶体溶液或晶体溶液补充。若血容量正常，心功能无异常，但患者表现为交感兴奋、混合静脉血氧饱和度下降或心电图出现心肌缺血表现，则提示需要补充红细胞。因此，对于术中失血量应根据患者术中的实际情况采用血液制品、晶体溶液和/或胶体溶液进行补充。

术中引流的腹水及胸膜腔渗出液其电解质成分与细胞外液相同，但其蛋白含量为血浆的 30%～100%。对于此部分液体的丢失可用平衡盐溶液予以补充。若患者的胶体渗透压明显降低（＜17mmHg）应补充胶体溶液，否则晶体溶液的再分布容积将会明显增加。

术中暴露的内脏蒸发所丢失的液体完全是水分，电解质则被保留，因此需要补充游离水。这部分丢失的液体量直接与温度、相对湿度、暴露表面积的大小及手术持续时间相关，一般按每小时 0.8～1.2ml/kg 估算。

胃肠道不同部位丢失液体其电解质组成成分各不相同，应按术中损失量予以补充。由于应用利尿药、糖尿病或尿崩症出现的尿量增多，应根据尿电解质的测量补充适当液体。通常尿钠浓度为 50～100mmol/L，尿钾为 20～60mmol/L。

（薛张纲）

tǐyè zàifēnbù
体液再分布（humoral redistribution）
手术创伤造成部分功能性细胞外液转移为非功能性细胞外液。又称第三间隙丢失。第一间隙指组织间液，第二间隙指血浆。组织间液和血浆中的水、电解质可通过毛细血管壁进行相互交换，处于动态平衡状态，均属于功能性细胞外液。手术操作刺激和组织创伤本身可引起体液在伤口、肠壁、腹膜等处积聚引起局部水肿，或转移至细胞间隙如肠腔、腹腔、腹膜后腔和胸膜腔等，这部分液体虽均衍生于功能性细胞外液，但功能上却不再与第一间隙和第二间隙有直接联系，故称这部分被隔绝的体液所在区域或部位为第三间隙。

第三间隙丢失可导致组织水肿及细胞间液体的移位，功能上这部分液体不能被动员参与维持血容量，由此可造成机体有效循环血量下降。体液再分布与手术创伤程度、组织暴露程度和手术持续时间有关，如胃、胆囊手术，细胞外液可丢失 1～2L；选择性盆腔肿物根治术，可致血容量减少 0.5～1.0L，组织间液丢失约 2L。这种体液再分布并不能通过限制液体的输入而避免，尤其是在细胞外和细胞内正常组分都受到损害的情况下。第三间隙丢失的液体成分相当于细胞外液中电解质浓度加上少量的蛋白质，因此平衡盐溶液是最合适的容量替代品。术中缺氧还可引起细胞肿胀，导致细胞内液容量增加，手术广泛分离可引起淋巴液明显丢失，故在评估体液再分布时应考虑上述情况。

术中第三间隙液体丢失通常采用晶体溶液进行补充。胶体进入损伤组织的速度虽比进入正常组织时快，但比电解质慢得多，所以肠壁水肿用胶体溶液治疗比用晶体溶液治疗效果好。第三间隙丢失量与手术部位和方式有关。较小的手术，如疝修补术、腹腔镜下手术、小的整形手术等，需每小时补充液体 2～3ml/kg；中等程度手术，如胆囊切除术、开胸手术等则需 4～6ml/kg；有较大暴露创面的手术如肠梗阻行肠切除术、全子宫切除术、腹主动脉瘤切除术则需 7～10ml/kg。临床工作中，不同患者实际需要量也不尽相同，应根据具体情况处理。

（薛张纲）

wéishùqī xuèyè guǎnlǐ
围术期血液管理（perioperative blood management）
在围术期不同阶段保护血液的质和量以减少失血的技术。可最大限度地减少异体血输注。

严格的围术期血液管理不仅可节约宝贵的血液资源，还可避免因输血导致的传染病传播、免疫抑制、输血相关急性肺损伤、急性输血反应等并发症。其内容包括：①严格掌握输血指征。2000 年 6 月 1 日中华人民共和国卫生部颁布的《临床输血技术规范》中关于手术及创伤患者输注浓缩红细胞指征作出如下规定：浓缩红细胞用于需要提高血液携氧能力，血容量基本正常或低血容量已被纠正的患者，血红蛋白＞100g/L 者可以不输血，血红蛋白＜70g/L 者应考虑输血，血红蛋白在 70～100g/L 之间者则根据患者的贫血程度、心肺代偿功能、有无代谢率增高及年龄等因素决定。②采用药物治疗的方法积极纠正贫血。患者术前贫血的发生率随年龄增长而增加,择期手术患者可采取补充铁剂、叶酸、维生素 B_{12} 或加用红细胞生成素等药物纠正,降低其围术期输血的概率。③采用多种措施减少围术期出血。

方法和措施:①外科手术技术的改进,包括采用微创手术方法,使用激光、超声刀等措施。②通过增加麻醉深度、使用血管活性药等方法,对适宜的患者采取控制性降压。③采用术前急性等容血液稀释或高容量血液稀释等方法,减少血液内有形成分的丢失。④抬高手术部位或使用止血带等措施。⑤维持患者体温在正常范围内,避免低体温导致的凝血功能异常。⑥减少围术期诊断性失血。⑦增加自体输血的比例。自体输血指采集患者体内血或回收手术或创伤失血再回输给同一患者,包括储存式自体输血,即术前自体采血储备技术;稀释式自体输血,即血液稀释;围术期回收式自体输血,即术中及术后术区血液回收技术。以上几种自体输血技术可单独使用,也可联合应用。

(虞雪融)

shūxuè zhǐnán

输血指南 (transfusion guideline) 根据文献综述及专家共识形成,用于指导医疗机构科学、合理用血制订的规范。输血指南为临床医师和患者做有关输血的决定提供了系统的建议,仅为医疗行为提供参考,并非需要严格执行。依照指南进行的医疗行为也不能保证患者得到良好的预后,具体操作需视临床情况而定。随着医学进步、技术改进及医疗实践的不断更新,在不同国家其内容略有不同。2000 年 6 月中华人民共和国卫生部颁布的《临床输血技术规范》除规定输血相关技术操作规范外,也包括输血指南的相关内容。

成分输血指南 血液由血细胞和血浆组成。将供者血液的不同成分应用科学方法分开,依据患者病情的实际需要,分别输入有关血液成分,称为成分输血。具有疗效好、副作用小、节约血液资源及便于保存和运输等优点,各地应积极推广。

红细胞临床应用如下。①浓缩红细胞:各种急性失血的输血;各种慢性贫血;高钾血症和肝、肾、心功能障碍者输血;小儿、老年人输血。②少白红细胞:用于输血产生白细胞抗体,引起发热等输血不良反应的患者;防止产生白细胞抗体的输血(如器官移植患者),与受血者 ABO 血型相同。③红细胞悬液:同浓缩红细胞。④洗涤红细胞:对血浆蛋白有过敏反应的贫血患者;自身免疫性溶血性贫血患者;阵发性睡眠性血红蛋白尿症;高钾血症及肝肾功能障碍需要输血者。⑤冷冻红细胞:同洗涤红细胞;稀有血型患者输血;新生儿溶血病换血;自体输血。

血小板用于血小板减少或功能障碍所致出血。

白细胞用于中性粒细胞 $<0.5\times10^9/L$,并发细菌感染,抗生素治疗 48 小时无效者(应严格掌握适应证)。

血浆临床应用如下。①补充全部凝血因子(包括不稳定的因子 V 和因子 Ⅷ);大面积烧伤、创伤。②冷沉淀适用于血友病 A、血管性血友病、纤维蛋白原缺乏症者。

自体输血指南 自体输血可以避免血源传播性疾病和免疫抑制,对一时无法获得同型血的患者也是唯一血源。方法有 3 种:贮血式自体输血、急性等容血液稀释及回收式自体输血。

贮存式自体输血 术前一定时间采集患者自身的血液进行保存,在手术期间输注。若患者身体一般情况好,血红蛋白 (Hb) > 110g/L 或血细胞比容 (Hct) >33%,行择期手术,患者签字同意,均适合贮存式自体输血。按相应的血液储存条件,手术前 3 天完成采集血液。每次采血不超过 500ml(或自身血容量的 10%),两次采血间隔不少于 3 天。采血前后可予患者铁剂、维生素 C 及叶酸(有条件者可应用重组人红细胞生成素)等治疗。Hb<100g/L 和有细菌性感染的患者不能采集自身血。冠心病、严重主动脉瓣狭窄等心脑血管疾病及重症患者慎用。

急性等容血液稀释 一般在麻醉后、手术主要出血步骤开始前,抽取患者一定量自体血在室温下保存备用,同时输入胶体溶液或等渗晶体溶液补充血容量,使血液适度稀释,降低 Hct,使手术出血时血液的有形成分丢失减少,根据术中失血及患者情况将自体血回输给患者。适用于一般情况好,Hb ≥ 110g/L(Hct ≥ 33%),估计术中有大量失血的患者。也可用于手术降低血液黏稠度,改善微循环灌流。Hb < 100g/L、低蛋白血症、凝血功能障碍、静脉输液通路不畅及不具备监护条件者不宜进行。血液稀释程度,一般使 Hct 不低于 25%。术中密切监测血压、脉搏、血氧饱和度、Hct、尿量,必要时监测中心静脉压。

回收式自体输血 血液回收指用血液回收装置,将患者体腔积血、手术失血及术后引流血液进行回收、抗凝、滤过、洗涤等处理，然后回输给患者。血液回收必须采用合格的设备，回收处理的血必须达到一定的质量标准。体外循环后的机器余血应尽可能回输给患者。回收血禁忌证：①血液流出血管外超过6小时。②怀疑流出的血液被细菌、粪便、羊水或毒液污染。③怀疑流出的血液含有癌细胞。④流出的血液严重溶血。

手术及创伤输血指南 包括以下内容。

浓缩红细胞 用于血容量基本正常或低血容量已被纠正的患者，旨在提高血液携氧能力。低血容量患者可配晶体溶液或胶体溶液。Hb>100g/L者可以不输；Hb<70g/L者应考虑输；若Hb在70～100g/L之间，根据患者的贫血程度、心肺代偿功能、有无代谢率增高及年龄等因素决定。

血小板 用于血小板数量减少或功能异常伴出血倾向或表现者。若血小板>100×10⁹/L可以不输；血小板<50×10⁹/L应考虑输；血小板在50～100×10⁹/L之间，应根据是否有自发性出血或伤口渗血决定。若术中出现不可控渗血，确定血小板功能低下，输注血小板不受上述限制。

新鲜冷冻血浆 用于凝血因子缺乏的患者。①凝血酶原时间（PT）或活化部分凝血活酶时间（APTT）>正常的1.5倍，创面弥漫性渗血。②患者急性大出血输入大量库存全血或浓缩红细胞后（出血量或输血量相当于患者自身血容量）。③病史或临床过程表现有先天性或获得性凝血功能障碍。④紧急对抗华法林的抗凝血作用（新鲜冷冻血浆，5～8ml/kg）。

全血 用于急性大量血液丢失可能出现低血容量性休克，或存在持续活动性出血，估计失血量超过自身血容量30%的患者。回输自体全血不受该指征限制，根据患者血容量决定。

注意事项：①红细胞的主要功能是携带氧到组织细胞。贫血及血容量不足均影响机体氧输送，但二者的生理影响不同。失血量达总血容量的30%才会出现明显的低血容量表现，年轻体健的患者补充足够液体（晶体溶液或胶体溶液）即可完全纠正其失血造成的血容量不足。全血或血浆不宜用作扩容剂。血容量补足后，输血旨在提高血液的携氧能力，应首选红细胞制品。晶体溶液或并用胶体溶液扩容，结合红细胞输注，也适用于大量输血。②无器官器质性病变的患者，只要血容量正常，Hct为20%（Hb>60g/L）的贫血不影响组织氧合。急性贫血患者，动脉血氧含量的降低可以被心输出量的增加及氧解离曲线右移而代偿。心肺功能不全和代谢率增高的患者应保持Hb>100g/L以保证足够的氧输送。③手术患者若血小板>50×10⁹/L，一般不会发生出血增多。血小板功能低下（如继发于术前阿司匹林治疗）对出血的影响比血小板计数更重要，手术类型和范围、出血速率、控制出血的能力、出血所致后果的大小及影响血小板功能的相关因素（如体外循环、肾衰竭、严重肝病用药）等，都是决定是否输注血小板的指征。分娩妇女血小板可能<50×10⁹/L（妊娠性血小板减少）而不一定输血小板，因为输血小板后的峰值决定其效果，缓慢输入的效果较差，所以血小板应快速输注，并一次性足量使用。④只要纤维蛋白原浓度>0.8g/L，即使凝血因子只有正常的30%，凝血功能仍可能维持正常。即患者血液置换量达全身血液总量，实际上仍有1/3自体成分（包括凝血因子）保留在体内，有足够的凝血功能。应注意，若休克未得到及时纠正，可导致消耗性凝血障碍。⑤新鲜冷冻血浆的使用，必须达到10～15ml/kg才能有效。禁用新鲜冷冻血浆作为扩容剂及用于促进伤口愈合。

内科输血指南 主要包括以下内容。

红细胞 用于红细胞破坏过多、丢失或生成障碍所致慢性贫血伴缺氧症状者。若Hb<60g/L或Hct<20%，可考虑输注。

血小板 血小板计数和临床出血症状结合决定是否输注血小板。①血小板>50×10⁹/L，一般不需输注。②血小板（10～50）×10⁹/L，根据临床出血情况决定，可考虑输注。③血小板<5×10⁹/L，应立即输血小板防止出血。预防性输注不可滥用，防止产生同种免疫反应导致输注无效。有出血表现者应一次足量输注并测定校正增加数（CCI）。CCI=（输注后血小板计数−输注前血小板计数）×体表面积（m²）/输入血小板总数（10¹¹）。

式中输注后血小板计数为输注后1小时测定值。CCI>10者为输注有效。

新鲜冷冻血浆 用于各种原因（先天性、后天获得性、输入大量库存血等）引起的多种因子Ⅱ、Ⅴ、Ⅶ、Ⅸ、Ⅹ、Ⅺ或抗凝血酶Ⅲ缺乏，伴出血表现者。一般输入量为10～15ml/kg。

普通冷冻血浆 主要用于补充稳定的凝血因子。

洗涤红细胞 用于避免引起同种异型白细胞抗体和避免输入

血浆中某些成分（如补体、凝集素、蛋白等），包括对血浆蛋白过敏、自身免疫性溶血性贫血、高钾血症、肝肾功能障碍及阵发性睡眠性血红蛋白尿症的患者。

机器单采浓缩白细胞悬液 主要用于中性粒细胞缺乏（中性粒细胞 $<0.5\times10^9/L$）、并发细菌感染且抗生素治疗难以控制者，充分权衡利弊后输注。

冷沉淀 主要用于儿童及成人轻型血友病 A、血管性血友病、纤维蛋白原缺乏症及因子Ⅷ缺乏症患者。严重血友病 A 需加用因子Ⅷ浓缩剂。

全血 用于内科急性出血所致血红蛋白和血容量迅速下降伴缺氧症状者。Hb $<$ 70g/L 或 Hct$<$22%，或出现失血性休克者考虑输注，但晶体溶液或并用胶体溶液扩容仍是治疗失血性休克的主要输血方案。

（虞雪融）

chéngfèn shūxuè

成分输血 （component blood transfusion）

将血液中各种有效成分进行分离、提纯，分别制成高纯度、高浓度、小容量制剂，依据患者病情实际需要分别输入有关血液成分的方法。临床上常用的血液成分包括全血、红细胞、新鲜冷冻血浆、冷沉淀、浓缩血小板及在此基础上进一步提纯的血液制品（包括白蛋白、球蛋白、凝血酶原复合物、纤维蛋白原、因子Ⅷ等）。

特点 ①高效：高纯度、高浓度、容量小、针对性强、疗效显著。例如，若需提高患者血小板 $300\times10^9/L$，需机采血小板 1 人份约 250ml，需全血则 3000ml 以上，且将多个献血者的同一血液成分混合在一起，才能达到有效的治疗量。②安全：每种血液成分都有多种抗原性，除单卵双胎的血型相同外，未发现两个血型完全相同的人，通常所说的同型输血仅指献血者与受血者红细胞上某一部分血型抗原相同，而红细胞上其他抗原以及其他血液成分的血型抗原都不相同，而献血者的诸多抗原进入受血者体内，不可避免地会导致受血者产生特异性抗体。受血者再次接受输血时，抗原抗体结合，将发生同种异体免疫输血反应。限制不必要的血液成分输入，有利于降低输血免疫反应的发生。全血中的病毒通常不均匀地分布在各种不同血液成分中，在血浆成分中，大部分病毒集中在冷沉淀中，未灭活病毒的凝血因子属病毒高危品；在细胞成分中，白细胞传播病毒的危险最大，成分输血可以避免输注不必要的血液成分，减少病毒传播的危险。成分输血为进行各种血液成分的病毒灭活创造条件，可根据各血液成分的各自特性研究不同血液成分的病毒灭活方法。③便于保存：4℃只适于红细胞的保存，血小板在4℃全血中只能保存 24 小时，而浓缩血小板在 22℃振荡下能保存 5 天，不稳定的凝血因子如因子Ⅷ在4℃保存 3 天即完全失去活性，而在－30℃下可保存 1 年。因此，将血液成分分开保存可延长其保存时间。④节约血液资源：每份全血可制备成多种血液成分，根据实际情况用于不同受血者，使宝贵的血液资源发挥更有效的作用。

技术操作 通过离心、洗涤、过滤等方式将全血分离出红细胞、血浆、血小板等成分，根据不同血液成分的特点，分别在不同的条件下保存，根据患者情况分别进行输注。

临床应用 血液成分制剂有多种，每种都有其适应证，应根据患者的具体临床需要采用某种成分输注或多种成分输注。基本原则为：可以不输血，尽量不输血；可以不输全血，尽量采用成分输血；大力开展成分输血，节约宝贵的血液资源；积极倡导各种血液保护措施，做到科学合理的用血。发达国家将输血视为器官移植，严格掌握输血指征，成分输血率达 95% 以上。2000 年，卫生部提出三级甲等医院成分输血率要求$>$70%，二级甲等医院要求$>$50%。

（虞雪融）

quánxuè

全血 （whole blood）

将采集到的供者血保存于含有特殊保存液的塑料袋中并置于 4℃冷藏的混合物。

分类 ①新鲜全血：在 4℃保存下，5 天以内的枸橼酸-枸橼酸钠-葡萄糖保存液（ACD）全血或 10 天以内的枸橼酸-枸橼酸钠-磷酸二氢钠-葡萄糖保存液（CPD）全血均可视为新鲜全血。若输血旨在纠正运氧能力的不足，则以输注含 2,3-二磷酸甘油酸（2,3-DPG）较高的全血为宜；若为补充红细胞、血小板、粒细胞或不稳定的因子 V，则以输注当天新鲜全血为宜；若为补充因子Ⅷ，则可使用保存 5 天以内的全血。决定输新鲜全血一定要慎重，因为在 1 天内来不及进行 HBsAg、梅毒血清试验及 HIV 抗体等检查，故有发生上述疾病感染的危险性。现代输血大多用成分输血，不主张使用新鲜全血。②库存全血：保存期依保存液种类而定。事实上，全血只要一离开血液循环到体外即发生变化，这些变化统称为"保存损害"。例如，粒细胞在 4℃全血内保存 1 天后即已丧失功能;血小板在全血内保存12小时后即丧失大部分活性,保存1天后丧失全部活性;因子Ⅴ在全血内保存24小时后活性下降50%,因子Ⅷ保存3~5天后损失50%的活性;比较稳定的是白蛋白、免疫球蛋白和纤维蛋白原。经保存的全血有效成分主要是红细胞,其次是白蛋白和球蛋白,后者含量也不多。为了满足临床需要,最好输用某种血液成分的浓缩制剂。

技术操作 全血性质主要取决于抗凝剂(或保存液)的种类和贮存时间长短。随着保存时间的延长,血液中的一些有效成分(2,3-DPG、腺苷三磷酸、白细胞、血小板等)含量减少,功能逐渐丧失,而一些有害成分(血氨、游离血红蛋白、血钾)将逐渐增多,其变化速度与抗凝剂(保存液)的种类有较大关系。为防止血液凝固,必须加入适量抗凝剂。

全血常用的抗凝剂或保存液如下。①单纯枸橼酸钠:保存期仅5天。②肝素:保存期为34小时。③ACD:其主要生理功能是氧化供能,防止红细胞溶解,延长红细胞的保存期限至21天。④CPD:使用CPD保存1周的血液相当于使用ACD保存1~2天的血液,输注后血细胞24小时的存活率为98%,2,3-DPG水平为99%。⑤ACD-腺嘌呤(ACD-A)或CPD-腺嘌呤(CPD-A),使用ACD-A或CPD-A保存血液使红细胞活力显著地延长,但不能阻止2,3-DPG的减少或氧亲和力增加。此种血液输入人体后,2,3-DPG浓度可以在24小时内恢复,使用此种保存液的全血有效期为35天。以上所定保存期,主要针对红细胞而言,即保存期末输入患者体内24小时后红细胞仍有70%以上的存活率,而并未考虑血小板、白细胞和凝血因子等成分的活性。

临床应用 血容量不足且有急性进行性大出血的患者可以考虑输注部分全血,但目前临床适用全血的情况并不多见。全血提高血液携氧能力的同时补充血容量,但血容量正常的患者输血量过大或速度过快可发生急性肺水肿;由于全血中细胞碎片多,全血内乳酸、钠、钾、氨等成分含量高,故全血输入越多,患者的代谢负担越重;输全血比任何血液成分更易产生同种免疫反应。因为人的血型十分复杂,同种异体输血尤其是输全血,将有大量的抗原进入受血者体内产生相应抗体,导致输血不良反应或输血无效。因此,严格的输血指征是能不输血者坚决不输血,能少输血者决不多输血,若有输血指征应开展成分输血,尽可能不输全血。

(虞雪融)

hóngxibāo zhìjì

红细胞制剂(red blood cell preparation) 含有血红蛋白的血细胞。临床上80%以上的输血患者需补充红细胞,以恢复和维持血液的携氧能力。红细胞的主要功能由血红蛋白(Hb)完成,同时Hb只有在红细胞内才能发挥作用。血液流经肺时,在肺泡毛细血管处,Hb将二氧化碳释放到肺部呼出,结合肺部吸入的氧气,随血液循环,将氧气输送至全身的组织细胞,并将组织器官代谢中产生的二氧化碳输送至肺部呼出。

分类 包括以下几种。

悬浮红细胞 又称红细胞悬液或添加剂红细胞,由全血经离心移除尽可能多的血浆后,再加入一定量的晶体盐保存液而制成,具有补充红细胞和扩充血容量的双重作用,黏稠度低,易输注,并可延长红细胞的寿命和保存期,血细胞比容(Hct)应为50%~65%。

浓缩红细胞 是早期的红细胞制品,从全血中分离大部分血浆制备而成。所得红细胞与全血具有同样携氧能力,而容量仅为全血的1/2~2/3,可减少输血后循环负荷过重,其Hct可为70%~90%,但以Hct 70%±5%的红细胞输注最为方便,输注时不必再加生理盐水稀释,若为Hct 80%以上的红细胞,因黏稠度大,输注时需加适量生理盐水,配制成Hct为70%的红细胞悬液,以利输注。

洗涤红细胞 一般用生理盐水反复洗涤红细胞3~6次。洗涤红细胞除很少含白细胞、血小板外,血浆蛋白含量也极少,制品中残存的血浆蛋白含量约为原总蛋白的1%以下,去除80%的白细胞和保留80%以上的红细胞。制品中血浆已基本去除,白细饱和血小板也大部分去除,故可降低不良反应的发生率,洗涤红细胞缺乏同种抗A、抗B凝集素,因此洗涤的O型红细胞可输给任何ABO血型的患者;洗涤红细胞中钾、钠、氨、枸橼酸盐及乳酸等基本被去除,更适用于心、肝、肾疾病患者。

冷冻红细胞 红细胞代谢速度取决于保存温度,若将血液保存在很低的温度下,可使红细胞的代谢活动降低或完全停止,减少红细胞代谢所需要的能量消耗,同时也可避免有毒代谢产物的蓄积,达到延长红细胞保存期的目的。常用制备方法是加入防冻剂

（常见的防冻剂是最终浓度为40%的甘油），保存在-80~-70℃，输用前用盐水或糖液洗涤法洗脱甘油。

去白细胞红细胞　常用于反复发热的非溶血性输血反应患者。大多患者因反复输血导致白细胞同种免疫反应，再输入带有白细胞的血液可引起免疫反应，本制剂即可防止这种反应。

年轻红细胞　由年龄较轻的红细胞（包括网织红细胞）组成，其半衰期为44.9天（成熟红细胞为20天），输注年轻红细胞可明显延长输血间隔。

辐照红细胞　按照辐照源可分为紫外线辐照血和γ射线辐照血，常用于慢性病患者的内科治疗，可提高氧合血红蛋白的饱和度、增强组织对氧的利用、调节免疫功能及预防输血相关移植物抗宿主病。

临床应用　红细胞种类不同，应用各异。

悬浮红细胞和浓缩红细胞　适应证：各种急性失血患者（Hb>100g/L，可以不输；Hb<70g/L，应考虑输；Hb在70~100g/L，根据患者的贫血程度、心肺代偿功能、有无代谢率增高及年龄等因素决定）；心、肝、肾功能障碍需要输血者；各种慢性贫血（Hb<60g/L或Hct<20%）及缺氧患者。

洗涤红细胞　适应证：反复过敏、发热、免疫性贫血；自身免疫性溶血性贫血患者；对血浆蛋白有过敏反应的贫血患者；阵发性睡眠性血红蛋白尿症患者；高钾血症及心、肝、肾功能障碍需要输血者；器官移植患者；紧急输血（O型洗涤红细胞）。

冷冻红细胞　适应证：同洗涤红细胞；稀有血型输血者；新

生儿溶血病换血；自身输血。

去白细胞红细胞　适应证：由于反复输血已产生白细胞或血小板抗体，引起非溶血性发热反应的患者；需要反复输血的患者第一次输血，如再生障碍性贫血、白血病、重型珠蛋白生成障碍性贫血等；有输血过敏史、自身免疫性溶血性贫血及IgA缺乏但产生抗体的患者；需防止产生白细胞抗体的患者（如准备器官移植者）。

年轻红细胞　适应证：需长期依赖输血治疗的患者（如重型珠蛋白生成障碍性贫血，重型再生障碍性贫血）。

辐照红细胞　适应证：胎儿、早产儿、足月小样儿，需要换血的新生儿；先天性免疫缺陷患者；造血干细胞移植患者；免疫力低下的器官移植受者；心血管手术患者；癌症手术患者；老年患者（≥65岁）；严重失血或外伤患者；淋巴瘤患者；白血病和其他血液系统恶性疾病患者；正在接受大剂量化疗或放疗的实体瘤患者。

（虞雪融）

xuèjiāng

血浆（plasma）　血液内有形成分以外的部分。是承载血细胞的基质，其主要成分是水、电解质、糖和蛋白（包括白蛋白、球蛋白、凝血因子、细胞因子等）。水中溶有多种电解质、小分子有机化合物和一些气体。血浆中的无机物和水都很容易通过毛细血管壁，并与组织液中物质进行交换，所以血液中电解质的含量与组织液的基本相同。其中含量最丰富的晶体物质是Na^+和Cl^-。血浆的另一个重要组成部分是血浆蛋白，其浓度是血浆和组织液的主要区别所在。正常人血浆中蛋白含量为65~85g/L，其中白蛋白40~

48g/L，球蛋白15~30g/L，白蛋白与球蛋白含量的比值（A/G）为（1.5~2.5）：1。除γ球蛋白来自浆细胞外，白蛋白和大多数球蛋白主要由肝脏产生。血浆蛋白是血液的重要成分，具有多种生理功能，如形成血浆胶体渗透压、运输物质、缓冲血液和pH的变化，参与血液凝固、抗凝、纤溶、防御等。

分类　按抗凝剂不同分为枸橼酸钠、枸橼酸-枸橼酸钠-葡萄糖保存液（ACD）、枸橼酸-枸橼酸钠-磷酸二氢钠-葡萄糖保存液（CPD）、肝素和乙二胺四乙酸（EDTA）血浆等；按血浆保存时间不同分为新鲜血浆和库存血浆；按保存时物理状态的不同分为液体、冷冻和冻干血浆。新鲜冷冻血浆含有全部的正常人血浆蛋白，用ACD和CPD抗凝，于6小时内将血浆分出，并迅速在-30℃以下冻结和保存，旨在保存不稳定的蛋白成分，特别是易变的凝血因子（因子V和因子Ⅷ）。这种血浆内的凝血因子含量基本保持正常，并可保存12个月。

制备　①制备红细胞制剂时分离获得。②单采血浆法，主要有两种，一种是多联塑料袋法，另一种是使用仪器如IBM或Haemon血细胞分离器。

临床应用　输注血浆旨在补充凝血因子。适应证：①大量输血伴出血倾向者。②肝衰竭伴出血者。③对双香豆素抗凝剂过量者。④因子V或因子X缺乏有出血者。⑤用于提供其他血浆成分，如遗传性血管神经性水肿患者缺乏的C_1-酯酶抑制剂。⑥血浆置换疗法（用于治疗某些疾病如变态反应性疾病，去除体内的因子Ⅷ抗体和抗D抗体等）。⑦在缺乏更好的血液制剂时，也可用于纠正血容量缺乏和某个单一的凝血因子缺乏。血浆输注剂量取决于临床表现，剂量变化范围 5～15ml/kg，为了确定最适的新鲜冷冻血浆使用剂量，可通过临床和实验室指标评价患者情况。

（虞雪融）

xuèjiāng dànbái zhìpǐn

血浆蛋白制品（plasma protein） 血浆中的蛋白部分。是血液中多种蛋白的总称。

分类 ①冷沉淀：是富含因子Ⅷ和纤维蛋白原的制剂，包括Ⅷ：C（促凝的活性部分）、Ⅷ：vWF 和纤维连接素（辅助单核-巨噬细胞系统清除异物及细菌的一种糖蛋白），其他血浆蛋白在冷沉淀物中的含量很少。②凝血酶原复合物：主要含有因子Ⅸ、Ⅱ、Ⅶ、Ⅹ。③白蛋白：市售制剂有 5% 和 25% 的等张盐水溶液，中国主要为 20% 的制剂。

制备 同血浆。

临床应用 冷沉淀物主要用于治疗因子Ⅷ缺乏或血友病 A，也用于治疗纤维蛋白原缺乏症。冷沉淀物应在过滤后快速输注，速度>200ml/h。解冻后尽可能在 6 小时内使用。

凝血酶原复合物的主要治疗指征为因子Ⅸ缺乏的血友病 B 患者，还包括一些获得性低凝血酶原血症，如华法林过量等。

使用白蛋白旨在扩容及维持血浆胶体渗透压，因为白蛋白的半衰期约 20 天，比平衡电解质溶液的扩张血容量作用更有效。

（虞雪融）

xuèxíng

血型（blood type） 血液成分表面的抗原类型。已发现的血型系统有数十种，其中最重要的两种为 ABO 血型系统和 Rh 血型系统。以 ABO 血型系统为例，若一个人的血液含 A 抗原即为 A 型血；含有 B 抗原者为 B 型血；同时含 A 和 B 抗原者为 AB 型血；既不含 A 也不含 B 抗原者则为 O 型血。除血型抗原外，还存在一种相对应的物质——血型抗体。A 型血有抗 B 抗体，B 型血有抗 A 抗体，O 型血有抗 A 抗体和抗 B 抗体，AB 型血不含有抗 A 抗体或抗 B 抗体。不相容输血会导致这种相互对抗的抗原抗体相遇，发生凝集反应，临床上即发生溶血反应，造成溶血性贫血、肾衰竭、休克甚至死亡。稀有血型指少见或罕见的血型，随着血型血清学的深入研究，科学家们已将所发现的稀有血型分别建立起稀有血型系统，如 RH、MNSSU、P、KELL、KIDD、LUTHERAN、DEIGO、LEWIS、DUFFY 以及其他一系列稀有血型系统。除红细胞外，在白细胞、血小板甚至某些血浆蛋白，个体之间也存在抗原差异。因此，广义的血型应包括血液各成分的抗原在个体间出现的差异。

（虞雪融）

ABO xuèxíng xìtǒng

ABO 血型系统（ABO blood group system） 根据红细胞膜上是否存在 A 抗原和 B 抗原进行分类的血型系统。是首个被发现的人类血型系统，也是与临床安全输血关系最密切的血型系统。分为 A 型、B 型、AB 型和 O 型 4 种（表1）。红细胞膜上只含 A 抗原者为 A 型；只含 B 抗原者为 B 型；含 A 与 B 两种抗原者为 AB 型；A 和 B 两种抗原均无者为 O 型。不同血型的人的血清中含有不同抗体，但不会含与自身红细胞抗原相对应的抗体。在 A 型血者的血清中，只含抗 B 抗体；B 型血者的血清中只含抗 A 抗体；AB 型血的血清中无抗 A 和抗 B 抗体；O 型血的血清中则含抗 A 和抗 B 两种抗体。ABO 血型系统还有几种亚型：A_1、A_2、A_1B、A_2B，其中最重要的亚型是 A 型中的 A_2 亚型。A_1 型红细胞上含有 A 抗原和 A_1 抗原，而 A_2 型红细胞上仅含 A 抗原；A_1 型血的血清中只含抗 B 抗体，而 A_2 型血的血清中则含抗 B 抗体和抗 A_1 抗体。

在 5～6 周龄的人胚胎红细胞膜上已可检测到 A 和 B 抗原。婴儿红细胞膜上的 A、B 抗原的位点数仅为成人的 1/3，到 2～4 岁才完全发育。正常人 A、B 抗原的抗原性终生不变。ABO 血型在中国人群中的分布如下：O 型 28%～34%，A 型 23%～30%，B 型 29%～37%，AB 型 7%～11%。ABO 同型输血者 99% 以上是安全的。若不进行 ABO 血型检查而输血，约有 1/3 的输血不相合。

正确鉴定血型是保证输血安全的基础。常规 ABO 血型的定型包括正向定型和反向定型。正向定型是用抗 A 与抗 B 抗体来检查红细胞上有无抗 A 或抗 B 抗体；反向定型是用已知血型的红细胞

表 1　人的 ABO 血型系统

血型	红细胞抗原（红细胞凝集原）	血清凝集素（血清中抗体）
A	A	抗 B
B	B	抗 A
AB	A 和 B	无
O	无	抗 A 和抗 B

检测血清中有无抗 A 或抗 B 抗体。同时进行正向定型和反向定型是为了相互印证（表 2）。

（虞雪融）

Rh xuèxíng xìtǒng

Rh 血型系统（Rh blood group system）

红细胞血型中最复杂的一个系统。1940 年兰德施泰纳（Landsteiner）和威纳（Wiener）用恒河猴（Rhesus monkey）的红细胞重复多次注射入家兔体内，使家兔体内产生抗恒河猴红细胞的抗体，再用含这种抗体的家兔血清与人的红细胞混合，发现约 85% 的白种人红细胞可被这种血清凝集，表明这些人的红细胞上具有与恒河猴红细胞同样的抗原，因此将这种血型称为 Rh 阳性血型；另有约 15% 红细胞不被这种血清凝集，称为 Rh 阴性血型。这一血型系统称为 Rh 血型系统。在中国汉族和其他大部分民族的人群中，Rh 阳性者约占 99%，Rh 阴性者仅约占 1%。有些民族的人群中，Rh 阴性者较多，如塔塔尔族约 15.8%，苗族约 12.3%，布依族和乌孜别克族约 8.7%。在这些民族居住的地区，Rh 血型的问题应受到特别重视。

已发现 40 余种 Rh 抗原，与临床关系密切的有 6 种，C、c、D、d、E、e 抗原，尚未发现抗 d，因此不能肯定 d 抗原的存在，故 Rh 抗原主要有 5 种。Rh 血型的抗原性强度仅次于 ABO 血型系统的 A、B 抗原。在 5 种 Rh 血型的抗原中，D 抗原的抗原性最强，因此临床意义最重要。

技术操作 Rh 血型不合是输血致溶血反应的主要原因。卫生行政管理部门明确要求检测血型应同时检测 ABO 及 Rh 血型，配血时做到 ABO 血型一致及 Rh 血型同型。在做常规盐水交叉配血的同时，应采用酶法和直接抗人球蛋白试验法配血。临床上还应仔细询问患者的输血史。若输血中发生无效输血，血红蛋白浓度、红细胞计数反而下降，在排除手术和内脏出血等原因后，必须考虑 ABO 以外 Rh 血型不合可能。

临床应用 正常人血液中一般不存在 Rh 天然抗体，因此在第一次输血时通常不会发现 Rh 血型不合。由于抗原刺激机体产生抗体，再次输入该抗原，机体会发生再次免疫应答，迅速产生大量抗体，可发生危及生命的溶血性输血反应。Rh 阴性患者输血存在困难。临床上 Rh 阴性血的提供途径有：①从 Rh 阴性血型人群档案中选择，联系献血者前来献血。②调用外地 Rh 阴性血。在同型血源寻找困难的情况下，对于择期手术患者，术前应积极为患者寻找血源备用。可采取多种措施减少出血及异体血输注，只要符合自体输血条件，均可实行自体输血。措施包括：术前自体血储备、急性等容血液稀释、回收式自体输血、控制性降压等。既可避免 Rh 异型血产生的同种免疫反应，又可为救治患者赢得宝贵时间，并避免了经血传播传染疾病的危险。

若无意中输入 Rh 阳性血液，应在 2~5 个月后检查抗体，抗体阳性，则告知患者不能再次接受 Rh 阳性血液。女性患者若准备生育，可予注射足量的抗 Rh，以抑制 Rh 免疫。

（虞雪融）

xuèxíng jiàndìng

血型鉴定（blood type identification）

根据人体血液中所含的血型抗原进行分类的方法。ABO 血型和 Rh 血型的鉴定是利用红细胞凝集试验。例如，ABO 血型通过正反定型确定，正定型是用标准的抗 A 相抗 B 血清测定红细胞上的抗原，反定型即用标准的 A 型、B 型和 O 型红细胞抗原测定受血者血清中的抗体，鉴定 A、B、O、AB 型。应常规对所有献血者和患者做不规则抗体（抗 A、抗 B 以外的血型抗体）的筛选和鉴定，以确保输血质量。利用已知的配组试剂红细胞检查献血者或患者血清或血浆中是否有意外的不规则抗体，一旦检测出不规则抗体，即进一步作抗体特异性鉴定，明确是同种抗体和/或自身抗体。同种抗体在群体中检出率为 0.3%~2.0%，一般通过妊娠、输血或人体免疫而产生。

（虞雪融）

jiāochā pèixuè shìyàn

交叉配血试验（cross-matching test）

检查受血者血清中有无破坏供血者红细胞的抗体的方法。受血者血清加供血者红细胞配制而成的一管称为"主侧"，供血者血清加受血者红细胞配制而成的一管成为"次侧"，两者合称

表 2 ABO 血型正反定型结果

标准血清+受检者红细胞			受检者血型	受检者血清+试验红细胞		
抗 A	抗 B	抗 A+抗 B		A 细胞	B 细胞	O 细胞
+	−	+	A	−	+	−
−	+	+	B	+	−	−
−	−	+	O	+	+	−
+	+	+	AB	−	−	−

交叉配血。ABO 和 Rh 血型鉴定、筛选和鉴定不规则抗体、交叉配血是通常配血过程中常用的 3 个步骤。应用血型鉴定的方法明确供、受者血型，供者和受者之间有无不相合的抗原、抗体成分，以保证输血安全，防止输血并发症。

所有准备行异体输血的患者均需要进行血型鉴定和交叉配血。对已明确血型，供受者血清抗体筛选试验均呈阴性的患者，仍需进行交叉配血，因为抗体筛选试验不一定能检查出所有具有临床意义的抗体。交叉配血又可验证以前的血型鉴定及抗体筛选试验结果的正确性。交叉配血中，主要观察受血者的血清与供血者的红细胞是否相合，还需观察受血者红细胞与供血者血清是否相合。

常用配血方法主要有 5 种。①盐水介质配血法：是目前最常用的配血方法，可以发现临床上最重要的 ABO 不合的情况。②蛋白酶技术配血法：敏感性高，对 Rh 血型抗体的检出尤为显著。③抗人球蛋白配血法：是检查不完全抗体最可靠的方法。④低离子强度盐水配血法。⑤微柱凝胶卡配血法。提倡常规同时使用前 3 种技术进行交叉配血，以确保输血安全。

交叉配血可以分为 3 个步骤：①室温下将供、受者的红细胞和血清相互滴定。检测是否有 ABO 血型不符，虽然供、受血的 ABO 血型相同，但仍有 Lewis 血型、MN 血型、P 血型不合的可能。这一过程需要 1~5 分钟。②将第一步的反应加入白蛋白溶液或低张盐水溶液，并置入 37℃ 的水浴中，以检测不完全抗体或在普通盐水红细胞悬液中不发生凝集反应的抗体。白蛋白溶液水浴需要

30~45 分钟，低张盐水水浴需要 10~15 分钟。③若第二步仍不能检出的不完全抗体，则可以通过第三步用抗人球蛋白进一步检出。其方法为在第二步的样本中加入抗人球蛋白血清，与已结合在红细胞上的抗体发生结合，并引起凝集反应，这是检测患者血中抗体种类最完全的方法，可以检测出 Rh、Kell、Kidd 和 Duffy 血型的抗体。以上交叉配血步骤中以第一、二步尤为重要，因为这两步检测出的抗体可以引起严重的溶血反应。

交叉配血试验完整的操作规程应包括：①查阅受血者以前的血型检查记录，若与这次检查结果有所不同，应及时分析原因。②应对收到的受血者血样做 ABO 正反定型，必要时做 Rh 血型和其他血型检查，以及血型抗体检测和鉴定。③选择预先经血型检查的合格供血者做交叉配血试验。

交叉配血试验中若发现有不合，首先应考虑受血者和供血者的 ABO 定型是否有错，应重新鉴定血型，必要时进行 Rh 血型鉴定及抗体筛检；其次，应注意有无特异性同种抗体、特异性未知的同种抗体存在。若患者的血清在室温、37℃ 或抗人球蛋白血清中凝集所有的其他红细胞，造成交叉配血困难，应及时请示上级主管或主任，必要时可请求上级血液中心指导。

（虞雪融）

shūxuè bìngfāzhèng

输血并发症（complication of blood transfusion） 输入血液或血液制品所致不良反应。表现为任何输血中或输血后，受血者发生原有疾病或输血以外的治疗措施不能解释的新症状和体征。按反应出现时间的早晚分为即刻反

应和迟发反应，前者指输血中和输血后 24 小时内发生的反应，后者可在输血后数日、十几天甚至数十天后发生。按发病机制可分为免疫性反应和非免疫性反应，免疫性反应最常见。有关输血并发症发生率很难找到确切的资料，因为医务人员对受血者发生的轻度输血反应通常不大重视，很少报告、记录和统计，也很少进行一系列检验，查清原因及作出确切诊断，以致各家报道输血并发症相差甚远，目前报道的发生率均偏低。

出现输血并发症时，首先应弄清楚是患者原有疾病的表现，还是输血与疾病共同的作用。例如，患者在输血中或输血后即刻体温升高，可能是疾病的表现，而不非真正的发热性输血反应。输血后 48 小时内发生高胆红素血症，提示可能是由于红细胞血型不合引起溶血性输血反应，但也可能是大量输血后肝功能损害的表现。任何一袋采集的血液都含有一定的衰老红细胞，且随着储存时间的延长而增多。这些衰老红细胞在体内损伤破坏产生胆红素，患者血浆胆红素的水平取决于所输血液的量、储存期及受血者肝脏对胆红素的结合能力。若肝功能损害源于疾病或严重低血容量性休克，则可能发生高胆红素血症和黄疸，特别是输注大量临近有效期末的血液后。只要患者输血后发生并发症，即应进行调查，这些不良症状和体征都应被认为是输血并发症，直至被明确否定。

一旦发生输血并发症，应立即停止输血，保持静脉输液通畅，所剩血液不可再用，将余血送至输血科或检验科进行检查。针对患者输血不良反应的类型予相应

处理。

(虞雪融)

jíxìng róngxuèxìng shūxuè fǎnyìng

急性溶血性输血反应 （acute hemolytic transfusion reaction）

输血开始后数分钟至数小时内发生的溶血反应。由于受血者血浆中同种抗体使不相容供者红细胞迅速破坏，或者输入的血浆中存在不相容同种抗体使受血者红细胞迅速破坏，其中由供者血浆引起者较少见。该反应在输血10ml 时即会发生，出现溶血反应严重临床综合征的患者死亡率高达 20%~60%，死亡原因主要是休克、弥散性血管内凝血和急性肾衰竭等，应引起足够重视。

发生机制 急性溶血性输血反应绝大多数是免疫性，即 ABO 不相容输血引起，供者红细胞与受者血液中的抗体发生反应导致溶血。人为差错是造成不相容输血的主要原因，少数是非免疫性，如输入低渗液体、冷冻或过热破坏红细胞等。

临床表现 早期最常见的症状是发热，多数伴寒战；其他症状包括烦躁、颜面或全身潮红、胸痛、腰背痛、恶心等。尿液呈浓茶色或酱油色（血红蛋白尿）是最早出现的溶血症状。严重者出现呼吸困难、低血压、休克、少尿、无尿，以及弥散性血管内凝血所致渗血或自发性出血。全身麻醉患者最早出现的症状可能是难以解释的手术区严重渗血及低血压，之后出现血红蛋白尿或无尿。

诊断 一般不困难，若呈轻度反应，难与发热反应鉴别，也难与早期细菌污染输血反应鉴别。首先要核对患者及血液有无错误，因为这可能还涉及另外一个患者也会输错血。

处理 积极预防和治疗休克、弥散性血管内凝血和急性肾衰竭是抢救溶血反应成功与否的关键。①若发现或怀疑溶血反应，应立即停止输血，保留静脉输液通路。②严密观察血压、尿色、尿量和出血倾向等，注意水电解质平衡。③预防和治疗血容量不足。④贫血严重者应输洗涤同型血或 O 型红细胞。⑤保持尿量在 75ml/h 以上，若已发生急性肾衰竭，则应限制液体输入量，必要时考虑透析治疗。⑥碱化尿液，阻滞酸性正铁血红蛋白在远端肾小管沉积。⑦若溶血反应严重，应及时用肝素治疗，以预防弥散性血管内溶血的发展。⑧十分严重的溶血反应，早期可考虑换血疗法。⑨若有休克存在，则按休克治疗。⑩早期应用氢化可的松或地塞米松以减轻症状。

预防 ①防止同名同姓，相邻床位或住同一床位的前后两位患者之间的混淆，造成采错血液标本。②认真填写血袋、配血试管标签及患者的血液标本试管标签，严防任何差错。③发血时，由发血者与取血者共同核对患者姓名、血型以及献血者姓名、血型与配血单是否相符。④输血前应由两名工作人员在床旁核对患者血型与献血者血型是否相符，与配血单是否相符。⑤认真做好患者血液标本及献血者血液标本的血型鉴定和交叉配血试验。⑥对一次大量输血者，献血者之间的血液做交叉配血试验。⑦尽量不将 O 型血输给 A、B 或 AB 型患者。⑧对反复多次输血或多次妊娠的患者，输血前做不规则抗体筛选试验。⑨医护人员应提高对溶血性输血反应的认识和诊断水平。

(虞雪融)

yánchíxìng róngxuèxìng shūxuè fǎnyìng

延迟性溶血性输血反应 （delayed hemolytic transfusion reaction）

通常在输血后 5~10 天内发生的溶血反应。也有在输血后 10 余天，甚至 1~2 个月后出现症状。主要属于血管外溶血，可分为原发性和继发性两种。

发生机制 原发性延迟性溶血性输血反应很少发生，较轻微，最常见的抗体是 Rh 和 Kidd 血型系统，而非 ABO 血型系统。延迟性溶血性输血反应通常是继发性免疫反应（即再次免疫应答），患者在初次输血时致敏产生的抗体水平很低，难以测出，或太低而不能导致红细胞破坏，故交叉配血试验是相容的。若半个月后再次输血，在抗原刺激下产生回忆性反应，IgG 同种抗体大量、迅速增加，破坏输入的不相合的红细胞，其症状大都被忽略，严重者可出现黄疸和血红蛋白血症，并导致肾功能损伤，但很少死亡，通常只能通过输血后血细胞比容的下降证明。需注意，延迟性溶血性输血反应可引起全身炎症反应综合征，又称宿主预防衰竭综合征，表现为广泛的自身破坏性免疫反应，伴严重败血症，致脏器损伤和胰腺炎等。由于输血前检测通常不能检测到存在于受血者中很低水平的抗体，它与急性反应不同，提高血库操作规程也不能阻止其发生。

临床表现 症状出现与输血间隔越短，反应越重。多数表现发热、一过性巩膜黄染，重者可头晕、胸闷、恶心、呕吐、腰背酸痛，肢体疼痛，甚至寒战、高热，血红蛋白尿，心律失常，白细胞溶解及减少，高血压或外周血管阻力下降，急性肾功能不全。

极少数严重者其至休克、呼吸衰竭、肝脾大、出血倾向、急性呼吸窘迫综合征及多器官功能障碍综合征等。

诊断 ①溶血主要发生在血管外，但也可能发生在血管内，导致血红蛋白尿，不能排除延迟性溶血性输血反应可能。②血清胆红素水平升高，黄疸常于输血后 5~7 天出现。③球形红细胞增多，结合珠蛋白减少，正铁血红蛋白阳性。④直接抗人球蛋白试验阳性。⑤输血后 4~7 天可在患者血清中检出同种抗体。

处理 一旦确诊，治疗措施取决于输入抗原阳性血的量及抗体的效价和特异性。症状轻者可对症处理，重者可按急性溶血性输血反应处理，贫血严重者可输注相应的抗原阴性血。

预防 延迟性溶血性输血反应是输血医学中最难解决的问题。因患者多次输血和妊娠可产生免疫性抗体，随时间推移，抗体可以消失或减弱，受血者再次输血前，其血清中未能检出抗体，或一般血清学方法未能发现的血型抗体，而输血后仍可引起溶血反应。措施如下：①详细询问患者的妊娠史和输血史。②对有输血史和妊娠史患者，输血前除盐水介质交叉配血外，必须采用蛋白酶法或聚凝胺法或抗人球蛋白法交叉配血，及时发现不规则抗体。③短期内多次输血患者，至少每 2~3 天重复抗体筛选试验。④应用自体血回输。

(虞雪融)

fēiróngxuèxìng shūxuè fǎnyìng

非溶血性输血反应 （non-hemolytic transfusion reaction） 输血期间或输血后 1~2 小时内出现体温升高 1℃ 以上，以发热、寒战为主要临床表现的输血反应。

发生机制 非溶血性输血反应的原因包括致热源和免疫反应。致热源一般指引起发热反应的各种微量物质，包括细菌性致热源、药物中的杂质、非蛋白质的有机或无机杂质、采血或输血器上的残留变性蛋白质。免疫反应主要由于多次接受输血或妊娠，受血者血中产生白细胞、血小板凝集素及淋巴细胞毒抗体，当再次接受输血，发生抗原抗体反应，激活补体，进一步引起白细胞、血小板溶解而释放致热源，引起发热反应。由于血浆中的免疫球蛋白和结合珠蛋白等，部分患者输注后产生同种抗体，引起发热反应。

临床表现 通常表现为突然发热、畏寒、寒战、出汗，体温可达 38~41℃。反应时间不尽相同，一般常发生在输血开始后 15 分钟至 2 小时，某些患者可伴恶心、呕吐、皮肤潮红、心悸和头痛。血压多无变化，罕见低血压、胸痛、呕吐、气短，甚至有报道胸部 X 片显示淋巴结形成、肺低垂部位水肿浸润影等，30 分钟至 2 小时后症状渐缓解，7~8 小时体温恢复正常。在全身麻醉状态下，发热反应很少出现。一般发热的高低和维持时间与输入白细胞和细菌性致热源的量成正比。

诊断 ①输血中或输血后 2 小时内体温升高 1℃ 以上，伴发热症状。②受血者有多次输血或多次妊娠史，既往有输血发热反应病史。③输采血器具、血液采集过程中有致热源污染环节者。④除外轻症溶血性输血反应和细菌污染反应，直接抗人球蛋白试验有利于鉴别。

处理 ①反应较重者立即停止输血，保持静脉输液通畅，所剩血液不可再用，将余血送输血

科或检验科检验。②保暖、解热、镇静。③密切观察病情变化，每 15~30 分钟测体温、血压 1 次。

预防 ①若患者已有白细胞抗体，最好采用白细胞交叉配合试验选择相容的献血者，以防止输血不良反应。粒细胞免疫荧光结合试验是检测粒细胞特异性抗体较敏感的技术，而淋巴细胞毒试验是检测 HLA 抗体的最佳方法。②为预防白细胞凝集素和抗体所致非溶血性输血反应，宜提供去除白细胞 70% 或以上的少白红细胞。引起发热反应的白细胞也可以是单核细胞，因此最好应用第三代滤器滤过产生的少白红细胞，去除白细胞达 99.99% 以上。③患者在输血前或反应开始时使用抑制发热反应的药物，如抗组胺药物。④注意保温，在非急症情况下输血速度不可过快，可以每小时输血 400ml。

(虞雪融)

shūxuè suǒzhì biàntài fǎnyìng

输血所致变态反应 （blood transfusion induced-allergy） 输血所致血浆蛋白免疫反应。是常见输血反应之一。发生率为 3%，约占输血总反应的 42.6%。轻者只出现单纯性荨麻疹，重者可发生过敏性休克甚至死亡。

发生机制 该反应属抗原抗体反应。①由于多次输血可使缺乏 IgA 患者产生类特异性抗-IgA，再次输血时可引起严重的过敏性休克，多次输血也可使受血者产生亚特异性抗 IgA_1 或 IgA_2 及同种异型抗体，同样可引起严重的过敏反应。这类免疫性抗体多属 IgG，它与抗原 IgA 结合后，可吸附并激活补体，产生血管活性物质，引起过敏反应。②有些过敏体质的患者，平时对某些物质（如花粉、尘埃、牛奶、鸡蛋等）

过敏，输血浆特别是含有变性蛋白血浆，会引起过敏反应。若受血者对某些药物（青霉素等）过敏，接受用过青霉素等药物的献血者血液，也可能引起严重的过敏反应。③献血者体内已产生对某些物质的抗体，可通过输血转移给受血者，若受血者接触到相应抗原，即可发生过敏反应。④由于不同个体间 IgG 重链抗原性的差异，经输血或多次妊娠产生同种异型抗体，再次输入血浆或免疫球蛋白，会引起过敏反应。⑤静脉注射的免疫球蛋白制剂中，多聚体不得超过 5%。若多聚体含量增多，可激活补体，产生血管活性物质，引起过敏反应。⑥低丙种球蛋白血症的患者在注射免疫球蛋白时易发生过敏反应，由于静脉注射的免疫球蛋白制剂中可能含有炎症介质，释放纤维蛋白溶酶、血管舒缓素、激肽释放酶原激活物等，可激活补体，引起过敏反应。

临床表现　输血所致变态反应一般发生在输血数分钟后，也会在输血中或输血后立即发生。轻度过敏者表现为全身皮肤瘙痒、皮肤红斑、荨麻疹、血管神经性水肿和关节痛。重度过敏者表现为支气管痉挛、喉头黏膜水肿、呼吸困难、哮喘、发绀，肺部有喘鸣，心率快，血压低，甚至出现过敏性休克。部分患者可伴发热、寒战、恶心、呕吐、腹泻、腹痛等。

处理　①表现为荨麻疹者，应予抗组胺药。②表现为支气管痉挛者可皮下注射 1∶1000 肾上腺素 0.3~0.5ml，严重或持续者可静脉滴注氢化可的松或地塞米松。③过敏性休克者，应皮下注射 1∶1000 肾上腺素，肌内注射间羟胺，静脉滴注氢化可的松，

并按休克处理。④血管神经性水肿，仅表现在面颈部者，处理同荨麻疹；若表现为会厌水肿，应立即注射肾上腺素，并做气管插管或气管切开，氧气吸入，同时静脉滴注氢化可的松或琥珀酸氢化可的松。

预防　①有过敏史者输血前 1 小时可口服抗组胺药或类固醇药。②储备一定数量的 IgA 阴性献血者血液，专供 IgA 阴性患者输血用。③使用洗涤红细胞或冷冻红细胞或洗涤浓缩血小板，禁用血浆或含血浆的血液制品。④选择无过敏反应史、未服用或注射任何药物的献血者的血液。⑤对经产妇或有输血、输血液制品史的献血者，应检查血浆内有关抗体，抗 IgA 或 HLA 抗体阳性者应除名。

（虞雪融）

shūxuè suǒzhì gǎnrǎnxìng jíbìng

输血所致感染性疾病（blood transfusion induced-infectious disease）　受血者通过输入或接种含病原体血液或血液制品所致疾病。又称输血相关疾病或输血传染病。一般有明显的症状和体征。若只是病原体存在于体内，而受血者无明显症状和体征，称为病原体携带状态或输血传播的感染，受血者称为无症状病原体携带者。从广义上讲，输血传播的感染应包括输血传播的疾病和无症状感染两类。

常见输血相关疾病　已知通过输血传播的疾病有十几种，其中最严重的是肝炎和艾滋病（表1）。中国目前规定对献血者检验中涉及输血相关疾病的一些项目有：乙型肝炎表面抗原（HBsAg）、丙型肝炎病毒抗体（抗-HCV）、人类免疫缺陷病毒抗体（抗 HIV-1/2）、梅毒试验和丙氨

酸转氨酶（ALT）。

肝炎　一般在输血后 50~180 天发病，临床表现轻者无症状，重者致死。相当一部分表现为黄疸，亦有 40% 患者无黄疸的表现。无黄疸表现者主要是通过血清 ALT 的变化确诊。输血后 40~180 天内，血清 ALT 高出正常值上限 2 倍以上，若无其他明确肝炎诱因，应考虑输血后肝炎的发生。在西方国家，血行传播肝炎 90% 是丙型肝炎，而在中国，则以乙型肝炎多见。其主要危害是发展为慢性肝炎、肝硬化，慢性肝硬化发生率为 23%~51%，有 11% 患者可以发展成肝癌。

艾滋病　表现为细胞免疫的重度下降。临床上出现一些机会性感染（肺孢子菌肺炎等）以及卡波西（Kaposi）肉瘤等，导致患者极度衰弱甚至致死。

Ⅰ型人 T 细胞白血病病毒感染　Ⅰ型人 T 细胞白血病病毒（HTLV-Ⅰ）可经血行传播，并证实与 T 淋巴细胞白血病和进行性骨髓病的发生有关。

巨细胞病毒感染　正常人中，巨细胞病毒（CMV）无症状的慢性感染者并不少见，此种情况下可以将 CMV 认为是人体中的正常病毒株。CMV 以潜伏状态存活于白细胞内，IgM 抗体检测阳性提示患者有早期感染。临床表现为对嗜异染细胞抗体阴性反应，与传染性单核细胞增多症的临床表现类似。若输血后患者出现类似于传染性单核细胞增多症的临床表现，血清学指标由阴性转为阳性，应考虑 CMV 感染。CMV 主要对早产儿、器官移植受者、脾切除患者产生严重影响，使用少白红细胞、去甘油的冷冻红细胞及 CMV 血清学阴性供体的血液制品，有助于减少免疫抑制患者输

表 1 输血传播疾病与病原体

病原体名称	简　称	引起的输血相关疾病或感染
乙型肝炎病毒	HBV	乙型肝炎、HBV 感染
丙型肝炎病毒	HCV	丙型肝炎、HCV 感染
丁型肝炎病毒	HDV	丁型肝炎、HDV 感染
庚型肝炎病毒	HGV（GBV-C）	庚型肝炎、HGV/GBV-C 感染，致病性待定
巨细胞病毒	CMV	巨细胞病毒（CMV）感染
EB 病毒	EBV	传染性单核细胞增多症，EBV 感染
人类微小病毒 B19	HPV-B19	再生障碍性贫血危象，传染性红斑，胎儿肝病
人类免疫缺陷病毒 1 和 2 型	HIV-1/2	艾滋病，HIV 感染
人 T 细胞白血病病毒 I 和 II 型	HTLV- I / II	成人 T 细胞白血病/淋巴瘤、HTLV- I 相关脊髓病/热带痉挛性下肢瘫
梅毒螺旋体	TP	梅毒
人类疱疹病毒	HHV-6/8	疱疹病毒感染
疟原虫	PLD	疟疾
弓形虫		弓形虫病，弓形虫感染
输血传播病毒	TTV	TTV 感染（致病性未肯定）
西尼罗病毒	WNV	西尼罗病毒病，西尼罗热
埃波拉病毒	Ebola virus	埃波拉出血热
变异型克-雅病朊病毒	Prp	变异型克雅病，人类疯牛病

血时感染 CMV 的风险。

血液制品检验标准　临床工作中虽然已制定供血的卫生检疫标准，显著减少了血行传播疾病的发生，但病原微生物存在检测窗口期，即病原体侵入人体到常规免疫学检测方法能检测到的时间（表2）。对病原体的检测主要该是通过检测病原微生物的免疫学指标，如抗体、抗原，但病原微生物侵入人体后并不立即引起免疫应答，故常规免疫学检查无法检测出。窗口期的存在使相当一部分已受病原微生物污染的血液用于临床，造成危害。若直接检测病原微生物的核酸，可将检查的窗口期减少至 1 天，使 HCV 及 HIV 的感染概率降至 1/百万。

防控　①从来自低危人群的定期、志愿无偿的献血者采集血液。②所有采集的血液进行输血传染病检测、血型鉴定和交叉配血试验。③保证血液在临床上的合理使用。④加强血液制品制备的无菌技术操作。⑤对血液实施病原体灭活处理。⑥去除血液中的白细胞。⑦提高对血液管理和输血工作的重视，加强对血液制品的监管。⑧引进保障机制，分担输血风险。

（虞雪融）

shūxuè suǒzhì miǎnyì yìzhì

输血所致免疫抑制（blood transfusion induced-immunosuppresion）　输血所致非特异性免疫抑制。可能增加术后感染机会，使感染加重，伤口愈合减慢，可能刺激潜伏期的病毒活化，有可能促使恶性肿瘤的进展和术后复发。因此，对于肿瘤患者输注浓缩红细胞或少白红细胞更合适。

输血所致免疫抑制的机制尚未阐明，可能与前列腺素 E 的合成增加、白介素-2 产生减少及新鲜冷冻血浆中纤维蛋白的分解产物有关，包括：①单核-巨噬细胞系统内铁盐负荷过重导致一系列改变。②单核细胞合成前列腺素

表 2 常见经血传播疾病的感染概率和检测窗口期

经血传播的疾病	感染概率	窗口期（天）
HIV	1/493 000	22
HTLV	1/641 000	51
CMV	<1.0%	快
HCV	1/103 000	82
HBV	1/63 000	59

E_2 增加，使巨噬细胞的二级抗原表达下调，抑制白介素-2 的生成。③Th 细胞抑制白介素-2 使 B 细胞对抗原的反应降低，抗体产生减少。④克隆无能理论，即对移植物产生排斥反应细胞的功能丧失。⑤T 细胞抑制，淋巴细胞产物减少。⑥抗输血的抗个体基因型的产物——T 细胞受体或抗体形成新的抗原与先前抗体的结合位点竞争性结合。

输血造成免疫抑制的实验室表现包括：①培养的混合淋巴细胞反应降低。②细胞因子产生减少。③对促分裂素的反应降低。④免疫抑制细胞的数量增多及功能增强。⑤自然杀伤细胞的活力下降。⑥单核细胞的功能降低。⑦细胞介导的对靶细胞的细胞毒作用降低。⑧可溶性介质产量增加，抗个体基因型抗体受抑制，混合淋巴细胞反应降低。

由于机制不明，此输血反应尚无成熟的处理方法。为减少此类输血反应，应尽可能降低异体血的输注率和输注量。

(虞雪融)

dàliàng shūxuèhòu bìngfāzhèng

大量输血后并发症 （complication after massive transfusion）

一次输血超过患者自身血容量的 1.0 ~ 1.5 倍或 1 小时内输血 > 1/2 自身血容量或输血速度 > 1.5ml/（kg·min）而出现的并发症。

循环超负荷 心脏代偿功能减退的患者，如心脏病患者、老年人、幼儿或慢性严重贫血患者（红细胞减少而血容量增多者），短时间内输血过量或速度太快，可因循环超负荷而导致心力衰竭和急性肺水肿。因此，对心肺功能不全者选用浓缩红细胞，应多次、少量、缓慢输血。对其行输

血急救时，可用少量换血法，即单抽患者血浆而输入浓缩红细胞。必要时取半坐位输血，注意患者保暖，防止心脏负荷过重；使用利尿药和洋地黄药物；有专人护理，记录出入量。

高钾血症 保存 21 天的库存血，其血清钾的含量可达 30 ~ 40mmol/L，但临床上因大量输血造成的高钾血症并不多见，因为库存血输入体内后，K^+ 可以通过红细胞的摄入、向血管外间隙的扩散及肾脏的排泄离开血管腔，使血清钾的水平维持正常。若患者本身存在血钾升高，如尿毒症或有大量严重创伤合并肾功能不全，尤其是输血速度超过 120ml/min 者，应注意高钾血症的发生。预防：①尽量输注保存 1 周以内的全血或红细胞。②选择在临近输注前去除血浆的红细胞或洗涤红细胞。③加温血液（低温可以刺激红细胞释放 K^+）。

低钾血症 大量输血后也有可能引发患者低钾血症，其原因可能如下：大量输血后，抗凝剂中含有的枸橼酸盐在肝脏迅速转化成碳酸氢钠，随着酸中毒的纠正和细胞膜 Na^+-K^+-ATP 酶功能的恢复，在体内存活的红细胞重新收回在保存期逸出细胞的 K^+，机体发生代谢性碱中毒，细胞内的 H^+ 和细胞外的 K^+ 通过跨细胞膜交换缓冲机体的碱中毒，大量细胞外 K^+ 进入细胞内，导致低钾血症。应输注不含或少含枸橼酸盐的血液制品，以预防低钾血症的发生。

酸碱平衡失调 血液的保存液呈酸性，加之红细胞在保存过程中代谢产物及生成的二氧化碳不能被排出，所以库存血均呈酸性，保存 21 天的库存血 pH 仅为 6.9，PCO_2 达 150 ~ 220mmHg。大

量输注库存血，导致患者体内代谢性酸碱变化呈多变性：库存血的大量代谢性酸性产物的输入固然可以造成受血者代谢性酸血症，但库存血中所含枸橼酸进入体内后可以通过肝脏迅速转化为 HCO_3^-，反而有可能造成代谢性碱中毒。故凭经验输注碳酸氢钠治疗不可取。应在动脉血气分析的指导下调整酸碱平衡，掌握"宁酸勿碱"的原则，因为轻度的酸血症有利于氧向组织的释放。

微血管栓塞 血液储存 1 ~ 2 天后，血液中的血小板、白细胞、细胞碎片、变性蛋白及纤维蛋白等形成大小不等、直径为 20 ~ 80μm 的小微栓，保存时间越长，这些微栓越多，输血时这些微栓可以通过孔径为 170μm 的标准输血滤器进入体内，这种微栓可堵塞毛细血管，大量输入会广泛阻塞肺毛细血管，导致肺功能不全，造成所谓输血后肺功能不全综合征。预防：①采用微孔滤器（20 ~ 40μm）。②选用保存期短的血液制品。③选用成分输血，如洗涤红细胞。④若患者血中有高效价冷凝集素，可先将血液及液体自然复温后输注。

枸橼酸钠中毒 是库存血中大量的枸橼酸进入体内并与 Ca^{2+} 结合，导致低钙血症，使使心肌动作电位Ⅲ相缩短，Ca^{2+} 内流减少，兴奋-收缩偶联作用减弱，心肌收缩力下降。预防：①若患者在输血后出现低心输出量的表现，可以考虑补充 Ca^{2+}，主要是氯化钙，严密监视血清 Ca^{2+} 的变化，以决定是否需要追加剂量。②防止低温、过度通气、碱中毒。③肝脏疾病和肝移植手术中大量输血后补钙应成为常规。

出血倾向 大量输血后的出血倾向非常多见，研究认为主要

与输血量、低血压及低灌注持续的时间有关。若患者术中血压维持良好，灌注充沛，即便输入较多的异体血，也不至于引发凝血功能障碍。若患者术中存在长时间低血压，又输注大量异体血，则可能导致凝血功能异常，一是弥散性血管内凝血，另一个是输注大量库存血造成凝血因子稀释（包括因子Ⅴ、因子Ⅷ缺乏和稀释性血小板减少症）。患者术前无凝血功能障碍，输血后出现术区渗血、血尿、牙龈出血，尤其是静脉穿刺点的出血和皮下淤斑，应考虑凝血系统异常的发生。

稀释性血小板减少症 血小板在库存血贮存的条件下破坏很快，4℃条件下保存6个小时，血小板活力下降到原来的50%～70%，24～48小时后活力仅保存5%～10%。被破坏的血小板进入体内后会迅速地被单核-巨噬细胞系统吞噬清除，残余的血小板存活期也明显缩短。输注大量库存血，可导致机体内血小板稀释。

因子Ⅴ、因子Ⅷ水平降低 除因子Ⅴ和因子Ⅷ外，大部分凝血因子在库存血中较稳定。故大量输注库存血会导致这两种因子的稀释。因子Ⅴ和因子Ⅷ的减少在输血后的出血倾向中并不占主导地位，更主要的因素可能为稀释性血小板减少症，而这两种因子的减少只是加重了出血倾向。

弥散性血管内凝血 是血液在血管内异常凝固伴凝血因子过度消耗和纤溶亢进引发出血的一组临床综合征，具体病因尚不清楚。在感染性休克和器官衰竭的终末期弥散性血管内凝血（disseminate intravascular coagulation，DIC）多见，考虑与肿瘤坏死因子、外毒素激外源性凝血途径有关。DIC可由休克、感染、创伤、肝病及恶性肿瘤引发，这些情况下通常有输血指征，若输血时出现出血倾向，应进行鉴别，以明确是否存在DIC。DIC的病死率较高，主要源于引发DIC的原发病均较重。出现DIC提示患者预后不良。

急性溶血反应 指输血开始后数分钟至数小时内发生的溶血反应。由于受者血浆中存在同种抗体使不相容供者的红细胞迅速破坏，或输入的血浆中存在不相容同种抗体使受者红细胞迅速破坏，后者较少。绝大部分是ABO血型不合造成。输血前应做交叉配血试验，输注前认真核对。

供氧能力降低 血液贮存后，其向组织释放氧的能力下降，但对重要脏器的功能并不产生影响，原因是输注库存血后可使心输出量增加，使单位时间内通过脏器毛细血管的红细胞数量增加，代偿了由于红细胞释放氧能力下降带来的影响。故对于术前脏器功能良好者应无此方面的顾虑，但对于一些器官功能处于代偿边缘的患者，必须考虑此方面的影响，尤其是冠心病患者。

低体温 库存血保存于4℃的环境中，若直接给患者输注，可造成患者体温下降。简单的解决办法是将每一袋库存血在使用前放入38～39℃的水浴中加热，适当加热还可降低红细胞制剂的黏滞度有利于输注。

含铁血黄素沉着症 1L正常的血液约含500mg铁，大量输注会造成患者体内铁的沉积。对需要长期多次输血的慢性贫血患者，可减少输血次数，定期皮下注射去铁胺。加用维生素C，可帮助体内铁的代谢，减少铁的储存。

高血氨 新鲜全血血氨的浓度约为58.7μmol/L，保存21天后血氨浓度可增加至9倍。对于肝功能不全、肝性脑病或肝衰竭的患者，大量输血时须警惕血氨浓度增高。

（虞雪融）

xuèyè bǎohù jìshù

血液保护技术（blood conservation technique） 保护和保存血液，防止血液丢失、破坏和传染，并有计划地管理、利用血液的方法。血液保护的概念早在20世纪50年代中期提出，随着血源的短缺和输血传播性疾病的严重威胁，血液保护已得到全世界的广泛认同和高度重视。现代医学提倡手术中尽一切可能减少血液丢失和减少同源异体血的输注，其目的不仅是为了珍惜血液资源，更重要的是为保障手术患者的生命安全，防止因大量输血引发的免疫抑制、术后感染和癌症转移等并发症。目前，临床上开展的血液保护方法日益增多，技术也日趋成熟，为血液保护的广泛实施奠定了基础。常用血液保护技术主要包括：①严格掌握输血适应证，杜绝不必要的输血。②减少手术中出血，其中包括彻底外科止血、调整手术体位、使用止血带、局部应用止血药、术中控制性降压、注意手术患者术中保温、限制诊断性或操作性失血、开展微创手术等多种措施。③自身输血，其中包括术前自体血储备技术、急性等容量血液稀释技术、急性高容量血液稀释技术、术中及术后术区血液回收技术等措施。④应用血液保护药物，其中包括术前贫血的诊断和治疗、合并心肺功能不全患者的治疗和改善、凝血功能异常的诊断和纠正等措施。

（虞雪融）

zìtǐ shūxuè

自体输血（autologous transfusion）

采集患者体内血或回收手术或创伤失血再回输给同一患者的方法。献血者与受血者为同一个体。自体输血可以追溯到1818年，英格兰布伦德尔（Blundell）用自制输血泵对产后出血者进行自体血回输。由于1935年起建立了血库，异体输血成为临床治疗的重要手段和保障外科手术的重要措施，自体输血的应用曾一度被淡化。但是，人们逐渐认识到异体输血可引起包括免疫反应在内的多种不良反应、传播感染性疾病，这些认识迫使人们更新输血观念，自体输血重新受到重视。自体输血的类型包括：①储存式自体输血，即术前自体采血。②稀释式自体输血，即血液稀释。③围术期回收式自体输血，即术中及术后术区血液回收。以上自体输血技术可单独使用，也可联合应用。

（虞雪融）

shùqián zìtǐ cǎixiě chǔbèi jìshù

术前自体采血储备技术（preoperative autologous blood reserve technology）

术前有计划地采集患者全血和/或血液成分并做相应保存，在术中或术后患者需要时再将预先储存的血液及血液成分进行回输的技术。分为全血储存式自体输血和血液成分储存式自体输血，后者包括：①红细胞储存式自体输血。②血浆储存式自体输血。③血小板储存式自体输血。④外周血造血干细胞储存式自体输血。

术前自体采血储备技术可减少患者对异体血的需求，从而间接增加了血液供应，特别是为稀有血型或因输血产生多种抗体且配血困难的患者提供了及时的手术用血。该技术不存在经血传播疾病的风险，也避免了同种异体免疫作用所致的溶血、发热、过敏反应及移植物抗宿主病，亦不会因配血失误引起溶血性输血反应。术前多次自体采血可刺激骨髓造血干细胞分化，使红细胞生成增加，患者手术后造血比手术前快。由于输血免疫抑制与肿瘤复发及术后感染呈正相关，因而采用该技术对于减少肿瘤复发及术后感染有着明显作用。但采用该技术也存在血液浪费、储存时发生细菌污染、人为输注失误、循环容量超负荷及增加患者输血概率等风险。由于该技术所需费用较高，也存在成本–效益比低的问题。

技术操作 进行择期手术自体血预采前，外科医师、麻醉医师与输血科医师应共同制订方案，预先估计术中可能的失血量，以便确定预采血量和储存方法。应注意以下问题：①采血前进行常规化验检查，结果应在正常范围内。②每次最高采血量为总血容量的10%～12%，血细胞比容约下降2%。③采血后平卧休息数小时，口服糖盐水500～1000ml，有明显不适表现者应静脉滴注平衡盐液或生理盐水，输液量一般为采血量的2～3倍。④若因故延期手术，可回输保存较久的血液，然后再采血。⑤严格掌握适应证。⑥无菌操作，严格执行操作规程。⑦严格执行核对制度。⑧采血室应配备抢救药品和器材，并能被熟练使用。

临床应用 术前自体采血储备技术的适应证包括：①术前估计失血量＞400ml。②血红蛋白＞110g/L，血细胞比容＞35%。③稀有血型或有严重输血反应的患者。④进行血型鉴定或交叉配血有困难的患者。禁忌证包括：①菌血症和传染病。②择期主动脉狭窄矫正术。③不稳定性心绞痛、6个月内心肌梗死病史、严重冠状动脉左主干病变。④频繁癫痫发作。⑤6个月内脑血管意外病史。⑥发绀型心脏病。⑦严重贫血。⑧血小板＜$50×10^9$/L，血小板功能异常。⑨伴有造血系统疾病。⑩凝血系统功能异常。

（虞雪融）

jíxìng xuèyè xīshì

急性血液稀释（acute hemodilution）

通过补充血浆代用品或血液代用品降低单位体积血液中的红细胞数量，使在等量的外科出血情况下明显减少红细胞数量丢失的方法。适度的血液稀释有利于重要器官的血供和氧供，对凝血功能影响不大，可以减少围术期异体输血，降低医疗费用。血液稀释的优点包括：①避免血液传播疾病。②避免红细胞凝聚反应。③增加血供。④为具有异体抗体患者提供合适血液。⑤避免输血不良反应。⑥消除患者输血风险的顾虑。其缺点包括：①存在细菌污染风险。②不能改变不同血型误输可能性。③增加自体供血者的不良反应。④围术期贫血和输血的可能性增加。

生理改变 ①血流动力学改变：血液稀释可使红细胞和纤维蛋白原浓度降低，红细胞聚集倾向减弱，血液黏稠度下降，外周血供阻力降低，后负荷减轻，静脉回流增加，使每搏量增加，心排出量增加。②组织氧供变化：血液稀释后，由于血红蛋白浓度降低，血氧含量必然下降，但由于心输出量增加，微循环改善，组织氧摄取量增加及血红蛋白氧亲和力降低，以此代偿血氧含量的降低、维持氧供。③对凝血功能的影响：血液稀释可导致凝血因子、纤维蛋白原及血小板稀释，但临床上轻至中度血液稀释不会造成凝血功能障碍，相反，血液稀释对血栓形成的防治起积极的作用。④对血管与组织间液的影响：血液稀释时，血浆蛋白浓度虽有不同程度的降低，但因间液中蛋白含量梯度在一定程度上得到代偿，使跨毛细血管胶体渗透压梯度变化不大，但在重度血液稀释时，血浆蛋白浓度进一步降低，造成与组织间液渗透压的不平衡，导致过多液体透过毛细血管壁进入间质，促进组织水肿。⑤对重要器官的影响：血液稀释后黏稠度降低，血容量增加，心肌血流量增多，在脑血流量自动调节机制正常时不改变脑血流量，可抵消因控制性降压导致的肾血流量下降，同时对肺缺血-再灌注损伤具有预防保护作用。

适应证 ①预计手术出血>400ml。②稀有血型需行重大手术。③因宗教信仰而拒绝异体输血者。④红细胞增多症，包括真性红细胞增多症和慢性缺氧造成的红细胞增多。⑤产生不规则抗体或可能产生不规则抗体者。⑥外伤或其他原因的大量出血。⑦为了避免异体输血所致感染、免疫抑制等。

禁忌证 ①贫血患者血细胞比容在30%以下者。②低蛋白血症。血浆白蛋白<25g/L即可出现全身性水肿，若再进行血液稀释，必然使水肿加重，甚至发生急性肺水肿。③未纠正的休克。④70岁以上的老年人的重要器官存在退行性改变，功能减退，机体代偿能力下降，若实施中度以上的血液稀释可能使重要器官发生缺血性损害，但属于相对禁忌证，

老年人一般身体状况良好，无其他禁忌，在条件成熟的医院仍可进行血液稀释。小儿体重小，血容量少，不适合稀释。⑤颅内压增高，如液体稀释度过大，有增加脑水肿的危险。⑥存在重要脏器功能不全，如心肌梗死、肺动脉高压、呼吸功能不全、肾功能不全等。⑦伴感染性发热或菌血症。⑧凝血功能障碍。⑨血小板消耗增加性疾病（如脾功能亢进），血小板<50×10^9/L，血小板功能异常。

技术操作 见急性等容量血液稀释及急性高容量血液稀释。

（虞雪融）

急性等容量血液稀释 jíxìng děngróngliàng xuèyè xīshì

急性等容量血液稀释（acute normovolaemic haemodilution，ANH） 麻醉诱导前或诱导后、发生大量失血前，采集全血并补充等效容量的晶体溶液或胶体溶液，使血液稀释的同时又得到相当数量的自体血，在大量失血结束后或有输血指征时再将采得的自体血回输的方法。可同时减少红细胞、血浆中凝血因子及血小板丢失，以达到不输异体血或少输异体血的目的。根据稀释程度不同，ANH分类如下。①有限度ANH：血细胞比容（Hct）稀释至28%左右。②极度ANH：Hct稀释至20%左右。③扩大性ANH：用具有携氧能力的红细胞代用品作为稀释液。

生理改变 见急性血液稀释。

适应证 ①预计最大出血量>10%血容量。②术前在血容量正常的情况下血红蛋白（Hb）>120g/L。③术前心血管功能正常（无心肌缺血表现，无ST段改变）。④无严重肝肾功能异常。⑤无感染性疾病。⑥无凝血功能障碍。⑦无严重、未控制的

高血压。⑧稀有血型或因宗教信仰而拒绝异体输血者。⑨红细胞增多症，包括真性红细胞增多症和慢性缺氧造成的红细胞增多。

技术操作 麻醉医师在进行麻醉诱导及维持平稳后，在有效的循环监测条件下，于手术失血之前经患者动脉、中心静脉或外周大静脉抽取血液，将患者的血液放出，同时输入胶体溶液或晶体溶液。采血后患者的Hct不得<28%（或Hb不得<70g/L），一般采血量不超过2000ml。患者的血液在常温下保存，一般不超过8小时，冷藏（1～6℃）时间不超过24小时。在采血袋上正确标记（姓名、病案号、科别、血型、采血人、采血时间等），血液回输前应详细核对，采集的血液不得转让给其他患者使用。回输顺序按照先使用后采集的血液，后使用先采集的血液进行，回输时需密切监测循环血容量变化，并将回输情况记载于病历。

（虞雪融）

急性高容量血液稀释 jíxìng gāoróngliàng xuèyè xīshì

急性高容量血液稀释（acute hypervolaemic haemodilution） 通过深度麻醉使血容量得到一定扩张的同时快速补液，使血液稀释，以减少出血时红细胞丢失量的方法。该法操作简便，出血量在800～1000ml时能避免大多数异体输血。但存在以下问题：①与急性等容量血液稀释相比，其节约用血效力较差。②需要一定的麻醉深度，若掌控不良，可能造成循环负荷过重，产生心脏意外。③血液稀释效能有限，鉴于血管的固有容积，不可能做无限制的血液稀释，高容量补充液体使得毛细血管压增高，组织液生成有增多的趋势，保留在血管内的容量减少，影响稀释效果。④其

实施过程是血细胞比容（Hct）进行性下降的过程，到手术结束时达到谷值，术后可经机体调整将多余体液排出体外，Hct 得以上升，故患者存在一个低 Hct 的窗口期，可能产生低氧供造成的不良反应。

生理改变 同急性血液稀释。

适应证 同急性血液稀释。

禁忌证 同急性血液稀释。

技术操作 在进行麻醉诱导及维持平稳后，血管容量得以扩张的同时，经静脉快速补充相当于 20% 自体血容量的胶体溶液，实现血液稀释。

（虞雪融）

shùzhōng jí shùhòu shùqū xuèyè huíshōu

术中及术后术区血液回收

（intraoperative and postoperative blood salvage） 收集术区血液进行过滤、洗涤、保存，根据手术需要回输红细胞的方法。回收洗涤的红细胞，寿命与异体血相当，2,3-二磷酸甘油酸的含量显著高于异体库存血。洗涤的红细胞悬液为弱碱性，钠、钾含量正常，90% 的游离血红蛋白可以通过洗涤去除，回收血中的肿瘤坏死因子-α、弹性蛋白酶和脂肪颗粒也可以通过洗涤去除，显著减弱了回收血输注的不良反应。

适应证 ①预计出血量较大的手术（预计出血量>血容量的 20%）。②由于特殊血型、存在红细胞抗体、宗教信仰等原因，不能输异体血的患者。③回收术后无污染的引流血液。④恶性肿瘤、污染手术，开放性创伤超过 4 小时，非开放性创伤在体腔内积聚超过 6 小时的有溶血和被污染危险的积血，剖宫产手术中回收的含羊水的血液，需根据风险/效益因素确定是否使用红细胞回收。

禁忌证 对于污染手术的回收血，洗涤过程可以去除大部分细菌，但不能全部清除，不宜回输。恶性肿瘤术区的出血不宜回收，以避免肿瘤的扩散。

技术操作 采用 Cell Saver 设备，使用双腔吸引管道将混有抗凝剂（肝素）的术区血回收至储血罐，并经过初步过滤，当回收血达到一定量时，则输入离心罐中离心，分离出红细胞，接入生理盐水进行洗涤，洗涤完的红细胞再输入集血袋中保存，此时血细胞比容约为 60%，根据手术需要将红细胞回输。回收操作应严格执行无菌操作规范。在采血袋上正确标记（姓名、病案号、科别、血型、采血人、采血时间等），回收处理的血液不得转让给其他患者使用。血袋在室温下保存一般不超过 4 小时，冷藏（1~6℃）时间不超过 24 小时。

注意事项 洗涤红细胞悬液内含有残留的血小板和白细胞，但其功能并不确定，而绝大多数的血浆蛋白包括凝血因子也都在洗涤中被清除，故大量输注时仍应考虑补充凝血因子和血小板。

（虞雪融）

réngōng xuèyè zhìpǐn

人工血液制品

（artificial blood product） 能够输送氧气排出二氧化碳，具有一定扩容能力，可维持重要器官氧需及血流动力学稳定的红细胞替代品。又称人工氧载体。20 世纪 40 年代第二次世界大战期间，战争引起用血量剧增，寻求一种血液替代品引起世界范围的关注，但由于当时技术有限，故不能大规模发展。20 世纪 80 年代，由于艾滋病及肝炎的传播，血液替代品的研究再次引起人们的极大兴趣，并进行了各种临床前期试验，获得了不同程度的成功。虽然人工血液制品在特定条件下已被临床应用或被试验性应用，但由于其安全性、法规问题、高额费用和临床适应证的缺乏，阻碍了该类产品的广泛应用。

人工血液制品特别适用于急诊复苏，为严重创伤急救提供有力的保证，其研究与推广有利于缓解日益严峻的血源不足的矛盾。

红细胞含有血红蛋白、抗氧化物酶及阻止血红蛋白转变为无功能高铁血红蛋白的多酶系统。据此，人工血液制品分为 3 代：第一代是基于修饰血红蛋白而不含红细胞酶和膜的氧载体；第二代不单纯是氧载体，还含有抗氧化物酶；第三代则接近红细胞，含有血红蛋白和红细胞所有的酶。

理想的人工血液制品应具备以下条件：①适合各种血型，不需要交叉配血和相容性试验。②不仅能携氧，还能给组织供氧。③不产生肾毒性，即在循环中能停留一段时间（数周左右）。④无副作用、无菌、无毒性、无致热源、对人体无免疫原性。⑤产品性质稳定，利于常温下长期保存，且易于大量生产。

人工血液制品并非真正意义上的血液替代品，虽然其具有运送氧和二氧化碳的能力，但不能模仿血液的其他功能，如营养、凝血功能、抗感染能力，故不能完全取代人体血液，只能作为一种临床辅助手段。因此，其他更复杂的改良产品在人体试验中即使被证明无毒性作用，仍不能完全替代天然红细胞，用于慢性贫血或需大量输血的患者。找到一种理想的血液替代品，适应临床需要，应是今后人工血液制品的研究方向。

（虞雪融）

mázuìqián zhǔnbèi

麻醉前准备 （anesthesia preoperative preparation） 麻醉前根据患者病情进行，使患者在精神和体格方面均处于最佳状态，增强对手术和麻醉的耐受能力，避免麻醉意外和麻醉后并发症发生的准备工作。具体包括：体格和精神方面的准备；适当的麻醉前用药；麻醉用具、设备、检测仪器和药品准备。

精神状态准备 患者在手术前大都存在不同程度的紧张和恐惧，对手术效果和疾病预后忧心忡忡。经常发生术前失眠、焦躁，导致中枢神经系统活动过度，机体内环境紊乱，严重削弱对麻醉和手术的耐受力。为此，术前必须设法消除患者的思想顾虑和焦急情绪，从关怀、安慰、解释和鼓励着手，尊重患者的人格权和知情权，恰当阐明手术目的、麻醉方式及麻醉或手术中可能出现的不适等情况，耐心回答患者及家属提出的问题，指导患者如何配合，取得患者的信任。对过度紧张而不能自控的患者，术前数日起即开始服用适量安定类药，晚间服用安眠药，手术日晨麻醉前再给适量镇静安眠药。

改善营养状况 由于疾病的影响，患者术前常存在营养不良的状况，如低蛋白血症和某些维生素缺乏。蛋白质不足常伴低血容量或贫血，对术中可能出现的失血耐受能力降低。低蛋白血症会降低组织抗感染能力，影响创口愈合。维生素缺乏可致营养代谢异常，术中易出现循环或凝血功能异常，术后抗感染能力低下。对营养不良的患者，应尽可能通过胃肠道进行营养支持，保护胃肠道功能；若时间不充裕，或患者不能或不愿经口饮食，可通过

小量多次输血及注射水解蛋白和维生素等进行纠正；白蛋白低下者，最好输浓缩白蛋白注射液。

纠正生理功能紊乱与治疗并发症 术前应充分了解患者病情，根据轻重缓急的程度予精心处理，维持患者的内环境稳定，如及时纠正酸碱平衡失调和电解质紊乱。对可能影响麻醉和手术的并发症应积极处理。

胃肠道准备 择期手术中，除浅表小手术采用局部浸润麻醉外，其他不论采用何种麻醉方式，均需常规排空胃，防止术中或术后反流、呕吐，避免误吸、肺部感染或窒息等意外。胃排空时间正常人为 4~6 小时，情绪波动、疼痛、妊娠等可致胃排空显著减慢。成人一般应在麻醉前至少 8 小时，最好 12 小时开始禁食，4 小时内禁水；对严重创伤患者、急腹症和产妇，由于胃排空延迟，应视为饱胃患者。小儿禁食禁水时间应适当缩短。1~5 岁的小儿可在麻醉前 6 小时进少量清淡液体。新生儿至 1 岁婴儿可在临麻醉前 4 小时进食少量清淡液体。研究认为，术前 2 小时进清淡液体并不增加误吸危险。建议 ≤36 月龄者禁奶和固体食物 6 小时，禁水 2 小时；>36 月龄者，禁食 8 小时，禁水 2 小时。若因故禁食过长应适当进行静脉输液。有关禁食禁水的重要意义，必须向病儿家属交代清楚，以争取合作。

检查患者术前使用药物 有些病情复杂的住院患者术前已接受一系列药物治疗，要求麻醉医师考虑某些药物与麻醉药物之间存在的相互作用，以及可能导致麻醉中出现的不良反应。对于这些药物应调整其剂量或停止使用。例如，洋地黄、胰岛素、糖皮质激素和抗癫痫药，一般都应使用

至术前。对 1 个月以前曾较长时间应用糖皮质激素而术前已经停服者，术中有可能发生急性肾上腺皮质功能不全危象，术前必须恢复使用外源性糖皮质激素，直至术后数天。正在施行抗凝治疗的患者，术前一定时间应停止使用，必要时需进行抗凝治疗。患者长期服用某些中枢神经抑制药，如巴比妥类、阿片类、单胺氧化酶抑制药、三环类抗抑郁药等，均可影响对麻醉药的耐受性，或麻醉中易诱发呼吸和循环意外，术前应停止使用。安定类药（如吩噻嗪类药氯丙嗪）、降压药（如萝芙木类药利血平）、抗心绞痛药（如β受体阻断药）等，均可能导致麻醉中出现低血压、心动过缓，甚至心肌收缩无力，术前均应考虑是继续使用、调整剂量使用或暂停使用。

其他一般准备 如膀胱准备，患者送入手术室前应嘱其排空膀胱，有利于手术野显露和预防膀胱损伤，防止术后尿潴留。口腔卫生准备，进手术室前应取下活动义齿，以防麻醉时脱落，或误吸入气管或嵌顿于食管。对中等以上手术，术前应检查患者血型，准备一定数量全血，做好交叉配合试验。凡有水电解质紊乱或酸碱平衡失调者，术前均应常规输液，尽可能补充和纠正。对急症手术患者，在不延误手术治疗的前提下，应抓紧时间做较充分准备。对于饱胃又需要全身麻醉的患者，一般采用清醒气管插管主动控制呼吸道，防止误吸。

适当麻醉前用药 无论是硬膜外阻滞及蛛网膜下腔阻滞或局部麻醉，都要准备好麻醉机，以及各种抢救设备。实施任何麻醉方式前均应对麻醉机按照特定的检查步骤进行检查，包括电源、

气源、麻醉机密闭性能、钠石灰、呼吸活瓣及安全报警系统等。核对麻醉器具，并对其功能进行检查以保证能及时应用。对麻醉中拟应用的检测仪或装置，应检查其是否能正常工作，特别应注意检查除颤仪是否处于正常的备用状态。麻醉药品及急救药品都必须标示清晰、准确，存放位置固定，外观容易混淆的药物应分开摆放。

（连庆泉）

mázuìqián yòngyào

麻醉前用药 （premedication）

麻醉前给予，以保证麻醉过程平稳，增强镇静、镇痛、止涎效应，减轻某些麻醉药副作用的药物。

种类 常用药物包括镇静安定药、催眠药、麻醉性镇痛药、抗胆碱药和 H_2 受体阻断药。

镇静安定药 包括以下几类。

苯二氮䓬类 均具有镇静、催眠、抗焦虑、抗惊厥及中枢性肌松作用，有顺行性遗忘作用，对局部麻醉患者可预防局麻药中毒所致惊厥。常用药物包括地西泮和咪达唑仑。地西泮一般采用口服，肌内注射效果较差。对呼吸和心血管系统的作用轻微，一般剂量不致延长苏醒。相对于其他镇静药物，口服小剂量地西泮对于一般情况和循环功能较差的患者风险较小。与东莨菪碱合用，催眠性更强。咪达唑仑药效比地西泮强，半衰期短，较适用于门诊患者，但是对呼吸抑制作用明显，应用于年老体弱者和有呼吸道阻塞风险者应密切观察呼吸道是否通畅，呼吸频率和潮气量是否正常。苯二氮䓬类主要副作用是产生暂时性精神涣散，并可能诱导幻觉，干扰正常认知及细微操作能力。

丁酰苯类 有较强的镇静、安定、抗焦虑和镇吐作用。对全麻药、催眠药、镇静药和镇痛药均协同增强。常用药物为氟哌利多。

吩噻嗪类 有较强的镇静、镇吐和抗组胺作用。主要副作用为术后苏醒延迟和直立性低血压。禁用于椎管内麻醉，以免麻醉中发生严重低血压时升压困难。主要包括氯丙嗪和异丙嗪，但临床上已很少作为麻醉前用药使用。

催眠药 主要为巴比妥类药，可抑制大脑皮质，具有镇静、催眠和抗惊厥等作用，可用于预防局麻药的毒性反应，提高机体对麻醉药的耐量。常用药物有苯巴比妥、戊巴比妥等。

麻醉性镇痛药 有镇痛、镇静作用，能消除恐惧心理。与全麻药有协同作用。缺点是可引起血压下降和呼吸抑制，有时还出现恶心、呕吐。常用药物如下。

吗啡 有提高痛阈、降低基础代谢率、抑制咳嗽反射和改变精神状态等功效。肌内注射 15 分钟后痛阈提高 50%；30 分钟后出现情绪稳定、焦虑心理消失、嗜睡；60 分钟后基础代谢率显著降低。禁用于胆道和支气管痉挛性疾病、糖尿病、肾功能不全、妊娠及肝功能不全者。

可待因 镇痛、镇静和欣快作用均较吗啡弱，但镇咳作用较强，呕吐、呼吸抑制副作用也较轻，适用于术前伴干咳或脑外伤患者。

哌替啶 镇痛强度仅为吗啡的 1/10，持续时间较短。与吗啡相比，恶心、呕吐、呼吸抑制等副作用较轻，能减少呼吸道分泌，舒张支气管平滑肌，且有抗组胺作用，可解除支气管痉挛。已基本代替吗啡作为麻醉前用药。常

见副作用有代谢产物去甲哌替啶产生的致惊厥作用。用药过量或用于老年人，偶尔可出现兴奋、躁动、惊厥、定向力丧失、幻觉、心动过速和呼吸抑制；与单胺氧化酶抑制药并用可能诱发昏迷、惊厥、高血压、高热等副作用，偶尔出现低血压和呼吸抑制，甚至引起死亡。

芬太尼 作用于下丘脑干扰疼痛刺激的传导，产生强力镇痛功效，比吗啡强 80~100 倍，且起效迅速。用一般剂量产生镇痛作用的同时意识仍正常。副作用包括显著抑制呼吸中枢，表现为频率减慢，潮气量增大；严重者有"遗忘呼吸"现象。清醒时给药某些患者可能出现肌僵现象。由于可静脉给药，本药适用于急性疼痛的处理。

抗胆碱药 用于麻醉前用药的抗胆碱药均为 M 胆碱能受体阻断药。能阻滞节后胆碱能神经支配的胆碱受体，减少气道黏膜及唾液腺分泌，抑制迷走神经反射，防止因喉刺激、喉痉挛和缺氧所致心动过缓。临床常用药物如下。

阿托品 直接兴奋呼吸中枢，部分拮抗吗啡所致呼吸抑制作用；抑制唾液腺、消化道和呼吸道分泌；一定程度上防止喉痉挛和支气管痉挛；减轻因牵拉腹腔内脏、压迫颈动脉窦，或静脉注射羟丁酸钠、芬太尼等所致心动过缓；促使贲门关闭，防止反流。常见副作用包括扩张周围血管，出现面部潮红、灼热等；升高眼压；抑制汗腺，兴奋延髓和其他高级中枢神经，引起基础代谢率增高和体温上升；透过胎盘，促使胎儿先出现心动过缓而后心动过速，或单纯心动过缓。禁用于青光眼、幽门梗阻及前列腺肥大者。

东莨菪碱 通常与吗啡或哌

替啶合用，遗忘、镇静及抑制腺体分泌等作用比阿托品强，不引起基础代谢率、体温和心率增高。老年患者易引起谵妄，小儿易出现体温升高。

戊羟利定　为新型抗胆碱药，兼有中枢和外周抗胆碱作用。用途与阿托品相似，不良反应较轻。

H₂受体阻断药　能抑制组胺、促胃液素和 M 胆碱能受体激动药所致胃酸分泌，使胃液量及胃液中 H^+ 浓度下降。常用于存在误吸高危因素的人群，包括气道异常、急诊手术、外伤、肠梗阻、颅内压增高、喉反射损害、肥胖、胃大部切除、食管裂孔疝和反流、妊娠、上腹部手术、腹腔肿瘤或腹水等患者。常用药物包括西咪替丁、雷尼替丁等。

用药方法　麻醉前用药应根据患者情况及拟用的麻醉方法确定用药种类、剂量及时间和途径。一般均于手术前晚给患者镇静安定药或催眠药，消除患者紧张情绪，保证患者充足的睡眠和休息。手术当日的麻醉前用药根据不同麻醉方法处理如下。①全身麻醉：麻醉前 1 小时肌内注射哌替啶及阿托品，心脏病患者常用吗啡及东莨菪碱肌内注射。②局部麻醉：手术范围较大的局部麻醉，麻醉前 2 小时口服咪达唑仑有预防局麻药中毒的作用。术前 15 分钟肌内注射吗啡或哌替啶可增强局麻效果。③硬膜外阻滞及蛛网膜下腔阻滞：麻醉前 2 小时口服地西泮或咪达唑仑，阻断范围较广者应注射阿托品。

剂量选择　一般情况差、年老、甲状腺功能减退症的患者应适当减量；年轻体壮、甲状腺功能亢进症的患者应适当增量；各型休克和低血容量患者不能耐受吗啡类呼吸抑制和直立性低血压

等副作用，可能加重休克程度，故宜减量或避免使用。多种麻醉前用药复合应用时，根据药物间作用酌减剂量。

种类选择　呼吸代偿功能不全、呼吸道阻塞病例，应禁用镇静催眠药和麻醉性镇痛药；呼吸道炎症、痰量多、大咯血患者，禁忌使用抗胆碱药；各型休克和低血容量患者不能耐受吗啡类呼吸抑制和直立性低血压等副作用，故宜减量或避免使用；血容量尚欠缺的患者禁用吩噻嗪类药；心血管疾病患者为避免加重心肌缺血和心脏做功，麻醉前用药必须防止心率和血压进一步升高，故应避免使用阿托品；心动过缓的患者源于迷走神经张力亢进，需常规使用阿托品；颅内压增高、颅脑外伤病例，若有轻微呼吸抑制和 $PaCO_2$ 升高即足以进一步扩张脑血管、增加脑血流量和增高颅内压，甚至诱发脑疝而猝死，麻醉前禁用吗啡类药；颅内压增高患者对镇静药的耐受性较差，常规用药常致术后苏醒延迟，应避免使用中枢抑制药物；对于饱胃患者，宜常规加用抗酸药、镇吐药，以防误吸；对于闭角型青光眼患者，因阿托品有收缩睫状肌作用，可致眼压进一步升高，因此阿托品绝对禁用；镇静催眠药和麻醉性镇痛药因可能引起新生儿呼吸抑制和活力降低，故临产妇原则上应避免使用。

给药途径　大多麻醉前用药多采用口服或肌内注射的方式进行给药，急症患者必要时以经静脉小量用药为宜。

（中 乐）

mázuìqián pínggū

麻醉前评估（anesthesia pre-operative evaluation）　通过阅读病历、访视患者，获得相关病史、

体格检查、实验室检查、特殊检查、患者精神状态的资料及拟行手术等情况，并进行汇总分析，综合评估患者对麻醉和手术的耐受能力。是完善术前准备、拟订麻醉具体实施方案的基础。其最终目标是降低手术死亡率，提高患者生存质量，降低围术期费用，尽快使患者的功能恢复到理想状态。实践证明，充分的麻醉前估计和准备，不仅可提高安全性、减少并发症和促进患者康复，还能明显地扩大手术范围和指征。

采集病史　麻醉前对病历资料进行系统性复习，获得患者以下情况。

个人史　包括能否胜任较重的体力劳动，是否出现心悸、气短；有无饮酒、吸烟嗜好，每日量多少，有无长期咳嗽、咳痰、气促史；有无吸毒成瘾史；有无长期服用催眠药等；有无妊娠等。

既往史　了解既往病史，特别注意与麻醉有关的疾病，询问曾否出现过心肺功能不全或休克等症状，近期是否还存在有关征象，应重视对心前区疼痛、心悸、头晕、晕厥、活动后呼吸困难、夜间憋醒、长期咳嗽多痰等征象，还需判断目前的心肺功能状况。

过敏史　了解患者有无药物或食物过敏史，有助于更好地选择围术期药物。

用药史　有些手术患者因治疗需要，常已应用降压药、β 受体阻断药、糖皮质激素、洋地黄、利尿药、抗生素、降糖药、抗肿瘤药、镇静安定药、单胺氧化酶抑制药、三环类抗抑郁药等，应了解其药名、用药持续时间和用药剂量，有无特殊反应。

既往麻醉手术史　重点询问患者以往做过何种手术，用过何

种麻醉药和麻醉方法，麻醉中及麻醉后是否出现特殊情况，有无意外、并发症和后遗症，有无药物过敏史，家庭成员中是否也发生过类似的严重麻醉问题。

体格检查 应全面而有重点地进行。

全身情况 包括患者的发育、营养、体重等。临床上多用体质指数（body mass index，BMI）估计患者的标准体重。BMI（kg/m^2）= 体重（kg）/身高（m^2）。标准体重的男性约为 $22kg/m^2$，女性为 $20kg/m^2$。BMI 25 ~ $29kg/m^2$ 为超重，BMI ≥ $30kg/m^2$ 为肥胖。肥胖对生理有明显影响，尤其应注意对呼吸系统和心血管系统的影响。对体重过轻的患者，麻醉药剂量应适当减少。营养不良者对麻醉和手术耐受力低，对贫血、脱水等术前均应予以纠正。

生命体征 包括血压、心率、脉搏、呼吸频率和体温。了解患者术前的身体情况是否稳定。

呼吸系统 包括肺部听诊、肺功能评估和气道评估。

肺部听诊 可发现有关疾病，也可发现某些无症状的疾病，以指导进一步检查。若哮喘患者术前仍伴支气管痉挛性哮鸣音，提示术前对患者尚未能做到最佳状态的准备。充血性心力衰竭患者若可闻及啰音或哮鸣音，提示患者可能存在亚临床性充血性心力衰竭。

肺功能评估 可为术前准备及术中、术后的呼吸管理提供可靠证据。常用测定指标如肺活量（VC）、用力肺活量（FVC）、第一秒用力呼气容积（EFV_1）等。若 VC 低于预测值的 60%，EFV_1/FVC% < 60%，术后有发生呼吸功能不全的可能。对患者可

进行简易床旁测试。①屏气试验：嘱患者做数次深呼吸，然后深吸气后屏住呼吸，一般以屏气时间在 30 秒以上为正常，短于 20 秒可认为肺功能显著不全。②吹气试验：患者尽量深吸气后做最大呼气，若呼气时间不超过 3 秒表明用力肺活量基本正常，超过 5 秒表示存在阻塞性通气功能障碍。③吹火柴试验：患者静息后，嘱其深吸气，然后张口快速呼气，能将置于 15cm 远的火柴火吹熄者，提示肺储备功能好，否则提示储备功能低下。

气道评估 旨在判断有无可导致气管插管困难或面罩通气困难的困难气道，包括对头颈部的检查，如患者的张口度、颏甲距离、颈椎活动度等。临床上常用 Mallampati 气道分级法，患者取端坐位，尽可能张大口并将舌伸出。Ⅰ级：可见咽峡弓、软腭、硬腭和腭垂；Ⅱ级：可见咽峡弓、软腭、腭垂被部分遮挡；Ⅲ级：仅见软腭；Ⅳ级：仅见硬腭。Ⅲ级以上者预示气管插管困难。

心血管系统 包括心率、心律、是否存在心脏杂音或其他心音、颈静脉是否怒张等情况。除检查血压、脉搏、皮肤黏膜颜色和温度等周围循环外，还应注意心脏听诊和叩诊，周围浅动脉、眼底动脉和主动脉情况。有心脏扩大、桡动脉和眼底动脉硬化、主动脉迂曲伸直者，对麻醉的耐受性均很差，在麻醉用药量、麻醉深度、氧供应、输液速度和输液量，以及消除手术刺激不良反应等处理上都必须谨慎合理。心脏听诊有杂音，但无心脏功能障碍者，对麻醉的耐受未必太差。有心律失常者，做心电图以确诊其性质，并予以治疗。

临床上多对患者心功能进行

分级。Ⅰ级：屏气试验 > 30 秒，能耐受日常体力活动，活动后无心悸、气短等不适感，对麻醉耐受良好；Ⅱ级：屏气试验 20 ~ 30 秒，对日常体力活动有一定不适感，若处理正确，麻醉可耐受；Ⅲ级：屏气试验 10 ~ 20 秒，轻度或一般体力活动后有明显不适，心悸、气短明显，只能胜任极轻微的体力活动，麻醉前应充分准备，避免增加心脏负担；Ⅳ级：不能耐受任何体力活动，静息时也感气短，不能平卧，有端坐呼吸、心动过速表现，麻醉耐受极差，一般需推迟手术。心指数、左心室射血分数等反映左心功能的指标也较常用。

四肢和脊柱 对拟行椎管内麻醉者，应常规检查脊柱和脊髓功能，如检查穿刺标志是否清楚；明确脊柱有无病变、畸形；穿刺点邻近组织有无感染；是否存在隐性脊髓病变。若有异常，为避免发生全脊麻、脊髓病变加重、椎管内血肿形成、椎管内感染化脓而继发截瘫等严重并发症，应禁用椎管内麻醉。拟施行桡动脉置管测压的患者，应明确桡动脉是否有病变，做 Allen 试验：尺桡动脉掌弓交通支正常者，手掌应在 7 秒内转红；尺桡动脉掌弓交通支含糊者在 8 ~ 14 秒转红；超过 15 秒或更长时间转红者，提示尺桡动脉掌弓交通支明显异常。Allen 试验阳性者不宜选用桡动脉穿刺。

其他系统 如肝、肾、神经系统的检查。

化验检查 ①血常规：血红蛋白、红细胞计数和血细胞比容。可反映贫血、脱水及血容量的大致情况，成人血红蛋白 < 80g/L，或 > 160g/L（多因脱水所致），麻醉时易发生休克、栓塞等严重并

发症，需于术前尽可能纠正。<3月龄者，术前血红蛋白应至少超过100g/L；>3月龄者，应至少达到90g/L。白细胞计数和中性粒细胞增多以及红细胞沉降率增快，提示体内存在急性炎症病变，严重者麻醉耐受性差。②肝肾功能：通过对丙氨酸转氨酶、天冬氨酸转氨酶、凝血功能的检查，可大致了解患者的肝功能；尿液分析（血、糖、蛋白）、血浆白蛋白、血尿素氮、血清肌酐、内生肌酐清除率等，是临床较有价值的肾功能测定。③pH和电解质：尤其注意对患者pH、血钾的监测，对于营养不良、电解质紊乱和酸碱平衡失调者，应于术前及时纠正。④凝血功能：血小板计数、凝血酶原时间和活化部分凝血活酶时间可反映患者凝血功能是否正常，尤其是逆行椎管内麻醉的患者，凝血功能的检测尤为重要。⑤其他：如心电图、胸部X线及心肺功能检查，正确评估患者对麻醉和手术的耐受力，必要时请相关专家协助诊治。

（申 乐）

měiguó mázuì yīshī xiéhuì fēnjí

美国麻醉医师协会分级

（American Society of Anesthesiologists classification） 美国麻醉医师协会提出的麻醉前根据患者体质状况和对手术危险性进行的分类。根据麻醉前访视结果，将病史、体格检查和实验室检查资料结合手术麻醉风险进行综合分析，对患者全身情况和麻醉手术耐受力作出较全面估计。1941年萨克拉德（Saklad）首先提出根据患者全身健康情况与疾病严重程度，对患者术前情况进行7级评估分级，1963年德里普斯（Dripps）对上述评估分级加以修订为5级，并被美国麻醉医师协

会（American Society of Anesthesiologists，ASA）引用，定名为"ASA体格情况分级"，简称为ASA分级。ASA分级法沿用至今已数十年，对临床工作有重要的指导意义和实际应用价值。

在运用ASA分级上，尽管不同的观察者存在判断上的差异性和含糊性，但该分级对非心脏性死亡的预测是一个良好指标，适用于对死亡的整体评估，但用于预测与麻醉相关死亡缺乏敏感性。具体分级如下。Ⅰ级：无器质性疾病，重要器官、系统功能正常；Ⅱ级：有轻度系统性疾病，重要器官有轻度病变，但代偿功能健全；Ⅲ级：实质器官病变并损害其功能，活动受限但尚能代偿，未丧失工作能力；Ⅳ级：实质器官病变严重，功能代偿不全，已丧失工作能力；Ⅴ级：病情危重，几乎已无代偿功能，随时面临死亡威胁，很难期望麻醉和手术挽救生命。

ASA分级也适用于急症手术，在评定的类别旁加"E"或"急"即可。Ⅰ、Ⅱ级患者对麻醉的耐受力良好，麻醉过程平稳；Ⅲ级患者对接受麻醉存在一定危险，麻醉前需尽可能做好充分准备，对麻醉中和麻醉后可能发生的并发症采取有效措施，积极预防；Ⅲ、Ⅳ级患者的麻醉危险性极大，更需要充分细致的麻醉前准备。

（申 乐）

mázuì wēixiǎn yīnsù

麻醉危险因素 （risk factors of anesthesia） 麻醉风险是具体麻醉、手术因素和患者病情共同作用的结果。在麻醉方面，麻醉药的效果及实施者的技术水平很重要。同样，外科医师的技术和手术本身也对围术期风险有影响。

对患者来说，问题仍然在于共存疾病能否增加并发症的发生率使得风险大于手术获益。

麻醉相关风险 ①与麻醉药物直接相关的风险：各种麻醉药都有各自的特点、适应证和禁忌证，选用前必须结合病情或手术全面考虑。麻醉药的内在毒性是麻醉风险的重要因素，如高血压在芬太尼麻醉较常见；室性心律失常在氟烷麻醉较常见；心动过速在异氟烷麻醉较常见；氟烷可能会导致暴发性肝硬化和死亡，七氟烷的代谢产物A可能具有肾毒性等。②麻醉方式的选择：局部麻醉的并发症明显低于全身麻醉，安全性更高。③麻醉实施者的技术经验：专科与非专科麻醉医师，对围术期预后有较大区别，影响围术期的预后。对特殊重大手术，还存在经验与意外频率相互依存的规律，对手术预后有显著影响。

手术相关风险 ①手术类型：表浅性手术如肢体骨折修复，其围术期不良预后比胸腔、腹腔或颅内手术者低得多。手术紧急程度是另一个影响围术期预后的不可变因素，同类手术在施行急症或择期手术时，急诊手术的不良预后可比择期手术者增高3~6倍。②手术者的技术水平。

患者相关风险 包括以下3方面。

年龄增长因素 随着年龄的增长，患者合并慢性全身性疾病或生理老化性衰退的情况增多，围术期有关死亡的因素增多，危险性增高。

基础疾病 包括以下几方面。

心血管疾病 最常见。①高血压：是常见的功能性或器质性心血管疾病，是麻醉医师临床经常遇到的病例，占10%~50%。

对轻至中度高血压进行内科治疗，可延长其寿命，在手术麻醉中也不致出现不良预后。②冠心病：其性质、程度和类型从仅有心绞痛症状至心肌梗死，差异很大。心肌梗死与围术期心肌不良影响之间存在时间相关因素。③充血性心力衰竭：显著增高围术期并发症和死亡率。术前估计术后并发心力衰竭的最有用预测指标是颈静脉怒张、第三心音或既往充血性心力衰竭史。④心律失常：对术前心电图异常的手术患者，应调整麻醉处理方案，使心脏意外率降至最低程度。

呼吸系统疾病　如慢性阻塞性肺疾病、心脏手术后肺部并发症和哮喘。

神经系统功能障碍　对脑血管疾病患者，术前首先应明确诊断。明确脑血管疾病的性质，也有助于对心血管系统副作用（如心肌梗死）的高度警惕。术前神经系统功能障碍，常影响麻醉药和麻醉方法的选择，特别是麻醉处理的良好与否，可显著影响这类患者围术期不良反应的发生率。

特殊患者群体　产科麻醉风险与患者的危险因素如肥胖、急诊手术及麻醉方式的选择和麻醉医师的经验有关。对于儿科麻醉的风险，非常幼小的婴儿的麻醉风险高；配备有专门儿科麻醉设施的医疗中心的麻醉风险较小。研究发现，大多数儿科手术的死亡事件源于麻醉药物使用不当，且82%的事件存在呼吸并发症（如低通气、误吸或出血）。在所有年龄患者中，女性手术风险低于男性。新生儿多行心脏、血管及腹部手术，儿童多行肢体手术。与儿童相比，<1岁的婴儿更常出现心搏骤停。术后儿童多见恶心、

呕吐等并发症，而婴儿及更小的孩子更常出现呼吸系统意外。儿童的并发症比成人多，且通常延续至术后期。大量研究证明高龄对围术期风险的重要影响。许多对围术期死亡事件相关因素的早期研究中，最年幼和最年老的患者发生死亡的风险最高。随着年龄的增长，动脉硬化会发展，心肌自身也会老化。明确此类患者的伴发疾病通常是对其进行更深入的术前评估的主要任务。

（申乐）

mázuì yīxué huìzhěn

麻醉医学会诊（anesthetic consultation）

为减轻患者生理和心理负担，提高手术麻醉安全性，麻醉医师在手术麻醉前对其全身情况和重要器官生理功能作出充分估计，并尽可能加以维护和纠正的工作。是外科手术治疗学中的一个重要环节，也是麻醉医师临床业务工作的主要方面。

患者术前除需要行手术治疗的外科疾病外，常有其他并存症，这些因素都将造成机体生理潜能承受巨大负担；患者的精神状态如焦虑、恐惧等也会影响其内环境的稳定；所有麻醉药和麻醉方法都可影响患者生理状态的稳定性；手术创伤和出血可使患者生理功能处于应激状态。

麻醉医师一般应在麻醉前一天访视患者，充分了解患者的现病史及既往史，作出麻醉前病情估计，选定合适的麻醉方式；说明麻醉中需要注意的问题，耐心解释麻醉方式的选择和实施步骤，以取得患者的配合，解决其焦虑心理；与外科医师进行沟通，对术中可能出现的问题做好充分的应对措施，保证手术安全顺利完成。

具体的麻醉会诊内容包括：

①阅读病历。了解病史、体格检查和化验结果及特殊检查的结果，了解拟施行的手术，发现漏诊或尚未报告结果的必须检查项目，予以弥补。②亲自访视患者。追寻麻醉及手术相关的重要病史，亲自进行必要的体格检查（如心血管系统、呼吸系统、脊柱等），注意观察患者的全身情况和精神状态。与患者进行充分沟通，告知麻醉注意事项及可能出现的并发症，解除其焦虑心理。③根据所获资料综合评估患者病情。临床上多采用美国麻醉医师协会分级粗略评价患者身体状况。根据手术方式、患者病情和体质情况最终拟定麻醉方式。针对术中可能出现的病理状态提前做好预防和应对措施。

（申乐）

xiōngkē shǒushù mázuì

胸科手术麻醉（anesthesia for thoracic surgery）

包括胸科手术术前评估、麻醉实施及术后处理在内的围术期管理策略。胸科手术的涵盖范围广，包括对于肺、气道、纵隔等胸部结构的诊断性操作和治疗性手术。采用气管插管的全身麻醉方法，胸段硬膜外阻滞复合全身麻醉可减少全麻药用量，用于术后镇痛，减少术后并发症的发生率。胸科手术的麻醉为以上非心脏的胸科操作提供麻醉，涉及一些特殊技术和管理方法。麻醉诱导可根据患者情况选择吸入诱导、静脉诱导和复合诱导的方法。麻醉维持以采用吸入麻醉药复合非去极化肌松药的方法最常用，也可使用全凭静脉麻醉。临床上应根据麻醉医师的知识、经验、技能、麻醉机的配备等具体情况选择最安全的麻醉方法和麻醉药物。

确保呼吸道通畅，避免麻醉

期间低氧血症或高碳酸血症。胸科手术多为侧卧位，气管导管易移位，支气管内痰液、分泌物和血液均可阻塞支气管，引起气道不畅。术中应密切注意潮气量、气道阻力变化，有分泌物时应及时分次吸出以避免引起缺氧。术中连续监测脉搏血氧饱和度和呼气末二氧化碳分压能及时发现低氧和二氧化碳蓄积。

避免麻醉期间支气管痉挛和气道阻力增加。麻醉过浅诱发支气管痉挛或肌松不足产生呼吸肌不同步，可产生自体呼气末正压，影响通气和回心血量引起低血压，此时加深麻醉可获良好效果。若支气管痉挛源于慢性炎症或过敏性因素，则予解除支气管痉挛的药物，必要时应用糖皮质激素和氨茶碱。

维持适当的麻醉深度与足够的肌松，使患者自主呼吸消失，进行控制呼吸，可避免纵隔摆动和反常呼吸所致缺氧和二氧化碳蓄积。

维持循环稳定。胸腔打开后，回心血量减少，如控制呼吸压力过高，回心血量减少，可能引起低血压，因此控制呼吸时压力、潮气量、呼吸频率和吸呼比应适当。胸部外科手术时，体液和血液丢失通常比一般手术多，在麻醉和手术中应适量补充液体。开胸手术操作刺激或探查纵隔和肺门时可引起心律失常、血压下降甚至心搏骤停，术中应结合手术操作密切注意血压、脉搏、心电图变化，必要时停止手术操作，予相应处理。

（孙 莉）

fèi géléshù

肺隔离术（lung isolation） 插入特殊的气管导管将左、右主气管完全分隔的方法。是胸外科手术麻醉的里程碑，该技术的出现使胸外科手术取得了长足的进步。最初应用肺隔离术旨在保护健肺，但目前应用主要方便手术操作，除肺手术外，还包括胸内其他器官手术。

适应证 肺隔离术的应用范围广泛，从为胸内手术操作创造理想的手术野到严重肺内出血的急症抢救。绝对适应证是需要保证通气，防止健肺感染等情况，包括湿肺、大咯血、支气管胸膜瘘、单侧支气管肺泡灌洗等。相对适应证是为方便手术操作而采用肺隔离的情况，包括全肺切除、肺叶切除、肺楔形切除、支气管手术、食管手术、纵隔手术等。

禁忌证 无绝对禁忌证，但临床实践中有些情况不宜使用肺隔离术，如主动脉瘤、前纵隔肿物和饱胃患者。

技术操作 临床上使用肺隔离的方法包括双腔管法、支气管阻塞法、Univent 管法、支气管内插管等，各有优缺点，应根据患者病情与手术需要分别选用。

双腔管法 1949 年卡伦斯（Carlens）发明的双腔管使肺隔离术取得飞跃。20 世纪 50 年代末罗伯肖（Robertshaw）发明右侧双腔支气管内插管，20 世纪 80 年代聚氯乙烯取代橡胶导管。制造技术的改进逐渐扩大了双腔管的用途。双腔管具有以下优点：①利于对双肺分别通气、吸引，易行支气管镜检查。②肺隔离有效。但双腔管仍存在缺陷，如解剖变异时固定的导管设计不能发挥良好的隔离作用，定位困难需支气管镜辅助定位，插管易移位和扭转，肺隔离效果不理想，术中吸引分泌物困难等。

双腔管的横截面呈卵圆形，目前以双腔管周长与相同周长单腔管的尺寸表示双腔管的规格。临床上女性身高 160cm 以下者选用 35F 双腔管，身高 160cm 以上者选用 37F 双腔管；男性身高 170cm 以下者选用 37F 双腔管，身高 170cm 以上者选用 39F 或 41F 双腔管。除身高外，选择双腔管型号还应考虑患者体型。

双腔管的插管方法与气管插管方法相同。检查套囊不漏气后，将双腔管充分润滑，喉镜暴露声门后双腔管斜口向上插入声门，支气管套囊经过声门后，左侧双腔管逆时针旋转 90°，右侧双腔管顺时针旋转 90°，轻轻推进双腔管至预计深度插管即初步成功。一般身高 170cm 的成人患者导管尖端距离中切牙 29cm，身高每增减 10cm 插管深度相应增减 1cm。若导管推进过程中过猛，可能造成肺叶、肺段支气管或支气管损伤。

插管初步成功后应明确导管位置。常用快速确认双腔支气管导管位置的方法包括听诊和支气管镜检查。听诊分 3 步进行。①确定气管导管的位置：即双肺通气时将主气管内套囊适当充气，听诊双肺应均有呼吸音，若双肺呼吸音不一致，表明双腔管插入过深，应后退双腔管后，再听双肺呼吸音。②确定支气管导管的位置：夹闭气管腔接口并使气管腔通大气，将支气管套囊充气，听诊确认单肺通气，开放气管腔接口行双肺通气，听诊双肺呼吸音清晰。③确定隔离效果：分别钳夹气管腔与支气管腔接口，听诊单肺呼吸音确定隔离效果。听诊法可快速诊断双腔管位置不良，但不能发现肺叶支气管阻塞的情况。支气管镜是确定双腔管位置最可靠的方法。患者体位改变后应重复上述步骤重新核对双腔管位置。

左侧双腔管插管中易出现进入右支气管的情况，右侧双腔管插管易成功。双腔管导管插反后，先将套囊放气，导管退至距中切牙20cm处，将患者头右转90°，逆时针旋转双腔管90°再向下推进导管，导管易进入左侧支气管。若不成功，应使用支气管镜引导插管。

左侧双腔管常见的有Rusch、Mallinckrodt、Sheridan 3种，主要区别在套囊。这些导管行肺隔离时的套囊压力较低，为15～20cmH₂O，套囊内容量2～3ml即可完成隔离。若套囊内容量超过3ml才能完成隔离，应调整双腔管的位置。左侧双腔管可能进入左肺上叶或下叶的叶支气管，通过支气管镜检查可排除。

右侧双腔管常见的也有Rusch、Mallinckrodt、Sheridan 3种，共同特点是支气管套囊后导管壁有一个侧孔，用于右肺上叶通气，右侧双腔管行肺隔离时套囊内压较高，为40～49cmH₂O，但低于Univent管的套囊内压，右侧双腔管插入过深易导致右肺上叶不张。

Univent管法 Univent管出现于1982年，系一单腔导管，导管前开一侧孔，其间通过一直径2mm的支气管堵塞器，后者可在导管腔内前后移动。其优点在于术后保留导管方便，双肺单肺通气转换方便，能用于小儿。缺点是支气管堵塞器套囊属高容量高压套囊，堵塞器导管硬，有穿破支气管的可能，吸引不方便。

Univent管的插管方法与普通单腔气管导管的插管方法相同，暴露声门后，将导管送入声门，导管尖端通过声门后再将支气管堵塞器送入支气管，左侧支气管堵塞时将导管逆时针旋转90°，右侧支气管堵塞时将导管顺时针旋转90°，导管插入深度与普通气管导管相同。确认双肺呼吸音后插入支气管镜，在支气管镜辅助下将支气管堵塞器送入相应的支气管内，套囊充气后听诊确定肺隔离效果。支气管堵塞器套囊不充气时即行双肺通气。为防止堵塞器移位，在改变患者体位前可将堵塞器插入支气管较深的部位。支气管堵塞器导管较硬，有时送入支气管较困难，以进入支气管为甚，可将堵塞器退回气管导管腔内，在支气管镜帮助下将气管导管送入支气管，将堵塞器送入支气管后再将气管导管退回主气管即可。

支气管堵塞法 是将支气管堵塞囊通过单腔气管导管送入支气管实现肺隔离的技术。由于手术操作的影响，支气管堵塞时易发生堵塞囊移位，不仅造成隔离失败，严重时可堵塞主气管与通气肺支气管造成窒息。支气管堵塞时非通气肺的萎陷需要气体缓慢吸收或手术医师挤压完成。支气管堵塞适于手术方案改变需要紧急隔离而双腔管插入困难的情况。其主要缺陷在于不能对非通气肺进行正压通气和吸引操作等。

支气管内插管 是最早应用的肺隔离术，该法是将单腔气管导管通过一定手法送入支气管达到肺隔离的目的。右侧支气管内插管较容易，左侧支气管内插管在患者头部右转90°的情况下易成功。支气管镜辅助下插管成功率高。右侧支气管内插管易堵塞右肺上叶支气管。这种肺隔离术对非通气肺的控制有限，费用低是该技术的突出优点。

并发症 主要是气道损伤。防止气道损伤的主要措施包括插管前的详细气道评估，选择适宜规格的导管，减小肺隔离时套囊内注气容量，仅在需要隔离时才对套囊充气，避免使用氧化亚氮，以及插管时轻柔操作。

（孙 莉）

dānfèi tōngqì

单肺通气（one-lung ventilation）

插入支气管导管，在开胸后仅经一侧肺进行通气的方法。

解剖生理 单肺通气的主要生理改变是肺泡-动脉血氧分压差增大，甚至出现低氧血症。其主要原因如下。①肺隔离术机械性因素：包括双腔管或支气管内插管位置不良影响通气，通气道被血液、分泌物或组织碎屑堵塞影响通气，通过调整插管位置与清理通气道可很快纠正这种通气不良。②通气肺本身病变：慢性肺疾病在单肺通气时气道内气体分布不均衡，增加小气道过早闭合，易导致通气不良。③双肺的通气血流比例失调：麻醉后侧卧位时，肺血分布的模式是下肺占优势，肺通气的模式是上肺通气比下肺通气好，所以，麻醉后侧卧位时上肺通气好但血流不足，下肺通气不良但血流灌注良好，肺通气血流比例的改变必然影响肺通气。开胸后肺萎陷，肺泡通气明显减少，但肺血流并未相应减少，造成开胸侧肺通气不足而血流灌注良好的情况，通气血流比例的降低造成肺内分流。麻醉后非开胸侧肺受腹腔内容物、纵隔、重力的影响通气不良，而血液灌注相对较多，同样造成通气血流比例的降低出现肺内分流。肺内分流使动脉血氧分压下降出现低氧血症。

缺氧性肺血管收缩是肺因急性低氧产生的一种代偿性保护机

制，表现为缺氧区域血流减少与肺动脉阻力升高，使血流向通气良好的区域分布。缺氧性肺血管收缩使通气血流比例失调缓解，肺内分流减少，低氧血症得到改善。单肺通气时缺氧性肺血管收缩在减少萎陷肺血流中起重要作用。缺氧性肺血管收缩的反应迅速，可发生在缺氧后 5 分钟内，发生时间的快慢与缺氧的原因有关，充血性心力衰竭、二尖瓣疾病、急慢性肺损伤等均可影响缺氧性肺血管收缩，钙离子通道阻滞药、硝酸盐类、硝普钠、β_2 受体激动药、一氧化氮与吸入麻醉药均可抑制缺氧性肺血管收缩，使得低氧血症表现明显。

适应证 包括防止病侧肺内容物进入健侧肺、支气管扩张症、肺脓肿、咯血、控制通气、支气管胸膜瘘、食管瘘、单侧肺大疱、巨大肺囊肿、单侧支气管肺泡灌洗、肺泡蛋白沉积症、胸主动脉瘤、全肺切除、食管癌切除和肺叶切除等。

技术操作 包括以下内容。

呼吸管理 单肺通气时可采用各种不同的通气方式，旨在增加开胸侧肺的氧合或减少其血流，有助于改善肺内分流及低氧血症。

麻醉期间导致动脉氧分压降低的原因 ①手术部位：右肺体积较大，接受肺血流灌注的55%。右侧开胸肺内分流量比左侧开胸时大，单肺通气时动脉血氧分压约低 70mmHg。②术前因素：术侧肺血流灌注明显减少者，单肺通气时动脉血氧分压下降较少。③术前肺功能：术前第 1 秒时间肺活量和第 1 秒时间肺活量与肺活量比值较好者，单肺通气时易出现低氧血症。胸内非肺手术比肺手术患者易出现低氧血症。④双肺氧合功能：侧卧位双肺通

气动脉血氧分压值较高者，单肺通气期间亦较满意。右侧开胸时吸入纯氧行双肺通气时动脉血氧分压<400mmHg 者，单肺通气期间可能出现严重低氧血症。

麻醉期间低氧血症的治疗 首先排除供氧不足或通气障碍等因素。核实双腔管位置，并以光导纤维支气管镜纠正，使用右侧双腔管时，必须保证右肺上叶不堵塞。对非通气侧肺行持续气道正压通气是处理低氧血症较可靠的方法，合适的压力为 5 ~ 10cmH$_2$O。对健侧肺行呼气末正压通气，可增加功能残气量，改变下肺的通气血流比例，合适的压力为 5 ~ 10cmH$_2$O。上肺行持续气道正压通气，下肺行呼气末正压通气，可获得较高的氧分压。若低氧血症持续存在，外科医师可压迫或钳闭术侧肺动脉或其分支以改善通气血流比例。若上述方法均无效，则停止单肺通气，改用双肺通气，待情况改善后，再施行单肺通气。

（孙 莉）

zònggé bǎidòng

纵隔摆动（mediastinal flutter）

反常呼吸运动使两侧胸腔内压不平衡致纵隔随呼吸而向左右来回移动的现象。

观察胸腔开放时保留自主呼吸的生理变化，提示胸内手术患者只有给予正压控制性通气才能提供足够的气体交换。侧卧位未开胸患者自主呼吸时，由于重力原因，下侧胸腔负压低于上侧，但双侧胸腔内仍为负压。纵隔的重力也压迫下侧肺，这对造成胸腔内压力梯度有一定影响。当上侧胸腔打开时，该侧胸腔内压与大气压相等，大于下侧胸腔负压，纵隔两侧胸腔内压不等引起纵隔进一步向下侧肺移位。吸气时，

下侧膈肌向腹腔移动，使该侧胸腔内压进一步变负，纵隔也进一步向该侧肺移位；呼气时，膈肌向头端移动，使下侧胸腔内压相对为正，纵隔被推向上侧。因此，下侧肺潮气量减少的量等于吸气时纵隔向该侧肺移动的肺容量。纵隔摆动的结果是使处于侧卧位、保留自主呼吸和胸腔开放的患者肺通气减少，且对循环系统有影响（减少静脉回心血量和反射性激活交感神经），导致患者出现类似休克的症状，如低血压、面色苍白、湿冷、瞳孔散大。

采用局麻药阻滞肺门神经丛和迷走神经可减少这一反射，但采用控制性正压通气消除由于纵隔摆动引起的呼吸循环改变则更为实用。

（孙 莉）

fǎncháng hūxī

反常呼吸（paradoxical respiration） 胸腔开放自主呼吸时上侧肺气流的相反运动。

胸膜腔与大气相通时，胸腔负压不再存在，该侧肺因肺的弹性回缩而萎陷，因此开胸侧肺至少是部分萎陷。自主呼吸吸气时将加重开胸侧肺的萎陷，而呼气时则膨胀。吸气时开胸侧膈肌向下移动，使空气从胸壁切口进入胸腔。胸腔封闭侧膈肌向下移动，空气按照正常的方式进入该侧肺内，气体还可以由开胸侧肺（胸腔内压与大气压相等）转移到胸腔封闭侧肺（胸腔内压为负压），使得吸气时开胸侧肺进一步萎陷，而在呼气时发生相反变化。胸壁切口增大和健侧肺呼吸道阻力增加均可加重反常呼吸。

采用人工直接挤压开胸侧肺使其萎陷可防止反常呼吸的发生，而更常用的方法是正压通气。

（孙 莉）

zhīqìguǎn kuòzhāngzhèng shǒushù mázuì

支气管扩张症手术麻醉 （anesthesia for bronchiectasia）

包括支气管扩张症手术术前评估、麻醉实施及术后处理在内的围术期管理策略。支气管扩张症是一种慢性肺、支气管化脓性疾病。是由于长期反复呼吸道感染和支气管阻塞，使黏液脓性分泌物滞留，引起支气管壁感染，管壁肌层和弹力纤维组织破坏，代以纤维结缔组织，致支气管壁僵化和管腔扩张，这种病理改变不可恢复。故切除病肺组织是治疗支气管扩张症的有效疗法。

病理改变 支气管扩张症可于幼年儿童时期起病，特别是麻疹、百日咳、流感之后发生的肺炎，经久不愈，导致此病发生。慢性支气管炎、哮喘、肺脓肿、肺结核和先天性因素均可引起支气管扩张症，选择性 IgA 缺乏、原发性低 α 球蛋白血症和先天性气管软骨缺损等均可并发支气管扩张症。早期病理变化是支气管壁和肺泡间大量淋巴细胞聚集，向管腔内凸出，造成支气管阻塞，引起感染，导致首先破坏支气管壁的弹力纤维，其次为平滑肌，最后为软骨。这些损伤的组织为纤维结缔组织所代替，致支气管壁僵化和管腔扩大。

麻醉前评估与准备 ①除常规检查外，应送痰做细菌培养和药敏试验，据此选用有效抗生素控制感染。必须有近期支气管造影片，以了解病变程度，确定手术范围，且尽可能排净造影剂。②术前 2 周应用抗生素控制感染，痰量多者可采用超声雾化吸入加入抗生素，或经支气管滴入抗生素。尚需指导患者行体位引流排痰，至少每日起床和睡前各进行一次，每次 10～15 分钟，直至每天痰量减少至 50ml 以下。③重度支气管扩张症患者常伴贫血、低血浆蛋白症，术前应注意补充营养，必要时输血或血浆，鼓励患者做适当体力锻炼和呼吸运动以增强体质。

麻醉实施 麻醉最好采用双腔支气管内插管，即使术前痰量不多的患者，术间因肺挤压也可能涌出大量脓痰，若用单腔插管可能不能及时吸出，频繁吸痰可影响呼吸换气。咯血患者如在术间咯血，双腔插管可避免血流至对侧，在咯血的定位上也有帮助。病变侧支气管夹住后应该不再有血吸出，若持续有血，应考虑其他部位的出血。痰多者考虑采取俯卧位，借助体位排痰。

支气管扩张症大咯血行肺手术多为急诊，术前检查多不完善，且患者常伴贫血、低氧血症、窒息，加之肺部本身疾病，综上应充分评估患者心肺功能，制订合适的麻醉方案。对有缺氧、休克症状的患者，若盲目插管，易引起心搏骤停。因此，患者入手术室后，应积极抗休克治疗，并予 100%纯氧，防止窒息。所有咯血患者均应按湿肺及饱胃处理，经鼻插入粗胃管备好吸引设备。若手术前患者已确诊，可采取患侧在下的体位，以防止血液流入健侧。对于建立良好的肺隔离，选用双腔支气管导管成为目前最普遍应用的方式。双腔管便于对双侧肺分别吸引，有助于确定病变部位，出血较多的一侧可能即是病肺，但其缺点是有年龄、身高的限制，双腔支气管导管有效管腔小，单肺通气时通气侧肺易被分泌物堵塞，且气道阻力大，对肺功能差的患者可能造成气压伤。可以选用带有支气管阻塞器的 Univent 管行肺隔离，优点是可用于儿童的单肺通气，单肺通气时通气侧管腔相对较粗，吸引方便，气道阻力小。但缺点是不能对患肺的分泌物和血液进行有效及时地吸引，且多需要纤维支气管镜辅助下定位。在紧急情况下，或基层医院无支气管内插管设备时，可考虑紧急单腔气管导管插入健肺，套囊充气后行单肺通气，这种情况以右侧为健肺较易成功。对于活动性、自发性大咯血，或困难气道患者，采用清醒插管虽然比较安全，但患者难以配合，且可因紧张、呛咳加重咯血，因此，清醒插管需在适度镇静及充分表面麻醉下进行。对于插管条件好，无活动性出血的患者宜采用静脉快速诱导插管，肌松药可选用琥珀胆碱或爱可松，为防止误吸，可请助手行环状软骨压迫。诱导时去氮给氧经面罩控制呼吸的压力控制在 8～12cmH$_2$O，潮气量 300～400ml，避免因压力过大引起血块进入小支气管导致小气道阻塞而影响通气。插管的各个操作应力争轻巧，减少刺激，喉镜暴露时若见口腔、咽喉及气管内有血性分泌物，应先吸净再置管。

大咯血肺手术的术中管理至关重要，须保证两肺的绝对隔离，尤其是体位变动及手术者的牵拉操作致导管移位，若不及时处理可造成患者缺氧、窒息。若双腔支气管导管对位不良，会使患肺的分泌物和血液在重力影响下进入健肺，造成气道阻塞，影响通气。因此，应两肺分开不断吸引，保护健肺不受污染，同时避免患肺的分泌物和血液凝结成块难以吸出，此时可经气道内滴注淡肝素液（肝素钠 100mg 溶于生理盐水 250ml），吸出气道积血。

麻醉后处理 由于基础肺部疾病，大部分患者术后气体交换仍然很差。相对正常的肺很有可能已被患侧肺的血液污染，且患者尚需承受麻醉和手术带来的生理紊乱，应留置气管导管并继续机械通气。若患肺的分泌物和血液较多，易凝结成块，不易吸出，即使术中用淡肝素液溶解，在支气管残端、双腔支气管大小套囊之间及气管和双腔管之间仍可能存在有大量血凝块。若在患者意识尚未恢复、无自主呼吸的情况下换单腔管，因加压给氧会使血凝块向下移动，导致健肺支气管堵塞，致患者发生窒息、缺氧，此时可以间断给氧，反复吸引，将血凝块吸出，通畅呼吸道，或者术毕不换单腔管而直接带双腔管回病房，继续呼吸治疗，直至清醒，呛咳反射恢复再拔管。此时即使有血凝块，患者也可自行咳出，相对较安全。

（孙 莉）

fèidàpào shǒushù mázuì

肺大疱手术麻醉 （ anesthesia for bullae）

包括肺大疱手术前评估、麻醉实施及术后处理在内的围术期管理策略。肺大疱是肺泡组织受破坏形成的肺内充满气体的囊泡。若呼吸功能不全、肺大疱扩张、肺大疱破裂造成反复气胸或肺大疱压迫大面积正常肺组织，应实施外科肺大疱切除以消除对正常肺组织的压迫，改善症状，并尽可能多地保留肺功能。多数手术可在胸腔镜下进行，特别是患者一般情况太差不能承受开胸手术者。肺大疱手术麻醉是针对该类手术特点的围术期麻醉管理。

病理生理 肺大疱是肺组织被破坏所致肺气肿的终末阶段，多数伴严重的慢性阻塞性肺疾病，常为多发。由于炎症破坏肺泡壁组织，造成肺内小支气管狭窄，肺泡内空气难以排出，压力升高导致肺泡破裂；破坏的肺泡相互融合，在肺组织内形成大的含气囊腔。肺大疱最重要的病理生理改变是压迫周围的肺组织，影响通气血流比例，损害肺功能。肺大疱囊壁由结缔组织间隔、压缩的肺实质或胸膜组织组成。胸膜下肺大疱破裂可导致气胸。

麻醉前评估与准备 术前胸部 CT 可明确显示肺大疱的部位、大小、数量及与周围组织的关系。若放射性核素通气-灌注扫描显示肺大疱周围受压迫区域具有良好的血流灌注，但通气却减少，提示肺的功能性损害。通气扫描还可提示肺大疱与支气管有无交通，对有交通者实施正压通气可能会造成病变扩张或破裂，形成张力性气胸；若肺大疱的顺应性非常好，大部分潮气量可能浪费在这一附加无效腔中。大多数患者伴严重慢性阻塞性肺疾病、二氧化碳蓄积和呼吸储备降低，因此必须维持较高的吸入氧浓度。应避免使用氧化亚氮，因为它可以使体内气体空间扩张，包括肺大疱。

麻醉实施 患者的麻醉处理极具挑战性，特别是双侧病变。理想状态下应该是患者清醒或全身麻醉下行双腔气管插管，并保留自主呼吸。尽管自主呼吸时需要注意氧合状况，但应避免使用正压通气，可以降低潜在并发症的发生。

一旦双腔管定位后，应立即对双肺进行分别控制。若非双侧病变，健侧肺可以实施适当正压通气，特别是当术前通气扫描提示肺大疱与支气管无交通或很少交通。麻醉诱导和维持可选用温和的正压通气，高频率，小潮气量，压力不超过 $10cmH_2O$。贝努莫夫（Benumof）报道对双侧肺大疱切除患者实施双腔气管插管后顺序进行单肺通气。首先对肺大疱最大、肺功能最差的一侧肺实施手术，功能稍好的一侧肺用于气体交换；若单肺通气时出现低氧血症，在呼气阶段对手术侧肺进行持续气道正压通气可能提高氧分压。

一旦开胸不再有胸壁限制，更多的潮气量可能进入肺大疱，肺大疱被控制前，必须增加通气量。手术过程中，每一个肺大疱切除后均应对患侧肺进行通气，检查有无空气溢出或其他肺大疱存在。

若开胸前实施正压通气，必须警惕张力性气胸，预备好处理措施。气胸诊断指标是单侧呼吸音降低（在肺大疱患者有时很难鉴别）、通气压力升高、进行性气管移位、喘鸣或血流动力学变化。处理措施是快速放入胸腔引流管。放置胸管的潜在风险是人为造成皮下支气管胸膜瘘而影响通气，麻醉医师可以在外科铺单、暴露手术范围后再实施全身麻醉诱导，一旦麻醉诱导中出现任何情况，外科医师能很快行正中开胸，以最快速度进行处理。

为避免肺大疱患者出现上述情况，对肺大疱或双侧肺大疱切除患者可使用高频喷射通气。若实施双侧肺大疱切除，应选择正中切口。在无呼吸储备的极端情况下，单肺通气不可能维持正常氧分压，必须使用体外膜氧合支持，由此引发的另一个外科问题是肝素化。这种严重病情也可在高压氧舱里进行手术以保证氧合，肺囊肿和肺大疱在高压条件下也会收缩。

麻醉后处理 与其他肺切除病例不同，肺大疱切除术患者术后残留大部分为功能性肺组织，呼吸功能得到改善。手术结束后，应将双腔管换为单腔管，因为患者术后一般需要数天的呼吸机支持治疗，期间尽量降低气道内正压，避免缝线断裂或残留肺大疱破裂导致的气胸。

（孙 莉）

qìguǎn shǒushù mázuì

气管手术麻醉（anesthesia for trachea surgery）

包括气管手术术前评估、麻醉实施及术后处理在内的围术期管理策略。气管疾病常见于气管狭窄、肿瘤、创伤、感染及极少数先天性畸形，可位于主气管、支气管及隆突部位，其中气管肿瘤常需手术治疗。气管病变手术以切除病变、消除梗阻、重建呼吸道为首选，是对麻醉医师气道管理水平的挑战，在麻醉和手术过程中从始至终均需保证患者气道通畅，维持正常的血氧饱和度，方便手术操作。术中麻醉医师和外科医师共用气道，良好沟通和密切合作十分重要。

病理生理 气管肿瘤最主要的病理生理改变是造成气道狭窄和阻塞。早期不易被发觉，常被延误，待管腔出现狭窄阻塞、通气障碍逐渐加重时才被确诊。气管腔狭窄至1cm时，可出现特殊的喘鸣音，<1cm时则呈现明显的呼吸困难，<0.5cm时活动即受限制，并出现典型的三凹征。

麻醉前评估 对术前患者情况应全面评估，结合胸部X线、CT及纤维支气管镜检查结果，重点了解并综合分析肿瘤的位置、大小、活动度、气道阻塞程度，对患者呼吸的影响程度，预测气管插管的困难，以及拟行的手术方案。尤其应仔细了解患者的临床症状，如呼吸困难程度、运动耐受性、仰卧位呼吸能力等，着重评估患者处于手术体位时的呼吸状况，是否有呼吸困难发生及治疗记录，结合肺功能测定、动脉血气分析等评估患者的心肺功能，以及评估有无其他合并疾病。术前必须充分了解手术方案，并与外科医师在麻醉需要、手术计划和应急方案等有良好沟通。对位于气管隆突上方而未累及隆突的肿瘤，大部分适合做气管的环形切除、对端吻合术；原发性隆突的肿瘤和支气管肿瘤累及隆突，则需进行气管隆突切除和重建手术；在颈部和主动脉弓上水平的气管病变，多采用颈部领状切口，必要时采用胸部正中切口；气管下1/3的病变，多用右后外开胸手术。手术切除的气管范围现在最长可达气管总长的50%。

纤维支气管镜是最直观的术前检查。若患者气道阻塞症状较严重，对纤维支气管镜检查的承受能力极差，可因在检查中出血、分泌物、水肿或其他原因引起危及生命的急性气道阻塞，发生缺氧窒息，因此必须在良好的表面麻醉下有选择地进行，在检查时做好抢救准备，或入手术室后严密监测下再考虑实施。

麻醉前准备 ①患者准备：尽可能纠正患者并存的其他系统严重疾病。对于气道狭窄患者，手术前应谨慎给予镇静药物，以防导致气道完全阻塞。避免任何加重患者焦虑的不必要行为，并采用心理安慰的方式缓解患者的焦虑症状。②仪器设备准备：加长可弯曲性气管导管、纤维支气管镜、气管造口装置、无菌呼吸回路、无菌Y接头、无菌螺旋钢丝导管，单腔管要准备各种不同型号。若术中需要利用高频喷射式通气，必须准备专用的氧源、通气导管和高频喷射式呼吸机。

对于急性严重气道阻塞患者，有条件的医院可以在体外循环下行气管切除与重建手术，需准备相应的体外循环所需设备。③监测准备：常规监测包括心电图、脉搏血氧饱和度（SpO_2）、呼气末二氧化碳分压（$P_{ET}CO_2$）、血压、体温、气道压力、血气分析等，还可行有创的连续动脉血压监测和中心静脉压监测等。

麻醉实施 包括以下几方面。

麻醉诱导和气道建立 建立起安全、通畅的人工通气道是麻醉诱导的关键。

清醒气管插管 在保留患者自主呼吸、良好的呼吸道表面麻醉下用纤维支气管镜直视引导实施气管插管。主要适用于：①患者有严重的呼吸困难。②肿瘤松脆，有出血，易脱落，肿瘤呈蒂状生长，插管时易发生肿瘤脱落，气道阻塞。③估计快速诱导插管有困难等。

快速诱导气管插管 若患者在仰卧位可保持呼吸通畅，且气道病变固定，估计气管插管无困难，可采用快速静脉诱导实施气管插管。要求动作轻柔。插管后用纤维支气管镜检查，尽量使导管前端越过肿瘤，记录导管在气道内的长度。

人工心肺支持下麻醉诱导 对于呼吸困难极其严重的气道阻塞患者，因随时有窒息危险，又无法立即建立更为通畅的气道，麻醉诱导存在很大危险，可借助体外循环或体外膜氧合的方法保证患者的正常氧供。采用股-股转流、颈-股转流，使患者术前极度缺氧、不能平卧的状态缓解，顺利渡过麻醉诱导期。为避免体外循环所带来的并发症，应注意：①半量肝素化，活化凝血时间（ACT）值维持在（300±50）秒。

②尽可能缩短体外循环时间。③术后及时发现和处理肝素反跳，及时追加鱼精蛋白。④术毕仔细止血，待 ACT 值恢复正常，观察 10 分钟无渗血后关胸。⑤适当加大维生素 K 用量。

麻醉维持 患者多存在低氧情况，对麻醉药的耐受能力较低，药物剂量应适当减少。麻醉诱导后，可采用吸入、吸入静脉复合或静脉麻醉。根据具体的技术条件和麻醉习惯而定，若采用吸入麻醉，手术进行到气道开放时，吸入麻醉不能保持麻醉的深度和平稳，需要改用静脉麻醉，待气道缝合关闭后，再改回吸入麻醉。气管吻合时需要精细的手术操作，应注意保持麻醉平稳和适度的肌松状态。

术中气道管理 重点是在气道开放时确保患者正常氧合，有多种通气方法可以应用。

远端气管插管和间歇正压通气 临床上应用最多。气管导管置于病变上方或通过病变，采用间歇正压通气进行肺通气，一旦气管被横断，则向外稍退出气管导管，由外科医师将一根新的无菌气管导管在手术野插入远端气管，然后将连接远端的气管导管无菌回路递给麻醉医师，继续间歇正压通气。病变气管切除实施对端吻合时，外科医师需要间断地将远端气管导管从气管内拔出以缝合气管。整个过程需持续给予纯氧，并密切观察患者的生命体征。即使是血氧饱和度仍在 98% 以上，所允许的呼吸暂停时间最长也仅为 3 分钟；若血氧饱和度在 3 分钟内降低，则立即重新通气。两次呼吸暂停之间，可采用纯氧手动过度通气，直到 $P_{ET}CO_2$ 降至 30 ~ 35mmHg。在这种"过度通气-呼吸暂停"期间，

外科医师将两气管断端缝合（但先不打结），此过程中患者颈部保持屈曲位，缝合完毕并加强气管后壁黏膜，拔出远端气管导管，将近端气管导管重新越过吻合口，到达远端气管或主支气管，然后外科医师再将剩余的缝线打结。

对于低位气管和隆突病变，可使用加长的气管导管，其套囊和套囊远端导管的总长度可超过隆突残端而使气管导管进入支气管。若患者能够耐受，手术可以在单肺通气下实施；若患者不能耐受，可短暂地夹闭非通气侧的肺动脉以减少分流，还可向非通气侧肺实施低频喷射式通气或高频通气，也可采用两根气管导管分别插入两侧主支气管，使用两台麻醉机分别给双肺通气，或用 Y 形接头连接两侧气管导管后用一台麻醉机同时给双肺通气。

低频喷射式通气 将一根细而长的导管经通气道（如气管插管）插入至远端气管或支气管，连接纯氧并辅助通气。确保气体流出通路开放，以免造成气压伤。喷射式通气因为有空气掺入，所以到达肺内的氧浓度低于设定值。手动辅助，输入大于潮气量的高压氧（压力≤8 个大气压）。缺点为：低通气所致高碳酸血症、导管尖端过度移动、血液和其他碎片可随气体带入阻塞远端气管、高流量氧气可将血液吹入手术野、肺膨胀和纵隔摆动、高潮气量伴随的血流动力学改变等。气道狭窄严重者若使用此法，应降低呼吸频率以延长呼气时间。通气前必须确认导管位置，因以免插入过深引起气压伤。

高频通气 优点是提高气体交换效率，降低肺不张的发生率、减轻血流动力学反应、减小肺膨胀和纵隔摆动幅度，提供良好的

操作视野，降低血液和其他碎片误吸入远端气道和减少导管移位的概率。①高频正压通气：采用内在顺应性可忽略不计的呼吸机（V_T 输送＝V_T 设定），输送等于解剖无效腔量的 V_T，输送频率为 1 ~ 2Hz（1Hz ＝ 60 次/分）。手术开始可采用间歇正压通气直到气管横断，然后用插入气管导管内、置于远端气管或左主支气管内的细导管实施高频正压通气。②高频喷射式通气：以脉冲的方式输送高压气源（约 50psi）产生低流量喷射式气体，频率为 1.7 ~ 6.7Hz。高频喷射式通气无最佳设置，必须根据患者情况进行调整。若在隆突部位实施手术，可采用两个高频喷射式通气系统分别对两肺通气，有利于根据每侧肺的具体情况（不同的顺应性）调整驱动气压。③高频振荡通气：曾被尝试性用于肺实质切除术。有人认为高频振荡通气可引起气道直径改变和每次吹气时纵隔摆动，故不适用于大气道手术。但该结论尚有待于在气道开放的气管手术中验证。

体外循环 建立体外循环或使用体外膜氧合在气道管理方面很安全，但由于全身应用抗凝药，出血概率增加，且需要特殊设备和技术，未得到广泛应用。对于气道接近完全阻塞或小儿患者（气道本身狭小，对缺氧的代偿能力差）可作为首选。

麻醉后处理 麻醉恢复期可能是潜在的最危险时期。手术后机械通气可影响吻合口愈合，提倡在手术后尽早拔除气管导管，但重建的气道非常脆弱，随时有可能出现危险，应注意以下几点：①必须有足够时间使肌松药的作用完全逆转，保证患者有足够的自主呼吸通气量的前提下拔除气

管导管。②苏醒应平稳，尽量避免患者因咳嗽而致吻合口裂开，减少麻醉恢复期患者躁动。③尽量保持患者颈部前屈，减少吻合口张力。

（孙 莉）

zhīqìguǎnjìng shǒushù mázuì

支气管镜手术麻醉 （anesthesia for bronchoscopic surgery）

包括支气管镜手术术前评估、麻醉实施及术后处理在内的围术期管理策略。支气管镜操作是将细长的镜体从口或鼻，通过声门置入患者的气管、支气管及更远端，进行相应检查和治疗。随着医学的发展，支气管镜手术应用日趋广泛，如注药、支气管肺泡灌洗、支架植入、高频电刀治疗等。支气管镜手术麻醉保证手术顺利，安全进行相应麻醉策略和麻醉管理。支气管镜手术中抑制纤维支气管镜操作对气道黏膜的刺激，同时保证患者充分通气和氧合，在麻醉医师和手术医师共用气道的情况下保障手术安全是麻醉的重点。

麻醉前准备 ①病情评估：详细询问患者有无过敏史、哮喘史及基础疾病史，备好近期胸部X线片或肺部CT，做心电图、血气分析、凝血功能等检查。②患者准备：术前禁食6小时以上，禁水3小时以上。视患者情况口服或肌内注射抗胆碱药和镇静药。重视患者对检查及麻醉的恐惧心理，充分沟通，关心体贴，以取得患者配合。③物品及器械准备：备好吸引器、氧气（至少两路供氧）、吸氧面罩、简易呼吸球囊、口咽通气管、纤维支气管镜、多功能监护仪、人工呼吸机及常用急救药品，保证各项器械均处于完好状态。④术中监测：患者入室后开放静脉通道，常规监测心电图、血压、脉搏、呼吸、脉搏血氧饱和度（SpO$_2$）。

麻醉实施 包括以下内容。

麻醉诱导 有局部麻醉法、局部麻醉加镇静的复合麻醉法和全身麻醉法。

局部麻醉法 常使用利多卡因。①咽喉部喷雾加气管滴注法：是传统的麻醉方法。②经鼻麻醉法：分为滴鼻吸入麻醉法和经鼻喷洒法。经鼻喷洒法与口咽滴注法相比，效果好，耗药量少，达到有效麻醉时间快，简单易行。滴鼻吸入麻醉法是患者主动吸气过程中使利多卡因随气流到达声门进入气管，达到麻醉效果，方法简单，患者易接受。③雾化麻醉法：可分为直接雾化吸入和超声雾化吸入两种。前者无创，简便易行，麻醉效果明显优于咽喉部喷雾法，减少患者紧张和/或黏膜受刺激造成的不良反应。超声雾化麻醉法喷出气雾颗粒小，且喷在黏膜表面分布均匀，弥散效应好，术中一般不需追加麻醉药，但麻醉操作时间延长，麻醉用药量大，且超声雾化器质量要求高，使手术成本增加。有手助式喷雾麻醉加氧气雾化吸入的麻醉法，对能很好配合者首选。④导管导向麻醉法：采用此法时，利多卡因基本全部达到需要检查的气管黏膜表面部位，咳嗽反射明显减少，是一种比较理想的麻醉方法。⑤环甲膜穿刺法：此法麻醉效果好，术中一般不需追加麻醉药，患者痛苦小，操作者受干扰少，避免人为将上呼吸道细菌带入下呼吸道造成感染的危险，无喉头喷雾时引起的恶心、呕吐。患者取坐位，便于药物弥散到两侧支气管，药物吸收速度快。不便之处在于穿刺会给患者带来顾虑，要求医护人员操作前耐心向患者解释。含漱法加环甲膜穿刺法麻醉效果更佳。

复合麻醉法 局部麻醉加镇静药支气管镜检查。

全身麻醉 主要有静脉全身麻醉和吸入全身麻醉两种。

麻醉药物 丙泊酚具有起效迅速（约30秒）、持续时间短、清醒迅速、无知晓现象等特点，特别适宜门诊有创检查和小手术的患者。丙泊酚的推注速度不能太快，最好为30mg/10s，过快可出现明显的呼吸抑制。部分患者可有注射部位疼痛，可先静脉注射1%利多卡因1~2ml，以减轻疼痛。对特殊人群应慎用，如有二氧化碳蓄积的慢性阻塞性肺疾病患者，低血压状态者，已使用过其他镇静药者，脑血管意外呼吸不规则者，中度阻塞性睡眠呼吸暂停综合征者。丙泊酚与芬太尼合用可使患者处于良好的睡眠和镇静状态，且呛咳发生率显著下降，但对血流动力学影响较大，苏醒时间比单用丙泊酚明显延长。丙泊酚个体差异小，代谢不受肝衰竭、肾衰竭和假性胆碱酯酶缺乏影响，超短效镇痛药瑞芬太尼配合可达到镇痛和镇静完全、苏醒迅速、不良反应少的目的。静脉推注速度短于30秒，呼吸抑制发生率明显增高。

吸入50%的氧化亚氮可降低成人纤维支气管镜检查过程的不适，且安全性较高。吸入6%~8%的七氟烷诱导后，以2%~4%七氟烷维持麻醉，有利于保留自主呼吸，但在气道未密闭的情况下不宜使用。

供氧方式 ①鼻导管供氧：麻醉后自主呼吸（12±2.6）次/分，氧流量4L/min。平卧位，头尽量后仰防止舌后坠，保持上呼吸道通畅。肥胖者出现严重呼吸暂停，需要经鼻面罩行无创通气加压给氧治疗。此法安全性差。②口咽通气管、面罩供氧：若出现一过性呼吸抑制，可通过吸氧、提拉下颌等措施保持 SpO_2 正常。若 SpO_2 仍低于正常水平，应予简易呼吸球囊加压呼吸给氧，并做好抢救的准备和配合工作。③经纤维支气管镜供氧：术中自主呼吸（13±3.5）次/分，在纤维支气管镜吸痰孔接头处接带三通的短胶管，三通一侧接吸痰管，另一侧用短胶管与麻醉机螺纹管连接，行紧闭给氧，因与麻醉机相连，必要时可行手控辅助呼吸。④纤维支气管镜+Y形管高频通气机供氧：采用Y形管将高频通气机及吸痰器连接在纤维支气管镜上检查过程中，若患者 SpO_2<80%，用止血钳夹住吸痰器的管道，打开高频通气一方，频率100次/分，并将纤维支气管镜退至隆突以上进行高频通气；若患者 SpO_2 升至90%以上，再开始检查或予面罩吸氧。⑤经气管插管供氧：快速全身麻醉诱导行气管插管后控制呼吸，纤维支气管镜通过弯接头上的吸痰孔进入气道检查。此法安全性高，但术后并发症较多。⑥喉罩供氧：与气管内导管相比内径更大，可以进行相对较大的纤维支气管镜检查。

麻醉维持 局部麻醉可以避免全身性麻醉药对呼吸和心血管系统的抑制作用，保留患者的自主呼吸和必要的咳嗽反射，是较安全的麻醉方式。表面麻醉的具体方法也在不断进步，如结合雾化技术、经纤维支气管镜导向给药及环甲膜穿刺，有助于完善较深部位气管黏膜的麻醉。但表面麻醉给药和进行纤维支气管镜检查均需要患者一定程度的配合，难以消除患者的恐惧和不适，所

以对一些不合作的患者如儿童、阿尔茨海默病患者及难以耐受、要求减少痛苦感受的患者，为保证检查的正常进行，避免过度应激导致严重的并发症如脑血管意外、心搏骤停等，可以采用局部麻醉加镇静的复合麻醉或全身麻醉。

局部麻醉加镇静药支气管镜检查是一种安全、无痛、无不适的检查方法，特别适用于顾虑多、反应强烈的患者，也可试用于老年、高血压和轻度肺功能不全的患者。

全身麻醉可避免患者情绪紧张，减少痛苦，提高安全性，使一些不能配合或不能耐受的患者能够接受此项检查。随着患者生活质量要求的提高和麻醉技术的提高，全身麻醉、无痛的纤维支气管镜检查将逐渐取代传统的清醒检查。全身麻醉虽然可以减轻患者的应激反应，但是因为在支气管镜检查过程中，患者部分气道被镜身占据，即使不在麻醉的情况下也有血氧饱和度一过性下降，因此麻醉期间正确的呼吸管理具有重要临床意义。经纤维支气管镜供氧简单满意，与麻醉机相连，必要时行手控辅助呼吸或连接高频喷射通气。但纤维支气管镜供氧和吸痰在同一通道，吸痰时供氧中断，对痰多和黏稠的患者可能阻塞通道，所以应注意选择患者。

气管插管是保证气道通畅切实可行的方法，但术后并发症较多；对于气管中上段狭窄者，可因导管过声门太短而易滑脱，或因导管置入过深而损伤病变部位，导致出血甚至瘤体部分脱落引起窒息。喉罩与气管导管相比内径更大，可以进行相对较大的纤维支气管镜检查，而气道阻力却未显著增加。不需占据患者的气管内空间，进行气管内支架放置和

取出时可为术者提供足够的操作空间。对于气管狭窄尤其是上段狭窄的呼吸困难患者，喉罩可能是目前唯一有效控制气道的方法。喉罩耐受性好，有利于保留自主呼吸。喉罩通气全身麻醉可维持足够的麻醉深度，保障患者的通气和氧合功能，尤其对手术时间较长、需调整气管内支架位置的患者，优势更加明显。经喉罩可放置高频喷射通气导管。用特制三通与麻醉机相连，发生低氧血症和高碳酸血症时，可间断退出纤维支气管镜解决，保证气道密闭，实现控制通气。漏气和反流误吸是喉罩通气中常见而严重的并发症。

（孙 莉）

xiōngqiāngjìng shǒushù mázuì
胸腔镜手术麻醉 （anesthesia for video-assisted thoracoscopic surgery） 包括胸腔镜手术术前评估、麻醉实施及术后处理在内的围术期管理策略。现代胸腔镜手术的开展为外科医师提供了新的解除患者病痛的手段，但胸腔镜手术并非适用于所有患者，其手术过程中对呼吸和循环系统的干扰仍应重视。胸腔镜手术需采用双腔导管插管施行单肺通气，对麻醉提出了较高要求。

病理生理 胸腔镜手术切口小，创伤小，对肺功能影响小，术后疼痛轻，并发症少，在某种程度上避免了开胸手术所致的生理干扰，心肺功能稍差、不能耐受标准开胸手术的患者可选择胸腔镜手术。但是，胸腔镜手术中需要萎陷患侧肺组织，进行健侧单肺通气，患者呼吸功能能否耐受术中单肺通气仍是需要认真考虑的问题。小儿胸腔狭小，呼吸频率过快，手术侧肺常不能完全萎陷而使手术操作发生困难。部

分婴幼儿不能耐受单肺通气。但儿童肺组织顺应性较好，潮气量较小通气时，术者只需以器械轻压肺组织即有足够的胸腔操作视野。胸腔镜手术中人工气胸可造成胸腔正压，减少静脉回心血流量，尤其在有效循环血容量不足的情况下可降低心脏前负荷，对于严重心脏疾病的病例，能否选择胸腔镜手术仍需探讨。

麻醉前评估与准备 对行胸腔镜手术的患者应做全面术前评估，评估的重点放在呼吸和循环系统上，以判断患者对胸腔镜手术的耐受性。吸烟、高龄、冠心病、过度肥胖、心肺功能损害均为胸腔镜手术患者的危险因素。年龄<6月龄，体重<8kg者不宜行胸腔镜手术。

麻醉前准备与一般开胸手术基本相同。除评估患者的心肺功能及其他重要器官功能外，还应充分估计控制气道和气管插管的难易度。心血管系统用药和呼吸系统用药应持续到手术前。麻醉前常规予镇静药和抗胆碱能药。为防止误吸还应使用抑酸药与胃动力药。

麻醉方法选择 依据患者病情特点、手术方式、手术时间、手术对麻醉的特殊要求等而定。无论选用何种麻醉方法和药物，对麻醉的基本要求是维持合适的麻醉深度，不影响血流动力学和氧合，有利于术中操作，术后早期拔除气管导管。因此，胸腔镜手术原则上应选择全身麻醉、双腔支气管导管插管。米廖雷（Migliore）等主张对短小手术尤其是诊断性检查可采用局部麻醉、区域麻醉或监护麻醉技术。从安全、麻醉效果及为手术提供方便的角度出发，全身麻醉、气管插管仍是最佳选择。

胸腔镜手术对麻醉的要求较高，要求双肺隔离，健侧单肺通气，使患侧肺萎陷而满足手术的要求。双肺隔离的方法有双腔支气管导管法、Univent管和支气管堵塞法，一般首选双腔支气管导管法。因为Univent管存在堵塞器移位、隔离效果不稳定的缺陷，但Univent管规格型号多（ID 3.5~9.0），年龄适应范围广。支气管堵塞法不能对非通气肺进行正压通气、吸引等操作。

单腔气管导管在胸腔镜手术麻醉中的应用仍有争议。单腔气管导管有操作简便、管理容易、费用低等优点，由于双肺通气一般不引起低氧血症。但是单腔气管导管不能使双肺隔离和患侧肺萎陷，胸腔视野小，妨碍手术操作甚至导致意外的组织损伤或被迫转为开胸。应严格掌握应用单腔气管导管的适应证：①时间短、简单的手术操作，如胸膜手术、胸腔积液引流、气胸手术、胸腔穿刺活检等。②婴幼儿胸腔镜手术。目前市场上销售的双腔支气管导管最小型号是F26，仅能用于年龄8~10岁以上或体重>30kg的患儿。

麻醉实施 胸腔镜手术应激性比开胸手术小、时间较短，尽量选用短效麻醉药以利于患者手术结束后即可清醒拔管。麻醉诱导常用咪达唑仑、丙泊酚、芬太尼加肌松药。诱导后插入双腔支气管导管。支气管导管插入后必须对其位置进行检查，以保证其位置的正确和使双侧肺良好隔离。纤维支气管镜在确定导管位置上具有直观、可靠的优点，有条件者应采用纤维支气管镜定位，若无纤维支气管镜则采取听诊法。麻醉维持一般以静脉-吸入复合麻醉为主，或辅以低浓度吸入麻醉

药。最常用的方法是丙泊酚、芬太尼类加短效肌松药如阿曲库铵，辅以低浓度异氟烷维持麻醉。

胸科医师置入胸腔镜套管前使手术侧肺萎陷。插入双腔导管或Univent管者行单肺通气。若是单腔导管，采取小潮气量、低吸气压、适当延长呼气时间和增加呼吸频率的通气方式。对采用局部麻醉和区域麻醉的患者，因为存在自主呼吸，需术侧胸腔内充二氧化碳做人工气胸，以使术侧肺萎陷。由于人工气胸对患者呼吸和循环系统干扰较大，同时存在气体栓塞的危险，现多弃之不用。手术结束后缓慢将肺吹张，以防出现局部肺不张。

麻醉监测 麻醉监测中血压、心电图、脉搏血氧饱和度和呼气末二氧化碳分压是常规监测手段。术中定时监测动脉血气，以了解单肺通气情况和指导通气参数的调节。其他监测如中心静脉压和肺动脉压等，则根据患者的实际需要而予考虑。

（孙 莉）

shíguǎn shǒushù mázuì

食管手术麻醉（anesthesia for esophageal surgery）

包括食管手术术前评估、麻醉实施及术后处理在内的围术期管理策略。食管手术麻醉应考虑患者的病理生理、并存疾病与手术性质。大部分食管手术操作复杂。术前反流误吸造成呼吸功能受损伤，食管疾病本身影响进食造成营养不良。食管疾病常伴吞咽困难与胃食管反流，气道保护是食管手术应考虑的重点。

病理生理 食管是连接咽和胃的消化管道，起自颈部环状软骨水平，终止于T_{11}或T_{12}，直径约2cm，长约25cm。在颈部位于气管后，进胸后微向左侧移位，

在主动脉弓水平又回到正中，在弓下再次向左移位并通过膈肌。行程中有3个狭窄，分别位于颈部环状软骨水平、邻近左侧支气管水平、穿过膈肌水平。食管外科将食管人为分为3段，即环状软骨水平至进胸水平（$C_6 \sim T_1$）为颈段食管，胸廓内部分（$T_1 \sim T_{10}$）为胸段食管，膈肌水平以下为腹段食管。食管手术采用的手术入路较多，腹段食管手术仅通过腹部正中切口即可。大部分食管手术为胸段食管手术，需要开胸，部分手术甚至需要颈胸腹联合切口。由于左侧主动脉的干扰，食管手术多采用右侧开胸。对肺功能差不能耐受开胸的患者可采用颈部与腹部联合切口的术式，经颈部与膈肌食管裂孔游离食管并切除，但此术式游离食管时对后纵隔的刺激可导致明显的循环功能抑制，游离食管还可能造成食管撕裂，因此临床上应用较少。食管切除后一般以胃代替。在胃不能与食管吻合的情况下需要与空肠或结肠吻合，手术难度增加，手术切口自然需要开胸与开腹联合。空肠一般用于游离移植，需要显微外科参与。代结肠的位置可以在皮下、胸骨后或胸内肺门前后。

麻醉前评估 食管手术术前访视评估中应注意反流误吸、肺功能与营养状况3方面问题。

反流误吸 食管功能障碍易引起反流，长期反流易导致慢性误吸。对有误吸可能的患者应评估肺功能并进行合理治疗。反流的主要症状有反酸、胸骨后疼痛或不适。对反流的患者麻醉时应进行气道保护。行快速诱导时应采用环状软骨压迫的手法，或采用清醒插管。麻醉诱导时采用半坐位也有一定帮助。

肺功能 食管疾病引起反流误吸的患者多存在肺功能障碍。恶性食管疾病的患者常有长期吸烟史。对这些患者应行胸部X线检查、肺功能检查及血气分析了解肺功能状况。术前应行胸部理疗、抗生素治疗、支气管扩张药治疗，必要时可使用糖皮质激素改善肺功能。

营养状况 食管疾病因吞咽困难导致摄入减少，加上恶性疾病的消耗，患者有不同程度的营养不良，对术后恢复不利，因此术前应改善患者的营养状况。

麻醉前准备 食管手术术前药的使用原则与一般全身麻醉术前药的使用原则相同。由于反流误吸的可能性增加，这类患者术前镇静药用量应酌情减量。由于手术刺激造成分泌增加，抗胆碱药（阿托品肌内注射）的使用非常必要。为防止误吸还应使用抑酸药（西咪替丁或雷尼替丁）与胃动力药。

麻醉实施 腹段食管手术仅通过腹部正中切口即可，麻醉原则与腹部手术麻醉相同。开胸手术的麻醉一般采用全身麻醉。应根据手术范围与患者病情选择使用麻醉药。范围大的手术还可考虑胸部硬膜外阻滞辅助全身麻醉及用于术后镇痛。麻醉诱导应充分考虑误吸的可能，做好预防措施。为创造理想的手术野，方便操作，开胸手术应尽量使用肺隔离术。手术需要的监测水平主要根据患者的病情、手术范围、手术方式及手术中发生意外的可能性大小确定。麻醉医师的经验也是决定监测水平的影响因素。常规监测心电图、血压和血氧饱和度。应建立可靠的静脉通道。对需要长时间单肺通气的患者与术中术后需要严密观察心血管功能

的患者应行有创血压监测。液体出入量大及手术对纵隔的影响明显者应考虑中心静脉置管。

手术中麻醉医师应了解外科医师的操作可能带来的影响，并与外科医师保持密切交流。手术操作可能导致双腔管或支气管堵塞囊位置改变影响通气，对纵隔的牵拉与压迫可导致循环功能的剧烈变化。手术中遇到上述情况，麻醉医师应及时提醒外科医师，双方协作尽快解决问题。手术近结束时应留置胃管，胃管通过食管吻合口时应轻柔，位置确定后应妥善固定，避免移动造成吻合口创伤。留置胃管旨在胃肠减压，保护吻合口。

麻醉后处理 由于存在误吸的可能，拔管应在患者恢复吞咽、咳嗽反射，完全清醒时进行。拔管前应拮抗肌松药，有良好的术后镇痛。拔管时机的选择需考虑患者病情与手术范围。术前一般情况好，接受内镜检查、憩室切除等短小手术的患者多在术后早期拔管。气管食管瘘手术后气道需要一段时间的支持，因此拔管较晚。为促进呼吸功能恢复，拔管前应有良好的镇痛。对于不能短时间内拔管的患者应考虑将双腔管换为单腔管。换管一般在手术室进行，要求一定的麻醉深度。采用交换管芯的方法较简单，一些交换管芯还能进行喷射通气。有条件者亦可在气管镜辅助下换管。

（孙 莉）

zhīqìguǎn-fèipāo guànxǐshù mázuì

支气管肺泡灌洗术麻醉（anesthesia for bronchoavleolar lavage） 包括支气管肺泡灌洗术术前评估、麻醉实施及术后处理在内的围术期管理策略。支气管肺泡灌洗术是用于肺泡蛋白质

沉积症患者以去除肺泡大量累积的脂蛋白物质的方法。该手术需在双腔支气管内插管全身麻醉下进行。

病理生理 肺泡的类脂蛋白沉淀物质被认为是源于清除机制低下而引起肺表面活性物质异常积累。双侧对称分布，胸部 X 线片表现为双肺散在界限不清的片状实化影。胸片可反映此病进程，肺泡实化可引起渐进性低氧血症和短促呼吸（最初在运动时，后再休息时也可出现），肺顺应性下降。此病主要诊断依靠临床表现、X 线片及肺活检进行综合判断。支气管肺泡灌洗术的适应证为静息时 $PaO_2 < 60mmHg$ 或不能进行正常活动。也用于哮喘、肺囊性纤维化和放射性尘埃吸入患者。

麻醉前评估与准备 患者入院后应进行肺通气-灌注扫描，第一次肺灌洗时先灌洗病变较重侧肺，使相对较好的肺提供气体交换，以优化通气和换气水平。若扫描结果显示两侧病变相当，先灌洗左肺，右肺可提供更好的气体交换。麻醉诱导前和灌洗前需要充分预先氧合，主要原因：①全身麻醉诱导前充分氧合可减少喉镜暴露下气管插管所致低氧血症，对于已有低氧血症的肺泡蛋白沉积症患者尤为重要。②预氧合可消除灌洗侧肺内的氮气，肺泡内的气体可仅为 O_2 和 CO_2，灌洗液进入肺内时，这些气体可被吸收，可使灌洗液最大限度到达肺泡内。若去氮效果不佳，灌洗液中可能存在氮气气泡，则限制灌洗效力。

麻醉实施 麻醉可选用常规麻醉诱导方式，达到一定麻醉深度后插入双腔管。通常选用能通过声门的最大号左侧双腔管，因为其易于定位，且左侧支气管套囊封闭性优于右侧双腔管，可连续观察呼吸运动时气雾的活动及灌洗侧引流液中有无漏过来的小气泡。需准备大吸引管使肺尽量灌洗干净。隔离不完全将造成严重后果，为防止术中灌洗液漏入对侧肺，双腔管必须准确定位，套囊封闭良好。术中患者体位非常重要，但每种体位有各自的优缺点。灌洗肺在下的侧卧位可减少灌洗液意外流入通气侧肺的可能，但是在灌洗过程中灌洗液引流期间，受重力影响，肺血流将优先灌注无通气的下侧肺，肺内分流增加。灌洗肺在上的侧卧位可减少无通气的肺血流，但会增加灌洗液意外溢入下侧肺的风险。

灌洗液选择温等盐水，置于腋中线水平上 30cm 处通过重力灌入。灌洗液停止流动后，夹闭输注管，开放引流管，开始排液，引流瓶置于腋中线水平下 20cm 处。输注管和引流管通过 Y 形管连接于双腔管。每次灌入灌洗液后，应叩击和振动灌洗侧肺的胸廓，然后再开始引流。每次灌入 500~1000ml，直至灌洗引流液清亮为止。应严格记录每次的灌入量和引流量，灌洗液总量一般为 10~20L。大部分患者在整个灌洗过程中血流动力学稳定。血氧饱和度可在灌入液体时上升，引流时降低。术中要求适当肌松，避免患者呛咳导致双腔管移位。

若灌洗过程中出现小的渗漏，常会出现灌洗引流液中出现气泡，通气肺出现啰音，灌洗液量与引流液量出现差异，血氧饱和度下降。一旦在灌洗开始后怀疑或出现渗漏，应立即将灌洗液排出，用纤维支气管支镜检查双腔管位置，然后检查套囊的密封性，确定肺隔离良好后继续操作。若渗漏严重，通气侧肺的顺应性显著漏严重，通气侧肺的顺应性显著

下降，血氧饱和度急剧降低。应立即终止操作，变为灌洗侧在下的侧卧位，手术床采用头低位，彻底引流双肺并鼓肺。采用呼气末正压通气。灌洗结束时应彻底吸引灌洗肺并通气。此时由于灌洗肺的顺应性远小于通气肺，故应对灌洗肺实施大潮气量通气（$15~20ml/kg$），未灌洗肺可暂停通气，以便复张灌洗肺的肺泡。灌洗后恢复过程中，应反复大潮气量通气、吸引、叩击灌洗侧胸壁；双肺行呼气末正压通气；若灌洗肺的顺应性恢复至灌洗前水平，可使用空气-氧气混合气通气。大部分患者可在手术间拔除气管导管。

麻醉后处理 术后应鼓励患者深呼吸、练习咳嗽、叩击胸壁和体位引流，以便清除残余液体和分泌物，使肺更好地复张。

（孙 莉）

xīnxuèguǎn shǒushù mázuì

心血管手术麻醉（anesthesia for cardiovascular surgery） 包括心血管手术术前评估、麻醉实施及术后处理在内的围术期管理策略。心血管手术包括心脏和大血管的外科手术，用于治疗缺血性心脏病的并发症（如冠状动脉旁路移植术）；纠治先天性心血管畸形；治疗多种原因所致心脏瓣膜病等。心血管手术麻醉包括心血管手术患者的术前、术中和术后处理，以及一些心血管功能有创监测的实施，是麻醉学科中难度较大的亚专科，涉及多方面的知识，包括循环系统生理学、药理学和病理生理学，以及体外循环、经食管超声心动图、心肌保护等相关知识。

病理生理 缺血性心脏病患者发生心肌缺血时，心肌的需氧量超过供氧量。粥样硬化是引起

心肌氧供需失衡的最常见原因，其他情况还有主动脉狭窄、体循环高血压和肥厚型心肌病。先天性心脏病患者心脏的解剖、生理（如表现、类型和分流的程度）、功能状况及外科手术对生理的影响因先天性心脏病病变而异。心脏瓣膜病的患者多有血流动力学改变和心脏收缩及舒张功能异常。

麻醉前评估与准备 包括以下内容。

术前评估 心血管手术的术前评估非常重要。接受心血管手术的患者术前多合并严重的心脏疾病且可能同时并存肺、脑、肾等重要脏器的功能不全。术前评估时首先必须了解心脏疾病的类型（风湿性心脏病、冠心病、先天性心脏病或其他心脏疾病）、发病时间等；心脏疾病的主要症状，包括疲劳、发绀、心悸、心绞痛、晕厥、心肌梗死、心功能不全以及血管栓塞的症状等。对于冠心病并发心肌梗死的患者，还应了解心肌梗死发生时的主要症状，是否有严重的心源性休克和心律失常，是否遗留室壁瘤、心脏瓣膜功能失调等。还应了解内外科治疗的情况，包括药物治疗和以往的外科手术史以及脑、肺、肾等重要器官是否有严重的功能不全。体格检查侧重了解患者的心脏情况包括心脏大小、心音和心脏杂音等；并检查是否有心功能不全的症状，如呼吸方式、是否有颈静脉怒张、下肢水肿、胸腔积液、腹水和肝大等。常规实验室检查包括全血细胞计数、肾功能、十二导联心电图和凝血功能，并拍摄胸部 X 线片。根据心脏疾病的不同类型，还应选择相关的检查项目，包括超声心动图、冠状动脉造影以及心导管检查等。

术前用药 进行心脏手术的患者术前大多接受多种药物的治疗，治疗药物中 β 受体阻断药、钙离子通道阻滞药和硝酸酯类药物应持续用药至手术日晨。洋地黄类药物应在术前 24 小时停药。如患者有心房颤动并且心室率较快，则洋地黄应持续给药直至手术日晨。降压药包括血管扩张药和利尿药，一般应在手术前 12 小时停药。若患者血压控制不满意，则应持续给药至手术日晨。抗心律失常药物一般应持续用药至手术日晨，但应注意许多降压药均可降低房室传导，引起心动过缓和心肌抑制。抗凝药物如华法林应在术前 10~14 天停药，必要时可改为小剂量肝素静脉滴注，直至手术日。几乎所有的心脏手术患者都需要术前使用镇痛、镇静药，为麻醉诱导前的各项操作提供良好的抗焦虑、遗忘、催眠和镇痛效果。常用药物包括地西泮（口服，5~10mg）、阿普唑仑（口服，20mg）、吗啡（肌内注射，0.1mg/kg）和东莨菪碱（肌内注射，0.006mg/kg）等。以上剂量为常用剂量，实际工作中需根据患者的一般情况，尤其是心功能状况而灵活掌握。冠心病且心功能好的患者术前用药宜重，以确保患者术前有满意的安定、镇静效果；而伴严重心功能不全的瓣膜病变和术前已存在明显低氧血症的患者，则应酌情减少术前用药量并吸氧，以免造成低血压和低氧血症。

麻醉前准备 麻醉物品和药品的准备除常规准备项目外，还包括两路动脉压力传感器、14G 双腔静脉穿刺包、液体输注加温仪和热风机，并根据需要准备肺动脉导管或经外周动脉持续心输出量监测设备、脑脊液测压管、双腔气管导管及纤维支气管镜等。除常规麻醉药外，还需要准备的药物包括正性肌力药（去氧肾上腺素、去甲肾上腺素、肾上腺素、多巴酚丁胺、磷酸二酯酶抑制药）；扩血管药（硝酸甘油、前列腺素 E_1、前列环素）；利尿药（呋塞米）；止血药；还包括肝素、鱼精蛋白、碳酸氢钠、氯化钾、门冬氨酸钾镁、钙剂、硫酸镁等。所有药品根据实际需要稀释并贴好标签注明药名及浓度。所有注射用药、补液及监测系统均须严格排气。

麻醉监测 体外循环心脏手术中，必须监测的项目是心电图、脉搏血氧饱和度、体温、直接动脉内测压、中心静脉压、尿量和呼吸功能监测（包括潮气量、呼吸频率、气道压力和呼气末二氧化碳等）。直接动脉压监测应在麻醉诱导前建立。按需选择的监测项目有肺动脉导管、经桡动脉心输出量监测（APCO）、经食管超声心动图、中枢神经系统功能（脑电图、脑氧饱和度）和脑脊液压力监测。

麻醉实施 包括以下内容。

麻醉诱导和维持 心血管手术通常在全身麻醉气管插管控制通气下进行。最常采用的麻醉方法是静脉-吸入复合麻醉。麻醉诱导常选用丙泊酚或依托咪酯，也可选择硫喷妥钠或咪达唑仑，复合右美托嘧啶、阿片类药物和肌松药。麻醉维持使用小剂量阿片类药物间断或持续注射、肌肉松弛药复合吸入麻醉药。地氟醚、七氟烷、异氟烷均可选用。不使用氧化亚氮因其可增加气栓的体积。麻醉药的使用方法比药物的选择更为重要。麻醉诱导遵循缓慢、小剂量滴定的原则，力求血流动力学的稳定。接受心血管手术的患者对麻醉药的需要量差异很大，通常和患者术前的心室功能有关，心功能差的患者需要量减少。血压下降超过基础值的20%需及时予血管活性药。

体外循环前期 体外循环前应常规检查动脉血气分析、电解质、活化凝血时间（ACT）、血细胞比容、血糖等作为基础对照。诱导后切皮前常有低血压发生，可通过适当的容量支持、小剂量血管活性药例如去氧肾上腺素（25~50μg）或麻黄碱（5~10mg）提升血压。劈胸骨时停止通气，注意使肺处于呼气末状态，以防止胸膜破裂；打开心包后经颈内静脉注入肝素3mg/kg，3~5分钟后复查ACT，保持ACT>400秒；肝素化期间给予抗纤溶药物，如氨甲环酸持续静脉滴注至鱼精蛋白对抗肝素为止。主动脉和上、下腔静脉插管时常引起心律失常、心输出量降低和低血压，应及时处理。

体外循环期 体外循环开始后停止静脉补液（氨甲环酸除外）和机械通气，给予静态膨肺，保持平均气道压≤5cmH_2O。体外循环期间要求：平均动脉压50~80mmHg，中心静脉压5~6cmH_2O，尿量1ml/（kg·h），PaO_2>200mmHg，$PaCO_2$≤40mmHg，ACT>400秒，电解质、酸碱平衡状态保持在正常范围。按需静注麻醉性镇痛药、镇静药和肌松药，亦可通过氧合器吸入挥发性全麻药维持麻醉。体外循环期间维持中浅低温（30~32℃），可满足一般各类心脏手术需要。需在术中暂时停止体外循环或采用低灌流量的手术（如胸主动脉全弓置换、动脉导管未闭补片缝合手术）则需要鼻咽温18~20℃，肛温（或膀胱温）22~25℃；维持血压稳定，纠正低血压和高血压。体外循环开始由于血液稀释常会出现平均动脉压骤降，如平均动脉压持续降低需检查主动脉插管位置、腔静脉插管引流是否充分以及体外循环机工作是否正常。若考虑由血管扩张所致，可用去氧肾上腺素/去甲肾上腺素静脉注射。发生高血压后可加深麻醉，必要时静脉予血管扩张药如硝酸酯类等。体外循环>2小时，应复查ACT，酌情追加肝素量。主动脉开放前取头低位，膨肺进行左心排气至主动脉开放。主动脉开放后一般心脏自动复跳。若出现心室颤动，进行胸内心脏直接电击除颤。个别复苏困难的应仔细鉴别原因。检查体温是否合适；检查电解质和酸碱平衡状态，是否存在高钾血症、酸中毒、低钾血症、低镁血症等；检查左心室是否过度膨胀，左心房引流是否通畅；检查有无冠状动脉内气栓或冠状动脉损伤可能。

停体外循环 停体外循环需达以下标准：循环功能稳定，心率70~100次/分，律齐，或稳定可靠的起搏心率，血压>80/50mmHg，中心静脉压4~10cmH_2O；机械通气恢复，参数正确；中心静脉通路开放，泵注药物按需正常运行；鼻咽部温度>36℃；动脉血气分析、血电解质均在正常范围，血糖≤10mmol/L，血细胞比容≥30%；血容量不足、预计失血较多者，备好红细胞悬液、血浆及相应的血液制品。

体外循环后期 体外循环后期控制出血，拔除腔静脉、主动脉插管，予鱼精蛋白对抗肝素作用，改善凝血功能，关胸。此期间需复查动脉血气分析、电解质、血细胞比容、ACT，及时补充容量，纠正酸碱和电解质紊乱，保持血流动力学平稳。鱼精蛋白与肝素用量比为1.5:1。鱼精蛋白可引起肺动脉收缩导致非心源性肺水肿、气道痉挛和外周血管扩张，应缓慢注射。一旦发生过敏反应，应立即停药，予氯化钙0.10~0.15g，甲泼尼龙40mg静脉注射，加大强心药的剂量，解痉，利尿，维持循环稳定，小剂量鱼精蛋白脱敏后，继续使用。若有循环衰竭，立即重建体外循环。此期间继续保温，防止患者体温过低（≥35℃）。持续渗血时进行凝血功能检测，按需输注新鲜冷冻血浆、冷沉淀、血小板、凝血酶原复合物及因子Ⅶ等纠正凝血功能紊乱。去氨加压素可增强因子Ⅷ、因子Ⅻ和血管性血友病因子的活性，还可治疗血小板功能障碍，但并不推荐常规使用。

麻醉后处理 手术结束后确定患者血流动力学稳定；内环境紊乱得到纠正；无明显活动性出血；检查转运呼吸机、监护设备和注射泵齐备情况下转运至重症监护病房。

（薛张纲）

xiāntiānxìng xīnzàngbìng shǒushù mázuì

先天性心脏病手术麻醉（anesthetic consideration for congenital heart disease）

包括先天性心脏病手术术前评估、麻醉实施及术后处理在内的围术期管理策略。

病理生理 先天性心脏病（congenital heart disease，CHD）指由于心脏及大血管在胚胎和胎儿时期的发育异常，以及出生后部分结构未能正常退化闭合所致解剖结构异常，引起心血管系统一系列病理生理改变的疾病。常见类型包括室间隔缺损、房间隔缺损、动脉导管未闭、肺动脉狭窄、主动脉缩窄、主动脉瓣狭窄、法洛四联症、大动脉转位等，以及永存动脉干、三尖瓣闭锁等少见类型。

从病理生理变化角度 CHD 可分为 4 种类型：分流型病变（包括左向右分流和右向左分流）、动静脉血混合型病变、梗阻型病变和反流型病变。这种分类更有助于理解 CHD 的病理生理改变，制订麻醉方案。①左向右分流的 CHD 包括室间隔缺损、房间隔缺损和动脉导管未闭等，主要病理生理改变包括肺血流增加、心室容量负荷增大，主要症状是反复发生的充血性心力衰竭。右向左分流的 CHD 包括法洛四联症、肺动脉闭塞等，这类疾病患者心室压力负荷增加，肺血流减少，主要症状是发绀和低氧血症。②发绀型 CHD 中最多见的是动静脉血混合型病变。这类病变肺循环-体循环分流指数（Qp/Qs）取决于血管阻力和流出道梗阻的程度。多数情况下体循环阻力（systemic vascular resistance，SVR）大于肺循环阻力（pulmonary vascular resistance，PVR），病理生理变化同左向右分流。若 PVR>SVR，则表现类似右向左分流。③梗阻型病变可发生于瓣膜上、瓣膜下或瓣膜部位，可引起心室衰竭。由于新生儿左、右心室大小类似，一侧心室衰竭导致室间隔向另一侧偏移使其心输出量下降，常引起双室衰竭。若血流严重受阻，可建立其他通路进行代偿，如动脉导管开放，有时可导致发绀和心室功能的进一步紊乱。瓣膜反流在 CHD 中较少见，三尖瓣下移畸形是唯一的新生儿期反流型 CHD。主要病理生理改变是容量负荷不断增加导致心室功能衰竭。新生

儿心脏与成人心脏生理学的差异表现在：新生儿心脏以副交感神经系统占优势，多由循环中的儿茶酚胺激动，而较少受交感神经系统支配；新生儿心肌弹性收缩蛋白成分较少，心肌储备功能差，易发生容量超负荷，每搏量变化很少，心输出量改变更多依赖于心率的变化。

对 CHD 患儿麻醉方案的选择取决于患儿病理生理改变和麻醉方案对血流动力学的影响。麻醉中存在许多因素可影响 CHD 的血流动力学。增加体、肺循环的因素包括：容量负荷增加；正性肌力药或变时性药；容量充足情况下使用血管扩张药；对心室流出道梗阻的患者使用挥发性麻醉药或 β 受体阻断药。降低体、肺循环的因素：低血容量；心律失常和心肌缺血；容量不足情况下使用血管扩张药；挥发性麻醉药；钙离子通道阻滞药；容量不足情况下的气道压力增高。麻醉药对心肌具有抑制作用，但对于瓣下型流出道梗阻，如法洛四联症漏斗部肌性流出道肥厚狭窄，麻醉药和 β 受体阻断药有利于缓解流出道梗阻。麻醉中可增加 PVR 的因素包括：低氧血症；高碳酸血症或酸中毒；气道压力增高；交感神经兴奋；血容量过多。降低 PVR 的因素：麻醉药物；纯氧通气、低碳酸血症或碱血症；血管扩张药；α 受体阻断药。增加 SVR 的因素：交感神经兴奋、α 受体激动药；降低 SVR 因素包括：麻醉药；血管扩张药；α 受体阻断药；β 受体激动药；钙离子通道阻滞药。

麻醉前评估 术前详细了解病史是术前评估的重要环节。通过病史可以估计患儿的病情和心肺功能的储备情况。病史采集应

包括患儿临床表现、生长发育情况、活动情况、喂养史、既往手术史及与呼吸道有关的临床表现，包括打鼾、呼吸道感染史等。还应追问母亲的孕产过程、分娩情况及新生儿的阿普加（Apgar）评分等。小儿活动耐受能力新生儿及婴儿哺乳时出汗、气短、发绀、激动和易疲劳的症状说明 CHD 或发绀。生长发育迟缓表明缺损严重。蹲踞或急性发绀的病史提示肺血流减少已处于临界状态。术前评估还应注意了解小儿的用药史。洋地黄类（除用于控制心律失常外）和利尿药在术前晚用一次后停药；用于控制 TOF 漏斗部痉挛或心动过速的 β 受体阻断药、用于治疗充血性心力衰竭的钙离子通道阻滞药应持续服用至手术当日。

实验室检查应包括血红蛋白、血细胞比容（Hct）、脉搏血氧饱和度，对服用利尿药或肾功能损害的患者应检查血清电解质。容量状态正常的小儿 Hct 提高提示慢性缺氧。Hct>60% 的患儿易发生毛细血管血流淤滞导致继发性器官功能损害。允许这类小儿在麻醉诱导前 2 小时饮清流质，可减少静脉补液的必要性。心脏超声多普勒对了解心内解剖结构异常、血流方式和心功能参数的估计有很大价值。对心外的解剖畸形则通常需要心导管检查。心脏和大血管磁共振成像也是一项反映心脏大血管解剖畸形和功能状态的无创检查手段，尤其对心室功能、瓣膜功能和血流方式的定量检查，主动脉、肺动脉畸形，异常肺静脉通路，左上腔静脉干永存等复杂 CHD 的诊断有很大价值。心导管检查仍是 CHD 诊断的金标准。对麻醉医师最有价值的信息包括：患儿检查时对镇静药

的反应；各心房、心室、大血管的压力和氧饱和状态；心内和心外分流的程度和位置；体循环和肺循环的阻力；各房室的大小和功能；瓣膜解剖和功能；既往手术造成的血管扭曲；冠状动脉解剖；既往手术形成的分流的解剖、位置和功能；可能对动静脉通路建立有影响的血管解剖变异。

麻醉前准备 对<6月龄的患儿，禁乳类、固体食物和禁清流质（水、苹果汁）的时间分别为术前4小时和术前2小时；对6~36月龄的患儿，分别为术前6小时和术前3小时；>36月龄的患儿分别为术前8小时和术前3小时。对发绀型CHD的患儿尤其应强调自由饮清流质至术前2小时的开放禁食禁水策略。术前用药旨在使小儿进入手术室时进入睡眠状态，避免哭闹挣扎加剧对循环系统的损害，可口服咪达唑仑、氯胺酮，也可选择在麻醉准备室内肌内注射氯胺酮、咪达唑仑和格隆溴铵。对于SVR下降会增加右向左分流的患儿应降低术前药剂量。

常规准备项目见心血管手术麻醉。还应准备合适的麻醉环路和气道处理工具、穿刺针、微量输液泵、血压计袖带及经食管超声心动图探头等，尤其强调静脉通路的严格排气，每次注射时应先回抽以排除滞留在三通开关中的气泡。

麻醉实施 包括以下内容。

麻醉监测 常规监测见心血管手术麻醉。在小儿CHD术中监测的新技术中最有价值的是术中心脏超声多普勒检查。手术室内术前进行超声多普勒检查可避免患儿哭闹等造成的假象，且可同时进行经食管超声心动图检查，更真实反映解剖和生理情况，有

利于制订手术方案。体外循环后进行超声多普勒检查可立即评价手术修复的情况和心功能。发现残留的结构异常可立即进行修补而避免二次手术。

麻醉诱导 麻醉诱导方案的选择取决于患儿的心脏储备功能、心脏畸形所致病理生理改变，还需考虑术前用药的剂量和是否已有现成的静脉通路等因素。心脏储备功能良好的患儿在严密监测和滴定给药的前提下有多种麻醉方案可供选择。七氟烷、异氟烷、丙泊酚、芬太尼、咪达唑仑等均可使用。新生儿多采用阿片类药复合肌松药的诱导方案，较大的儿童则可采用吸入麻醉诱导。吸入诱导最佳的药物是七氟烷、氟烷。对发绀型患者，吸入麻醉诱导具有降低氧耗、提高混合静脉血氧饱和度的作用。已合并充血性心力衰竭的患者不适合吸入麻醉诱导。氯胺酮有兴奋交感神经的作用，可增加SVR和心输出量，减少右向左分流量，对发绀型的CHD患儿更适用。右向左分流的患者静脉诱导的速度加快。由于术中经常需要经食管超声心动图检查，术后需要继续机械通气治疗，选择经鼻气管插管更安全、舒适。

麻醉维持 麻醉维持方案的选择取决于患者年龄、手术方法、CPB时间和术后机械通气时间。对病情较重的复杂CHD可采用以阿片类药物复合肌松药的麻醉维持方案，在心功能允许条件下可使用小至中等剂量的芬太尼（25μg/kg）复合低浓度的挥发性麻醉药，可提供良好的心血管稳定性。对单纯的房间隔缺损或室间隔缺损，可选用挥发性麻醉药为主的方案，以利于术后早期拔气管导管。芬太尼还具有抑制肺

血管收缩的作用，可降低新生儿或婴儿的肺血管反应性，利于撤离体外循环。切皮前和体外循环前及时追加适当剂量的芬太尼和肌松药。体外循环期间可选择咪达唑仑等药物辅助麻醉。复温后及时加深麻醉。

体外循环管理 体外循环期间的管理见心血管手术麻醉。

小儿体外循环所致生理功能紊乱比成人严重。小儿体外循环常使用深低温（18℃），血液稀释可达循环血容量的3~5倍，灌注压较低（20~30mmHg），泵流速变化较大［从200ml/（kg·min）到停循环］，对机体酸碱平衡的调控采用pH稳态方法（血气分析进行低温校正）以改善脑组织供氧。成人体外循环期间很少使用停循环方法，较少降温至低于25℃，体外循环机的预充量为循环血容量的25%~33%，血液稀释程度远低于小儿，灌注压通常稳定在50~80mmHg，泵流速稳定在50~65ml/（kg·min），是否使用pH稳态方法对预后影响不大。由于小儿肝糖原储备较少，术中易发生低血糖。

复杂CHD体外循环后易发生脱机困难。可能原因包括：①残留畸形未纠正或纠正不完善，存在残余分流或动静脉流出道梗阻。②肺动脉高压，是脱离体外循环期间常见的问题。处理方法包括：维持一定的麻醉深度；纯氧通气，防止缺氧性肺血管收缩；使用血管扩张药；发生右心衰竭时使用多巴酚丁胺等强心药物或右心机械辅助装置；右心室或左心室功能衰竭，使用正性肌力药或继续体外循环直到心肺功能改善。

小儿体外循环手术术后出血比成年人常见，原因包括：①接

触体外循环管道导致机体炎症反应，年龄越小，炎症反应越重。②复杂 CHD 需要修补的部位多，增加出血概率。③手术经常在深低温停循环的情况下进行，凝血功能受损。④发绀型 CHD 患者出血概率增加。较为简单的 CHD 纠正手术可考虑在手术室内拔管，其他则需至重症监护病房进一步监护治疗。

常见 CHD 麻醉要点 包括以下几种疾病。

室间隔缺损麻醉要点 血流通过室间隔缺损形成左向右分流，引起肺血流、左心房容量和左心室做功增加。肺血流增多导致肺顺应性降低，呼吸做功增加，有可能引起呼吸衰竭。PVR 增加导致右心室肥厚。若 PVR 等于 SVR，左向右分流变为双向分流，临床表现发绀，即艾森门格综合征。术前用药及麻醉诱导方案取决于心室功能。可用氯胺酮和阿片类药物麻醉诱导，能耐受一定程度心肌抑制的小儿可考虑吸入麻醉诱导。若原有肺动脉高压、右心室功能紊乱及需要切开心室进行修补者，脱离体外循环可能困难，可以联合正性肌力药和血管活性药支持治疗，必要时考虑是否存在多发室间隔缺损。

房间隔缺损麻醉要点 房间隔缺损有 3 种类型。①中央型缺损：最常见，缺损位于房间隔中部。②上腔型缺损：邻近房室瓣。③下腔型缺损：又称静脉窦型，缺损位于腔静脉、心房连接处，常合并部分肺静脉畸形引流。血流在心房水平发生左向右分流，右心室容量超负荷。房间隔缺损一般肺动脉压仅轻度升高，较少引起明显肺血管改变。缺损较大者分流量较大，可发生肺血管改变而出现肺动脉高压，进而出现右心衰竭和右向左分流。麻醉方法选择参考室间隔缺损麻醉处理要点。体外循环后注意输血输液不要过快，避免引起急性左心衰竭。

动脉导管未闭麻醉处理要点 通过肺动脉导管可形成体、肺循环之间单纯性限制性或非限制性分流。来自主动脉近端的血液进入肺动脉后，使远端组织的血液灌流受到影响，且由于主动脉舒张压降低而影响冠状血管血流。新生儿出生后随着 PVR 逐渐降低，分流量增大，使得右心负荷加重，引起右心肥大，导致右心衰竭。严重者形成肺动脉高压，出现右向左分流，表现为发绀。大部分动脉导管未闭采用左侧进胸，结扎或结扎后切断动脉导管。还可采用右心导管方法经左肺动脉行动脉导管堵塞术。伴其他畸形者，可于体外循环下一次性纠治。麻醉诱导期间避免体循环血液过多进入肺循环，不宜使用氯胺酮。丙泊酚不增加 SVR 对分流量大，肺充血明显的患儿适用。直接动脉压监测选择右侧上肢或下肢，常温下结扎术时进行控制性降压。

法洛四联症麻醉处理 法洛四联症在发绀型 CHD 中居首位。典型病理解剖特征为肺动脉狭窄、室间隔缺损、升主动脉开口向右侧偏移（升主动脉骑跨）和右心室向心性肥厚。血流动力学特征包括肺动脉狭窄引起肺血流减少，主动脉可同时接受右心室和左心室射出的血液，产生右向左分流，分流量与右心室流出道梗阻程度和 SVR 密切相关。体-肺分流性减状手术可增加肺血流，改善氧合，刺激肺血管床发育。肺血流减少和右向左分流，导致体循环血氧含量降低，组织缺氧，血红蛋白和红细胞代偿性增多，血液黏稠度增加，但凝血因子缺乏。术前应详细了解缺氧发作的频率和程度，是否存在心力衰竭的症状和体征，是否做过减状手术。心导管检查资料中重点了解肺动脉直径，是否存在跨右心室漏斗部的异常冠状动脉左前降支，心室功能和肺动脉瓣环的口径。体外循环前注意维持血管内的有效容量，维持 SVR，降低 PVR。挥发性麻醉药、β 受体阻断药可能有利于缓解漏斗部痉挛和增加肺血流。静脉麻醉诱导可选用氯胺酮和芬太尼，维持适当的 SVR。体外循环前的低血压对静脉补液反应良好。对体重 >20kg、Hct >50% 者，可考虑在体外循环初始通过腔静脉引流管放血进行血液稀释。体外循环后应支持右心室功能，设法降低 PVR。

（薛张纲）

xīnzàng bànmóbìng shǒushù mázuì

心脏瓣膜病手术麻醉（anesthetic consideration for vavular heart disease） 包括心脏瓣膜病手术术前评估、麻醉实施及术后短期管理在内的围术期管理策略。心脏瓣膜病主要是由于炎症、先天性病变、退行性病变、缺血性坏死及创伤等原因导致瓣膜结构或功能异常，导致瓣口狭窄和/或关闭不全。中国心脏瓣膜病主要源于风湿性心脏病，以累及左侧心脏瓣膜为多见，单独二尖瓣病变约占 70%，二尖瓣合并主动脉瓣病变约占 25%，单独主动脉瓣疾病约占 2%。对中至重度瓣膜关闭不全和严重瓣膜狭窄的患者，最有效的治疗方法是瓣膜置换术。

病理生理 了解心脏瓣膜病的病理生理变化，必须首先了解心脏对瓣膜疾病的代偿反应。心脏瓣膜病变的共同起点是通过瓣膜的血流出现异常，导致心腔内容量或压力负荷增加，心脏通过结构和功能的代偿机制维持有效心输出量。慢性压力负荷增大常导致心室出现向心性肥大，而慢性容量负荷的增加常导致心室出现偏心性肥大。代偿机制受限时出现失代偿的临床表现，包括心律失常、心肌缺血和心力衰竭。每种瓣膜病变对左、右心室功能有不同影响，表现出各自特殊的血流动力学改变。

二尖瓣狭窄　病因几乎都是风湿性心脏病。主要病理生理改变狭窄的二尖瓣使左心房压力和容量超负荷增加而左心室充盈不足，常导致心房颤动。左心房压升高使肺静脉及肺毛细血管淤血，肺静脉压升高，肺血管阻力增加，右心室后负荷增加，产生右心室肥厚。心动过速可减少舒张期充盈时间，降低心输出量，增加左心房压力。患者左心室功能大部分保持正常，但在瓣膜严重狭窄患者，由于前负荷长期减少使左心室心肌发生萎缩和收缩力降低。

二尖瓣反流　二尖瓣反流使血在收缩期射入左心房，反流量取决于左心室与左心房压力梯度、瓣口面积及射血时间。急性二尖瓣关闭不全常发生于心肌梗死后乳头肌功能不全，病因还包括缺血性心脏病、心内膜炎等。左心房和左心室的容量负荷急剧增加导致左心室功能障碍、左心室舒张末压升高。左心房压和肺动脉压急剧升高可导致肺淤血和肺水肿。慢性二尖瓣关闭不全的病因主要是风湿性心脏病（常合并二尖瓣狭窄），左心房和左心室负荷增加出现扩张和代偿性肥厚。左心室扩大和肥厚可继续代偿

增大的反流量，直到最终影响前向每搏量。持续的前向每搏量损害引起肺动脉压增高，最终导致右心室衰竭，左心室功能也持续恶化。

主动脉瓣狭窄　单纯主动脉瓣狭窄通常由主动脉瓣发育不全造成，而由风湿病造成的主动脉瓣狭窄多合并主动脉瓣关闭不全和二尖瓣病变。正常成人的主动脉瓣口面积为 $2.6 \sim 3.5cm^2$。若主动脉瓣口面积 $< 1.8cm^2$，左心室－主动脉压力差通常 $>50mmHg$，则可出现临床症状，应尽早做瓣膜替换术。$50\% \sim 70\%$ 重度主动脉瓣狭窄患者的首发临床症状是心绞痛，主要原因是肥厚的左心室壁心肌氧供减少而氧耗增大或同时并存冠状动脉疾病。$15\% \sim 30\%$ 的患者首发症状是晕厥。晚期可出现充血性心力衰竭，所有主动脉瓣狭窄患者都有猝死风险。主要病理生理学改变是左心室射血受阻，跨瓣压差增加，左心室压力升高，心肌向心性肥厚，心室顺应性减低，舒张功能减退，心房收缩对心室的充盈度和心室搏出量至关重要。左心室舒张末容积和压力增高导致心肌耗氧增加，同时冠状动脉灌注压下降，导致心肌供氧减少。心肌氧供需失衡，对心肌缺血十分敏感，心肌收缩力储备降低，左心室收缩储备是决定预后的关键因素。

主动脉瓣关闭不全　风湿性心脏病和梅毒性主动脉炎曾是主动脉瓣关闭不全的主要原因，随着这些疾病的早期诊断和治疗，引起主动脉瓣关闭不全者已不多见。目前主要病因是细菌性心内膜炎、创伤、主动脉夹层动脉瘤及可引起异常胶原蛋白沉积的各种先天性疾病。急性主动脉瓣反流可引起左心室容积突然增加，

伴左心室舒张末期压力和肺小动脉压力增高，临床表现为心输出量下降、充血性心力衰竭、心动过速和血管收缩。慢性主动脉瓣反流由于舒张期左心室同时接受左心房和主动脉反流的血液，使左心室舒张末期容积增加，容量超负荷，引起左心室代偿性扩张，进而引起左心室肥厚；舒张期反流使主动脉舒张压减低，可导致冠状动脉灌注不足，多表现为充血性心力衰竭和胸痛。

麻醉前评估与准备　术前访视的常规项目见心血管手术麻醉。瓣膜病变患者术前应做超声心动图检查，准确了解瓣膜病变的类型、心房和心室肥厚扩大的程度、心肌收缩状况，以及肺动脉压和三尖瓣反流程度等。

麻醉实施　心脏瓣膜病麻醉处理的基本原则是必须掌握各种心脏瓣膜病变的病理生理特点，围术期避免加重已有的容量和/或压力负荷；保护和利用机体的各种代偿机制，尽量维持有效的心输出量；尽可能减少并发症。麻醉处理应紧密围绕患者的容量（前负荷）、压力（后负荷）、心率、心肌收缩力的变化仔细分析和处理。

二尖瓣狭窄手术麻醉管理　术前访视注意了解患者病史、临床表现、心功能和心脏超声多普勒检查结果。对于重度二尖瓣狭窄，术前有反复心力衰竭病史，心功能 Ⅲ ~ Ⅳ 级，心脏扩大及重度肺动脉高压，麻醉应极为谨慎。术中保持左心室足够的前负荷，中至重度二尖瓣狭窄患者的肺毛细血管楔压可维持在 $20 \sim 30mmHg$；降低肺血管阻力，低氧、高碳酸血症、酸中毒、肺不张和拟交感类药物可增加肺血管阻力，而吸氧、低碳酸血症、碱

中毒、硝酸酯类、前列腺素 E_1 和一氧化氮可降低肺血管阻力；控制心率，保持在 70～90 次/分较合适，避免心动过速；尽量保持窦性节律，新发心房颤动可行同步电复律，长期心房颤动的患者，可使用洋地黄类等药物控制心室率；维持正常的心肌收缩力。因循环时间延长，药物起效缓慢，诱导时应放缓给药速度。重度狭窄导致心肌萎缩、左心室变小的患者，常需要心率代偿，有时需要肾上腺素支持。体外循环后若左心房压逐渐上升伴低血压，则提示左心室功能不全，应使用正性肌力药支持，必要时重新开始体外循环辅助。

二尖瓣反流手术麻醉管理 血流动力学管理目标包括维持适当的左心室前负荷，通过患者对液体负荷的反应估计最佳前负荷；维持心肌收缩力；维持正常或稍快的心率，理想的心率应维持在 80～100 次/分；降低体循环阻力，患者通常能很好地耐受麻醉引发的体循环阻力降低；肺动脉高压持续存在者，应避免肺动脉高压的加重，考虑使用扩血管药物降低肺血管阻力，以及正性肌力药支持右心功能；换瓣后二尖瓣反流的消失使左心室后负荷明显增加，因此应降低后负荷，保持适当的前负荷，必要时予正性肌力药十分重要。若术前已存在不可逆性心室功能受损，瓣膜置换术后可能发生心力衰竭，一旦发生应再次进行体外循环转流或使用主动脉内球囊反搏。

主动脉瓣狭窄手术麻醉管理 血流动力学管理目标包括保持足够的血管内容量，避免静脉扩张，使用硝酸甘油可使心输出量骤降，非常危险；维持体循环阻力，避免低血压以保证肥厚心肌的灌注，一旦发生循环衰竭，复苏将非常困难；避免心率过慢，防止心动过速，心率保持在 60～80 次/分较理想；维持心肌收缩力，避免使用降低血管张力或减弱心肌收缩力的药物（如硫喷妥钠）。因主动脉瓣狭窄导致左心室肥厚和顺应性降低，故应维持较高的充盈压力（左心室舒张末压为 20～30mmHg）。对于跨瓣压差超过 100mmHg 的极为严重的主动脉瓣狭窄患者，可在麻醉诱导前 1～2 分钟开始输注血管收缩药（如去甲肾上腺素），以减低麻醉诱导期发生严重低血压的风险。应积极纠正心律失常。麻醉诱导时应小量滴定式给药，并动态评估心血管受抑的程度。体外循环结束后注意维持足够的前负荷及窦性心律，避免心动过速，术前存在心功能不全者适当予强心药，但心肌显著肥厚者需适当控制收缩力。

主动脉瓣关闭不全手术麻醉管理 血流动力学管理目标包括保持足够的血管内容量，肺毛细血管楔压应保持在 10～15mmHg；避免增加后负荷，血压升高会使反流量进一步增加，降低后负荷时可以使用扩张动脉为主的血管扩张药；防止心动过缓，心率慢会使反流量增加；避免心动过速，心率快将增加心肌氧耗并减少心肌氧供，理想的心率应维持在 75～85 次/分；维持基本正常的心肌收缩力。患有主动脉瓣关闭不全的患者高度依赖于内源性交感神经张力。若这类患者伴冠心病，出现心动过缓极易导致失代偿（舒张期灌注压力减低），应备有起搏装置以便迅速起搏。

混合性瓣膜病麻醉管理 血流动力学管理目标取决于对血流动力学最具影响的疾病。若这类患者同时患有冠心病（如主动脉瓣狭窄伴关闭不全合并冠心病），则使麻醉管理更为复杂。在这种情况下，应确定麻醉诱导过程中这 3 种病变最可能出现的问题，并积极应对。

麻醉后处理 合并严重心功能不全的心脏瓣膜病患者在体外循环后早期可发生心肌收缩无力。对这类患者，体外循环后通过连续监测动脉压、中心静脉压、左心房压及肺动脉楔压等，评价心脏前负荷、后负荷和心肌收缩力，指导临床治疗。体外循环后应连续监测 V_5 胸导联或改良胸导联，了解是否有心肌缺血的表现。对各种因素所致传导障碍者，及早安装临时起搏器。对不能撤离体外循环者，应尽早使用主动脉内球囊反搏或左心室辅助装置。心脏瓣膜替换术后进行一段时间的呼吸支持也是保证手术效果的重要措施，可改善肺充血，维持良好气体交换；减少肺内分流和低氧血症的发生；减少呼吸做功，降低心脏负荷。

（薛张纲）

guānxīnbìng shǒushù mázuì

冠心病手术麻醉（anesthetic consideration for coronary heart disease） 包括冠心病手术术前评估、麻醉实施及术后短期管理在内的围术期管理策略。冠状动脉粥样硬化导致冠状动脉管腔狭窄甚至完全堵塞，使冠状动脉血流不同程度减少，引起心肌氧供和氧需失衡所致心脏病，称为冠状动脉性心脏病，简称冠心病。若冠心病经内科治疗而心绞痛不能缓解，严重影响生活和工作，经冠状动脉造影发现其主干或主要分支明显狭窄而远端通畅，或心肌梗死存在严重并发症（室壁瘤、室间隔穿孔和乳头肌断裂等），均需外科手术。冠心病主要外科手术为冠状动脉旁路移植术（coronary artery bypass grafting，CABG），室壁瘤切除、室间隔穿孔修补术等。近年来，非体外循环下 CABG 的数量逐渐增加。

病理生理 冠状动脉有左冠状动脉和右冠状动脉两支。左冠状动脉开口起自主动脉冠状窦的上半部，左主干很短，随即分叉为左前降支和左回旋支。左前降支沿室间沟下行，沿途分出对角支供应室间隔前部，右心室中部和左心室游离壁，其远端围绕心尖和后降支汇合。左回旋支在心底部沿左心房室沟走行，分出 1～4 支钝缘支供应左心室侧壁。右冠状动脉开口自右冠状窦，沿房室沟下行，分出锐缘支支配右心室。远端分为两支，后降支供应室间隔后部，横支供应左心室后壁。后降支来自右冠状动脉（右侧优势）者占 85%，15% 来自左回旋支（左侧优势）或共同支配。窦房结动脉 55% 发自右冠状动脉，45% 发自左回旋支，若血流不足可引起传导阻滞或心律失常。左、右冠状动脉血流量的周期性变化不同。收缩期左冠状脉的血流很少，其主要的血流供应发生在舒张期。右冠状动脉的血流在收缩期和舒张期都有。若灌注压不足，舒张期过短，心内膜下心肌供血首先受累。

心肌的氧供取决于动脉血的氧含量和冠状动脉血流。氧含量取决于与血红蛋白结合的氧量和溶解在血中的氧量，后者所起作用较小。临床上能保证心肌氧供的最低血红蛋白量受冠状动脉疾病的严重程度、灌注压、心室壁张力和厚度及氧解离曲线等因素影响。碱中毒、低温或 2,3-二磷酸甘油酸下降时氧解离曲线左移，

氧释放减少。舒张期的长短也是影响心肌氧供的重要因素。70%～80% 的冠状动脉血流发生于舒张期。心率增快可导致舒张期缩短而影响冠状动脉血供。冠状动脉血流取决于冠状动脉灌注压和冠状血管阻力。左心室冠状脉灌注压等于主动脉舒张压减去左心室舒张末压（left ventricle end-diastolic pressure，LVEDP），因此 LVEDP 增加可减少冠状动脉血供。由于心肌的氧供需平衡状态较复杂，某个因素改变可能产生多重效果。例如，血压升高可以增加冠状动脉灌注压，但是同时增加后负荷、室壁张力而增加氧耗。临床上对冠心病患者围术期应持续监测有无心肌缺血，根据具体情况综合判断，及时处理。

麻醉前评估与准备 包括以下内容。

麻醉前评估 冠心病患者术前评估应着重于两方面，即心肌氧供和氧需的平衡状态及心脏功能。

了解患者心绞痛的类型、诱发和缓解因素。稳定性心绞痛如静息时心电图 ST 段出现下降，或伴高血压或日常体力活动明显受限者危险性增加。不稳定性心绞痛、变异型心绞痛者有突发心肌梗死或猝死风险。若患者有卧位性心绞痛、夜间心绞痛或夜间阵发性呼吸困难则提示心功能受损。急性不稳定性心绞痛、急性心肌梗死或充血性心力衰竭患者属于高危人群。

通过心电图检查可了解有无心律失常、传导障碍或心肌缺血。心电图显示室上性心律失常者可导致血流动力学不稳定和增加神经系统栓塞性并发症的发生率；左束支传导阻滞或 PR 间期延长可能发展为高度传导阻滞或出现

心搏骤停，需起搏治疗。对心电图正常的冠心病患者，运动试验可有缺血的阳性表现。胸部 X 线片可反应心脏大小，若有心脏扩大，则射血分数（ejection fraction，EF）通常 <40%。

通过超声心动图了解患者的心脏结构和功能，可观察冠状血管堵塞后的节段性室壁运动异常，心室收缩和舒张功能的变化，测定 EF 值。根据 EF 值可估计术后发生低心输出量综合征的风险程度：EF > 50% 风险较低，EF 为 25%～50% 风险中等，EF < 25% 则为高危。术前负荷超声心动图可监测冠心病患者在负荷状态下冠状动脉的储备能力。

放射性核素心肌显像可协助了解冠心病患者术前的心肌血流储备功能，心肌缺血的部位及范围，鉴别缺血和坏死的心肌细胞，对于确定移植血管的部位、坏死心肌的切除范围（如室壁瘤切除）具有参考价值。

左心导管检查可了解左心功能，测定的 EF 值较准确。左心导管测定的 LVEDP 对评价左心室舒张功能有重要意义，若 LVEDP > 12mmHg，提示左心室舒张功能受损。

冠状动脉造影可确定冠状动脉病变的部位和严重程度。左主干或左前降支的严重狭窄或三支病变（右冠状动脉、左冠状动脉前降支、左冠状动脉回旋支）使大部分心肌处于危险状态，这类患者对心肌缺血的耐受程度很差，麻醉处理必须谨慎。术前访视还应注意有无合并瓣膜病变。

术前危险因素 年龄 >70 岁；女性；肥胖；不稳定性心绞痛；充血性心力衰竭；EF < 40%；LVEDP > 18mmHg；左心室室壁瘤；冠状动脉左主干狭窄 >90%；

经皮冠状动脉成形术失败后急诊手术或心肌梗死后 7 天内手术；合并高血压和/或糖尿病；合并肾功能不全；合并肺部疾病；合并心脏瓣膜病；再次手术；合并其他血管疾病。

术中心肌缺血监测　冠心病手术中常规监测见心血管手术麻醉。术中心电图仍是监测心肌缺血情况的标准监护手段。冠心病手术的患者必须同时监测两个导联的心电图（通常使用 II 导联和 V_5 导联），并打开自动 ST 段分析监测功能。对术中心肌缺血最敏感的监测手段是经食管超声心动图，通过连续监测可观察心肌舒张功能受损及节段室壁收缩运动异常和演变，及早发现心肌缺血。CABG 术中缺血性并发症的常见原因包括：移植血管近端或远端吻合失败；误伤冠状动脉壁导致冠状动脉夹层分离；误缝扎冠状动脉；移植静脉长度不够导致心脏舒张期牵拉移植血管；移植静脉过长打折；移植物栓塞；冠状动脉内气栓或粥样斑块脱落堵塞冠状动脉；冠状动脉痉挛；肺过度膨胀导致静脉移植物过度拉伸或乳内动脉血流受阻。应通过严密监测及时发现心肌缺血并寻找原因，进行治疗。

麻醉实施　包括以下内容。

麻醉药物选择　大多数阿片类药、静脉麻醉药和挥发性麻醉药都可安全用于冠心病手术的麻醉。麻醉药选择主要依据患者的左心室功能。左心室功能好的患者对劈胸骨等手术刺激的交感反射非常强烈，可使用麻醉镇痛药、β 受体阻断药和/或血管扩张药预防和处理，避免出现高血压和心动过速而加重心肌缺血。左心室功能差的患者麻醉后由于血管扩张和/或心肌抑制可能出现低血

压，需要血管活性药或正性肌力药支持。第二个决定麻醉药物选择的因素是术后是否采用快通道技术，即在到达重症监护病房（ICU）4~6 小时内拔除气管导管。对于首次单纯 CABG（未同时进行瓣膜置换术或室壁瘤切除术等），术中经过顺利，若患者体温正常，无大量出血和凝血功能障碍，尿量正常，血气分析正常，清醒无神经系统并发症，可考虑采取快通道技术。此时麻醉应选择可控性好的方案。

麻醉管理　包括以下几方面。

非体外循环下 CABG 麻醉管理　非心肺转流下 CABG 避免了与心肺转流相关的并发症，减少主动脉操作。移植血管近心端吻合时采用部分主动脉夹闭或特制的不需夹闭主动脉的吻合装置。移植血管远端吻合时采用心脏固定装置。由于手术是在搏动的心脏上、无机械辅助循环的情况下进行，麻醉处理的难度较大。外科医师的手术操作不可避免地干扰心脏的泵血功能，心脏位置的变动也必然影响心脏的血供。

在冠状动脉吻合期间维持循环稳定，保持必需的冠脉血流量是麻醉处理的关键。注意保温，低温不仅增加外周血管阻力而增加心肌氧耗，且可以使心肌应激性增加，易发生心律失常，应保持室内温度适宜，应用患者加温系统（如水凝胶能量传导垫或空气对流加温毯）；麻醉用药应根据患者具体的心功能状况个体化。维持恰当的麻醉深度，保持氧供需平衡，避免氧供减少，氧耗增加，维持 $PaO_2 > 200mmHg$，控制心率在正常范围 60~100 次/分。可以使用芬太尼 5~10μg/kg 复合挥发性麻醉药或输注丙泊酚，利于术后患者早期拔除气管导管。

避免心律失常，维持血清钾 ≥ 4.0mmol/L，并予利多卡因。保持适当前负荷，中心静脉压维持在 10cmH₂O 左右。为维持冠状动脉灌注，维持舒张压 ≥ 50mmHg，可予去氧肾上腺素、去甲肾上腺素；扩张冠状动脉，持续应用硝酸甘油和单硝酸异山梨酯；维持正常心肌收缩力，可予多巴酚丁胺、多巴胺、米力农、肾上腺素。维持血红蛋白 ≥ 100g/L，血糖在 10mmol/L 左右，避免高血糖。体温 ≥ 35℃，电解质及酸碱平衡，手术开始时维持活化凝血时间 ≥ 280 秒。术中血流动力学不稳定现象常见，尤其当外科医师进行移植血管远端吻合时更易发生，缝合远端吻合口时通常影响每搏量而出现低血压，需维持收缩压 ≥ 80mmHg（可取头低脚高体位并用血管活性药）。吻合回旋支搬动左心室面引起的血压下降、心律失常最明显。冠状动脉固定器对血流动力学也有一定影响，尤其固定回旋支和下壁血管时影响最大，宜采取头低位和向右侧倾斜，有利于心脏射血，且利于暴露术野和吻合。远端血管吻合时心肌缺血应增加灌注压以保证其他冠脉血管血流灌注充足。移植血管远端吻合时发生血流动力学剧烈变化伴严重心肌缺血，常提示发生冠状动脉分流。有利于心肌缺血预处理的药物包括硝酸甘油、吗啡和异氟烷（0.5%~1.0%）。因高血糖抑制缺血预处理，所以应控制血糖。缝合近端吻合口时为利于上主动脉侧壁钳，应控制收缩压在 90~100mmHg（可取头高脚低体位并用血管活性药）。若需取桡动脉进行 CABG，则持续予地尔硫䓬。术中使用自体血回收。

体外循环下 CABG 麻醉管理　体外循环开始前维持恰当的麻

醉深度，$PaO_2 > 200mmHg$，保持氧供耗平衡，避免氧供减少，氧耗增加。体外循环开始前控制心率在术前的基础状态，避免心律失常，维持舒张压 $\geq 50mmHg$，适当降低心肌收缩力，予硝酸甘油和单硝酸异山梨酯持续扩张冠状动脉，保证冠脉灌注，保持心肌氧供需平衡。取乳内动脉时将手术床抬高、左倾，并适当减少潮气量以利于暴露。结扎乳内动脉前静脉注入肝素，乳内动脉内注入罂粟碱。体外循环中维持适当的麻醉深度，保持平均灌注压在 $50 \sim 80mmHg$。主动脉开放后，持续予硝酸甘油和单硝酸异山梨酯扩张冠状动脉，适当予多巴胺、多巴酚丁胺、米力农、肾上腺素等维持心肌收缩力。体外循环结束后维持心率、血压在正常范围，避免心律失常，维持血红蛋白 $\geq 100g/L$，血糖在 $10mmol/L$ 左右，中心静脉压在 $10cmH_2O$ 左右，体温 $\geq 35℃$，电解质及酸碱平衡。

微创冠心病手术麻醉管理 微创直视 CABG 通常采用左前外侧胸壁切口或胸骨下段正中小切口，主要用于治疗左前降支病变。患者通常心功能较好，但是左前降支病变严重，无法选择经皮冠状动脉介入治疗。术中通过胸腔镜或机器人技术取左乳内动脉，期间以及移植血管吻合期间需要单肺通气。术中麻醉处理和血流动力学改变类似非体外循环下 CABG。术后胸壁切口处疼痛剧烈，必须提供完善的镇痛以利于术后早期拔除气管导管。镇痛方案包括硬膜外镇痛、鞘内注射阿片类药物、局部麻醉、肋间神经置管和肋间神经冷冻等。这类患者建议使用可控性好的麻醉药物和方案，手术结束可以做到即刻拔管，实现心脏手术麻醉的超快

速通道。

麻醉后处理 大多数心脏手术患者到达 ICU 后伴有低体温，此时应注意保温。患者常在进入 ICU 后 6 ~ 12 小时体温明显升高，此阶段应维持足够的镇静，防止过早苏醒和寒战。

常见术后并发症包括心律失常、心肌缺血、无法解释的难治性低血压及心脏压塞，应注意观察患者生命体征及引流，早期发现并处理。

(薛张纲)

xīnbāo qiēchúshù mázuì

心包切除术麻醉 （anesthetic consideration for pericardiectomy）

包括心包切除术术前评估、麻醉实施及术后短期管理在内的围术期管理策略。心包切除术是治疗缩窄性心包炎的有效方法，90% 术后存活者症状明显改善，恢复劳动力。故目前主张早期手术，即临床上心包感染基本控制即可施行手术。推迟手术者心肌常有萎缩及纤维变性，虽完成手术，但常因心肌病变致术后改善不明显，甚至会因变性的心肌不能适应进入心脏的血流增多而发生心力衰竭。

病理生理 缩窄性心包炎是由于心包壁层及脏层的慢性炎症病变，引起心包增厚、粘连，甚至钙化，使心脏的舒张期充盈受限，功能下降，造成全身血液循环障碍的疾病。是多种急性心包炎的最终结果，其中以结核性心包炎最常见，其次为化脓性、创伤性、非特异性、红斑狼疮性心包炎等。心包急性感染后，有的病例在渡过急性期后，会发生渗出物机化、纤维性变、钙盐沉积于冠状沟、室间沟、右心室和膈面，使原来分离的脏层心包和壁层心包粘合成坚实的纤维膜，并

逐渐增厚至 $0.3 \sim 0.5cm$，甚至 $1cm$ 以上，常伴钙化。缩窄性心包炎患者的心包腔甚至还可被纤维组织完全填塞成为一个纤维瘢痕组织外壳，紧紧包住和压迫整个心脏和大血管根部，因此其心脏外形一般在正常范围或偶有缩小。

麻醉前评估及准备 缩窄性心包炎为慢性消耗性疾病，通常术前全身情况差，应针对患者病情进行评估及有针对性的治疗。①术前评估：根据患者病情的稳定性、心功能情况、实验室及辅助检查结果、手术方案等进行。②术前一般治疗：如高蛋白饮食、低钠饮食、利尿、纠正电解质，特别是血钾紊乱，必要时可少量输血。③病因治疗：对结核性心包炎首先抗结核治疗 3 ~ 6 个月，待体温及红细胞沉降率恢复正常后手术。化脓性心包炎术前应抗感染治疗。④胸腔积液和腹水治疗：对于大量胸腔积液和腹水，若药物治疗效果不佳，为保证术后呼吸功能，改善通气，防止术后心包缩窄解除、胸腔积液和腹水大量回吸收诱发急性心力衰竭，可在术前 1 ~ 2 天行胸腔或腹腔引流术，但一次引流量不宜过多、速度不宜过快。⑤仪器设备：术前应备妥常规术中监测、有创动脉压监测、中心静脉压监测、血气监测、主动脉内球囊反搏、除颤仪、呼吸机等设备。

麻醉实施 心包切除术麻醉选择通常为气管插管非体外循环全身麻醉。

麻醉前用药 旨在缓解患者紧张焦虑，使患者充分休息，但不应引起呼吸、循环抑制为目标，通常于手术当日晨予镇静催眠药物。麻醉前 30 分钟可选择肌内注射吗啡和东莨菪碱。

麻醉诱导　对心包切除术患者尤其重要，由于低血压和代偿性心动过速，循环代偿功能几乎已达极限，处理不当极可能发生猝死。因此，在患者入室后应予以面罩吸氧，诱导前开放中心静脉通路，在心电图、有创血压及中心静脉压等严密监测下，施行缓慢麻醉诱导。诱导用药原则为对循环影响最小、用药剂量最少、注药速度最慢，尽可能避免血压下降与心动过缓，可以采用羟丁酸钠、依托咪酯或氯胺酮、芬太尼诱导，也可使用丙泊酚靶控输注复合芬太尼诱导；通常选用对循环影响轻微且不减慢心率的肌松药如泮库溴铵，或对血压与心率影响均较少的肌松药如阿曲库铵。

麻醉维持　可采用静脉和吸入复合麻醉，如七氟烷复合芬太尼、泮库溴铵，慎用异氟烷。气管插管后机械通气时应避免潮气量过大，以免影响静脉回流而使血压进一步下降。麻醉维持期间应进行严格的液体管理，在心包切除前执行等量输液或输血原则，心包开始切除后采用限制性输液管理策略，否则可因心包切除、心肌受压解除、腔静脉回心血量骤增而引起心脏扩大，诱发急性肺水肿和心力衰竭。预防急性心力衰竭的措施除控制入液量外，应随着心包切除、心肌压迫松解，及时予毛花苷 C 和利尿药。心包切除过程中的手术刺激可诱发心律失常，若发生连续室性心律失常应暂停手术，静脉予小剂量利多卡因或胺碘酮治疗。麻醉维持期间可持续泵入小量正性肌力药物治疗低血压。

麻醉后处理　心包切除术后应至重症监护病房加强监护与治疗管理，维持机械通气，根据心脏功能决定拔管及停止机械通气的时间。应维持血气结果正常，控制输液量，继续强心、利尿治疗，保护心脏功能，防止低钾血症、低钠血症，可应用止血药以减少术后出血、渗血。

（薛张纲）

dàxuèguǎn shǒushù mázuì
大血管手术麻醉 （anesthesia for vascular surgery）　包括大血管手术术前评估、麻醉实施及术后短期管理在内的围术期管理策略。大血管指直接和心脏连接的主要血管，包括上腔静脉、下腔静脉、升主动脉、主动脉弓、降主动脉、胸主动脉和腹主动脉，颈总动脉有时也归入大血管范畴。

病理生理　常见大血管疾病包括先天性大血管畸形如主动脉缩窄、双上腔静脉、上腔静脉或下腔静脉缺如、肺静脉异位引流、大动脉转位等，以及后天获得性大血管病如动脉瘤。

主动脉缩窄　缩窄段以上血压升高，头部及上半身的血液供应正常或增加；缩窄段以下血压降低，下半身血液供应减少；在缩窄段上、下动脉分支之间发展广泛的侧支循环，借以维持身体下半部的血液供应。其主要病理生理变化包括：①为克服动脉狭窄导致的外周阻力增加，心脏做功增加，心肌收缩力加强，心室壁张力增加，心肌肥大，最终可导致心肌缺氧，心室顺应性降低，心力衰竭。②长期高血压可导致脑微动脉纤维性坏死，管腔狭窄，小动脉破裂出血，大动脉粥样硬化，脑组织缺血。③头部血压升高，视网膜血管病变，视盘水肿，严重影响视力。④成人动脉导管已闭锁，主动脉缩窄可致下半身缺血缺氧，为低动力性或循环性缺氧，动静脉氧分压差大于正常，静脉血氧含量低，脱氧血红蛋白>50g/L 出现发绀。幼儿动脉导管开放，肺动脉内静脉血部分进入降主动脉，下身动脉血氧含量下降，亦表现为发绀。⑤缩窄程度越严重，侧支循环越丰富，上身血管明显扩张，粗大的侧支血管可压迫周围组织和器官，如臂丛神经受压或脊髓受压。

动脉瘤　是动脉病变或损伤造成局限性动脉节段的持久性扩张，常见于主动脉和下肢主干动脉，局部搏动性肿物是典型表现，搏动与心跳一致，可伴收缩期震颤，有疼痛和压痛。若动脉瘤压迫周围组织，可出现相应症状。CT 与 B 超可诊断动脉瘤，确诊需行动脉造影。动脉瘤分类如下。①真性动脉瘤：由动脉全层构成，最常见原因是动脉粥样硬化。由于脂质在动脉壁沉积，形成粥样斑块及钙质沉着，使动脉壁失去弹性，滋养血管受压，血管壁缺血。在血流压力冲击下，动脉壁变薄部分逐渐扩张而形成动脉瘤，多数呈梭形。②假性动脉瘤：由周围结缔组织构成，最常见原因是动脉损伤。动脉壁损伤破裂后，在软组织内形成搏动性血肿，之后被纤维组织包围而形成瘤壁。③夹层动脉瘤：动脉中层囊性坏死或退行性变，若内膜受损及在高压血流冲击下，内膜破口使血液进入中层并使之剥离形成假腔和夹层动脉瘤，动脉腔变为真腔和假腔的双腔状。德贝基（Debakey）将夹层动脉瘤分为 3 型：Ⅰ型，内膜破口多位于主动脉瓣上 5cm 内，夹层病变向上、下两端扩张，向下影响主动脉瓣及冠状动脉，向上可达主动脉弓、降主动脉、腹主动脉甚至髂动脉；Ⅱ型，内膜破口与Ⅰ型相同，夹层变化仅限于升主动脉，多见于马方综合征；Ⅲ型，内膜破口位于主动脉峡部，即左锁骨下动脉开口2~5cm内，夹层向远端侵袭至降主动脉和腹主动脉，偶尔可逆行波及主动脉弓。

根据动脉瘤发生部位不同，亦可有不同分类方法，并有不同的病理生理过程。①升主动脉瘤：升主动脉根部扩张并可波及无名动脉，可伴主动脉瓣关闭不全及冠状动脉开口上移，可造成左心室输出量增加，舒张期容积增加，心肌肥大，心肌缺血。②主动脉弓部瘤：主动脉弓起自无名动脉根部到左锁骨下动脉。弓部瘤因膨大压迫周围组织如气管、食管、喉返神经、上腔静脉，若涉及头臂动脉，则影响头部、上肢供血或静脉血的回流产生脑功能障碍，以及上身、面部缺血或循环淤滞。③降主动脉及胸腹主动脉瘤：瘤体可压迫食管、肋骨和前后胸壁。若影响脊椎动脉及左锁骨下动脉供血，则影响脊髓近心端血运；若影响降主动脉的肋间动脉受压，则影响脊髓远端血运，发生神经分布区感觉或运动障碍。胸主动脉、腹主动脉供应腹腔脏器和下肢血流，瘤体压迫或血栓形成供血减少时，发生各器官功能紊乱，肾脏缺血时诱发高血压等并发症，使病情复杂和加重。

麻醉前评估与准备 包括以下内容。

术前评估 需要评估患者是否处于危重状态。若患者出现烦躁不安或淡漠，昏迷，苍白或发绀，大汗，呼吸困难，主诉背、腹部剧烈疼痛，行走困难或瘫痪，体检发现低血压或处于休克状态，胸部或腹部闻及血管杂音，主动脉瓣听诊区有舒张期杂音，腹部有波动性包块，X线及超声检查有大动脉病变，则可怀疑有大动脉瘤破裂或夹层动脉瘤扩大趋势，CT、磁共振成像或血管造影有助于诊断，以及明确病变部位或有无动脉瘤出血。此类患者病情危重，需紧急处理。

术前还需要了解可影响病情轻重的因素及是否存在共存疾病。①主动脉缩窄程度：狭窄严重者头部、上肢明显高血压，可出现有左心负荷增加和心功能不全。②侧支循环：若缺乏侧支循环，术后发生脊髓缺血甚至截瘫危险性增加；若侧支循环过于丰富，粗大的侧支血管可压迫周围器官和组织，产生神经受压，出现感觉和运动障碍。③主动脉瘤大小：瘤体越大出血可能性越大，手术越困难。④主动脉瘤部位：主动脉弓动脉瘤影响头臂干，手术时脑保护相当重要而困难；降主动脉或腹主动脉供应脊髓及包括肾脏在内的腹腔各脏器，术中主要目标是保护脊髓功能和肾功能。⑤夹层动脉瘤的类型：若为累及主动脉全程的Ⅰ型夹层动脉瘤，手术复杂，危险性大，且难根治。⑥合并高血压：大血管疾病患者多伴高血压，若血压长期控制不佳，易出现心脑血管疾病、肾脏功能受损等靶器官功能损害。⑦合并冠心病：大血管手术患者，特别是动脉粥样硬化性动脉瘤患者，易患动脉硬化性血管病，常表现为缺血性心脏病（冠心病）。动脉粥样硬化性病变具有全身发病的特点，血管手术患者冠状动脉正常者不到10%，而半数以上患者有进行性或严重的冠心病。因此，术前应切实了解冠心病程度、症状及药物治疗效果，能否控制心绞痛，心功能如何，必要时进行冠状动脉造影，以便采取最佳干预措施，调整治疗药物，降低围术期风险。

术前治疗 若时间允许，大血管手术术前应使用药物与液体治疗，控制高血压，预防心肌缺血，保护肾功能，待患者病情稳定时再行手术治疗。若病情允许，手术前停用洋地黄、利尿药，β受体阻断药或钙离子通道阻滞药可持续使用至术日。术前应镇定患者情绪，卧床休息，预防动脉瘤破裂出血。手术前晚可使用镇静安眠药，手术当日可使用苯二氮䓬类、吗啡和/或东莨菪碱类药物，使患者处于安静、镇静或嗜睡状态，以减少应激反应。

术前准备 手术前一日，麻醉医师与外科医师应讨论手术方式、体外循环计划、脑保护、脊髓保护、肾保护、特殊监测等问题。术前除常规准备物品外，还应特别注意：①准备单腔气管导管，在胸降主动脉手术时另需准备双腔支气管导管。②建立大直径静脉通路，且必须保证至少有两条静脉通路，中心静脉可使用双腔、三腔中心静脉导管，外周静脉留置针建议采用14~16G。③有创动脉压监测。④需用体表低温的手术，应准备变温毯、冰帽、冰袋、热水袋及测温探头。⑤对于有条件的医院，可准备好全自动或半自动血液回收机，或使用血浆分离装置于术前进行血浆分离。⑥准备体外循环装置及灌注人员。许多大血管手术需要在低温麻醉下进行，即使不需低温麻醉，一旦大出血通常也需用体外循环维持生命，争取时间止血。⑦准备透析装置备用。

麻醉实施 包括以下内容。

大血管手术监测 由于大血管手术创伤大，涉及的重要器官多，除常规监测如心电图、呼气末二氧化碳分压、血气分析、血糖、尿量外，有一些特殊情况需要注意。①无创动脉血压监测：患者上肢若有大血管狭窄或受压，无创血压不准，且有因袖带压迫引起肢体缺血加重或神经损伤的可能。②有创动脉血压监测：一般心血管手术常规经左桡动脉穿刺测动脉血压，但在大血管手术时需根据手术部位决定，如胸主动脉手术时，术中可能要阻断左锁骨下动脉，此时不能从左桡动脉测压而必须经右桡动脉穿刺测压。若手术需从右锁骨下动脉灌注，则不能用右桡动脉穿刺测压。降主动脉及胸腹主动脉瘤手术应采用右侧桡动脉穿刺置管。复杂手术需采用上、下身分别低温麻醉灌注时，上、下肢都需有动脉压监测，一般上肢采用桡动脉，下肢采用股动脉或足背动脉，测压管路和抗凝装置分别管理。③体温监测：大血管手术需常规监测体温，虽然鼓膜温度比较接近脑部温度，但是易引起外伤，应用较少。一般低温麻醉时监测鼻咽温，还应同时监测血液及变温水箱温度，若应用深低温麻醉技术或上、下身分别灌注时，需同时监测鼻咽部和直肠温度。鼻咽温接近头部温度，变温速度快，直肠温度接近腹腔内脏温度，变温慢。④中心静脉压、肺动脉压、肺动脉楔压监测：特殊大血管疾病如升主动脉瘤或主动脉弓部瘤，可改变颈部解剖关系，建议使用B超引导下股静脉穿刺，或使用经外周中心静脉穿刺技术。特殊病例如降主动脉瘤、胸主动脉瘤或腹主动脉瘤，可考虑放置漂浮导管监测心功能。⑤经食管超声心动图：可监测术中心功能，了解心肌收缩力，对合并高血压、冠心病或左心室扩大主动脉瓣关闭不全患者有重要作用，亦可对夹层动脉瘤进行定位。⑥脑电图、体感诱发电位及运动诱发电位：术中血流动力学变化如头部血液淤滞、低血流量供血甚至无血供应时，脑电图有不同反应，尤其可作为循环恢复及脑功能恢复的评估和预测参考。体感诱发电位与运动诱发电位常联合应用于监测脊髓功能，若发现脊髓缺血征象，通常可以移动阻断部位，提高身体上半部分或下半部分的血压，通过侧支循环为脊髓提供血流灌注，或采取脑脊液引流、控制性低温或鞘内用药等方法保护脊髓功能。⑦血细胞比容：麻醉尤其低温麻醉时，随着体温变化，机体对血细胞比容的耐受性不同，深低温时血细胞比容可低达15%，但当体温回升，血细胞比容应相应升高。手术中根据出血量与血细胞比容决定输血量。

大血管手术麻醉实施 大血管病变部位从颈部直到下腹部，所选择的麻醉方法应既能适应手术要求，又保证安全，还要预防术后并发症，因此从局部麻醉、硬膜外阻滞、全身麻醉、低温麻醉到深低温停循环麻醉，十分多样化。因为"脆弱"的心血管系统可能经不起多种药物的"联合攻击"，无论哪一种麻醉方法都要以"简明"为原则，避免多次频繁给药。①局部麻醉：仅限于腹主动脉腔内治疗手术。②硬膜外阻滞：可降低外周血管阻力，减轻阻断主动脉对后负荷的影响，减弱反射性血管收缩，增加下肢和移植血管血流量，术后还可进行镇痛治疗，预防疼痛所致高血压。单纯连续硬膜外阻滞仅适用于腹部及腹部以下大血管手术。主动脉手术部位若在肾动脉以上，阻断腹主动脉时间应控制在30~45分钟以内较安全，若超过此时限应考虑采用其他麻醉方法。手术范围较大，出血较多，此麻醉方法存在明显不足。③静脉-吸入复合麻醉：是大血管手术最常用的麻醉方式，可根据患者病情与血流动力学状态，选择咪达唑仑、依托咪酯或丙泊酚分级靶控输注诱导，麻醉维持根据手术大小、时间长短与患者状况，选用单纯吸入或静脉-吸入复合方法，术中芬太尼的累积量一般不超过50μg/kg或舒芬太尼不超过5μg/kg。④低温全身麻醉：主要用于胸主动脉瘤、主动脉缩窄等手术。降温旨在减少全身耗氧量，若术中发生脊髓或肾脏血流减少，可能引起缺血、缺氧，低温可增强这些脏器对缺氧的耐力，减少术后并发症。常用体表降温方法轻度降低体温，通常适用的降温方法有冰/水浴降温变温毯降温，或在颈部、腋下、腹股沟或腘窝大血管处放置冰袋，使体温降至32~34℃。注意勿降至32℃以下，以免引起心律失常。⑤低温麻醉联合体外循环：适用于很多大血管手术，如胸主动脉瘤人工血管置换手术。体外循环为低温麻醉建立了良好基础，也可在低温麻醉基础上用体外循环血液降温方法达到更低的体温，以便在停循环无血流状态下完成复杂大血管手术。低温麻醉和体外循环相结合可充分发挥两种方法的优点，增加了手术安全性。麻醉用药种类与其他麻醉相同，但由于有低温麻醉强大的刺激，所用麻醉药和肌松药剂量应增加。降温、复温、低温麻醉开始和结束等时期，都应加深麻醉，用吸入或静脉麻醉药及镇静安眠药使患者无觉醒反应，减轻应激。应用糖皮质激素如甲泼尼龙减轻炎症反应。定时监测活化凝血时间，补充肝素以保证安全。

大血管手术麻醉特殊问题
主动脉的阻断和开放可造成血流动力学剧烈波动和内环境紊乱，是大血管手术麻醉面临的巨大挑战。阻断部位越接近心脏，血流动力学变化越显著。若阻断部位在肾动脉以下，接近双侧髂总动脉分支处，由于已存在侧支循环，血流动力学变化较前明显减轻。主动脉阻断时，收缩压和舒张压即刻同时上升，而每搏量和心输出量均下降。射血阻抗的增加导致左心室张力升高和心肌摄取氧增加。一般在阻断后5~10分钟，正常心脏和循环系统即可适应这种改变，不需长时间持续药物治疗。冠心病与充血性心力衰竭患者对主动脉阻断的代偿能力极差，由于左心室张力骤然增加，75%患者可诱发心肌缺血。对于此类患者，主动脉钳夹应缓慢，并在钳闭主动脉前至少5~10分钟持续滴定硝酸甘油，或更强效的小动脉扩张药硝普钠，并监测肺动脉楔压，一旦超过20mmHg，应立即开放主动脉钳，并使用血管扩张药，之后再缓慢阻断主动脉，使心室有时间适应负荷的增加。主动脉阻断期间，位于阻断以远的组织因血供缺少，出现进行性低氧血症和酸中毒。一旦主动脉开放，血流恢复，远端血管再灌注，左心室后负荷下降，出现与阻断基本相反的血流动力学改变。缺血缺氧区域的再灌注，可使低氧、高乳酸和含有其他无氧代谢产物的血液大量进入循环，引起血压急剧下降。因此，建议在开放主动脉前应停用一切降压药，加快输血输液。可在开放前即刻静脉注射去氧肾上腺素等血管活性药以收缩血管，增加静脉回流。主动脉开放过程应缓慢，并注意动脉压波形和心电图。开放后约10分钟行血气分析和电解质检查，以维持内环境稳定。

大血管手术术中重要脏器功能保护　大动脉是供应全身血液的主通道，一旦中断则严重影响重要脏器的血供和氧供，因此，大血管手术术中重要脏器功能保护尤为重要。①脑保护：主动脉弓及其他涉及头臂动脉各分支的手术，操作复杂、时间长，直接影响供应脑部的各血管，因此脑保护最重要。减少脑氧消耗和维持血流供应是预防脑并发症的关键。最主要措施是尽可能缩短脑部分支血管的阻断时间，其他措施包括无名动脉、左颈动脉插管体外循环，低温（28~30℃）及深低温停循环，临时血管旁路分流法，脑正灌注及脑逆灌注法，以及使用大剂量糖皮质激素、硫喷妥钠、利多卡因、甘露醇等，并避免高血糖。②脊髓保护：由于脊髓的血流主要来源于降主动脉，降主动脉手术后脊髓损伤的发生率为1%~23%，且与主动脉阻断时间（>30分钟）、是否并存有动脉粥样硬化、动脉瘤性质部位、移植物长度有关。脊髓缺血性损伤的临床表现类似于脊髓前动脉综合征，术中可使用体感诱发电位与运动诱发电位监测脊髓功能。控制性低温（30℃左右）、保持主动脉阻断近端较高血压、避免高血糖、脑脊液减压引流、大剂量糖皮质激素治疗等方法均可用于保护脊髓功能。③心脏保护：大血管手术虽然不涉及心脏，但是术中可因阻断升主动脉远心端使血压严重升高，增加左心负荷而损伤心功能，也可由于手术需低流量灌注或循环停止的同时也停止心脏血供，导致心肌缺血缺氧。在体表或血液降温时可诱发心律失常甚至心室颤动，因此心功能的维护不容忽视。在体外循环期间，切勿疏忽灌注停跳液与心肌保护液，这是避免心肌缺血缺氧的重要措施。④肾保护：腹主动脉病变可能累及肾血管，影响肾功能。主动脉手术中，若主动脉阻断部位在肾动脉开口远端，肾血流将减少38%，肾血管阻力将增加75%；若阻断部位在肾动脉开口近端，肾血流将减少85%~94%。体外循环本身亦可引起肾功能损伤。保护肾功能的最佳措施包括轻度低温、补充血容量、预防低血压、保证肾脏充分灌注，阻断前可使用甘露醇（12.5~25.0g/70kg），小剂量多巴胺3μg/（kg·min）也可能有一定作用。

麻醉后处理　大血管手术创伤大、时间长、血流动力学波动剧烈，患者术前合并症多，术后应注意患者神志恢复情况，密切观察血压、呼吸，头、颈、四肢动脉搏动，肢体活动，尿量，引流量情况。术中有关监测如直接动脉压、中心静脉压、肺动脉楔压应继续至术后，待病情平稳逐渐撤除。一般手术待术后患者清醒、肌力恢复、呼吸功能良好、血流动力学平稳可早期拔除气管导管，对严重冠状动脉粥样硬化或其他心肺疾病的患者（尤其是急症），应实施连续重症监测和人工通气。术后应注意血容量变化，根据术中失血、失液量、血细胞比容、血流动力学监测结果调整输血输液量及速度。提高心输血量和血压，保持充足的尿量，可按需适当使用甘露醇与利尿药，禁用肾毒性药物，以促进肾功能恢复并减轻组织缺血缺氧所致水肿。若控制无效并出现以下症状，应考虑用血液透析：①尿毒症状。②严重代谢性酸中毒。③高钾血症。④血小板功能不全导致出血。⑤血尿素氮 > 35.7mmol/L，血肌酐 > 884μmol/L。良好的术后镇痛对术后血流动力学稳定和预防并发症有利，患者自控连续硬膜外镇痛比静脉镇痛更有利于维护术后呼吸功能、保持良好的下肢血供。需特别关注的术后并发症包括无痛性心肌梗死、术后出血、意识障碍、脊髓及周围神经损伤，以及肺、消化道、肾等脏器损伤等。

（薛张纲）

dīwēn mázuì

低温麻醉（hypothermia anesthesia） 在全身手术中，用物理降温法将患者体温降至预定范围，降低机体代谢率，提高组织对缺氧耐受力的麻醉方法。常用于脑部、心脏和大血管手术。临床上可将低温分为 4 类：①浅低温（食管温度 31～29℃）。②中度低温（食管温度 28～25℃）。③深低温（食管温度 24～20℃）。④超深低温（食管温度 19～15℃）。

病理生理 低温可以降低机体代谢率、保持或延缓细胞活动。正常生理状态下，外界温度降低时机体为保持恒温而发生以交感神经兴奋为主的应激反应，表现为肌束震颤、汗毛竖立、毛孔收缩、瞳孔散大、呼吸急促、血压升高、心率增快，机体耗氧量剧增，最高可达正常的 7～8 倍。通过镇静镇痛和肌松药抑制体温调节中枢、阻滞肌肉活动、扩张外周血管，可产生有益的保护作用，使机体对低温的应激反应减弱，交感神经系统活性抑制，在保持循环稳定的前提下，可使体温顺利到达预期水平，充分发挥低温的保护作用。

低温对代谢的影响 体温每下降 1℃，基础代谢率下降 6%～7%，全身氧耗量下降 6%，27℃ 时全身氧耗量减少 50%，25℃ 时全身氧耗量减少 70%，20℃时全身氧耗量减少 80%。低温时组织细胞对葡萄糖利用能力降低，体温降至 30℃ 后，葡萄糖的利用能力已近完全丧失；氧解离曲线左移，向组织释放氧量减少，可表现为代谢性酸中毒与呼吸性碱中毒，以代谢性酸中毒为主，一般复温后可逐渐自行缓解。

低温对中枢神经系统的影响 低温时中枢神经系统呈抑制状态，32℃ 时神经反射减弱，31℃ 时痛觉消失，27℃ 时意识消失，26℃ 时瞳孔对光反射消失，腱反射消失。体温每降低 1℃，脑氧耗量减少 5%～7%，脑血流降低 6%～7%。体温降至 30℃ 时，脑代谢率降至正常的 50%。因此，低温对脑组织缺血缺氧有明显的保护作用，可延长脑循环阻滞的时间。

低温对心血管系统的影响 心率随体温降低而减慢，冠状动脉血流、心肌氧耗亦随之减少，体温降至 25℃ 时，心率与心肌耗氧均可降至降温前的一半；与此同时，低温可抑制窦房结、增加心肌应激性，体温在 29℃ 以上心律失常少见，28℃ 以下则可出现显著变化，表现为室内传导阻滞、PR 间期延长、QT 间期延长、QRS 波增宽，ST 段改变，并可能出现结性心律、室性或房性期前收缩，心室颤动阈值明显降低，若同时存在缺氧、二氧化碳潴留、低血压、电解质紊乱等诱因，极易发生心室颤动。降温开始时的寒冷刺激可引起小动脉和毛细血管收缩，外周血管阻力增高，但体温降低到 32℃ 以下后，外周血管对寒冷刺激的反应逐渐出现麻痹转而扩张。

低温对肝功能的影响 低温时肝血流量减少，分泌胆汁功能受抑制，解毒能力下降。低温能增高肝脏对缺血缺氧的耐受力。临床上，常温下完全阻断肝循环 20 分钟肝功能无明显影响，在 32～28℃ 的低温下，这一时限可延长至 60 分钟。

低温对肾功能的影响 低温对肾缺血有保护作用，29～31℃ 时阻断肾血流 60 分钟不致引起肾功能明显损害。低温时肾血流量及肾小球滤过率降低，肾小管分泌和重吸收功能降低，体温在 26～34℃ 时尿量并不减少，26℃ 以下时尿量逐渐减少，20℃ 时完全无尿。

低温对凝血功能的影响 低温时血小板、凝血因子、纤维蛋白原均减少，凝血功能下降，出血时间、凝血时间均延长，可能引起术野广泛渗血。

低温对药物代谢的影响 低温时药物代谢减缓，肝解毒功能抑制。吗啡、巴比妥类药物在低温条件下作用增强；肌松药敏感性降低，复温时可出现再箭毒化；低温时机体对血管收缩药不敏感，复温后可引起血压急剧升高。

适应证 ①与体外循环配合行心内手术。②某些大血管手术，如主动脉弓手术等，需要在阻断循环的条件下进行，或在阻断动脉主干时，利用低温保护远心端的脏器。③某些神经外科手术，需要应用低温以延长阻断脑循环的时间，减少脑氧耗、降低颅内压、减轻脑水肿，达到脑保护的目的。④用于临床其他方法难以控制的高热。⑤脑复苏中低温治疗已被公认为缺血缺氧性脑病最有效的治疗措施。

技术操作 实施低温麻醉前

应开放静脉，常规心电图、脉搏血氧饱和度、有创动脉压、中心静脉压、尿量、电解质、血气分析、体温监测。体温测定通常采用多点测温法，测温部位包括腋下、直肠、膀胱、食管、口咽或鼓膜，其中鼓膜温度与脑部温度最接近，膀胱温度能最真实地反映机体中心温度。为尽可能减轻低温应激反应（寒战），降温必须在全身麻醉、肌松状态下进行，并达到一定的麻醉深度。

低温麻醉的实施总则为：①保持循环稳定。②防止低温应激反应（寒战）。③维持肌松和末梢血管扩张。由于挥发性麻醉药可损害脑血管的自主调节功能，使其不适应于脑代谢变化，在低温麻醉中应避免使用。

常用降温方法有单纯体表变温法、体腔变温法、体表变温结合体外循环变温法和单纯体外循环变温法。①体表变温法：包括冰水、冰屑浸浴法、冰袋、冰帽降温法和变温毯法。冰水、冰屑浸浴法是将麻醉后的患者浸浴于2~4℃的冷水内，接触部位的皮肤和肌肉首先冷却，冷血循环至机体深部，产生逐步降温功效，停止冰浴后，体温大多可继续下降5~6℃；冰袋、冰帽降温法降温较慢，适合小儿的降温，成人常用于发热的物理降温及脑部局部降温；变温毯法是将患者置于特制的变温毯上，该法降温较慢，多与其他降温方法配合使用。体表复温时，水温与变温毯的温度不宜超过45℃。②体腔降温法：在胸腹腔手术时，用0~4℃无菌生理盐水灌洗胸腹腔，或直接使用0℃冰水冰浴靶器官，如心脏、肝脏；复温时使用40~45℃盐水灌洗胸腹腔。③体外循环降温法：是在体外循环过程中利用人工心肺机及变温器直接对血液降温。此法降温、复温快，可控性好，数分钟内可降至30℃，10~20分钟即可下降至20℃，停止降温后可体温继续下降2~4℃。该法对血流丰富的组织如心、脑、肝、肾等降温快，可起到明显的保护作用。体外循环下降温与复温变温器温度与血液温度差不宜超过10℃，体温升至32℃以上可停止复温。

注意事项 ①降温时应注意预防寒战反应，建议使用全身麻醉复合肌松药，可辅助应用镇静安定类药物。②采用体表变温法降温时，注意防止末梢部位如耳、指、趾冻伤或烫伤。③若无特殊情况，降温后1~2小时机体开始自行复温，每小时体温约上升1℃。若未如期复温，应注意循环功能是否发生障碍。④降温中密切观察患者的心率、心律、血压和氧合，若发生心律失常无法纠正或循环功能障碍，应立即按照复温原则进行复温。

并发症 包括寒战反应、心律失常、复温休克、局部组织冻伤、烫伤、血小板减少、凝血功能障碍、应激性溃疡等。心律失常为低温时最严重的并发症，可能出现频发室性期前收缩、室性心动过速，体温低于28℃极易发生心室颤动，20℃以下发生率接近100%。其他好发因素包括术中停循环、室间隔或右心室切开手术、心室负荷过重、过度充盈、酸中毒、高钙血症、低钾血症、血儿茶酚胺增高。复温休克是在复温过程中复温速度过快，机体耗氧迅速增加，但各器官功能尚未恢复正常而形成的全身代谢障碍，临床表现为低血压、周围循环迟滞、心率增快、呼吸困难，血气分析可见明显的代谢性酸中毒。治疗首先应减缓复温速率，其他同一般抗休克治疗。

（薛张纲）

shēndīwēn-tíngxúnhuán

深低温停循环（deep hypothermia and circulatory arrest, DHCA） 体外循环的基础上，将血温降至10~15℃后停止体外循环，体内血几乎全部引入体外心肺机的贮血器的麻醉技术。该技术可提供有效脑保护，提供清晰手术野，以便外科医师完成各种精细的手术操作。最常用于复杂先天性心脏病与主动脉弓手术。

解剖生理 深低温时氧供和氧耗可得到更好的平衡，兴奋性神经毒素释放减少，血脑屏障通透性降低，炎症反应减少，避免发生细胞内酸中毒和细胞骨架不稳定。在心脏手术停循环时，深低温可起到显著的脏器保护作用。但这种极端的体温下降通常导致严重不良反应，包括血小板功能异常、枸橼酸中毒加重导致血清钙离子浓度降低、可逆性凝血功能异常以及心肌收缩功能抑制等。

深低温停循环的安全时限：常温（37℃）下，人脑耐缺氧的时限为4分钟，超过此时限，脑组织会出现不可逆性结构和功能改变。低温时中枢神经系统呈抑制状态，体温每下降1℃，脑代谢下降6%~7%，体温降至30℃时脑代谢率降低至正常的50%。低温对脑组织缺血缺氧有明显的保护作用，可延长脑循环阻滞的时间。随着体温下降，停循环安全时间可相应延长。体温在29~31℃时，循环全停的安全时限延长至6~10分钟。体温降至在18~20℃时，循环崩溃，此时大多数患者可以耐受30分钟的循环停止而不出现神经功能损害，若缺血40分钟，脑损伤的可能性明显增加，超过 60 分钟大多数患者出现不可逆性脑损伤。体温降至 16℃时可停循环 30 分钟，12℃时则可延长至 45 分钟。新生儿与婴儿对深低温停循环的耐受时间更长。

技术操作 深低温停循环的降温和复温过程均应在深麻醉和肌松完善的情况下进行，以避免机体应激反应所致损伤。麻醉后尽早头部放置冰袋降温，加深麻醉，用变温毯进行体表降温，使体温达 32℃左右。主动脉弓手术常采用腋动脉或股动脉插管。通过体外循环将体温（鼻咽温）降至 12℃左右。体温下降的同时血红蛋白浓度可相应降至 50～60g/L。达到预定体温后停循环，先停止动脉灌注，然后静脉放血至氧合器内。停循环时间越短越安全，时间越长脑损伤的可能性越大，建议停循环时间控制在 45 分钟以内。采用选择性脑逆行灌注或脑正行灌注，以及结合脊髓和内脏器官选择性灌注可适当延长停循环时间。推荐正灌注流量 500～1000ml/min 或 10ml/（kg·min），压力 40～60mmHg，逆灌注流量 200～500ml/min，压力 15～20mmHg。应根据当时体温、血红蛋白浓度、灌注范围确定流量，并控制压力在安全范围。恢复循环时，先开放动脉灌注，再开放静脉引流。复温过程中保证将变温器与身体温差控制在 10℃以内，以免发生气体栓塞，并相应提高灌注流量及血红蛋白浓度，以预防缺氧。

麻醉管理 准备行深低温停循环前需进行详细的术前评估，并联系好重症监护病房以便术后继续治疗。术前应适当使用镇静药缓解患者紧张情绪，以使其安静入睡但又不抑制呼吸、循环为

准。建议择期手术的患者在术前 6～8 小时使用糖皮质激素，以减少低温所致细胞因子释放和溶酶体降解。常规行心电图、脉搏血氧饱和度、无创血压、尿量、体温等监测外，深低温停循环麻醉必须监测有创动脉压、中心静脉压、电解质和血气分析，部分患者还需行肺动脉导管与经食管超声心电图监测。体温监测至少需要两点法，测温部位包括腋下、直肠、膀胱、食管、口咽或鼓膜，其中膀胱温度能最真实地反映中心体温，鼓膜温度与脑部温度最接近，最常用。

深低温停循环必须在全身麻醉下进行，麻醉药物的选择因人而异，基本原则是：由于挥发性麻醉药可损害脑血管的自动调节功能，使其不适应于脑代谢变化，低温麻醉中应避免使用；应注意低温对药物代谢和清除的影响，根据病情调节用药量。体外循环前应使用肝素（3～5mg/kg），并每 45 分钟监测活化凝血时间（ACT）一次，根据情况追加肝素，使体外循环中 ACT 维持在 400 秒以上。静脉注射大剂量糖皮质激素（甲泼尼龙 15mg/kg），禁用葡萄糖，并控制血糖水平，可静脉注射抑肽酶以减少手术出血。

脑保护措施 深低温本身即为明确的脑保护措施，还有一些有助于脑保护的策略。①降温与复温：深低温停循环完成准备复温之前，低温体外循环灌注 10～20 分钟，有助于减少复温期间颅内压升高的可能。复温期间机体外周体温与中心体温的温差<5℃，有利于减少复温速度过快、脑氧供尚不足氧耗却迅速增加导致的脑损伤。应避免过度复温（体温过高），以免加速神经损伤，增加神经功能恢复不良的可

能。②酸碱平衡：温度降低时气体的溶解度增加，反之亦然。深低温停循环期间，使用 pH 稳态进行血气分析调控，有利于增加全脑低温时的氧供；复温期间则建议使用 α 稳态，以免脑血流量增加过多而增加脑血肿危险。③血液稀释：低温期间，血浆黏滞度增加、红细胞刚性指数增加与外周血管收缩均可使微循环受损。轻度血液稀释（血细胞比容约 20%）有助于改善微循环血流，但若血液进一步稀释（血细胞比容<10%），血液携氧能力下降，可导致组织缺血。④药物神经保护：硫喷妥钠、丙泊酚都可使脑电图出现暴发性抑制，有利于神经功能的保护，其他可能的脑保护药物包括糖皮质激素、钙离子通道阻滞药、蛋白酶抑制药、自由基清除剂、氨基酸受体拮抗药、谷氨酸释放抑制药、谷氨酸拮抗药、血栓素 A_2 受体阻断药等。⑤控制血糖：深低温停循环可使机体糖代谢受损，围术期糖皮质激素的使用进一步增加患者高血糖的风险。低温期间高血糖可增加糖酵解、细胞内酸中毒，使缺血性损伤进一步加重。因此，深低温停循环期间应使用胰岛素控制血糖。⑥脑灌注：早在 1957 年德贝基（Debakey）报道在主动脉弓手术时同时对脑部分支血管插管灌注，但操作复杂，以后被停循环方法代替，但停循环后脑并发症的威胁使此方法再次受到重视，并取得良好效果。

术后管理 所有术中使用深低温停循环技术的患者，术后均需进入 ICU 继续治疗。虽然在停体外循环时患者均已恢复至正常体温，但患者转运至 ICU 时仍常处于轻度低温状态。除低温外，此类患者更应注意避免高温、低

血压和低氧血症，以免进一步加重脑损伤。若发生深低温停循环后脑损伤，成人一般表现为小脑、纹状体与新皮质受损所致智力障碍与运动功能损伤，新生儿表现为海马和大脑皮质灰质受损所致癫痫和手足徐动症。深低温停循环后脑卒中的发生率为 7% ~ 11%，其危险因素包括高龄、停循环时间过长、主动脉粥样硬化或血栓形成。凝血功能障碍所致出血也是深低温停循环早期死亡的重要原因，围术期血栓弹力图与其他凝血功能检查有利于指导治疗。

(薛张纲)

nèifēnmì jíbìng shǒushù mázuì
内分泌疾病手术麻醉 （anesthesia for endocrine surgery）

包括内分泌疾病手术术前评估、麻醉实施及术后处理在内的围术期管理策略。一些内分泌疾病需要接受外科手术治疗，如肢端肥大症、甲状旁腺功能亢进症、甲状腺功能亢进症、胰岛素瘤、醛固酮增多症、皮质醇增多症及嗜铬细胞瘤等。这类患者的内分泌功能异常，并存在由于内分泌异常所致其他系统脏器功能改变，如术前未经有效药物治疗或控制，因麻醉及手术应激进一步加重内分泌的病理生理改变，导致对患者不利的预后，甚至危及生命。对这类患者的手术麻醉，术前应充分评估，并进行适当的药物准备，使患者受到影响的内分泌腺体及相关脏器功能处于最佳状态，为手术麻醉做好准备。例如，嗜铬细胞瘤术前充分的 α 受体阻断药的使用可恢复正常的血容量和血压，减少处理瘤体时发生的高血压危险。术中恰当使用血管活性药物，可有效地对抗儿茶酚胺急速释放和骤降带来的循环波动，

改善患者预后。熟悉相关的内分泌疾病的病理生理改变及其药物治疗，选择适合患者的麻醉方法和监测手段，是使患者平稳渡过围术期的关键。

(龚志毅)

shìgèxìbāoliú shǒushù mázuì
嗜铬细胞瘤手术麻醉 （anesthesia for pheochromocytoma）

包括嗜铬细胞瘤手术术前评估、麻醉实施及术后处理在内的围术期管理策略。嗜铬细胞瘤是一种分泌儿茶酚胺的肿瘤，起源于肾上腺髓质或椎旁交感神经链的嗜铬组织。95% 的肿瘤位于腹腔，90% 发生在肾上腺髓质。肾上腺外的嗜铬细胞瘤还可分布于颈动脉体和主动脉化学感受器及交感神经节。按肿瘤部位不同命名为副神经节瘤、化学感受器瘤、颈动体瘤或膀胱嗜铬细胞瘤。嗜铬细胞瘤的早期手术治疗，可治愈其继发性高血压，然而术前未诊断的嗜铬细胞瘤患者在麻醉及围术期的死亡率高达 50%。

病理生理 嗜铬细胞瘤产生过量的儿茶酚胺，导致患者出现阵发性高血压，或在持续性高血压的基础上阵发性发作，血压可高达 200 ~ 300/150 ~ 180mmHg。血压升高可由于体位变动、压迫腹部、排尿、排便等动作引起过量儿茶酚胺释放入血。少数患者血压升高不明显，这与体内 α 受体的数量减少，降低了对血浆高浓度儿茶酚胺反应有关，一般的降压药治疗无明显效果。嗜铬细胞瘤的临床特征是阵发性高血压，伴出汗、头痛、心悸三联征。嗜铬细胞瘤产生过量的儿茶酚胺，其对 α 受体的作用大于β受体，故抑制了胰岛素的分泌，使血糖升高，使得一些嗜铬细胞瘤患者同时合并糖尿病。持续性血管收缩

导致血容量减少，引起患者血细胞比容升高 （>45%），并出现直立性低血压。血浆内高浓度的儿茶酚胺可引起局灶性心肌坏死、心肌病。

术前评估与准备 术前评估包括评估终末器官损害程度，治疗心律失常，可参考以下标准：① 术前 48 小时血压不超过 165/90mmHg。②应出现直立性低血压，但不低于 80/45mmHg。③心电图无 ST-T 改变。④室性期前收缩每 5 分钟不超过 1 个。术前 α 受体阻断药的使用可恢复正常血容量和血压，减少处理瘤体时发生的高血压危险。术中使用酚妥拉明可有效阻断 α 受体，对抗挤压瘤体所释放的儿茶酚胺的反应。因此 α 受体阻断药的使用在嗜铬细胞瘤的药物治疗中具有极重要的地位。α 受体阻断药常选用酚苄明，可以缓解和防止儿茶酚胺所致血管收缩，降低血压，恢复正常血压将有助于增加血容量。部分患者对酚苄明很敏感，开始时 20 ~ 30mg/d，通常需要服药 10 ~ 14 天。疗效可根据出汗减少、血压得到控制加以判断。但也有患者经过数周内科药物治疗，血压未得到稳定控制。血细胞比容是血容量改变的较敏感指标。若能降低 5%，则表明已获得充分的 α 受体阻断作用。若合并心动过速或心律失常，除使用 α 受体阻断药以外，还应使用β受体阻断药，如非选择性 β 受体阻断药普萘洛尔。氨酰心安和美托洛尔均是选择性 β₁ 肾上腺素能受体阻断药，无心肌抑制作用。需注意，使用 α 受体阻断药之前，不能应用β受体阻断药。

麻醉实施 患者入手术室后应连接心电图、脉搏血氧饱和度和无创血压监测，并在镇静和局

部麻醉下进行动脉穿刺直接测压。有时 Swan-Ganz 导管的使用非常重要，特别是在儿茶酚胺性心肌病或循环不稳定的患者。心输出量和体循环阻力等参数的测定对血管活性药物的使用可提供指导。麻醉诱导可使用丙泊酚、巴比妥类（咪达唑仑）或依托咪酯等。插管前予适量芬太尼或舒芬太尼能缓解插管反应。插管前 1 分钟注入 1~2mg/kg 的利多卡因，也可降低插管反应并减少心律失常的发生率。除增加麻醉深度以减少气管插管时的血压升高外，控制插管时血压持续升高还可使用硝普钠 1~2μg/kg 或酚妥拉明 1~5mg 间断注射。吸入麻醉药可以抑制循环系统对体内儿茶酚胺的反应程度，在一定程度上控制血压和心率。若加深吸入麻醉药后血压仍得不到控制，可输注硝普钠。与间断静脉给药相比，持续输注给药可使血压控制更平稳。分次静脉注射酚妥拉明（每次 1~5mg）仍是有效降低血压的方法，但需要注意酚妥拉明的作用时间较长。对心率加快，可使用β受体阻断药消除。但对合并儿茶酚胺诱导的心肌病患者，使用β受体阻断药须格外小心，因为很低程度的β受体阻断药作用均可加重左心室功能不全。在肿瘤血管结扎前应充分以晶体溶液和胶体溶液扩容，术前 α 受体阻断药的应用可使患者耐受较大程度的液体负荷。晶体溶液的大量使用有助于肿瘤切除后的循环稳定。瘤体血管结扎后，血液循环中的儿茶酚胺浓度急剧降低，外周阻力减小导致低血压。此时应降低吸入麻醉药的浓度，加快输入晶体溶液和胶体溶液。部分病例需要应用多巴胺、去氧肾上腺素或去甲肾上腺素等，直到血浆儿茶酚胺

水平恢复正常。

(龚志毅)

duōfāxìng nèifēnmì zhǒngliú shǒushù mázuì

多发性内分泌肿瘤手术麻醉

（anesthesia for multiple endocrine neoplasia） 包括多发性内分泌肿瘤手术术前评估、麻醉实施及术后处理在内的围术期管理策略。多发性内分泌肿瘤（multiple endocrine neoplasia，MEN）指两个或两个以上内分泌腺组织发生肿瘤，肿瘤可同时出现或先后出现，可具有功能性（分泌活性激素并引起特征性临床症状）或无功能性。MEN 包括 I 型和 II 型。I 型主要累及甲状旁腺，常出现甲状旁腺功能亢进症的临床症状，以骨代谢障碍和高钙血症为特征。还可累及胰腺和垂体，产生促胃液素瘤和垂体瘤的相应临床表现。II 型主要累及甲状腺、肾上腺髓质和甲状旁腺，出现甲状腺髓样癌、嗜铬细胞瘤、甲状旁腺功能亢进症等的临床表现。

MEN 需要采用相应的手术治疗，手术应以腺瘤危及患者生命安全的密切程度，决定手术部位的先后顺序，最大程度地确保患者安全。具体的术前麻醉评估、术前准备和术中麻醉管理方案，可参照各单发腺瘤的麻醉管理，兼顾复合腺瘤的病理生理特点。例如，对 II 型 MEN 患者应先处理肾上腺髓质的嗜铬细胞瘤，再处理甲状腺髓样癌和甲状旁腺功能亢进症。麻醉除注意嗜铬细胞瘤的术前药物准备和术中的循环调控，还应注意甲状旁腺功能亢进症及甲状腺病变对麻醉管理的影响。对肿瘤已有转移无法手术切除的晚期患者，可选择化疗及放疗。

(龚志毅)

shénjīng wàikē shǒushù mázuì

神经外科手术麻醉（neurosurgical anesthesia） 包括脑、脊髓、周围神经各种病变的外科手术术前评估、麻醉实施及术后处理在内的围术期管理策略。近年来显微外科、介入治疗、电生理定位与监测、立体定向、唤醒等技术的日臻完善，使得神经外科的发展迈上一个新的台阶。神经外科麻醉也有了飞速发展，其关键在于如何保障围术期正常脑功能，维持脑血流动力学和颅内压的相对稳定，脑氧供和氧耗的平衡，保持颅内顺应性和血脑屏障功能的完好，纠正水电解质紊乱和酸碱平衡失调，减少应激，减少麻醉并发症，提高颅内疾病的治愈率，减少神经功能损伤，提高患者生存率和生活质量。

病理生理 神经外科手术中需要关注脑生理，特别是脑血流和脑代谢的问题。脑的血供取决于脑灌注压，后者等于平均动脉压-颅内压。在全身血压稳定的情况下，脑灌注压主要与颅内压呈负相关。神经外科手术中需要防治颅内压过高，维持足够的脑灌注压。降低颅内压也有利于脑组织松弛，保证一定的颅内空间，避免脑疝形成，方便手术操作。

麻醉药物对脑生理产生多方面的影响，需要额外关注。吸入麻醉药都增加脑血流（cerebral blood flow，CBF）和降低脑氧代谢率（cerebral oxygen metabolism rate，$CMRO_2$），其中以氟烷对脑血流的扩张效应最强，恩氟烷次之，氧化亚氮、七氟烷和异氟烷作用最弱。除氯胺酮外，其他所有静脉麻醉药均对中枢神经呈剂量依赖性地降低 CBF、$CMRO_2$ 和颅内压。巴比妥类药物有抑制中枢神经电活动，最大限度降低

CMRO$_2$ 的优点，仍是神经保护的主要药物，但因苏醒延迟，已不再是首选的常规麻醉药物。芬太尼单独应用时，对 CBF 和 CMRO$_2$ 无明显影响或 CBF 轻度增加，在与氧化亚氮、氟烷和地西泮复合应用时，芬太尼能明显降低 CBF 和 CMRO$_2$。阿芬太尼、舒芬太尼和雷米芬太尼是新型阿片类镇痛药，具有起效快、药效强、毒性低、安全范围广的特点。肌松药不能通过血脑屏障，对脑血管无直接作用，但肌松药可降低脑血管阻力和静脉回流阻力，颅内压下降，但若肌松中患者血压升高，可进一步增加颅内压增高患者的颅内压。

麻醉前评估与准备 麻醉医师对于要实施神经外科手术的患者进行行术前访视，了解患者既往手术史、麻醉史、既往服药史和过敏史、术前查体和检查结果、重要器官（心、脑、肺、肝、肾）的功能情况，小儿的发育状况、牙齿情况、张口度、颈部后仰程度等，评估患者的麻醉耐受，设计麻醉方案，选择用药，并告知患者术前禁食禁水的时间等。应特别注意患者有无颅内高压及脱水情况，若患者有意识障碍，还需有意识评分。神经外科围术期监测包括美国麻醉医师协会分级要求的五大生命体征：血压、心电图、脉搏血氧饱和度、体温、呼气末二氧化碳。应根据患者具体情况进行一些必要监测：①脑血流监测。②颅内压监测。③脑代谢监测。④脑缺血性代谢产物的监测。⑤脑电生理监测，包括脑电图、诱发电位和肌电图等。

麻醉实施 全身麻醉是神经外科常用的麻醉方法。

神经安定镇静术 此法适用于患者合作的短小手术，如清创缝合等，麻醉维持等主要用氟哌利多芬太尼合剂，为防止术后呼吸抑制，芬太尼应于主要步骤结束后停用药。

唤醒麻醉 通过术中唤醒全身麻醉患者，使之在清醒的状态下，运用神经导航和神经电生理技术进行术中神经解剖功能定位，并在其配合下切除肿瘤等病灶，以术中实时监测可能发生的脑功能区损伤，最大限度地保护脑功能，是当前脑功能区手术的新策略。

血压调控 过去认为维持正常人脑血流稳定的灌注压范围为 50～150mmHg。但最近有证据表明，自动调的下限应为 70～80mmHg。术中血压一般应维持在正常值±20mmHg，注意避免血压骤然升降。窥喉和气管插管时的高血压可预先注射利多卡因、乌拉地尔或艾司洛尔。避免由于慢性高血压患者自动调节上下限均上移，术中血压维持应相应较高。为防止蛛网膜下腔出血患者的脑血管痉挛，也应提升血压。动脉瘤未夹闭时血压应维持在 100～150mmHg，夹闭后应提升至 160～200mmHg。控制性降压可减少动脉瘤术中破裂的危险，减少出血和使术野更清晰，但避免脑缺血和维持器官灌注非常重要。许多麻醉医师主张不用控制性降压，而是暂时夹闭动脉阻断血流，以防止动脉瘤破裂。由于神经外科患者术后高血压、心动过速发生率高，有增加颅内出血和心肌缺血的危险，术中用于控制血压的措施应延续至术后。

控制颅内压 ①维持中度低碳酸血症（PaCO$_2$ 5～30mmHg）。持续过度通气有潜在危害，可能进一步加重脑水肿，可收缩冠状动脉，加重心肌缺血，造成脑外器官损害。②保证正常氧合。③调控血压（范围在基础血压10%以内）。④确保脑静脉充分回流。⑤头部抬高（最佳为30°）。⑥维持正常胸腔内压。⑦神经肌肉充分松弛。⑧合理应用脱水药，甘露醇和呋塞米合用，效果明显。⑨宜早期使用糖皮质激素，对脑水肿有一定的预防和治疗作用。⑩低温。无脑肿胀的患者可不做特殊处理。

选择"理想的"现代神经外科麻醉，除提供基本麻醉状态外，还应包括维持全身和脑血流动力（包括控制交感神经张力）稳定，维持体温、血浆渗透压和血糖在正常范围，并能根据需要尽快苏醒，还需考虑对 CBF 和 CMRO$_2$ 的影响。临床研究证明，亚低温（32～35℃）能显著降低重型颅脑损伤患者的致死率和致残率，提高生存率，改善预后。体表降温具有很多局限性，而临床前试验表明，在缺血的模型中血管内诱导降温具有显著的组织保护性。术中液体管理的目标是在维持正常血管内容量的同时形成一个恰当高渗状态。对于心、肝、肾功能正常的患者可以采用急性高容血液稀释，主张选用等张胶体溶液。术中需血液保护，减少手术出血，恰当的血液稀释与控制性降压相结合，积极开展血液回收，术前自体储血，术中避免输异体血，必要时可采用成分输血。术中应监测血电解质。

（熊利泽）

jīběn wàikē shǒushù mázuì
基本外科手术麻醉（anesthesia for general surgery） 包括基本外科手术术前评估、麻醉实施及术后处理在内的围术期管理策略。基本外科又称普通外科，包括颈部、腹部、乳腺、血管以及各种炎症、皮肤浅表肿瘤等需要手术治疗的疾病。基本外科是外科学中涵盖范围最广、发展最成熟的一个分支。其手术的范围广、患者年龄跨度大，麻醉实施必须根据手术类型及患者自身具体状况决定。麻醉医师必须术前认真访视患者，全面了解患者的病情发生发展及合并疾病，与外科医师充分沟通，共同决定所要实施的手术方式和麻醉方式。

病理生理 颈部外科手术对象主要包括颈部肿瘤、甲状腺和甲状旁腺疾病、颈部淋巴结、先天性畸形、外伤等患者。这些手术部位主要在颈前方，虽然手术范围不太广泛，但因毗邻气管、大血管、神经和感受器，手术刺激或牵拉常导致循环和呼吸功能紊乱。某些颈部疾病可伴其他器官功能障碍。例如，甲状腺功能亢进症常伴心血管、代谢、精神等系统功能障碍，术中、术后有发生甲状腺危象的可能。甲状旁腺疾病患者有全身钙磷代谢障碍。颈部恶性肿瘤或结核常伴严重贫血、营养不良等全身性不良变化。

腹部外科手术涉及以消化器官为主的胃、肠道、胆道、肝、脾、胰等有关的腹腔、盆腔内脏器官，其主要功能是消化、吸收、代谢、排泄，也参与机体免疫功能及分泌多种激素调节全身的生理功能。这些脏器发生病变导致相应的生理功能改变及内环境紊乱。例如，肝功能损伤影响麻醉药的解毒与排泄，导致凝血功能障碍。

乳房疾病包括多乳头、多乳房畸形、急性炎症、脓肿、囊性增生、良性和恶性肿瘤等。

麻醉前评估与准备 麻醉前应全面仔细访视，了解患者具体病情、手术部位和范围，客观评估患者全身状况，如精神状态、合作情况、呼吸和循环系统功能、水电解质及酸碱平衡状况等。为增加围术期安全性，应在麻醉前接受良好的术前准备，针对病因采取系统的内科治疗，以改善患者全身状况，纠正异常的病理生理变化和内环境紊乱，尽可能调整各器官功能到最佳状况后再行麻醉和手术。

颈部手术 应评估有无声带麻痹、病变是否导致气管受压、气管软化及对通气功能的影响。控制甲状腺功能亢进症，降低增高的基础代谢率和心率，抑制甲状腺充血。尽量纠正甲状旁腺疾病患者的全身钙磷代谢障碍。对病情严重者则应准备急救药物，做好心肺复苏的准备。

胃肠道手术 患者术前可有大量体液丢失，应纠正并维持水电解质和酸碱平衡。肝胆疾病患者多伴感染、梗阻性黄疸，术前应注意肝功能和凝血功能的评估。腹部手术中急腹症多见，病情危急，需要立即手术，麻醉前通常无充分时间进行全面检查并做足够准备工作。应控制感染、补充血容量和纠正水电解质紊乱，治疗休克为主。要求在短时间内对病情作出全面评估和准备，选择适宜的麻醉方法与术前用药，尽量降低麻醉意外与并发症。注意评估患者禁食禁水时间，在创伤、疼痛和焦虑紧张的情况下，胃排空显著延迟，需按饱胃处理，警惕围麻醉期呕吐和误吸。

麻醉实施 包括以下内容。

颈部手术麻醉 可根据病情、手术部位和范围及患者是否合作选择麻醉方法。①局部浸润麻醉或颈浅丛神经阻滞：适用于病变较局限，性质为良性，手术范围小，患者较合作。②颈深丛神经阻滞：适用于病变性质未定，需先行局部切除，待病理结果确定后再决定手术方式者。若需行根治手术，或手术范围大，可临时改为气管插管全身麻醉。③气管插管全身麻醉：适用于术前病变伴呼吸道压迫症状，或手术体位患者难以耐受，或患者高度紧张，或手术范围广，或手术操作可能引起气胸者。对疑有插管困难或存在气道压迫症状者应考虑清醒气管插管。

颈部手术无论大小或复杂程度如何，麻醉期间均应密切监测患者生命体征。手术刺激或牵拉常导致循环和呼吸功能紊乱，麻醉期间应密切监测并采取有效措施防治。对非全身麻醉患者还必须密切观察呼吸道是否通畅、有无呼吸困难、有无声音嘶哑。对于一些特殊病例，还需实施特殊监测，如出血量较大的手术可实施有创动静脉压监测，甲状腺功能亢进症患者行动脉压、体温监测，预防甲状腺危象的发生。

腹部手术麻醉 患者具有年龄范围广、病情轻重不一、并存疾病不同等特点，需根据患者全身状况、重要脏器损害程度、手术部位和时间长短、麻醉设备条件及麻醉医师技术的熟练程度综合考虑选择麻醉方法与麻醉药物。①局部麻醉：适用于短小手术如疝修补术、痔、瘘切除术的患者。优点是安全，对机体生理影响小，但阻滞不易完善，肌松不满意，术野显露差，应用上有局限性。②蛛网膜下腔阻滞：适用于下腹、肛门及会阴手术。优点是起效快、阻滞完善、肌松效果好。缺点是麻醉时间有限，尿潴留发生率高。③连续硬膜外阻滞：是腹腔、盆腔手术中常用的麻醉方法。其痛觉阻滞完善，肌松满意，对呼吸、循环、肝、肾功能影响小，麻醉作用不受手术时间限制，并可用于术后硬膜外镇痛。但对上腹部手术、一般情况差、休克、病情危重及需做广泛探查的患者应慎用或不用。④全身麻醉：适用于各种腹腔、盆腔手术，尤其适用于手术困难及老年、体弱、肥胖、病情危重的患者。常用有吸入全身麻醉、静脉全身麻醉和静脉-吸入复合麻醉。由于病情不同，重要器官损害程度不同及代偿能力有差异，故全身麻醉方法和药物的选择应因人而异。全身麻醉的优点是可控性强，围术期给氧充分。急诊饱胃患者可选用清醒气管插管。

腹部包含腹壁、腹膜和内脏，在行腹腔探查、腹内精细操作或关腹期尤其需要提供良好的腹肌松弛。腹腔、盆腔脏器富有副交感神经支配，手术操作常有内脏牵拉反应。术中牵拉反射除可导致恶心、呕吐和疼痛外，更可引起副交感神经兴奋致循环系统改变。消化性溃疡、食管胃底静脉曲张或腹腔、盆腔脏器癌肿根治及肝脏手术等，可因手术部位血液循环丰富和止血困难而发生术中大量出血、渗血致严重低血压，需开放足够且通畅的静脉通路，有必要行有创动、静脉压的监测，及时输血输液。肥胖、肠梗阻、大量腹水、巨大腹内肿瘤患者，麻醉中可能因腹内压的骤然改变而发生血流动力学及呼吸的明显变化。肝胆疾病麻醉中应注意肝肾功能的保护、防治出凝血异常及自主神经功能紊乱。根据肝功能情况调整麻醉药物用量，尽量选择不经肝脏代谢的短效药物。饱胃患者需要采取有效措施，积极处理和预防围麻醉期呕吐和误吸。

乳房手术麻醉 一般根据手术范围、大小及患者全身状况选择相应的麻醉方法。①局部浸润麻醉：适用于手术范围小而合作的患者，如乳房纤维瘤切除，疑有癌变的乳腺肿瘤做活检等。②硬膜外阻滞：适用于手术范围大或不适宜行全身麻醉的乳腺癌根治手术患者。麻醉期间必须加强呼吸功能的监测，避免发生呼吸抑制。③全身麻醉：适用于手术范围较大或不适宜硬膜外阻滞的患者，可选用气管插管全身麻醉或喉罩全身麻醉。

麻醉后处理 手术结束后麻醉清醒期间，仍应密切观察患者。颈部手术由于伤口渗血或手术操作损伤喉返神经及气管软化等原因，易发生呼吸道阻塞。甲状腺功能亢进症术后仍需预防甲状腺危象的发生。颈动脉手术可能因脑内供血不足而出现中枢神经系统症状与体征。术后应密切观察患者生命体征变化，并准备相应急救物品，一旦发生上述情况，即刻进行抢救。

(熊利泽)

gǔkē shǒushù mázuì

骨科手术麻醉 （anesthesia for orthopedic surgery）

包括骨科手术术前评估、麻醉实施及术后处理在内的围术期管理策略。骨科的基本问题是因创伤、慢性疾病、退行性变、肿瘤、炎症等导致骨骼系统某一处或某几处结构或功能异常，造成其相关血管或神经受压、破坏，需通过矫治手术等外科治疗方法恢复其结构或功能正常或解除对神经血管压迫、破坏。各亚专科（如创伤、关节、脊柱、肿瘤、小儿骨科等）之间差异显著，故要求麻醉医师术前全面掌握各亚专科患者的疾病特点、手术方式、对麻醉选择的影

响、可能发生的并发症等问题，使麻醉选择、实施具有较强的针对性，对预防并发症有较大的预见性，最大限度地降低围术期死亡率。

(熊利泽)

jǐzhù shǒushù mázuì

脊柱手术麻醉 （anesthesia for spine surgery）

包括脊柱手术术前评估和准备、麻醉实施及术后处理在内的围术期麻醉管理策略。脊柱手术旨在通过手术减压、固定的方法，解除脊髓神经压迫，恢复脊柱、椎管完整性和稳定性。根据手术部位不同，分为颈椎手术、胸椎手术、腰骶部手术；根据手术入路与脊椎前后的关系，分为颈椎前后路、胸椎前后路、腰椎前后路；根据术中是否使用辅助设备，分为直视手术、椎间盘镜下或胸腔镜下显微手术等。

病理生理 脊柱位于人体背部，连接颅骨和髋骨，由多块椎骨借关节和韧带、椎间盘等软组织连接而成，内部自上而下形成一条容纳脊髓的纵行椎管，起到支撑和活动躯干、保护脊髓和内脏的作用。脊髓在椎管内实际受椎管完整性、周围韧带附着、肌肉张力的三重保护，若椎管的完整性受到破坏，机体只有借助韧带、肌肉张力维持脊柱稳定和保护作用。外伤、退行性改变、肿瘤等造成由颈椎（7个）、胸椎（12个）、腰椎（5个）、骶椎及附件形成椎管结构、稳定性异常，形成对脊髓、神经根的压迫，导致颈背腰部四肢疼痛、感觉运动障碍、尿便失禁等。

麻醉前评估与准备 了解发病、受伤过程，通过阅读CT、磁共振成像报告和查体，全面掌握脊髓受压部位、受压程度、是否伴脊髓水肿，脊柱完整性如何，

在前倾、后仰何种角度下有加重脊髓压迫、疼痛等；疼痛是否导致患者高血压、糖尿病、心肌缺血症状加重，有无心律失常表现。

颈椎爆裂伤 患者术前脊柱稳定性如何，是否使用颈托、颅骨牵引等稳定颈椎的保护措施；骨折伴截瘫尤其累及 $C_3 \sim C_5$ 部位患者，术前应检查患者呼吸模式（胸式、腹式、反常呼吸）、呼吸频率、潮气量、肺活量（床旁火柴试验）等情况。常规行肺部听诊、X 线检查、血气分析，判断有无坠积性肺炎或肺不张。

胸椎骨折 伴有多发肋骨骨折、创伤性湿肺的患者，术前应行全面查体，阅读 X 线、CT、磁共振成像及报告，判断有无血气胸、液气胸存在，胸腔积液量的多少，单侧还是双侧，肋骨骨折是一处还是多处，胸廓完整性情况，有无浮动胸壁存在，是否采取制动措施及效果如何。

脊柱侧凸 术前应通过胸部 X 线片了解左右肺、胸廓发育情况，由于胸廓畸形、僵硬，胸廓顺应性降低，肺功能检查多数结果提示严重限制性通气功能障碍，但此时患者通气方式为腹式呼吸，患者并不存在呼吸困难、缺氧症状，可通过 $30 \sim 50m$ 快速奔跑的"运动试验"对患者术前心肺功能状态加以验证。

椎管狭窄 对严重椎管狭窄患者，若有条件，术前采取高压氧预处理保护治疗；高血压患者继续降压治疗，服药至当日；为避免患者紧张，术前晚可口服地西泮；心律失常患者应在有效镇痛治疗下请心内科会诊，经过必要治疗后方可决定是否接受手术麻醉；对单侧或双侧大量胸腔积液影响通气交换的患者，应立即放置胸腔闭式引流，并延续至手术后；对反常呼吸、呼吸困难有坠积性肺不张的患者，术前宜行纤维支气管镜下吸痰、解除气道痰栓阻塞，若困难应可行气管切开术改善通气。

麻醉实施 根据不同的脊柱手术选择不同的麻醉方式。①蛛网膜下腔-硬膜外联合阻滞：适用于骶管囊肿。②单次硬膜外阻滞：适用于单纯椎间盘髓核摘除术。③局部麻醉强化：适用于透视下椎体成形术。④全身麻醉：适用于颈胸腰减压固定术（前后路）、结核病减压植骨术。

注意事项 ①不稳定颈椎骨折：宜在表面麻醉下行清醒气管插管，或在有效支撑保护下行快速诱导下视频喉镜辅助强迫位气管插管，因为麻醉诱导后肌张力保护作用消失，需借助设备提供外力支撑保护颈椎。②颈椎手术：气管插管需在强迫位下完成，插管难度大，建议由高年资、有经验的麻醉医师操作，可借助视频喉镜、纤维支气管镜完成，避免插管过程中的粗暴行为。③慢性颈、胸、腰椎疾病：为减少出血，提供清晰术野，国内外经验均建议采取必要的控制性降压措施，以平均动脉压控制在 $65 \sim 70mmHg$ 为宜，高血压患者该值降低的水平应控制在其基础值 30% 以内。但对急性脊髓损伤患者，为避免术中因血压过低导致脊髓缺血损害，术中血压应维持适当较高水平。④颈椎后路手术：翻身过程非常重要，要求保持颈、胸部同轴位翻身，避免翻身过程因扭曲、移位导致脊髓二次损害，甚至心搏骤停发生。一旦发生脊髓二次损害即影响手术最终效果。⑤颈、胸、腰后路手术：为保持呼吸道通畅、防止导管脱出，气管导管必须采取有效防脱保护措施，术中定时检查。呼气末二氧化碳监测是必需的，可及时警示导管状态。术中采取必要的脊髓保护措施，如应用糖皮质激素和脱水药。⑥其他：腰段椎管严重狭窄减压、全椎体切除、骶尾部肿瘤、脊柱侧旁矫正术等，术中出血较多，应常规行深静脉置管、有创动脉压监测，手术较长者应定期行血气分析、血糖监测，必要时可术中测血常规，根据体温水平采取多种保温措施（如暖被、加温液体等）。对长时间俯卧位手术患者，应采取空气-氧气混合气体吸入、呼吸末正压（$4 \sim 5cmH_2O$）、膨肺吸痰等措施，预防肺不张发生。

（熊利泽）

guānjié shǒushù mázuì
关节手术麻醉（anesthesia for joint surgery） 包括关节手术术前评估、麻醉实施及术后处理在内的围术期管理策略。骨与骨之间连接称为关节，通常所说的关节是指活动关节，由关节囊、关节面和关节腔构成。常见关节疾病包括：①急性损伤，常为青壮年意外损伤或老年人意外跌倒所致。由于车祸、坠落、撞击、地震等灾害，导致受伤者关节损坏、骨折、关节面对合关系紊乱。韧带及侧副韧带、关节囊损伤、断裂或撕裂，造成关节疼痛、肿胀、活动功能丧失。②慢性病变，长期慢性全身性疾病（如风湿性关节炎、类风湿关节炎、强直性脊柱炎、系统性红斑狼疮等）或药物副作用，因病史长，长期关节炎症损害，导致关节面破坏，关节间隙变狭窄，膝、髋、肘、肩关节变形，行走、活动功能丧失，生活质量下降，需通过人工关节置换方法恢复关节功能。③先天性疾病，如硬脊膜膨出、脊髓栓系综合征等，导致先天性马蹄内翻足或外翻足，先天性髋关节脱位。④感染（化脓性、结核）、肿瘤累及关节（如髋关节、膝关节、肘关节、肩关节）。关节手术旨在缓解症状，恢复关节的活动能力。

病理生理　常见关节损伤包括：①关节肿胀，常源于关节积液或关节囊及其周围软组织充血、水肿、出血和炎症。②关节破坏，关节软骨及其下方的骨性关节面骨质为病理组织侵犯、代替所致。③关节退行性变，早期改变为关节软骨细胞变性、坏死、溶解，并逐渐为纤维组织或纤维软骨所代替。④关节强直，可分为骨性强直和纤维性强直。⑤关节脱位，关节骨端的脱离、错位，可分为完全脱位和半脱位。

麻醉前评估与准备　术前应对患者的疾病及全身情况有全面了解和估计，应特别注意并存疾病及治疗情况，检查重要脏器的功能，是否发生过麻醉并发症，估计施行区域阻滞和气管插管的困难程度等。还应了解手术方式、体位及术中是否进行特殊操作（如唤醒试验），这些信息对制订麻醉方案极为重要。骨科医师最好在门诊时先请麻醉医师会诊，共同检查骨科疾病和全身情况，确定手术指征，入院前做好各种必要检查，入院后进行术前准备，可提高医疗质量和工作效率，缩短住院天数。长期慢性、全身性疾病或药物副作用所致关节损伤的患者通常系中老年患者，伴多系统疾病（如高血压、糖尿病、脑梗死、阿尔茨海默病、心肌梗死、心房颤动、哮喘等）。长期服用糖皮质激素患者，还存在皮质功能低下问题，术前需认真评估、筛选、细致准备，对特殊患者应请相关科室会诊、评估、准备后，

方可决定患者是否适宜手术麻醉。先天性疾病的患者通常应注意是否合并其他系统畸形或先天性病变。

关节手术常要求多种体位。不合适体位可以导致术后的多种问题。若手术区在心脏平面以上，包括坐位肩部手术、侧卧位全髋置换术等，可能出现空气栓塞。虽然空气栓塞罕见，若在上述手术中发生不易纠正的循环抑制，应考虑空气栓塞的可能。

麻醉中可能发生关节牵拉伤或错位；骨突起处受压，可引起组织缺血和坏死，尤其是应用控制性降压的长时间手术更易发生。侧卧位时，可在上胸部下面放置腋垫缓解对腋动、静脉的压迫。长时间侧卧位手术的患者，固定架必须仔细安置，以免影响股静脉回流。肢体动脉阻塞可通过血氧饱和度监护仪或触摸末梢动脉监测。静脉阻塞可致静脉栓塞综合征，表现为下肢水肿、功能性麻痹、术后血肌酸磷酸激酶水平增高和肌红蛋白尿。类风湿性关节炎患者的手术体位非常重要，不能过度屈曲颈部。对该类患者应选择区域阻滞，因为患者自己可以保持颈部稳定。

麻醉实施　根据不同关节损伤选择不同的麻醉方式配合手术。

微创、常规切开、下肢关节（髋、膝、踝关节）置换手术原则采用椎管内麻醉，由于起效时间和肌松效果的要求，多选择蛛网膜下腔-硬膜外联合阻滞；对80岁以上、伴慢性阻塞性肺疾病/肺部炎症的老年患者，建议首选硬膜外阻滞，可避免实施全身麻醉带来的肺部并发症。对腕、肘关节手术可选择臂丛阻滞完成；肩关节重建或置换，可在颈丛臂丛联合阻滞下完成，若在技术上实

施较困难，也可选择在全身麻醉下完成。髌骨骨折、膝关节内侧副韧带损伤切开修复内固定手术，可选择股神经阻滞下完成，合并使用强化药物，抑制止血带缺血反应。

下列情况可以考虑选择全身麻醉：①心肺功能低下（如心房颤动、房室传导阻滞、心肌梗死等）。②硬脊膜膨出、栓塞、椎间盘脱出等拟行下肢手术者。③长期服用抗凝药物，凝血功能异常，长期慢性失血，肿瘤长期消耗者。④髋关节翻修手术，创伤大、出血多、术时长，半骨盆切除髋关节重建者。⑤休克状态未纠正、拟行关节手术患者。

注意事项　①出血：单纯单膝、单髋关节置换手术，术中通过有效的扩容治疗，循环状态基本稳定，不需额外输血。同期双膝、双髋关节置换手术呈增多趋势，由于双侧术野创伤大、出血多、术时长，包扎后关节持续出血，且反复使用止血带，造成有效循环血量波动较大，术中、术后低血压问题突显，关节包扎敷料渗血也是极易忽视的问题。目前国内外提倡合理用血，若失血量>20%循环血量方行输血，建议双膝、双髋关节置换手术输血开始时间以最后关节置换手术主体步骤结束时为宜，应红细胞与血浆交替输入。预防关节手术围术期发生低血压、休克的关键是高度重视，及时发现，输血输液有效扩容。缓慢开放止血带，并加快输血输液。避免硬膜外追加药物峰值期与止血带开放时间重叠，每隔30分钟检查关节引流袋通畅与否、引流量多少及关节包扎渗透情况，对出血较多患者注意输血成分、凝血功能调整。②骨水泥植入综合征：骨髓内的黄骨髓

（脂肪）在骨水泥高湿高压作用下，液化脂肪通过滋养血管短时间大量涌入心脏，造成骨粘合剂栓子或脂肪栓塞的发生率很高，增加围术期低氧血症和低血压的发生率。使用骨水泥前 2~3 分钟预先予麻黄碱 10~15mg，加快输血输液，若低血压持续存在，可静脉持续输注多巴胺 2~5μg/（kg·min）。若在使用骨水泥前存在失血性休克，应暂停手术，待休克症状纠正后方可使用。注意加强骨水泥使用后循环系统状态监测，对 80 岁以上、心房颤动低心排患者禁忌使用骨水泥，应与术者沟通，建议选择非骨水泥型假体，降低围术期麻醉风险。

麻醉后处理 ①术后镇痛：不论常规手术或微创手术，都应采取完善的镇痛方案，微创手术可单选非甾体抗炎药，而髋关节、膝关节置换手术应采取复合镇痛方案，镇痛泵加非甾体抗炎药。②预防深静脉血栓形成：术后使用小剂量、低分子量肝素预防深静脉血栓形成，可选择患者自控静脉镇痛，而使用患者自控硬膜外镇痛有增加硬膜外出血的风险。

（熊利泽）

chuāngshāng shǒushù mázuì
创伤手术麻醉（anesthesia for orthopedic trauma）
包括创伤手术术前评估、麻醉实施及术后处理在内的围术期管理策略。由于战争、车祸、坠落、撞击、地震等灾害导致伤者骨骼、肌肉、韧带、神经、血管等断裂损伤和皮肤撕脱，创伤常累及范围大，组织损伤严重，创伤局部肿胀明显，张力高、组织缺血。

创伤患者手术时需注意以下问题：①失血问题严重。失血包括外出血、内出血，外出血因损伤程度和出血时间不同存在较大

差异，包括院外失血和院内失血。常以入院后患者血红蛋白和血细胞比容水平评估患者术前失血量多寡，但休克时外周血液浓缩测定值通常高于实际水平，应高度重视。②因骨折部位不同，内出血量也有明显差异。小腿胫腓骨骨折内出血 300~500ml，股骨干骨折 1000~1500ml，骨盆骨折后腹膜出血则可达 2000~2500ml。虽然单根肋骨骨折出血量仅约 30ml，但若双侧多根肋骨、多处骨折，出血量总量则相当可观，应引起麻醉医师的高度重视。若患者伴血胸，中等量出血 500~800ml，大量血胸则可达 1000~1500ml。③急诊骨折创伤患者创伤影响大。骨折和软组织损伤严重，加之损伤部位肿胀明显，组织缺血缺氧，大量酸性物质（H^+）、缓激肽、P 物质生成，导致患者剧痛，血压升高、心率增快、心肌缺血加重、耗氧量增加，导致心绞痛、心律失常发生，糖尿病患者因疼痛导致血糖大幅升高。④炎性反应严重。全身多发骨折碾压撕脱伤，因创伤、组织缺血导致体内大量炎症介质释放，引发全身炎症反应综合征，导致多器官功能障碍综合征，而呼吸衰竭常最早表现出来。⑤肾功能问题。四肢碾压撕脱伤和肢体缺血肿胀可导致肌红蛋白释放，肌红蛋白尿管型阻塞肾小管引起急性肾衰竭。挤压伤患者围术期应碱化尿液，使用利尿药增加肌红蛋白尿管型排出，防止急性肾衰竭发生。⑥急诊饱胃。酒后车祸外伤患者，因饱胃和疼痛导致胃肠道蠕动排空减慢，麻醉后易发生恶心、呕吐、误吸问题，术前应行必要的禁食禁水。

创伤患者可选择的麻醉方法有：①区域麻醉。休克纠正后在

使用止血带情况下，下肢足踝、小腿、膝关节手术原则可采用椎管内麻醉，由于起效时间和肌松效果要求，目前多主张选择硬膜外阻滞联合蛛网膜下腔阻滞为宜，但注意麻醉平面控制（药物剂量、比重、注药速度）；对老年、手术范围较小的患者，建议也可选择硬膜外阻滞，但需注意严密循环监测。对上肢手术可选择臂丛神经阻滞下完成，手、前臂、上臂手术应选择肌间沟法，而尺侧肘关节应选择腋路法，锁骨上法适合前臂手术；肩关节重建或置换，可在颈丛-臂丛联合（颈臂联合）麻醉下完成，若在技术上实施较困难，也可选择在全身麻醉下完成。②全身麻醉。全身多发骨折，严重碾压撕脱伤，心肺功能低下（如心房颤动、房室传导阻滞、心肌梗死等），创伤大、出血多、休克状态未纠正者，拟行急诊手术患者；骨盆骨折重建患者；不配合的小儿患者。

（熊利泽）

nèijìng shǒushù mázuì
内镜手术麻醉（anesthesia for endoscopy examination）
包括内镜手术术前评估、麻醉实施及术后处理在内的围术期管理策略。常见消化内镜检查或治疗包括胃肠镜、超声胃肠镜、内镜逆行性胰胆管造影、内镜下黏膜剥脱术、内镜下黏膜或息肉切除术及微创治疗（如食管胃底曲张静脉套扎、硬化剂注射、支架置入、消化道狭窄扩张、异物取出术等）。

无痛苦胃肠镜 胃肠镜检查是目前诊断或治疗消化道疾病最常用的方法，检查时患者常有咽部不适、恶心、呕吐、咳嗽、烦躁不安等，严重者因难以接受而拒绝检查。内镜治疗时要求患者不紧张、不焦虑、能很好地配合，

否则影响检查或治疗效果甚至失败，或因患者躁动导致消化道出血、肠穿孔等并发症的发生。无痛苦胃肠镜指通过应用速效短效镇静、镇痛药物，使患者处于镇静或浅麻醉状态，舒适地度过检查期，检查完毕后可迅速恢复。其优点在于：消除患者紧张、焦虑情绪；减少患者因痛苦不自觉躁动所致机械损伤；避免因刺激造成的屏气、血压或心率改变等负面影响；使许多需要手术治疗的疾病在胃镜下可以治疗；使患者既免受手术之苦，又节省费用和缩短检查治疗时间。

适应证　无痛苦胃肠镜检查或治疗包括：①患者紧张、恐惧。②剧烈呕吐或其他原因难以进行者。③有癫痫史者及小儿不能配合。④精神异常者。⑤伴其他疾病而需做胃肠镜检查者，如高血压、轻度冠心病、老年人。

禁忌证　无痛苦胃肠镜检查或治疗包括：①有药物过敏史，特别是镇静药物过敏史者。②孕妇及哺乳期妇女。③易引起窒息的疾病，如急性消化道大出血、胃潴留、肠梗阻、哮喘、严重肺心病。④严重鼾症及过度肥胖者支气管炎致痰多。⑤心动过缓及房室传导阻滞。⑥严重高血压、低血压、极度衰弱、合并肝性脑病、肺心病、严重贫血、严重睡眠呼吸暂停综合征者。

麻醉前评估与准备　无痛苦胃肠镜的麻醉属于手术室外麻醉，后者对于麻醉科医师是最具有挑战性的工作，原因在于：①对手术室外麻醉的高度风险性缺乏足够认识。②手术室外麻醉基本设备简陋或缺少，影响麻醉实施或不能有效地进行抢救。③到手术室外实施麻醉的麻醉科医师都是孤军作战，若遇紧急情况无内行

帮助，很难实施有效地抢救。④患者及家属对手术室外麻醉缺乏正确认识，对由此而发生的意外无法接受，通常是麻醉医疗纠纷的根源。

麻醉前检查麻醉所需设备是否完好完备；所有手术室外麻醉要求备有吸氧、吸引器、监测（血压、心率、脉搏氧饱和度、心电图），并在开放静脉的条件下进行。若有任何条件缺乏，麻醉医师有权拒绝实施麻醉，并向科室领导汇报备案。特殊患者要提早汇报。

无痛苦胃肠镜预约时须告知患者酌情做以下检查：①年龄>45岁必须做心电图、胸部 X 线片。②年龄>65 岁或冠心病患者应加做超声心动图。③高血压患者需控制好血压（140/90mmHg）。麻醉医师应全面了解患者的病史，药物过敏史，根据检查情况及患者的身体状况决定是否实施麻醉。

评估是保证安全的重点。在预约时进行初级评估，在内镜室进行再次评估，麻醉前还需进一步评估。全身脏器功能的评估包括：心脏、肺、气道等（痰多、鼾症、循环功能严重障碍）。消化道的评估包括胃潴留（食物或血）、洗肠/灌肠。其他评估包括过敏、孕妇和哺乳期、过度肥胖等因素。

麻醉实施　无痛苦内镜成功关键在于镇静药的合理应用、镇静深度的判定和术中镇静目标（中度而不是深度镇静）。提高麻醉/内镜医师业务素质，包括遵守规范、耐心细致、及时沟通、不断学习。麻醉规范及监护：手术室外麻醉规范；应由专人负责，以提高医疗质量；按照麻醉科工作手册规定的麻醉常规进行包括术前访视、签署麻醉同意书、麻

醉前准备和麻醉实施。麻醉过程中一定要有受过训练的麻醉医师在现场全程监护。一定要使用高流量的氧气经过氧气导管、简易呼吸器和面罩给患者吸氧。记好麻醉记录。密切观察呼吸动度、呼吸频率，以及心电图、血压及脉搏血氧饱和度变化。

监测　接好监护仪并进行分析，开放较粗的浅静脉置入留置针，锁定检查床，备好吸引器，气管插管用品等，监护患者的神志、呼吸、血压、心率、心律及脉搏血氧饱和度。

体位　保持气道通畅。一般左侧卧位，做肠镜时有可能是仰卧位。

检查　静脉、供氧、吸引器、急救药物等应急设备物品，苏醒护理区设备和药品。

麻醉　①内镜检查理想的麻醉要素包括镇静、镇痛和遗忘。药物诱导快（1~2 分钟）、持续时间短（5 ~ 10 分钟）、恢复快（15~20 分钟）。还应有可预测的药效学特性，中度镇静可调节范围，对心肺系统的抑制作用最小，有拮抗药。②麻醉常用药物：丙泊酚作用强，起效快，恢复迅速、恢复质量好；依托咪酯具有较好的呼吸和心血管系统稳定性；咪达唑仑有抗焦虑和遗忘作用，但不适合单独应用；阿片类药物有良好的镇痛效应，可减轻患者的疼痛和不适，减少镇静药用量，增强镇静、镇痛效果。③无痛苦胃肠镜刺激强度：胃镜经过口、咽入食管和十二指肠时刺激最大，结肠镜经过脾曲、肝曲时刺激最大。胃镜开始时应将下颌稍向前上方托起以使口咽食管成一直线，切忌过度头后仰以防镜身入气管，切记刺激强度不同，麻醉深度不同。④用药量应遵循个体化原则。

⑤镇静镇痛程度分级见表1。

复苏 ①及时面罩吸氧、保持呼吸道通畅、监护（包括脉搏氧饱和度、血压、心电图）。②处理低血压、低氧血症和心动过缓等异常情况。③进行交接班。④若患者术后出现紧急情况，处理的同时应紧急向上级医师报告共同抢救。⑤及时唤醒患者。患者清醒后，若无禁忌，应抬高床头30°～40°。⑥合理约束患者。若患者烦躁或亢奋，必须用约束带保护患者。⑦必须在患者采取坐位且完全清醒无异常情况时方可拔除静脉通路。⑧护送患者离开复苏室，严防发生患者摔伤事故。⑨患者必须达到离院标准后方能离开复苏室。

注意事项 对每个需接受无痛苦内镜检查的患者均应进行麻醉评估；麻醉前禁食6～8小时，禁水2～4小时；患者检查当日带上病历和相关检查报告；麻醉前必须再次评估和签署麻醉同意书；检查流程：建立静脉通路→麻醉及内镜检查→苏醒→完全清醒→离开医院；离开后可适量饮清水，以不出现胃肠道不适为原则，每次不超过50ml。若饮水后半小时无恶心、呕吐可进食一般食物；离院方式以坐车和家属陪伴为最佳。检查后24小时不饮酒、不开车、不操作机械或签署法律文件。

超声胃肠镜 用于判定病灶浸润程度和有无区域淋巴转移，操作过程中向胃或肠道注水进气，时间长。超声胃镜、超声十二指肠镜选插管全身麻醉维持浅麻醉即可。超声结肠镜予镇静镇痛，可选药物包括咪达唑仑+芬太尼、丙泊酚+芬太尼、咪达唑仑+氟芬合剂。

内镜下黏膜剥脱术 用于切除食管或胃肠的良性浅小病变，操作过程不断注水进气，术中并发症有消化道出血和穿孔。因食管壁的固肌层外无浆膜，邻近脊柱、气管、大血管、心脏跳动及呼吸运动等均增加管腔内的操作难度，风险最大者为食管内镜下黏膜剥脱术，其中最大的风险是气胸和纵隔气肿。术中一定要时刻注意手术进度，观察气道压、脉搏血氧饱和度和有无皮下气肿，争取早发现以便早采取措施。食管和胃的内镜下黏膜剥脱术建议选插管全身麻醉，术中选静脉复合麻醉维持；下消化道且时间短的内镜下黏膜剥脱术可放喉罩，选静脉复合麻醉或静脉-吸入复合麻醉。

内镜逆行性胰胆管造影 用于胰管和胆道系统疾病的检查。检查过程是用侧视镜向更小的开口内插入更小的器械进行检查，时间有时很长，患者多数高龄、体质弱。并发症包括胰腺炎、消化道出血、消化道穿孔、感染。一般选镇痛镇静。患者85%的时间处于中度镇静。术中最好监测脉搏血氧饱和度、呼气末二氧化碳、血压、呼吸，有条件者监测脑电双频谱指数。

常见微创治疗 包括食管狭窄扩张术、食管支架置入术、异物取出术、营养管置入术。该类手术特点为多数患者虽长时间禁食，但胃内很有可能积有大量胃液或血液；食管静脉套扎或硬化剂注射时易引起出血；支架置入/调整支架时操作刺激大；需要深度麻醉，否则因患者躁动引起出血。

麻醉时需注意：为防止误吸，麻醉前一定要吸净胃内积液；此类患者多数是癌症晚期或体质较差；遵循用药个体化；一般选插管全身麻醉；术后等患者完全清醒，呼吸循环稳定时再拔管。

麻醉后处理 离院标准的确认：神志清楚如常，能正确应答；定向力及运动功能恢复良好，步态稳健；呼吸及循环功能恢复稳定正常；告知注意事项并出具书面医嘱，必要时患者或家属签字。

(熊利泽)

fùkē shǒushù mázuì

妇科手术麻醉 （anesthesia for gynecological surgery） 包括妇科手术术前评估、麻醉实施及术后处理在内的围术期管理策略。女性和男性具有基本生物学的相似性和差异性，可能影响药物的选择和剂量、全面的围术期管理及外科处理。随着对两性生理差

表1 美国麻醉医师协会全身麻醉镇静镇痛程度分级

要点	最低镇静（抗焦虑状态）	中度镇静/镇痛（清醒镇静）	深度镇静/镇痛	全身麻醉
反应性	对言语刺激作出正常反应	对言语刺激或触觉刺激作出有目的的反应	对重复的言语刺激或疼痛刺激作出有目的的反应	即使对疼痛刺激也没有反应
气道	不受影响	不需要进行干预	可能需要干预	经常需要干预
自主呼吸	不受影响	足够	可能不足	经常不足
心血管功能	不受影响	通常能够维持稳定	通常能够维持稳定	可能受损

异了解的增多，麻醉医师越来越多地关注女性在疾病发展和围术期处理与药物应用中与男性的差异，可能影响医疗处理。

解剖生理 女性患者在解剖结构、生理特点、心理特点等各个方面都与男性患者有所不同，这些不同使妇科手术形成自己的特点，并进一步对麻醉过程和围术期处理产生一定程度的影响。

解剖特点 女性生殖器官包括内、外生殖器官。内生殖器官位于骨盆内。盆腔器官由交感和副交感神经共同支配。女性骨盆内包括膀胱、输尿管、尿道、子宫、输卵管、卵巢、阴道和直肠等器官。内生殖器与其他盆腔器官紧密相邻，相互之间血管、神经和淋巴管也有密切联系，盆腔内某一器官病变可累及邻近器官，增加诊断和治疗上的困难。

生理特点 ①雌激素对心血管系统有重要的保护作用。女性与同龄男性相比，绝经期前女性收缩压较低，动脉血压随月经周期也存在周期性改变。而在绝经期，由于缺乏雌激素的周期性血管舒张作用，导致高血压的发病率进行性增高和脉压增大。②雌激素可使体液向组织间隙转移，促进肾小管对水和钠的重吸收，导致水钠潴留。③女性激素可降低交感活性。与男性相比，女性交感神经系统的调节通路对兴奋性刺激不敏感，而对抑制性刺激较敏感。④除男性泌尿系统和女性妇科疼痛外，在相同疾病的病程中，女性疼痛的严重程度、发作频率、扩散范围和持续时间均高于男性。性别差异最显著的是热痛阈，其次是冷痛及钝压痛，而女性的痛阈在月经期更低。在雌激素水平较低时，女性对持续伤害性刺激的疼痛评分更高。原因在于与高雌激素水平比较，此时相应脑区的内源性阿片受体激活降低。

药理学特点 女性对许多药物的反应不同。绝经期前不同的激素水平影响蛋白质的结合、体重和脂肪分布，导致分布容积不同和肾小球滤过率相对降低，这些因素均会影响药物的药动学和药效学。绝经期后的女性，亲脂性药物的分布容积较大，肾功能降低又会引起药物排泄减慢。男性与女性患者在体重、体积和肝肾代谢能力方面的差异是导致临床常用药物疗效和副作用不同的主要原因。

心理特点 某些精神性疾病的发病率和病程存在性别差异。

妇科手术特点 包括腹腔镜手术、宫腔镜手术、开腹手术和经阴道手术。

腹腔镜手术 目前临床多选用二氧化碳实行人工气腹，气腹压力可达 $12\sim15mmHg$。腹内压升高可致膈肌上抬而引起肺顺应性下降，通气量减少，功能残气量降低及二氧化碳吸收增加，引起动脉血二氧化碳分压增高和酸血症。上述变化在头低位时更显著，可通过调节呼吸机参数达到降低二氧化碳分压的目的。若腹腔压力 $20\sim25cmH_2O$，可引起中心静脉压力增加和血容量再分布导致心输出量增加；若腹腔压力再进一步增加至 $30\sim40cmH_2O$，右心充盈减少引起中心静脉压降低和心输出量下降。腹腔镜手术中较易出现气胸和皮下气肿。麻醉中一旦发现皮下气肿，应立即观察呼吸情况，首先应排除气胸。应注意严重的皮下气肿可致高碳酸血症、纵隔气肿、喉头气肿，严重者可致心力衰竭。此类手术通常选择全身麻醉。麻醉过程中要求提供适当的麻醉深度，保障循环平稳，维持有效通气，保证术后尽快苏醒。

宫腔镜手术 简单的宫腔镜检查可以在局部麻醉下完成，目前越来越多的宫腔镜检查和治疗都选择在静脉麻醉下完成，患者满意度较高，采用短效全麻药，起效和恢复均较快。硬膜外阻滞和蛛网膜下腔阻滞也是可以选择的麻醉方式。术中应加强监测，及时警惕相应并发症的发生。

开腹手术 下腹部切口的良性病变手术可以选择全身麻醉，也可以选择在椎管内麻醉下进行。若在椎管内麻醉下手术，牵拉和切开腹膜时有些患者可能出现不适感，因此需要予足够量的镇静药物。若可能涉及上腹部操作，或是预计出现大量失血及液体出入量较大，或全盆腔手术，全身麻醉是较好的选择。

经阴道手术 通常采取膀胱截石位，有些患者还需要头低脚高位。这种体位可能会对患者通气功能产生一定影响。膀胱截石位可使血容量发生再分布，因此在体位摆放前后应特别注意患者的血流动力学变化。麻醉方式可选择椎管内麻醉或全身麻醉。

（赵 晶）

chǎnkē shǒushù mázuì

产科手术麻醉（anesthesia for obstetric surgery）

包括产科手术术前评估、麻醉实施及术后处理在内的围术期管理策略。产科麻醉被认为是麻醉学领域里的高危专业，有其独特的特点和要求。

妊娠期主要生理变化 孕妇的生理发生明显变化，机体各系统器官功能也发生相应改变，对产科麻醉会产生直接或间接影响，严重时甚至危及孕妇生命。麻醉医师必须针对这些变化考虑麻醉处理，做到既保证母子安全，又满足手术要求。孕妇发生的生理变化及可能产生的危险主要表现在以下几方面。

呼吸系统 ①由于妊娠期呼吸道黏膜的毛细血管都处于充血状态，气管内径及声门张开均变小，更易引起出血和水肿，造成插管困难和气道损伤。在产科全身麻醉中，最严重的问题之一是插管失败。②妊娠期肺容量和肺活量降低不明显，但由于子宫增大导致膈肌上抬，可致功能残气量降低约20%，易发生肺不张。加之代谢率增加、氧耗量增加、呼吸加速，$PaCO_2$降低，易发生碱血症和低氧血症，对孕妇和胎儿均不利。

循环系统 ①血容量增加并出现稀释性贫血。②妊娠期、临产后或剖宫产时可加重心脏和循环负荷。心血管功能良好的孕妇对循环负荷增加及剧烈波动耐受良好，但对于有心脏病的孕妇，各种并发症（如心力衰竭和肺水肿等）发生的概率明显增加。③足月产妇处于仰卧位时出现血压下降、心动过速及股静脉压升高，即仰卧位综合征，麻醉期间会将孕妇子宫移向左侧，或将手术台往左侧倾斜。

消化系统 激素改变及子宫挤压等原因导致妊娠妇女反流与误吸的危险性增加，这也是产妇死亡的原因之一。对于剖宫产择期手术，应按要求严格禁食；对于急症手术，麻醉前均应按饱胃进行准备。尽管采取预防措施，误吸仍然可能会发生。

中枢神经系统 因孕妇对全麻药和局麻药的敏感性都增高，对麻醉药的用量需求比非妊娠妇女低。

麻醉技术对孕妇和胎儿的影响 近年来中国剖宫产率显著增高。大多数产科手术属急症性质，麻醉医师首先通过详细了解产程经过，全面评估母胎情况，选择对母亲安全舒适、对新生儿影响小并能给产科医师提供良好手术条件的麻醉方法。常用麻醉方法包括有区域阻滞和全身麻醉。

区域阻滞 ①连续硬膜外阻滞：是近年来国内外施行剖宫产术的首选麻醉方法，其麻醉效果良好，麻醉平面和血压易控制，对母婴安全可靠。②蛛网膜下腔阻滞：其优点为起效快，阻滞效果良好，且由于局麻药使用剂量小，发生局麻药中毒的概率小，通过胎盘进入胎儿的剂量也相应减少。蛛网膜下腔阻滞失败率较低。缺点为麻醉时间有限和易出现低血压。③蛛网膜下腔-硬膜外联合阻滞：综合蛛网膜下腔和硬膜外阻滞的各自优点，已广泛用于剖宫产手术的麻醉中。

区域阻滞的并发症包括：①低血压（仰卧位低血压综合征）：发生率和严重程度取决于阻滞平面的高低、产妇体位及是否采取预防性措施。若及时发现和处理，产妇的一过性低血压与产妇和胎儿的死亡无关。②局麻药毒性反应：常见于通过硬膜外穿刺针或硬膜外导管意外血管内注射。由于增大的子宫压迫下腔静脉使硬膜外静脉丛扩张，硬膜外导管误入血管的风险增加。使用试验剂量可减少局麻药毒性反应的发生。试验剂量的利多卡因血管内注射后表现为耳鸣或口唇麻木，中毒剂量表现为惊厥、抽搐或心血管虚脱等。③硬脊膜穿破后头痛：最常见原因是脑脊液从刺破的硬脊膜不断流出造成脑脊液压力降低；其次为颅内血管扩张。典型症状为由平卧位转为坐位或直立位时出现剧烈头痛，尤其在咳嗽或突然活动时疼痛加剧，平卧位时疼痛缓解。可在穿刺后立即发生，也可发生在数日后，最常见是在穿刺48小时内发生，大多数头痛在7天内即可自行缓解。④全脊麻：是罕见但非常严重的并发症，多源于硬膜外阻滞大剂量局麻药误入蛛网膜下腔，或源于硬膜外导管移位误入蛛网膜下腔。临床表现为注药后迅速出现广泛的感觉和运动神经阻滞、意识不清、双侧瞳孔散大、呼吸骤停、肌无力、低血压、心动过缓甚至室性心律失常或心搏骤停等。⑤脊髓或硬膜外血肿：罕见但后果严重的并发症。诊断主要依靠临床症状、体征和影像学检查。⑥短暂神经征：临床表现为蛛网膜下腔阻滞作用消失后24小时内单侧或双侧臀部疼痛，50%~100%患者并存背痛，极少数患者放射至股前部或后部的感觉迟钝。约90%患者可在1周内自行缓解。

全身麻醉 尽管全身麻醉在剖宫产中的使用已明显减少，但在一些情况下仍需实施，如产妇大出血、凝血功能障碍、腰部皮肤感染、精神障碍和胎儿窘迫等。其优点包括诱导迅速、血流动力学稳定、易于控制气道等。最严重的问题是气管插管失败和反流误吸。

妊娠期合并症对麻醉和镇痛管理的影响 妊娠妇女较易合并心脏病、糖尿病等，分娩过程中这些合并症易趋恶化而威胁母子安全，常给麻醉和镇痛管理带来困难。要求麻醉医师做好麻醉前准备和各种急救措施，以保证孕妇与胎儿的安全与健康。

先兆子痫/子痫 妊娠期首次出现或产褥期发生肾性蛋白尿

（＞300mg/24h）及高血压（收缩压＞140mmHg和/或舒张压＞90mmHg）称为先兆子痫。子痫指妊娠期或产褥期出现排除其他原因的惊厥。此类患者的麻醉管理有一定难度。术中需严密监测和控制血压。血压控制的原则是防止脑出血和心力衰竭。控制血压的目标是使平均动脉压降低33%，或将血压控制在160/110mmHg以下，以预防孕妇并发症的发生。

重度先兆子痫的液体管理十分关键。孕妇血管内容量锐减而全身液体量增加。过度的液体负荷可能导致肺水肿，而血容量不足又可能损害胎儿循环及肾功能。液体管理总的原则是：①制订个体化补液方案。②制订专门人员全面负责重度先兆子痫患者的液体治疗。③记录每小时尿量。④避免药物治疗时输入过多液体，必要时提高药物浓度。⑤行剖宫产前应注意前负荷，行椎管内麻醉前应避免前负荷不足。

子痫的即刻处理非常重要：①保持气道通畅，维持通气，进行循环支持。②静脉输注镁剂4g以控制惊厥发作，输注时间在10~20分钟。

剖宫产时全身麻醉和椎管内麻醉均可选用。若出现明显的血小板数量减少或凝血功能障碍，则应选用全身麻醉。若已应用镁剂，非去极化肌松药的作用时间可能会延长。

羊水栓塞　指在分娩和剖宫产过程中，羊水从开放的血窦（多在胎盘附着处）进入母体的血液循环，引起肺栓塞、休克、弥散性血管内凝血、肾衰竭或呼吸循环骤停等一系列严重临床表现的综合征。主要死亡原因为急性肺动脉高压所致呼吸和循环功能衰竭，其次是难治性凝血功能障碍。其抢救与治疗主要包括：①纠正呼吸、循环衰竭。②抗过敏治疗。③综合治疗休克。④弥散性血管内凝血与继发性纤溶的治疗。⑤肾衰竭的治疗。

（赵　晶）

fèi yízhí mázuì

肺移植麻醉（anesthesia for lung transplantation）　包括肺移植手术术前评估、麻醉实施及术后处理在内的围术期管理策略。肺移植已成为终末期肺疾病有效的治疗方法。狭义的肺移植包括单肺移植和双肺移植，而广义肺移植包括心肺联合移植，其中双肺移植又分为双肺整块移植和双侧单肺移植。目前临床上多采用单肺移植和双侧单肺移植。

肺动脉阻断后循环发生剧烈变化，可出现急性右心衰竭，低心输出量及休克。这是肺移植麻醉处理的关键，术中应严密观察循环变化。多导联心电图对了解心肌缺血的变化有一定帮助。经食管超声心动图可及时了解右心形态变化，测定右心室射血分数，也可早期了解右心缺血及右心功能情况。肺动脉断流前和阻断期间，应采取相应措施，改善右心功能及心输出量。处理原则是降低右心前负荷，减少右心室壁在肺动脉阻断后的张力。米力农与多巴酚丁胺联合应用可以较明显改善肺动脉高压患者的肺血流状况。应用血管扩张药时应注意，体循环阻力下降使全身性动脉血压明显下降，引起右心冠脉血液灌注减少，对右心带来不利的影响。肺动脉阻断后，若心输出量下降，应及时使用增强心肌收缩药及肺血管扩张药。降低右心室后负荷，适当增加体循环阻力，以改善右心冠脉血液灌注，但应避免低血容量和贫血。

心肺移植术中呼吸管理要求较严格。目前多数移植中心提出以优质呼吸机代替麻醉机，因为呼吸机可以选择多种呼吸模式，呼吸参数调节及监测较灵敏，通气更接近生理要求，维持呼气末二氧化碳分压正常水平即可。间歇正压通气影响静脉回流，增加肺血管阻力，若处理不当，可发生低血压及增加右向左分流而出现明显发绀。一旦发生，应提高吸入氧浓度，使用强心药和血管收缩药，亦可静脉缓慢滴注氨溴索。气管吻合完毕无漏气后，用呼气末正压通气（0.5~1.0kPa），防止肺泡萎陷。吸入氧浓度应≤50%，以防移植肺氧中毒损害。若左心房缝合不佳，会出现空气栓塞，应提高警惕以便及时处理。手术结束后应使用纤维支气管镜吸引双侧支气管内的分泌物、液体及血块。送至重症监护病房前更换适当直径的单腔气管导管。

术中出现难以控制的低氧血症可采用低压的静脉-静脉转流体外膜氧合。由股静脉-左颈内静脉转流，流量一般维持在2~4L/（kg·min）。经皮穿刺股静脉，采用18F导管；经皮穿刺左颈内静脉，采用12F导管。麻醉处理的关键是维持血压和保护肾脏功能，注意避免发生严重的细胞内酸中毒。应用肺血管扩张药，最有效的药物是前列腺素E持续泵入。

（黄文起）

gān yízhí mázuì

肝移植麻醉（anesthesia for liver transplantation）　包括肝移植手术术前评估、麻醉实施及术后处理在内的围术期管理策略。终末期肝病是导致死亡的主要原因之一。通常用手术方式植入健康的肝脏，以获得肝功能的良好恢复，称为肝移植。

病理生理 急性肝衰竭可呈暴发性发病，常伴肝性脑病。此时肝糖原储备功能受损，糖原异生和分解障碍等，可致肝源性低血糖；凝血因子合成减少可引起进行性凝血功能障碍；肝脏对蛋白质和其他降解产物的代谢功能受损，血氨、硫醇及其代谢产物等增加可致肝性脑病。慢性肝功能不良可导致门静脉高压，以及肾、心、肺、红细胞生成、凝血和内分泌功能等障碍。

麻醉前评估与准备 肝脏疾病的病情发展和移植手术本身都会使患者发生巨大的病理生理改变。严重肝脏疾病对其重要器官都有不同程度的影响。这些患者通常表现为恶病质，且合并肝衰竭、多器官功能障碍综合征、肝性脑病及严重代谢紊乱综合征，给麻醉实施造成了极大的困难，要求麻醉医师必须参与患者的选择及术前准备工作。

术前准备期间，必须对受者进行全面的肝病学和手术评估，对患者存在的所有内科方面的问题进行诊断和治疗，主要对患者心血管系统、呼吸系统、肾功能、肝病学和代谢紊乱等方面进行评价。

术前麻醉用药旨在充分镇静。术前用药避免或尽可能少采用肌内注射，予咪达唑仑口服或静脉注射。术前口服奥美拉唑、埃索美拉唑可预防术中胃酸明显分泌。患者入手术室时的室温升至 $25\sim26°C$，准备液体加温仪、气道加湿器、对流加温装置、加压输液装置，并准备适当量的血液制品。肝移植手术都应安装高流量输液管即快速输液系统。

麻醉实施 包括以下内容。

麻醉监测 肝移植围术期的麻醉管理主要是及时有效的对症处理，其先决条件是有必要的监测，只有尽可能完善监测，才能正确进行对症处理。肝移植术中临床监测项目包括：①心电图、有创血压、脉搏血氧饱和度。②连续性中心静脉压。③体温（鼻咽温和肛温）、尿量。④吸入麻醉药浓度和肌松。⑤动脉血气分析和血糖。⑥呼气末二氧化碳分压。⑦血流动力学，如斯旺-甘兹（Swan-Ganz）导管、脉搏轮廓稀释连续心输出量系统或 Flow Trac 系统。⑧经食管超声心动图，可以提供患者术中心脏结构和功能变化的实时监测，有利于指导静脉输液和应用心肌变力性药物，也可观察切开或肝再灌注过程心腔的空气和微血栓情况。许多终末期肝病患者有食管胃底静脉曲张，且部分患者术前已经出现上消化道出血的症状，应避免置入食管超声心动图探头时导致明显出血，选择适当的探头和操作手法。⑨术中多普勒肝血流、多普勒肾血流、胃黏膜血供、凝血功能。术中肾血流实时监测便于了解术中肾脏功能变化的原因，采用经食管超声监测方法，逐步将探头深置入胃内并调整探头接近到左右肾门区域，可及时了解术中不同手术方法和手术阶段对肾血流变化的影响。⑩中枢神经系统监测分为以下 3 个方面：脑功能监测，临床常用脑电图或双频谱指数、Narcotrend 麻醉意识深度指数；脑血流或压力监测，通过非侵入性监测装置经颅超声多普勒测定脑血流；脑代谢，通过颈静脉球部和脑动脉血氧饱和度了解术中脑代谢及术后脑代谢。以上有创监测的完成强调无菌操作原则。

麻醉药物 肝移植全身麻醉药物分 4 类：①镇静药。②镇痛药。③肌松药。④吸入麻醉药。镇静药物以咪达唑仑和丙泊酚为主。镇痛药主要有芬太尼、舒芬太尼、雷米芬太尼。肌松药多采用罗库溴铵、维库溴铵或顺式阿曲库铵。合理使用肌松药有助于术后早期拔管。吸入麻醉药多采用七氟烷。

术中分期管理 包括病肝分离期、无肝期和新肝期管理。

病肝分离期管理 应注意 3 方面：①麻醉深度处理。②部分患者放腹水。③手术出血问题。采用低中心静脉压可以在一定程度上减少出血量，病肝分离期中心静脉压可控制在 $3\sim5cmH_2O$ 或降低原有中心静脉压的 60%～70%。应注意，肝移植围术期尤其在病肝分离阶段采用低中心静脉压处理技术时一定要具备快速扩容条件，如大口径的静脉通道和快速加压输液器或快速输液仪，以便于在突发大出血情况下能及时有效维持有效血容量。

无肝期管理 无肝期的主要变化是循环波动。下腔静脉阻断后患者心输出量可明显降低，部分患者甚至超过 50%。处理方法有体外静脉转流和非体外静脉转流两种。无肝期体外静脉转流即是采用体外静脉-静脉体外转流，可减少无肝期内脏、下肢淤血，预防无肝期回心血量减少而出现循环不稳定，有利于肾脏保护，明显减少术中出血量，使手术者有充分时间完成肝血管重建。经典体外静脉-静脉转流方式是门静脉和股静脉的血液经转流泵回流至腋静脉。现采用改良式股静脉转流至颈内静脉。肝移植手术多采用背驮式肝移植或附加腔静脉整形改良背驮式肝移植。

新肝期管理 供肝下腔静脉和门静脉吻合完毕后即可恢复供

肝血流进入新肝期。患者进入新肝期后最初 5 分钟内有许多病例出现短暂低血压，即再灌注综合征。再灌注期前的准备包括维持动脉血气在正常范围，纠正电解质紊乱，体温升至 35.5~36.0℃，关闭吸入麻醉气体，准备急救药物，做好输血准备。

预防再灌注综合征的处理方法：①进入新肝期前纠正低钙血症，提高碱剩余值。②进入新肝期前适当提高平均动脉压。③供肝恢复血流前通过肝下腔静脉释放出一定量供肝和门静脉内的血液。④尽量减少无肝期时间。⑤出现明显低血压首先考虑使用强心药如肾上腺素静脉注注射。新肝期初始阶段常出现二氧化碳分压明显增加，应及时调整麻醉机的呼吸参数。新肝期扩容治疗应根据心脏前负荷状况肺毛细血管楔压的安全上限 18mmHg 而调整。

术中凝血功能维持 凝血功能异常见于肝移植手术各期，新肝血流开放时尤为突出，导致出血量增加。术中（病肝分离期、无肝期和新肝期）纠正凝血因子不足的有效处理方法是补充含凝血成分的血液制品：①新鲜冷冻血浆。②冷沉淀。③浓缩血小板。新肝期常出现纤溶系统异常，纤维蛋白（原）溶解亢进是原位肝移植中最严重的凝血异常。血栓弹力图监测可准确及时地反映肝移植患者的纤溶状况，便于针对性处理。常用纤溶抑制药有氨基己酸和氨甲环酸。术中体温低至 34℃（鼻咽温度）将明显影响血小板功能和延长凝血酶原时间。严重酸中毒（pH < 7.10）、收缩压 < 70mmHg 也明显影响凝血功能。

术中体温维持 肝移植围术期维持体温正常范围的方法：①呼吸道采用管内管呼吸螺纹回路和湿化过滤器，以减少热量经呼吸道散失。②术中手术床附加保温毯行患者背部保温。③大部分液体经输液加温器升温后输入。④患者下肢体表覆盖 42℃ 充气升温毯。⑤头部红外线辐射（37~42℃）加温处理。⑥术中静脉体外转流期间保温处理。多种方法综合使用，保温效果更加确切。

（黄文起）

shèn yízhí mázuì

肾移植麻醉 （anesthesia for renal transplantation） 包括肾移植手术术前评估、麻醉实施及术后处理在内的围术期管理策略。肾移植是对于终末期肾脏疾病患者以手术植入一个健康肾脏治疗肾衰竭的方法，自 1954 年默里（Murry）首次应用以来，临床发展迅速，已成为存活率最高的一种器官移植，且其手术方式及麻醉方法均已较成熟。肾移植手术常采用全身麻醉或硬膜外阻滞，麻醉方法的有效改进使肾移植的安全性得到很大提高。

病理生理 肾移植受者绝大多数为慢性肾衰竭患者，特别是晚期尿毒症，病情复杂，内环境不稳定，存在严重贫血、高血压、低蛋白血症、水电解质紊乱、酸碱平衡失调、凝血功能障碍、严重水肿等许多复杂情况，并可累及全身各个系统。

麻醉前评估与准备 重点关注慢性肾衰竭病史长度、透析方法、末次透析时间、末次透析所用抗凝药物、合并疾病（特别是高血压、糖尿病、心血管疾病史和近期感染史）、日常使用药物（特别注意降压药、抗凝药、口服降糖药和胰岛素的使用情况）、心功能状况、手术麻醉史、过敏史和禁食情况。肾移植患者可有不同程度酸中毒，术前 pH 应控制在 >7.25，血钾浓度 >6mmol/L 者应及时血液透析纠正血钾水平。大多数尿毒症患者即使术前透析，血红蛋白水平也仅在 60~80g/L，慢性贫血患者可代偿性促进组织释放氧，故在此基础上术前不必输血。凝血功能指标在术前应常规检测。术前体格检查应重点评估气管插管的难易程度、必要的肺部听诊、脊柱和背部皮肤检查。

麻醉实施 硬膜外阻滞和全身麻醉都可应用于肾移植，两种麻醉方式对血流动力学和肾功能的影响相似。硬膜外阻滞或蛛网膜下腔-硬膜外联合阻滞是中国常用的肾移植麻醉方法，对机体生理功能干扰较小，不能用于有凝血功能障碍的患者。应重视最后一次常规血液透析与麻醉开始的间隔时间。血液透析与麻醉开始的间隔时间短于 2~4 小时者建议不采用椎管内麻醉。硬膜外阻滞穿刺点常采用 $T_{11}~T_{12}$ 或 $T_{12}~L_1$。蛛网膜下腔-硬膜外联合阻滞的穿刺点为 $L_2~L_3$ 或 $L_3~L_4$。硬膜外腔常采用酰胺类局麻药如 1% 罗哌卡因或 0.5% 丁哌卡因，蛛网膜下腔阻滞常用药物为 0.5%~0.75% 丁哌卡因。麻醉平面维持 T_6，不超过 T_4。术中患者镇静采用咪达唑仑 0.02~0.05mg/kg 或每次 0.5mg 剂量滴定至患者达到 Ramsay 镇静评分 4 级（嗜睡，对轻叩眉间或大声听觉刺激反应灵敏）。

全身麻醉易维持血流动力学稳定并提供良好的肌松，被广泛采用。全身麻醉诱导和维持使用全凭静脉麻醉或联合使用吸入麻醉药。对所有患者提供标准术中监测项目，并及时行血气分析检查。对于有严重合并症的患者，如有症状的冠心病和充血性心力衰竭，术中应采用肺动脉导管或经食管超声心动图监测心肌缺血或血流动力学参数。移植肾不一定立即有肾功能，因此在给患者摆放体位时，应注意保护血液透析用动静脉瘘管，术中观测瘘管是否震颤及通畅。术中液体管理，大多数患者因最近透析而容量缺乏。足够的血容量对移植肾恢复血流时的功能相对较好。根据中心静脉压的持续监测调控液体种类和入量，以白蛋白作为主要胶体溶液，肾血管开放前避免输入过多晶体溶液。慢性肾衰竭患者耐受慢性中重度贫血，且浓缩红细胞中含有的白细胞等杂质增加排斥反应的风险，故应减少输血。血红蛋白<70g/L或血细胞比容≤21%方考虑输洗涤红细胞。除抢救生命的紧急情况外禁止使用血浆，因其可引发急性排斥反应和移植物功能延迟恢复。

围术期常见问题及处理原则 ①深静脉穿刺困难：可在超声引导下进行。②低血压：首先排除和解决麻醉过深和血容量不足的因素。根据心率、心功能、容量水平选用适当的血管活性药物。③高血压：慢性肾衰竭患者多合并高血压，其重要器官已经耐受并适应，不宜突然将其血压降至普通人群的正常水平，以免发生重要器官缺血。④电解质平衡紊乱：术前血pH<7.25需经血液透析纠正。⑤凝血功能障碍：术前凝血指标异常者不可行椎管内麻醉。术中创面渗血严重或出血量大的患者可予补充冷沉淀、血小板替代治疗。⑥术后/复苏时烦躁：疼痛是常见原因，若生命体征和氧合情况良好，可予阿片类药物镇痛（芬太尼20~50μg，曲马多50~100mg）。排除和解决低

体温、缺氧、二氧化碳蓄积、气道阻塞、膀胱引流不畅等因素。⑦复苏延迟：慢性肾衰竭患者药物代谢延迟，术中宜控制用药量。椎管内麻醉患者，若术后考虑咪达唑仑过量予氟马西尼拮抗。全身麻醉患者复苏延迟时应继续通气支持并保护气道，不采用阿片类药物的拮抗剂（纳洛酮）。⑧肺水肿：诊断更依赖于麻醉医师的监测，预防的关键是避免液体输注过多，尤其末次透析至手术间隔时间长或基础中心静脉压高的患者需严格限制入量。⑨药物（主要是免疫抑制药）所致肺水肿：各种药物和血液制品的严重过敏反应均可表现为肺水肿，尤其是抗淋巴细胞球蛋白（ATG）可引起细胞因子释放综合征而导致肺水肿。ATG应在甲泼尼龙500mg输注完毕后使用，以减少不良反应。若出现肺水肿，应立即停止输注可疑药物。有皮疹表现明确属于过敏反应或循环不稳定者，可予肾上腺素。

对于活体肾脏供者的麻醉，应确保肾脏捐献者的生命安全和满意度，常采用全身麻醉。术中以无创监测为主，为保证足够尿量，应输入足够液体。

麻醉后处理 大多数肾移植患者全身麻醉术后都可以拔除气管导管送入术后恢复室观察，需要送入重症监护病房的比例很低，常见原因是败血症或液体超负荷。肾移植麻醉采用椎管内麻醉者术后应重视脊神经损伤、硬膜外腔血肿和麻醉后头痛等并发症。

终末期肾脏疾病患者均有不同程度出血倾向，应及时发现严重的硬膜外血肿。肾移植术后通常有轻至中度疼痛，可加重高血压，对于合并有心肌缺血的糖尿病患者尤其危险，应予阿片类药

物术后镇痛及降压药控制血压，以免发生心肌缺血。术后镇痛采用长效局麻药伤口封闭，或术后单次静脉注射阿片类药物。

供者术后疼痛多为轻至中度，术后立即静脉予阿片类药物复合非甾体抗炎药即可达到有效镇痛。

（黄文起）

xīnzàng yízhí mázuì

心脏移植麻醉（anesthesia for heart transplantation） 包括心脏移植手术术前评估、麻醉实施及术后处理在内的围术期管理策略。患者心功能差，全身状况衰弱，重要脏器功能损害严重，给麻醉管理带来极大的挑战和风险。心脏移植的麻醉风险除终末期心脏本身因素外，还包括肺、肝、肾等脏器的继发性损害。麻醉医师必须熟悉晚期心力衰竭的病理生理、衰竭心脏对各种药物的反应及去神经心脏的病理生理等知识。心脏移植的成功率在很大程度上有赖于现代麻醉技术及心肺转流方法的进步，围术期的麻醉管理将直接影响移植的成败。

麻醉诱导 原则与任何终末期心力衰竭的手术患者相同，诱导前先建立有创动脉监测，采用静脉快速诱导气管插管。诱导药物必须根据麻醉深度和患者血流动力学的变化逐步给药，血管通路的建立应在严格无菌条件下进行，因为患者接受免疫抑制治疗后易导致术后感染。应建立两条静脉通道。除标准的全身麻醉监护外，应进行的有创血流动力学监测包括外周有创动脉血压、中心静脉压和肺动脉压力连续监测。肺动脉置管可在心肺转流前及诱导时提供重要的血流动力学参数，在心肺转流后及术后也有重要作用。患者处于血流动力学的临界状态，血管张力的维持可予α受

体激动药如去氧肾上腺素或去甲肾上腺素，严重低心排出量患者采用左西孟旦，针对收缩性心力衰竭伴低血压和低心输出量，初始剂量 12~24μg/kg，持续剂量 0.05~0.20μg/（kg·min）。血流动力学代偿功能处于极限水平的患者，可在诱导前行体外膜氧合支持治疗。

麻醉维持 采用静脉麻醉药物维持麻醉，必要时辅以低浓度强效吸入麻醉药。麻醉深度要求既保持机体适宜的交感神经张力，又要避免因麻醉过浅导致各种不良影响。采用低潮气量机械正压通气，避免潮气量过大引起胸腔内压增高而减少静脉回流，但应避免通气不足。

体外循环方法 与心脏直视手术相似，区别是主动脉插管应尽量靠近无名动脉起始处，上下腔静脉插管尽量靠近静脉开口处的右心房外侧壁或直接腔静脉插管，注意不要损伤窦房结。良好的心肌保护、平稳的体外循环对手术的成功非常重要。体外循环采用中度流量 60~70ml/（kg·min），中度血液稀释（血细胞比容 20%），维持水电解质稳定。开放升主动脉心脏复跳后，应保证充足、有效的循环辅助时间。供者心脏缺血时间越长，心脏复跳后的循环辅助时间越长。

心律失常处理 主要为室上性心律失常，多源于手术损伤及供心缺血影响窦房结。少数发生室性心律失常，这与供心缺乏迷走神经的拮抗及对儿茶酚胺敏感有关，常规抗心律失常药物有效。去神经心脏心率的纠正采用异丙肾上腺素，其正性作用仍有效，且在增快心率的同时还有降低肺循环阻力的作用。调整心率在 90~110 次/分，并密切注意心律

失常的纠正。

移植心脏的右心室功能保护 若中心静脉压升至 15mmHg 以上，伴肺动脉压升至 40mmHg 以上，提示可能有右心衰竭。若肺动脉高压和右心室衰竭持续存在，可以使用促进肺血管舒张的药物降低肺血管阻力，应用前列腺素 E 30~150mg/kg 持续泵入或雾化吸入伊洛前列素。其他降低肺血管阻力的处理措施包括避免发生高碳酸血症，避免气道压力过高，维持正常体温等。上述治疗无效者可使用右心室机械辅助循环。

（黄文起）

yí-shèn liánhé yízhí mázuì

胰肾联合移植麻醉（anesthesia for combined pancreas and renal transplantation）

包括胰肾联合移植手术术前评估、麻醉实施及术后处理在内的围术期管理策略。胰肾联合移植已成为治疗 1 型和部分 2 型糖尿病合并尿毒症的有效方法。胰肾联合移植的受者多为重症糖尿病，病程长、合并症多、手术时间长，因此选择合适的麻醉方法对该手术的成功和术后恢复非常重要。

麻醉前评估与准备 包括以下内容。

心血管功能评价 糖尿病合并终末期肾病患者心血管疾病的发生率显著增高，围术期应特别注意有无发生心肌缺血甚至心肌梗死的可能。因此，术前应进行超声心动图、心肌放射性核素扫描甚至冠状动脉造影。

自主神经系统评价 自主神经病变是糖尿病的主要并发症之一。糖尿病可引起肾衰竭和自主神经损害，而其他引起肾衰竭的疾病则较少有自主神经功能损害。自主神经功能损害可削弱心血管功能，导致围术期血流动力学不

稳定。

电解质、血红蛋白和血糖控制 术前血钾浓度一般不应超过 5.5mmol/L。术前应维持血红蛋白浓度高于 80g/L。围术期血糖控制是否良好是胰肾联合移植成功的关键。维持血糖在 5.6~11.1mmol/L。围术期糖代谢紊乱使术后感染和伤口愈合不良的发生率增加。

术前用药 糖尿病患者麻醉诱导时易发生误吸。术前使用质子泵抑制剂、H_2 受体阻断药和制酸药可预防误吸的发生。术前使用镇静药应谨慎，咪达唑仑、阿片类药物在尿毒症患者血浆中游离浓度增加，可能导致严重的中枢抑制，同时阿片类药物可引起胃排空延迟，使误吸的发生率增加。术前用药应尽量不使用肌内注射，可由静脉途径给药。

麻醉实施 术中维持血糖和保护胰腺功能，避免血糖发生过大波动，尤其应防止持续高血糖，导致胰岛功能出现不可逆性损伤。围术期监测血糖十分重要，根据其变化调整胰岛素用量。术中防止应激及胰腺再灌注后由于保护液和移植物中葡萄糖进入血液所致高血糖，需应用外源性胰岛素纠正；警惕胰腺血管中的胰岛素未经肝脏首过效应一次性大量释放入体循环及胰腺去神经后分泌调节严重削弱所致低血糖，可通过补充葡萄糖预防，持续静脉输注 5% 葡萄糖注射液 5mg/（kg·h）。

目前全身麻醉和连续硬膜外阻滞是临床最常见的两种方法。全身麻醉可控性高，有利于充分供氧，术中患者比较舒适，可避免硬膜外阻滞因凝血功能障碍致椎管内出血。许多全身麻醉药经肝、肾分解排泄，对术后苏醒有影响，注意伴发肺部感染和呼吸

功能障碍患者术后潜在的拔管困难。

硬膜外阻滞能满足手术所需要的麻醉平面，部分交感-肾上腺系统处于阻滞范围内，使肾上腺素分泌减少，对糖代谢影响较小，有利于控制高血糖。硬膜外阻滞术后肺部感染和肺不张的发生率低于全身麻醉，且术后还可使用硬膜外患者自控镇痛。对糖尿病并发肢体外周动脉粥样硬化的患者，术后硬膜外镇痛还可减少下肢血管栓塞及严重供血不足导致肢端坏疽的发生率。硬膜外阻滞的最大缺点在于此类患者常伴凝血功能障碍，加上术中和术后的抗凝治疗，应警惕硬膜外血肿的发生，严格掌握指征。患者常合并脱水和血管硬化，硬膜外阻滞时用药量比常人小，药量稍大易致阻滞范围过广，引起血流动力学波动。

（黄文起）

zhěngxíng shǒushù mázuì

整形手术麻醉（anesthesia for plastic surgery）

包括整形手术术前评估、麻醉实施及术后处理在内的围术期管理策略。整形手术指改变、美化身体外观的手术。随着人均生活水平的提高，整形、美容手术得到蓬勃发展，部分整形外科技术已经走进独立的外科中心或私营医院。手术的多样性、复杂性，畸形、头面部手术对气道的影响，以及患者的高要求等对麻醉医师提出了巨大挑战。因此，整形手术麻醉必须重视术前对患者的生理和心理评估，不断强化围术期风险管理的理念和规范化的技术培训，加强麻醉监护和急救训练，为患者提供更安全、有效、舒适、经济的麻醉。

麻醉前评估　术前病史采集中麻醉医师应注意患者是否伴有全身性疾病，如冠心病、高血压、糖尿病、凝血功能障碍等；患者既往麻醉手术史、药物使用史、过敏史也应得到重视；某些药物成瘾或滥用减肥药的患者可能体质较弱并伴肝肾功能受损及血管改变；某些年轻女性患者可能有晕动病史或直立性低血压，麻醉后极易因容量不足发生低血压或恶心、呕吐。

除常规全身各系统查体外，麻醉医师还需注意有无困难气道的潜在因素，如门齿外凸、张口受限、小颌、面部畸形、颈部活动障碍、肥胖等，并及时与手术医师及患者沟通麻醉后可能存在的通气、插管困难的风险，以及必要的抢救措施。对于体型肥胖者，需要估算标准体重和理想体重，以指导麻醉用药。

术前实验室检查可根据患者年龄、健康状况、麻醉方式、手术类型进行选择。一些麻醉医师会选择少检查、不住院、局部麻醉下完成手术，对于伴器官功能障碍者应进行深入的器官功能和麻醉耐受力评估，在一些诊断条件不完备的诊所或私营医院可能需要建议患者到大医院接受检查后再行整形手术。

麻醉前准备　包括以下内容。

患者心理准备　无论进行何种麻醉，麻醉医师首先都要了解患者术前的心理和对手术麻醉的期望。患者进入手术室前进行一次充分交流，向其及家属详细说明施行麻醉的原因、麻醉可能引起的并发症或相关风险等。让患者及家属了解，若手术和麻醉不幸发生意外，需要患者和家属与医师共同面对处理。

患者生理准备　术前向患者说明禁食禁水的必要性，以尽可能减少术前胃内容物，减少麻醉中呕吐、反流和误吸的发生。健康成人采用"2（清淡饮料）-6（清淡固体）-8（高脂固体）"原则，健康儿童采用"2（清水）-4（母乳）-6（非母乳）"原则。数字代表最少禁食时间（小时），且只适用于无反流误吸高危因素（糖尿病、肥胖、妊娠等）的择期手术患者。术前应要求患者禁烟。研究发现，停止吸烟12~24小时后体内一氧化碳和尼古丁水平降至正常，戒烟2~3天可使支气管纤毛功能提高。长期使用避孕药的患者术前应停药1周，因为避孕药会增加静脉血栓的危险。术前用药应根据患者精神状态和手术部位选用镇静类和/或抗胆碱类药物，若为头面部气道附近手术，为减少分泌物可能造成的气道阻塞，术前应给予东莨菪碱肌内注射。对于伴其他疾病者应积极治疗，如糖尿病患者的血糖控制在<8.3mmol/L。女性患者应避免经期手术。

设备和药物准备　每位患者开始麻醉前均需开放外周静脉通道，通常选择离心脏更近的手背或腕部的表浅静脉，留置20~24G套管针。麻醉医师应该准备好常规心电图、无创血压、脉搏血氧饱和度、呼吸频率监测，以及适合的氧气输送装置、持续有效的吸引装置、安全可靠的输液装置、麻醉诱导和维持药物。麻醉场所应备有抢救复苏药物、气管插管器械、人工通气设备（麻醉机）、便携式除颤仪等。

麻醉实施　包括以下内容。

麻醉方式选择　整形手术的麻醉方式包括伤口局部浸润麻醉、周围神经阻滞、椎管内麻醉、气管插管（喉罩）全身麻醉及不插管的静脉麻醉复合局部麻醉等。影响麻醉方式选择的主要因素如

下。①患者因素：14 岁以下的患儿行整形美容手术时通常不能很好配合，根据手术部位和时间长短可选择基础麻醉、镇静下局部麻醉及气管插管全身麻醉；对手术恐惧感强的患者应予全身麻醉或镇静下局部麻醉为宜；过度肥胖、肝肾功能较差、伴冠心病或糖尿病等慢性病者，若手术允许，选择局部麻醉为宜。②手术因素：整形手术的部位、性质和时间长短及可能的并发症是影响麻醉方式的重要因素。颜面部和颈部的整形手术，为便于管理呼吸应选择气管插管全身麻醉；时间长、范围大或多部位同时手术时也以全身麻醉为宜。局限于腰腹部（腰腹吸脂、腹壁成形）和下肢（大小腿吸脂、小腿去肌肉）的整形手术，可以选择蛛网膜下腔-硬膜外联合阻滞或单纯硬膜外阻滞。在门诊完成的短时间的中小手术，如小面积瘢痕切除术、取皮植皮术、除皱术等，可以在局部麻醉或镇静局部麻醉下完成；某些美容手术需要患者保持清醒以利于手术的进行（如重睑手术），这类手术也宜选局部麻醉。③环境和人员因素：大部分整形手术能在独立的医疗中心完成，选择麻醉方式时，各中心应根据自身所具备的监测手段、药物配备、人员技术、环境条件等进行综合考虑，选择对患者最为安全、有效、舒适、经济的麻醉方式。

局部麻醉　将麻醉药沿着预期伤口进行皮下浸润，使局部产生镇痛效果，适合时间短、范围小的手术，由于术中患者保持清醒，方便术者与之交流，以随时调整手术方式。这种麻醉通常由手术医师实施，必要时手术中可随时注射局麻药，但必须密切注意患者是否出现局麻药毒性反应：

开始表现为轻微头痛、耳鸣、口周和舌头发麻，严重者可并发抽搐、意识消失、酸中毒、高碳酸血症甚至呼吸心搏骤停。麻醉实施者应清楚各种局麻药的剂量限制（表1）。

美国克莱因（Klein）于 1987 年提出肿胀麻醉的概念，使吸脂手术发生了革命。这种以稀释的利多卡因（利多卡因的总量不变但容积增加）为基础的技术又称超量灌注，即将大量含肾上腺素及利多卡因的低渗溶液灌注到皮下，使皮下脂肪组织变得肿胀坚硬后进行吸脂手术［注入液体与总吸出液体之比为（2~7）：1］。该技术可以在患者无痛的情况下吸出大量含有脂肪的液体，并减少了出血的危险，具有安全性高、组织损伤轻、麻醉时效长、术后恢复快、经济实惠的特点。肿胀麻醉液的经典配方称为 Klein 配方：1% 利多卡因 50ml+0.1% 肾上腺素 1ml+乳酸林格液 1000ml。利多卡因由于浓度稀释和吸收缓慢，血浆药物浓度不会超过中毒阈值（总量<55mg/kg），而镇痛效果可维持到术后 18 小时以上。目前对于肿胀麻醉的争议主要是关于围术期液体量的控制，由于皮下灌注液体的去向尚不明确，相当一部分可能会吸收入血，若患者的血容量超负荷，可能发生肺水肿、

心力衰竭，因此肿胀麻醉应在麻醉监护下进行，最好能为患者插入尿管，保证术中、术后尿量超过 0.5~1.0ml/（kg·h）。

镇静下局部麻醉　注射局麻药的疼痛、手术中的牵拉、手术室的环境均加重患者的心理负担，越来越多的患者要求在手术过程中保持睡眠状态，感觉不到任何痛苦。外科医师也希望术中患者能安静配合使其专注于手术。临床麻醉中，镇静水平被分为轻度镇静（抗焦虑）、中度镇静、深度镇静和全身麻醉。理想的镇静下局部麻醉应使患者能保存良好的气道反射，并可安静耐受注射局麻药时的疼痛，术中舒服地与术者进行交流。

整形手术的镇静下麻醉通常使用短效的静脉药物，如丙泊酚、咪达唑仑、氯胺酮、芬太尼、瑞芬太尼等，使患者产生遗忘、镇痛、抗焦虑的同时保证循环、呼吸的稳定。一旦使用镇静、镇痛药物，麻醉医师就应在围术期留守在患者身旁，严密监护，并做好抢救复苏准备。一旦出现意外情况，麻醉医师需要鉴别是过度镇静还是局麻药毒性作用引起。

某些医院使用患者自控镇静的方法，即由完全依赖麻醉医师给药的方式改为由麻醉医师预先设定好安全用药的参数后，患者

表 1　局麻药剂量限制

药　物	分　类	作用时间（分钟）	临床推荐剂量（mg/kg）	单次注射极量（mg）
普鲁卡因	酯类	15~60	7	350~600
利多卡因	酰胺类	30~60	无肾上腺素：4.5	300
		120~360	有肾上腺素：7	
甲哌卡因	酰胺类	45~90	7	400
布比卡因	酰胺类	120~240	无肾上腺素：2.5	175
		180~420	有肾上腺素：7	225~400

自己控制给药。与术后患者自控镇痛一样，患者通过手中预先设定好的"手柄"控制镇静药物，若进入手术室后觉得很紧张，即可按手柄使自己入睡或不那么紧张；注射局麻药或手术操作疼痛时也可以随时按手柄，每按一次会有少量药物输入患者身体。

全身麻醉　通过呼吸道吸入或静脉途径输入麻醉药，使患者在意识感觉完全丧失的状态下进行手术，需要行气管插管或放置喉罩，通过麻醉机维持呼吸供氧。对于大面积吸脂、隆胸及头面部靠近气道的整形手术，某些外科医师认为全身麻醉下使用肌松药可使术野暴露更容易，患者耐受性更好，显著提高了手术安全性，减少手术时间甚至手术费用。

诱导插管和复苏拔管的过程是全身麻醉风险较高的两个时段。诱导前麻醉面罩下的吸氧去氮过程（氧流量 6L/min，10 分钟或深呼吸 4~6 次）能显著提高患者的氧气储备。当外科医师的操作范围与麻醉医师的管理区域重叠时，如隆鼻术、唇裂修复术等，选择钢丝加强型气管导管可以减少导管打折所致气道阻塞危险，导管的固定需要使用防水型胶布，以减少消毒液和患者口腔分泌物引起的导管滑出；术中对于呼吸参数（气道压、呼气末二氧化碳波形、脉搏血氧饱和度等）的严密监测有助于及时发现气道意外情况。手术结束拔管前应将口腔、鼻咽腔的积血和分泌物充分吸尽，避免拔管后反流入气道，引发呛咳、喉痉挛等，导致更严重的缺氧、伤口裂开、术后血肿等并发症。拔管前予 1.0mg/kg 的利多卡因静脉注射或保留小剂量瑞芬太尼［0.05~0.10μg/（kg·min）］可以减少拔管时的呛咳和突然苏醒引起的心血管应激反应。

整形手术术中可能还需要采用控制性降压技术，这是麻醉医师在保证重要脏器氧供的前提下，使用降压药物与技术将健康成人的平均动脉压降至 50~65mmHg，使手术野出血量随血压的降低而相应减少，以改善手术视野，提高手术的精确性。但控制性降压也使外科医师发现出血血管的可能性减少，可能增加术后伤口渗血的概率。

麻醉后处理　由于吸入麻醉药、阿片类镇痛药，以及口咽腔残留的分泌物、渗血可增加术后恶心、呕吐的风险，而呕吐动作会增加静脉压力，甚至造成手术部位血肿的形成，因此对于整形手术全身麻醉患者，尤其是中青年女性，应予昂丹司琼、甲氧氯普胺和/或地塞米松以减少术后恶心、呕吐的发生率。

（黄文起）

yǎnkē shǒushù mázuì

眼科手术麻醉（anesthesia for ophthalmology surgery）

包括眼科手术术前评估、麻醉实施及术后处理在内的围术期管理策略。不同部位的眼科手术对麻醉的要求不同。外眼手术麻醉的重点在于完善的镇痛、预防眼心反射；内眼手术则为预防眼压（intraocular pressure，IOP）升高和保持 IOP 稳定。眼科手术的麻醉一般要求达到以下要点：术眼眼球固定不动、眼睑不能闭合；眼球和有关的附属器被充分麻醉；术中 IOP 及血压控制平稳；术中不出现眼心反射、紧张或恐惧；全身麻醉过程平稳，无呕吐、血压波动、咳嗽或呼吸抑制；术后有适当的镇痛时间；麻醉清醒平顺而完全，术后迅速恢复，可配合治疗要求采用特殊体位。

病理生理　术中 IOP 突然急剧升高可影响眼内血供，且有发生眼内容物脱出、压迫视神经的危险，而 IOP 降低则增加视网膜脱离和玻璃体积血的发生率。因此，维持术中 IOP 平稳是眼科全身麻醉的重点之一。正常 IOP 为 10~20mmHg，其影响因素包括房水动力学、脉络膜血容量变化、中心静脉压和眼外肌张力。咳嗽、用力、鼓气动作或呕吐都能引起短暂而显著的 IOP 增高。术中发生球后出血、咳嗽及呕吐等，均可因静脉压升高而引起 IOP 明显升高。动脉血二氧化碳分压升高时，IOP 也随之升高；头低位、呼吸困难及各种导致颅内压增加的因素等均可使 IOP 升高。导致 IOP 升高的药物有：胆碱能药、β 受体激动药、扩瞳药、氯化琥珀胆碱等。与大多数麻醉药不同，氯胺酮可使 IOP 升高 10%~15%，能与其他麻醉药合用，可消除此不良作用。引起 IOP 降低的药物有：缩瞳药、抗胆碱酯酶药、α 受体激动药、β 受体阻断药，以及大多数全身麻醉药、镇静药、安定药、催眠药、非去极化肌松药、球后阻滞麻醉药、利尿药等。

多数眼科用药为局部使用的高浓度药液，均能通过切开的充血结膜被迅速吸收，量少但浓度高，也可产生全身效应，婴幼儿和老年患者尤易受累。能够产生全身效应的眼药水包括扩瞳药（去氧肾上腺素、肾上腺素）、缩瞳药（毛果云香碱）、局部 β 肾上腺素能受体阻断药（噻吗洛尔、倍他洛尔）、抗胆碱酯酶药（乙膦硫胆碱）等。围术期眼科用药常干扰患者正常生理，对全身循环、呼吸系统功能产生影响，还可与麻醉药产生相互作用，故术中使用时需注意观察患者病情变化。

某些眼科病患者需要长期服用如糖皮质激素、乙酰唑胺等药物，术前应纠正其生理状态，术后追踪观察。

麻醉前评估与准备　接受眼科手术的患者大多有视觉障碍，常存在焦虑情绪。术前访视中良好的解释与沟通可以减轻焦虑，增加患者的信任和合作度。特别是局部麻醉下的眼科手术，患者保持安静合作十分重要。接受眼科手术的老年患者比例大，伴其他系统疾病者相应较多，充血性心力衰竭、高血压、糖尿病、慢性阻塞性肺疾病、冠心病、帕金森病、阿尔茨海默病、关节退行性变等都会影响临床工作的顺利进行。小儿眼科患者常伴先天性疾病，如患有视网膜病变的早产儿可伴支气管肺发育不良和先天性心脏病。糖尿病患者则易发生白内障和眼底病变。若无特殊情况，一般不应中断上述患者的常规药物治疗。哮喘、高血压、心绞痛、充血性心力衰竭或糖尿病患者手术当日一般不停止用药。

若对患者进行全身麻醉，术前必须有足够的禁食禁水时间，以保证胃彻底排空（表1）。除真正的眼科急症如眶内出血致视网膜中央动脉阻塞需要立即治疗外，一些常见的紧急情况如眼球穿孔伤在多数情况下可以延迟数小时治疗，根据患者进食状况和全身情况制订合理的麻醉计划。

麻醉前用药的目的除镇静、抑制呼吸道黏膜腺体和唾液分泌外，还应考虑减少麻醉中的自主神经反射，减少恶心、呕吐，维持稳定的 IOP。阿托品不仅可有效地抑制呼吸道分泌物，还可在一定程度上预防术中眼心反射。小儿斜视手术麻醉前应予足量阿托品。苯二氮䓬类是有效的抗焦虑药，可使患者安静、遗忘。成人术前口服地西泮或麻醉前静脉注射咪达唑仑效果良好。阿片类药物有镇静、镇痛作用，但易致恶心、呕吐，可与镇吐药合用。1岁以内婴儿术前可不用镇静药。

麻醉实施　以往大部分的眼科手术均在局部麻醉下完成，总体趋势为全身麻醉或使用小剂量镇静、镇痛药与局部麻醉相结合。

局部麻醉　①表面麻醉：指于结膜穹窿部滴入表面麻醉药，能够麻醉结膜、角膜和前部巩膜，通常用于眼科的特殊检查、结膜及角膜的拆线，以及结膜和角膜的某些手术。在常见的眼科手术中，表面麻醉也常作为其他局部麻醉方法的补充。②浸润麻醉：将局麻药直接注入手术切口部位的组织内，以阻滞该部位组织中的神经末梢，达到麻醉目的。包括结膜下、球筋膜下、皮下浸润麻醉等。③神经阻滞麻醉：是将麻醉药直接注射在神经干或神经分支旁侧，以麻醉该神经支配的区域。若使用正确，用较少量麻醉药即可达到麻醉目的。常用方法有球后阻滞麻醉、球周阻滞麻醉和面神经阻滞麻醉。其中球后阻滞麻醉应用最广，其良好效果

已有大量报道。

全身麻醉　眼科手术全身麻醉的适应证包括：患者不能配合局部麻醉；术者希望得到眼部的完全麻痹；长时间手术；手术部位不能被局部麻醉完全麻醉；局部麻醉操作困难或有禁忌；术者或患者自己的选择。

氯胺酮麻醉　氯胺酮具有良好镇痛作用，还能保留自主呼吸和咽保护性反射，特别适用于短小的浅表眼科手术，如角膜异物剔除、皮肤或角膜拆线等。合作小儿开放静脉后予氯胺酮静脉注射，不合作小儿予氯胺酮肌内注射，待其入睡后可行手术。氯胺酮可引起唾液腺和支气管腺分泌增多，故麻醉前常规予抗胆碱药。术中需常规吸氧并加强呼吸管理。氯胺酮明显的缺点是升高 IOP、颅内压和血压，可出现精神症状，一般较少单独使用，多与静脉麻醉药如丙泊酚、咪达唑仑等合用。丙泊酚起效快、代谢迅速，降低 IOP 的作用显著。其不良反应表现为快速大剂量静脉注射可引起血压下降和呼吸抑制。丙泊酚与氯胺酮合用能减少两者的不良反应，用于不需控制呼吸的全凭静脉麻醉是一种较理想的组合，在眼科手术中适用于小儿短小手术，如白内障手术、睑板腺囊肿刮除、眼部小肿物切除术等。

气管插管全身麻醉　适用于需要绝对制动的复杂内眼手术，创伤较大的外眼手术，或需要良好肌松的手术如斜视矫正术、上睑下垂矫正术等。常用麻醉诱导用药为起效迅速的静脉麻醉药、强效镇痛药和肌松药。不合作小儿可予七氟烷吸入诱导，入睡后再复合静脉快速诱导后行气管插管。肌松药首选非去极化类，如维库溴铵、阿曲库铵等。去极化

表 1　美国麻醉医师协会术前禁食禁水指南

年龄	清淡液体（小时）	母乳或早餐牛奶（小时）	非母乳清淡食物（小时）	煎炸高脂肪食物、肉类（小时）
婴儿	2	4	6	8
儿童	2	4	6	8
成人	2	N/A	6	8

肌松药可升高 IOP，一般不选用。挥发性吸入麻醉药如异氟烷及七氟烷等均有降低 IOP 的作用。麻醉维持可采用单纯吸入挥发性麻醉药、七氟烷+丙泊酚静吸复合维持或丙泊酚+瑞芬太尼/阿芬太尼全凭静脉维持。麻醉诱导和维持要力求平稳，必须确保足够的麻醉深度，避免呛咳及躁动。使用面罩位置得当，不压迫眼球。由于头部有敷料覆盖，气管导管需妥善固定，并注意呼吸道管理。术后苏醒和拔管应力求平稳，可在拔管前予相应药物（如镇痛药、β 受体阻断药等）预处理，减少交感神经反应。拔管时患者应已苏醒，定向力及肌力充分恢复且镇痛完全，不必片面追求深麻醉下拔管。

喉罩全身麻醉　喉罩置入刺激轻，不会对气道造成损伤，对生理影响较小，操作简便，浅麻醉下患者能耐受，无论自主呼吸还是辅助或控制呼吸均能施行。部分眼科手术术中不需使用肌松药控制呼吸，但要求麻醉清醒快而完全，尤其眼底手术恢复期应尽量平顺，手术后需尽快改为特殊体位以提高手术的成功率。喉罩的应用可避免气管插管操作引起的强烈交感兴奋，有利于麻醉期间的 IOP 稳定，在眼科手术中有一定应用价值。使用喉罩的禁忌证为饱胃、严重肥胖、肺顺应性降低及潜在气道阻塞的患者。术中麻醉维持不宜过浅，注意喉罩有无移位或脱出。

监测下麻醉管理　即麻醉医师参加的从术前评估、制订麻醉计划到指导给药以达到所需程度的镇静、镇痛，或对局部麻醉患者进行监护以随时处理紧急情况。由于眼科手术局部麻醉难以克服患者的紧张焦虑心理、镇痛范围有限，对于时间长、刺激较强的手术，患者常感觉不同程度的疼痛和不适。所以监测下麻醉管理合用局部麻醉越来越受到欢迎和重视。临床上常用药物为咪达唑仑、丙泊酚、芬太尼、瑞芬太尼等，常需联合用药。给药方式有间断分次给药、连续注入和患者自控镇静或镇痛。术中可与患者保持语言联系，随时根据镇静镇痛的程度调整注药速度，以达到最佳麻醉效果。

麻醉后处理　眼科手术麻醉后，除注意保持呼吸道通畅和循环稳定外，还有一些需注意的特殊问题。眼科手术术后恶心、呕吐的发生率较高，特别是在小儿斜视手术和复杂视网膜脱离手术中最常发生，与牵拉眼肌或疼痛诱发迷走神经反射有关。可采用以下防治方法：减少阿片类药物的用量；复合应用丙泊酚维持麻醉；围术期应用镇吐药（5-HT$_3$ 受体阻断药）和地塞米松；麻醉和手术注意轻柔操作；置入胃管行胃肠减压；避免使用氧化亚氮；术中可复合局部麻醉，行平衡麻醉并提供一定的局部术后镇痛；维持水电解质平衡，避免脱水。

患有视网膜病变的早产儿，常有全身发育不成熟、呼吸骤停、心动过缓、黄疸、循环系统先天发育异常、缺氧等病史。此类患者存在许多治疗问题，尤其是孕龄<28 周的早产儿，常有发生术后中枢性呼吸暂停的危险。术后应注意气道管理、呼吸监测、体温维持和精确控制输液量等。眼科手术术后疼痛相对较轻，应用非麻醉性镇痛药可取得良好疗效。眼科手术术后小儿躁动，除缺氧、镇痛不足、低体温、低血压、代谢障碍及中枢神经系统疾病等相关病因外，术眼被覆盖所致恐惧、对苏醒环境的陌生均是常见原因。术后将患儿抱起，给予言语安慰、尽早让父母陪伴是减少躁动的有效方法。

（黄文起）

眼心反射（oculocardiac reflex，OCR）　压迫、刺激眼球眼眶或牵拉眼外肌所致心动过缓或其他心律紊乱。又名阿什纳-达格尼尼反射（Aschner-Dagnini reflex）。眼科手术中其发生率达 30% ~ 90%。儿童比成人更易发生。

发生机制　凡刺激眼球或眼部组织的各种因素均可直接诱发 OCR，其中以牵拉眼外肌（尤其是内直肌）、压迫眼球和眶内加压 3 种操作发生率最高。OCR 由三叉神经和属于副交感神经系统的迷走神经间的神经连接介导，其传入神经为睫状神经和三叉神经眼支。眼球组织受刺激后，由睫状神经和三叉神经眼支传至第四脑室三叉神经的感觉主核，联合核上皮质的神经纤维将刺激冲动传至迷走神经内脏运动核，再沿迷走神经传出止于心肌组织，引起负性肌力和负性传导作用。刺激传入增加，导致窦房结的输出减少。

临床表现　根据临床表现，OCR 分级如下：1 级为心率减慢次数为基础心率的 10% ~ 20%，2 级为心率减慢次数为基础心率的 20% ~ 30%，3 级为心率减慢次数超过基础心率的 30%。一般认为 2 级以上是典型的 OCR。临床上 OCR 多呈一过性，持续时间一般不超过 1 分钟，主要表现为心动过缓伴血压下降。患者主要症状为心前区憋闷、心悸、恶心、呕吐、手脚湿冷等不适，严重者出现意识障碍。窦性心动过缓是 OCR 最常见的心电图表现，其他异常心律如异位起搏点、各型期前收缩、不同程度的传导阻滞及严重室性心律失常等均有可能发生。

预防 无论进行全身麻醉或局部麻醉，OCR 均时有发生，因此眼科和麻醉医师在进行眼科手术的麻醉时，应对 OCR 尽可能严密观察和及时处理。

局部麻醉 球后阻滞麻醉可对睫状神经和三叉神经眼支起到良好的阻滞作用，阻滞了 OCR 的传入途径。对眼外肌做浸润麻醉也可减少 OCR 的发生。正确适当的局部麻醉可以减少 OCR 的发生率，但若操作不当，其本身也可以引起 OCR。

预防性应用抗胆碱能药物 术前应用抗胆碱能药物，如阿托品和格隆溴铵，可竞争性抑制迷走神经的神经肌肉突触胆碱能受体，减轻和缓解 OCR，降低术中 OCR 的发生率。

术中观察与监护 局部麻醉术中应注意与患者保持交流，及时发现异常状况。术中常规进行心电监护，以便及时发现 OCR 的发生和严重程度，及时处理。

麻醉与手术操作 术中轻柔操作、避免过度牵拉和压迫是预防和减轻 OCR 的最佳方法。浅麻醉、缺氧、二氧化碳蓄积及迷走张力增加时，OCR 会加重，故术中应注意维持一定的麻醉深度，并减少上述不利因素的发生。

治疗 一旦发生 OCR，必须立即停止手术操作，严密观察患者的生命体征，一般很快即可恢复。若病情持续，应立即静脉注射阿托品，并适当加深全身麻醉，确保呼吸道通畅，避免缺氧和二氧化碳蓄积。伴低血压者应加用血管收缩药；若发生心搏骤停，应立即按心肺复苏进行处理。

（黄文起）

qiúhòu zǔzhì mázuì

球后阻滞麻醉（retrobulbar anesthesia） 在眼球后方神经聚集的眼外肌包围的间隙内注射局麻药以阻滞眼球运动神经和球内神经的方法。是眼科最常用的神经阻滞方法。

解剖生理 眼外肌连同肌鞘和肌间膜从眶尖起向前呈漏斗状散开至眼球赤道后，这一结构称为肌圆锥。临床上行球后阻滞麻醉时，需将局麻药注入肌圆锥内。由于肌圆锥中央部是疏松的眶脂肪，周边脂肪叶紧密，且有 4 条直肌及肌间膜等结缔组织包围，可防止药物扩散和外溢，局麻药能存留在此充分发挥作用。因动眼神经、鼻睫神经、展神经及睫状神经节均位于肌圆锥内，若阻滞完善，4 条直肌、下斜肌和球内神经均被麻醉，表现为瞳孔散大、眼球相对固定，并使结膜、角膜及葡萄膜的知觉消失；还可降低眼肌张力，收缩眼眶内血管，有降低眼压的作用。

适应证 球后神经阻滞在内眼手术、闭角型青光眼急性发作的治疗以及其他眼部手术中有广泛应用，可避免全身麻醉产生的不良反应，但应警惕其常见的并发症。

技术操作 采用 35～40mm 长、针尖稍钝的 5 或 6 号针头，注射点为眶下缘外、中 1/3 交界处皮肤，针尖斜面朝向眼球，嘱患者向正前方注视，针尖先紧靠眶下壁垂直刺入，待针尖穿过眶隔膜进入眶内脂肪组织，进针深度达 18～20mm 越过眼球赤道或针尖碰到眶底骨壁后，稍退针，将进针方向改为向鼻上方倾斜 30°，待入针深度达 25～30mm（不宜超过 35mm），针尖到达肌圆锥内，回抽无血，即可缓慢注入局麻药。

一般眼内手术注药量为 1.5～3.0ml。进针不要过于偏鼻侧，以免误伤较大的眶内血管或刺伤视神经。球后注药完毕即行拔针，并用纱布间歇对眼球加压 5～10 分钟。加压时，压迫 10～20 秒与放松 5～10 秒交替进行，可促进麻醉药扩散，降低眼压及减少球后出血。

用于眼科手术球后阻滞麻醉的常用药物是 0.75% 丁哌卡因和 2% 利多卡因的 1:1 混合液，或 1% 罗哌卡因和 2% 利多卡因的 1:1 混合液，以提供快速起效和较长时间的阻滞。罗哌卡因的心血管和中枢神经系统毒性均低于丁哌卡因，且其低浓度时所产生的高度感觉与运动阻滞分离，为满足镇痛、减少运动阻滞提供了有利条件，更适用于临床。

并发症 ①球后出血：最常见，常表现为注射时出现眼球张力增加，向前突出。若回抽注射器有血，表示刺伤球后血管，应立即拔针，并用纱布作间歇轻压眼球 20～30 分钟。若出血量少、无眼球突出或眶压升高等，可重做局部麻醉继续手术；若眼球逐渐突出、眶压升高、眼睑闭合困难及上睑下垂，应取消手术，并对术眼做加压绷带包扎，一般在 2～3 天后再考虑手术。②永久性视力损害：发生在少数病例，源于针尖直接损伤视神经、破坏其血供或进针过深达视神经管造成视神经压迫性缺血。若发生视神经鞘内出血，尽快行视神经鞘减压术或可改善其预后。③刺穿眼球：一旦发现，应即探查穿破处，并做紧急手术处理。阻滞时让患者直视正前方，使用较钝的针头，避免在眶内穿刺过深，可降低并发症发生的风险。④脑干麻醉：极罕见。表现包括黑朦、凝视麻痹、吞咽困难、心搏骤停、寒战、呼吸停止、心动过速、高血压、意识丧失等。其原因是局麻药沿视神经鞘进入中枢神经系统。治疗包括吸氧、辅助通气、呼吸循环支持、控制惊厥，必要时也可行心肺复苏。脑干麻醉若能及早发现并治疗，患者通常预后良好。

(黄文起)

kǒuqiāng shǒushù mázuì

口腔手术麻醉 （anesthesia for stomatology surgery）

包括口腔手术术前评估、麻醉实施及术后处理在内的围术期管理策略。口腔颌面手术种类繁多，简单的如拔牙术、种植牙术可直接于局部麻醉下进行，复杂的如先天性唇腭裂修复术、口腔颌面部肿瘤（如舌癌、唇颊癌、上颌窦癌、颌骨癌等）切除术、颅颌面重建术、口腔颌面部损伤手术等则需全身麻醉。

病理生理 包括以下内容。

先天性畸形 口腔外科先天性畸形以先天性唇裂、腭裂、唇腭裂为多见，一般主张在1~2岁以内实施早期手术，以改善外形和功能、减少并发症及获得正常发育的条件。某些先天性畸形除明显的颌面部和四肢畸形外，可能同时合并内部重要脏器异常，如唇腭裂患者先天性心脏病的发生率高达3%~7%。体内重要脏器代偿功能的减退可使患儿对手术麻醉的耐受力严重下降。唇腭裂畸形与近150种综合征相关，以颅颌面畸形综合征较多见，最常见的是腭裂、小颌畸形、舌下垂综合征［皮埃尔·罗班（Pierre Robin）综合征］，患儿出生后即表现出明显的气道问题，插管非常困难。

恶性肿瘤 舌体、舌根、口底、软腭、会厌和颌面部等处的肿瘤，因占位、组织浸润和粘连固定，可造成气道部分阻塞、通气面罩漏气、喉镜放置困难、声门暴露不佳、视线被阻挡等。若肿瘤侵犯颞下颌关节、翼腭窝、咬肌、颞肌，可引起张口困难。肿瘤破坏骨组织，可造成牙齿松动或病理性颌骨骨折。

口腔颌面部创伤 颌骨骨折后组织移位可导致软腭下垂或舌后坠，口咽腔及颈部软组织肿胀或血肿形成，咽喉处血液或分泌物阻塞，破碎组织阻挡等，造成急性上呼吸道阻塞，若不迅速清理气道，有发生窒息的危险。颌骨骨折或软组织损伤还可影响患者张口及提颏功能，给面罩通气及气管插管操作带来困难。口腔颌面部创伤通常合并其他组织及器官损伤，增加麻醉操作及管理的难度。口腔颌面部血运丰富，损伤后易有较多失血，若伴大面积、严重创伤或复合外伤，可因急性大量失血导致低血容量性休克，甚至危及生命。

麻醉前评估 麻醉前应仔细复习病史资料、体格检查和实验室检查，了解是否合并其他的先天性畸形，评估有无气道困难存在、有无呼吸和循环代偿功能减退、是否存在呼吸道感染等，其中气道评估尤其重要。若需经鼻插管，还应注意鼻孔及鼻腔的情况。对于外伤患者，应估计其损伤后失血量、检查有无气道阻塞及意识状态改变、是否合并其他外伤如颈椎骨折、胸部外伤等。

麻醉前准备 积极纠正或改善术前病理生理变化，如先天畸形小儿常伴发育营养不良，老年患者常合并心血管及呼吸系统等疾病，恶性肿瘤患者常伴营养不良、贫血及水电解质紊乱，创伤患者可能存在失血性休克等。术前应严格禁食禁水。麻醉前用药主要包括麻醉性镇痛药、镇静安定药、抗胆碱能药等。通常1岁以内的小儿在麻醉前无需使用镇静药物；1岁以上的小儿可视具体情况在麻醉前予镇静药物。对怀疑气道困难或已有明显气道梗阻的患者，应慎用镇痛或镇静药物。对于高龄、合并气道损伤、严重肺病、休克或颅内压增高的患者，为安全起见，可不使用麻醉前用药。

心理方面的准备：正颌手术患者以中青年为主，由于颜面部畸形，通常存在自卑、抑郁、焦虑的心理。特别是需要进行清醒插管的患者，对于手术麻醉存在的恐惧感可能会严重影响麻醉的顺利实施。一些先天性颅面畸形的患儿通常伴认知功能障碍和智力发育迟滞，也给麻醉实施带来困难。因此，术前应努力取得患者及家属的配合，尤其是需要在术后留置气管导管的患者，更应在术前做好心理疏导和解释工作。

麻醉实施 局部麻醉和部位阻滞麻醉对生理的干扰小、易于管理，用于部位浅表、范围小的手术。神经阻滞麻醉要求操作者能熟练掌握支配手术区域的神经丛和神经干的分布、走向和阻滞方法，缺点是手术区痛觉阻滞不易完善。由于口腔颌面外科手术涉及口腔、头、面、颈等部位，且术野多在气道入口处，因此气管插管全身麻醉是较为理想的麻醉选择。

呼吸道管理 由于手术野在气道入口处，异物、分泌物和血液有误入气道的危险，加上患者头部位置多变、麻醉医师操作距离远，易干扰或影响麻醉观察，故妥善的气道管理非常重要。对于麻醉前预测无困难气道者，可在麻醉诱导后保留自主呼吸或使用肌松药进行气管插管。而预计有困难气道和病情危重者，原则上均应考虑采用清醒插管，首选纤维支气管镜引导插管。清醒插管时，可在操作前予适量镇静、镇痛药物使患者处于嗜睡状态，进行完善的咽喉、气管内黏膜表面麻醉，保留患者自主呼吸、不抑制气道反射，保持气道肌肉的紧张性、防止其松弛塌陷而造成气道阻塞。口腔颌面外科常选择钢丝气管导管，以防止手术操作压迫导致气道梗阻或导管扭曲折叠。插管径路常根据手术需要决定，一般颅底、眼眶、鼻部、上颌骨、上颌窦手术宜采用经口插管，下颌骨、腮腺区、口腔内手术宜采用经鼻插管。

小儿腭裂手术由于常需采用过度后仰的头位，在摆放体位及术中移动头位时还可使导管移动，故气管插管应稍深入 2cm 并牢固固定。口内手术时若采用无套囊导管，必须以纱布填塞。口腔颌面部血运丰富，手术创伤大、出血多，加上术后组织肿胀、颌颈部包扎固定、分泌物残留等因素，易影响呼吸道通畅，严重时可引起急性上呼吸道阻塞、窒息，甚至危及生命。因此，做好口腔颌面部手术围术期的呼吸道管理，确保呼吸道通畅是保证手术成功的关键。术中注意监测呼气末二氧化碳分压和气道压力，严密观察有无导管扭曲、折叠、滑脱及接口脱落等异常情况，及时发现、及时处理。

循环管理 口腔颌面部血运丰富、止血困难，加上麻醉药的扩血管作用，常可造成手术部位失血量增多，需注意加强循环监测和管理。对于重大手术和危重患者，除常规无创监测外，还应采取创伤性监测手段，如有创动

脉压、中心静脉压、肺动脉压和心输出量测定等。减少出血的措施包括小角度头高位、控制性降压和肾上腺素局部浸润。术中应准确估计失血量，注意及时补足血容量，维持围术期患者循环功能的稳定。

麻醉后处理 包括以下内容。

维持气道通畅 术后因口咽部组织肿胀、血液或分泌物堵塞、动脉结扎线头脱落、失去颌骨支撑、颌间结扎固定及多层敷料包扎等因素影响，易在拔管后发生气道阻塞，应注意严密观察。严格掌握拔管指征，术前插管困难、张口困难者，拔管后易发生呼吸道阻塞，必须完全清醒再拔管。彻底清除口内血液及分泌物，拔管前取出填塞纱布，仔细检查有无遗留纱布块、血块及组织块，防止术后发生窒息。口内手术、下颌骨切除术后以及术后包扎绷带者，可于舌体做一缝线，将舌拉至口外，减少呼吸道阻塞的发生。对估计拔管后难以维持气道通畅者，如全下颌骨切除术、舌根和口底手术患者，术后多易发生呼吸道不通畅，可在术后作预防性气管造口。术后床旁应备有紧急环甲膜穿刺针或气管切开包。

术后喉水肿 小儿反复插管或移动导管，易引起术后喉水肿，可常规于手术结束时予地塞米松 2~5mg 静脉注射，必要时雾化吸入糖皮质激素及抗生素。

其他 某些麻醉镇痛药和辅助麻醉药对中枢及外周神经可产生抑制作用，如芬太尼、哌替啶和肌松药可致术后呼吸抑制，应密切观察。小儿唇腭裂修复术通常应待拔管后确定气道保护性反射和通气功能恢复良好才可予术后镇痛。全身麻醉苏醒期患者可发生恶心、呕吐，呕吐物可能导

致误吸。预防及处理方法为严格禁食禁水，拔管前反复抽吸口腔内血液及分泌物以防止患者咽下，经胃管行胃肠减压，清醒拔管，以及预防性予止呕药物等。

（黄文起）

ěr-bí-yān-hóu-tóujǐng shǒushù mázuì
耳鼻咽喉头颈手术麻醉（anesthesia for otolaryngology head and neck surgery） 包括耳鼻咽喉头颈手术术前评估、麻醉实施及术后处理在内的围术期管理策略。常见耳鼻咽喉头颈外科手术（简称 ENT 手术）包括各种耳科手术、鼻中隔矫正术、鼻息肉摘除术、扁桃体切除术、腺样体切除术、舌根及会厌肿物切除术、声带肿物切除术、喉癌切除术、气管和食管异物取出术等。从婴幼儿到老年人均可接受此类手术治疗。大部分 ENT 手术需要在全身麻醉（简称全麻）下完成。ENT 手术的发展不断对麻醉学科提出要求，涉及气道内操作的手术更直接对气道控制提出挑战。

病理生理 ENT 手术一般是在狭小的咽腔、鼻腔、耳道、气管或支气管内操作，有如下特点：①呼吸道内的操作（鼻腔、口腔、咽腔、气管、支气管）对术中呼吸管理有特殊要求，需针对不同术式个性化处理。②内耳、声带等手术操作非常精细，需在显微镜下实施。③一些耳科和鼻科手术多实行内镜微创操作，内镜下操作需要术野保持清晰。④激光微创手术提高了治疗效果，并对疾病可以早期干预。激光操作时要求患者绝对制动，避免发生意外。⑤口咽腔内的操作需在开口器或支撑喉镜暴露下实施，这种特殊器械的使用对患者刺激很强，血压和心率波动的发生率高。⑥气管内手术对术后呼吸道通畅

的要求非常高，应高度重视。

麻醉前准备与评估 重点评估有无潜在气道问题，了解患者是否存在气管插管或通气困难。肥胖、颈短、舌大、颈部活动受限、张口受限、小颌、会厌和喉或气管内肿物、颌下蜂窝织炎等都是 ENT 常见的困难气道。常规评估困难气道方法基础上（见困难气道技术），结合 ENT 专科检查，对困难气道进行客观预测。除局部情况外，还应了解全身状态。头颈部肿瘤患者通常高龄，伴呼吸、循环及内分泌系统病变，应详细了解疾病进展及治疗情况，尽量改善全身情况后再手术。多数 ENT 外科手术中抗胆碱药的使用是必要的，可以保持呼吸道干燥，有利于手术操作，还可降低不良神经反射的发生，防止心动过缓。有气道阻塞患者，术前慎用镇静、镇痛药。

麻醉实施 针对 ENT 手术特点及不同术式的需求，其手术麻醉在实施和管理上应关注如下问题。

气道管理 是 ENT 手术麻醉首要关注问题。首先，一些咽喉部肿物（喉及会厌肿物、儿童喉乳头状瘤等）患者术前即存在明显的呼吸困难，加大气道管理的难度；咽喉部的肿物还直接影响明视下气管插管。其次，手术在气道内操作，而麻醉中的呼吸控制也必须通过气道实施。麻醉医师无法像其他部位手术独享气道的控制权，术中需让出气道供术者实施操作，气道管理的难度和风险明显增加。

术野清晰度 头面部血运丰富，内耳及鼻腔内的少量出血即会明显干扰内镜下的操作。因此，需提供良好的术野清晰度，通常可采用控制性降压技术。显微镜下手术，特别是激光操作要求术

中患者绝对制动，以保证安全。ENT 手术中常在局部使用肾上腺素棉条以减少渗血，应注意肾上腺素吸收所致不良反应，术中严密监测心率和心律的变化。

麻醉选择 局部麻醉仅适用于时间短、手术操作简单及能够配合的患者。常用方法有表面麻醉、局部浸润麻醉和神经阻滞麻醉。在局部麻醉的基础上复合监护下麻醉管理，可减少患者的紧张、焦虑、恐惧和疼痛，有助于手术顺利进行，提高麻醉质量。

大多数 ENT 手术因在呼吸道操作，有误吸危险或局部麻醉难以完成，通常首选全身麻醉。静脉和吸入麻醉均可用于 ENT 手术，也可采用静脉-吸入复合麻醉。麻醉诱导期、维持期和恢复期应针对不同手术个性化处理。预测气管插管困难者，不宜选择静脉快速诱导，应保留患者的意识和自主呼吸，并在充分镇静和完善气道表面麻醉下实施气管插管，严格按照困难气道处理流程操作。儿童因无法配合，可采取七氟烷吸入诱导，在保留自主呼吸前提下使意识消失，又可达到适宜的麻醉深度。麻醉恢复期重点是避免各种刺激所致剧烈呛咳和躁动，保证气管导管拔出后的气道安全。

喉罩是一种声门上通气工具，在解决困难气道方面优势明显。可弯曲喉罩是针对头颈部手术设计的专用喉罩。在耳科手术、鼻内镜手术、扁桃体手术中采用可弯曲喉罩替代气管插管，不仅具有诱导及术中循环稳定和避免气管插管相关并发症等优点，更重要的是可以获得良好的麻醉清醒期质量。由于患者能在较浅的麻醉状态下可耐受喉罩，避免了麻醉清醒期的剧烈呛咳和躁动，可

待患者清醒睁眼后拔出喉罩。

麻醉后处理 由于气管导管的刺激，加上伤口疼痛、麻醉药物的残留作用等，患者在麻醉清醒期常出现剧烈呛咳甚至躁动，引起创面出血，而清理气道内的血液又加重刺激，引发进一步呛咳，如此形成恶性循环。剧烈呛咳和躁动还可影响手术效果或出现更严重并发症，如内镜手术、听力重建手术等。因此，确保麻醉恢复期质量是麻醉医师非常关注的问题。

（李天佐）

ěrkē shǒushù mázuì

耳科手术麻醉（anesthesia for otological surgery） 包括耳科手术术前评估、麻醉实施及术后处理在内的围术期管理策略。耳郭及外耳道的手术多时间短，操作简单，可以在局部麻醉或监测麻醉下完成。多数中耳及内耳手术，如鼓室成形术、乳突根治术、听小骨重建术、面神经减压术等，因手术时间长，术中需要绝对制动，需在全身麻醉下施行。

耳科手术时患者头部被消毒巾覆盖，麻醉医师远离患者头部，术中应加强气管及呼吸管理。气管插管全身麻醉是最常用的方法，也可选择喉罩通气模式。静脉麻醉、吸入麻醉或静脉-吸入复合麻醉均可采用。维持恰当的麻醉深度，并使用肌松药保证绝对制动。

通常耳科手术出血量不多，但对于内耳显微手术，即使少量出血也可导致术野模糊不清，增加手术难度和手术时间。可采取头高位（15°）并局部应用肾上腺素，以改善手术条件。必要时可实施控制性降压技术，即通过轻度降低平均动脉压改善视野，通常平均动脉压不必低于 60mmHg。

耳科手术麻醉中需关注的另

一个问题是氧化亚氮（N_2O）的使用。N_2O在血中的溶解度远高于氮气，若吸入较高浓度N_2O，进入中耳腔的N_2O速度快于氮气排出速度。中耳腔为骨性结构，不能通过容积增加缓解增加的N_2O，导致中耳压力增加。停用N_2O后，N_2O又会迅速弥散进入血液，产生中耳负压。这种压力的变化可引发中耳炎、骨膜破裂、听力损害、恶心、呕吐，甚至骨膜移植物移位。鼓室成形术时，移植物放置过程中及之后，应避免使用N_2O，或在关闭中耳前至少停止吸入15分钟以上，以免造成中耳腔内压力的改变，引起移植物移位，影响手术效果。咽鼓管不通的患者，吸入N_2O可造成鼓膜穿孔或出血，应避免使用。

耳科手术中面神经麻痹的发生率并不高，但实施全身麻醉仍要重视。术中使用肌松药时应监测肌松效果，保证存在10%~20%的肌反应。术中监测面肌诱发电位有助于保护面神经功能。需要人工听骨置入的中耳手术，操作精细，术后应保持头部制动，以免人工听骨移位造成手术失败，苏醒期应避免剧烈呛咳。喉罩较少引起呛咳反应，比气管导管更具优势，适合用于该类手术。内耳手术可涉及前庭而引起术后恶心、呕吐和眩晕，全静脉麻醉或预防性应用镇吐药物，可降低术后恶心、呕吐的发生率。

（李天佐）

bíkē shǒushù mázuì

鼻科手术麻醉（anesthesia for nasal surgery）

包括鼻科手术术前评估、麻醉实施及术后处理在内的围术期管理策略。常见鼻科手术包括鼻中隔矫正术、鼻息肉摘除术、鼻窦手术等。鼻内镜手术技术拓展了治疗范围，从最初的慢性炎症疾病到外伤性疾病、先天性疾病、良性和恶性肿瘤，并涉及鼻眼和鼻颅底相关疾病。

简单的鼻部手术可以在局部麻醉下完成，其他较复杂的手术则需在全身麻醉下实施。静脉麻醉和吸入麻醉均可用于鼻科手术，也可采取静脉-吸入复合麻醉。

鼻内镜手术具有创伤小、面部无瘢痕、恢复快等优点，成为鼻科最常见的手术方式，需关注以下问题。①术野清晰度：术中控制创面出血以获得良好的术野清晰度，为手术操作创造条件。鼻腔内用药、头高位、控制性降压是减少出血、改善术野条件的有效手段。鼻腔填塞含血管收缩药的棉片，可使鼻腔黏膜血管收缩，是减少黏膜出血的主要手段。控制性降压技术是将血压控制在可耐受的较低水平，通过血压的降低达到减少出血的目的。降压手段是在维持一定麻醉深度的基础上应用血管活性药。血压降低应首先保证重要器官的血液灌注，根据患者个体情况决定最低降压程度，且低压时间不宜过长。降压过程中须严密监测生命体征和组织灌注，并时时评估术野出血情况。术中取头高位10°~20°是控制性降压减少出血的重要辅助措施，有助于减少头部血流，降低术野渗血。②气管保护：术中气管保护通常采用气管插管，可有效封闭气管，防止血液进入下呼吸道。可弯喉罩替代气管插管也可获得满意的气管保护作用。与气管导管相比，位置适当的喉罩的密封性、通气效果与气管插管同样有效，且术中用药量少，血压更易控制。许多鼻窦炎、鼻息肉患者常合并过敏性疾病，哮喘最常见，术中应预防支气管痉挛，避免使用引起组胺释放的药物，并尽量选择喉罩通气方式。③麻醉清醒期质量：鼻内镜手术全身麻醉清醒期应快速平稳。气管插管的患者苏醒期常出现呛咳，并由此引发创面出血。此时，贸然拔管会导致紧急的气管阻塞，继续吸引出血又引发进一步的呛咳甚至躁动。预防性予镇痛药、利多卡因、减少吸引分泌物刺激，或在相对麻醉较深状态下拔管等手段有助于降低呛咳程度。采用喉罩通气方式可使患者在意识恢复状态下耐受喉罩。患者在术毕完全清醒、静息无呛咳下配合喉罩的拔除，明显提高了麻醉清醒期的质量和安全。④术后疼痛：鼻内镜手术需行双侧鼻腔纱条填塞，一般术后48小时取出。创面伤口加上纱条的填塞常引起明显疼痛，可采取术后镇痛。静脉持续泵入小剂量镇静、镇痛药可显著减轻患者的疼痛和不适。

（李天佐）

hóukē shǒushù mázuì

喉科手术麻醉（anesthesia for throat surgery）

包括喉科手术术前评估、麻醉实施及术后处理在内的围术期管理策略。喉科手术涉及扁桃体切除、声带肿物激光手术、睡眠呼吸暂停低通气综合征手术、巨大会厌和舌根肿物切除术、气管或食管异物取出术等。因涉及气管内操作，麻醉中的气管管理难度较大，关键问题是如何在手术中确保有效通气。不同的喉科手术其麻醉实施特点有所不同，若处理不当将直接导致气管紧急情况发生，危及患者生命。

病理生理　许多因素造成气道管理上的困难，如手术部位血供丰富，且不易止血，不利于维持气道通畅；麻醉医师距离手术野相对较远，喉和气管内手术又直接在呼吸道上操作，管理上有一定难度；患喉癌、会厌肿瘤的成年患者，围术期已有不同程度的呼吸困难；已做喉部分切除，复发需再次行激光局部肿瘤切除术，而又未做气管造口者，气管插管难度增大；儿童喉乳头状瘤拟行激光切除者已有部分呼吸道梗阻，因顾虑气管狭窄不宜气管造口，气管插管和气道管理难度大；气管异物取出术和气管镜检查，麻醉与手术共用一个气道，临床有时反复多次将气管镜进入左右主支气管甚至达叶、段支气管，影响通气功能。

麻醉前评估及准备 除检查喉科情况外，术前还要了解全身状态。对伴上呼吸道感染者施行全身麻醉时，麻醉并发症发生率明显增高，择期手术应暂停。老年患者常并存呼吸、循环及内分泌系统病变，应了解病变进展情况，尽量改善全身情况。

应对气管插管的困难程度和原因作出评估，如声门暴露困难，舌体大、颈短、颈部活动受限、张口受限、小颌、下颌间距小等解剖异常，会厌或气道内肿物外突遮挡声门；插管困难，喉乳头状瘤等脆性肿物占据或遮挡声门、喉头狭窄、声门下狭窄、颌下蜂窝织炎致喉头水肿；经鼻插管困难，鼻甲肥厚、后鼻孔闭锁；极度肥胖。

鼾症、肿瘤、再次手术、发育畸形者应进行气道困难程度估计，做好技术和设备上的准备。拟经鼻气管插管者行术前鼻道检查。拟行气管异物取出术者明确气管异物性质，有无肺不张、气胸。扁桃腺手术出血再手术患者出血量、有无凝血功能障碍等均应考虑。

术前用药常选抗胆碱药抑制腺体分泌，保持呼吸道干燥。对于情绪紧张患者予地西泮，有抗焦虑和顺行性遗忘作用。1岁以内婴儿和已有气道阻塞患者术前一般不用阿片类药物。严重气道阻塞或扁桃腺出血再次手术者暂不给术前药，送至手术室后视病情予颠茄类药。

麻醉实施 常用局部麻醉为表面麻醉、局部浸润麻醉和神经阻滞麻醉。力求阻滞完善，消除患者疼痛等不适。凡手术范围较广，局部麻醉难以完成，或手术在呼吸道操作，有误吸危险，需行气道隔离或必须充分抑制咽喉部反射，使声带保持静止的气管内手术和喉显微手术，以及不能合作的儿童则必须全身麻醉，常选用气管内麻醉。

对预测气管插管困难者，可在镇静表面麻醉状态下用直接喉镜轻柔快速观察喉部，对于轻易窥视到会厌者可用快速诱导，经窥视不能轻易显露会厌者可用慢诱导或清醒镇静下完成插管。少数困难插管需借助喉罩、纤维支气管镜引导。声门或声门下梗阻者不宜快诱导，表面麻醉下准备中空管芯引导插管进入气管内，备好金属气管镜和喷射呼吸机，应急处理气道阻塞。呼吸道外伤、声门部巨大肿物、经口或经鼻插管可能造成严重损伤或插管失败者应行气管造口。为减少局部出血，术中应用肾上腺素可致心律失常，应注意监测，且不宜选用氟烷吸入。颈动脉窦反射可致血压下降和心动过缓。气管镜检查和气管异物取出术较常见的并发症也是心律失常，以窦性心动过速常见，麻醉不宜过浅。

麻醉后处理 全身麻醉苏醒期患者由麻醉状态转至清醒，但仍存在不同程度镇静，应加强呼吸道管理，尤其对鼾症和鼻咽部手术、肥胖者及儿童，最好先送术后恢复室，以防转送过程中发生意外。

(李天佐)

yānhóubù zhǒngliú shǒushù mázuì
咽喉部肿瘤手术麻醉（anesthesia for resection of laryngeal mass） 包括咽喉部肿瘤手术术前评估、麻醉实施及术后处理在内的围术期管理策略。成人常见咽喉部肿瘤包括声带囊肿、声带息肉、会厌肿物、舌根肿物。这类手术特点：①通常采用支撑喉镜或开口器暴露术野。固定支撑喉镜或开口器可引起血压升高和心率加快，需较深麻醉强度。②部分手术在显微镜下进行激光操作。高能激光束可引起气管导管、医用敷料及组织碎屑燃爆。燃爆产生的火焰及化学气体导致组织灼伤甚至肺实质损害。采取措施确保安全，均须使用肌松药保证术中绝对制动。③由于手术在咽喉部进行，要求在患者清醒后再拔除气管导管，以保证呼吸道通畅。

声带囊肿、小结、息肉切除术麻醉 一般在支撑喉镜暴露下用激光实施切除。静脉麻醉诱导后插入较细气管导管，术中以麻醉机或喷射呼吸机控制通气。吸入和静脉麻醉维持均可采用。短效的丙泊酚、瑞芬太尼加中短效肌松药，既可满足固定支撑喉镜的麻醉深度、术中维持制动，又可在手术结束后迅速清醒。术中小心操作，避免激光燃爆或损伤正常组织。

会厌肿物、巨大舌根肿物切除术麻醉 首要问题是如何实施气管插管。由于肿物遮挡声门，增加直视下气管插管的难度，常规快速诱导插管有很大风险。一旦患者在药物诱导下意识消失且呼吸停止，若不能短时间完成气管插管且不能有效通气，将出现危及生命的窒息。应在予患者镇静药的同时对鼻腔和口咽腔进行表面麻醉。患者在意识存在并保留自主呼吸前提下配合完成气管插管。相对经口气管插管，经鼻气管插管更易获得成功。气管导管过后鼻孔后，纤维支气管镜经导管内置入，在气管镜明视下绕过肿物将气管导管引入声门下。一旦气管插管完成，便可进行诱导，常规麻醉维持即可。

儿童喉乳头状瘤切除术麻醉　是一种引起严重呼吸困难的疾病，手术切除是最主要的治疗手段。由于肿瘤呈团块状生长在声门或气道的多个部位，术前即有严重呼吸困难。儿童无法耐受清醒气管插管，药物诱导睡眠后常会发生气道阻塞，而明视气管插管又受到瘤体的阻碍，处理非常棘手。除非存在非常严重的呼吸困难或肿瘤在声门上、下广泛生长，一般不首选气管切开，以避免肿瘤向气管深部播散。

可采用七氟烷吸入诱导，患儿入睡而又保留自主呼吸。根据小儿意识消失后气管的通畅情况决定是否使用肌松药。选择细的气管导管并在管芯辅助下通过瘤体间狭小的缝隙插入气管内。插入后首先清理气管内残存血液和瘤体组织，然后采用喷射呼吸机维持通气，并持续予静脉麻醉维持。手术结束后待小儿呼吸完全恢复即可拔出气管导管。

(李天佐)

qìguǎn yìwù qǔchūshù mázuì

气管异物取出术麻醉（anesthesia for removal of tracheal foreign body）　包括气道异物取出术术前评估、麻醉实施及术后处理在内的围术期管理策略。广义的气管异物指所有自口或鼻开始至声门及声门以下所有呼吸径路上的异物。狭义的气管异物指位于声门下及气管和支气管的异物。气管异物多见于3岁以内的婴幼儿，男童发病率高于女童。80%以上的气管异物位于一侧支气管内，右侧多于左侧，少数位于声门下及气管内。异物种类繁多，包括植物类、塑料类、金属类等。小儿气管异物一旦确诊，须在24小时内实施取出术，以减少并发症。喉、大气管异物比小支气管异物病情更严重，死亡率高，需紧急手术。

气管异物取出术应在全身麻醉下实施。术前需重点了解有无窒息、呼吸窘迫、发绀、意识不清等需要紧急处置的危急状况。了解气道阻塞的位置、异物种类和存留时间。植物类异物（如花生米、蚕豆等）吸入了一段时间应特别注意，因为它比其他异物更易引起黏膜水肿、肺炎和远端支气管阻塞。气管异物因气道阻塞导致呼吸困难，并可继发支气管炎、肺炎、肺不张、肺气肿、皮下气肿、纵隔气肿、气胸、心力衰竭等并发症。

麻醉的关键是如何与手术医师协调配合保证气管异物取出过程中的通气和氧合。异物取出操作是在硬质支气管镜下钳取异物。术者反复将硬质支气管镜置入气管和支气管，对两侧支气管进行检查、确认异物的准确位置。这种操作使麻醉中气道控制的难度增加。静脉麻醉诱导或七氟烷吸入麻醉诱导，并经面罩充分吸氧，待小儿意识消失且麻醉深度稳定，由术者置入支气管镜进行检查。采用静脉-吸入复合麻醉维持麻醉深度，予肌松药以利于异物取出。通过硬质支气管镜的侧孔用喷射呼吸机进行喷射通气，首先应确保硬质支气管镜在主气管时的通气效果。术中需将硬质支气管镜伸入患侧肺支气管或叶支气管进行检查和钳取异物操作，此时健侧肺无法通气，而患侧肺通气因异物受阻易加重缺氧。应密切观察通气和脉搏血氧饱和度，及时与术者沟通，间断将硬质支气管镜退至主支气管，充分通气和氧合后再行操作。钳夹异物并随硬质支气管镜退出时必须保证患儿绝对制动，避免钳取异物退出时异物脱落而堵塞主支气管。异物取出后患儿恢复到自然气道，即刻面罩通气控制呼吸。必要时插入气管导管并维持到苏醒。

(李天佐)

shíguǎn yìwù qǔchūshù mázuì

食管异物取出术麻醉（anesthesia for removal of esophageal foreign body）　包括食管异物取出术术前评估、麻醉实施及术后处理在内的围术期管理策略。食管异物常见于成人，尤以老年人居多。这类手术通常采用气管插管全身麻醉。老年人常伴各种器官系统的基础病，如高血压、冠心病、糖尿病等，麻醉用药和给药方式上应仔细斟酌。见老年患者麻醉相关条目。

(李天佐)

zǔsèxìng shuìmián hūxī zàntíng dītōngqì zōnghézhēng shǒushù mázuì

阻塞性睡眠呼吸暂停低通气综合征手术麻醉（anesthesia for obstructive sleep apnea hypopnea syndrome surgery）　包括阻塞性睡眠呼吸暂停低通气综合征手术术前评估、麻醉实施及术后处理在内的围术期管理策略。阻塞性睡眠呼吸暂停低通气综合征是睡眠时上气道塌陷阻塞引起呼吸暂停和通气不足，伴打鼾、睡眠结构紊乱、血氧饱和度下降、白天嗜睡等。睡眠结构紊乱、通气不足和低氧血症导致交感神经系统活动增强，引发高血压、心律失常和心肌缺血。呼吸中枢对低氧和高碳酸血症的敏感性和呼吸调节功能降低，易导致呼吸肌乏力及肺泡低通气。慢性缺氧及脑血流的减少引起中枢神经系统损害，并易患高脂血症、糖尿病和肥胖等代谢性疾病。促红细胞生成素增加，血红蛋白明显增多，血细胞比容升高，血液黏稠度增加。手术治疗包括改良腭咽成形术、软腭前移术、颏前徙术、舌体和舌根减容术等。麻醉时需考虑以下因素：①困难气道处理。②为手术提供便利。③术中使用开口器刺激很强，需足够的麻醉深度。④控制循环波动。⑤降低清醒期风险。

麻醉前准备与评估 患者多肥胖、短颈、咽腔窄小、舌体肥大、软腭过长、下颌过窄，造成气管插管困难。目测是否有上述解剖异常，可大体预测气管插管难易程度。

术前评估患者脏器功能。合并高血压患者术中易发生血压剧升，评估血压程度和药物控制情况。合并冠心病患者应评估心脏功能，除心电图外，超声心动图应常规检查。肺功能检查了解通气和弥散功能。了解肝肾功能指导麻醉用药选择。

患者对中枢抑制药均较敏感，术前慎用镇静药，避免呼吸暂停和气道阻塞。

麻醉实施 麻醉诱导首选经鼻气管插管，理由：①利于手术操作。②避免开口器对气管导管挤压。③插管更易成功。④利于术后延迟拔管。选择慢诱导，在表面麻醉和清醒镇静下，经鼻气管插管，然后静脉注射麻醉药和肌松药完成诱导。

麻醉维持可选静脉和吸入麻醉。常用药物为七氟烷、丙泊酚、瑞芬太尼。丙泊酚复合瑞芬太尼持续输注较理想，麻醉效果满意，有效控制心血管反应，且清醒质量较好。术中持续监测生命体征。

麻醉后处理 术后创面水肿和渗血、药物残留作用、术后镇痛和镇静药等均会加重气道阻塞。疼痛、气管导管、清理气道、缺氧等不良刺激使患者剧烈呛咳，若此时拔管，则因气道阻塞紧急再插管的成功率很低，因此均应延迟拔管，带气管导管回重症监护病房或恢复室观察。次日在患者意识清醒、呼吸恢复正常且创面无明显出血后拔出气管导管。

术后咽喉痛非常明显，一般持续1周。术后镇痛药可用阿片类药物或曲马多。注意过度镇静、嗜睡、呼吸抑制、恶心、呕吐的发生。

（李天佐）

tóu-jǐng wàikē shǒushù mázuì

头颈外科手术麻醉 （anesthesia for head and neck surgery）

包括头颈外科手术术前评估、麻醉实施及术后处理在内的围术期管理策略。头颈外科手术范围包括锁骨以上至颅底以下区域，主要以肿瘤（不包括脊髓肿瘤）手术为主，常见的是甲状腺手术和喉切除术。全身麻醉为常用方法，部分手术也可采用神经阻滞或局部麻醉。

麻醉前准备与评估 常见甲状腺手术多为良性和恶性肿瘤切除术。甲状腺手术患者年龄跨度较大，应根据肿瘤大小、侵犯程度、病变性质和全身状况进行综合评估。甲状腺肿瘤紧邻气道生长，手术也在气管附近操作，因此应对气道情况仔细评估。术前了解肿瘤性质、大小、病变范围及手术方式。若侵犯喉返神经，患者可出现喘鸣和声音嘶哑。巨大甲状腺肿瘤致气管明显受压移位，导致气管插管困难，甚至术前即出现呼吸困难。还应评估是否伴发甲状腺功能亢进症或减退症。了解是否合并高血压、心血管疾病等全身并发症。术前应调整全身状况，控制并发症。对甲状腺功能异常者应采取针对性措施，稳定病情。明显或潜在气道困难者术前慎用镇静药。

喉切除术麻醉是治疗喉部肿瘤的常用方法，常见手术方式包括直接喉镜下喉部手术、全喉/部分喉切除术、颈清扫手术，可能涉及气管切开术和喉再造手术。这类手术创伤大、范围广、刺激强，全身麻醉是最佳选择。术前对手术方式、手术范围均应详细了解。此类手术老年人居多，常合并全身并发症，术前需全面评估。需重点评估是否存在面罩通气和气管插管困难。肿瘤可能限制张口度及声门的显露，造成气管插管困难。术前伴声音嘶哑和喘鸣的患者诱导后可能发展成为完全气道阻塞。术前接受过放疗或既往实施过喉部手术的患者，其颈部活动可能受限，甚至发生纤维化和瘢痕，气管插管和紧急气管造口的难度增加。晚期喉癌易出现呼吸困难。由于老年患者居多，且多有吸烟、饮酒史，详细了解是否伴发高血压、冠心病和慢性阻塞性肺疾病。由于肿瘤可引发吞咽困难，患者可能出现贫血、脱水、营养不良及内环境紊乱，仔细检查全身状况，特别是重要脏器的储备功能。

麻醉实施 无甲状腺功能亢进症、肿瘤较小且未造成气管明显受压移位的患者，可选择局部麻醉、颈丛阻滞。较大的肿瘤应以全身麻醉为宜。

颈丛阻滞　甲状腺与气管邻近、血液循环丰富，且毗邻喉返神经。术中解剖操作时为避免喉返神经的损伤，通常要求患者保持清醒和对话能力。颈丛阻滞可以满足这一需求，但要求麻醉医师具有清晰的解剖理解和娴熟的操作技巧。即便如此，由于甲状腺上极还接受喉上神经支配，仍有部分患者会出现阻滞不完善。相对于颈浅神经丛，颈深神经丛阻滞并发症较多，最常见是膈神经阻滞所致呼吸困难和胸闷。避免同时行双侧颈深神经丛阻滞，一旦发生应予吸氧。霍纳（Horner）综合征为阻滞颈交感神经所致，短时间内可自行消失。若喉返神经特别是双侧被阻滞可造成声音嘶哑或失音。颈丛阻滞时可给患者实施静脉镇静，但应密切加强呼吸监测，并予吸氧。

全身麻醉　较大肿瘤、气管明显受压、合并全身并发症者应选择全身麻醉。选择快速诱导气管插管，术中静脉或吸入麻醉维持均可。若患者存在严重的气道困难，应首选清醒气管插管。术中麻醉机控制呼吸，并保持血流动力学稳定。通常手术结束即可拔出气管导管。大的肿瘤切除后，薄弱的气管环可能塌陷而导致气道阻塞，应保留气管导管进一步观察。

喉切除术多选择气管插管全身麻醉。较早的声带肿瘤可在支撑喉镜下局部取活检和激光切除病变组织。多数需要先行气管造口，然后经造口插管。患者多有吸烟史或伴慢性支气管炎，增加呼吸道分泌物，术前应使用抗胆碱药。术者可先局部麻醉下完成气管造口。操作过程中头面部覆盖手术单，加上气管切开的局部刺激，患者可能出现紧张、焦虑、憋气和烦躁。此过程中应常规吸氧，并加强监测。根据情况可予静脉镇静，但应警惕呼吸抑制和过度镇静带来的风险。也可先进行麻醉诱导气管插管，然后再实施气管造口。造口完成后退出经口气管插管，同时经造口插入特制的气管导管。麻醉诱导时应根据术前对气道的评估，选择快速或清醒诱导。部分术前曾行放疗的患者颈部组织坚硬无弹性，暴露声门行气管插管极其困难，这类患者在麻醉时不宜快速诱导。更换气管导管后需再次检查导管的位置及通气效果。

麻醉维持采用吸入麻醉或静脉麻醉均可，间断辅助肌松药。术中密切监测血压、心率、心电图、脉搏血氧饱和度、呼气末二氧化碳分压等指标。术中维持足够的麻醉深度，避免喉部刺激导致的吞咽而影响手术操作。头颈部血供丰富，且压力较高，注意监测失血量。手术范围广、时间长、高龄及全身情况较差的患者更应强调循环稳定、液体补充和体温保护。术中操作时颈动脉窦受压可引起迷走神经反射，表现为心动过缓、血压下降，应及时监测，并与手术医师保持沟通，必要时暂停操作或对症处理。颈部术野的静脉开放可能导致静脉气栓，若遇呼气末二氧化碳分压突然下降，伴血压下降，应高度警惕并及时处理。实施带蒂皮瓣重建术时，应避免使用血管收缩药。也可在全身麻醉的基础上复合颈丛阻滞，以减少全麻药用量、抑制喉反射。根据术中出血情况及时补充液体或输血。长时间手术应监测动脉血气，不断调整内环境变化。

术毕待患者自主呼吸恢复满意后拔出气管导管，更换气管造口专用导管。更换前呼吸功能应恢复完全，必要时拮抗残余肌松作用。

麻醉后处理　甲状腺全身麻醉术后需关注呼吸道通畅问题。药物的残留作用、伤口包扎及术后潜在出血均可能导致气道阻塞，须密切监测。术中挤压腺体，甲状腺功能亢进症患者的甲状腺激素释放入血后可能发生甲状腺危象。症状为心动过速、心律失常、体温升高、意识改变，治疗上可用 β 受体阻断药控制心率，碘剂可用于阻断甲状腺激素作用并抑制其释放。

（李天佐）

xīnxuèguǎn jíbìng huànzhě fēixīnzàng shǒushù mázuì

心血管疾病患者非心脏手术麻醉（perioperative cardiovascular evaluation and care for non-cardiac surgery）

包括心血管疾病患者非心脏手术术前评估、麻醉实施及术后处理在内的围术期管理策略。随着外科技术的发展和高龄手术患者的增多，伴复杂心血管疾病患者接受手术治疗的比例逐渐增加。心血管疾病主要包括冠心病、心脏瓣膜病、先天性心血管疾病、心脏传导和/或节律异常、高血压、充血性心力衰竭及心肌病等。手术时选择合适的麻醉方式及麻醉药物，并根据患者心血管疾病的病理生理改变选择相应的心脏调节药物，术后采取一定的处理措施，都将有助于降低围术期并发症的发生率和死亡率。

病理生理　心血管疾病患者接受非心脏手术时，围术期麻醉与手术风险显著高于非心血管疾病患者，主要表现在心、脑及肺血管的意外事件，如心肌缺血、心肌梗死、心力衰竭、恶性心律失常、脑出血、肺梗死甚至猝死等，而患者本身存在的心血管疾病通常是出现上述意外事件的重要前提。心血管疾病患者行非心脏手术有时比心脏手术还难处理，这是因为心脏手术一般术前准备较充分，手术后心脏问题得到处理，存在的病理生理改变得以改善或纠正；而非心脏手术非但不能纠正患者的心血管疾病变，手术创伤与围术期应激反应反而加重心脏本身的病理生理改变。因此，心血管疾病患者接受非心脏手术前，应充分了解与评估患者的全身状况，尤其是心血管功能，调整其处于最佳状态。

麻醉前评估与处理 总原则如下。①考虑非心脏手术的紧迫性。对于患者存在比较急迫的非心脏外科情况，可以考虑"平衡与优化"的原则，平衡非心脏外科手术的紧迫性与心脏风险，尽可能优化患者的内科疾病状态（主要是心血管情况）。②患者是否伴1个或以上的临床风险因素（表1）或严重心脏疾病，若无则进入③。对准备接受择期非心脏手术的患者，若存在不稳定性急性冠状动脉综合征、失代偿性心力衰竭、严重心律失常或心脏瓣膜病，通常应取消或推迟择期手术，直到心脏问题得到合理的处理。③对于拟接受低风险非心脏手术患者（表2），基于心血管系统检查所采取的干预措施通常不会改变治疗方案，且患者通常能较好耐受非心脏手术。④患者是否具有良好的循环功能储备，是否有临床症状，对于功能储备完好的患者，进一步心血管检查一般不会改变治疗计划。因此这种患者可以考虑接受非心脏外科手

术治疗。⑤若患者的功能储备状况很差，则应进一步评估患者活动的临床危险因素。若无临床危险因素，则通常能较好耐受非心脏手术。对于至少有1个临床危险因素的患者，若拟接受较高风险的非心脏手术，应加强围术期监测和心率控制。对于存在3个或以上临床危险因素的患者，其非心脏手术所致心脏风险显著增

表1　围术期患者自身心血管风险因素及分层

严重程度	心血管风险因素
重度危险	急性冠脉综合征
	近期心肌梗死（≤30天）
	不稳定性或严重心绞痛
	失代偿充血性心力衰竭
	严重心律失常
	三度房室传导阻滞
	有症状的室性心律失常
	心室率未得到控制的室上性心律失常
	严重心脏瓣膜病
中度危险	中度心绞痛
	心肌梗死病史
	代偿或早期充血性心力衰竭
	糖尿病
轻度危险	高龄
	异常心电图（左心室肥厚、左束支传导阻滞、ST-T异常）
	非窦性心律（如心房颤动）
	低心功能（如轻度负重不能爬一层楼梯）
	脑卒中史
	高血压

表2　非心脏手术风险分级及其可能导致的围术期心脏不良事件的发生率

风险分级	手术种类	心脏不良事件发生率
高风险手术	急症大手术	>5%
	主动脉及大血管手术	
	外周血管手术	
	长时间手术	
	有大量体液丢失的手术	
中度风险手术	头颈部手术	<5%
	腹腔或胸腔手术	
	矫形手术	
	前列腺手术	
低风险手术	内镜手术	<1%
	表浅手术	
	白内障手术	
	乳腺手术	

大，特别是此类患者拟接受高风险的非心脏手术，应强调进一步术前评估和处理。

病史采集　详细的病史采集对发现心血管疾病或其他导致手术高风险的疾病起关键作用。病史采集的重点是鉴别严重的心血管症状，包括急性冠脉综合征、既往心绞痛、最近或过去发生的心肌梗死、失代偿性心力衰竭、严重心律失常及严重血管疾病等。评估者还应明确患者是否安装过心脏起搏器或植入性心脏除颤仪等。对患有心血管疾病的患者，近期症状的变化、目前治疗方法（包括中药治疗及其他营养补充）及所用剂量都必须明确。吸烟史、饮酒史及应用违禁药物史也应记录。还应重视患者的循环功能储备状态，可通过运动耐量简要估计。良好的运动耐量，如患者可步行 1～2km 或快速上 3 楼而无气短、胸闷，则提示存在严重冠心病的可能性很小；相反，若稍有活动即觉呼吸困难或伴胸痛，则提示存在严重冠心病。运动耐量差的患者常需进一步检查治疗。

患者自身心血管风险因素及分层　目前一般采用美国心脏病学会和美国心脏协会（ACC/AHA）的分类方法，将患者自身相关的心血管风险因素从高风险到低风险加以分类（表1）。

非心脏手术对患者心血管风险的影响　急诊手术由于缺乏充分的术前准备或患者病情较重，比择期手术有更大的风险。手术范围大小和危险性不同，也会造成不同的心血管风险（表2）。接受胸腹部及血管外科重大手术的患者，其心脏不良事件的发生率远高于其他手术患者，年龄＞70岁者尤为突出。不同术者对患者心血管风险也可产生不同影响。

术前相关检查　①无创性检查的选择：包括常规胸部 X 线、心电图（包括普通、动态或运动心电图）及超声心动图等，这些是此类患者术前重要且基本的检查手段。术前普通心电图未发现异常的患者并非无麻醉危险。动态心电图发现 18% 的冠心病患者非心脏手术前有频繁心肌缺血发作，而多数患者（＞75%）无临床症状。运动试验提供最高峰值心率和峰值运动耐量，有助于评价疾病的严重性，可作为术中对麻醉手术应激耐受能力的参考。若不能实施标准运动心电图检查（如患者心功能差或基础心电图异常），药物负荷心肌灌注显像（如双嘧达莫）或负荷超声心动图（如双嘧达莫或多巴酚丁胺）可作为较好的候补选择。②冠状动脉造影及血运重建：血运重建主要包括冠状动脉旁路移植术（coronary artery bypass grafting，CABG）和经皮冠状动脉腔内成形术。对存在严重冠状动脉疾病的患者，术前行 CABG 比药物治疗好，可以降低患者死亡和心肌梗死的发生率；但 CABG 和非心脏手术的累积死亡率与术前仅接受药物治疗的非心脏手术死亡率相比，可能并无明显优势。然而，接受 CABG 者若再次经历高危险非心脏手术，其围术期死亡率和心肌梗死的发生率比仅接受药物治疗者可得到明显改善。因此，如何评价患者术前接受冠状动脉血运重建的有效性主要着重于 3 个概率：事先的冠状动脉疾病概率，冠状动脉血运重建手术本身的危险概率，非心脏手术的危险概率。虽然这些仍不足以预测患者长期生存率，但若非心脏手术的死亡率很高（＞5%），且术前的血运重

建能在较低的死亡率（＜1%）下完成，此时的血运重建被认为是正确的。相反，若非心脏手术的死亡率较低或一般，而血运重建死亡率却较高，此时应优先进行非心脏手术。

麻醉后处理　心血管疾病患者的非心脏手术结束后，其外科疾病得到纠正，但是心血管方面的风险并未得到改善，相反由于应激反应，心脏不良事件的发生率可能会升高。因此，术前和术中应用的一些措施（如加强监测、完善镇痛、体温维持和心率控制），术后仍需重视。还应及时恢复或调整针对患者内科疾病的治疗措施和方案。

（朱　斌）

xīnzàng fēngxiǎn zhǐshù
心脏风险指数（cardiac risk index，CRI）　用于评估患者围术期出现心脏并发症可能风险的评分。早期多采用高曼（Goldman）心脏风险指数，由高曼等于 1977 年提出，用于评估 40 岁以上患者围术期心脏并发症的发生风险，包括 9 项指标（表1）。

表 1　高曼心脏风险指数

项　目	评分（分）
术前第三心音或颈静脉怒张	11
术前 6 个月内发生心肌梗死	10
术前任何时候记录到的室性期前收缩>5 次/分	7
术前心电图提示非窦性心律或存在房性期前收缩	7
年龄>70 岁	5
急诊手术	4
主动脉瓣狭窄	3
一般情况不佳	3
胸腔或腹腔手术	3

注：上述各项加和总分与心脏并发症对应关系，5 分—1%；12 分—5%；25 分—11%；>25 分—22%。

目前一般采用由李（Lee）于 1999 年提出的改良 CRI，共包括 6 项危险因素，用于预测重要的心脏并发症（包括心室颤动、三度房室传导阻滞、肺水肿及死亡），被认为是预测接受非心脏手术的患者围术期心脏风险的最佳评分系统。①高危手术：腹腔内、胸腔内或腹股沟以上的血管手术。②缺血性心脏疾病：心肌梗死病史、运动试验阳性史、现有心绞痛主诉、正在接受硝酸酯类药物治疗、心电图病理性 Q 波。③充血性心力衰竭：充血性心力衰竭史，肺水肿史，阵发性夜间呼吸困难史，体检显示双肺啰音或第三心音奔马律，胸部 X 线片示肺血管再分布。④脑血管疾病：脑卒中史、短暂性脑缺血发作史。⑤1 型糖尿病。⑥术前血肌酐浓度>176.8μmol/L。

这些预测因素不包括 CABG 手术史、术前心电图 ST-T 改变、应用 β 受体阻断药、存在危急的主动脉狭窄、异常心律及高龄等，但并非排除了它们的重要性。实际上，行急诊手术时它们也是重要的预测因素。有缺血性心脏疾病史、充血性心力衰竭、糖尿病的患者，即使围术期未发生严重并发症，在后续的 6 个月内心血管并发症的危险也会增加。

上述 6 项危险因素中，每一项可以视作一个危险评分。患者 CRI 为 0，即患者不存在任何 1 项上述临床风险，若接受非心脏手术，出现重要心脏并发症概率为 0.4%。随着患者临床风险因素增加，CRI 随之增加，出现重要心脏并发症概率也相应增加。有 4 项或以上临床风险因素，即 CRI>3 时，围术期重要心脏并发症概率增至 11.0%。

（朱 斌）

高血压患者麻醉 （anesthesia for patient with hypertension）

包括高血压患者术前评估、麻醉实施及术后处理在内的围术期管理策略。高血压定义为两次及以上测得血压高于 140/90mmHg。全世界范围内约有 10 亿人患病，发病风险随年龄增加。对于 40～70 岁人群，血压在 115/75mmHg 以上者收缩压每升高 20mmHg 或舒张压每升高 10mmHg，一生中出现心血管疾病的风险会加倍。高血压和围术期心脏风险相关性的相对危险度为 1.31。但目前缺少术前血压低于 180/110mmHg 与围术期心脏风险的相关证据。心力衰竭、肾功能不全和脑血管病在高血压患者中很常见。

麻醉前评估与准备 术前评估可以明确高血压原因、有无其他心血管危险因素、有无终末器官损伤及目前治疗。发作性高血压或青年高血压应及时查找病因，如血管狭窄、甲状腺功能亢进症、嗜铬细胞瘤或可卡因、安非他明或类固醇成瘾。体格检查着重于心血管系统、脉搏、生命体征（需重复测量血压，并获取以前的病历以建立长期数据）、甲状腺及容量负荷体征。若考虑患者不是原发性高血压，则需询问阵发性心动过速、心悸和晕厥病史，测量双上肢血压，听诊杂音，检查双上下肢脉搏，根据病史和查体决定进一步检查。根据手术需要，对于病程长且严重（常基于服用降压药的种类和剂量判断），或控制不佳的高血压患者，需做心电图、测定血浆尿素氮和肌酐。服用利尿药的患者应检查电解质。有显著左心室肥厚尤其是心电图显示劳损的患者，提示有慢性缺血，需详细评估症状和冠心病的其他危险因素。有心力衰竭或原因不明呼吸困难的患者，做超声心动图可以为调整治疗提供额外信息。单独左心室肥厚即可增加围术期发病风险。疑有甲状腺功能亢进症的患者应检查甲状腺功能。

一般推荐严重高血压（舒张压>115mmHg，收缩压>200mmHg）者应推迟择期手术，直至血压降至 180/110mmHg 以下。若有严重终末器官损伤，术前应尽可能将血压降至正常。详细病史和查体对发现心脏、神经系统或肾脏疾病非常重要。有效的降压需要 6～8 周治疗，以减低血管压力，改善内皮细胞功能，降压过快或血压过低会增加脑和冠状动脉缺血的风险，因此，延迟手术治疗高血压应权衡利弊。若手术不能推迟，目标则为勿过快降低血压。严重升高的血压需要数周逐渐降低。研究表明术中高血压更危险。若血压<180/110mmHg，尽管术前干预是合理的，但无证据支持需推迟手术。确认患有未诊断高血压的患者很重要（虽然确诊高血压需要在无压力的条件下独立测量血压 3 次），鉴别血压控制不佳与疼痛、焦虑、压力所致发作性血压。

麻醉实施 高血压患者麻醉的关键是控制血压、心率，补充足够的血容量，防止血压明显波动造成的心、脑、肾等靶器官损害。降压药可持续用药到手术当天，以免发生血压过度波动。镇静药的用量应适当增加，以避免精神紧张引起术前血压波动。抗胆碱药可选用东莨菪碱，以避免心率增快。

多采用复合全身麻醉。若麻醉者技术水平较高和麻醉设备及监测设备条件完善，全身麻醉则具有很高的安全性。对于胸腹部大手术，全身麻醉复合硬膜外阻滞更有利于阻断应激刺激和控制血压。肢体手术则可选择神经阻滞麻醉或监测麻醉。麻醉用药一般选用镇痛作用强的静脉麻醉药和对血压控制较灵活的吸入麻醉药相结合。术中血压不宜低于正常血压的低限或术中血压不低于术前血压的 2/3，应积极处理术中低血压。心率应控制在 50～90 次/分，并加强对心肌缺血的监测。应防止全身麻醉诱导期低血压和气管插管时高血压。手术结束后可采用深麻醉下拔管技术，必要时采用血管活性药控制血压。

麻醉后处理 术后应提供完善的镇痛并继续严密监测血压，加强对重要脏器如心、脑、肾功能的监测，及时恢复与调整术前高血压的治疗措施与方案。

（朱 斌）

wéishùqī gāoxuèyā chǔlǐ

围术期高血压处理 （management of perioperative hypertension）

包括围术期高血压患者术前评估、麻醉实施及术后处理在内的围术期管理策略。围术期高血压指原血压正常的患者围术期血压骤然升高超过 160/90mmHg 或高血压患者收缩压和/或舒张压再升高 30mmHg 以上，其发生率为 30%～60%。若围术期血压波动超过基础血压的 25%～30% 应积极处理。

病理生理 围术期血压过高可增加心肌耗氧量，影响心肌供血，诱发脑血管破裂，对心脑血管及肾脏疾病患者危害极大。高血压合并靶器官损害，导致麻醉危险性明显增加。

缺氧与二氧化碳蓄积也是麻醉期间发生高血压的常见原因。二氧化碳蓄积或缺氧早期刺激主动脉体和颈动脉体化学感受器，反射性兴奋延髓心血管中枢，引起收缩压升高、心率增快，可有轻度血管扩张。重度缺氧则可引起循环抑制。外科疾病或手术对血压也可产生不同影响，手术类型不同对血压的影响不同，如嗜铬细胞瘤切除术中挤压瘤体会引起血压剧升。

麻醉前评估与准备 围术期高血压原因多样，既可能与患者罹患原发性高血压病未予诊治有关，也有可能与围术期环境改变所致应激反应有关。原发性高血压患者占围术期高血压患者的 95%，目前认为由一定遗传因素引起，这些患者中绝大多数的心、脑、肾等重要脏器由于长期受高血压的影响而功能受损。术前紧张焦虑等情绪、术中输液过多、镇痛不全、排尿不畅、寒冷、恶心、呕吐等因素，都可引起围术期血压升高。对于可能存在高血压风险的患者，麻醉前应仔细评估，必要时请相关科室会诊或予麻醉前用药。

麻醉实施 麻醉诱导期，由于喉镜窥视和气管插管的强烈刺激，可产生交感神经活性明显增加而致心动过速、血压升高、血浆儿茶酚胺增加等应激反应。对高血压患者，特别终末器官受累者可能导致高血压危象，出现脑卒中、心肌缺血等意外事件，所以诱导时必须进行预防处理。合理使用 β 受体阻断药、钙离子通道阻滞药等循环抑制药物，并适当增加麻醉深度，有助于降低诱导期高血压的发生率。

手术开始后，手术切皮、开胸去肋骨、内脏探查等刺激是引起血压急剧波动的常见原因。适当调整麻醉深度并予血管活性药有助于实现控制术中高血压。处理围术期高血压的同时应注意维持合理的循环容量，避免围术期血压的过度波动。

麻醉后处理 手术结束后，麻醉变浅，患者意识逐渐恢复。疼痛刺激、吸痰、呛咳、低氧或高碳酸血症、拔管、恶心、呕吐等因素都可能引起强烈的心血管反应。由于患者焦虑、烦躁，此期血压升高的程度甚至比诱导插管时更剧烈，若不及时处理，则可导致心肌缺血、心律失常，甚至心肌梗死、脑血管意外等严重并发症。诱导期充分的气管内表面麻醉，对患者术后耐受气管导管起到不可忽略的作用。对年老、体弱、心功能不全者可适当利用血管活性药协助苏醒期血压管理。手术结束后尚未完全清醒前，即应开始实施术后镇痛，并继续抗高血压治疗。可考虑在较深麻醉下拔除气管导管。

术后患者血压受术前高血压的程度、降压治疗是否充分、手术创伤的大小、失血量、麻醉方式、术中用药尤其是血管活性药（包括降压药或升压药）等多种因素有关。对于较大的手术，患者受失血、麻醉药、镇静药、镇痛药等因素的影响，术后短时间内血压一般不会太高，有时甚至偏低。但随着血容量的补足，麻醉药、镇静药、镇痛药作用的逐渐消退，患者血压会逐渐升高。对血压超过基础血压的 25%～30% 和血压 ≥160/100mmHg 的患者，可采用静脉持续予降压药物将血压控制在理想范围，待病情稳定禁食解除后改为口服药物维持。对于较小的手术、局部麻醉、处于清醒状态的患者，术后血压多升高。对血压不超过基础血压 25%～30% 和血压 <160/100mmHg 的患者，可根据其不同情况予镇

静药或镇痛药，并结合口服降压药治疗。

（朱斌）

guānzhuàng dòngmài jíbìng huànzhě mázuì

冠状动脉疾病患者麻醉（anesthesia for patient with coronary artery disease）

包括冠状动脉疾病患者术前评估、麻醉实施及术后处理在内的围术期管理策略。

冠状动脉疾病即冠状动脉性心脏病（coronary heart disease, CHD），简称冠心病，指因冠状动脉狭窄、供血不足而引起的心肌缺氧所致的心肌功能障碍和/或器质性病变，故又称缺血性心脏病。CHD 是多种冠状动脉疾病的结果，但冠状动脉粥样硬化占 CHD 的绝大多数（95%~99%）。因此，习惯上将 CHD 视为冠状动脉粥样硬化性心脏病的同义词。

病理生理 冠状动脉发生粥样硬化后是否发生冠心病，一定程度上取决于冠状动脉粥样硬化造成血管腔狭窄的程度和粥样斑块的稳定性。冠状动脉粥样斑块可导致稳定性急性冠脉综合征；而斑块破裂则与不稳定性急性冠脉综合征有关。冠心病和高血压导致内皮细胞受损，使得这类患者对儿茶酚胺类物质的缩血管反应增强。扩血管物质的扩管效应在左心室肥厚患者也受到影响，降低心内膜下区域的血流灌注。

围术期高肾上腺素能活性可导致冠心病患者心肌缺血、冠状动脉系统收缩及促使血小板凝聚增强。心动过速可缩短心脏舒张期及冠状动脉灌注时间，甚至可能反常降低冠状动脉管腔直径。手术可能导致患者出现高凝反应，这取决于血小板数目和功能、纤维蛋白溶解程度、天然抗凝物质（蛋白 C 及抗凝血酶Ⅲ）及促凝物质（纤维蛋白原、因子Ⅷ及血管性假血友病因子）水平。上述变化可能会增加术后冠状动脉血栓形成的概率。血管手术中缺血再灌注产生的活性自由基也可能损害心脏。若冠状动脉血流（供给）低于心肌氧耗（需求），会导致心肌缺血，常表现为心绞痛。若该不平衡发展至极端，即出现充血性心力衰竭、心脏电生理不稳定、心律失常及心肌梗死。

麻醉前评估与准备 包括以下内容。

术前评估 无缺血性心脏疾病的患者（病史或心电图证据表明无心肌梗死、心绞痛，血管造影证明无冠状动脉疾病），围术期心脏原因死亡的风险低于 1%。但在已知或可疑冠心病或动脉粥样硬化患者，围术期心肌梗死的风险为正常人群的 2 倍以上；行外周血管手术或主动脉手术时，心脏原因死亡的风险接近 29%。因此，术前评估的目标是根据患者临床危险因素明确是否存在心脏病及其严重程度，决定是否需要术前干预，以及如何规避并降低围术期不良事件的风险。对病情稳定、接受择期较大的非心脏手术的患者，有 6 项因素（见心脏风险指数）预测重要的心脏并发症（包括心室颤动、三度房室传导阻滞、肺水肿及死亡）。

术前处理 完成患者术前心脏风险评估后，应结合非心脏外科手术的紧迫性决定适合该患者的应对策略。对于冠状动脉狭窄患者，增加心肌氧供的唯一途径即保持一定的灌注压、血红蛋白浓度和血氧饱和度。对于这类患者，麻醉的主要目标是减少心肌氧耗，降低心率、室壁张力和心肌收缩力，提高斑块的稳定性。临床实践中保护所有存活心肌组织的方法包括以下几点：①考虑或继续应用 β 受体阻断药（普萘洛尔、阿替洛尔、艾司洛尔或美托洛尔），避免 β 受体阻断药停药导致的心肌收缩力增加和心率加快。②酌情使用血管扩张药（应用硝酸甘油、肼屈嗪或哌唑嗪）以降低室壁张力。③服用阿司匹林、他汀类药物。④运动锻炼和饮食控制。

术前患者紧张，交感神经兴奋增加心肌耗氧量，因此冠心病患者术前用药很有必要。对心功能正常的患者，应用吗啡和东莨菪碱可为患者提供良好的镇静遗忘作用；高度紧张患者还可加用镇静药。心功能欠佳患者术前用药量宜酌情减少。麻醉医师通过与患者融洽的术前交流，解答患者问题，也可减轻患者焦虑。

麻醉实施 包括以下内容。

术中监测 基本心电图监测（包括胸导联）具有重要意义，重点在于术中 ST-T 的动态变化，着重监测术前缺血反应最敏感的导联。这不仅使围术期长时间或严重缺血患者能够得到直接干预，而且有利于早期发现心律失常和心肌缺血。对术中可能出现循环较大波动的手术，有创动脉血压和中心静脉压监测能够提供重要的实时信息，对心血管疾病患者非常有价值。

经食管超声心动图（TEE）监测室壁运动可以灵敏地监测心肌缺血，但也有研究显示它较常规心电图监测并不能提供更多的价值。TEE 在美英等国已经常规应用于心脏外科麻醉，然而高昂的价格也使许多医学中心对其望而却步。即便是在发达国家，TEE 在非心脏手术中也未进入常规的监测项目。

麻醉处理 对冠心病患者接

受非心脏手术实施麻醉的基本要求为：维持循环状态稳定，保证心肌氧供和氧耗平衡。需注意，决定患者术后结局的因素并非麻醉，而是患者的合并症和外科手术。尚无证据表明区域麻醉或全身麻醉患者有更好的术后结局。就心肌保护而言，所有麻醉技术都有一定风险和益处。应根据患者病情、手术方式作出不同的麻醉选择，最安全的麻醉应该是麻醉医师最为熟悉的麻醉方法。

无论选择局部麻醉或全身麻醉，都应该保证维持心肌氧的供需平衡。心动过速和低血压对心肌氧供影响极大，对严重冠心病患者（如存在左主干狭窄）通常是致命性打击，前者增加心肌氧耗的同时缩短冠状动脉灌注时间，后者降低灌注压力。两者并存常在低血容量状态下发生，而低血容量状态很难即刻纠正。应在积极恢复血容量的同时应用 α 受体激动药（如去氧肾上腺素或去甲肾上腺素）提升血压，以保证冠状动脉灌注，血压升高时还可通过压力感受器反射性减慢心率。术中高血压也是诱发冠心病患者心肌缺血的危险因素，若并存心动过速则危害更大。两者合并出现通常见于麻醉较浅时，应及时加深麻醉，必要时予 β 受体阻断药和/或血管扩张药如硝酸甘油。尽管硝酸甘油可以降低心脏前负荷和室壁张力，扩张冠状动脉，增加心肌血供，但术中预防性应用硝酸甘油以降低围术期心肌缺血的发生率并未得到当前循证医学的证据支持。术中维持血压相对正常，避免心动过速更为有价值。

维持正常体温也很重要。术中由于体腔脏器暴露、热量散失及大量液体输注，患者体温有下降的趋势。低温会增加血浆去甲肾上腺素浓度和血管反应性，可能增加术后心肌缺血的危险。

麻醉后处理　冠心病患者的非心脏手术结束后，其外科疾病得到纠正，但是心血管方面的风险并未得到改善，相反由于应激反应，心脏不良事件的发生率可能会升高。因此，术前和术中应用的一些措施（如心电图监测及体温维持）术后仍需重视。

增加氧供及完善术后镇痛　为增加血氧含量，患者应吸氧至术后72小时，或至少在患者恢复正常的呼吸和睡眠模式前进行氧疗。因疼痛增加心肌氧耗，术后镇痛对心脏病患者显得尤其重要。

纠正贫血　对于高危患者，血红蛋白水平是影响心肌氧供的重要因素。在高危险的手术患者，围术期血细胞比容<28%可以增加术后心肌缺血和心脏事件的危险。对于本身存在心肌缺血的高风险患者，血细胞比容应维持在30%以上。

调整凝血系统功能　冠心病患者的心血管风险随着凝血功能的增强而升高。阿司匹林能显著降低高度危险患者严重心血管事件的发生率，因此围术期适度抗血栓治疗可能对一些高危险患者有利。虽然存在使用阿司匹林增加围术期出血的可能，但这种现象并不普遍，且也取决于手术的种类。

（朱　斌）

xīnlìshuāijié huànzhě mázuì

心力衰竭患者麻醉（anaes-thesia for patient with heart failure）　包括心力衰竭患者术前评估、麻醉实施及术后处理在内的围术期管理策略。心力衰竭简称心衰，是由于心脏的各种结构或功能病变使心室充盈和/或射血能力受损所致复杂的临床综合征。心衰患者一般具有以下特点：典型的心衰症状和体征；静息状态下有心脏结构或功能异常的客观检查证据。全世界约有2000万心衰患者，其中6%~10%年龄超过65岁。近期资料表明，目前中国心衰患病率为2%~3%，心衰患者人数在800万~1000万，并呈逐年上升趋势。约60%心衰患者在确诊后5年内死亡。

病理生理　心衰主要是因为收缩功能不全（异常收缩导致射血分数降低），舒张功能不全（异常舒张导致充盈压升高，但收缩和射血分数正常），或两者兼有。高血压是舒张功能不全的原因，心电图显示左心室肥厚应怀疑此病。缺血性心脏病是美国心脏收缩功能不全最常见原因，占50%~75%。目前尚无舒张功能不全的围术期管理指南，本条目主要针对收缩功能不全的心衰进行描述。

麻醉前评估与准备　心衰是术后不良事件的重要危险因素。50~59岁的人群发生围术期心脏并发症的风险为5%~7%，而心衰失代偿者的风险为20%~30%。术前评估病史和体检应着重确认心衰的程度，并将其影响降至最小。最近体重增长，自诉气短、疲劳、端坐呼吸、夜间阵发性呼吸困难、夜间咳嗽、下肢水肿，入院治疗和最近治疗变动都很重要。心衰失代偿患者感觉憋气或气短。

体格检查重点在于听诊第三或第四心音，有无心动过速、心尖搏动向侧方移位、肺部啰音、颈静脉怒张、腹水、肝大或下肢水肿。可以根据纽约心脏病协会（NYHA）原则对患者心功能进行分级。Ⅰ级：体力活动不受限，日常活动不引起疲劳、心悸或晕厥；Ⅱ级：体力活动轻度受限，日常活动可引起疲劳、心悸或晕厥；Ⅲ级：体力活动显著受限，轻于日常活动的行为即可引起疲劳、心悸或晕厥，静息时无症状；Ⅳ级：不能进行任何体力活动。静息时即有症状。

所有心衰或可疑心衰的患者都应在术前完善心电图、电解质、血尿素氮和肌酐检查。B型利尿肽（BNP）有助于评估患者有可疑失代偿心衰的严重程度。除出现地高辛中毒或怀疑产生依赖性，并不常规检测地高辛水平。阵发性房性心动过速和2:1房室传导阻滞是地高辛中毒的特征性表现。交界性心动过速、室性逸搏心律、二联律、二度房室传导阻滞、恶心、嗜睡、色觉改变、意识状态改变或躁动是地高辛中毒的症状。胸部X线片有助于诊断可疑的肺水肿或心衰失代偿。用超声心动图客观测量左心室射血分数对评估心室功能和收缩功能很有帮助，对NYHA Ⅲ级或Ⅳ级的心衰患者尤为如此。正常人左心室射血分数>50%，41%~49%为左室收缩功能轻度下降，26%~40%为中度，<25%为重度。Ⅲ级或Ⅳ级心衰的患者，施行全身麻醉或中至高度风险手术之前有必要进行心脏科会诊。患者状况稳定时即可在麻醉监护下接受低风险手术。

β受体阻断药、肼屈嗪、硝酸酯和地高辛等药物治疗在术前需要加以优化并持续进行。选择性应用或停用药物取决于患者的血容量和血流动力学状态、心功能水平、预期手术和容量变化对机体的影响。对于有严重心功能不全、即将施行小手术的患者，最好连续应用以上药物。另一种极端情况是NYHA Ⅰ级代偿良好的心衰、将接受长时间高风险手术并会大量失血或需大量补液的患者，最好在手术当日早晨停用强效利尿药。部分患者安装起搏器或植入心脏除颤仪，术前应特殊考虑。

若非急救或维持生命所需，失代偿心衰或未治疗的心衰患者应推迟手术。关于患者急性恶化后多久处于危险期尚未达成共识。受创严重或失代偿患者最好请心内科医师协同治疗，并在术前住院治疗以改善心功能。

麻醉实施 心衰患者应先接受一定的内科治疗后才能行择期手术。若外科情况紧急不能推迟手术，麻醉管理的重点是选择合适的麻醉药物和技术，确保在提供麻醉的同时避免显著降低患者心输出量。精细调整出入液量，尽可能维持平衡，脱水或入液过多过快都会加重慢性心衰。

氯胺酮在麻醉诱导时有一定价值。挥发性麻醉药物存在心肌抑制效应，使用时应谨慎。尽管丙泊酚比硫喷妥钠降压作用明显，但这主要是由于其血管扩张而非直接的心肌抑制，因此也可供选择。阿片类药物在这类患者有相对较高的安全性，对于严重心衰患者显得尤为重要。对于接受肢体手术患者，也可考虑选择局部麻醉或神经阻滞麻醉，但应加强对循环系统状况的监控。必要时围术期可使用多巴胺或多巴酚丁胺以维持心输出量。

麻醉后处理 尽管处理左心衰竭与右心衰竭的基本原则相近，但围术期若出现急性心衰或心衰症状加重，有必要对二者加以区分。右心衰竭的处理更强调治疗其原发病，如源于肺心病的心衰的抗感染治疗及源于肺栓塞心衰的溶栓治疗。利尿药、血管扩张药及限制入液等在治疗左心衰竭的常用措施，在治疗右心衰竭时应根据患者具体情况选择。对于有心衰症状或体征，其左心室收缩功能却正常或轻度减低（LVEF≥45%）的舒张性心衰患者，围术期处理十分棘手。相关原则包括：①寻找和治疗病因。②降低肺静脉压，如使用利尿药和硝酸酯类药减少静脉回流，但应注意保持足够的左心室充盈压，以避免左心室充盈量和心输出量明显下降。③维持窦性心律和减慢心率，静息状态下尽可能维持心率在60次/分左右，发生心房颤动者应迅速转复。④松弛心肌，可考虑使用钙离子通道阻滞药。⑤慎用洋地黄，对于心腔大小和射血分数正常的患者，正性肌力药物不仅无效，反可进一步降低心脏顺应性。对于混合性心衰，在利尿治疗的基础上，对以舒张性心衰为主的患者，可首选有负性肌力作用的钙离子通道阻滞药；若患者血流动力学稳定，血管紧张素转换酶抑制药和β受体阻断药可作为首选药物；若血流动力学不稳定，可选用环磷酸腺苷和磷酸二酯酶抑制药。

（朱 斌）

èrjiānbàn fǎnliú huànzhě mázuì
二尖瓣反流患者麻醉（anesthesia for patient with mitral regurgitation） 包括二尖瓣反流患者术前评估、麻醉实施及术后处理在内的围术期管理策略。二尖瓣反流在心肌缺血或心肌梗死时是急性的，也可与二尖瓣狭窄、二尖瓣脱垂、结缔组织病或心肌病等共同慢性存在。典型过程是逐渐进展直至晚期发生左心室功能不全之后才出现症状。二尖瓣反流的主要病理生理改变是左心室前向射血减少（心输出量降低），部分血液反流至左心房。慢性二尖瓣反流围术期耐受性一般较好，除非有其他瓣膜病（如二尖瓣或主动脉瓣狭窄）或伴左心室功能不全。

这类患者在接受非心脏手术时，麻醉处理的重点是维持其心输出量，但是所遵循的原则有别于二尖瓣狭窄患者。主要包括维持正常或稍快心率，避免体循环阻力增加过高过快，尽可能减轻麻醉药所致心肌抑制，必要时监测反流程度。麻醉药物和方式可以依据上述原则，并根据患者具体情况选择。

(朱 斌)

èrjiānbàn xiázhǎi huànzhě mázuì

二尖瓣狭窄患者麻醉 （anesthesia for patient with mitral stenosis heart disease）

包括二尖瓣狭窄患者术前评估、麻醉实施及术后处理在内的围术期管理策略。二尖瓣狭窄比主动脉瓣狭窄少见，常有风湿性心脏病病史，且伴主动脉瓣疾病或二尖瓣反流。

术前评估包括判断患者有无呼吸困难、疲劳、端坐呼吸、肺水肿和咯血等。这些症状源于左心房压力升高和心输出量降低。左心房扩大会造成心房颤动，可能引起心力衰竭和慢性血栓形成。心房颤动患者需要抗凝治疗以避免左心房血栓形成。心动过速降低心输出量。重度狭窄可导致肺动脉高压和右心衰竭。

术前需做心电图检查，若超声心动图检查可能改变治疗策略也应考虑实施，必要时行胸部X线检查。可用β受体阻断药控制心率，抗心律失常药用于预防或控制心房颤动。由于术前需控制心率，因此应连续用药。若患者已应用抗凝药，应注意围术期是否需要肝素桥接和剂量调整。

二尖瓣狭窄患者在接受非心脏手术时，麻醉处理的重点是维持其心输出量。原则包括：①避免窦性心动过速和心室率较快的心房颤动。对于心房颤动伴快速心室率的患者，可考虑使用电复律或静脉注射适量β受体阻断药如艾司洛尔，以降低心室率至110次/分以下。②避免过量、过快输液以及过度头低位，以免诱发急性左心衰竭和肺水肿。③对于重度二尖瓣狭窄患者，应维持一定的左心后负荷，避免因体循环血压骤降导致代偿性心动过速。必要时可使用血管活性药如麻黄碱或去氧肾上腺素维持血管张力，但勿使血压过高而影响左心搏出量。④避免低氧血症和高碳酸血症，以免加重或诱发肺动脉高压和/或右心衰竭。对于肺循环及右心已受累的患者，可考虑输注多巴胺以辅助右心功能，硝普钠可降低肺循环阻力。

麻醉前抗胆碱药可选用东莨菪碱，预防性使用抗生素以避免感染性心内膜炎发生。对于长期服用地高辛的患者，术前不必停药，但应注意监测洋地黄浓度。对于服用利尿药的患者，应注意其血钾浓度。患者若接受较小的外科手术，可以不中断其抗凝治疗。对于可能存在较多出血的大手术，可在术前3~5天停用华法林而改用肝素。

对有全身症状的二尖瓣狭窄患者，在接受非心脏手术（尤其可能存在较多出血的手术操作）时，应进行有创连续动静脉监测以获得准确、实时信息，实施和优化围术期麻醉管理。麻醉诱导时，除氯胺酮、泮库溴铵因升高心率，阿曲库铵因释放组胺而慎用外，其他药物均可选择。用于麻醉维持的药物选择原则仍是尽

可能不影响心率和体/肺循环血管张力，且不会明显降低心肌收缩力。氧化亚氮-阿片类药物-低浓度挥发性麻醉药组合是较好的选择，但在重度肺动脉高压患者，使用氧化亚氮应慎重。麻醉结束时，仍可用抗胆碱酯酶药拮抗残余的非去极化肌松药作用，但伍用药物应尽可能选用格隆溴铵而非阿托品。

二尖瓣狭窄患者在术后所面临的主要风险是左心衰竭和/或肺水肿，因此术前和术中应用的一些处理措施术后仍应予以重视。完善的术后镇痛也是临床医师不可忽视的重点。

(朱 斌)

zhǔdòngmàibàn guānbì bùquán huànzhě mázuì

主动脉瓣关闭不全患者麻醉 （anesthesia for patient with aortic insufficiency）

包括主动脉瓣关闭不全患者术前评估、麻醉实施及术后处理在内的围术期管理策略。主动脉瓣关闭不全的病因包括累及瓣叶的瓣膜病，主动脉根部扩张，或两者均有。风湿性心脏病、二尖瓣疾病、结缔组织病及心内膜炎均可导致瓣膜病。主动脉根部扩张可继发于强直性脊柱炎、成骨不全、梅毒、高血压、年龄相关退行性变、马方（Marfan）综合征和免疫性瓣膜病。主动脉瓣关闭不全的主要病理生理改变是左心室前向射血减少（心输出量降低），部分血液反流回左心室。

若检查结果可改变治疗，则应完善心电图和超声心动图；胸部X线片可以发现容量过负荷或潜在的慢性缺血引起的左心室肥厚和ST-T改变。左心房肥大和心电轴左偏伴房性或室性期前收缩并不少见。围术期可以耐受慢性

主动脉瓣关闭不全。功能状态良好的左心室收缩功能尚可的患者很少发生麻醉并发症。

麻醉处理的要点包括：①维持稍快心室率，使之不低于 80 次/分。②避免体循环阻力过高，以利于左心室的前向射血。③尽可能减轻药物所致心肌抑制。

（朱斌）

zhǔdòngmàibàn xiázhǎi huànzhě mázuì

主动脉瓣狭窄患者麻醉（anesthesia for patient with aortic stenosis）

包括主动脉瓣狭窄患者术前评估、麻醉实施及术后处理在内的围术期管理策略。主动脉瓣狭窄的主要病理生理改变是主动脉瓣瓣口狭窄导致左心室射血受阻及左心室压力增加。主动脉瓣狭窄的血流动力学改变与二尖瓣狭窄相似，但更严重。严重的主动脉瓣狭窄（瓣膜口面积 < 0.8cm^2 及平均跨瓣压 > 50mmHg）通常可以导致明显症状甚至猝死。此类患者对药物治疗的反应较差，外科行瓣膜置换术通常是唯一有效的治疗手段。对于有明显症状的主动脉瓣狭窄患者，在接受非心脏手术麻醉前应请心脏外科医师会诊，以评估是否有必要先行主动脉瓣置换术。

接受非心脏手术时，麻醉处理的重点是维持其心输出量，遵循的原则包括：①维持心脏正常的窦性节律。交界性心律和房性节律影响左心室充盈，最终导致每搏量和体循环压力降低。②维持正常心室率。过快的心室率会降低心室灌注及射血量；而心室率过慢又会导致左心室过度扩张。③维持一定体循环阻力，勿过低或过高。体循环阻力过低，舒张压随之下降，恶化冠状动脉系统灌注；阻力过高又可能影响到左

心室射血。④优化容量负荷，维持静脉回流和左心室灌注压力。⑤做好处理严重突发事件的准备。严重主动脉瓣狭窄患者一旦出现心搏骤停，复苏极难成功。

可考虑采用全身麻醉，术中积极处理非正常心律和心率，以维持血流动力学稳定。椎管内麻醉并非不可用，但应注意其对循环系统的影响。

（朱斌）

réngōng xīnzàng bànmó huànzhě mázuì

人工心脏瓣膜患者麻醉（anesthesia for patient with prosthetic heart valve）

包括体内植入人工心脏瓣膜患者术前评估、麻醉实施及术后处理在内的围术期管理策略。有人工心脏瓣膜的患者，术前面临的问题与自体瓣膜相比有其特殊之处。应了解原发病和人工瓣膜的类型，对瓣膜本身结构与功能进行评估（如生物瓣可能存在退行性变），以了解瓣膜是否存在狭窄与梗阻等还应了解心功能状况和是否有心律失常。

机械瓣膜需要抗凝治疗，围术期应予特殊考虑。使用机械瓣膜的患者接受非心脏手术时，需在手术前 3~5 天停用抗凝药。期间国际标准化比值（INR）可下降至正常值的 1.5 倍以下，术后第一天恢复使用口服抗凝药。另一种替代方案是对于围术期血栓栓塞的高危人群，可以在围术期停用口服抗凝药转为肝素或低分子量肝素替代治疗。这类患者接受非心脏手术时选择全身麻醉还是选择椎管内麻醉一直存有争议，主要顾虑是抗凝治疗可能增加硬膜外血肿的概率。目前基本共识是使用抗凝药治疗的患者能否接受硬膜外或蛛网膜下腔阻滞，以

及何时拔除气管导管，取决于患者的具体状况。对于特定患者，应充分权衡椎管内麻醉的优点以及硬膜外血肿的风险。

（朱斌）

fāgànxíng xiāntiānxìng xīnzàngbìng huànzhě mázuì

发绀型先天性心脏病患者麻醉（anesthesia for patient with cyanotic congenital heart disease）

包括发绀型先天性心脏病患者术前评估、麻醉实施及术后处理在内的围术期管理策略。先天性心脏病（congenital heart disease，CHD）指胎儿在母体内生长发育过程中，因某种原因导致畸形发育，形成心脏和大血管系统疾病。中国出生率 16.8‰，CHD 发病率为 6.3‰~14.0‰，估算每年有近 20 万 CHD 患儿出生。目前已知的 CHD 有 100 余种，临床较常见者仅 10 余种。一般根据 CHD 血流动力学特点进行分类，如心内、心外是否存在分流，肺血流和全身血流是否增加或减少，瓣膜周围是否有异常导致血流梗阻或减少等。发绀型和非发绀型 CHD 是比较常用的分类方法。发绀型 CHD 中则以法洛四联症最多见，占 8%~15%，大动脉转位占 8%~10%，主动脉缩窄占 25%~30%，主动脉口狭窄占 25%~30%。发绀型 CHD 通常存在右向左分流或以右向左为主的双向分流，右心腔压力增高并超过左心腔压力，血液经心内缺损从右心向左心分流，肺血流减少，多伴低氧血症。

法洛四联症 居发绀型 CHD 的首位。其心脏畸形包括肺动脉流出道狭窄、室间隔膜部巨大缺损、主动脉右移并骑跨于室间隔上方、右心室肥厚扩大。其中以肺动脉狭窄和室间隔缺损引起的

病理生理影响最大。肺动脉狭窄越严重，进入肺的血量越少，动脉血氧饱和度下降越明显。因肺动脉狭窄使右心室肌肥厚，阻力增大，收缩压上升，心脏收缩时血液自右心室分流入主动脉，心脏舒张时室间隔缺损处有双向分流；右心室流出道越狭窄，右向左分流量越大，肺血越少，发绀越严重。全身长期持续缺氧可导致杵状指（趾），红细胞代偿性增多，血液黏稠度增大，代谢性酸中毒，肺动脉与支气管动脉、食管、纵隔等动脉的侧支循环建立十分丰富，多者可达主动脉血流量的 30%，若存在肺动脉闭锁，则可达 50% 以上。

法洛四联症患者的麻醉要求对术中可能影响右向左分流的手术刺激及麻醉药有全面了解。若右向左分流突然增加，则导致肺血流减少和二氧化碳分压下降。右向左分流的大小还能改变吸入麻醉药与静脉麻醉药的药代动力学。

以下情况会增加右向左分流：①体循环阻力降低。②肺循环阻力增加。③心肌收缩力增加，导致漏斗部梗阻加重，通过肺动脉瓣的右心室血流减少。在多数情况下右心室射血所遇到的右心室流出道阻力是固定的，则右向左分流的大小与体循环阻力成反比，一些能降低体循环阻力的药物或药物反应，如吸入麻醉药、组胺释放、神经节阻滞及 α 肾上腺能受体阻断药，可导致右向左分流量增加，加重低氧血症。术中正压通气或呼气末正压通气能减少肺血流。

术前应避免患者脱水，这对发绀患者极其重要。进入手术室前极小患儿可口服给水或静脉输液。肌内注射术前药物时患儿哭闹可以诱发缺氧发作，故法洛四联症患儿的术前药物应在有严密监护条件下注射，一旦发作，应有良好的人员及设备能进行及时抢救。术前 β 受体阻断药能预防缺氧发作，应持续使用一直到麻醉诱导前。

法洛四联症患儿的麻醉诱导可用氯胺酮肌内注射或静脉注射。氯胺酮麻醉能增加动脉氧合，这与氯胺酮能增加体循环阻力导致右向左分流减少、增加肺血有关。氯胺酮也可能增加肺血管阻力，这对右向左分流患儿不利。但临床上法洛四联症患儿都能安全耐受氯胺酮麻醉，说明氯胺酮导致的肺血管阻力增加对该病患儿手术临床上无明显影响。气管插管时应使用肌松药。注意右向左分流患儿其静脉药物起效迅速，因为肺循环对药物的稀释作用减少。故这种患儿使用具有抑制作用的静脉药物时应特别小心，注意减慢输注速度。

法洛四联症患儿也可使用吸入麻醉药如七氟烷或氟烷实施麻醉诱导，但应随时注意患儿氧合情况。尽管肺血少使体内吸入麻醉药浓度上升迅速，但由于吸入麻醉药使外周血压及体循环阻力均降低，故麻醉危险性较大。法洛四联症患儿诱导时吸入低浓度的吸入麻醉药可以导致缺氧发作。

法洛四联症患儿的麻醉常采用氯胺酮与氧化亚氮维持，其好处是能维持体循环阻力。氧化亚氮也能增加肺循环阻力，但是其增加体循环阻力作用（不增加或中度增加）能抵消这种不利影响。吸入氧化亚氮的主要不利因素是其同时会使吸入氧浓度降低。理论上氧浓度增加能降低肺血管阻力，使肺血流增加，血氧分压升高。因此，应注意术中氧化亚氮浓度不要超过 50%。麻醉维持也可使用阿片类或苯二氮䓬类药，但应注意给药剂量和注药速度，避免导致外周血压和体循环阻力降低。

肌松药中泮库溴铵对血压和体循环阻力的影响较小，其增加心率作用有助于维持左心输出量。也可根据肌松药的特性选用其他肌松药，但大剂量快速输注时应考虑其组胺释放作用，避免导致体循环阻力降低和低血压。

术中必须采用控制通气，但应注意过高的气道压力可增加肺血流通过的阻力。及时输液维持血容量，急性低血容量可增加右向左分流，鉴于法洛四联症患儿一般伴红细胞增多症，若术中失血未超过全身血容量 20%，可不用输血。静脉输液时应小心空气输入，避免体循环空气栓塞。术中备好 α 受体激动药如去氧肾上腺素，一旦体循环阻力降低导致低血压发生可及时处理。

大动脉转位　可分为矫正型和完全型两种。矫正型大动脉转位时主肺动脉位置颠倒，两个心室也错位，肺动脉连接于解剖左心室，但仍接受静脉回血；主动脉连接于解剖右心室，却接受肺静脉氧合血。因此虽有解剖变异，但血流动力学和氧合得到矫正，仍维持正常。完全型大动脉转位是两个大动脉完全转位，主动脉与解剖右心室连接，将静脉回心血排至全身；肺动脉与解剖左心室连接，将氧合血排入肺动脉，再经肺静脉回到左心。只有存在肺循环与体循环交通口（卵圆孔未闭、房间隔缺损、室间隔缺损、动脉导管未闭等）的情况，患儿才得以生存，但自然寿命取决于交通口的大小与位置，其中 45% 死于出生后 1 个月内。

大动脉转位的麻醉特点是体循环与肺循环是分开的。静脉药物注射后未得到充分稀释就分布到效应器官，如心和脑，因此其用量和注射速度需要减小，以免过量。相反，吸入麻醉药作用会延迟，因为只有少量吸入麻醉药到达体循环。所以大动脉转位常采用氯胺酮和肌松药进行麻醉诱导和维持，也可辅用阿片类或苯二氮䓬类药维持麻醉。由于这类患者术中需要吸入高浓度氧气，限制了氧化亚氮的应用。避免使用心肌抑制作用强的吸入麻醉药，肌松药的选择主要是避免组胺释放，因其可导致血压降低。泮库溴铵的升高心率与适度升血压的作用可能对大动脉转位患者有益。

大动脉转位患者应避免围术期脱水，血细胞比容可能超过70%，导致脑静脉性栓塞，故这种患者术前不能长时间禁水，若必须禁水，应静脉输液。术后可能会发生房性心律失常及传导阻滞。

艾森曼格综合征 若 CHD 患者肺血管阻力增加，达到或超过体循环阻力，导致左向右分流发生逆转，则患者发生艾森曼格综合征。其机制是肺血管持续暴露在高压与高血流的作用下，肺血管发生阻塞性病变，肺血管床逐渐减少，肺血管阻力不断增加，直到肺血管阻力达到或超过体循环阻力水平，此时心内分流就会发生逆转。若不及时治疗，50%室间隔缺损和10%房间隔缺损患者会发生逆转。心内分流发生逆转后，原先的心脏杂音会消失。

右向左分流发生后，患者会出现发绀和运动耐量下降。心悸较常见，其最主要病因是发生心房颤动或心房扑动。低氧血症使红细胞代偿性增生，产生红细胞增多症，导致血黏稠度增加，产生视觉障碍、头痛、眩晕及感觉异常。咯血为肺梗死或扩张的肺动脉、肺小动脉或主动脉、肺动脉侧支血管破裂所致。低氧血症与红细胞增多常导致凝血功能异常和血栓形成。患者发生脑血管意外及脑脓肿的危险增加，晕厥常反映心输出量不足，猝死是艾森曼格综合征最危险的结局。心电图示右心室肥厚。

艾森曼格综合征患者做非心脏手术，其麻醉要点是维持体循环阻力在术前水平，谨防血管扩张导致右向左分流突然增加。若患者血细胞比容>65%，可预防性静脉放血同时进行等容血液稀释。术前不建议使用抗血小板药，因其加重术中出血和患者本身由低氧血症和红细胞增多引起的凝血功能障碍。阿片类药物可安全地用于术前药和术后镇痛。

腹腔镜手术对艾森曼格综合征患者非常危险，因为二氧化碳气腹压力增加导致二氧化碳分压升高，产生酸血症、低血压及心源性心律失常。应维持二氧化碳分压正常，特别是腹内压升高的情况下，气道压力和肺血管阻力务必增加。患者处于头低脚高位，情况将会更加恶化。艾森曼格综合征患者术后需要早期拔管，因为正压通气对患者不利。

尽管硬膜外阻滞有导致低血压和降低外周血管阻力的危险，也有不少成功报道使用硬膜外阻滞对艾森曼格综合征患者实施输卵管结扎及剖宫产手术。此时应注意不要在局麻药中加入麻黄碱，因为注入硬膜外腔的麻黄碱被吸收入血后产生外周 β 受体激动效应，加重硬膜外阻滞所致低血压和外周血管阻力降低。

（于春华）

非发绀型先天性心脏病患者麻醉（anesthesia for patient with non-cyanotic congenital heart disease）

包括非发绀型先天性心脏病患者术前评估、麻醉实施及术后处理在内的围术期管理策略。非发绀型先天性心脏病（congenital heart disease，CHD）以室间隔缺损、动脉导管未闭和房间隔缺损最常见。其中室间隔缺损占25%～30%，动脉导管未闭占17%～20%，房间隔缺损占25%～30%。非发绀型 CHD 通常分为无分流组和左向右分流组，一般以左向右分流者较常见。肺动脉压力增高，右心室肥厚，易出现充血性心力衰竭，随着肺动脉压不断增加，最终肺循环阻力大于体循环阻力，产生右向左分流（反向分流），形成艾森曼格综合征。左向右分流的麻醉管理相对简单，只要体循环血流维持正常，即使肺血流增加，吸入麻醉药的药代动力学也不受明显影响。相反，肺血流增加能稀释经静脉注射的药物。由于肺血流时间短，虽然其增加可造成药物稀释，机体对药物的临床反应并无明显改变。肺血流增加使得患儿能耐受正压通气而无影响。

室间隔缺损 室间隔组织多数在 5 岁内闭合，超过 5 岁未闭合即遗留室间隔缺损，分肌型、隔瓣后型及小缺损型。左向右分流量与缺损面积成正比，与左、右心室压力差大小成正比。肺循环血容量可反映分流量大小。室间隔缺损的病程发展取决于缺损大小和肺血管阻力状态，易并发心内膜炎和肺炎，或引起心功能不全，或因肺动脉压进行性升高出现双向分流，甚至右向左分流，即艾森曼格综合征，出现发绀、低氧血症及代偿性红细胞增多。

室间隔缺损患儿行非心脏手术应进行预防性感染性心内膜炎治疗。其对吸入麻醉药及静脉麻醉药的药代动力学作用无明显影响。与房间隔缺损类似，急性或持续体循环阻力增加或肺循环阻力降低会使室间隔缺损患儿的左向右分流增加，这时患儿对吸入麻醉药（降低体循环阻力）及正压通气（增加肺循环阻力）相当耐受。但此时肥厚的心肌受到增加的冠状动脉血流灌注，心脏摄取的抑制性药物增多，若对室间隔缺损患儿使用高浓度吸入麻醉药进行快速麻醉诱导，中枢系统受到抑制前心功能可能已经受到过度抑制。

室间隔缺损患儿可能伴右心室漏斗部肥厚，可增加右心室射血阻力，减少左向右分流。术中必须避免诱发漏斗部痉挛，如心室收缩力增加和低血容量，导致右心室流出道梗阻加重。因此这类患儿常使用吸入麻醉药，术中注意及时补充血容量。

动脉导管未闭　动脉导管出生后一般自行闭锁，有的延至半岁，少数延至1年后闭锁。分流量大小取决于导管的直径和体循环阻力与肺循环阻力的比值。由于心脏收缩期或舒张期主动脉压力始终大于肺动脉，因此血液始终是左向右分流，左心室做功增加，容量增大，心肌肥厚。而血液大量分流入肺循环，使肺动脉压增高，逐渐肺血管增厚，阻力增加，后负荷增加，使右心室扩张、肥厚。随病程发展，肺动脉压不断上升，若接近或超过主动脉压即出现双向分流，或右向左分流，临床可出现发绀，其特征是左上肢发绀比右上肢明显，下半身比上半身明显。

术前应使用抗生素以预防感染性心内膜炎。吸入麻醉药由于能降低外周血管阻力，且使左向右分流减少，全身血流灌注增加，故吸入麻醉是动脉导管未闭较好的麻醉方式。患儿均能很好耐受正压通气，气道压增加能提高肺血管阻力，减少主动脉肺动脉之间的压力梯度，以减少动脉导管分流。相反，麻醉中应避免增加外周血管阻力或降低肺血管阻力，以避免左向右分流增加。术中应使用有创动脉血压监测。

房间隔缺损　可分为原发孔及继发孔两型。原发孔型常伴二尖瓣、三尖瓣异常；继发孔型为单纯房间隔缺损。早期左心房压高于右心房，血液自左向右分流，分流量大小取决于缺损面的大小、两房间压力差及两心室充盈阻力。因右心房、右心室及肺血流量增加，使容量增多、心腔扩大及肺动脉扩大，而左心室、主动脉血量减少。肺血量增加首先引起肺小血管痉挛，血管内膜逐渐增生，中层肥厚，管腔缩窄，肺血管阻力严重升高，右心房压上升，直至超过左心房，出现右向左分流，表现为发绀。

房间隔缺损的患儿围术期应注意体循环阻力的变化，避免体循环阻力持续增高，如使用某些药物，引起心房水平左向右分流增加，特别是原发孔型房间隔缺损伴二尖瓣反流的患儿。相反，体循环阻力降低（如吸入麻醉药）或肺循环阻力增加（如正压通气）可降低左向右分流。

肺动脉狭窄　狭窄可发生于从瓣膜到肺动脉分支的各个部位，肺动脉瓣狭窄或漏斗部狭窄常见。肺动脉瓣狭窄占50%~80%，表现为瓣膜融合，瓣口狭小，瓣膜增厚。漏斗部狭窄为纤维肌性局

限性狭窄，或为四周肌层广泛肥厚呈管状狭窄。狭窄导致右心室排血受阻，室内压增高，心肌肥厚，心肌细胞肥大融合，肌小梁变粗并纤维化，心腔缩小，心输出量减少，全身供血不足，右心劳损，最后出现右心衰竭。

肺动脉狭窄的麻醉处理应避免增加右心氧耗，如避免心动过速或高血压。由于存在肺动脉瓣的持续性梗阻，肺血管阻力一般变化不大，故正压通气造成的肺血管阻力增加不会导致右心室后负荷和氧耗量明显增加。一旦肺动脉狭窄患儿发生心搏骤停，复苏将极其困难，因为心外按压一般不足以驱动血流通过狭窄的肺动脉瓣。因此，体循环低血压应使用拟交感类药物及时处理。同样，影响血流动力学的心源性心律失常和心动过速也应迅速处理，如应用利多卡因、普萘洛尔或艾司洛尔。麻醉时应准备好随时电除颤。

（于春华）

féihòuxíng xīnjībìng huànzhě mázuì
肥厚型心肌病患者麻醉（anesthesia for patient with hypertrophic cardiomyopathy）　包括肥厚型心肌病患者术前评估、麻醉实施及术后处理在内的围术期管理策略。肥厚型心肌病是以心肌非对称性肥厚、心室腔变小为特征，以左心室血液充盈受损，舒张期顺应性下降为基本病理生理表现的心肌病。根据左心室流出道梗阻与否分为梗阻性和非梗阻性。病理生理学表现包括左心室流出道梗阻、左心室腔内梗阻、心肌舒张功能不全、心肌缺血、二尖瓣关闭不全和主动脉瓣提前关闭。

该类患者麻醉管理的目标是最大程度减轻左心室流出道梗阻，减小其压力阶差。任何能够降低心肌收缩力或增加前后负荷的药

物或方法均有帮助。应维持窦性心律、适当的循环血量和体循环阻力。增加流出道梗阻的因素包括增加心肌收缩力（交感兴奋、洋地黄和心动过速）、前负荷减低（减少心输出量、血管扩张药）、后负荷减低（全身血管阻力减少、血管扩张药）。减少流出道梗阻的因素包括降低心肌收缩力（β 受体阻断药、挥发性麻醉药）、增加前负荷（增加血管内液体容量）及增加后负荷（α 受体激动药和增加血管内液体容量）。

一般不推荐椎管内麻醉，因其可使腹腔血管床扩张，使心脏前、后负荷均降低，可能加重左心室流出道梗阻。一般推荐全身麻醉，使用对循环影响轻微的药物。术前东莨菪碱与其他中枢抑制药合用，既可产生镇静效果又不影响心率。术前扩容对于维持术中每搏量及减轻正压通气的不良效应非常有益。麻醉诱导可使用依托咪酯，避免体循环阻力骤然下降。轻度的心肌抑制尚可接受。不推荐使用氯胺酮。尽量减少气管插管造成的交感神经系统兴奋，插管前可考虑吸入挥发性麻醉药或使用 β 受体阻断药。麻醉维持可选用对心肌产生轻微抑制的药物，同时维持血管内液体容量和适当的体循环阻力。可选氧化亚氮与挥发性麻醉药合用。阿片类药物与氧化亚氮合用可以产生直接的心肌抑制作用。非去极化肌松药对全身循环几乎无影响。但泮库溴铵可加快心率，应注意阿曲库铵可能导致的组胺释放作用和低血压。术中监测推荐有创动脉测压和中心静脉测压。经食管超声心动图也有帮助。出现低血压者可使用 α 受体激动药，不推荐 β 受体激动药。根据临床指标进行容量管理，维持体循环压力。出现高血压者需先进行麻醉深度管理，避免使用血管扩张药（如硝普钠或硝酸甘油）降压。控制性降压与肥厚型心肌病的治疗目的存在冲突。

产科肥厚型心肌病患者，分娩时屏气用力和儿茶酚胺释放均可加重流出道梗阻，推荐剖宫产手术实施全身麻醉。使用去氧肾上腺素维持后负荷，缩宫素的使用应谨慎，因其具有扩血管作用，引起代偿性心动过速，收缩子宫引起大量血液回流。术后产妇可能出现肺水肿，可以使用艾司洛尔减慢心率、降低心肌收缩力和延长舒张期充盈时间，以减轻左心室流出道梗阻。相反，使用利尿药、地高辛、硝普钠或正性肌力药治疗此类肺水肿会增加梗阻和加重水肿。

（于春华）

xiànzhìxíng xīnjībìng huànzhě mázuì

限制型心肌病患者麻醉 （anesthesia for patient with restrictive cardiomyopathy）

包括限制型心肌病患者术前评估、麻醉实施及术后处理在内的围术期管理策略。限制型心肌病是原发性心肌和/或心内膜纤维化，或心肌浸润性病变，引起心脏充盈受限，舒张功能严重受损，收缩功能正常或轻度损害的心肌病。通常是心肌炎发展至终末期的表现，或心肌受到广泛浸润，如淀粉样变性或血色病。

麻醉管理方面，除常规心电图、脉搏血氧饱和度、袖带血压计等监测外，有创血流动力学监测非常必要。桡动脉置管监测动脉血压，并间断取血进行血气分析。中心静脉置管监测中心静脉压及右心房压，可反映右心前负荷及功能，并可保证及时、快速给药。应留置尿管，通过观察尿量是否正常估计血容量及心输出量是否正常。应进行血气分析和电解质监测，了解通气、换气是否适度的同时，了解心输出量是否足够，有无代谢性酸中毒，钾、钠、氯、钙等电解质是否正常，根据监测结果迅速进行指导性治疗。尽量避免引起心动过缓和影响静脉回流。

麻醉诱导可采用依托咪酯结合芬太尼的方法，增加心率的肌松药如泮库溴铵与芬太尼合用较适宜。麻醉维持以静脉芬太尼或舒芬太尼为主，辅以小量吸入药。行限量输液原则。根据术中出血情况可酌情补充血液制品。术前及术中通常应用大量利尿药导致体内钾、镁、钠严重缺乏，因此术中应注意监测并补充电解质。患者舒张功能受限，依赖于较快心率维持一定的心输出量，所以心率下降会导致心输出量下降。但心动过速（尤其是心率 > 140 次/分）时会使心脏舒张时间进一步缩短，严重影响心脏充盈，亦会导致心输出量下降，故术中应维持心率在 80～120 次/分。心率相对过缓时可考虑使用阿托品刺激心房 M 受体增加心率。异丙肾上腺素是 β 受体激动药，虽然增加心率作用明显，但亦作用于外周血管导致血管扩张，引起体循环阻力降低，导致血压下降，所以应慎重使用。窦性心动过速时首选毛花苷 C 等洋地黄类药物控制心率，警惕洋地黄中毒临床表现，并注意防止电解质紊乱。亦可应用胺碘酮或短效 β 受体阻滞药如艾司洛尔控制心率。心功能不全者可酌情予血管活性药辅助维持适当心输出量以保证体循环灌注。若患者同时存在限制型和扩张型心肌病，病情会更加复杂。麻醉医师应观察其临床特征是以心室充盈受限的生理变化为主还是以心力衰竭表现为主，并据此调整用药。由于此类患者每搏量相对固定，维持正常的窦性心律、避免心率骤然下降至关重要。维持静脉回流和血管内液体容量对于维持心输出量十分重要。

术后根据术中呼吸循环情况考虑是否需要在重症监护病房进一步治疗。术后循环和呼吸支持在一些患者中是必要的。

（于春华）

tèfāxìng kuòzhāngxíng xīnjībìng huànzhě mázuì

特发性扩张型心肌病患者麻醉 （anesthesia for patient with idiopathic dilated cardiomyopathy） 包括特发性扩张型心肌病患者术前评估、麻醉实施及术后处理在内的围术期管理策略。特发性扩张型心肌病又称充血型心肌病，原因不明，以原发性心肌病变为主，其特征为左、右心室或双心室扩大及肥厚、心室收缩功能损害、心输出量减低、心室充盈压增高，易发生心力衰竭和各种心律失常，应除外冠心病、结缔组织病、内分泌疾病、瓣膜病和药物等所致继发性心肌病。治疗包括休息、支持治疗、强心利尿 β 受体阻断药、纠正心律失常、抗凝治疗及手术等。该类患者麻醉管理所面临的主要问题是警惕心功能不全、猝死和栓塞。麻醉管理的目标是避免药物诱发的心肌抑制，维持心肌收缩力，维持正常的血容量和前负荷，预防心室后负荷增加。

麻醉前评估与准备 射血分数降低或出现心力衰竭的患者，术前应努力改善心功能，控制心力衰竭后方可手术。常用多巴胺、多巴酚丁胺、血管扩张药、洋地黄和利尿药等。在维持心肌收缩力方面，临床多首选肾上腺素和多巴酚丁胺，但应注意用于此类患者可能诱发心律失常。氨力农不增加心肌耗氧量，可增加心输出量、降低心脏后负荷，儿茶酚胺类药物无效者可选用。心律失常不仅能加重扩张型心肌病患者的充血性心力衰竭，而且是引起致死性心力衰竭的直接原因，术前应积极控制。心房颤动者可用洋地黄控制心室率，必要时加用胺碘酮；室性心律失常者可用利多卡因及胺碘酮治疗；对于窦房结功能不全或房室传导阻滞者，应安装人工起搏器。减轻心脏做功对此病的治疗至关重要，术前患者应充分休息。

麻醉实施 除全身麻醉外，区域阻滞是一种可选方法。硬膜外阻滞对心脏前后负荷的影响恰好与特发性扩张型心肌病治疗的目标相仿。操作过程应警惕和避免突然阻滞交感神经引起剧烈的循环波动。麻醉诱导与维持多采用对心功能抑制作用弱的麻醉性镇痛药。常用芬太尼或舒芬太尼与咪达唑仑及维库溴铵，但应注意射血分数<40%的患者可能出现严重循环抑制和低血压，此类患者亦可采用小剂量芬太尼加吸入麻醉药诱导，也可使用以麻醉性镇痛药、镇静药和氧化亚氮为主的麻醉方法取而代之。对于四肢和下腹部手术，只要良好的控制心室充盈压并对麻醉药的血流动力学指标进行严密监测，椎管内麻醉是较合理的选择。对于此类患者麻醉计划的制订，应考虑可能同时合并的其他心血管疾病。

心电图监测是最基本要求，对于诊断心律失常和心肌缺血都有价值。直接动脉测压可以连续监测血压和血气分析。推荐监测中心静脉压。对于出现肺动脉高压和肺源性心脏病的患者，监测右心室充盈压同样重要。热稀释法肺动脉导管可用于监测心输出量、计算体循环和肺循环阻力、系统评估血流动力学状况。还应严密监测出入量和药物副作用，如利尿药导致的低钾血症，洋地黄中毒、胺碘酮过量及华法林对凝血功能的影响等。及时发现心力衰竭、心律失常和栓塞征象。

对于既往有酗酒史，麻醉诱导期出现超乎寻常的心血管功能受抑制表现者，应怀疑患者存在未被预料到的特发性扩张型心肌病。相反，若静脉诱导后未产生预期的镇痛效果，则提示可能存在循环时间减慢。若此时错误地认为药物剂量不足而追加用药，可能出现药物过量。

手术刺激所致心率加快可以使用 β 受体阻断药，但应警惕其潜在的心脏抑制作用。术中低血压可使用血管收缩药，如麻黄碱。但以兴奋 α 受体为主的药物可升高体循环阻力，增加后负荷，理论上对此类患者不利。围术期循环支持采用、多巴酚丁胺等正性肌力药对于低心排状态有效，而且小剂量对循环阻力影响不明显。心力衰竭严重者，可能需要使用肾上腺素和异丙肾上腺素。应用硝普钠降低左心室后负荷可以增加心输出量。

麻醉后处理 术后根据术中呼吸循环情况考虑是否需要在重症监护病房进一步治疗。术后的循环和呼吸支持在一些患者中是必要的。

（于春华）

wéishēngqī xīnjībìng huànzhě mázuì

围生期心肌病患者麻醉 （anesthesia for patient with peripartum cardiomyopathy） 包括围生期心肌病患者术前评估、麻醉实

施及术后处理在内的围术期管理策略。无心脏病病史妇女在围生期（足月分娩前 1 个月至分娩后 5 个月）可能发生原因不明的罕见充血性心肌病。危险因素包括经产妇、高龄产妇、多胎妊娠、妊娠期高血压。可能致病因素包括病毒性心肌炎、妊娠异常免疫反应及对妊娠期血流动力学应激的适应不良。其诊断基础是在分娩前后短时间内出现难以解释的左心室功能障碍，尚无特异性诊断标准。对于围生期出现呼吸困难、乏力和外周水肿的患者应保持高度怀疑，若考虑该病诊断，应排除易混淆的疾病，如羊水栓塞和肺栓塞。治疗目标是缓解充血性心力衰竭的症状，选择利尿药、血管扩张药和地高辛。降压药可选择肼屈嗪和硝酸酯类。血栓栓塞并发症并不少见，建议使用抗凝药。

对于围生期心肌病产妇的麻醉管理需要评价心功能，认真制订分娩所需的麻醉和镇痛计划。对于需行剖宫产手术的产妇，连续静脉输注雷米芬太尼辅助或不辅助使用丙泊酚的方法可以维持心血管稳定性。椎管内麻醉可以降低后负荷，但对血流动力学状态所产生的影响较难预期。

（于春华）

suōzhǎixìng xīnbāoyán huànzhě mázuì

缩窄性心包炎患者麻醉（anesthesia for patient with constrictive pericarditis）

包括缩窄性心包炎患者术前评估、麻醉实施及术后处理在内的围术期管理策略。缩窄性心包炎是心包因炎性病变引起纤维组织沉积，心包间隙被纤维组织填塞，脏层和壁层增厚、粘连、收缩甚至钙化，压迫心脏和大血管，限制心脏舒张和充盈，心肌失用性萎缩，导致一系列循环障碍。属于慢性疾病。

病理生理 由于纤维钙化的心包几乎包裹整个心脏，左、右心功能受到限制不能有效充盈几乎是相同的。心导管检查显示四个心腔的舒张压均升高，且压力几乎相同，无论在休息或活动时，相互间上下不超过 5mmHg。右心房平均压一般在 25mmHg 以下，右心室平均压一般在 30mmHg 左右，最高可达 80mmHg。肺动脉平均压在 12~50mmHg。心房压力曲线不能随着呼吸而变动。窦性心律时，心房压力曲线与颈静脉压力曲线相似，呈现典型 M 型波。a 波与 v 波在高度上相近，在 a 波与 v 波之后各出现一个深沟形的 x 波与 y 波，源于三尖瓣开放，血液涌入舒张的右心室而心房压突然下降。右心室压力曲线的特点是在舒张早期迅速下降，产生一深沟形波，此与右心房的 y 波相对应。随后由于心包的限制，右心室迅速充盈到最大容量，导致右心室舒张压很快又再上升，形成一个舒张压平台波，又称方根形波。这类特点在心率增快时通常消失或不明显。

大多数患者每搏量及心指数均降低，循环时间普遍延长，且动静脉血氧分压差增大。为了代偿循环功能的障碍，血浆容量、血细胞比容、总循环容量增加。由于心脏并不扩大，所以心输出量的下降与心脏大小相比不如充血性心力衰竭下降明显。由于每搏量明显受到抑制，且几乎是固定不变，所以心输出量主要依靠增快心率提高。快速大量输液及静脉压的上升或下降均不能影响心输出量的变化。射血分数常是正常的，但偶尔也有明显下降者。左心房与左心室的压力曲线与右心相似。左心室舒张末压虽升高，但舒张末容积常下降。若无纤维组织侵入心肌，心肌收缩力的等容收缩期及射血期正常。若纤维组织侵入心肌，则收缩指数常很低。

缩窄性心包炎的心脏僵硬度明显增大。从压力-容积曲线的斜率变化上可见舒张早期左心室顺应性即已下降，但从快速充盈期末到舒张末期并无明显改变。此点与正常人或其他心脏病患者不同，后者顺应性在整个舒张期过程中呈进行性下降。缩窄性心包炎的患者舒张期僵硬的心室回缩使血液被吸入心室对心室的充盈起主要作用。

造成生理紊乱的主要因素是心脏和腔静脉入口受到增厚或钙化的心包压迫。由于心室受到压迫，心脏舒张功能受限，影响心室充盈，导致心输出量下降，心率代偿性增快。右心室舒张充盈受限，静脉回流困难，更因腔静脉入口受压迫，尤其下腔静脉通过膈肌处受狭窄环的影响，静脉压升高，引起体静脉扩张，颈静脉怒张明显。肝脏由于淤血而肿大，腹腔和胸腔积液，下肢水肿。左心室舒张充盈受限，引起肺循环压力增高和肺淤血，导致呼吸困难。若出现胸腔积液和腹水则更加重呼吸困难。

静脉压增高产生胸腔积液和腹水，致肺活量下降，加之心内压力升高，肺血容量可能增多，造成肺内血液淤滞，通气及换气功能通常均受影响。每分通气量通常代偿性升高，所以肺泡及呼出气二氧化碳分压下降。静脉压的升高通常导致脑脊液压力上升，但颅内压并不高。肝脏因为慢性淤血而肿大，肝细胞因缺氧而萎缩，甚至发生局限性坏死和出血，肝功能受损，不能使胆红素完全被转化，故患者常有黄疸。

麻醉前评估与准备 胃肠道因淤血而导致消化不良，患者通常体质较差，全身状况不佳。同时由于产生大量的胸腔积液和腹水，血浆蛋白尤其是白蛋白显著降低，需补充适量的维生素 B、维生素 C 等。对于肝功能受影响的患者，应适当补充维生素 K，避免术中凝血功能障碍。由于术前治疗中通常采用低盐饮食和利尿药，常引起血钾、钠、氯等电解质紊乱，故术前应尽可能改善患者全身状况。患者应摄取高蛋白饮食以补充血浆蛋白，必要时可经静脉补充蛋白、全血或血浆，以增加血浆胶体渗透压。予利尿药以减轻胸腔积液、腹水及外周水肿，但应注意血钾平衡，适当补钾。若利尿药仍不能减少胸腔积液和腹水，则可于术前 1~2 天穿刺抽吸，胸腔积液应尽量抽尽，而腹水则不宜完全抽尽，旨在减少对呼吸功能的抑制。术前一般不用洋地黄制剂，但心率过快者宜酌情小剂量应用。重症患者术中与术后易发生急性右心衰竭，并引起肺水肿，术前可半量洋地黄化，便于术中或术后快速洋地黄化。对不能排除结核者，术前可进行抗结核治疗数周。其他脏器伴活动性结核者，宜加强抗结核治疗稳定病情。若患者全身情况较差，且合并重要脏器功能严重损害或伴感染等合并症，应先行内科治疗，待病情稳定、全身情况好转后再行手术。

麻醉实施 在充分评估的基础上，术中还需要严密监测和恰当管理，以维持血流动力学平稳。

麻醉监测 缩窄性心包炎患者因循环功能较差，除常规心电图、脉搏血氧饱和度、袖带血压计等监测外，有创血流动力学监测非常必要。桡动脉置管监测动脉血压，并间断取血查血气分析。中心静脉置管监测中心静脉压及右心房压，可反映右心前负荷及功能，并可保证及时快速给药。若手术有大出血的危险，必须保证有两条粗大通畅的静脉通路，可用 16 或 14 号套管针给药或输血输液，以防备大出血时应急之用。应留置尿管，通过观察尿量是否正常可估计血容量及心输出量是否正常。应进行血气分析和电解质监测，一方面可了解通气换气是否适度，还可了解心输出量是否足够，有无代谢性酸中毒，钾、钠、氯、钙等电解质是否正常，根据监测结果迅速进行指导性治疗。

麻醉诱导 无论采用何种麻醉方式，均应使循环功能受到最小的抑制，尽量避免引起心动过缓。缩窄性心包炎患者由于心脏长期受压，心肌功能受损，对麻醉的耐受性极差，麻醉诱导极易出现低血压甚至心搏骤停，且心搏骤停后由于纤维组织包裹心脏复苏极其困难，故对此类患者诱导一定要慎重，缓慢予诱导药物，一旦达到预期效果立即停止。全身麻醉可应用地西泮、咪达唑仑，但需注意用量大时亦有心血管的抑制作用。也可选用依托咪酯使患者安静入睡。氯胺酮有交感神经兴奋作用，可使心率增快，血压增高。虽然增加心肌耗氧量，但是心率增快是缩窄性心包炎患者唯一的代偿因素，有利于增加心输出量，可酌情使用。肌松药中泮库溴铵有轻度的心率增快作用，但若与芬太尼合用，可被芬太尼的负性频率作用抵消，故二者合用是适宜的。哌库溴铵有轻度的负性频率作用，尽量不用。也可选用对心率、血压无明显影响的短效肌松药如阿曲库铵。小剂量氯胺酮配合泮库溴铵进行气管插管可取得较好效果。危重、不能平卧的患者，可考虑在麻醉诱导完成后再置平卧位。

麻醉管理 缩窄性心包炎患者麻醉维持亦较困难，单用吸入麻醉药很难达到所需的麻醉深度。恩氟烷尽量不用，可选择吸入少量地氟烷或七氟烷，配合使用对心肌无抑制的镇痛药如芬太尼、舒芬太尼等，静吸-吸入复合麻醉可获得较满意的效果。

缩窄性心包炎患者舒张功能受限，依赖于较快心率维持一定的心输出量，所以心率下降会导致心输出量下降。但心动过速（尤其是心率>140 次/分）会使心脏舒张时间进一步缩短，严重影响心脏充盈，亦可导致心输出量下降，故术中心率应维持在 80~120 次/分。心率相对过缓者可考虑使用阿托品刺激心房 M 受体增加心率。异丙肾上腺素是 β 受体激动药，虽然增加心率作用明显，但是亦作用于外周血管导致血管扩张，引起体循环阻力降低，导致血压下降，应慎重使用。窦性心动过速者首选毛花苷 C 等洋地黄类药物控制心率，应用时应警惕洋地黄中毒临床表现，并注意防治电解质紊乱。亦可应用胺碘酮或短效 β 受体阻断药如艾司洛尔控制心率。心功能不全者可酌情予血管活性药辅助维持适当心输出量以保证体循环灌注。

患者术前循环血容量已相对较多，因此应适当限制液体入量。根据术中出血情况可酌情补充血液制品。术前及术中通常大量利尿导致体内钾、镁、钠严重缺乏，术中应注意监测并补充电解质。由于肺内淤血、循环缓慢、腹水等因素，缩窄性心包炎患者肺顺应性很差，通气及换气功能均受影响，因此应注意控制呼吸的效果，最好进行血气监测。

麻醉后处理 术后根据术中呼吸循环情况考虑是否需要在重症监护病房进一步治疗。术后的循环和呼吸支持在一些患者中是必要的。

（于春华）

xīnzàng chuándǎo xìtǒng yìcháng huànzhě mázuì

心脏传导系统异常患者麻醉

（anethesia for patient with conduction disturbance） 包括心脏传导系统异常患者术前评估、麻醉实施及术后处理在内的围术期管理策略。心脏传导系统异常主要是心脏传导系统出现病变导致相应的病理生理变化的症状群。病因可以是传导系统的器质性损害，也可能是迷走神经张力增高引起的功能性抑制，或是药物作用及位相性影响。其临床表现因传导异常种类不同而异，从无症状到严重威胁生命。常见心脏传导异常包括窦房传导阻滞、房室传导阻滞及束支传导阻滞。

麻醉前评估与准备 麻醉前访视中应重点了解患者症状、心律失常出现的时间及持续时间。对于择期手术患者，有必要行心电图检查以确定病变性质和程度；对于一些高危患者，可以行 24 小时动态心电图监测，协助判断其他心律失常的存在。麻醉前评估中还应重点了解患者心脏传导异常的处理方式，如药物治疗、起搏器植入及随访情况，必要时请心内科医师商讨是否需要更改起搏器工作模式。下列情况下应放置起搏器：①有症状的二度以上房室传导阻滞，不论类型。②无

症状的二度以上房室传导阻滞，但心室率<40 次/分，或证实心脏停搏>3 秒。③由高度房室传导阻滞诱发的快速异位心律失常而需药物治疗者。④三分支传导阻滞。对于新近出现的束支传导阻滞患者，应注意是否并发其他心脏疾病，如冠心病、心肌梗死等。对于急诊患者，除了解上述情况外，若存在放置起搏器的指征，可以请心内科医师在术前甚至术中放置临时起搏器，以保证心脏的正常功能。

麻醉实施 对于存在心脏传导异常的患者，麻醉诱导和维持过程中应密切观察其心率及血压变化，应备阿托品、异丙肾上腺素等药物，以防心动过缓的发生。对于放置起搏器的患者，应注意外科用电极回路尽量不与心脏起搏回路交叉，尽量使用双极电刀，并减少电凝时间，最大程度减少外科电极回路对起搏器造成的可能损害。

在麻醉药物的选择上，应避免使用兴奋迷走神经的药物，以免增加心动过缓的概率，如去氧肾上腺素可反馈性减慢心率。使用血管活性药物时应注意药物对心率的影响，以及患者对药物的反应性，宜从小剂量开始滴定直至合适的效果。手术结束时予肌松拮抗药应谨慎，注意新斯的明的 M 胆碱能效应，除予常规剂量阿托品拮抗外，还应根据心率变化及时追加阿托品的用量。

麻醉后处理 围术期药物治疗旨在控制心律失常恶化并维持血流动力学稳定。增加心室率，控制其向三度房室传导阻滞甚至阿-斯综合征发展。术后根据术中呼吸循环情况考虑是否需要在重症监护病房进一步治疗。

（于春华）

hūxī xìtǒng jíbìng huànzhě mázuì

呼吸系统疾病患者麻醉

（anesthesia for patient with respiratory disease） 包括呼吸系统疾病患者术前评估、麻醉实施及术后处理在内的围术期管理策略。术前存在呼吸系统疾病的患者对麻醉和手术的耐受程度会受到原有疾病的影响，术前肺功能障碍和术中肺功能改变与术后肺部并发症关系密切。若术前未认识到患者的风险，未予适当的术前优化及术中处理，将增加术后并发症的发生概率。对于此类患者的麻醉要做到术前呼吸功能正确评估及麻醉前充分准备，根据病情选择合适的麻醉药物及方法，并加强术中术后管理，以及良好的术后镇痛，预防术后并发症的发生。

病理生理 呼吸系统是人体氧供的重要组成部分。急慢性呼吸系统疾病或呼吸功能减退的患者，麻醉与手术创伤可进一步导致肺功能受损。围术期保护该类患者的呼吸系统功能，防治并发症，对预后有重要意义。呼吸系统疾病主要分为阻塞性通气功能障碍疾病、限制性通气功能障碍疾病和换气功能障碍疾病。其中阻塞性通气功能障碍疾病包括慢性支气管炎、阻塞性肺气肿、哮喘、支气管扩张症等；限制性通气功能障碍疾病包括肺间质疾病、胸廓畸形、胸膜增厚、肥胖和腹水等导致的膈肌受压等；换气功能障碍疾病有心源性肺水肿、急性肺损伤和成人呼吸窘迫综合征等。呼吸系统疾病患者术后并发症的发生率高，主要有肺不张、肺水肿、肺炎、支气管炎、支气管痉挛及呼吸衰竭等。

麻醉前评估与准备 合并呼吸系统疾患的患者通常心肺代偿

功能不足，麻醉风险大，并发症发生概率高，因此麻醉前应充分了解病情及其病理生理特点，正确判断患者的心肺功能状态，有助于根据患者的手术和合并症情况选择更加合理的麻醉方式和药物，便于术中管理和术后治疗，降低围术期的死亡率，提高麻醉质量。

病史和体格检查 此类患者的既往病史对正确判断患者的病情有重要意义，术前应全面细致地复习病史，了解疾病的诊治过程。询问吸烟史、治疗史，有无咳嗽、咳痰、呼吸困难，疾病诱发及缓解因素，如哮喘患者是否有特异性变应原。体格检查可较早发现异常体征，与病史结合可对患者病情有初步了解，指导进一步检查和麻醉前准备。体格检查包括患者的形体体征、呼吸症状、肺部体征、外周体征等。观察口唇、甲床有无发绀；桶状胸、肋间饱满常提示阻塞性通气功能障碍；妊娠、肥胖、脊柱侧凸可引起肺容积减少和肺顺应性下降，易出现肺不张和低氧血症；呼吸频率>25次/分是呼吸衰竭早期的表现；肺部听诊能初步判断患者肺部有无感染、肺气肿、支气管痉挛等。常规胸部X线检查可以确定肺部有无渗出、肺不张、肺实变以及活动性肺感染和肺水肿，且对气管是否受压和移位有重要诊断意义。

呼吸功能评估 包括简易的床旁肺功能试验和全面的肺功能检查。前者包括屏气试验、吹火柴试验、吹气试验等。正常人的屏气试验可持续30秒以上，持续20秒以上者一般麻醉危险性小，低于10秒则提示患者的心肺储备能力很差，常不能耐受手术与麻醉；患者安静后深吸气，然后张口快速呼气，能将置于15cm远的火柴吹熄者，提示肺功能储备良好，否则提示储备下降；患者尽力吸气后能在3秒钟内全部呼出者，表示用力肺活量基本正常，若需5秒钟以上才能完成全部呼气，提示有阻塞性通气障碍。对疑有肺功能耐受力差的患者和老年患者常需进行全面肺功能检查，包括通气力学检查和肺实质功能的检查。肺通气力学功能检查需通过肺量计进行，先让患者吸足空气，然后将吸入的空气用力快速呼入肺量计直至残气位，从时间-容积曲线可以得出用力肺活量（FVC）、残气量（RV）、最大呼气中期流速（MMFR）、最大每分通气量（MMV）等重要指标。肺实质功能的检查主要是判断患者的氧合能力，包括血气分析、一氧化碳弥散率（DL_{CO}）、肺通气-灌注扫描等。

术前准备 合并呼吸系统疾病的患者，术前准备旨在改善呼吸功能，提高心肺代偿能力，增加患者对手术和麻醉的耐受性，减少术中术后并发症。术前准备包括戒烟，控制呼吸道感染，解除支气管痉挛，实施积极有效的呼吸功能锻炼。①戒烟：对于长期吸烟者，术前应尽早戒烟。术前戒烟8~12周较理想，吸烟对呼吸系统并发症的影响才会减少。对于戒烟有困难者，术前至少应禁烟2周才能减少气道分泌物和改善通气。②控制肺部感染：术前存在肺部感染是术后发生肺部并发症的重要原因。急性上呼吸道感染患者不宜行择期手术。对于慢性呼吸道疾病患者，为防治肺部感染，术前3天常规应用抗生素。抗感染的同时还要清除气道分泌物，否则痰液潴留感染不愈，且在停药后常使细菌成为耐药菌株，造成治疗困难。患者体温正常，X线胸片提示病灶吸收，痰色转白，量减少，提示抗感染效果良好。③解除支气管痉挛：哮喘和慢性支气管炎都可出现支气管痉挛，是围术期常见的可逆性阻塞性病变。临床常用支气管舒张药包括β_2受体激动药、抗胆碱能药物、甲基黄嘌呤类（茶碱）药物及糖皮质激素等。术前接受此类治疗的患者应坚持用药至手术当日。④呼吸功能锻炼：指导患者进行呼吸锻炼，在胸式呼吸已不能有效增加通气量时应练习深而慢的腹式呼吸，以增加膈肌的活动范围。深呼吸、咳嗽等手段有助于分泌物排出及增加肺容积，降低术后肺部并发症的发生率。

麻醉实施 合并呼吸系统疾病的患者，麻醉处理的难点在于如何防止已经严重受损的肺功能进一步恶化。只有合理选择麻醉方式和药物，进行积极有效的麻醉管理，才能最大限度地保护肺功能，减少呼吸系统的并发症。

麻醉前用药 应尽量选用对呼吸系统影响轻微的药物。阿片类药物和苯二氮䓬类药物显著抑制呼吸中枢，应慎用。抗胆碱能药物可解除迷走神经反射，减少气道分泌物，减轻插管反应，但可增加痰液黏稠度，不利于痰液排出，造成小气道堵塞和肺不张。

麻醉方法和药物选择 在保证患者安全并提供满意手术条件的前提下，应尽可能选择对呼吸功能影响小的麻醉方式和药物。局部麻醉和神经阻滞麻醉对呼吸功能几乎没有影响，但由于自身局限性，仅适用于短小浅表手术和四肢手术。椎管内麻醉时麻醉平面不宜高于T_6水平，否则影响呼吸肌功能，也阻滞肺交感神经丛，易诱发哮喘。避免血压严重下降，慎用镇痛镇静药物。气管内全身麻醉能够保证呼吸道通畅，充分供氧，适用手术复杂、时间较长的患者。但气管导管能刺激气道分泌物增加和诱发支气管痉挛，且术中机械通气可能导致患者原有的肺损伤加重，合理选择麻醉药物、积极麻醉管理十分关键。吸入麻醉药物中，恩氟烷、异氟烷和七氟烷能抑制组胺释放导致的呼吸道阻力增加和肺动态顺应性降低；地氟烷也可舒张平滑肌，但其对呼吸道有激惹作用，易导致呛咳和喉痉挛。丙泊酚有一定的舒张支气管平滑肌作用，且苏醒迅速，可及早拔管。氯胺酮可致一过性呼吸抑制，促进唾液分泌，麻醉过程中应注意吸痰。肌松药宜选择中短效、组胺分泌少的药物。

麻醉管理 对合并呼吸系统疾病的患者，麻醉实施过程中应加强对呼吸循环的监测，维持呼吸道通畅，予足够的通气量，防止缺氧和二氧化碳蓄积。在满足手术要求的前提下，尽可能减少麻醉药用量。全身麻醉诱导时力求平稳，避免兴奋和呛咳，防止喉痉挛，达到充分麻醉深度前不宜进行气管插管。围术期可静脉注射适量利多卡因预防支气管痉挛。气道高反应性患者发生支气管痉挛的可能性大，一旦出现应立即加深麻醉，减少气管内的机械刺激，及时应用舒张支气管药物。术毕应使患者尽早清醒并拔管，用新斯的明拮抗肌松药作用时，应予足量阿托品。不能拔管者尽早送重症监护病房做呼吸支持治疗。椎管内麻醉时局麻药宜采用低浓度、小剂量，并尽量控制阻滞平面在 T_6 以下，慎用镇痛镇静药物。

呼吸道疾病患者麻醉过程中要有严密的呼吸管理，包括脉搏血氧饱和度（SpO_2）、呼气末二氧化碳分压（$P_{ET}CO_2$）、呼吸容量、呼吸力学监测，必要时行血气分析。呼吸监测可指导术中管理，有助于早期发现呼吸异常并分析其原因，及时作出正确处理。

麻醉后处理 呼吸系统疾病患者因为自身呼吸代偿功能的下降和麻醉药的残余作用，常需要术后呼吸功能维持治疗。关键是保持呼吸道通畅，及时清除呼吸道分泌物，充分供氧。手术创伤和吸入麻醉均可抑制肺泡表面活性物质，致肺顺应性降低，肺泡萎陷，术后要鼓励患者主动咳嗽、深呼吸。术后良好的镇痛对患者呼吸功能恢复影响显著。

(姚尚龙)

fèi xuèguǎn bìngbiàn huànzhě mázuì
肺血管病变患者麻醉（anesthesia for patient with pulmonary vascular lesion）
包括肺血管病变患者术前评估、麻醉实施及术后处理在内的围术期管理策略。继发于心脏病变的肺动脉高压（毛细血管后病变）、肺实质病变（肺毛细血管前病变）、肺栓塞和慢性阻塞性肺疾病所致肺源性心脏病等统称为肺血管病变，它是严重威胁人类的一种常见病和多发病。肺血管病是肺循环疾病的总称。引起肺血管疾病的原因有肺动脉缺如、狭窄，肺动脉血栓形成，原发性和继发性肺动脉高压，肺血管炎，慢性肺疾病（如慢性阻塞性肺疾病）等。

肺血管病变的最佳术前准备即对潜在疾病的治疗，尽可能治愈或稳定潜在疾病。由于肺栓塞尤其难诊断，所以对疑诊肺栓塞的患者，应结合心电图、螺旋 CT 或肺通气-灌注扫描加以明确。对于高度怀疑者，应进行血管造影检查并开始抗凝和纤溶治疗。肺动脉高压（静息时平均肺动脉压 $\geq 25mmHg$）患者术前治疗应延续至手术时，包括应用利尿药、血管扩张药、钙离子通道阻滞药和地高辛等。并发心力衰竭者，可按一般心力衰竭处理。并发感染者，应尽量控制肺部感染后施行手术。患者通常需要监测肺动脉压，术前应采取措施避免患者出现肺血管阻力升高（如缺氧、高碳酸血症、酸中毒和低体温）、血容量减少（长时间限制液体摄入）及循环阻力下降的情况。

对于肺动脉高压患者，术中应避免缺氧、高碳酸血症、酸中毒、肺膨胀不全和某些药物如氧化亚氮、氯胺酮等所致肺血管阻力升高。保持体温正常和提供足够的镇痛也是避免交感兴奋和加重肺动脉高压的重要措施。麻醉特殊监测要根据患者病情和手术风险选择。麻醉方式无特殊，在无抗凝药物的禁忌下，区域阻滞和椎管内麻醉也可供选择，只要麻醉医师考虑两者引起的交感神经反应抑制和前负荷降低的情况；术中保证患者足够的氧气供应。全身麻醉实施时应做到平衡麻醉的程度，足够镇痛，一定的镇静药和肌松药，也可应用低浓度吸入麻醉药（但不能吸入氧化亚氮），降低全身血管阻力而不增加肺血管阻力。术后患者最好在重症监护病房观察一段时间，保证患者有足够的镇痛、氧供和平稳的血流动力学水平。

对于肺栓塞且已使用抗凝、纤溶药物的患者，由于存在残余抗凝作用及出血时间延长，禁用区域阻滞，使用全身麻醉应选用短效肌松药以利于患者早下床。术中取栓患者对麻醉的耐受力差，可使用小剂量阿片类药和依托咪酯，考虑建立体外循环。

对于慢性阻塞性肺疾病所致肺心病，注意术前改善患者的氧合功能，稳定心功能，麻醉诱导前充分吸氧，预防这类患者氧合血红蛋白快速去饱和。尽量避免选用引起组胺释放的药物，如阿曲库铵、哌替啶和吗啡等。这类患者的麻醉要达到适当程度，足够满足所有操作的要求，因为疼痛、情绪应激、浅麻醉均可能加重支气管痉挛。

（姚尚龙）

fèibù gǎnrǎnxìng jíbìng huànzhě mázuì

肺部感染性疾病患者麻醉

(anesthesia for patient with lung infection) 包括肺部感染性疾病患者术前评估、麻醉实施及术后处理在内的围术期管理策略。细菌或其他病原体所致肺部炎症称为肺部感染性疾病。合并有肺部感染性疾病的患者，原则上除急诊手术外，应先有效控制原发感染性疾病，否则患者术中及术后出现呼吸系统并发症的概率显著增加。

麻醉前评估与准备 麻醉医师术前应详细询问患者病史，了解其肺部感染性疾病的病程及病情严重程度，进行体格检查，查看生化检查及影像学检查（如胸部 X 线或 CT 等），了解患者当前呼吸系统及全身其他脏器（如肝、肾等）状况。查体时应特别评估患者的气道，判断是否会出现困难插管，做好各项准备。有肺心病的患者还应进行超声心动图检查，了解心脏器质性变化的程度。有些患者必要时还需评估肺功能，特别是对于患者原有呼吸系统疾病，或需进行较大的手术，或手术本身可进一步损害肺功能。动脉血气分析简便易行，可用以了解患者的通气功能和换气功能，可于任何时间测定。只有在尽可

能详尽了解患者的情况后，麻醉医师才能尽可能减少各种并发症的发生。

与不吸烟患者相比，吸烟患者出现术后呼吸系统并发症的风险增加。对于有肺部感染性疾病的患者，吸烟加剧呼吸道并发症的发生及发展。术前应鼓励患者减少或停止吸烟至少 4 周（最好 8 周以上）。对于烟瘾特别严重的患者，麻醉前戒烟 24～48 小时可降低碳氧血红蛋白含量，促进组织氧的输送。

除非是急诊手术，否则术前应尽量完全控制患者的肺部感染。据统计分析，术前有呼吸道感染的患者术后呼吸系统并发症的发生率比无感染者高 4 倍。处于急性呼吸系统感染（包括感冒）的患者拟行择期手术，可在感染充分控制 1～2 周后施行；若为急诊手术，则应加强抗感染措施。慢性呼吸系统感染患者应尽可能控制感染。选用广谱抗生素如氨苄西林和头孢菌素，或根据痰细菌培养和药敏试验确定敏感抗生素。

加强自主深呼吸锻炼、扣背、胸部震动加体位引流及吸入湿化气体有利于清除分泌物并增加肺容量。

对于肺部感染性疾病引起气管和支气管痉挛的患者，术前应用药物治疗。根据病情选用 β_2 受体激动药、抗胆碱药、氨茶碱、糖皮质激素和色甘酸钠等，治疗和控制支气管痉挛，降低气道反应性。

麻醉实施 对于肺部感染性疾病患者，若条件允许，应待肺部疾病痊愈或尽可能控制症状 2～3 周后手术。对肺结核（特别是空洞性肺结核）、慢性肺脓肿、重症支气管扩张症等，应警惕在麻醉过程中病变沿支气管系统在

肺内扩散或造成健侧支气管堵塞，或出现急性大出血甚至窒息，所以对这类患者行全身麻醉时一般均采用双腔气管导管行支气管内插管，将健、患侧肺分开，以进行有效的呼吸管理。若行全身麻醉，防止交叉感染也非常重要。所以患者所用气管导管、吸痰管都应为无菌物品，连接于患者和麻醉机之间的螺纹管也尽量保持无菌，患者气管导管和麻醉机之间连接两个细菌过滤器（进气口与出气口各一个），进一步降低感染概率。麻醉医师术中、术毕都应密切关注患者肺部分泌物并及时清除，以免分泌物过多影响患者氧合出现缺氧。术后应严密防止反流误吸。

在麻醉药物的选择上，由于阿片类和安定类药物抑制呼吸，对于肺功能差的肺部感染性疾病患者应慎用；对于肺功能尚好者仍可使用，以提高术中镇静、镇痛效果。麻醉过程中尽量避免吸入麻醉。对于气高反应性高的患者，肌松药避免使用阿曲库铵（因其促进组胺释放），输液避免使用琥珀酰明胶注射液（发生过敏反应的可能性比其他胶体高），且应备好支气管舒张药，如氨茶碱或特布他林等。术中控制输液，避免输入过多晶体液引起肺水肿。

麻醉后处理 术后应继续抗感染治疗，鼓励咳嗽排痰，必要时可使用雾化吸入稀释痰液以利排出。

（姚尚龙）

mànxìng zǔsèxìng fèijíbìng huànzhě mázuì

慢性阻塞性肺疾病患者麻醉

(anesthsia for patient with chronic obstructive pulmonary disease) 包括慢性阻塞性肺疾病患者术前评估、麻醉实施及术后

处理在内的围术期管理策略。慢性阻塞性肺疾病（chronic obstructive pulmonary disease，COPD）是以呼气流速异常为特点的气道阻塞性疾病，包括肺气肿和慢性支气管炎。充分的术前治疗和优化能显著降低患者术中及术后呼吸系统并发症的风险。

病理生理 COPD 气流受限不完全可逆，呈进行性发展，与肺部对香烟烟雾等有害气体或有害颗粒的异常炎症反应有关。COPD 主要累及肺，但也可引起全身（或称肺外）的不良效应。早期症状表现为慢性咳嗽、咳痰、劳力性呼吸困难，疾病晚期可发生急性呼吸衰竭、肺源性心脏病，严重影响劳动力和健康。肺功能检查对确定气流受限有重要意义。吸入支气管舒张药后，第 1 秒用力呼气容积（FEV_1）/用力肺活量（FVC）<70% 表明存在气流受限，且不能完全逆转。COPD 与慢性支气管炎和肺气肿密切相关。慢性支气管炎指在除外慢性咳嗽等其他已知原因后，患者每年咳嗽、咳痰 3 个月以上，并连续 2 年。肺气肿则指肺部终末细支气管远端气腔出现异常持久的扩张，伴肺泡壁和细支气管的破坏而无明显肺纤维化。若慢性支气管炎、肺气肿患者肺功能检查出现气流受限，且不能完全可逆，则诊断为 COPD。

麻醉前评估与准备 COPD 病程可分为急性加重期与稳定期，麻醉前应全面评估患者病情，尤其是呼吸系统的症状和体征。危险因素包括：年龄、ASA 分级、吸烟史，肺部原发疾病、心力衰竭、手术部位（胸、腹部手术危险度最高）、手术时间、麻醉方式、长效肌松药、低蛋白血症等。患者可行简易的肺功能试验。年龄>60 岁、有肺部疾病、吸烟史

及拟行肺叶切除的患者需常规行肺功能检查。非吸氧状态下测定动脉血气，可进一步提供气体交换和酸碱平衡的信息。BODE 指数（体质指数、气流阻塞程度、呼吸困难程度、运动能力）和生活质量评估，可反映 COPD 患者的病情及预后。

充分的术前准备使一些可逆性因素提前得到治疗，可以改善肺通气功能，有助于手术顺利进行及减少术后并发症。吸烟与术后并发症密切相关，是最主要和最易预知的危险因素之一，应尽可能早戒烟。应建议吸烟患者择期手术前 2 个月戒烟以达到最佳效果。至少戒烟 4 周以提高纤毛运动功能，减少术后并发症。若患者不能忍受长时间戒断，则应停止吸烟24 小时，以期碳氧血红蛋白水平接近正常。指导患者进行呼吸锻炼可降低术后并发症发生率。术前 3 天常规应用抗生素预防感染。合并气道痉挛者需应用抗胆碱能药、β_2 受体激动药、茶碱类药、糖皮质激素等治疗并持续用至麻醉诱导前。若需改善肺功能，则建议延期手术。根据患者具体情况术前药可使用阿托品和东莨菪碱。因阿片类药物和苯二氮䓬类药物能显著抑制呼吸中枢，慎用于严重呼吸功能不全者。H_2 受体阻断药可诱发支气管痉挛，不宜应用。

麻醉实施 麻醉方式的选择根据患者具体情况和手术部位而定。局部麻醉和神经阻滞对呼吸影响小，可保留患者自主呼吸和咳嗽反射，可用于颈部及四肢手术。蛛网膜下腔阻滞平面较难控制，对呼吸循环干扰较大，应用较少。硬膜外阻滞可提供良好的术中镇痛和肌松，且利用置入的硬膜外导管可提供良好的术后镇

痛，利于患者术后恢复，适用于下腹部和下肢手术，但其平面不宜高于 T_6 水平，否则一方面影响呼吸肌功能，另一方面阻滞肺交感神经丛，易诱发哮喘。呼吸功能储备下降、手术复杂、时间长的患者宜选择气管插管全身麻醉以利于术中气道管理，可考虑使用喉罩和类似用具以减少气道刺激和反射性支气管痉挛。

宜选择对呼吸道有舒张作用和对呼吸道无刺激的麻醉药。吸入药氟烷、恩氟烷、异氟烷、七氟烷可控性好，对呼吸道无刺激，可舒张支气管平滑肌，其中七氟烷支气管舒张作用最强。硫喷妥钠麻醉时对交感神经的抑制明显，副交感神经占优势，可诱发喉痉挛和支气管痉挛。氯胺酮增加内源性儿茶酚胺，可使支气管扩张，适用于哮喘患者。丙泊酚对呼吸轻度抑制，对喉反射有一定抑制。肌松药应避免选择琥珀胆碱、筒箭毒碱、阿曲库铵等组胺释放较强的药物，维库溴铵无组胺释放作用，泮库溴铵和哌库溴铵及顺式阿曲库铵等均可应用。麻醉性镇痛药中吗啡由于释放组胺和对平滑肌的直接作用而引起支气管收缩，应避免用于支气管痉挛的患者。芬太尼有抗组胺的作用，可以缓解支气管痉挛，可在术中应用。

术中应加强对患者呼吸和循环的监测，控制好麻醉深度，保持呼吸道通畅，及时矫正缺氧和二氧化碳蓄积。对于严重 COPD 患者，心肺功能极其脆弱，麻醉诱导和维持既要有效地消除患者的应激反应，又要保持患者血流动力学稳定。麻醉中应注意：①麻醉诱导药物应小量缓慢注射，麻醉维持采用低浓度吸入麻醉复合硬膜外阻滞较佳。②选择通气模式为小潮气量、延长呼气时间，

必要时加用呼气末正压通气以防止呼气初细支气管萎陷闭合，吸呼比宜为 1 ：（2.5~3.0），并根据监测呼气末二氧化碳和血气分析调节呼吸频率，使二氧化碳分压保持在允许的高碳酸血症范围。③术中彻底清除呼吸道分泌物，但忌吸引过频，吸痰前应加深麻醉、提高浓度氧，每次吸痰持续时间不超过 10 秒。

麻醉后处理　对呼吸道分泌物多而潮气量小的危重患者，手术完毕时可做气管切开，以减少解剖无效腔，便于清理呼吸道及施行呼吸支持治疗。良好的术后镇痛可采用多模式，包括非甾体镇痛药、神经阻滞等优化镇痛效果，减少阿片类药物应用，早期进行呼吸功能锻炼，加强护理，合理氧疗，减少肺不张、肺炎、支气管炎、呼吸功能不全等手术后肺部并发症的发生率。

（姚尚龙）

xiāochuǎn huànzhě mázuì
哮喘患者麻醉（anesthesia for patient with asthma）　包括哮喘患者术前评估、麻醉实施及术后处理在内的围术期管理策略。哮喘是多种细胞（如嗜酸性粒细胞、肥大细胞、T 细胞、中性粒细胞、气道上皮细胞等）和细胞组分参与的气道慢性炎症性疾病。患者在围术期气道反应性显著高于正常人，麻醉诱导期及拔管期易诱发严重的哮喘发作，导致围术期呼吸系统并发症的风险增高。

病理生理　哮喘导致气道反应性增加，易感者对此类炎症表现为不同程度的可逆性气道阻塞症状。临床上表现为反复发作性伴哮鸣音的呼气性呼吸困难、胸闷或咳嗽，常在夜间和/或清晨发作或加剧，多数患者可自行或治疗后缓解。若长期反复发作可使

气道重建，导致气道增厚与狭窄，成为阻塞性肺气肿。哮喘发作时，广泛的细支气管平滑肌痉挛，管腔变窄，加之黏膜水肿，小支气管黏稠痰栓堵塞，均足以引起气道阻塞而致严重通气不足，表现呼气性呼吸困难，呼吸做功增加，气流分布异常，肺泡有效换气面积减少。早期有缺氧，但 $PaCO_2$ 正常，随着病情加剧，$PaCO_2$ 升高，出现呼吸性酸中毒。根据有无变应原和发病年龄的不同，临床上分为外源性哮喘和内源性哮喘。外源性哮喘常在童年、青少年时发病，多有家庭过敏史，为 I 型变态反应。内源性哮喘则多已知变应原，成年发病，无明显季节性，少有过敏史，可能由体内感染灶引起。哮喘发作时可并发气胸、纵隔气肿、肺不张；长期反复发作和感染可并发慢性支气管炎、肺气肿、支气管扩张症、间质性肺炎、肺纤维化和肺心病。

麻醉前评估　病史和体检：①全面细致复习病史，了解疾病的诊治过程。特别应注意咳嗽、咳痰、呼吸困难、吸烟史、疾病诱发及缓解因素、是否有特异性变应原、治疗史。②对患者进行体检时应注意体形和外貌、呼吸情况，进行胸部视、触、叩、听诊。③合并呼吸系统疾病的患者进行手术和麻醉的危险因素有高龄、肥胖、一般情况差、吸烟、肺部疾病史、手术部位和时间、麻醉方式。

术前应进行以下实验室检查。①血常规检查：血嗜酸性粒细胞增多，白细胞计数及分类可反映有无感染。②胸部正侧位 X 线检查：哮喘发作早期可见两肺透亮度增加，呈过度充气状态；缓解期多无明显异常。若并发呼吸道感染，可见肺纹理增加及炎性浸

润阴影。注意有无肺不张、气胸或纵隔气肿等并发症。③动脉血气分析：提示低氧血症，源于肺泡通气血流比例失调；哮喘发作期有 $PaCO_2$ 下降、pH 上升，表现为低碳酸血症和呼吸性碱中毒，系肺泡过度通气使 CO_2 排出过多所致。哮喘持续状态的晚期，因呼吸肌疲劳导致 CO_2 排出困难，$PaCO_2$ 上升，可出现高碳酸血症和呼吸性酸中毒。若缺氧明显，可合并代谢性酸中毒。④心电图：合并有肺源性心脏病和肺动脉高压的患者心电图可发生变化，可能有右心房和/或右心室肥大，应行超声心动图进一步了解心脏功能。

术前肺功能检查有助于了解肺部疾病性质、严重程度及病变是否可逆。哮喘患者肺功能均有不同程度受损。①简易肺功能试验：包括屏气试验、测量胸腔周径法、吹火柴试验、吹气试验等。②肺功能测定：第一秒用力呼气容积（FEV_1）/用力肺活量（FVC）在轻度肺功能损害时为 80%~65%；中度时为 64%~50%；重度时<50%；低于 25% 为极度受损。最大呼气中期流速（MFER）及呼气峰值流速（PEF）降低。功能残气量（FRC）、残气量（RV）和肺总量（TLC）均增高。

麻醉前准备　①常规准备：需根据支气管舒张药、抗生素及胸部物理治疗的效果，比较用药前后的外周血嗜酸性粒细胞计数、肺功能测定结果及胸部 X 线影像变化决定择期手术的最佳时间。②解除气道痉挛：哮喘可出现支气管痉挛，是围术期常见的可逆性阻塞性病变，支气管痉挛未消除时任何择期手术都应推迟。临床常用的支气管舒张药包括 β_2 受体激动药、抗胆碱能药及甲基黄

嘌呤类（茶碱）药。抗胆碱能药异丙托溴铵起效时间比 β_2 受体激动药慢，但作用时间长，30~90分钟达峰效应，持续 4~6 小时。副作用小，可以长期应用，少有耐药。与 β_2 受体激动药联合应用产生叠加效应，比单独用药效果好。β_2 受体激动药主要有沙丁胺醇、特布他林等，雾化吸入数分钟起效，15~30 分钟达最大效应，持续作用 4~5 小时，主要用于缓解症状。其长效缓释制剂口服对于夜间与清晨的症状缓解有利。茶碱类药与前两者相比，其支气管舒张作用类似或稍弱。缓释型茶碱对于夜间发作的支气管痉挛有较好疗效。应用茶碱时应注意监测血药浓度，血中茶碱浓度 $5\mu g/ml$ 即有治疗效果，$>15\mu g/ml$ 即可产生副作用。茶碱与沙丁胺醇或异丙托溴铵共用，可达到最大程度的解痉作用。糖皮质激素治疗通常用于支气管舒张药疗效不佳的患者。其临床效应需数小时才能产生。糖皮质激素可减少气道炎症反应、水肿、黏液分泌，常用药物如氢化可的松静脉给药。COPD 急性加重期，若可能合并哮喘或对 β_2 受体激动药有肯定效果，可考虑口服或静脉滴注糖皮质激素，但应尽量避免大剂量长期应用。③抗感染治疗：为防止肺部感染，术前 3 天常规应用抗生素。④祛痰：目前祛痰药主要有黏液分泌促进药和黏液溶解药（氨溴索）。经术前处理后，患者呼出气体流速及 $PaCO_2$ 恢复正常，痰量减少，胸部听诊哮鸣音减少或消失提示治疗反应良好，达到较理想状态。⑤麻醉前用药：阿片类药具有镇痛镇静作用，苯二氮䓬类药物是有效的抗焦虑药物，但是两者都能显著抑制呼吸中枢，作为麻醉前用药应谨慎。对情绪紧张的患者，若肺功能损害不严重可以应用，严重呼吸功能不全者应避免使用。应用抗胆碱能药可解除迷走神经反射，减少气道分泌物，减轻插管反应，但会增加痰液黏稠度，不利于痰液排出。有研究认为常规剂量尚不足以抵消插管时的反应，可根据患者具体情况应用。常用药物阿托品、东莨菪碱、H_2 受体阻断药不宜应用，因其能诱发支气管痉挛。术前应用支气管舒张药者应持续用药至麻醉诱导前。

麻醉实施 包括以下内容。

麻醉方法选择 局部麻醉和神经阻滞对呼吸功能影响较小，能保留自主呼吸和正常咳嗽反射，用于合并呼吸系统病患的患者较安全，但有一定局限性：神经阻滞只适用于颈部及四肢手术；椎管内麻醉镇痛和肌松效果好，适用于下腹部，下肢手术。蛛网膜下腔阻滞对血流动力学干扰较大，麻醉平面较难控制。硬膜外阻滞范围与麻醉药种类、浓度、剂量都有关。麻醉平面不宜高于 T_6 水平，否则一方面影响呼吸肌功能，另一方面阻滞肺交感神经丛，易诱发哮喘。已有呼吸功能储备下降的患者，如高龄、体弱、盆腹腔巨大肿瘤、上腹部或开胸手术及时间较长的复杂手术宜选用全身麻醉。气管插管全身麻醉中气管插管便于术中管理，可保证术中充分氧供；吸入麻醉药可通过呼吸道排出，不产生后遗的镇静效应；吸入麻醉药还有舒张支气管的作用，治疗术中支气管痉挛。但全身麻醉也对机体造成一定伤害，如气管导管对气道产生刺激。

麻醉药物选择 吸入麻醉药中氟烷麻醉效能强，诱导及苏醒迅速，对呼吸道无刺激，可直接松弛支气管平滑肌，但可使心肌对儿茶酚胺的敏感性增加，有诱发心律失常的风险。恩氟烷、异氟烷对气道无刺激，不增加气道分泌物，有舒张支气管平滑肌的作用。七氟烷的支气管舒张作用最强。氧化亚氮对呼吸道无刺激性，不引起呼吸抑制，但麻醉效能较低，需与其他吸入药物联合应用。静脉麻醉药中硫喷妥钠对交感神经的抑制明显，副交感神经占优势，可诱发喉痉挛和支气管痉挛，哮喘患者不宜采用。氯胺酮增加内源性儿茶酚胺，可舒张支气管，适用于哮喘患者。但氯胺酮增加肺血管阻力，使肺动脉压升高，禁用于肺动脉高压患者。丙泊酚对呼吸轻度抑制，对喉反射有一定抑制，喉痉挛少见，可用于哮喘患者。肌松药对于有慢性喘息性支气管炎或哮喘的患者，肌松药选择应避免组胺释放较强的药物。琥珀胆碱、筒箭毒碱、阿曲库铵、米库氯铵都有组胺释放作用，应避免使用。维库溴铵无组胺释放作用，泮库溴铵和哌库溴铵及顺式阿曲库铵等均可应用。麻醉性镇痛药中吗啡由于释放组胺和对平滑肌的直接作用而引起支气管收缩，在哮喘患者可诱发发作，且吗啡有抑制小支气管的纤毛运动，应避免用于支气管痉挛的患者。芬太尼有抗组胺作用，可缓解支气管痉挛，术中可应用。

全身麻醉管理 哮喘患者可能出现气道高反应状态。气道高反应患者全身麻醉的主要目标是防止气道痉挛，若发生痉挛，则应减轻其程度，使之易于逆转。气道高反应患者施行全身麻醉时应注意以下情况。

麻醉诱导 力求平衡，避免兴奋和呛咳，达到充分麻醉深度前不宜进行气管插管。若需要快速诱导气管插管，则诱导药物宜合理地选用氯胺酮或丙泊酚。依托咪酯和硫喷妥钠对降低气道反射无效。

围术期预防支气管痉挛　静脉注射利多卡因可预防和治疗支气管痉挛，其作用机制主要是阻滞气道对刺激物的反射，局麻药雾化吸入并不比静脉用药更有效，反而可能因为直接刺激气道而诱发支气管痉挛。全身麻醉前 1~2 小时应用 β_2 受体激动药如沙丁胺醇对预防亦有利。

麻醉性镇痛药的使用　使用吗啡的顾虑是血浆组胺浓度增加引起气道反应，而芬太尼及其衍生物几乎无组胺释放作用，但应避免将芬太尼所致躯干肌肉僵硬与支气管痉挛混淆。

肌松药应用　肌松药可促使组胺释放，阻断 M_2 受体，产生收缩效应，维库溴铵这方面的作用最弱。使用肌松药还需考虑拮抗的问题，应尽量避免应用新斯的明，因其可增加气道分泌物，诱发支气管痉挛。选用短效肌松药，必须拮抗时可用依酚氯铵。

气管拔管　若有自主呼吸存在，同时有满意的潮气量，允许在深麻醉下拔管。术中较易出现气道阻力增高及支气管痉挛，需进行鉴别。支气管痉挛的诊断标准是伴气道峰压增高和呼气相哮鸣音的通气困难。术中若出现哮鸣音，不能仅认为是支气管痉挛发作，还有其他非哮喘性诱因，如分泌物或胃液误吸，气管导管扭曲致管腔机械性梗阻，麻醉过浅致手术刺激引起气管支气管反射，气管导管滑入过深刺激隆突，肺栓塞或肺水肿，张力性气胸，药物过敏，输血过敏等。因非哮喘性病因所致气道阻力增高，除需及时解除病因外，可利用加深麻醉并适量追加肌松药以解除。若确系支气管痉挛，其处理为：①消除刺激因素，如系药物或生物制品，应立即停用。②加深麻醉，但对严重支气管痉挛不是完全有效。③术中治疗的关键是吸入 β_2 受体激动药（如沙丁胺醇），通过计量型吸入器，以弯头将气雾剂送至患者呼吸回路。茶碱类药物或糖皮质激素亦有一定应用价值。④纠正缺氧和二氧化碳蓄积，选择合适的通气模式和通气参数，必要时可手控通气，以克服气道阻力所致通气不足。

椎管内麻醉管理　为减轻对呼吸功能的影响，硬膜外阻滞的局麻药宜采用低浓度（1.0%~1.5% 利多卡因、0.15% 丁卡因、0.25%~0.50% 丁哌卡因）、小剂量，并尽量控制阻滞平面在 T_6 以下。高平面硬膜外阻滞（T_6 以上）时，注药后 20~30 分钟时对呼吸影响最大，此时腹肌松弛无力，呼吸动作显著削弱，因此必须及时吸气，备麻醉机，必要时施行面罩吸气辅助呼吸。必须做到麻醉完善，慎用镇痛镇静药物。若遇血压下降，应及时处理，因循环障碍将进一步加重呼吸功能不全。术毕可留置硬膜外导管，以备术后切口镇痛治疗。

麻醉期间监测　常规监测血压、脉搏、呼吸及心电图外，必要时还需监测直接动脉压、中心静脉压及肺动脉楔压，随时了解手术、麻醉及体位对循环功能的影响。应加强对呼吸的监测，以判断全身麻醉后能否拔除气管导管及是否需要继续进行呼吸支持治疗。

麻醉后处理　①保持呼吸道通畅：对于气道高反应的患者，应及时清除呼吸道分泌物，及早应用支气管舒张药。②氧疗：提高氧分压及血氧饱和度，纠正或缓解缺氧状态，防止重要器官的缺氧性操作及代谢障碍。③伤口疼痛处理。

（姚尚龙）

hūxī shuāijié huànzhě mázuì

呼吸衰竭患者麻醉（anesthesia for patient with respiratory failure）

包括呼吸衰竭患者术前评估、麻醉实施及术后处理在内的围术期管理策略。呼吸衰竭是由各种原因导致严重呼吸功能障碍引起动脉血氧分压（PaO_2）降低，伴或不伴动脉血二氧化碳分压（$PaCO_2$）增高而出现一系列病理生理紊乱的临床综合征。呼吸频率 30~35 次/分；急性呼吸衰竭 $PaO_2 < 50mmHg$，慢性呼吸衰竭 $PaO_2 < 60mmHg$；急性呼吸衰竭 $PaCO_2 > 60mmHg$，慢性呼吸衰竭 $PaCO_2 > 70mmHg$。

Ⅰ型呼吸衰竭指缺 O_2 无 CO_2 潴留，或伴 CO_2 减少，见于换气功能障碍（通气血流比例失调、弥散功能损害和肺动静脉样分流）的病例，氧疗是其指征。Ⅱ型呼吸衰竭指缺 O_2 伴 CO_2 潴留，系肺泡通气不足所致缺 O_2 和 CO_2 潴留，单纯通气不足，缺 O_2 和 CO_2 潴留的程度平行，若伴换气功能损害，则缺 O_2 更严重。只有通过增加肺通气量，必要时加氧疗解决。

麻醉前评估与准备　术前应对患者肺功能状态进行明确评价，采取必要措施，如术前禁烟 2 周，予适当内科治疗，指导患者呼吸锻炼、祛痰和抗感染。也可予一定的麻醉前用药，如成人一般予阿托品，溴化异丙托品作用比阿托品强，不增加痰液浓度，并可预防术中发生支气管痉挛。

麻醉方法选择　局部麻醉及神经阻滞对呼吸功能的影响小，

但镇痛不完全，肌松不满意，只适用于短小手术。椎管内麻醉镇痛及肌松效果好，适用于下腹部、盆腔及下肢手术，但阻滞平面不宜高于 T_8。胸部及上腹部手术更适宜采用硬膜外阻滞复合全身麻醉，挥发性麻醉药可使支气管舒张且维持适宜的麻醉深度，可减低气道高敏反应。气管插管全身麻醉可减少呼吸道无效腔，充分供养和呼吸管理，还可随时清除呼吸道异物。

麻醉药物选择　硫喷妥钠有组胺释放作用，禁用于哮喘患者。氯胺酮可减慢呼吸频率，通气量降低，若与芬太尼或哌替啶合用可引起严重呼吸抑制。氯胺酮还增加肺血管阻力，禁用于慢性支气管炎并发肺动脉高压者。肌松药尽量选择无组胺释放作用的维库溴铵和泮库溴铵。

麻醉管理　①加强对呼吸循环的监测。②术中清除呼吸道分泌物，维持呼吸道通畅和足够通气量，防止缺氧和二氧化碳蓄积，但应避免 PaO_2 长时间低于 $34mmHg$。③维持循环稳定，预防心律失常，及时纠正休克。④纠正酸碱平衡失调及电解质紊乱，掌握输血输液的量和速度，防止过量或不足。⑤在符合手术的前提下，尽可能减少麻醉药用量，全身麻醉不宜过深，椎管内麻醉范围不宜过广。

（姚尚龙）

hūxī kùnnan

呼吸困难（dyspnea）

患者主观上感到空气不足、呼吸费力的现象。是呼吸功能不全的重要症状。严重者出现鼻翼扇动、发绀、端坐呼吸，辅助呼吸肌参与呼吸活动，并可有呼吸频率、深度与节律异常。成人呼吸频率为 $16\sim20$ 次/分，与心脏搏动次数的比例为 $1:4$。目前多认为呼吸困难主要由于通气的需要量超过呼吸器官的通气能力所致。

分类　从发生机制及症状表现分析，呼吸困难分为如下类型。

肺源性呼吸困难　是呼吸系统疾病引起的通气、换气功能障碍，导致缺氧和/或二氧化碳蓄积。临床分为 3 种类型。①吸气性呼吸困难：特点是吸气费力、显著困难，重者由于呼吸肌极度用力，胸腔负压增大，吸气时胸骨上窝、锁骨上窝和肋间隙明显凹陷，称为三凹征，常伴干咳及高调吸气性喉鸣。见于各种原因引起的喉、气管、大支气管的狭窄与阻塞。②呼气性吸气困难：特点是呼气费力，呼气时间明显延长而缓慢，常伴干啰音。主要原因是肺泡弹性减弱和/或小支气管阻塞（痉挛或炎症）。③混合性呼吸困难：特点是吸气与呼气均感费力，呼吸频率增快、幅度变浅，常伴呼吸音减弱或消失，可有病理性呼吸音。其原因是肺部病变广泛或胸腔病变压迫，致呼吸面积减少，影响换气功能。

心源性呼吸困难　主要由左心和/或右心衰竭引起，两者发生机制不同，左心衰竭所致呼吸困难较严重。左心衰竭发生呼吸困难的主要原因是肺淤血和肺泡弹性降低，特点是活动时出现或加重，休息时减轻或缓解，仰卧位加重，坐位减轻。右心衰竭时呼吸困难的原因主要是体循环淤血。

中毒性呼吸困难　在急性肾衰竭、慢性肾衰竭、糖尿病酮症酸中毒和肾小管性酸中毒时，血中酸性代谢产物增多，强烈刺激颈动脉体、主动脉体化学感受器或直接兴奋强烈呼吸中枢，出现深长规则的呼吸，可伴鼾声，称为酸中毒大呼吸。

某些药物和化学物质如吗啡类、巴比妥类、苯二氮䓬类药物和有机磷杀虫药中毒时，呼吸中枢受抑制，致呼吸变缓慢、变浅，且常有呼吸节律异常，如潮式呼吸或间停呼吸。

神经精神性呼吸困难　重症颅脑疾病如颅脑外伤、脑出血、脑炎、脑膜炎、脑脓肿及脑肿瘤等，呼吸中枢因受增高的颅内压和供血减少的刺激，使呼吸变慢变深，伴呼吸节律异常，如呼吸遏制（吸气突然终止）、双吸气（抽泣样呼吸）等。癔症患者由于精神或心理因素的影响可有呼吸困难发作，其特点是呼吸浅表而频数。

血液病所致呼吸困难　重度贫血、高铁血红蛋白血症或硫化血红蛋白血症等，因红细胞携氧减少，血氧含量降低，致呼吸加速，同时心率加快。大出血或休克者，因缺血与血压下降刺激呼吸中枢，也可使呼吸加速。

分级　Ⅰ级：正常活动同健康者；Ⅱ级：平地步行同健康者，但上坡或上下台阶可出现气短；Ⅲ级：平地步行不及健康者，但若慢行可达 $1.6km$ 以上；Ⅳ级：须慢慢走方可行走 $50m$；Ⅴ级：说话穿衣均有气短，因呼吸困难不能外出。

分度　一度：静息时无呼吸困难，活动时出现；二度：静息时有轻度呼吸困难，活动时加重，但不影响睡眠和进食，无明显缺氧；三度：明显吸入性呼吸困难，喉鸣音重，三凹征明显，缺氧和烦躁不安，不能入睡；四度：呼吸极度困难，严重缺氧和二氧化碳蓄积，口唇苍白或发绀、血压下降、尿便失禁、脉细弱，进而昏迷、心力衰竭，直至死亡。

（姚尚龙）

fèi tōngqì gōngnéng zhàng'ài
huànzhě mázuì

肺通气功能障碍患者麻醉

（anesthesia for patient with ventilation dysfunction） 包括肺通气功能障碍患者术前评估、麻醉实施及术后处理在内的围术期管理策略。通气功能障碍分阻塞性通气功能障碍、限制性通气功能障碍及两者的混合型。该类患者在麻醉过程中所发生的病理生理改变均较特殊，需谨慎对待。

病理生理 造成阻塞性通气功能障碍的病理生理基础是气道狭窄，呼气、吸气流受阻，以慢性阻塞性肺疾病为代表，常见阻塞性通气功能障碍的疾病有慢性支气管炎、阻塞性肺气肿、哮喘、支气管扩张症和阻塞性睡眠呼吸暂停综合征。限制性通气功能障碍根据病因分为内源性及外源性，前者主要指疾病引起功能性肺泡及呼吸膜增厚，使肺泡充盈、萎陷及气体交换发生困难，如肺间质纤维化、炎性实变、硅沉着病、肺泡蛋白沉积症等；外源性限制性通气功能障碍主要是由于胸廓顺应性下降、外力压迫或膈肌功能减退导致有效肺泡容积下降，影响气体交换，如肋骨骨折、胸骨成形术后、脊柱胸廓畸形、神经肌肉疾病及过度肥胖等。病理生理改变的主要特点是胸廓或肺组织扩张受限，肺顺应性降低。麻醉时注意呼吸管理，适当增加辅助呼吸或控制通气压力，以改善通气功能。

麻醉前评估与准备 麻醉前准备旨在改善呼吸功能，提高心肺代偿能力，增加患者对手术和麻醉的耐受。进行麻醉前准备时应区分病变是否可逆，对于可逆性病变应尽可能纠正。可逆性病变包括支气管痉挛、呼吸道感染、痰液潴留、心源性肺水肿、胸腔积液、肥胖和胸壁损伤等。下列病变属不可逆性，如肺气肿、肿瘤所致局限性肺不张、脊柱侧凸、脊椎损伤和肺间质纤维化。经过充分术前准备可减少术中、术后并发症，减少重症监护病房的住院天数。

常规准备：①戒烟：对于长期吸烟者，术前应尽可能戒烟，越早越好。术前戒烟6~12周较理想。临床上戒烟十分困难，但术前至少应禁烟2周方可减少气道分泌物和改善通气。②解除气道痉挛：气道痉挛是围术期常见的可逆性阻塞性病变，支气管痉挛未消除时，任何择期手术都应推迟。③抗感染治疗：急性上呼吸道感染患者择期手术在治疗好转后施行。伴大量痰液者，应于痰液减少后2周再行手术；慢性呼吸道疾病患者，为防止肺部感染，术前3天常规应用抗生素。肺部感染病原微生物包括细菌和病毒，合理应用抗生素治疗是关键。④祛痰：目前祛痰药主要有两类，黏液分泌促进药，代表药物有氯化铵，但药物疗效难以肯定，特别在痰液稠厚时几乎无效；溴己新是黏液溶解药的代表，氨溴索是溴己新在体内的有效代谢产物，可促进黏痰溶解，降低痰液与纤毛的黏着力，增加痰液排出。除应用祛痰药外，输液、雾化吸入湿化气道、体位引流、胸背部拍击均有利于痰液的排出。经术前处理后患者的呼出气体流速，$PaCO_2$恢复正常，痰量减少，胸部听诊哮鸣音减少或消失提示治疗反应良好，达到较理想的状态。⑤麻醉前用药：阿片类药物具有镇痛镇静作用，苯二氮䓬类药物是有效的抗焦虑药物，但是两者都能显著抑制呼吸中枢，作

为麻醉前用药应谨慎。对于情绪紧张者，若肺功能损害不严重可以应用。严重呼吸功能不全的患者避免用药。应用抗胆碱能药物可解除迷走神经反射，减少气道分泌物，减轻插管反应，但会增加痰液黏稠度，不利于痰液排出，且有研究认为常规剂量尚不足以抵消插管时的反应，可根据患者具体情况应用，常用药物阿托品、东莨菪碱。H_2受体阻断药可诱发支气管痉挛，不宜应用。术前应用支气管舒张药者应持续用药至麻醉诱导前。

麻醉实施 麻醉选择应结合患者具体情况而定，理想的麻醉方法和药物选择原则应是：①呼吸循环干扰少。②镇静、镇痛和肌松作用好。③手术不良反射阻断满意。④术后苏醒恢复快。⑤并发症少。

麻醉方法选择 ①局部麻醉和神经阻滞对呼吸功能影响很小，保留自主呼吸，能主动咳出气道分泌物，用于合并呼吸系统疾病的患者较安全，但在使用上有一定局限性，神经阻滞只适用于颈部及四肢手术。②椎管内麻醉镇痛和肌松效果好，适用于下腹部、下肢手术。蛛网膜下腔阻滞对血流动力学干扰较大，麻醉平面较难控制，严重慢性阻塞性肺疾病的患者依靠辅助肌参与呼吸时，若出现运动阻滞可降低功能残气量，使患者咳嗽及清除分泌物的能力下降，导致呼吸功能不全甚至呼吸衰竭，因此较少选用。硬膜外阻滞范围与麻醉药种类、浓度、剂量均有关，麻醉平面不宜高于T_6水平，否则一方面影响呼吸肌功能，另一方面阻滞肺交感神经丛，易诱发哮喘。③已有呼吸功能储备下降的患者，如高龄、体弱、盆腹腔巨大肿瘤、上腹部

或开胸手术及时间较长复杂的手术宜选用全身麻醉。气管插管全身麻醉气管插管便于术中管理，可保证术中充分氧供；吸入麻醉药可通过呼吸道排出，不会产生后遗的镇静效应；吸入麻醉药还有舒张支气管平滑肌的作用，治疗术中支气管痉挛。但全身麻醉也对机体造成一定伤害：吸入干燥气体，不利于分泌物排出；吸入麻醉药抑制纤毛运动而影响排痰；气管导管对气道产生刺激；气管插管使功能残气量减少，肺泡无效腔增大，影响肺内气体的分布和交换。全身麻醉时应防止麻醉装置加大气道阻力和无效腔，选用粗细合适的气管导管，最好选用低压充气套囊，防止黏膜受压，影响纤毛功能。

麻醉药物选择 ①氟烷麻醉效能强、诱导及苏醒迅速，对呼吸道无刺激，可直接松弛支气管平滑肌，但可使心肌对儿茶酚胺的敏感性增加，有诱发心律失常的可能。恩氟烷、异氟烷对气道无刺激，不增加气道分泌物，有舒张支气管平滑肌的作用，可降低肺顺应性和功能残气量。有研究显示，七氟烷（1.1MAC）支气管扩张作用最强。氧化亚氮对呼吸道无刺激性，不引起呼吸抑制，麻醉效能较低，需与其他吸入药物联合应用。②硫喷妥钠麻醉时对交感神经的抑制明显，副交感神经占优势，可诱发喉痉挛和支气管痉挛，哮喘患者不宜采用。氯胺酮增加内源性儿茶酚胺，可舒张支气管，适用于哮喘患者。但氯胺酮增加肺血管阻力，使肺动脉压升高，禁用于有肺动脉高压者。丙泊酚对呼吸轻度抑制，对喉反射有一定抑制，喉痉挛很少见，可用于哮喘患者。③对于有慢性喘息性支气管炎或哮喘的

患者，肌松药选择应避免组胺释放较强的药物。琥珀胆碱、筒箭毒碱、阿曲库铵、米库氯铵都有组胺释放作用，应避免使用。维库溴铵无组胺释放作用，泮库溴铵和哌库溴铵及顺式阿曲库铵等均可应用。④麻醉性镇痛药中吗啡由于释放组胺和对平滑肌的直接作用而引起支气管收缩，可诱发哮喘发作，且吗啡有抑制小支气管的纤毛运动，应避免用于支气管痉挛的患者。芬太尼有抗组胺作用，可缓解支气管痉挛，可在术中应用。仅有合理的麻醉选择，若术中管理欠妥，仍会出现呼吸、循环系统严重并发症。

麻醉实施原则 ①加强对呼吸循环的监测。②维持呼吸道通畅和足够的通气量。防止缺氧和二氧化碳蓄积，但应避免 PCO_2 长时间 <35mmHg，否则可引起脑血管痉挛和供血不足。③维持循环稳定。避免血压过高或过低，预防心律失常，遇有休克应及时纠正。④纠正酸碱平衡失调及电解质紊乱。掌握输血输液的量和速度，防止过量或不足。⑤在满足手术要求的前提下，尽可能减少麻醉药用量，全身麻醉不宜过深，椎管内麻醉范围不宜过广。

麻醉后处理 在并存呼吸系统疾病的术后死亡病例中，有 13%～25% 死于肺部并发症。妥善的术后处理对预防并发症、降低围术期死亡率有重要意义。包括：①保持呼吸道通畅。②氧疗。③伤口疼痛处理。

（姚尚龙）

fèi mísàn gōngnéng zhàng'ài huànzhě mázuì

肺弥散功能障碍患者麻醉（anesthesia for patient with diffusion dysfunction） 包括肺弥散功能障碍患者术前评估、麻醉实施及术

后处理在内的围术期管理策略。弥散功能障碍多因肺部间质性病变所致，气体在肺泡和血液间的弥散过程受到影响，常伴明显的通气血流比例失调，影响围术期肺功能及预后。

病理生理 肺的弥散指氧和二氧化碳通过肺泡及肺毛细血管壁在肺内进行气体交换的过程。弥散途径包括肺泡气、肺泡毛细血管壁、肺毛细血管内血浆、红细胞及血红蛋白。气体沿该途径从高浓度侧向低浓度侧弥散，所以这个过程可以是双向的。氧的弥散速度比二氧化碳慢得多，因为氧不易溶解于体液。因此，若患者弥散功能发生异常，氧的交换比二氧化碳更易受影响，临床上若疾病引起功能性肺泡及呼吸膜增厚，使肺泡的充盈、萎陷及气体交换发生困难，常同时有明显的通气血流比例失调，均导致缺氧。肺水肿、弥漫性肺间质纤维化、炎性实变、硅沉着病、肺泡蛋白沉积症等间质性肺疾病时均可引起弥散功能降低。间质性肺疾病是一组主要累及肺间质、肺泡和/或细支气管的肺部弥漫性疾病。临床上表现为渐进性劳力性气短、限制性通气功能障碍伴弥散功能降低、低氧血症和影像学上的双肺弥漫性病变。病程多缓慢进展，逐渐丧失肺泡-毛细血管功能单位，最终发展弥漫性肺纤维化和蜂窝肺，导致呼吸衰竭而死亡。

麻醉前评估与准备 包括以下内容。

麻醉前评估 病史和体检：全面细致地复习病史，了解疾病的诊治过程。特别应注意咳嗽、咳痰、呼吸困难、吸烟史、工作环境、治疗史。对患者进行体检时应该注意以下征象：体形及外貌、呼吸情况以及胸部视、触、

叩、听诊。合并呼吸系统疾病的患者进行手术和麻醉的危险因素有高龄、肥胖、一般情况差、吸烟、肺部疾病史、手术部位和时间及麻醉方式。

血常规检查中慢性呼吸系统疾病的患者血红蛋白>160g/L，血细胞比容>60%通常提示有慢性缺氧，白细胞计数及分类可反映有无感染。动脉血气分析是评价肺功能有价值的指标。吸入空气时$PaO_2<55mmHg$为严重低氧血症，存在严重低氧血症的患者在休息时即有明显的肺功能障碍；$PaCO_2>45mmHg$则为高碳酸血症，有慢性二氧化碳潴留的患者通常是肺疾病晚期，其呼吸功能储备很差或没有。以上两种情况术后发生肺部并发症的危险性均显著增加。

术前肺功能评估 以限制性通气功能障碍为主，肺活量及肺总量、功能残气量、残气量降低，而第1秒用力呼气容积/用力肺活量正常或增加。疾病早期可显示弥散功能（DL_{CO}）明显下降，伴单位肺泡气体弥散量（DL_{CO}/Va）下降；中晚期可见低氧血症，但气道阻力改变不大，常因呼吸频率加快和过度通气而出现低碳酸血症。

麻醉前准备 旨在改善呼吸功能，提高心肺代偿能力，增加患者对手术和麻醉的耐受。经过充分的术前准备可减少术中、术后并发症，减少重症监护病房的住院天数。常规准备包括戒烟、指导患者进行呼吸锻炼。若胸式呼吸已不能有效增加通气量，应练习深而慢的腹式呼吸。药物治疗包括糖皮质激素对症治疗、抗生素抗感染治疗、祛痰治疗等。若患者术前需要吸氧，应在送至手术室途中持续应用，并明确写在术前医嘱中。麻醉前用药旨在消除患者紧张情绪。苯二氮䓬类药物是有效的抗焦虑药物，阿片类药物具有镇痛及镇静作用，但两者均可导致显著的呼吸抑制，应慎用。严重呼吸功能不全的患者应避免用药。

麻醉实施 原则是加强对呼吸循环的监测；维持呼吸道通畅和足够的通气量，防止缺氧和二氧化碳蓄积，但应避免$PaCO_2$长时间<35mmHg，否则可引起脑血管痉挛和供血不足；维持循环稳定，避免血压过高或过低，预防心律失常，遇有休克应及时纠正；纠正酸碱平衡失调及电解质紊乱，掌握输血输液的量和速度，防止过量或不足；在满足手术要求的前提下，尽可能减少麻醉药用量，全身麻醉不宜过深，椎管内麻醉阻滞范围不宜过广。弥散功能障碍患者行全身麻醉时，应尽量减少对呼吸抑制的药物用量，以避免术后对呼吸的影响；为避免通气不足，采用小潮气量、增加呼吸频率，但术中正压通气的气道压仍可能较高，肺部气压伤、气胸的危险增加；肺功能受损的患者术后早期需要呼吸支持。麻醉期除常规监测血压、脉搏、呼吸及心电图外，必要时还需监测直接动脉压、中心静脉压及肺动脉楔压，以随时了解手术、麻醉及体位对循环功能的影响。加强呼吸监测，以判断全身麻醉后能否拔除气管导管及是否需要继续进行呼吸支持治疗。

麻醉方法选择 对患有肺部疾病的患者施行眼或四肢等外周部位手术时，最好选择周围神经阻滞麻醉或局部麻醉。蛛网膜下腔阻滞或硬膜外阻滞是下肢手术合理的选择。硬膜外阻滞和蛛网膜下腔阻滞平面过高，若达到上胸部T_6以上及颈部，则产生肋间肌麻痹甚至膈肌麻痹，对呼吸功能及肺血管阻力有一定影响。硬膜外阻滞与全身麻醉联合可保证气道通畅，并提供适宜通气，以防止低氧血症及肺不张。长时间外周手术最好选择全身麻醉或联合麻醉。全身麻醉应用于上腹部及胸部手术。

麻醉药选择 间质性肺疾病的患者弥散功能障碍，肺泡膜对吸入麻醉药的通透性明显降低，所以应首选静脉麻醉。静脉麻醉药引起呼吸抑制与注射速度和剂量相关，硫喷妥钠及丙泊酚抑制呼吸作用较强，其次是地西泮、咪达唑仑及依托咪酯，氯胺酮抑制呼吸最轻。阿片类药物通过对脑干呼吸中枢直接作用而抑制呼吸，剂量越大，呼吸抑制作用越严重。吗啡的呼吸抑制作用比芬太尼和哌替啶持续时间长。芬太尼易使胸壁僵直，通气量明显减少。

麻醉后处理 妥善的术后处理对预防并发症、减少围术期死亡率有重要意义。①保持呼吸道通畅，加强呼吸管理。②氧疗：提高氧分压及氧饱和度，纠正或缓解缺氧状态，防止重要器官的缺氧性操作和代谢障碍。氧治疗对换气障碍所致缺氧有良好效果。③伤口疼痛处理：采用全身麻醉复合硬膜外阻滞，全麻药和镇痛药用量显著减少，明显减轻药物对呼吸功能的不良影响，有利于术后创口无痛和早期清醒拔管。硬膜外导管还可带至重症监护病房进行术后镇痛。

（姚尚龙）

nèifēnmì jíbìng huànzhě mázuì

内分泌疾病患者麻醉（anesthesia for patient with endocrinal disease） 包括内分泌疾病患者术前评估、麻醉实施及术后处理在内的围术期管理策略。内分泌疾病患者的麻醉，通常归结到合并其他疾病的手术麻醉。除一般外科手术意义上的麻醉术前评估和准备，这类患者还应特别考虑任何内分泌功能、腺体功能异常增高或降低对患者手术和术中麻醉管理的影响。例如，糖尿病患者接受胃癌手术，除胃癌手术的麻醉评估准备和术中管理，还应特别注意患者糖尿病目前情况及对麻醉的影响；部分内分泌疾病患者需要接受外科手术治疗，如肾上腺肿瘤所致皮质醇增多症，应考虑目前患者皮质激素水平及对机体造成的病理生理改变；嗜铬细胞瘤患者妊娠，需要接受剖宫产手术，也有此类问题。

手术患者合并的最常见内分泌疾病有糖尿病、甲状腺功能亢进症或减退症、肾上腺皮质功能不全等。合并内分泌疾病患者术前未经医师的正确诊断和有效治疗，会因麻醉及手术应激进一步加重原有内分泌疾病的病理生理改变，导致预后不佳，甚至危及生命。麻醉不仅是消除手术中的疼痛不适，还包括维持患者生命体征及内环境稳定，最大限度地维护患者的生命安全，确保良好的手术预后。因此，手术治疗前，合并内分泌疾病的外科患者应在内分泌科专科医师的指导下进行充分治疗，最大限度稳定病情，为手术治疗做好准备。麻醉医师应充分熟悉相关内分泌疾病的病理生理改变，内分泌疾病的药物治疗，选择最适合患者的麻醉方法和监测手段，使患者平稳渡过围术期，以获得理想的手术治疗结果。

(龚志毅)

tángniàobìng huànzhě mázuì

糖尿病患者麻醉 （anesthesia for patient with diabetes mellitus） 包括糖尿病患者术前评估、麻醉实施及术后处理在内的围术

期管理策略。糖尿病是胰岛素分泌相对或绝对不足引起以血糖慢性升高为特征的疾病。其典型临床表现有多尿、多饮、多食和体重减轻。糖尿病诊断标准：糖尿病的症状，加上空腹静脉血浆葡萄糖 $\geq 7.0 \text{mmol/L}$ 或任意时间静脉血浆葡萄糖 $\geq 11.1 \text{mmol/L}$，并需要重复一次确认。对糖尿病患者的麻醉考虑，主要是控制血糖和评估处理糖尿病并发症。早期轻度糖尿病对手术麻醉无显著影响，这类患者手术麻醉预后与普通患者相同。若糖尿病引发急慢性并发症，即对手术麻醉的安全及预后构成威胁。

病理生理 胰岛素分泌不足或其受体敏感性下降是引起糖尿病一系列代谢紊乱的病理生理基础。胰岛素相对或绝对不足，葡萄糖不能被吸收进入机体所需要的细胞内，糖代谢障碍致糖原合成减少，分解代谢增强。肝、肌肉和脂肪组织摄取利用葡萄糖能力降低，出现空腹和餐后血糖升高。若血液中葡萄糖浓度进一步升高，超越肾阈值，近端肾小管对葡萄糖不能充分重吸收，产生尿糖。尿糖增加尿渗透压并阻止水的重吸收，出现多尿。伴随体液的过量丢失增加血浆渗透压，引起脱水和口渴。

胰岛素缺乏致使葡萄糖有氧氧化能力减弱，能量供给不足。胰岛素不足还导致脂肪组织摄取葡萄糖和清除血浆甘油三酯的能力下降，脂肪合成减弱，脂肪动员加强及分解代谢加速，血内游离脂肪酸浓度升高。由于肝脏代谢受到抑制，脂肪酸不能充分利用，导致体内酮体生成速度超过机体的利用和排泄，形成酮症或酮症酸中毒。肝和肌肉组织摄取氨基酸减少，蛋白质合成降低，

分解加速，导致负氮平衡，出现乏力、消瘦、组织修复和抵抗力降低，儿童生长发育障碍。

麻醉前评估与准备 ①麻醉前应了解患者所患糖尿病的类型，目前患者血糖水平及控制方法。1型糖尿病为胰岛素依赖型，通常需要胰岛素治疗；2型糖尿病为非胰岛素依赖型，疾病早期不需要胰岛素治疗。术前应将血糖控制在正常范围，避免因高血糖和低血糖造成代谢紊乱并影响手术伤口愈合。对术前采用长效降糖药者，应在术前改用短效降糖药。全身麻醉接受大手术前，应输注葡萄糖和胰岛素，以每 $2 \sim 4 \text{g}$ 葡萄糖加入 2U 胰岛素调控血糖。②糖尿病对患者手术麻醉的影响风险主要与其并发症相关。由于动脉粥样硬化可影响主动脉、冠状动脉、脑动脉、肾动脉及肢体外周动脉，因此应充分了解患者的大动脉、心、肾、脑功能状态。糖尿病引发的微血管病变，会导致肾病及视网膜病变，损害肾功能及视力，也应引起重视。神经系统并发症可引发中枢和周围神经病变及自主神经病变，出现胃排空延迟、直立性低血压、心律失常等，都影响手术麻醉。1型糖尿病与关节僵硬综合征相关，全身麻醉患者气管插管的风险增加。这类患者的颞颌关节、寰枕关节及其他颈椎关节受到影响，患者身材矮短，蜡样皮肤，这与慢性高血糖、非酶胶原的糖基化在关节沉积有关。可以用祈祷手势检查患者，若患者双手对掌时掌侧面的指掌关节不能接触，说明患者颈椎活动度差，有潜在的气管插管困难。③对急性并发症的评估：血糖未得到控制的患者可出现严重代谢异常，如糖尿病酮症酸中毒和非酮症高

渗高糖性昏迷。对原因不明的恶心、呕吐、酸中毒、脱水、休克、昏迷，特别是呼吸有酮味、低血压而尿量多，应疑诊酮症酸中毒，确诊需要做动脉血气分析，血糖 > 13.8mmol/L，碳酸氢盐 < 15mmol/L，pH < 7.3 的酮血症和中度酮尿症。

麻醉实施 尚无对糖尿病手术患者进行理想的围术期管理的共识，但减少低血糖和限制血糖过高的原则可以指导相关决策。糖尿病患者的择期手术应安排在术日的第一台，以减少对糖尿病治疗的干扰。根据患者糖尿病的类型和程度、手术大小及持续时间，确定术前是否需要输注葡萄糖和胰岛素，监测血糖直至手术开始。①血糖管理：术中血糖通常控制在 11.1mmol/L 以下，因为更加严格的血糖控制可引起低血糖，对患者不利。对体外循环下行开胸直视心脏手术的患者，应控制血糖 < 8.25mmol/L，以减少感染，缩短住院天数，降低死亡率。对接受短小手术的 2 型糖尿病患者，可予 1/2 晨量的中效或长效胰岛素，直至术后恢复进食。术中及术后监测血糖，术后尽早恢复原来的控制血糖方案。对接受长时间大手术的患者，除术前予 1/2 晨量的中效或长效胰岛素，术中需要输注含糖液。1 型糖尿病患者需使用胰岛素治疗，以防止酮症酸中毒发生。含糖液多选用 5% ~ 10% 葡萄糖，按每小时 125ml/70kg 输注，同时按 4∶1 比例加入胰岛素，并根据血糖水平调节胰岛素的输注速度。②慢性合并症管理：对有心脑肾合并症的患者，应加强循环动力学的监测，如有创动脉血压、中心静脉压等，维持循环稳定，降低心肌耗氧，保证充足氧供，术后加强

监护治疗。对因有关节僵硬可能有插管困难的患者，应充分准备，确保建立有效的气道。对有显著神经病变的患者，应注意适当扩容、稳定血压，并注意患者肢体的保护。对已有神经病变的患者，进行神经阻滞、区域阻滞前应谨慎，防止加重已有的神经病变。③急症并发症管理：对创伤、感染需要急诊手术且合并酮症酸中毒的患者，术前应尽可能矫正威胁生命的体液和电解质紊乱。纠正血容量不足及低钾血症，有助于降低术中心律失常和低血压的发生率。可先静脉注射 10U 胰岛素，随后胰岛素静脉持续输注。胰岛素的每小时输注单位数可以当时的血糖值（mg/dl）除以 150 作为参考。液体复苏的前 1 ~ 2 小时内血糖水平快速下降。若血糖降至 13.8mmol/L，静脉液体应包括 5% 葡萄糖。

麻醉后处理 术后患者恢复正常进食即应开始术前的糖尿病治疗方案。对暂时不能进食的患者，仍需要通过静脉输入葡萄糖溶液及胰岛素，维持机体血糖在适当水平。

（龚志毅）

yídǎosùliú huànzhě mázuì

胰岛素瘤患者麻醉

（anesthesia for patient with islet cell tumor） 包括胰岛素瘤患者术前评估、麻醉实施及术后处理在内的围术期管理策略。胰岛素瘤是因胰岛 B 细胞瘤或增生导致胰岛素分泌过多引起以低血糖症为主的临床症状群。中年男性多见，可有家族史。病情呈进行性加重。其临床表现为低血糖症状，如头晕、眼花、心悸、出汗，此类患者神经、精神异常极常见，甚至出现麻痹性痴呆、脑卒中、昏迷。禁食、运动、劳累、精神刺激等

可促进其发作。临床上多有惠普尔（Whipple）三联征，即空腹发病，发病时血糖 < 2.2mmol/L，静脉注射葡萄糖立即见效。空腹血糖常 < 2.8mmol/L。诊断标准包括：①空腹血糖 < 2.8mmol/L，胰岛素/血糖 ≥ 0.3，胰岛素释放指数常 > 150，胰岛素原比 > 25%。②饥饿试验和刺激试验多阴性，口服葡萄糖耐量试验血糖可为低平曲线。③腹部 B 超、CT 及磁共振成像，分段取血测定胰岛素，血管造影，超声内镜等，定位检查的阳性率各不相同。奥曲肽显像可发现生长抑素高表达征象。

胰岛素瘤一般体积较小，多为单发、无功能性。胰岛素瘤以良性腺瘤最常见，其次为增生，癌和胰岛母细胞瘤少见。90% 为良性，直径 0.5 ~ 5.0cm。瘤体分布于胰头、体、尾。位于胰腺外的异位胰岛素瘤发生率不到胰岛素瘤总数的 1%，多见于胃、肝门、十二指肠、胆总管、肠系膜和大网膜等部位。胰岛素瘤的胰岛素分泌不受低血糖抑制。此病可为多发性内分泌肿瘤Ⅰ型（MEN-Ⅰ）的表现之一，MEN-Ⅰ除胰岛素瘤外，尚可伴垂体肿瘤、甲状旁腺肿瘤或增生。

对于术前诊断明确的患者，术前准备旨在预防低血糖发生，可采取下列措施：①内科治疗包括少量多餐和夜间加餐，以减少低血糖发生。也可选择二氮嗪、苯妥英钠、生长抑素、糖皮质激素等治疗。②术前也可用二氮嗪准备，术中继续使用二氮嗪以减少低血糖发生。③术前禁食期间，根据患者平时低血糖发作情况，必要时补充葡萄糖，以免发生严重低血糖。但应在手术 2 ~ 3 小时前补充，用量不宜过大，以免影响术中血糖检测结果。④急性低

血糖的处理同前，快速补充葡萄糖以控制或缓解低血糖症状。低血糖发作时，轻者可口服适量葡萄糖水，重者需静脉输注50%葡萄糖液40~100ml，必要时可重复，直至症状缓解。

手术切除是胰岛素瘤的根治方法。胰腺位于上腹深部，加之胰岛素瘤较小不易寻找，故麻醉方式应能满足手术切除及手术探查等操作的需要，维持适当的麻醉深度和良好肌松程度，以选用全身麻醉为宜。术中肿瘤受压可引起严重低血糖，故术中间断监测血糖尤为重要。全身麻醉期间应注意鉴别低血糖昏迷。若血糖过低，根据血糖测定值输注少量葡萄糖，应维持血糖在3.3mmol/L以上。注意输注量应有所控制，使血糖不要过高，以免影响对肿瘤切除后效果的观察。胰岛素瘤切除术中应监测血糖变化，有助于判断肿瘤是否完全切除。肿瘤切除后血糖升高至术前2倍或切除后1小时内上升至5.6mmol/L，即可认为完全切除。术中应尽量选用对血糖影响小的药物，避免外源性葡萄糖引起的血糖波动，以免不能准确反应肿瘤切除与否。麻醉、术后应继续密切监测血糖。肿瘤切除后若出现高血糖，可应用小量胰岛素控制。肿瘤切除后1小时内血糖无明显升高者，应怀疑有残留肿瘤组织存在，应进一步探查切除残留的肿瘤组织。术中应保持足够的通气量，维持正常的氧分压和二氧化碳分压，避免过度通气出现继发性脑血流下降，减少低血糖造成缺氧缺糖性脑损害，因为低血糖首先损害脑组织。还可选择减低脑代谢的麻醉方法，减少脑对葡萄糖的需要。

(龚志毅)

tángpízhìjīsù guòliàng huànzhě mázuì

糖皮质激素过量患者麻醉

(anesthesia for patient with glucocorticoid excess) 包括糖皮质激素过量患者术前评估、麻醉实施及术后处理在内的围术期管理策略。糖皮质激素是肾上腺皮质束状带分泌的含21个碳原子的类固醇激素，包括皮质醇、可的松和皮质酮。临床上糖皮质激素过量患者主要为皮质醇增多症，又称库欣综合征。临床症状包括向心性肥胖、满月脸、项背部脂肪隆起、腹部膨出、四肢肌肉相对细小，多血质皮肤菲薄，面部红润多脂，紫纹为本征特征性表现之一。常有皮肤淤斑及痤疮，多毛，头面部毛发增多、增粗。糖尿病可表现多尿、多饮、多食。高血压通常为持续性，收缩压与舒张压常同时升高，伴头晕、头痛等。骨质疏松，骨质极脆，易发生多处骨折。性功能障碍，神经精神障碍，感染的易感性增加。常见病因有库欣综合征、异位促肾上腺皮质激素综合征和肾上腺腺瘤。

病理生理 肾上腺皮质分泌过多的糖皮质激素（主要是皮质醇）引起脂肪、糖、蛋白质和电解质等代谢紊乱：促进体内脂肪代谢及脂肪重新分布，使四肢的脂肪组织动员分解，沉积于躯干部，糖原异生，四肢肌肉萎缩，形成向心性肥胖；肝糖原分解加速，葡萄糖氧化受抑制，引起血糖增高，糖耐量减低，出现糖尿病症状；抑制体内蛋白质合成，促进体内蛋白质分解，引起体内负氮平衡，出现皮肤菲薄，多血质、紫纹、肌肉萎缩和骨质疏松；具有盐皮质激素的作用，致使体内水钠潴留，钾、氯排出增多，

引起高血压，严重者可发生低钾低氯性碱中毒。由于皮质醇分泌过多，引起多种器官功能障碍，出现一系列临床综合征。

麻醉前评估与准备 肾上腺皮质醇增多症的患者由于代谢及电解质紊乱，对手术耐受性差，肾上腺切除后又常使其功能亢进骤然转为减退或不足，机体生理状况变化较大，给麻醉管理带来困难。因此需在术前做一些准备。首先需纠正机体代谢紊乱，治疗合并症。应适当补充钾。血糖增高或已有糖尿病者应做相应处理，如饮食控制或口服药物等，必要时可用胰岛素治疗。但应注意肾上腺切除后的低血糖，手术前一天应停药，需严密监测血糖浓度。病情严重者呈负氮平衡，常表现有严重的肌肉无力、骨质疏松，可予丙睾或苯丙酸诺龙促进体内蛋白质的合成。合并有高血压者应予降压药，控制血压在相对正常、稳定的水平。有感染者应积极治疗。这类患者体内皮质醇浓度在手术前后将从高至低有较大变化，若不及时补充，可发生皮质功能低下或危象，术前、术中、术后均应适当补充糖皮质激素。可在术前2小时肌内注射醋酸可的松，也可在术中静脉滴注氢化可的松或地塞米松。肾上腺皮质醇增多症患者对麻醉药物耐受性较差，加之多有肥胖，因此，不能按每公斤体重常规剂量用药，麻醉前用药一般仅及正常人的1/3~1/2即可，病情严重者可不用术前药，待患者到手术室后再根据情况进行麻醉诱导。注意评估气道条件，由于患者肥胖、颈短，可能会出现气管插管困难。

麻醉实施 不论采用全身麻醉或硬膜外阻滞均可完成肾上腺皮质醇增多症患者的手术。由于

此类患者应激能力差,因此麻醉药用量比一般患者相对小,尽可能减少麻醉药对循环、呼吸功能的影响。目前常用于全身麻醉中的静脉药、吸入药、肌松药均无绝对禁忌用于皮质醇增多症患者的手术中。吸入药中氟烷与甲氧氟烷对肾上腺皮质功能有抑制作用,以氟烷最强,甲氧氟烷次之,恩氟烷、异氟烷对其基本无影响。静脉麻醉药中依托咪酯长期使用对肾上腺皮质功能产生抑制作用。全身麻醉需注意,皮质醇增多症患者面颊肥胖、颈部短粗,可能发生插管困难,且氧储备能力低,诱导期易发生呕吐误吸等严重呼吸系统合并症。

若根据手术要求选择硬膜外阻滞,应充分考虑因患者肥胖造成的穿刺困难,尽量避免穿刺过程中对组织尤其是神经组织的损伤;麻醉过程中应调整适当的麻醉平面,过低不能满足手术需要,过高则影响呼吸功能,尤其在特殊的侧卧腰切口位置下会加重对呼吸的抑制,加之这类患者因肥胖本身造成的氧储备降低,通常因此引发严重不良后果,术中应常规经面罩给氧。若为减轻患者术中的不适感,可予镇静药物,切忌过量,以免导致严重呼吸抑制。对于肾上腺位置较高的患者,在分离腺体过程中有可能碰破胸膜发生气胸,给麻醉管理带来很大困难,胸膜修补前需用面罩加压给氧或采取其他辅助呼吸方式,以确保解除呼吸困难。对合并有精神症状、硬膜外穿刺部位有感染、合并有明显心血管疾病及呼吸功能明显低下的患者均不宜采用硬膜外阻滞。

不论使用何种麻醉方式,此类患者对失血的耐受性均很差。若有原因不明的低血压、休克、心动过缓、发绀、高热等,且对一般的抗休克治疗如输液、使用升压药等效果不佳,应静脉应用予氢化可的松。术后每 8 小时经肌内注射醋酸可的松,并逐渐减量,根据病情可持续 1~2 周或更长时间。

由于患者皮肤菲薄,皮下毛细血管壁变脆且薄,呈多血质,有出血倾向,需注意静脉穿刺的手法及置入针时的力度,以免损伤血管,一旦穿刺成功,应用柔软的敷料覆盖包扎。晚期患者骨质疏松,麻醉手术过程中注意保护肢体,以免造成病理性骨折。皮质醇增多症患者抗感染能力差,应用糖皮质激素后使得炎症反应抑制,围术期呼吸系统或手术部位的感染症状常不明显,导致炎症易扩散,应合理使用抗生素及加强其他抗感染措施。

麻醉后处理 皮质醇增多患者若选择全身麻醉,麻醉恢复期拔管时因肥胖和肌力减弱,易出现呼吸道阻塞、缺氧、发绀,即使按正常手法托起下颌,也很难维持呼吸道通畅,需准备并及时置入口咽导管或鼻咽导管维持正常通气。有条件的医院,全身麻醉后皮质醇增多症患者应转运至恢复室,待其完全恢复才可返回病房。此类患者应在术后继续予糖皮质激素,如每 8 小时经肌内注射醋酸可的松,逐渐减量,根据病情可持续 1~2 周或更长时间。

(龚志毅)

tángpízhìjīsù quēfá huànzhě mázuì

糖皮质激素缺乏患者麻醉

(anesthetic consideration for mineralocorticoid deficiency) 包括糖皮质激素缺乏患者术前评估、麻醉实施及术后处理在内的围术期管理策略。糖皮质激素是由肾上腺皮质束状带分泌的含 21 个碳原子的类固醇激素,包括皮质醇、可的松和皮质酮。临床上糖皮质激素缺乏患者主要指皮质醇过低,多源于原发性肾上腺激素缺乏、垂体疾病所导致促肾上腺皮质激素缺乏、产后大出血所致希恩(Sheehan)综合征或外源性补充激素等。临床上表现为肌无力、乏力、低血糖、低血压及体重下降等。

导致原发性肾上腺激素缺乏的原因包括特发性自身免疫性萎缩、肾上腺结核、手术切除后、放疗、肿瘤转移、感染等。继发性肾上腺功能缺陷是垂体分泌促肾上腺皮质激素所致,最常见原因是补充外源性糖皮质激素,因此在此类患者中盐皮质激素的分泌一般正常,不出现水电解质紊乱。

肾上腺皮质功能减退症的患者麻醉前应纠正水电解质紊乱、补充皮质激素。该类患者易发生感染,且病情通常严重甚至死亡。遇有应激(如感染、创伤和外科手术),机体不能作出适当反应,因此若未增加类固醇剂量,患者可出现急性肾上腺皮质功能衰竭,表现为循环衰竭、发热、低血糖等,甚至导致死亡。

糖皮质激素缺乏患者麻醉处理的关键是确保围术期予足够类固醇替代疗法,每天静脉补充 100mg 氢化可的松。因为补充类固醇的风险可能较低,所以所有在最近 12 个月的任何时间通过任何途径接受多于 2 周的可能引起抑制作用剂量的类固醇(如每天等效于泼尼松 5mg 的剂量),都可能无法对外科应激产生适当的反应。糖皮质激素缺乏患者对手术及麻醉耐受性差,心肌极易受抑制。此类患者的麻醉药剂量应适当减小。麻醉诱导避免使用依托咪酯，该药主要通过抑制产生皮质类固醇激素的酶抑制肾上腺功能，长时间应用引起显著的糖皮质激素缺陷。

（龚志毅）

yánpízhìjīsù guòliàng huànzhě mázuì

盐皮质激素过量患者麻醉

（anesthesia for patient with mineralocorticoid excess） 包括盐皮质激素过量患者术前评估、麻醉实施及术后处理在内的围术期管理策略。盐皮质激素是由肾上腺皮质球状带细胞分泌的类固醇激素，主要生理作用是维持人体内水和电解质平衡，在人类中该类激素主要为醛固酮。临床上盐皮质激素过量患者主要为肾上腺病变引起的原发性醛固酮分泌过多。醛固酮异常增多可引起高血压、低钾血症、肌无力等，临床上又称原发性醛固酮增多症。1954 年康恩（Conn）首先发现，故又称康恩综合征。病因多为肾上腺肿瘤，少数为皮质增生或癌肿。此类患者多以高血压症状先在心内科治疗。继发性醛固酮增多症为某些疾病可通过影响肾上腺-血管紧张素系统刺激醛固酮分泌过多，包括伴不同程度水肿的肾病综合征、肝硬化腹水期、心力衰竭和高血压病急进型等疾病。

病理生理 醛固酮分泌过多促使钠的重吸收增多，钾、氢的排出增加，引起水钠潴留，使细胞外液及血容量增加，出现高血压，但不依赖肾素含量。醛固酮促使肾小管排钾增多，尿中大量丢失钾，使细胞外液的钾浓度降低，一般血钾浓度在 3mmol/L 以下。神经肌肉应激性下降，出现肌无力，甚至周期性四肢麻痹或抽搐，伴碱中毒和细胞内酸中毒。若心肌受累，可出现心律失常。长期失钾可引起肾小管上皮细

功能严重紊乱，肾功能减退。

麻醉前评估与准备 麻醉前准备旨在纠正水和电解质紊乱。可通过补钾和醛固酮的竞争性拮抗药螺内酯使血钾恢复正常，后者有保钾排钠的作用，使血钾恢复正常的同时也有降压作用，此类患者也需注意高钾低钠的可能。术前应适当控制高血压。长期高血压患者存在血容量相对不足，应适当补液。可通过患者是否存在直立性低血压或测量心脏灌注压判断患者补液是否充分。长期高血压及低钾血症可给心肌和血管组织造成负担和营养障碍，导致代偿能力减弱，对洋地黄类强心药反应不良。对于严重高血压合并有高钠血症患者应予低盐饮食。

麻醉实施 不论在全身麻醉或硬膜外阻滞下均可完成此类手术。若患者低钾血症、碱中毒在术前缓解，麻醉中会减少很多困难。虽然高血压是常见合并症，但是一般在麻醉手术中并无专门进行降压的必要。术前准备不够充分的患者应特别注意循环系统的变化，尤其对术前已有心律失常或心电图已表现出低钾血症的患者，应特别注意血压与心律的改变。此类患者麻醉用药剂量偏小，特别是老年人。术中应密切监测，特别是对有心律失常或心肌病变的患者，注意心电图变化。还应加强呼吸管理，防止过度通气。硬膜外阻滞由于外周血管扩张，回心血量减少，易诱发低血压，注意补充血容量及合理使用血管活性药。还应予适量局麻药及维持合适的麻醉平面，避免血压剧烈波动。高龄多有动脉硬化，心功能储备能力低下，更应强调循环系统稳定的管理。在肾上腺周围操作时若发生一过性血压增

高，可密切观察，多数不需特殊处理。

（龚志毅）

yánpízhìjīsù quēfá huànzhě mázuì

盐皮质激素缺乏患者麻醉

（anesthesia for patient with mineralocorticoid deficiency） 包括盐皮质激素缺乏患者术前评估、麻醉实施及术后处理在内的围术期管理策略。临床上盐皮质激素以醛固酮为代表，常伴糖皮质激素缺乏。盐皮质激素缺乏多源于原发性肾上腺激素缺乏、垂体疾病致促肾上腺皮质激素缺乏、产后大出血致希恩（Sheehan）综合征等。导致原发性肾上腺激素缺乏的原因包括特发性自身免疫性肾上腺萎缩、肾上腺结核、手术切除后、放疗、肿瘤转移、感染等。患者临床表现为嗜睡、无力、恶心、呕吐、低血容量、血压偏低、低钠血症、高钾血症、代谢性酸中毒及心脏传导异常等。

盐皮质激素在维持体内钠和钾离子平衡方面起主要作用，醛固酮能明显增加肾远曲小管对钠离子的重吸收和钾离子、氢离子的分泌作用，维持正常的血钾浓度。高钾血症可刺激醛固酮分泌，而低钾血症抑制其分泌。醛固酮除促进肾脏的储钠排钾作用外，对其他有分泌和吸收功能的组织如胃肠道、唾液腺、汗腺等也有减少钠排泄和增加钾排泄的作用。由于储钠时细胞外液增多致有效血容量增加，心输出量增多，同时小动脉壁的钠水含量增加，使小动脉管腔半径缩小，外周血管阻力增加而导致高血压。

醛固酮减少可为先天性或肾上腺双侧切除后及肝素诱导的血小板减少症。长期糖尿病及肾衰竭也可引发。非甾体抗炎药抑制前列腺素合成，加重肾功能不全。

低肾素活性患者不能对钠的限制或利尿产生反应，其最常见症状是高钾性酸中毒，而非低血容量。此类患者对手术及麻醉耐受性差，心肌极易受抑制。遇有应激机体不能作出适当反应，可出现急性肾上腺皮质功能衰竭，甚至导致死亡。麻醉前应纠正水电解质紊乱、补充盐皮质激素。

麻醉药剂量应适当减小，麻醉期间应加强监测。围术期可用盐皮质激素治疗，如氟氢可的松，但需小心滴定防止出现高血压。

（龚志毅）

wéishùqī yìngjī fǎnyìng

围术期应激反应（perioperative stress reaction）

围术期机体受到诸如创伤、失血、缺氧、疼痛、冷热、恐惧、急性感染和手术麻醉等刺激，导致以交感神经兴奋和垂体-肾上腺皮质分泌增多为主的一系列神经内分泌反应，并由此引起机体各种功能和代谢变化的过程。是机体对外界刺激的一种非特异性防御反应，属于生理现象。应激的时间短，对机体不会产生有害影响。若刺激强烈且持续时间长，则对机体造成一定程度的损害，此时转化为病理现象，如创伤后的炎症反应。围术期应激反应指围术期情绪变化、手术创伤刺激、失血、疼痛、缺氧及麻醉（包括气管插管和药物使用）等原因引起的应激反应。创伤除引起应激外，还可引起炎症反应和免疫反应，所以应激包含机体因创伤所致炎症反应和免疫反应，是当前研究的热点。

病理生理 应激状态下主要是通过神经-内分泌-免疫系统的调节，以对抗外来伤害，达到内环境稳定。

神经系统 应激对神经系统的影响主要是通过交感-肾上腺髓质系统起作用。创伤数秒钟后体内儿茶酚胺释放立即增加。人体在静止状态血中的肾上腺素为$60\mu g/L$，去甲肾上腺素为$300\mu g/L$。应激情况下肾上腺髓质的分泌可增加约100倍，以满足代谢需要。儿茶酚胺可加速分解代谢，促进糖原分解，并抑制胰岛素分泌，导致高血糖。

内分泌系统 ①下丘脑-垂体系统：下丘脑可分泌多种促激素释放的激素，促进腺垂体分泌相应的各种促激素，包括促肾上腺皮质激素（adrenocorti cotropic hormone，ACTH）、促甲状腺激素、促生长激素等。在下丘脑合成的抗利尿激素（antidiuretic hormone，ADH）和催乳素，通过垂体的门脉循环储存于神经垂体，需要时再释放入血。应激反应中最有影响的激素主要是ACTH和ADH。ACTH分泌增多能加强肾上腺皮质的功能，促进对脂肪的利用，增加能源，保存蛋白质和葡萄糖。ADH可加强肾远曲小管对水的重吸收，以维持细胞外液量和血容量。严重创伤后因ADH不断分泌，导致创伤后稀释性低钠血症。肾上腺皮质激素（皮质醇和醛固酮）还可促进蛋白质分解、尿氮增加、负氮平衡、糖原异生和糖耐量降低、水钠潴留等。②肾素-血管紧张素-醛固酮系统：有效循环血容量降低可使肾素-血管紧张素-醛固酮系统的功能活跃，对血管平滑肌起强烈的收缩作用，也加强儿茶酚胺的作用。血管紧张素Ⅱ使肾上腺皮质球状带分泌醛固酮。醛固酮促进远曲小管重吸收钠、排出钾和氢离子，对调节钠和钾、恢复血容量有重要作用。③胰岛素：应激反应时会加剧胰岛素抵抗。胰岛素所产生的效应比预计正常水平低，即产生胰岛素抵抗，又称敏感性下降。发生机制较复杂，有多种因素参与。应激反应常使机体产生明显的胰岛素抵抗。④胰高血糖素：应激可引起胰高血糖素分泌增多，经自主神经调节，由β肾上腺素能系统介导，与创伤程度有关。应激状态时因诱发肝糖原分解和糖异生作用增强，促使血糖显著升高，持续时间较长。在应激状态下，胰高血糖素协同其他应激激素如皮质醇、儿茶酚胺等，对机体的蛋白质代谢产生重要影响，导致蛋白质分解加快和氮丢失增加。⑤甲状腺激素：促甲状腺释放激素70%以上存在于大脑内的非下丘脑区。机体受到强烈刺激后主要产生三碘甲腺原氨酸（T_3）降低，rT_3升高，而甲状腺素（T_4）、游离甲状腺素（FT_4）和促甲状腺素的反应正常。这些是机体为适应应激期间代谢增高的需要而减少机体能量消耗。⑥生长激素：应激反应时生长激素有不同程度的增加，其程度与受刺激的程度有关。生长激素也能促进脂肪分解和增加糖异生作用。在创伤或手术后约1周血中生长激素浓度恢复正常。⑦催乳素：应激可影响血中催乳素水平。与垂体细胞分泌的β-内啡肽一样，催乳素也可作为一种应激指标。

免疫系统 机体对创伤等刺激的应激反应最终目的是恢复内环境稳定，包括免疫、炎症、心血管、内分泌和神经系统的协作才能完成。免疫系统在应激反应过程中的作用主要是抑制性的。外科手术的应激反应可使血浆中激素和细胞因子的浓度发生改变，如降低生长激素、T_4及白介素-2等，增加糖皮质激素及白介素-6。机体在缺氧刺激后，首先引起外周淋巴细胞增多，CD16⁺T 细胞增多，自然杀伤细胞活性及受刺激后的活性均升高，随后伴细胞数量减少。心理因素造成的应激反应可降低免疫力，体内潜伏的病毒可被激活，还会提高肿瘤的发生率和转移率。对应激因素的预见性和可控性，可以有效地改善或消除应激反应。短时的应激刺激出现免疫抑制，而较长时间的应激则可能引起免疫增强反应。

凝血系统 不论何种原因引起的应激反应对凝血系统都有影响。早期反应参与的炎症介质很多，这些介质都可以激活凝血系统，损伤内皮细胞，促使血小板和白细胞黏附于内皮细胞，凝血因子激活生成凝血酶，使纤维蛋白原转变成纤维蛋白，在微血管内有局部血栓形成，导致局部组织器官缺氧，甚至弥散性血管内凝血。早期患者血液呈高凝状态。纤溶系统也被激活，纤溶功能亢进，加上微血栓形成消耗大量凝血因子，共同导致患者发生广泛的出血现象。各个脏器都可发生，发生在胃肠道者多见，即应激性溃疡。

麻醉前评估与准备 多数患者在术前都存在不同程度的紧张、焦虑、恐惧等，通过神经内分泌系统的作用，引起患者器官系统功能的短暂变化。首先是精神紧张，循环方面有心率加快、血压升高等。对一些特别紧张患者在术前做好解释工作，加上使用镇静药，多数能得到充分的术前准备。对心血管系统和内分泌系统的患者，术前都应做好心理准备，减轻应激反应的发生。因应激反应是机体的一种生理保护机制，术者也不应过度去抑制它，若处理不当则会走向过度抑制的极端，如术前为了减轻应激反应，用某

些药物控制心率和血压，可能使特殊患者陷入循环衰竭。术前已存在的疾病，如损伤、感染、炎症、失血、休克、低温等都可使患者在术前的应激反应加强，甚至导致在麻醉诱导期和维持期的内环境不稳定。术前应予重视和处理。

麻醉实施 麻醉操作所致应激反应，研究较多的集中在麻醉诱导和气管插管方面。气管或支气管内插管时，强调施行好局部黏膜表面麻醉以减轻应激反应。术前予阿托品可防止部分迷走神经反射。麻醉诱导药物中所用的硫喷妥钠、丙泊酚、咪达唑仑、依托咪酯等，无预防和减轻应激反应的作用。肌松药有利于气管插管的顺利进行，防止患者呛咳。麻醉诱导的平稳和气管插管顺利，患者的应激反应自然轻微。反之困难插管，对患者的刺激强烈，加上缺氧、二氧化碳蓄积、呛咳、屏气等，应激反应增强，引起神经内分泌系统功能全面加强。若时间短暂，应激反应过后可恢复到内稳状态。若患者病情危重，这种激惹可能是致命的，特别是术前患者已有心血管系统或内分泌系统方面的疾病，更应小心预防。

麻醉药对神经内分泌免疫系统影响的研究逐渐增多，特别是危重症医学的发展，手术麻醉对应激反应的影响，受到更多麻醉医师的重视。目前常用的挥发性吸入麻醉药对肾上腺皮质均有抑制作用。恩氟烷、异氟烷或七氟烷都不能有效地抑制手术应激反应时儿茶酚胺的分泌增加。患者血浆中的肾上腺素和去甲肾上腺素浓度升高，与手术性质密切相关。硫喷妥钠静脉注射后45分钟血浆皮质醇浓度即有降低，但不

能抑制手术刺激所致皮质醇浓度升高。氯胺酮与γ-羟丁酸钠可使血浆 ACTH 和皮质醇的浓度升高。对危重患者应用依托咪酯镇静后发现死亡率增加，认为该药可能抑制11β-羟化酶和17α-羟化酶活性，导致皮质类固醇减少有关。神经安定镇痛麻醉中使用氟哌利多和芬太尼后45分钟时血浆皮质醇有暂时降低的倾向，术后则明显升高。

大剂量芬太尼对下丘脑有抑制作用，对儿茶酚胺的释放也有抑制作用。大剂量阿片类药物如芬太尼可抑制垂体激素的分泌。舒芬太尼对 μ 受体的亲和力更强并难于离解，甚至在体外循环期间仍可抑制垂体激素的反应。常用的各种肌松药不影响肾上腺皮质激素的分泌。β 受体阻断药美托洛尔、拉贝洛尔、艾司洛尔等，主要用于减轻全身麻醉时气管插管时的心血管应激反应，也有将艾司洛尔用于冠状动脉旁路移植手术中的气管插管、切皮和锯开胸骨，可稳定血流动力学，减弱心血管的应激反应，预防发生心肌缺血。

（龚志毅）

wéishùqī pízhìlèigùchún bǔchōng fāng'àn

围术期皮质类固醇补充方案

（perioperative corticosteroid supplymentary regimen） 正常人受到严重刺激如手术或创伤，下丘脑-垂体-肾上腺轴被激活，导致皮质醇大量释放进入循环，且释放持续72小时以上。这种激素释放对机体具有保护性，因为皮质醇有多种抗炎效应，并可防止低血压和休克。丧失这种功能将导致术中或术后血流动力学不稳定。据统计，成人在全身麻醉和大手术时，皮质激素的分泌剂量为

75 ～ 150mg/d，小手术约为 50mg/d，分泌的多少与手术时间长短和范围一致。

某些疾病可引起肾上腺皮质激素分泌不足，如分娩大出血导致的席汉综合征。一些疾病需使用糖皮质激素治疗，如系统性红斑狼疮，导致自身皮质激素分泌受抑。这两类患者若遇到应激反应包括手术期间，通常不能产生足量的皮质激素满足机体需要，出现循环衰竭。临床上为满足机体应激反应的需要，应及时补充外源性皮质激素。围术期若肾上腺皮质激素替代不足，则可引发肾上腺皮质危象或死亡。肾上腺皮质功能减退的患者，麻醉诱导中可出现较顽固的低血压，且对血管活性药不敏感。糖皮质激素具有介导儿茶酚胺增加心脏收缩及维持血管张力的作用。在糖皮质激素替代研究中，使用低于生理剂量的皮质类固醇与术中动物死亡率增加有关，其主要原因是低体循环阻力和心指数降低引发严重低血压。评估下丘脑-垂体-肾上腺轴功能的金标准是胰岛素耐受试验，短小的 24 肽促皮质试验则更便宜且痛苦较轻。

因下丘脑-垂体-肾上腺轴功能不全而补充生理剂量皮质激素（<10mg 泼尼松）的患者，只要在手术日继续使用生理剂量的激素，通常不会发生肾上腺皮质功能不全及低血压，不必再额外补充皮质激素。应术前服用，并在术后恢复口服后继续应用。对于长期服用等效剂量>10mg 泼尼松的患者（或近 3 个月内接受此剂量者），建议接受生理替代治疗（表 1）。以下情况应选择合适的皮质类固醇激素剂量，大手术如腹腔镜结肠切除术，可补充氢化可的松 200mg（70kg 体重），小手术如腹腔镜疝修补术可补充氢化可的松 100mg（70kg 体重），以后每天减低 25%，直至恢复口服用药（表 2）。

过多皮质类固醇激素所致不良反应包括高血糖症、免疫抑制、蛋白异化、伤口愈合不良、高血压、液体超负荷、精神异常及股骨头坏死等。因此，若明确现有类固醇生理水平正常，则不必补充类固醇。

（龚志毅）

jiǎzhuàngxiàn gōngnéng kàngjìnzhèng huànzhě mázuì

甲状腺功能亢进症患者麻醉

（anesthesia for patient with hyperthyroidism） 包括甲状腺功能亢进症患者术前评估、麻醉实施及术后处理在内的围术期管理策略。甲状腺功能亢进症是由于甲状腺腺体本身产生过多的甲状腺激素，引起神经、循环、消化等系统兴奋性增高和代谢亢进。常见原因是毒性弥漫性甲状腺肿，其他原因有毒性结节性甲状腺肿、外源性激素及碘剂的使用、妊娠、甲状腺炎、甲状腺瘤、绒毛膜癌、分泌促甲状腺激素的垂体腺瘤等。

择期手术应在甲状腺功能恢复正常后进行。常用抗甲状腺药物有丙硫氧嘧啶和甲巯咪唑。采用普萘洛尔和碘剂单独进行 7～14 天的术前药物准备，可缩小甲状腺体积，抑制甲状腺素（T_4）转化为三碘甲腺原氨酸（T_3），纠正临床症状。无论采用何种方法，抗甲状腺药物应长时间服用，直至手术当日早上。

危及生命的急诊手术，可以不经 2～6 周常规抗甲状腺药物准备。可予抗甲状腺药物、普萘洛尔及碘剂。使用 β 受体阻断药控制心率，口服丙硫氧嘧啶 600～1000mg，1 小时后再予碘化钾。还应补充糖皮质激素，抑制 T_4 转化为 T_3。患者有甲状腺肿大，应详细检查气道。较大的甲状腺肿会压迫喉返神经，单侧喉返神

表 1　药物等效剂量（大英药典，2003 年 5 月）

药物	等效剂量（mg）
泼尼松	10
倍他米松	1.5
地塞米松	1.5
氢化可的松	40
地夫可特	12
甲泼尼龙	8

表 2　推荐皮质类固醇补充方案

手　术	补充方案
小手术（如疝气、手部手术）	诱导时给予 25mg 氢化可的松
中等手术（如胆囊切除术）	日常术前剂量+诱导时给予 25mg 氢化可的松+氢化可的松 100mg/d
大手术（严重创伤、长时间手术或术后延迟进食）	日常术前剂量+诱导时予 25mg 氢化可的松+氢化可的松 100mg/d，共 2～3 天，胃肠功能恢复后，重新口服治疗
其他患者	不需额外类固醇

注：适用于每日剂量超过 10mg 泼尼松或近 3 个月等效剂量皮质类固醇的患者。

麻痹可引起声音嘶哑，但对呼吸无影响。术前应行气管 X 线片或 CT 检查，以了解气管受压情况。

β 受体阻断药可控制心率，但对于心力衰竭患者有一定风险，可缓慢予艾司洛尔 $50\mu g/kg$。若因为急诊手术，甲状腺功能尚未恢复正常，或术中甲状腺功能失去控制，在无心力衰竭情况下，可静脉使用艾司洛尔 $50\sim500\mu g/kg$ 控制心率。还应维持体液及电解质的稳定，普萘洛尔或艾司洛尔并不总能防止甲状腺危象发生。

对巨大甲状腺肿并有气管受压的患者，应选择加强型气管插管，并通过气管受压处。术中需要了解气管有无软化，拔除气管插管时应做好再次气管插管的准备，防止可能出现的气管塌陷。术后并发症中双侧喉返神经麻痹和低钙血症最危险。双侧喉返神经麻痹会导致声带因无对抗肌而内收，出现声门闭合，引发喘鸣及气道阻塞。此时需立即气管插管，随后行气管切开以确保呼吸道通畅。甲状腺手术可能会损伤与甲状腺关系密切的甲状旁腺，引起围术期低钙血症发生。术后颈部及伤口应采用十字包扎，患者离开恢复室时应检查有无出血，血肿会导致气道受压。

（龚志毅）

甲状腺功能减退症患者麻醉

（anesthesia for patient with hypothyroidism） 包括甲状腺功能减退症患者术前评估、麻醉实施及术后处理在内的围术期管理策略。甲状腺功能减退症指由于各种原因所致低甲状腺激素或甲状腺激素抵抗而引起的全身低代谢综合征。患者常伴冷漠和昏睡，

手术前常发现此类患者。甲状腺功能减退症多为亚临床状态，其甲状腺激素多在正常范围，仅有促甲状腺激素（tryroid stimulating hormone，TSH）升高。甲状腺激素相对不足，导致运动迟钝、关节痛、腕管综合征、眶周水肿、怕冷，低氧和高碳酸血症时易出现通气抑制、伴低钠血症的游离水清除受损、胃排空延迟、心动过缓。

甲状腺功能减退症的敏感指标是 TSH 升高。理想的术前准备是恢复正常的甲状腺功能，可常规术日晨予左甲状腺素（半衰期为 $1.4\sim10$ 天），以调节 TSH 分泌和 T_3 的转化。对黏液性水肿昏迷需要急诊手术患者，可静脉应用左甲状腺素，并行支持治疗恢复血容量、体温、心肺功能及电解质平衡。对甲状腺功能减退症合并症状性心肌缺血患者，术前恢复正常甲状腺功能有些顾忌，担心可能加重已经存在的心肌缺血。应尽早完成心肌血运重建术，术后及时纠正并补充甲状腺激素，以恢复正常的甲状腺功能。

甲状腺功能减退症患者在恢复正常后，对低氧和高碳酸血症及游离水的清除也恢复正常。非对照研究显示，甲状腺功能减退症患者对镇静和麻醉药的代谢延迟。患者常见合并肾上腺皮质功能减退，治疗时建议也使用应激剂量的类固醇激素。术中若出现低血压，应考虑类固醇激素补充，还应注意体温监测。若合并重症肌无力，术中可采用外周神经刺激器指导肌松药的应用。

（龚志毅）

高钙血症患者麻醉 （anesthesia for patient with hypercalcemia） 包括高钙血症患者术前评估、麻醉实施及术后处理在内的

围术期管理策略。高钙血症指血清离子钙浓度>2.75mmol/L。

病理生理 有以下几方面。

对神经肌肉的影响 高血钙对中枢及外周神经均有抑制作用，使神经、肌肉兴奋性降低，轻度表现为记忆力减退、抑郁、四肢肌肉松弛、张力减退、腱反射减弱等；重者可出现失忆、木僵和昏迷。

对心肌的影响 高血钙膜致屏障作用增强，心肌兴奋性、传导性均降低，Ca^{2+} 内流加速，致动作电位平台期缩短，复极加速。心电图表现为 QT 间期缩短，房室传导阻滞。严重者可发生致命性心律失常而出现心脏骤停。

肾损害 肾对高血钙非常敏感，主要损伤肾小管，表现为肾小管水肿、坏死，基膜钙化等，早期表现为浓缩功能障碍，晚期可见肾小管纤维化、肾钙化、肾结石，严重者可发展为肾衰竭。

其他 高钙血症可出现血管壁、关节、肾、软骨、胰腺、鼓膜等多处异位钙化灶，并引起相应组织器官功能的损害。血清钙>4.5mmol/L 可发生高钙血症危象，如严重脱水、高热、心律失常、意识不清等，患者易死于心搏骤停、坏死性胰腺炎和肾衰竭等。

麻醉管理 高钙血症患者的麻醉管理应包括利用含钠液维持良好的血容量。心电图监测有助于发现心脏传导异常，如 PR 间期和 QT 间期缩短。伴肌力减退的患者，应减少非去极化肌松药用量。细胞外钙离子浓度升高有助于增强心肌收缩力，但会降低心肌舒张力。中等程度的血清钙升高，肾脏和心血管功能正常，通常无特别的围术期问题。高血清钙可引起低血容量，术前应恢复

正常的血容量及电解质水平。术前治疗应增加水负荷及利尿,增加尿钙排出,可使患者的血清钙迅速降低 0.50~0.75mmol/L。补液量 200~400ml/h,但应避免过量,并纠正低钾血症和低镁血症。急诊时应快速补液使血清钙降至安全范围。降低骨重吸收可静脉予帕米磷酸钠、唑来膦酸、降钙素、普卡霉素。降钙素是直接抑制骨的吸收降低血清钙浓度,可在数分钟内降低血清钙,副作用有荨麻疹、恶心等。

（龚志毅）

dīgàixuèzhèng huànzhě mázuì

低钙血症患者麻醉 （anesthesia for patient with hypocalcemia） 包括低钙血症患者术前评估、麻醉实施及术后处理在内的围术期管理策略。低钙血症指血白蛋白浓度在正常范围时,血钙浓度低于 2.2mmol/L。酸中毒或低蛋白血症时仅有蛋白结合钙降低,此时血钙低于正常,但离子钙不低,不发生临床症状;反之,碱中毒或高蛋白血症时,游离钙降低,但蛋白结合钙增高,故血清钙仍可正常,也会发生低钙血症临床症状。

病理生理 有以下几方面。

对神经肌肉的影响 血钙降低时,神经肌肉兴奋性增高,表现为烦躁不安、手足搐搦、肠痉挛、惊厥甚至癫痫大发作。

对骨骼的影响 钙缺乏时可致骨钙化障碍,在小儿出现维生素 D 缺乏引起的佝偻病,表现为囟门闭合迟缓、方颅、鸡胸、念珠胸、手镯、O 形腿或 X 形腿等;成人可表现为骨质软化、骨质疏松和纤维性骨炎等。

对心肌的影响 钙对心肌细胞钠内流有竞争性抑制作用,称为膜屏障作用。低血钙对钠内流

的膜屏障作用减小,心肌兴奋性和传导性升高。但因膜内外 Ca^{2+} 的浓度差减小,Ca^{2+} 内流减慢,致动作电位平台期延长,不应期亦延长。新生儿低钙血症可致心力衰竭。心电图表现为 QT 间期和 ST 段延长,T 波低平或倒置。

其他 婴幼儿缺钙时,免疫力低下,易发生感染。慢性缺钙可致皮肤粗糙、脱屑、色素沉着、毛发稀疏、指（趾）甲易脆等。

麻醉管理 对合并甲状旁腺功能减退症的手术患者,术前应测定其血钙、镁及磷水平。有症状的低钙血症患者,应静脉补充葡萄糖酸钙。10% 葡萄糖酸钙 10~20ml 以不低于 10 分钟速度给予,随后可 0.5~2.0mg/（kg·h）速度输注,并监测钙离子水平。术前若有必要,可经静脉在较短时间恢复正常钙镁浓度。术前治疗旨在控制症状,对慢性低钙血症患者,应使血浆钙保持在正常范围。术前维持心电图 QT 间期正常是有益的,若实验室不能快速测定血浆钙,QT 间期可作为估计血浆钙的指导。血浆钙的变动可影响肌肉张力,而这种张力的改变可通过检测肌束颤动判断。碱中毒可增加手足搐搦,应避免过度通气,低温、快速大量输入库血均会加重低钙血症。急性低钙血症的最常见表现是肢体远端感觉异常和痉挛。严重低血钙的潜在危险是喉痉挛和癫痫发作。术中应注意可能的重度房室传导阻滞。

（龚志毅）

chuítǐ gōngnéng yìcháng huànzhě mázuì

垂体功能异常患者麻醉 （anesthesia for patient with pituitary dysfunction） 包括垂体功能异常患者术前评估、麻醉实施及术后

处理在内的围术期管理策略。垂体是人体最重要的内分泌腺,分前叶（腺垂体）和后叶（神经垂体）两部分。它分泌多种激素,对代谢、生长、发育和生殖等有重要作用。垂体功能异常多由垂体功能紊乱造成,病因位于垂体者称为原发性垂体功能异常,位于下丘脑者称为继发性垂体功能异常。

腺垂体的分泌细胞分别产生生长激素、促肾上腺皮质激素、催乳素、黄体生成素、卵泡刺激素和促甲状腺激素。腺垂体激素受来自下丘脑激素的负反馈调节及来自腺垂体激素作用靶器官的信号调节。常见激素分泌过多有:催乳素过多所致闭经、溢乳、不孕症,促肾上腺皮质激素过多所致库欣综合征,生长激素过多所致肢端肥大症。腺垂体功能不全可导致生长激素、促甲状腺激素、促肾上腺素、催乳素及促性腺激素不足。神经垂体储存抗利尿激素 （antidiuretic hormone, ADH）和缩宫素 （oxytocin）。血浆渗透压升高和低血压均可增加 ADH 的分泌。与血浆渗透压无关的 ADH 过量分泌,会引起低钠血症和钠潴留。ADH 分泌异常可源于多种神经系统损害、药物使用（如麻醉药、长春新碱和环磷酰胺）、肺部感染、甲状腺功能减退症、肾上腺功能不全和异位肿瘤分泌等。抗利尿激素分泌失调综合征 （syndrome of inappropriate secretion of antidiuretic hormone, SIADH）可致低钠血症,并由此而导致脑水肿,患者可出现患者体重增加、乏力、嗜睡、感觉迟钝、反射异常、意识不清,最终导致抽搐及昏迷。ADH 缺乏可引起尿崩症,病因包括垂体疾病、脑肿瘤、浸润性疾病如结节病、头部创伤及

肾脏缺少对 ADH 的反应。肾脏对 ADH 缺乏反应的原因包括低钾血症、高钙血症、镰状细胞贫血、尿路梗阻及肾功能不全。

肢端肥大症患者由于软组织增生肥大，可导致气道狭窄，出现气道管理困难、糖耐量减低、心功能不全等。术前应充分评估，做好应急预案，保证患者有效通气，使用必要的气道管理工具。

对催乳素及性激素不足患者，术前无特殊准备。生长激素不足可导致心肌萎缩，术前心功能评估非常必要。

血管加压素异常分泌者术前需要针对病因治疗及限制水的摄取，可使用锂及地美环素，抑制肾脏对抗利尿激素的反应，恢复正常血容量及电解质。有心绞痛患者使用西咪替丁和血管加压素治疗食管静脉曲张，可因药物合用致负性心力和致心律失常作用，引起心动过缓或房室传导阻滞，应引起注意。

SIADH 患者快速纠正慢性低钠血症可引起脱髓鞘病变，血浆钠的升高不应超过 $1mmol/(L \cdot h)$。水中毒患者可采用限制水摄取至 $500 \sim 1000ml/24h$。完全性尿崩症术前准备包括补充经尿液的丢失，经鼻予血管加压素，静脉补充每天液体需要量，以恢复正常血容量。术前予常规剂量去氨加压素或 100mU 水溶性加压素，之后 $100 \sim 200mU/h$ 药物剂量可调整，允许适量多尿并避免医源性 SIADH。SIADH 患者手术中及术后，应通过监测中心静脉压、肺动脉压、经食管超声心动图监测舒张期左心室面积、血和尿渗透压及血钠浓度管理液体输注。患者通常需要液体限制，很少需要使用高渗盐水。

尿崩症的围术期管理与尿崩症程度相关。应充分了解病情，并避免药物的副作用，完全性尿崩症或 ADH 完全缺乏对手术无明显影响。术中所有静脉输液均应为等渗液，以避免水消耗和高钠血症。血浆渗透压 > 290mmol/L，应补充低渗液，术中血管加压素输注速率>200mU/h。对于不完全性尿崩症，血浆渗透压 < 290mmol/L，可不使用水溶性血管加压素。非渗透性刺激如容量消耗和外科应激常引起大量 ADH 释放，这类患者术中应多次监测血浆渗透压。

对于促肾上腺皮质激素过量所致库欣综合征，麻醉中应小心摆放患者体位，防止骨质疏松所致骨折和皮肤损伤。由于患者躯干部肥胖，脂肪堆积，也应警惕气道管理及气管插管困难问题。

急性垂体功能不足多见于垂体肿瘤出血，手术切除标本显示，约 25% 腺瘤有出血证据。患者可有急性头痛、视力丧失、恶心、呕吐、眼肌麻痹、意识紊乱、发热、眩晕和轻度偏瘫。这类患者需要紧急经蝶窦减压、补充糖皮质激素及降颅压治疗。垂体占位手术术式多为经口鼻蝶窦入路，为防止手术创口出血引起气道阻塞，手术、麻醉后需要一定时间保留气管插管，手术结束后应充分镇痛、镇静。

(龚志毅)

xuèyèbìng huànzhě mázuì

血液病患者麻醉 （anesthesia for patient with hematologic disease）

包括血液病患者术前评估、麻醉实施及术后处理在内的围术期管理策略。关键不是麻醉本身，而是纠正病因及恰当的术前准备。病因不同，麻醉管理中的注意事项各不相同。

(张秀华)

pínxuè huànzhě mázuì

贫血患者麻醉 （anesthesia for patient with anemia）

包括贫血患者术前评估、麻醉实施及术后处理在内的围术期管理策略。贫血是循环血液的血红蛋白量、红细胞数和血细胞比容低于正常的病理状态，是各种红细胞疾病中最常见的临床症状。WHO 的诊断标准：血红蛋白成年男性 < 130g/L、成年女性 < 120g/L、孕妇<110g/L；中国诊断标准：血红蛋白成年男性<120g/L、成年女性<110g/L、孕妇<110g/L。贫血症状的有无及轻重，主要取决于贫血的程度及其发展速度，且与患者年龄、有无其他心肺疾病及心血管系统的代偿能力有关。常见贫血包括缺铁性贫血、巨幼细胞贫血、再生障碍性贫血。

麻醉前评估与准备 贫血发展缓慢时，即便血红蛋白为 80g/L，亦可无症状；有时低至 60g/L 以下出现轻度症状，才引起患者注意。反之，若急性失血或急性溶血，由于发生速度快，症状可很显著。无论慢性失血性贫血或其他原因的贫血患者，其血浆容量可有代偿性增加，并通过增加心输出量改善组织氧供，临床通常表现为心率增快。年轻健康患者血细胞比容急性降低 15% ～ 30%，丢失血容量的 30%~40%，此时若及时补充血管内容量，患者可较好地耐受及代偿。贫血的病因及原发病多种，每一种又有相应的特殊性，故对不同贫血患者应区别对待。尤其需注意镰状细胞贫血患者围术期栓塞并发症，与镰状红细胞有关，若镰状血红蛋白累及的血红蛋白超过 50%，临床血管阻塞危象将会发生。通常贫血患者经术前准备，血红蛋白>70g/L 者，各种麻醉方式均可考虑采用。镰状细胞贫血患者术前通过治疗应使血红蛋白提高到 $100\sim120g/L$，并使镰状血红蛋白比例下降至 40% 以下，这是术前准备的主要内容之一。

麻醉实施 对于慢性贫血患者择期手术，术前应尽可能纠正贫血使血红蛋白达到 $80g/L$ 以上。血红蛋白减低的同时，应考虑是否存在白细胞、血小板及凝血功能异常，或是否存在多器官系统受累直接影响麻醉方式的选择和麻醉药物的应用。麻醉方法选择的原则是有凝血功能异常者均不宜选择蛛网膜下腔阻滞和硬膜外阻滞，应选全身麻醉。对血液病患者进行穿刺的顾虑是因凝血功能异常或白细胞数减少，易引起穿刺局部血肿或感染。

在麻醉药物选择上，由于氧化亚氮可氧化维生素 B_{12} 分子中的钴原子，故对维生素 B_{12} 缺乏的巨幼细胞贫血病，吸入氧化亚氮可导致贫血加重和严重神经功能缺陷，因此全身麻醉时禁用。贫血使血液携氧能力下降，对麻醉的耐受降低，麻醉药用量需相应减少，并应注意充分供氧。严重贫血患者可引起贫血性心脏病，血浆蛋白降低，毛细血管通透性增加，术中应避免输液速度过快，避免晶体溶液过量引起或加重组织水肿；巨幼细胞贫血患者易发生感染，需严格无菌操作并预防性应用抗生素。

(张秀华)

hóngxìbāo zēngduōzhèng huànzhě mázuì

红细胞增多症患者麻醉

（anesthesia for patient with erythrocytosis） 包括红细胞增多症患者术前评估、麻醉实施及术后处理在内的围术期管理策略。循环血液中红细胞计数高于正常预测值的 125% 称为红细胞增多症，可分为原发性（骨髓自身异常）和继发性（骨髓外因素）。常见原因包括：①相对性红细胞增多症。源于血浆容量减少，导致血液浓缩，而红细胞数量并不增多，常见于严重脱水、大面积烧伤、慢性肾上腺皮质功能减退症等。②应激性红细胞增多症。由于精神紧张或应用肾上腺素后脾收缩所致，常为一过性。患者常伴高血压而红细胞容量正常。③继发性红细胞增多症。出现于慢性缺氧状态，如高山居住，肺气肿和肺部疾病，发绀型先天性心脏病，慢性风湿性心脏瓣膜病，皮质醇增多症，肾动脉狭窄，肾囊肿，肾盂积水，各种肿瘤如肝癌、肺癌、小脑血管母细胞瘤、子宫平滑肌瘤等。④真性红细胞增多症。以红细胞克隆性异常增殖为主的慢性骨髓增生性疾病，其外周血总容量绝对增多，常伴白细胞和血小板增多、脾大。

麻醉前评估与准备 无论何原因导致的红细胞增多，均对血液黏度影响较大，真性红细胞增多症患者尤甚，25% 的真性红细胞增多症患者以血栓栓塞症状首发。由于红细胞增多，势必引起血液黏稠度增高，导致血流阻力增大，流速减慢，加之组织缺血、缺氧易引起血管内皮和组织损伤。其对止血、凝血功能的影响主要由于释放的腺苷二磷酸和促红细胞生成素激活血小板，启动凝血过程，引起弥散性血管内凝血和出血倾向。临床麻醉中除认识到真性红细胞增多症患者的易栓及出血倾向外，更重要的是术前识别相对性红细胞增多症和继发性红细胞增多症，二者也是手术患者最常见导致红细胞增多的原因。术前应控制红细胞在 $6.0\times10^{12}/L$ 以下。

麻醉实施 术前放血、放疗或化疗，术中适当血液稀释可减少血栓形成。若预计手术出血较多，采用急性血液稀释自身输血法，可满足约 1000ml 的供血量，值得采用。

(张秀华)

zhōngxìnglìxìbāo jiǎnshǎo huànzhě mázuì

中性粒细胞减少患者麻醉

（anesthesia for patient with neutropenia） 包括中性粒细胞减少患者术前评估、麻醉实施及术后处理在内的围术期管理策略。中性粒细胞减少指外周血中性粒细胞绝对值 $<2.0\times10^9/L$，粒细胞缺乏是中性粒细胞减少的一种形式，其外周血中性粒细胞绝对值 $<0.5\times10^9/L$。外周血中性粒细胞绝对值是通过将外周血白细胞总数乘以白细胞分类计数中中性粒细胞的百分比而获得。

麻醉前评估与准备 中性粒细胞减少程度与细菌感染的风险密切相关。粒细胞缺乏患者极易发生严重细菌和真菌感染，危及生命，应尽量避免手术和麻醉。目前已通过生物工程或基因工程方法研制出超过 14 种造血细胞因子，包括常用的粒细胞集落刺激因子等，为短期内升高中性粒细胞数量提供了可能。

麻醉实施 若病情需要必须进行麻醉，麻醉操作过程中应采取严密消毒隔离措施，及时予足量广谱抗生素，并在术前使用升白药物治疗。中性粒细胞计数 $<0.5\times10^9/L$ 并发生败血症的患者，已证实使用生长因子或输注粒细胞可延长寿命。尽管骨髓移植的应用越来越多，但并发症常发生于移植后，而不是在采集细胞时（麻醉医师最常在此时参与）。骨

髓移植前肺功能检查结果异常似乎可预测移植后的并发症，但还不至于取消移植的实施。

（张秀华）

báixuèbìng huànzhě mázuì

白血病患者麻醉 （anesthesia for patient with leukemia）

包括白血病患者术前评估、麻醉实施及术后处理在内的围术期管理策略。白血病是造血系统的恶性肿瘤，特点为造血组织中白血病细胞呈异常增生与分化成熟障碍，并浸润其他器官和组织，而正常造血功能受到抑制，临床上出现不同程度的贫血、出血、感染和浸润症状。

麻醉前评估与准备 白细胞虽然是血栓中的一个成分，与其他血细胞相比，白细胞数量最少，因此对血液黏稠度影响小。即将接受手术的白血病患者术前应做血红蛋白、血细胞比容、血电解质、尿素、肝酶、血气分析的检测，胸部X线片可以发现可能的纵隔肿块，体格检查可能发现上腔静脉阻塞征象，患者可能发展至上呼吸道水肿，导致气管插管困难。对于白血病患者，若需要置入中心静脉导管，而血小板计数$<30×10^9/L$，此类患者是否需要操作前输注血小板，取决于今后这些患者是否将行同种异体骨髓移植，若行同种异体骨髓移植，则输注血小板能增加移植物抗宿主排斥反应的风险。不需要做广泛皮下隧道的中心静脉导管放置的患者，术前可不补充血小板。白血病患者的出血倾向、贫血、体温及代谢增高，均对麻醉产生不利影响，所以非属急症，此类患者一般不考虑手术。若此病在缓解期，可在控制感染及出血的条件下施行手术。

麻醉实施 白血病患者麻醉的主要危险在于术中出血和渗血不止及血栓形成。慢性粒细胞性白血病，若血小板$>1000×10^9/L$或白细胞$>100×10^9/L$，术中可能遇到难以抑制的出血。慢性淋巴细胞白血病，若血小板计数正常，即使白细胞$>100×10^9/L$也非手术禁忌证。

（张秀华）

xuèxiǎobǎn yìcháng huànzhě mázuì

血小板异常患者麻醉 （anesthesia for patient with platelet disorder）

包括血小板异常患者术前评估、麻醉实施及术后处理在内的围术期管理策略。血液中正常血小板计数为$（100~300）×10^9/L$，血小板数量改变（增多或明显减少）和质量异常变化（血小板结构和代谢异常）称血小板异常，常引起血栓形成倾向、出血倾向或两者兼有之。

麻醉前评估与准备 血小板质和量的异常与手术出血相关，功能良好的血小板计数$>100×10^9/L$，出血机会很少；若$<50×10^9/L$，伤口有渗血可能，$<20×10^9/L$则常为严重出血。美国麻醉医师协会输注血小板指南表明：血小板$<50×10^9/L$并有微血管出血的外科及产科患者需输注血小板，使血小板$>50×10^9/L$。血小板计数在$（50~100）×10^9/L$，是否输注血小板主要取决于外科手术类型、预期和实际出血量、微血管出血程度、是否存在影响血小板功能和凝血功能的药物治疗及疾病如尿毒症等。若怀疑出血与血小板功能有关，而对其他治疗无反应和/或最近有服用阿司匹林及其他抗血小板药物的病史，即使血小板计数$>100×10^9/L$，仍是输注血小板的指征。血小板异常还包括血小板数量增多。血小板增多（$>400×10^9/L$）可以是原发

性，也可以是继发性。原发性血小板增多见于骨髓增生性疾病，如慢性粒细胞白血病、真性红细胞增多症和原发性血小板增多症、骨髓纤维化早期等。继发性血小板增多见于急性感染、急性溶血及部分肿瘤患者，通常为轻度，多在$500×10^9/L$以下，也是手术患者最常见的导致血小板数量增多的原因。

麻醉实施 遗传性血小板减少症较罕见，需输注浓缩血小板治疗。获得性血小板减少症较多见，系统性如红斑狼疮、免疫性血小板减少症或尿毒症等，需根据病因进行术前纠正，免疫性疾病可予泼尼松等治疗。一些获得性血小板减少症与药物治疗相关，最常见是阿司匹林，有时血小板功能减退可达1周，术前需至少停药8天方能纠正。输注浓缩血小板时，体重70kg患者只需输注$2~5U$浓缩血小板，即可纠正凝血功能异常。每输注1U浓缩血小板可增高血小板（$4~20$）$×10^9/L$，但血小板的半衰期约为8小时。血小板数量增多通常对麻醉影响不大。

（张秀华）

xuèyǒubìng huànzhě mázuì

血友病患者麻醉 （anesthesia for patient with hemophilia）

包括血友病患者术前评估、麻醉实施及术后处理在内的围术期管理策略。血友病是一组因子Ⅷ或因子Ⅸ缺陷所致遗传性凝血功能障碍性疾病。根据凝血因子不同，其中因子Ⅷ缺陷称为血友病A（又称甲型血友病、遗传性因子Ⅷ缺陷症），因子Ⅸ缺陷称为血友病B（又称乙型血友病）。前者发病率约为1/10 000，而后者约为1/30 000。该病为性连锁隐性遗传，缺陷基因位于X染色体，由

女性（母亲）携带并遗传给男性（儿子）。女性血友病患者罕见，仅见于父亲为血友病患者而母亲为致病基因携带者。据报道，该病男女比例为 500∶1。诊断后还需进行家系调查，约 2/3 患者有阳性家族史。

病理生理　临床表现为全身各部位缓慢而持续渗血及出血所致各项压迫症状，其中关节腔或深部组织出血是其特征。常见出血类型为自发性出血、轻微外伤后出血难止、创伤或手术后严重出血，但急性大出血较少见。出血常发生于负重的大关节（膝、肘、踝、腕、髋、肩等）和肌肉/软组织（腰方肌、上肢肌、下肢肌等）、内脏（腹腔内、腹膜后、泌尿系统、消化系统、呼吸道等）、皮肤和黏膜（皮肤淤血、鼻出血、口腔出血、牙龈出血等）；致命性出血有颅内出血、神经系统出血、咽颈部出血和无准备的创伤或手术出血等。出血表现可在出生时出现，也可延迟至成年后发病。诱因多为轻度外伤、小手术及注射等，术后延迟出血可危及生命。关节肌肉反复发生出血可致肢体活动障碍甚至致残。根据患者出血的严重程度及其血浆因子Ⅷ活性（FⅧ∶C）因子/因子Ⅸ活性（FⅨ∶C）的水平，中国将该病分为 4 型（表 1）。

实验室检查可为该病的诊断、鉴别诊断和治疗提供客观依据。首选检查为活化部分凝血活酶时间（APTT）和血浆凝血酶原时间（PT）。血友病患者表现为 APTT 延长，而 PT 正常。其他如血小板计数、出血时间（BT）、凝血酶时间（TT）和纤维蛋白原（Fbg）等均正常。为进一步鉴别具体为血友病 A 或 B，需进行确诊试验：

血浆因子Ⅷ活性（FⅧ∶C）辅以因子Ⅷ抗原（FⅧ∶Ag）测定可确诊血友病 A；血浆因子Ⅸ活性（FⅨ∶C）辅以因子Ⅸ抗原（FⅨ∶Ag）测定可确诊血友病 B。若患者 FⅧ∶C/FⅨ∶C 或 FⅧ∶Ag/FⅨ∶Ag 同时减低，则提示 FⅧ、FⅨ蛋白质合成和分泌减少，若 FⅧ∶C/FⅨ∶C 减低而 FⅧ∶Ag/FⅨ∶Ag 正常则提示 FⅧ、FⅨ相应的分子功能异常。临床上应注意与血管性血友病等出血性疾病鉴别。

麻醉前评估与准备　血友病的治疗主要是替代疗法，临床上主张输注含有高纯度浓缩因子Ⅷ或因子Ⅸ的制剂，使患者血浆中相应因子活性提高到止血水平。凝血因子用量的确定通常以 1ml 血浆内含有 1U 凝血因子为活性 100% 计算，同时考虑血液中回收率及半衰期等因素，则凝血因子活性升高值可通过以下公式计算：

血友病 A：凝血因子活性升高值 % =［因子Ⅷ用量（U）/体重（kg）］×2.0

血友病 B：凝血因子活性升高值 % =［因子Ⅸ用量（U）/体重（kg）］×1.5

择期手术时，术前 48 小时必须测定缺乏的凝血因子的水平，并进行替代治疗，以预防手术期间大出血。替代治疗期望达到的凝血因子活性程度和维持时间因不同部位的手术类型而异（表 2）。应使相应的凝血因子活性达到 50%~80%，术后 10 天应维持凝血因子活性在 50% 左右。临床上可根据手术创伤程度不同而采用不同的替代治疗方案（表 3）。由于因子Ⅷ的半衰期为 8~12 小时，故血友病 A 患者开始补充凝血因子时需每 8~12 小时输注一次；因子Ⅸ的半衰期为 18~24 小时，故血友病 B 患者需每 12 小时输注一次，之后可酌情延长输注间隔，直至出血停止或凝血因子恢复至出血前水平。新鲜冷冻血浆、冷沉淀、凝血酶原复合物等凝血制剂因所含凝血因子量少而疗效有限。

凝血因子有不同制剂，包括

表 1　血友病 A/B 临床分型

分　型	FⅧ∶C/FⅨ∶C 水平［%（U/ml）］	出血严重程度
亚临床型	25~45（0.25~0.45）	创伤、手术后异常出血
轻度	5~25（0.05~0.25）	创伤、手术后出血明显，无自发性出血
中度	1~5（0.01~0.05）	创伤、手术后有严重出血，有自发性出血
重度	<1（<0.01）	反复自发性出血，见于关节、肌肉、内脏、皮肤、黏膜等

表 2　血友病患者围术期凝血因子补充方案

补充时间	凝血因子活性（%）	凝血因子用量（次，U/kg）	每天用药次数	用药天数
小手术当天、术后第 1 天	40~80	20~40	2~3	3~7
小手术术后第 2~7 天	20~40	10~20	1~2	
大手术当天、术后第 1 天	80~100	40~50	2~3	14~28
大手术术后第 2~7 天	30~60	15~30	2~3	

表3 血友病患者出血时凝血因子制品剂量及疗程

出血程度	FⅧ：C/FⅨ：C 水平（%）	FⅧ或FⅨ剂量 （U/kg）×次数/天	疗程 （天）
轻度	20~30	（15~20）×2	3~4
中度	30~40	（20~30）×2	5~7
重度	40~50	（30~40）×3	7~10

注：以 APTT 和 FⅧ：C/FⅨ：C 测定作为剂量调节参考。

基因工程生产的人重组血管性血友病因子，从普通供体或新鲜冷冻血浆中提取的含 20U/ml 因子的冷凝蛋白。浓缩凝血酶原复合物中含有因子Ⅸ但不含因子Ⅷ。新鲜冷冻血浆中也含有少量凝血因子。但以上凝血制品均由于所需凝血因子含量有限，在大手术或严重出血时疗效甚微。

凝血制剂长期反复应用会产生相应的同种抗体，即凝血因子抑制物。约 10% 的血友病 A 或血友病 B 患者会产生使因子Ⅷ或因子Ⅸ失活的抗体（新鲜冷冻血浆与患者血浆温育后不能提高凝血因子活性）。这些获得性抗凝物通常由 IgG 组成，很难应用血浆分离清除，且对免疫抑制剂有不同反应。若术前输注凝血因子无效，应考虑有抑制物产生的可能性并检查血浆抑制物效价。对抑制物的一般治疗原则为用凝血因子制品止血，并用免疫抑制药以阻止抑制物的产生。

选择凝血因子制品的原则：①血友病 A 患者出现抑制物时首选血浆源性人因子Ⅷ浓缩物或凝血酶原复合物，有条件者可选用人重组因子Ⅷ制品。②血友病 B 患者出现抑制物时首选凝血酶原复合物，有条件者可选活化的凝血酶原复合物或因子Ⅸ浓缩物等制品。

免疫抑制药选择包括：①泼尼松（也可用地塞米松、甲泼尼龙或氢化可的松），同时用环磷酰胺。②静脉注射人免疫球蛋白，连用 5 天。③选用血浆置换、环孢素、他克莫司或利妥昔单抗等。

麻醉实施 对血友病患者做到正确、及时诊断和有效治疗是实施外科手术的基础。术前未发现血友病而盲目进行手术是危险的。术前除完善的凝血因子替代治疗外，还应准备足量浓缩红细胞、新鲜冷冻血浆。若术前发生大出血已输入大量浓缩红细胞，可能因血小板大量丢失和稀释而导致凝血障碍，需要及时复查血常规，并输入血小板加以纠正。

原则上对血友病患者均应选择全身麻醉。曾发现血友病患者接受局部麻醉造成局部巨大血肿达 1000ml，所以此类患者不宜行局部或神经阻滞，尤以深部阻滞为禁忌证。也应避免硬膜外阻滞或蛛网膜下腔阻滞。

全身麻醉术前用药应尽量口服，必要时可皮下注射或进入手术室后静脉给药，总之应避免肌内注射。麻醉过程中应尽量减少各种有创操作以防大出血，如气管切开等。气管插管过程中应轻柔小心，避免使用暴力，造成口腔黏膜组织损伤和出血。因鼻腔黏膜出血止血困难，原则上应避免经鼻气管插管。

由于患者的关节（膝、足、肘关节等）常发生慢性出血，可引起四肢关节挛缩，术中应注意保护肢体避免造成损伤。体重负荷可引起腰肌、臀部及四肢肌肉出血，因此术中应注意患者体位

以防止损伤。若行肢体手术，上止血带时间以 1 小时为度，并需安全掌握放松技术。

临床所用全身麻醉药对凝血功能影响较小，无特殊禁忌。围术期尽量不用易引发胃溃疡的药物（如水杨酸盐及类固醇等），必须使用时应联用适当的抗胃溃疡药物。避免使用预防血栓形成的药物（如肝素），且避免使用具有溶栓作用的尿激酶、链激酶和组织型纤溶酶原激活剂等。术中应维持血流动力学平稳，避免血压急剧升高引起出血。手术应由经验丰富的外科医师主持，并在血液科医师的密切配合和协助下进行。术中监测凝血功能，但 FⅧ：C 或 FⅨ：C 的测定耗时过长，不能及时反映术中情况。血栓弹力图可在床旁及时动态评估凝血功能，已用于临床。反应时间（r 值）和凝固时间（k 值）显著延长，而血栓最大幅度值（ma）和血栓最大弹力度（ma）降低，可以对凝血因子的缺乏加以验证。

（张秀华）

kàngníng zhìliáo huànzhě mázuì

抗凝治疗患者麻醉（anesthesia for patient with anticoagulation therapy） 包括抗凝治疗患者术前评估、麻醉实施及术后处理在内的围术期管理策略。抗凝治疗是为预防动脉或静脉血栓形成而采取的药物治疗方法。根据凝血的发生机制，抗凝药物分为抗血小板药、抗凝血药和纤维蛋白溶解药三大类。其中，抗血小板药根据其药理作用不同分为非甾体抗炎药（如阿司匹林）、ADP 抑制药（如氯吡格雷）和 GPⅡb/Ⅲa 抑制药；抗凝血药包括肝素、低分子量肝素、华法林、双香豆素等；纤维蛋白溶解药包括

链激酶、尿激酶、组织型纤溶酶原激活剂等。接受手术治疗的患者因存在一些特殊疾病和临床情况，需抗凝治疗，主要包括：冠心病及其相关并发症（急性冠脉综合征、心肌梗死、冠状动脉支架置入术后）、脑梗死史、颈动脉粥样硬化、人工瓣膜置换术后、人工血管植入物、长期心房颤动史、骨科手术后、高凝倾向或易栓症等。上述情况绝大多数为预防动脉血栓栓塞形成（如冠心病二级预防）。对于存在高凝倾向或接受骨科手术的患者，需进行抗凝以预防深静脉血栓和肺栓塞。使用抗凝药的患者预备接受外科手术、有创性检查或内镜检查时，其围术期抗凝治疗的策略和方案尤其重要，既要避免手术期间因抗凝效果不足而发生栓塞风险，又要预防手术期间出血。

麻醉前评估与准备 麻醉前评估有助于降低围术期血栓栓塞事件及其并发症发生率，降低出血风险。术前评估时主要需要关注围术期血栓栓塞风险、外科手术种类、手术的急迫性和术前抗凝程度。围术期发生动脉血栓形成的危险因素包括：心房颤动、高脂血症、高血压、糖尿病、吸烟、血栓性血小板减少性紫癜、药物（如环氧化酶-2抑制药）、体内植入物（如心脏机械瓣膜、冠状动脉支架）和其他遗传性因素。围术期发生静脉血栓形成的危险因素包括高龄、肿瘤、大手术（尤其是盆腔和髋膝关节置换术）、长期限制活动、抗磷脂综合征、肥胖、药物、妊娠和其他遗传性因素。综上，目前明确的高风险患者为：①过去3个月内曾发生过静脉栓塞。②曾接受机械性心瓣膜置换手术或多个瓣膜置换。③心房颤动且有脑梗死或全身性栓塞病史。④严重左心室功能不全（左心室射血分数<30%）。⑤全身高凝状态（如恶性肿瘤、严重感染等）。

外科手术的种类对术前抗凝治疗调整也存在影响。简单的手术如拔牙、白内障摘除术、内镜检查等被认为是低出血风险的手术。一些手术时间长、复杂手术或手术部位较深而止血困难，如骨科手术、心血管手术等，属于高出血风险的手术。高血栓风险患者接受低出血风险手术，术前不建议停用抗凝药；而接受高出血风险手术则建议术前停药，使凝血指标恢复至安全范围。

若正在接受常规抗凝治疗的患者需要急诊手术，应根据具体情况处理。对于接受华法林抗凝的患者，在国际标准化比值（INR）≤1.5的情况下，大多数外科手术可以安全实施。若手术必须在2天内实施，停用华法林的同时静脉注射维生素 K_1（1.0~2.0mg）。若手术必须在1天内实施，停用华法林的同时静脉注射维生素 K_1（2.5~5.0mg）。必要时可输注新鲜冷冻血浆，以达到迅速矫正的目的。

冠心病 该类患者接受非心脏手术时，为预防围术期心脏缺血事件是否停用阿司匹林的处理原则如下（图）。

人工心脏瓣膜 有人工心脏瓣膜的患者术前最重要的问题在于确定人工瓣膜类型，是否需要抗凝及围术期的治疗计划。有多

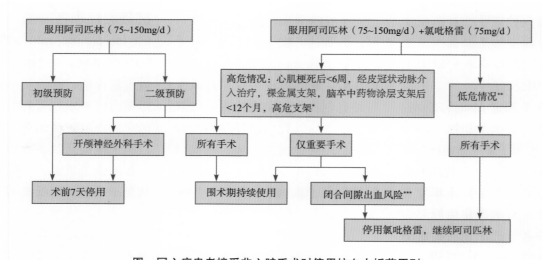

图 冠心病患者接受非心脏手术时停用抗血小板药原则

注：*高危支架：较长（>36mm）、近端、重叠或置入多个支架、存在慢性完全性堵塞的支架、小血管支架或分叉处支架。

**低危情况：裸金属支架、脑卒中、非复杂性心肌梗死、无支架经皮冠状动脉介入治疗后>3个月。

***闭合间隙出血风险：开颅神经外科手术、椎管内手术、眼科后房手术。在这些情况下必须个体化评估是否停用阿司匹林，若停用则术后早期恢复使用至关重要。

个人工瓣膜的患者血栓形成的风险最大，其次为二尖瓣和主动脉瓣置换。笼球瓣的血栓形成风险最高，单个翻转盘状瓣膜风险中等，双叶人工瓣膜风险最小。Carpentier-Edwards 及 Hancock 等生物瓣膜一般不需要长期抗凝。每个接受机械性人工心脏瓣膜置换术的患者，在长期服用华法林的情况下，每年仍有 0.7%~1.0% 的概率发生全身性栓塞事件（特别是脑栓塞）。未曾接受抗血栓治疗者则高达 4%。即将手术的高危患者必须暂停华法林，并不建议例行性使用大剂量维生素 K_1，以避免发生过度凝血。何时停止抗凝、短效药过度使用及其种类（静脉用肝素或低分子量肝素）需要联合心内科医师及外科医师共同决定。

心房颤动　常见于老年、甲状腺功能亢进症、心脏瓣膜病和缺血性心脏病患者，可以分为阵发性、持续性或永久性。大多数心房颤动患者需要长期抗凝。若只用预防性抗凝治疗者（无栓子或左心房血栓形成的病史），围术期继续应用的成本效益比并不高。心房或心室血栓或既往有血栓栓塞的患者风险更大，抗凝治疗剂量需个体化，根据 INR 进行调整。

静脉血栓栓塞或肺栓塞　择期全身麻醉手术患者中致死性肺栓塞发生率为 0.1%~0.8%，而在择期髋关节置换手术患者为 2%~3%，未行预防性抗凝的髋部骨折修复手术患者中发生率则高达 4%~7%。既往曾发生静脉血栓栓塞、肥胖、静脉曲张、糖尿病、肿瘤、心力衰竭、妊娠、瘫痪、存在易栓状态或年龄 >50 岁等是静脉血栓栓塞发生的危险因素。因子 V Leiden 变异是遗传性易栓症的最常见原因（40%~

50%），凝血酶原基因突变和蛋白 S、蛋白 C 缺乏及抗凝血酶缺乏是易栓症常见的其他病因。围术期静脉血栓栓塞的风险取决于手术类型（如侵袭程度、术中创伤和制动）和患者疾病状态（如炎症性肠病、急性疾病、吸烟、恶性肿瘤、肥胖、高龄、既往栓塞史、雌激素替代治疗、高凝状态）。

近期动脉或深静脉血栓形成的患者一般择期手术需要在围手术期进行干预或推迟手术。急性静脉栓塞经治疗 1 个月后复发的危险为 8%~10%，3 个月后为 4%~5%。若不行抗凝，3 个月内再发 DVT 的风险约为 50%。进行 1 个月的华法林抗凝治疗可将风险减至 10%，3 个月抗凝可减至 5%。存在遗传性高凝状态（如抗凝血酶Ⅲ或蛋白 C 或蛋白 S 缺乏、凝血酶原基因突变，因子 V Leiden 变异）、肿瘤、反复 DVT 具有绝对的高风险。手术可以增加 DVT 的风险，但目前尚无证据表明，手术可以增加心房颤动或植入机械瓣膜患者的动脉栓塞风险。

术前评估需要明确是否必须在携带心脏机械瓣膜或既往曾因心房颤动继发血栓栓塞的患者中进行补充静脉普通肝素或皮下低分子量肝素治疗。目前普遍观点认为，在发生静脉或动脉血栓栓塞事件后的第 1 个月内不应进行择期手术。理想的情况是在择期手术前进行 3 个月的抗凝治疗。若手术不能被推迟，则应首先停用华法林 4~5 天，使 INR 控制于 2.0 以下，患者需接受肝素过渡性抗凝治疗。停用华法林后，患者再发血栓栓塞的风险增加，但该风险除高危患者外通常很小。肝素过渡性抗凝治疗可以有效减轻围术期患者发生栓塞的风险。若选择传统静脉肝素，则应密切监

测活化凝血酶原时间（APTT）并持续使用至术前 6 小时，若使用低分子量肝素则于术前 12 小时停用。术前检测 INR，若 >2.0 则建议暂缓手术或静脉输注新鲜冷冻血浆。因此，术前访视时必须检查 INR 水平以便指导停药治疗。若患者已接受华法林至少 1 个月而未满 3 个月，则术前不必静脉肝素是（除非有其他栓塞危险）。但术后应予静脉肝素或皮下注射低分子量肝素，直到华法林重新给予后恢复 INR>2.0。术后 6 小时或已确定止血，则建议每 12 小时皮下注射低分子量肝素；若已可进食，则应尽快恢复使用原剂量的华法林；每日测 INR，若连续 2 天 INR>2.0，则停用低分子量肝素。

麻醉实施　抗凝治疗患者的麻醉相关问题主要集中于术前评估方面，术中麻醉处理的一个主要关注点为抗凝是否影响区域麻醉的实施。根据美国麻醉医师协会抗凝患者区域麻醉指南以及使用的抗凝药物不同，主要处理原则分为以下几个方面。

使用阿司匹林/非甾体抗炎药患者的处理原则　不影响椎管内麻醉穿刺、置管等操作的时间，也不影响拔出硬膜外导管的时间，术后也无需特殊监测。椎管内血肿的发病率无明显增加。

使用华法林患者的处理原则　近期停用华法林患者实施椎管内麻醉需非常谨慎，必须在停用华法林 4~5 天，且凝血酶原时间及国际标准化比值（PT/INR）正常时方可实施。同时使用其他抗凝药物（非甾体抗炎药、肝素、低分子量肝素）不影响 INR 却增加出血的风险。若已留置硬膜外导管，并已口服华法林：①拔出硬膜外导管前每天监测 PT/INR。

②INR ≤ 1.5 方可拔出椎管内导管。③导管留置期间和拔除导管后至少 24 小时内必须监测感觉、运动功能。

使用普通肝素患者的处理原则 静脉使用肝素需停药 4~6 小时方能实施椎管内麻醉，实施麻醉操作前必须确认 APTT 功能正常。若皮下使用肝素每天两次、总剂量不超过 10 000U，则不是实施椎管内麻醉的绝对禁忌证。大剂量、频繁使用肝素将增加出血风险，不推荐实施椎管内麻醉。若患者使用肝素时间超过 4 天，应检查血小板计数，以防肝素引起的血小板减少症。

使用低分子量肝素患者的处理原则 术前使用预防剂量低分子量肝素的患者，椎管内穿刺必须在末次使用低分子量肝素至少 10~12 小时后实施。术前使用大剂量低分子量肝素患者，椎管内穿刺必须在末次使用低分子量肝素至少 24 小时后实施。推荐监测抗因子 X a 水平以观察治疗效果，但这不能预测评估椎管内出血的风险。复合使用抗血小板药物或口服抗凝药将增加椎管内血肿的风险。术后单次预防性使用时，首次应该在术后 6~8 小时，24 小时之内不能使用第二次，椎管内导管必须在末次使用低分子量肝素至少 10~12 小时后拔除，且拔除导管后至少 2 小时内不许使用。中等剂量或治疗剂量的低分子量肝素可增加椎管内血肿的发病率，因此只能在术后 24 小时后使用，且椎管内导管拔除后 2 小时内不许使用。若怀疑椎管内穿刺置管操作已具有损伤性，术后至少 24 小时后方可使用低分子量肝素，因为损伤性操作会增加椎管内血肿的风险。

(张秀华)

肾功能不全患者麻醉 （anesthesia for patient with renal dysfunction）

包括肾功能不全患者术前评估、麻醉实施及术后处理在内的围术期管理策略。肾功能不全是指代谢终产物及毒性物质不能排出体外，产生水电解质紊乱和酸碱平衡失调，伴肾脏内分泌功能障碍的综合征。肾功能不全根据肾功能损害程度分为肾功能减退、肾衰竭和尿毒症。随着医学技术的进步，对合并肾功能不全的患者实施麻醉、手术已不再是绝对禁忌，但患者术中、术后易发生各种并发症，甚至危及生命。因此，肾功能不全患者的麻醉处理是个十分重要而又必须认真对待的问题。

病理生理 几乎所有的麻醉方法都有降低肾小球滤过率和尿量的倾向，而大多数麻醉药均由肾脏代谢，再加之肾功能不全患者水电解质紊乱及酸碱平衡失调，心血管、血液等多系统功能异常，所以麻醉风险很高。肾功能不全制约麻醉，反之麻醉又影响肾功能，要保障麻醉安全，就必须在这对矛盾之间找到一个平衡点。既要调整好患者的肾功能及全身情况，能耐受麻醉、手术的打击，又必须选择合适的麻醉方法、麻醉药物及麻醉时机，尽可能减少麻醉对肾功能的影响。

麻醉前评估与准备 麻醉前评估与准备至关重要，术前需要对患者的病史、体格检查、实验室检查进行认真、全面了解，以对患者肾功能作出正确评价。肌酐清除率、肾小球滤过率、血离子、总蛋白、血细胞计数、动脉血气分析、超声心动图等指标都极其重要。还需了解患者用药情

况及对手术的耐受情况，必要时可会同内科医师会诊，进行详细的术前准备。透析治疗可改善患者预后，但血液透析可导致患者血容量和渗透压的剧烈改变，麻醉医师应密切注意术前透析的益处和限制。总之，麻醉医师需要根据患者的心、肺、肾功能等综合指标，对机体承受麻醉及手术刺激的反应潜力作出正确评估，以确保手术及麻醉安全，降低术中、术后医源性肾脏并发症。

麻醉实施 肾功能不全患者麻醉处理，最重要的原则即为保持麻醉平稳及内环境稳定，避免由于麻醉、手术等因素加重肾功能损害。其任务是消除一切不利因素，尽可能使患者处于最佳状态，最大限度地降低并发症的发生率及死亡率。麻醉及术中应注意，无论采取何种麻醉方法，必须镇痛确切，防止儿茶酚胺释放所致肾血流量下降。维持血压平稳，输血输液可以根据中心静脉压调节总量及速度。术中严密监测血钾等各种离子的变化，注意调节酸碱平衡。加强呼吸管理，既要保证充分的氧供，又要保持正常的二氧化碳分压，以防止二氧化碳下降导致肾血管收缩，加重肾功能损害。

麻醉后处理 术后继续围术期肾保护，良好的镇痛和合理的输液是肾保护的重要措施。对透析患者术后可继续透析。

(喻 田)

肾病综合征患者麻醉 （anesthesia for patient with nephrotic syndrome）

包括肾病综合征患者术前评估、麻醉实施及术后处理在内的围术期管理策略。肾病综合征是以大量蛋白尿（>3.5g/24h）、低蛋白血症（<30g/L）、

水肿、高脂血症及其他代谢紊乱为特征的临床症状群，其中以大量蛋白尿和低白蛋白血症为主要特征。肾病综合征非独立疾病，而是许多疾病过程中由于肾小球滤过膜受损而发生的临床症状群，它可能是原发性，也可能是继发于其他系统的疾病或全身性疾病。

肾病综合征患者除疾病本身引起大量蛋白尿、低白蛋白血症及水肿外，由于蛋白质营养不良、免疫功能紊乱及应用糖皮质激素治疗等可引起感染；因血液浓缩及高脂血症可引发血栓；甚至因肾脏血流动力学改变、肾间质水肿等在疾病治疗过程中发生急性肾衰竭，这些均给肾病综合征患者行手术麻醉增加了一定的风险。

病理生理 包括肾脏功能改变及全身情况改变。

肾功能改变 正常生理情况下，肾小球滤过膜具有分子屏障和电荷屏障作用，若这些屏障功能受损，肾小球滤过膜对血浆蛋白的通透性增加，当超过近曲小管的重吸收量时，便形成大量的蛋白尿。在此基础上，凡增加肾小球内压及导致高灌注、高滤过的因素均可加重尿蛋白的排出。大量的蛋白尿到达远曲小管时与T-H蛋白相结合形成蛋白管型，阻塞肾小管腔，导致肾小球囊内压升高及肾小球滤过率下降，进一步加重了对肾功能的损害。急性肾衰竭是肾病综合征最严重的并发症，其主要的病因有血流动力学改变、肾间质水肿、药物引起的急性间质性肾炎、双侧肾静脉血栓形成、尿路梗阻等。

全身情况改变 肾病综合征时大量蛋白随尿液丢失，促进白蛋白在肝脏代偿性合成和在肾小管分解的增加，若肝脏白蛋白合成增加不足以克服丢失和分解，即出现低蛋白血症；饮食减退、蛋白质摄入不足、吸收不良等则进一步加重低蛋白血症。胶体渗透压下降使水分从血管腔内进入组织间隙，是出现水肿的主要原因。肾病综合征患者还可出现高胆固醇、高甘油三酯血症、血清中低密度脂蛋白（LDL）、极低密度脂蛋白（VLDL）浓度升高，可能与肝脏合成脂蛋白增加和脂蛋白分解减弱有关。长期的高脂血症，尤其是LDL上升而高密度脂蛋白（HDL）下降，可加速冠状动脉粥样硬化的发生，增加患者发生急性心肌梗死的危险性。肾病综合征可引起感染、血栓形成，以及骨和钙等内分泌及代谢异常等并发症。肾病综合征随着病变程度的加重，肾功能不全及高血压的发生率逐渐增加。

麻醉前评估与准备 对肾病综合征患者实施麻醉，除了解需要进行手术的疾病情况，手术大小及其对全身情况的影响，更应关注手术前肾功能状态及全身状态。肾病综合征患者除常规的饮食治疗、应用糖皮质激素抑制免疫反应及使用利尿药进行对症治疗等外，术前还要对机体承受麻醉及手术刺激的反应作出正确评估。对伴高血压、心脏病、贫血、水电解质紊乱的患者，应尽量纠正。控制高血压及心律失常、纠正贫血，使心功能得到最大程度改善。还应控制感染。应在术前尽量纠正蛋白尿、低蛋白血症、水肿及其他代谢紊乱，使患者在手术前肾功能及全身情况达到最理想的状态。严密评估电解质情况，对于严重低蛋白血症的患者，可输血或白蛋白治疗，每日补充人白蛋白40~60g，促红细胞生成素治疗也有一定效果。肾病综合征存在高凝状态，主要是由于血液中凝血因子的改变，为防止静脉血栓形成，可适量予肝素、尿激酶、华法林等药物。对发生急性肾衰竭的患者，应根据不同病因积极治疗。急性肾衰竭最常见的病因是血流动力学改变，其治疗原则包括合理使用利尿药、糖皮质激素，纠正低血容量，以及透析治疗。

麻醉实施 肾病综合征患者均存在不同程度的低蛋白血症及贫血，药物与白蛋白的结合减少，因此血液中游离的药物浓度水平升高，即使常规剂量也可能产生毒性反应。若伴发其他系统病变，对麻醉药的耐受性更差，易出现用药过量、药物残余甚至毒性反应，因此对肾病综合征患者麻醉应选用对肾功能、循环、代谢影响较小，可控性好，时效较短的药物，并应减小麻醉药剂量，延长药物追加时间。丙泊酚及依托咪酯对肾病综合征患者的药代动力学影响较小，麻醉诱导时使用依托咪酯更有利于循环系统的稳定；肾病综合征患者对苯二氮䓬类药物较敏感，应慎用；顺式阿曲库铵与阿曲库铵通过霍夫曼消除（Hofmann elimination），是理想的肌松药；挥发性吸入麻醉药不依赖肾脏代谢，对肾血流量影响较小，异氟烷及地氟烷对心输出量影响较小，是最适合的吸入麻醉药，而七氟烷、恩氟烷因可能引起氟化物蓄积，不宜用于手术时间较长的患者麻醉；阿片类药物芬太尼、舒芬太尼均在肝脏代谢，可用于肾病综合征患者的麻醉，瑞芬太尼经霍夫曼消除，其药代动力学不受肾功能影响，可安全用于麻醉维持。对于低蛋白血症患者，阿片类药物游离血药浓度升高、代谢时间延长，所以应减量使用。

麻醉方式主要根据手术部位、手术方式及患者的身体状况选择。中小手术宜采用局部麻醉、神经阻滞麻醉或低位硬膜外阻滞。局麻药中应避免使用肾上腺素，防止诱发肾血流量减少。低位硬膜外阻滞时注意控制麻醉平面，控制心率，尽量维持血压平稳。对于全身麻醉患者，术中应确保通气适度、镇痛确切及血压平稳，尤其是在气管插管及拔管期间。麻醉期间对肾功能的损害主要来自手术造成的血流动力学改变，麻醉所致心肌抑制、低血压，以及术中间接的内分泌效应等，但这些效应在保持血容量充足的情况下表现轻微。在平均动脉压、心输出量、血容量充足的情况下，对尿量不足者可使用小剂量多巴胺，可有效扩张肾血管，增加肾血流量，保护肾功能。围术期肾功能的保护关键在于维持肾灌注及足够尿量，因此肾病综合征患者术中的液体治疗及监测十分重要，低血压可造成肾灌注减少，肾功能可能进一步恶化，甚至导致急性肾衰竭，术前补液可预防麻醉诱导时的低血压事件。液体负荷过多亦可能导致肺充血水肿，甚至诱发多器官功能障碍综合征，因此应在合理的输液指导及监测下进行补液治疗，并在适当补液的基础上利尿。肾病综合征患者的利尿药首选呋塞米，但剂量个体差异很大。对于手术时间较长、出血量较多的手术，应行连续监测动脉血压、中心静脉压及尿量，随时了解术中血流动力学的变化以便麻醉管理。

麻醉后处理　术后应继续肾保护治疗，维持良好的肾灌注及尿量。围术期还应关注长期应用糖皮质激素所致高血压、心力衰竭、免疫力低下等问题，具体见

肾移植麻醉。

（喻　田）

niàodúzhèng huànzhě mázuì

尿毒症患者麻醉　（anesthesia for patient with uremia）

包括尿毒症患者术前评估、麻醉实施及术后处理在内的围术期管理策略。尿毒症是各种慢性肾脏疾病反复发作迁延发展的结果，是慢性肾衰竭的晚期表现，由于肾功能障碍使多种毒素在体内潴留引起循环、呼吸、消化、神经、血液、内分泌系统症状的一组临床症状群。慢性肾衰竭在中国的发病率逐年增加，尿毒症是慢性肾衰竭发展到最后的终末期表现，又称终末期肾病。尿毒症期患者除肾功能严重受损外，内环境紊乱更严重，多有代谢性酸中毒、明显低钠血症、低钙血症、高钾血症及高磷血症，因全身多系统受累而出现相应脏器功能损害，尤其以心血管、胃肠道、中枢神经系统症状明显，严重者甚至出现昏迷或死亡，需长期血液透析治疗维持以缓解症状并维持生命。尿毒症患者行手术，麻醉难度及风险极大，需充分做好术前准备。

病理生理　包括肾功能改变和全身各系统改变。

肾功能改变　慢性肾衰竭是一个进行性发展的过程，原发病引起部分肾单位功能丧失后，残存的肾单位发生代偿性高滤过、高灌注、肾小球内高压现象，导致肾小球滤过膜对大分子物质通透性增加，大量尿蛋白沉积在基膜及系膜区，长期球内高压导致肾小球毛细血管内皮细胞损伤，促进肾小球内微血栓形成，加重肾小球硬化。而肾小管间质缺血性损伤，肾小管蛋白超负荷损伤，代偿性高代谢状态，细胞内钙离子内流增加，超氧阴离子和胺产

生增加，导致肾小管和间质细胞受损，多种炎症介质介导肾小管上皮细胞凋亡、萎缩，最终导致终末期肾衰竭的发生。若肾小球滤过率 < 10ml/min，血肌酐 > 707μmol/L，即进入尿毒症期，此时体内尿素、肌酐、尿酸等毒素在体内大量蓄积，引起一系列临床症状。

全身各系统改变　①内环境紊乱：是尿毒症期突出的病理生理特征。随着肾功能的进一步减退，至终末期尿量常<600ml/24h，甚至少尿或无尿。若肾小球滤过率降至 20ml/min，常合并代谢性酸中毒，可导致心血管系统和中枢神经系统损害，是尿毒症常见的死因之一。尿毒症时，由于少尿、代谢性酸中毒等导致血钾增高，并可引起低钙血症、高磷血症、低钠血症等一系列离子紊乱。②心血管系统：心血管系统疾病是尿毒症患者首位的死亡原因，常见有心肌病、心力衰竭、心律失常、心包炎及高血压等。③呼吸系统：慢性肾衰竭患者由于体液过多可以引起肺水肿，严重的代谢性酸中毒可出现气短，尿毒症期可出现尿毒症肺炎，尿毒症胸膜炎及肺钙化。④神经系统：慢性肾衰竭患者病情加重时可出现记忆力、判断力、定向力等障碍，可出现扑翼样震颤，最后可发展为嗜睡、昏迷。⑤血液系统：包括贫血、出血倾向及血栓形成倾向。

麻醉前评估与准备　尿毒症患者由于肾功能严重受损，且合并全身各系统脏器的功能损害，手术麻醉的风险极大，因此正确评估病情及做好充分的术前准备尤为重要。应充分了解患者需手术治疗的疾病状态、重要脏器的功能状态、并存病的程度及肾外其他疾病的情况。为提高麻醉和

手术的安全，术前积极治疗至关重要，包括有效的透析、控制血压、纠正贫血、纠正电解质紊乱、控制感染和其他并发症，努力改善心肺功能和全身状况，为麻醉和手术创造条件。尿毒症患者心血管系统并发症不仅多见，而且严重，不易控制，是尿毒症患者死亡的重要原因之一。

术前体格检查与实验室检查其重点应放在心肺功能的检查上。心电图可以反映心肌缺血、传导阻滞及心室肥厚，超声心动图检查可以确定心脏射血分数，发现心肌肥厚、室壁运动异常、心包积液等，对于需进行较大手术的患者应行超声心动图检查以明确其心功能状态，以便进一步改善心功能，避免术中发生心力衰竭或严重心律失常。对于高血压患者应合理使用降压药，可用血管紧张素转换酶抑制药、钙离子通道阻滞药、β受体阻断药等，严重高血压可静脉滴注硝酸甘油或硝普钠。应尽量控制血压，限制水钠摄入，积极治疗诱发心力衰竭的因素，如感染、心包积液。对于严重贫血、低蛋白血症、有出血倾向、维生素缺乏的患者，术前可应用促红细胞生成素改善贫血，叶酸、多种维生素、止血药等药物改善患者的全身情况，血红蛋白<60g/L的患者术前可考虑输注红细胞。对合并有感染者，术前应注意控制和预防感染。

尿毒症患者由于体内的尿素、肌酐、尿酸等毒素大量蓄积，只能通过透析治疗改善症状，维持生存，因此手术前日和当日的透析非常必要。术前应行有效的血液透析使尿毒症的可逆临床表现得到控制，改善水电解质紊乱和酸碱平衡失调，纠正高钾血症。透析是否充分，可以通过电解质、肌酐、尿素氮的测定综合判断。但长期多次的透析对内环境影响剧烈，可引起电解质紊乱、酸碱平衡失调、血容量改变、出血倾向等一系列并发症，应根据实验室检查及患者全身情况调整透析治疗方案，并进行对症治疗。对于尿毒症患者行手术治疗，血液透析是必须手段，而透析过程中的内环境紊乱及并发症应尽量避免，为手术麻醉创造较好条件。

麻醉实施 随着手术水平与麻醉技术的提高，病情严重的尿毒症患者已经可以安全的接受各类手术。连续性肾脏替代治疗（continuous renal replacement therapy，CRRT）技术不断进步，在围术期应用逐渐增多，显著拓宽了尿毒症患者手术、麻醉的适应证范围。但尿毒症患者多为合并有严重基础疾病的危重患者，加之CRRT可引起患者电解质紊乱、酸碱平衡失调、血容量改变、低体温、出血倾向及药代动力学和药效动力学改变等一系列病理生理改变，麻醉仍存在巨大风险，对麻醉提出更高要求。

尿毒症患者的麻醉应根据手术部位、术式及患者全身情况选择麻醉方法。局部麻醉、神经阻滞对全身情况影响较小，但术中也应加强监护，维持血压的稳定，充分镇痛，力求麻醉效果完善。局麻药中禁用肾上腺素，以防吸收而诱发肾血流量减少。在使用区域阻滞时尤其应关注患者的出凝血时间，以防血肿形成。硬膜外阻滞平面不宜超过T_5，以控制在T_{10}以下为妥，以减少对呼吸、循环的影响。气管插管全身麻醉比硬膜外阻滞更便于维持循环稳定和呼吸道通畅，但尿毒症患者肾功能完全受损，对许多麻醉药的排泄能力丧失，所以在整个麻醉过程中，应尽量选择对肾脏无损害和主要不经由肾脏排泄的药物，并掌握好麻醉药用量。具体麻醉药物的选择及麻醉处理见肾移植术后患者麻醉。若患者术中行CRRT，还应注意透析器对麻醉药物的清除作用。

全身麻醉的患者需要做好充分的术前准备，必要时行连续动脉血压监测、中心静脉压监测等，尽量维持循环稳定，术中控制呼吸，避免通气不足造成高碳酸血症而导致呼吸性酸中毒，后者可使原来的酸血症加重并可引起严重的循环抑制和血钾急剧升高。过度通气可使氧解离曲线左移，加重低钙血症，使脑血流量减少，也应避免，保持$PaCO_2$在35mmHg左右较为适宜。尿毒症患者由于糖耐量减低，应避免输注含糖液体，而乳酸林格液由于含钾离子，也不适宜大量输注。对尿毒症患者，还应监测血气及电解质，术前备好急救药品，严密监测各项指标加强管理，发现问题及时处理。尿毒症患者易出现感染，用具、操作要求严密无菌。需用抗生素时，应选择对肾功能影响最小的药物。

对于术中行CRRT的尿毒症患者，一定要注意透析治疗对机体内环境和麻醉的影响，调整好透析治疗方案，严格控制术中的液体管理，加强术中监护，以确保麻醉的平稳及安全。

麻醉后处理 术后镇痛可有效减轻尿毒症患者痛苦，减少疼痛对机体的影响，促进患者术后恢复。术后应注意维持水电解质和酸碱平衡，监测肾功能，保证重要器官灌注及供氧，并预防感染及深静脉血栓。对于透析患者，术后行CRRT或恢复透析。

（喻 田）

shèn yízhí shùhòu huànzhě mázuì

肾移植术后患者麻醉 （anesthesia for patient after renal transplantation）

包括肾移植术后患者术前评估、麻醉实施及术后处理在内的围术期管理策略。肾移植是将健康者的肾脏移植给有肾脏病变并丧失肾脏功能的患者，是治疗各种终末期肾病的重要手段之一。随着肾移植患者的增多，肾移植术后的患者再次进行肾脏或非肾脏手术病例也逐年增加。肾移植术后患者的病理生理较前更加复杂，机体在移植术后不同时期处于不同状态，除常见的心脏危险因子、排斥反应、病毒感染和贫血外，免疫抑制药还可导致心血管及免疫系统的并发症。肾移植术后患者麻醉对于麻醉医师是极大的挑战。

病理生理 主要包括肾功能改变、循环功能改变。

肾功能改变 患者行肾移植术后并不意味着肾功能能够完全恢复。①移植后近期：由于术前存在一定程度的水钠潴留、高氮质血症可引起渗透性利尿，加之移植肾缺血和低温保存可损害肾小管而影响重吸收等因素，术后24～48小时内90%患者首先出现多尿期，尿量可达1000ml/h，排出尿内含高浓度的钾和钠。肾小管的修复需要一定时间，因此表现出肾小管功能受损的表现，如浓缩稀释、对酸碱平衡的调节功能下降，对钠、钾等离子重吸收减少。行肾移植术的患者术前均存在低蛋白血症和贫血，而术后在此期则会加重。术后少部分患者发生血管吻合不通畅、移植肾供血不足、术后血管栓塞及环孢素中毒等并发症，导致无尿或少尿，其中最常见原因为急性肾小管坏死。术后对少尿患者用血液透析的方法治疗时，又会引起低血压，加重肾小管坏死，形成一个恶性循环，影响移植肾功能。若发生急性排斥反应，表现为突发尿量减少，血压升高，辅助检查发现血肌酐升高，超过原来数值25%以上。②移植术后远期：约50%患者在随后的数年中肾小球滤过率将逐渐降低，仅有30%患者能维持稳定的肾小球滤过率。大多数肾移植患者术后都使用具有较强肾毒性的环孢素治疗，引起血清肌酐升高，血尿素氮增加，高钾血症及肾小管缺血症。因此对于长期使用免疫抑制药治疗的患者即使术前血肌酐等指标正常，仍应视为肾功能不全的高危患者。

循环功能改变 多数终末期肾病患者在肾移植前常合并有高血压、充血性心力衰竭、缺血性心脏病，肾移植术后常规使用免疫治疗以抑制排斥反应，然而免疫抑制剂可能会引发或加重以上的心血管并发症。肾移植术后缺血性心脏病致死率是普通人群的3～4倍。心血管并发症中高血压最常见，一般发生在移植术后的数周至数月内，发生率为60%～80%。主要源于交感神经张力增加、内皮素水平明显增高及肾素-血管紧张素-醛固酮系统激活，引起肾素合成和释放增加。高血压是肾移植术后导致慢性移植物肾病和心血管并发症的最重要因素之一。移植术后贫血的发生持续时间长、发生率高，与充血性心力衰竭的发生密切相关。

其他改变 肾移植患者常有低密度脂蛋白、胆固醇和载脂蛋白的增加，免疫抑制药可加重脂质代谢异常，引起全身血管粥样硬化，于肾移植术后约2周可能发生肾动静脉血栓或栓塞。由于术后使用大剂量糖皮质激素，协同应激反应可引起肾移植术后胃肠道出血，若之前合并有消化性溃疡还可发生消化道穿孔。尚有低蛋白血症、移植后糖尿病、免疫力低下等。

麻醉前评估与准备 针对移植术后患者复杂的病理生理，无论实施何种手术、采用何种麻醉方式，都应对患者进行全面评估，使患者达到最佳状况。首先应明确患者再次手术的原因及手术种类。获取围移植手术期的详细情况。实施大手术前应检查是否存在急性或慢性排斥反应，若疑诊存在，可通过多普勒彩超和移植肾的放射性核素显像了解。若非急诊手术应推迟，排斥反应期间手术会增加围术期的死亡率。正确评估患者的心功能，避免术中发生心力衰竭和心肌梗死，必要时行超声心动图。有高血压应用降压药，少尿者限制水、钠入量，适当利尿，避免心力衰竭的发生。长期应用糖皮质激素和免疫抑制药可影响肝肾功能。对于存在感染的患者应积极治疗，减少免疫抑制药的使用，并根据肾功能调节使用阿昔洛韦抗病毒药。急诊手术患者可于术前1小时开始使用抗生素，使血液、组织内保持较高浓度，预防术后因感染而导致死亡率增加。对于严重贫血（血红蛋白<60/L）和低蛋白血症的患者，可输注红细胞悬液，每日补充人白蛋白40～60g。血红蛋白的上升可致血液黏稠度增加，导致动静脉瘘阻塞，故应严格掌握输血指征。

麻醉实施 肾移植术后患者的麻醉应根据手术部位、术式及患者的身体状况选择麻醉方法。重点是选择对肾功能影响小的麻醉方法，尽量选用经肾脏排泄少、对肾功能影响小的麻醉药，注意肾功能不全对麻醉药物药理学特点的影响，以及同时应用免疫抑制药和降压药的影响，加强术中监测。神经阻滞、椎管内麻醉、全身麻醉均可实施，关键是加强监护，保证血压平稳、镇痛充分、维持肾功能、预防感染。硬膜外阻滞时应注意控制麻醉平面，加强呼吸管理保障适当的通气和氧合，控制心率及血压的平稳。对凝血功能障碍的患者，需高度关注硬膜外血肿的问题。为防止全身麻醉气管插管所致损伤、感染及心血管反应，适宜情况下喉罩是不错的选择。术中防止通气过度，保持 $PaCO_2$ 在 35mmHg 左右。插管及拔管时控制好麻醉深度，防止血压剧烈波动。合理输液，维持中心静脉压于较高水平（16～19cmH$_2$O）可以显著降低术后器官衰竭的发生。适当补液的基础上应用渗透性利尿药甘露醇，可对肾功能起到保护作用。容量补充常用平衡盐溶液或 5% 白蛋白。输血需注意非溶血性发热反应，应成分输血，选择无白细胞血液或经放射处理的血液制品。

肾功能受损对丙泊酚和依托咪酯的药代动力学影响不大，为更好地控制患者血流动力学，使用依托咪酯诱导较理想，但对低蛋白血症者可增强其药效。顺式阿曲库铵经霍夫曼消除（Hofmann elimination），是较适宜的肌松药。阿曲库铵因其组胺释放作用，一般不作选择。米库氯铵几乎不依赖肾脏消除，且药效短，也是较合适的选择。吸入麻醉药均不同程度地抑制肾小球滤过率和减少肾血流，停药后一般都能迅速恢复。地氟烷具有高度稳定性，很难被肝脏和钠石灰降解，氟化物产生很少，被认为是肾移植术后

患者麻醉的首选。七氟烷分子稳定性较差，轻度减少肾血流，其代谢物与肾小管功能损害有关，虽然尚未证实七氟烷麻醉可引起肾功能障碍，但不推荐七氟烷在肾病患者长时间使用。阿片类药物芬太尼、阿芬太尼、舒芬太尼均在肝脏代谢，其中一些代谢产物从尿液排出，适用于肾移植术后患者。瑞芬太尼经霍夫曼消除，其药代动力学不受肾功能影响，可安全应用于麻醉维持。麻醉药和免疫抑制药之间存在相互作用，但罕有报道。动物实验研究报道，环孢素可以改变巴比妥类、芬太尼和异氟烷的用量。另有报道环孢素会延长维库溴铵和泮库溴铵的神经肌肉阻滞的时间，增强其肌松作用。为确保麻醉安全，需加强术中监测。连续动脉血压监测可便于时刻进行血气分析，监测电解质。必要时可行中心静脉压监测甚至肺动脉漂浮导管监测，以判断血容量及心功能。肾移植术后患者长期应用免疫抑制药，有创操作需格外强调无菌观念。

麻醉后处理 肾移植术后应继续保证肾脏及重要脏器的灌注，维持电解质和酸碱平衡。尿量变化反映肾脏功能、泌尿系统和血液灌注等情况，是围术期一项非常重要的监护内容，尿量 > 0.5ml/（kg·h）较理想。精确监测可有效防止缺血性心肌病、心力衰竭、肾功能损害等并发症的发生。注意环孢素不能通过腹膜透析，也不能通过血液透析清除，应在围术期保证足够尿量。环孢素可升高血钾，术后输液可导致离子紊乱，应严密评估患者的电解质情况，及时纠正并精确评估患者血容量。

(喻 田)

肾脏替代治疗患者麻醉 （anesthesia for patient with renal replacement therapy） 包括肾脏替代治疗患者术前评估、麻醉实施及术后处理在内的围术期管理策略。肾脏替代治疗（renal replacement therapy，RRT） 主要指血液透析，包括血液滤过、血液透析滤过、连续性肾脏替代治疗、血浆置换等，用于治疗各种病因所致急性肾衰竭、液体负荷过重或高钾血症，以及改善尿毒症症状及其并发症。随着 RRT 在危重患者中应用的日益增加，围术期管理变得越来越复杂。要求麻醉医师不仅熟悉 RRT 的基本原理，还应认真评估患者在围术期的病理生理状况，做好充分的术前准备，管理好术中麻醉，保证患者手术安全，避免麻醉不当带来的不良影响。

病理生理 血液透析指溶质通过半透膜从高浓度溶液向低浓度溶液方向运动。不仅包括溶质的移动，还有水的移动，即血液和透析液在透析器内借助半透膜和浓度梯度进行物质交换。虽然这可使血液中的代谢废物和过多的电解质向透析液移动，透析液中的钙离子、碱基等向血液移动，但仍有别于机体肾脏的自身调节和代谢机制。因此，无论患者因何病因采用 RRT，也无论具体采用何种方法，围术期患者由于半透膜或各种技术上的原因而不可避免地出现血容量和渗透压的剧烈改变，甚至电解质紊乱、营养障碍。也正是因为这一特征性的变化，引起药物在体内的蛋白质结合率和表观分布容积发生改变。血容量不足，电解质钙、镁的显著丢失等原因常进一步导致低血压和心律失常，加重肾脏缺血

血液透析引起血管内皮细胞损害，导致其对缩血管物质的敏感性增加，而舒血管物质释放减少，破坏肾脏血管的自身调节作用，导致肾血管痉挛，也加重肾脏缺血。若此时不能有效控制水盐的摄入，透析不充分，则会加重血流动力学紊乱，导致液体负荷过重和肺水肿，影响呼吸功能，尤其是危重机械通气患者会出现代谢紊乱。术前血液透析患者常规使用的抗凝药，会引起反跳性出血倾向。患者本身的基础疾病，尤其是肾功能不全，可继发出现血小板功能障碍，与因子Ⅲ减少，凝血功能降低和血小板生成减少共同导致机体凝血机制异常，加重出血。由于患者在体外借助医疗器械进行透析和经常输注血液制品，并发病毒性肝炎的比例上升，而病毒性肝炎反过来又影响凝血因子的产生，最终引起出血。

麻醉前评估与准备 鉴于上述复杂的病理生理，且患者多为合并有严重基础疾病的危重患者，麻醉医师除必须对患者的常规项目进行评估外，还需清楚患者行RRT的原因，术前血流动力学、凝血功能情况，是否合并影响麻醉药代谢的肾衰竭，将要行何手术，据此决定患者是否适合行手术治疗，以及决定何时停止RRT。了解患者病史，包括血流动力学的不稳定史、对血管活性药的依赖程度、电解质紊乱程度、代谢性酸中毒程度，以及有无充血性心力衰竭和肺水肿。RRT用于纠正患者代谢紊乱，若术中断该治疗，很可能出现反跳现象，不利于术中麻醉管理。因此，对于严重代谢紊乱的RRT患者，术前必须维持到相对稳定状态，做好应对措施，而不是完全依赖于这种治疗。但这并非绝对，研究表

明在一些小手术中暂时终止RRT是安全的，如气管切开、小伤口清创等。若患者将实施的手术会引起血容量较大变化、血流动力学不稳定，最好选择继续RRT。临床病例显示术中连续性RRT成功应用于肝移植和腹部手术患者电解质和血容量的控制。要求麻醉医师熟悉RRT的原理和方法，便于术中的液体管理。

应用抗凝药肝素会引起凝血功能障碍，导致出血，所以需要通过检测血红蛋白、血细胞比容、血小板计数、凝血酶原时间、部分活化凝血酶原时间评估患者的凝血功能，尤其是对术中需连续性RRT有显著出血倾向的患者。若上述指标显示患者凝血功能异常，出血危险性高，可嘱病房医师改为体外抗凝或先暂停抗凝。体外抗凝即在滤器前予全剂量肝素抗凝，滤器后及血液输回体内之前持续静脉泵入鱼精蛋白对抗肝素，减少滤器凝血和肝素的使用，减少出血。研究显示，对高危出血患者使用体外抗凝治疗是安全的，这也同样适用于因急性肾衰竭所致血小板功能障碍导致的出血。但是肝素应用的减少可能引起过滤器堵塞，若术中需继续行RRT，可在手术室备用一个透析器。麻醉前严格地评估与准备，尽量使患者的各系统保持较好的状态，纠正术前代谢紊乱，是保证患者生命安全的充分必要条件，也是做好术中管理的基础。

麻醉实施 由于置换液中含有大量的碳酸氢盐、电解质，且大部分患者在进入手术室前需停止RRT，所以麻醉医师在术中必须注意补充碳酸氢盐和电解质，避免电解质紊乱和代谢性酸中毒。对于术中需继续治疗的患者，进入手术室后RRT的重新建立对于麻醉

医师是一个难题，攻破这个难题的唯一方法即熟悉该治疗方法的原理和仪器构造。术中须有多个精通仪器的麻醉医师进行管理，才能同时监测和处理术中产生的各种问题，以维持血流动力学稳定。

严格控制患者术中的液体管理，包括输注液体的质和量、特殊置换液的电解质组成成分。注重置换液的组成主要表现在两个方面：①置换液中所含的缓冲溶液组分可经肝脏代谢为碳酸氢盐，如柠檬酸或乳酸，术中任何引起肝血流和肝功能的因素都可导致碳酸氢盐不足，引起相对性酸中毒。在术中任何时候采取任何措施前均应预先估计是否损害肝功能，输液时以碳酸氢盐为基础的液体首选。②若患者在术中接受RRT治疗时发生代谢性酸中毒，如需继续RRT应及时更换缓冲液，可通过密切监测动脉血气分析和电解质维持酸碱平衡。关于静脉输注液体，虽然研究显示羟乙基淀粉大量用于患者扩容很安全，但在伴肾功能不全尤其是血肌酐水平高者使用可能会恶化肾功能，所以应尽量减少使用。通过中心静脉压和有创动脉血压密切监测患者的血容量，维持血流动力学稳定。

低体温是术中常见的并发症之一。术中高流量的大容量体外系统和全身麻醉都可使体温下降，对凝血系统和血流动力学产生不良影响，使机体耗氧量减少，动静脉血氧含量增加。所以麻醉医师必须注意监测患者术中体温，避免并发症的发生。

虽然许多药物的临床使用剂量都很安全，但是由于RRT影响药物在体内的蛋白质结合率和表观分布容积，对药代动力学和药效动力学产生影响，且有加重肾

脏缺血的危险性,所以需要认真选择适合患者的药物。首先考虑使用不经肾脏代谢的药物,使得药物不被 RRT 所清除,亦不需要过多地调整药物剂量。芬太尼仅 10% 经肾脏代谢,术中是否使用 RRT 对其代谢都不会产生显著影响,适合使用。其他的一些麻醉药物的选择原则和依据见肾移植术后患者麻醉。严格控制术中继续 RRT 中透析器的渗透压和表面积,因为渗透压越大,药物的清除率越大;过滤器的表面积越大,通过滤过膜和吸附膜清除的药物越多,需要的药物相对剂量越大。

麻醉后处理 术后继续监测动脉血气和电解质水平,及时恢复并调整 RRT,尽量维持患者内环境稳定。

(喻 田)

gān gōngnéng zhàng'ài huànzhě mázuì

肝功能障碍患者麻醉 (anesthesia for patient with liver dysfunction)

包括肝功能障碍患者术前评估、麻醉实施及术后处理在内的围术期管理策略。肝功能障碍是肝功能不全的晚期表现,是以黄疸、出血、继发感染、肾功能障碍、顽固性腹水及肝性脑病等一系列表现为特征的综合征,临床上以肝肾综合征和肝性脑病为主要特征。肝脏是人体内最大的消化腺,当其受到某些致病因素的损害,可以引起肝脏形态结构的破坏和肝功能的代谢异常。但由于肝脏具有巨大的储备能力和再生能力,比较轻度的损害,通过肝脏的代偿功能,一般不会发生明显的功能异常。若损害比较严重且广泛,引起明显的物质代谢障碍和解毒功能降低,胆汁形成和排泄障碍,以及出血倾向等肝功能异常改变,出现肝功能

障碍。严重肝功能损害,不能清除血液中有毒的代谢产物或物质代谢平衡失调,引起中枢神经系统功能紊乱(肝性脑病),称为肝衰竭。

病理生理 肝功能障碍的常见原因包括:感染(尤其是肝炎病毒感染)、药物、酒精、遗传代谢障碍及中毒等。主要表现:①代谢障碍。包括糖代谢障碍和蛋白质代谢障碍。肝细胞大量死亡导致肝糖原贮备明显减少,受损肝细胞的内质网葡萄糖-6-磷酸酶活性降低,肝糖原转变成葡萄糖过程障碍,且肝细胞灭活胰岛素功能降低,表现为低血糖;蛋白质代谢障碍,导致低蛋白血症,造成水肿;蛋白质物质运输功能也受到影响。②水电解质紊乱。肝性腹水的形成机制包括门静脉高压、血浆胶体渗透压降低、淋巴循环障碍及水钠潴留等;电解质紊乱包括低钾血症、稀释性低钠血症等。③胆汁分泌和排泄障碍。胆红素的摄取、运载、酯化、排泄及胆汁酸的摄入、运载及排泄均由肝细胞完成。功能发生障碍后可导致高胆红素血症、黄疸及肝内胆汁淤积。④凝血功能障碍。肝脏是合成因子Ⅱ、Ⅴ、Ⅶ、Ⅹ的重要场所。⑤生物转化功能障碍。药物代谢、解毒功能、激素灭活功能等均受影响。

麻醉前评估与准备 评估肝脏储备功能的方法繁多,这里主要介绍肝脏血清生化学试验和蔡尔德-皮尤(Child-Pugh)综合评分系统。

肝脏血清生化学试验 通过检测血清中肝脏合成和分泌的物质含量或酶的活性,提示肝脏损害和病变。①转氨酶:主要包括丙氨酸转移酶(ALT)和天冬氨酸转移酶(AST)。ALT 和 AST 是

肝细胞损伤的敏感指标,其水平升高提示肝实质受到不同程度的损害,但与肝脏储备功能并无直接关联。②碱性磷酸酶(ALP)和 γ-谷氨酰转肽酶(GGT):若存在胆汁淤滞或肝实质损害,ALP 和 GGT 水平增高。从毛细胆管到胆总管开口任何层面的胆道梗阻和胆汁淤积均可导致 ALP 和 GGT 水平升高。③胆红素:肝实质严重损害和胆汁淤积均可导致血浆总胆红素水平升高,这是与肝切除手术预后相关的独立危险因素。④白蛋白:只在肝脏合成,其循环半衰期为 20 天,检测白蛋白可了解肝脏稳态合成功能,是蔡尔德-皮尤评分的指标之一。⑤凝血酶原时间:间接反映包括凝血因子Ⅱ、Ⅴ、Ⅶ、Ⅹ和纤维蛋白原在内的外源性凝血过程。肝脏血清生化学试验有助于对肝脏组织损伤及其程度作出大致判断,可作为非肝脏手术患者术前肝脏功能代偿状态的评估方法,但不能作为肝脏手术术前精确评估肝脏储备功能和预测手术后肝衰竭的可靠指标。

蔡尔德-皮尤综合评分系统 该评分系统综合了与肝脏功能相关的临床及生化指标,由白蛋白(合成功能)、胆红素(排泄功能)、凝血酶原时间(合成功能)、腹水(门静脉高压)和肝性脑病(门-体分流)等指标构成(表 1)。根据患者积分值可将肝脏功能分为 A、B、C 3 个等级:Child-Pugh A 级,5~6 分;Child-Pugh B 级,7~9 分;Child-Pugh C 级:10~15 分。Child-Pugh 评分是判断肝硬化患者预后较可靠的半定量方法。Child-Pugh A 级代表肝脏功能代偿,其 1 年内发生肝衰竭相关病死率<5%;Child-Pugh B 级代表肝脏功能失代偿,

表1　蔡尔德-皮尤评分系统

评估指标	评 分		
	1分	2分	3分
白蛋白（g/L）	>35	28~35	<28
胆红素（μmol/L）	<34	34~51	>51
凝血酶原时间延长（s）	<4	4~6	>6
国际标准化比值	<1.7	1.7~2.3	>2.3
腹水	无	少	中等
肝性脑病	无	Ⅰ~Ⅱ期	Ⅲ~Ⅳ期

其1年内发生肝衰竭相关病死率为20%；Child-Pugh C级代表肝脏功能严重失代偿，其1年内发生肝衰竭相关病死率为55%。对于肝硬化患者，蔡尔德-皮尤评分可作为预后评估较可靠的方法。肝切除的适应证应选择Child-Pugh A级患者，Child-Pugh B级患者选择肝切除应该慎重，Child-Pugh C级患者不适合施行任何术式的肝切除，是肝切除手术的禁忌证。

肝病及其本身的继发病，如门静脉高压等需手术治疗时，特别是广泛肝脏切除术合并有肝硬化或需剖胸的患者，手术较复杂，创伤大，出血也多，术前必须有良好的准备，应安排足够时间改善患者全身情况和肝功能。即使是急症手术，在病情允许的条件下，也应力争准备得完善些。肝功能障碍的患者进行手术治疗，通常有两种情况：一种是患有与肝脏疾病无关的一些疾病，如急性阑尾炎、创伤、胃肠穿孔等。若一时难以进行较好的术前准备，应尽量采用对肝脏无损害的麻醉药和麻醉方法；另一种是肝脏疾病本身的继发病需要手术治疗，则应积极进行以保肝为主的术前准备。①加强营养。予高蛋白、高糖类、低脂肪饮食，口服多种维生素。因食欲减退进食少者，必要时可经静脉途径补充，以改善肝功能。补充糖不仅供给能量，还可增加糖原储备，有利于防止糖原异生和减少体内蛋白质的消耗。②改善凝血功能。如维生素K_3口服，紧急情况下可静脉注射维生素K_1。其作用时间快，效果好，是多种凝血因子的必需原料。③血浆蛋白低者尤应予以足够重视。若总蛋白<45g/L，白蛋白<25g/L，或白/球蛋白比例倒置，术前准备要积极，必要时应输注适量血浆或白蛋白，争取血浆总蛋白60g/L，白蛋白>30g/L。④贫血患者，必要时可少量多次输血，争取血红蛋白>120g/L，红细胞>$3×10^{12}$/L。⑤对有腹水的患者，应采用中西医结合治疗，待腹水消退后稳定2周再进行手术治疗。必要时于手术前24~48小时内行腹腔穿刺放出适量腹水，以改善呼吸功能，但量不宜过多，应根据患者具体情况而定。一般一次量不超过3000ml为原则。⑥术前1~2天予广谱抗生素治疗，以抑制肠道细菌，减少术后感染发生。⑦根据手术切除范围，备好术中用血。

一般镇静、镇痛药均经肝脏代谢降解，麻醉前用药量宜小。苯巴比妥钠、地西泮、异丙嗪、氟哌利多等均可使用。对个别情况差或处于肝性脑病前期的患者，术前仅予阿托品或东莨菪碱即可。

麻醉实施　选用麻醉药物和方法时需要了解所患肝脏疾病、肝脏在药物解毒中的作用及药物对肝脏的影响。麻醉医师必须亲自了解肝病类型，肝细胞损害程度以及其他可使手术变得复杂的因素，特别是那些促进出血的因素存在。不同的麻醉方法各有其优缺点，选用时应根据手术类型，结合患者肝功能障碍程度等具体情况全面考虑。应选择直接对肝脏毒性和血流影响较小的药物，了解施给麻醉药的技术和术中对患者的管理通常比个别药物的选择更重要，如术前用药、术中供氧、补充血容量、纠正酸中毒、维持循环稳定等。

连续硬膜外阻滞　适用于多种肝脏外科的手术。除非患者情况极为危重、伴凝血功能障碍或需要开胸手术外，包括门-体静脉吻合术、肝叶切除术，几乎都可在硬膜外阻滞下进行。即使开胸右半肝切除术和肝移植亦可在气管插管全身麻醉辅以硬膜外阻滞下进行。它能使肌肉有良好的松弛，减少全麻药用量，在无血压下降的情况下，对肝功能无明显影响。但应注意潜在的凝血功能下降，以防止硬膜外血肿发生。

全身麻醉　氟烷麻醉后有极少量的病例可出现肝功能损害，故对吸入麻醉药能否用于肝功能障碍患者一直存在争议。目前的观点认为，吸入麻醉药用于肝脏手术或肝功能障碍患者非肝脏手术不应为禁忌。目前临床使用的异氟烷、七氟烷和地氟烷在体内代谢极低，肝毒性作用很小。实验性四氯化碳肝硬化大鼠使用氟烷后，未见比对照组有更严重的后果发生。但中年肥胖妇女首次应用氟烷后发生不明原因的发热、黄疸，短期内（28天）使用过氟烷、有活动性肝炎及严重肝衰竭者，应避免使用。

近年来静脉复合或全凭静脉麻醉日益受到重视，可应用于长时间的各种手术，使静脉全身麻醉的适用范围显著扩大，成为全身麻醉的两种主要方法之一。其最突出的优点在于麻醉诱导快，麻醉过程平稳，无手术室空气污染，在合理用药的前提下苏醒也较快，是一种较好的麻醉方法。丙泊酚是新的快速、短效静脉麻醉药，除催眠性能外，适当深度短时间内还有一定镇痛效果。丙泊酚无明显肝损害作用，由于其为一外源性抗氧化剂，对肝缺血-再灌注损害有一定的保护作用，故用该药作为肝脏手术全凭静脉麻醉的主药尤为合适。术中辅助应用麻醉性镇痛药及肌松药可达到满意的镇痛肌松效果。丙泊酚用量为诱导 1～2mg/kg 静脉注射，麻醉维持每分钟 50～150μg/kg 静脉注射。近年来其靶控输注更加普及，进一步加强了麻醉的精确性及用药的个体化。应注意其对心血管系统的抑制，尤其是初次应用时，对年老体弱者应减量和控制注射速度。

硬膜外阻滞复合全身麻醉具体实施方案为：在 $T_8 \sim T_9$ 行硬膜外穿刺，麻醉成功后即行常规全身麻醉诱导后气管插管。术中以恩氟烷、七氟烷或全凭静脉药物维持麻醉。该法的优点主要包括：①较高浓度局麻药的局部肌松效果好，术中几乎不加肌松药。②避免单纯硬膜外阻滞过浅出现肌松差及明显的牵拉反应，或由于硬膜外阻滞过深致明显呼吸抑制。③避免单纯全身麻醉术中使用较多肌松药引起延迟性呼吸抑制及麻醉终止时患者因切口疼痛引起的躁动。④方便术后镇痛，

利于患者恢复。在具体应用中应注意：①年老体弱及小儿麻醉的局麻药必须减量或降低浓度。②布比卡因的心脏毒性大，冠心病、心肌炎及心律失常患者慎用，可改用罗哌卡因。③布比卡因主要在肝脏代谢，肝功能差的患者用药间隔时间必须延长。④加强血流动力学监测，防止术中低血压及心率减慢。⑤严重肝功能障碍合并凝血功能降低的患者禁用。

麻醉后处理　①肝脏手术后除按腹部大手术麻醉后处理外，应密切观察患者的心、肺、肝、肾功能及其他病情变化，注意血压、脉搏、呼吸、体温、心电图、血液生化和尿的变化。术后 2～3 天内应禁食，胃肠减压，以防止肠胀气，增加肝细胞的供氧量。②继续使用广谱抗生素以防感染。③术后每日补充葡萄糖、维生素C、胰岛素，必要时补充适量氯化钾。根据液体出入量与血液生化的变化，调整水电解质与酸碱平衡。④每日肌内或静脉注射维生素 K_3 20～40mg，以改善凝血功能。⑤对切除半肝以上或合并肝硬化者，术后除积极加强保肝治疗外，在术后 2 周内应予适量的血浆、白蛋白和少量新鲜血。术后 24 小时内予吸氧。术后 3～5 天内应用氢化可的松既有利于肝脏修复和再生，也有利于患者恢复。对可能发生肝性脑病者应用降血氨药物。⑥保持腹腔和胸腔引流通畅。⑦术后适当予镇痛药，但应尽量避免使用对肝脏有损伤的药物（如巴比妥类或冬眠药物等）。应用患者自控硬膜外镇痛更理想。⑧术后鼓励和帮助患者咳嗽，防止肺部并发症。鼓励早期活动，加快康复。⑨常规使用法莫替丁防止应激性胃黏膜损伤。⑩术后 8～10 天拆除皮肤切口缝

线，并对出院患者进行定期随访。肝癌患者手术后还要进一步行抗癌治疗。

（俞卫锋）

shénjīngjīròu jíbìng huànzhě mázuì
神经肌肉疾病患者麻醉 （anesthesia for patient with neuromuscular disease）

包括神经肌肉疾病患者术前评估、麻醉实施及术后处理在内的围术期管理策略。神经肌肉疾病包括中枢神经系统疾病、周围神经病变、神经肌肉接头病变、肌肉病变及精神疾病，如癫痫、脑血管意外、肌无力、吉兰-巴雷综合征、肌营养不良、脊髓损伤及精神病等。

病理生理　神经肌肉疾病的原因各异，但神经、肌肉调节功能异常是共同病理生理特征，主要表现为呼吸、循环、运动功能及营养状况的改变，表现出一系列临床症状。

麻醉前评估与准备　术前按常规访视患者，了解基本情况，包括心、脑、肺、肾等重要器官及系统的功能情况，作出美国麻醉医师协会（ASA）分级。对ASA 分级 I 级患者，做好一般准备，包括术前常规检查：如血常规、凝血功能、肝肾功能、胸部 X 线片及心电图等。还应特别注意神经肌肉疾病患者的呼吸和循环功能评估及相关检查，做好准确评估与充分术前处理。对 ASA 分级 II、III、IV、V 级患者，应最大程度上增强患者对麻醉的耐受力，保证术中及术后安全。对有高血压、冠心病及不明原因呼吸困难等基础疾病的患者，做好相应检查，在诊断明确的基础上予适当处理，增强对麻醉的耐受性。

特殊准备：因神经肌肉疾病患者有其特殊的病理生理，因此术前应做特殊的神经系统的评估

及相关准备，主要包括：脑出血患者应仔细检查患者的意识、肌力、颅内压变化等；脑梗死患者应仔细询问缺血发生的次数、发作时间及仔细检查是否有脑缺血性损害的症状和体征；有癫痫史者应询问发作的类型、频度、最后一次发作时间及是否已用抗癫痫药治疗；有脊髓损伤史者必须测定其神经损害平面，避免使用琥珀胆碱；对肌肉骨骼系统改变患者，如喉头解剖学异常，颈椎、颞颌关节活动度受限等，做好呼吸管理困难的准备。做脑电图、神经肌肉功能检测等。

麻醉实施 因神经肌肉接头结构和功能改变，应特别注意肌松药使用和术中肌松监测，以防术后肌松残余。除常规的维持患者呼吸、循环功能及水电解质和酸碱平衡外，还应特别注意术后在自主呼吸功能恢复的前提下尽可能在深麻醉状态下做相应操作，如拔除气管导管等，减少术后烦躁等并发症。

麻醉后处理 此类疾病患者术后应特别注意神经系统症状和体征改变，对颅脑手术应特别注意术后意识状态、肌力改变和脑功能保护等，预防颅内压增高、脑水肿等并发症；对神经肌肉接头疾病等应特别注意术后肌松的恢复情况，若肌松恢复不满意，可予新斯的明拮抗，避免术后肌松残余引起呼吸抑制等并发症。

(俞卫锋)

diānxián huànzhě mázuì

癫痫患者麻醉（anesthesia for patient with epilepsy） 包括癫痫患者术前评估、麻醉实施及术后处理在内的围术期管理策略。癫痫俗称羊角风，是多种病因引起的慢性、反复发作性短暂性脑功能失调综合征，以大脑神经元反复、过度地超同步化发放，引起一过性和发作性的脑功能障碍，以及由此产生的典型的惊厥发作症状为特征，是发作性意识丧失的常见原因。

病理生理 癫痫发病机制主要包括：调控中枢神经系统的兴奋性递质和抑制性递质的协调功能障碍，表现为兴奋性递质增加和/或抑制性递质减少；引起神经元的钙通道过度活化，表现为细胞外钙过度内流，最终表现为电生理学上的异常，即神经元反复去极化，引起高频（500Hz）、高波幅（70～85μV）、持续时间长达0.5～1.0ms的发放，引起临床症状发作，通过脑电图检测在体外记录可描述为棘波发放。任何个体受到过强的刺激均可诱发惊厥发作，如电休克。癫痫患者的惊厥阈值低于正常人，对健康人无害的刺激也可诱发癫痫患者发作。

麻醉前评估与准备 通过患者的有关病史、体格检查、实验室检查，以及心、脑、肾等主要脏器功能和精神状态对全身情况进行评估，作出ASA分级。对ASA分级Ⅲ、Ⅳ级患者，应严格掌握手术麻醉适应证，并选择合适的手术时机。

常规准备：术前应对患者的呼吸、循环等重要器官功能做充分了解，必要时采取相应的处理措施，以求达到最佳状态，避免术中及术后严重并发症的发生。癫痫患者多有卡马西平、丙戊酸钠及苯妥英钠等服药史，术前应做血常规、肝肾功能及凝血功能检查，确保和改善患者肝肾功能能满足手术需要，为术中和术后用药提供参考。

特殊准备：癫痫患者常伴精神和性格上的异常，因此麻醉前做好解释工作，避免患者接受刺激信息，以确保患者情绪稳定。为不影响脑电图的检测，部分癫痫手术需要在患者清醒状态下进行，此种情况事先必须向患者家属及本人做好充分解释，以减少对患者的刺激及避免诱发癫痫发作。对正在接受抗癫痫药治疗的抽搐患者，应明确其抽搐的类型、发作频率、治疗药物的血药浓度等。若抽搐已被很好控制，即可手术，围术期不必调整抗抽搐药使用方案。若抽搐频率增加或经常出现全身强直痉挛性抽搐，应查明抽搐加剧的潜在原因，待排除原因后再考虑手术。若手术当日尤其在麻醉前有癫痫发作者应延期手术，除非为抢救性急诊手术。麻醉前应全面了解治疗癫痫所用的药物及其用药效果，特别注意评估在受到意外打击时是否能有效控制大发作。抗癫痫药物应服药至术前一日晚，必要时加用镇静药。对癫痫患者行癫痫手术的麻醉时，因抗癫药可影响脑电图，因此术前抗癫痫药物原则上必需停用。对癫痫患者行非癫痫手术的麻醉时，为防止围麻醉期癫痫大发作，麻醉前用药中的镇静药（如地西泮或异丙嗪类药）剂量宜适当加大，但要避免过量中毒。长时间使用抗癫痫药的患者应特别注意，抗癫痫药物多数是肝代谢酶促进剂，长时间使用后肝药酶的活性增加，导致抗癫药用量增加，使代谢产物也增加，使副作用加大。抗癫痫药物多为中枢抑制药，与麻醉性镇痛药和镇静药有协同作用。患者预先可能存在肝功能不全，应了解其程度，避免药物性肝损害。抗癫痫药物对造血功能有一定的抑制，术前应查全血细胞、凝血功能。癫痫患者可能合并其他疾病，特别是由于获得性因素而发现的症状性或继发性癫痫，常伴原发病的各种不同症状，应尽可能查明病因后再考虑安排手术。

麻醉实施　局麻药达中毒剂量可诱发抽搐，但抽搐患者施行常规硬膜外阻滞、蛛网膜下腔阻滞或臂丛阻滞麻醉仍属安全。常用静脉或吸入全麻药有增高或抑制抽搐活性的作用，取决于剂量大小和患者当时的情况。应根据癫痫患者代谢及器官功能特点，谨慎选用麻醉药，以降低药物的副作用。氯胺酮（特别与茶碱并用）易诱发癫痫患者发作抽搐。恩氟烷在较高浓度（>2.5%）用药及过度通气（$PaCO_2<25mmHg$）情况下，脑电图可出现癫痫样激动波，因此应维持较低浓度用药和保持 $PaCO_2$ 正常水平。氟烷可影响肝脏线粒体酶活性，在体内代谢较多，肝毒性的发生率较高。异氟烷具有强力抗抽搐作用。安定类、巴比妥类药物对癫痫波的影响较大，术中不易分辨病理性癫痫波，因此不宜用于癫痫患者行癫痫手术的麻醉。镇静药的副作用可影响肝脏代谢和蛋白结合，应合理选用镇静药及注意用药剂量。长时间应用苯妥英钠和氨甲酰氮䓬治疗可引起对非去极化肌松药的耐药性，盲目增加非去极化肌松药剂量会增加术后肌松残余的风险。麻醉前需做好一切检测脑电生理功能仪器及物品的准备，主要包括：脑电图监测可分析脑电波的频率和幅度，推测脑活动与代谢状况；诱发电位可测定中枢神经系统对刺激周围神经所引发的电位变化等。此时，麻醉的重要原则为要求所使用麻醉药和方法既不抑制病理性棘波，又不诱发非病理性的棘波样异常波。

麻醉后处理　癫痫手术大多采用全身麻醉方式，麻醉药用量较大且易致惊厥发作，因此结束时常规使用抗癫痫药，以防发生惊厥，术后患者恢复进食后应及早恢复平时的抗癫痫治疗；手术创伤及药物相互作用等因素可影响抗癫痫药的药效，术后应用抗癫痫药的同时监测患者其血浆浓度，以防药物过量中毒；麻醉后应特别重视心电监护、脉搏血氧饱和度、呼气末二氧化碳分压及体温监测，必要时行动脉血气分析，避免缺氧、二氧化碳蓄积和体温升高等易诱发癫痫发作的病理因素；动脉血气分析可快速提供体内的电解质的情况，以减少癫痫诱因；麻醉苏醒期应密切注意癫痫发作的可能；围术期服用抗癫痫药患者，对非去极化肌松药可能有一定耐药性，术中需加大肌松药用量，因此应注意严密检测术后肌松的恢复状况，以防因肌松残留引起呼吸抑制等并发症。

（俞卫锋）

nǎoxuèguǎn yìwài huànzhě mázuì
脑血管意外患者麻醉（anesthesia for patient with cerebrovascular accident）　包括脑血管意外患者术前评估、麻醉实施及术后处理在内的围术期管理策略。脑血管意外主要指缺血性脑血管疾病及高血压脑出血。患者通常伴不同程度的颅内压升高、昏迷或偏瘫等并发症，期间除脑血管本身的紧急手术外，不宜施行其他手术。若急性疾病威胁患者生命，即使并存高血压、动脉硬化性心脏病、肝肾功能减退等复杂病情，亦应克服麻醉的种种困难及手术的危险性，果断地采取手术治疗，力争尽快行清除血肿、降低颅内压和解除脑疝。

病理生理　主要包括脑血流、脑代谢、脑血容量、脑血管自动调节功能的改变。

脑摄氧量和能量需求比其他器官大，而能量储存却很少，因此即使是短暂的脑缺血也会引起氧供和能量代谢异常，并由此引发脑血流恢复后一系列生化反应，导致神经元和血管损伤。脑血流量和脑血管自动调节方面，脑血流量是维持脑功能的必备条件，正常情况下脑血管可通过自动调节功能维持脑血流量的稳定，其功能主要与平均动脉压、颈内静脉压、脑血管阻力、氧及二氧化碳水平、血液和脑脊液的离子及酸碱度等各种因素有关；脑实质毛细血管由中枢肾上腺素能和胆碱能神经支配，其神经支配可影响脑血管运动及血管通透性。而脑血管疾病患者通常伴动脉粥样硬化等基础疾病，以及内外环境的化学因素变化等，引起脑血流量和脑血管自动调节功能障碍，引发或加重脑损伤。

脑代谢改变主要为糖代谢和能量代谢。脑缺血和再灌注引起神经元和血管损伤的生化反应主要表现在氧供和能量供应中断，葡萄糖无氧酵解产生大量乳酸，参与脑损伤的病理生理过程，并由此导致 pH 降低，进一步损害细胞内环境稳定，加重脑损伤。血管损伤伴血小板聚集，导致血管阻力增加和血脑屏障被破坏，可以引发血浆外渗（血管性水肿）。上述生理生化改变可引发血管收缩，血管扩张，改变细胞膜的通透性及白细胞的趋向性，所有这些改变又进一步加重缺血性神经元损伤，尤其是大量吸附在受损内皮细胞上的白细胞可以进入脑实质，造成缺血后进行性脑细胞损伤。

高血压动脉硬化是脑出血最常见的病因，出血好发于壳核、丘脑、脑桥和小脑等部位，其中以壳核最多。剧烈活动或情绪激动常为诱因，起病急剧。脑血流量和脑血管自动调节方面，高血压动脉硬化患者多数存在平均动脉压及脑血管阻力增高，导致脑血管自动调节功能障碍，脑血流量和脑灌注压存在不同程度的减低。在脑出血的病理情况下，高碳酸血症、低氧、抽搐、药物及各种病理状态导致脑血管过度扩张，压力自动调节功能丧失。因脑出血所致血管周围脑水肿、继发性血流停滞造成血管阻塞及血管内膜损伤等，使脑功能进一步损害。脑出血同样可导致氧供和能量供应中断，引发一系列生化反应，加重脑损伤。脑出血可因血小板过度激活释放相关活性物质，加重脑血管痉挛，进一步加重脑缺血。

麻醉前评估与准备 对全身情况和主要脏器功能作出 ASA 分级。对 ASA 分级 Ⅲ、Ⅳ 级患者，应严格掌握手术麻醉适应证并选择手术时机。对呼吸困难甚至严重缺氧者，尽可能查明病因，改善呼吸功能，必要时做好行气管造口术的准备；对低血压和心律增快者，应查明原因，及时输液、补充血容量、纠正休克状态；对有冠心病、心脏瓣膜病或心律失常史者，应做超声心动图及 24 小时动态心电图监测；对高血压、糖尿病及其他基础疾病应尽可能调整到最佳水平，确保手术过程及术后呼吸、循环的稳定。

对有脑卒中、一过性脑缺血、脑梗死病史的患者，应行脑 CT、磁共振成像、颈动脉超声多普勒及血管造影等检查，以充分了解病情。服用阿司匹林和抗血小板药物者，术前需常规停药，且术后立即恢复使用；对颅内压急剧增高与脑疝危象，需采取紧急脱水治疗，以缓解颅内高压和脑水肿；对颅脑外伤伴误吸者，首先清理呼吸道，气管插管，充分吸氧后方可手术；长期颅内压增高、频繁呕吐、不能进食、有脱水及电解质紊乱者，应采取降颅压、高营养及纠正电解质紊乱等措施，待病情稳定后再行开颅手术；脑损伤、高血压脑出血时，应特别注意避免因血小板释放活性物质促成并发的脑血管痉挛，以尽可能降低脑缺血的损伤。

麻醉实施 麻醉基本目标是遗忘、制动、控制颅内压和脑灌注压，尽可能提供术终快速复苏和拔管。对开颅手术患者，术前应尽可能做好行动脉插管持续监测直接动脉压、血气分析，监测呼气末二氧化碳、中心静脉压和尿量，开放两条静脉通路。全身麻醉患者诱导力求平稳，插管操作时间宜短，可适当行过度通气，使 $PaCO_2$ 维持在 $25\sim30mmHg$，利于降低颅内压。麻醉复苏应该平稳，避免过度呛咳和躁动，过浅麻醉下拔管常引起剧烈呛咳，因此一般在通气量、咳嗽和吞咽反射恢复正常后即予拔管，不必等待患者完全清醒。

脑血管意外患者对中枢性抑制药较敏感，在达到足够镇静要求的前提下，应谨慎使用；因麻醉性镇痛药有导致高碳酸血症、脑血流和颅内压增高的危险，应避免术前用药；脑卒中恢复期内应避用琥珀胆碱，以防引起高钾血症反应。

麻醉后处理 术后予适量镇痛、镇静和镇吐药物，保证苏醒期平稳，无寒战、躁动，以免影响手术效果。术后患者一般需在重症监护病房严密观察，除常规检测血压、呼吸、心电图、血氧饱和度等外，在保证充分通气、氧合和脑血流灌注供应及纠正水电解质和酸碱平衡的前提下，还需特别注意神经系统功能状态的检查：包括意识状态、定向力、瞳孔大小、肌张力等，评估神经功能的指标，任何体征的恶化都可提示脑水肿、脑出血、脑积水或脑疝正在发生或发展。术后癫痫或抽搐发作，提示可能有进行性颅内出血或水肿，应首先保持气道通畅，吸入纯氧，并采取适当镇静，防止其再发作，做相应检查如 CT 等确诊，必要时应再次手术处理。若发生张力性气颅，应积极手术处理。

(俞卫锋)

zhòngzhèngjīwúlì huànzhě mázuì

重症肌无力患者麻醉 （anesthesia for patient with myasthenia gravis） 包括重症肌无力患者术前评估、麻醉实施及术后处理在内的围术期管理策略。重症肌无力是主要累及神经肌肉接头突触后膜上乙酰胆碱受体，以部分或全身骨骼肌无力和易疲劳为特征的自身免疫病。活动后症状加重，经休息和胆碱酯酶抑制药治疗后症状减轻。根据患者只存在眼肌无力或眼肌和非眼肌同时出现无力，重症肌无力分为 4 种类型：Ⅰ 型，眼肌型；Ⅱa 型，轻度全身型；Ⅱb 型，中度全身型；Ⅲ 型，急性暴发型；Ⅳ 型，晚期重症型。$10\%\sim15\%$ 的肌无力患者伴胸腺瘤，65% 患者有胸腺肥大。10% 患者伴其他自身免疫病，如甲状腺功能减退症、甲状腺功能亢进症或类风湿关节炎。

病理生理 重症肌无力患者的疲乏无力源于自身免疫缺陷或神经肌肉接头处的突触后膜乙酰胆碱受体失活，导致受体数目减少和突出后膜皱褶消失。$85\%\sim90\%$ 的全身型重症肌无力患者和多达 50%～70% 的眼肌型重症肌无力患者在神经肌肉接头处都存在抗烟碱乙酰胆碱受体的抗体（IgG）。

麻醉前评估与准备 评估症状的持续时间、肌力强弱程度，长期仅有眼部症状的患者一般不会有显著进展；症状较重且控制不理想的患者应改善基本状况后再行手术，除非需行急诊手术；任何程度的延髓麻痹均提示术中及术后应进行气道保护。回顾用药史并判断漏服抗胆碱酯酶药对患者的影响程度，重症患者漏服一次药就会使病情迅速恶化；抗胆碱酯酶药应持续使用至诱导前，虽然理论上会对神经肌肉阻滞有抑制作用，但未见报道。

完善术前检查 测定肺通气及胸部 X 线片等有助于了解肺功能。肺功能明显低下、咳嗽、吞咽能力不良者宜延缓手术；胸部 CT 或磁共振成像、纵隔气体造影能明确有无胸腺肿瘤及其范围和性质；心电图及肌电图检查能了解心脏功能及肌力情况；免疫学指标如 IgA、IgG、IgM 检查能确定抗体蛋白的类型；血清抗乙酰胆碱受体抗体效价测定及血清肌酸激酶测定可明确病因及肌肉代谢情况。

支持治疗 患者术前应有足够的休息及适当营养，以增强体质，加强抗感染能力；对吞咽困难或呛咳者宜鼻饲，防止发生吸入性肺炎。

麻醉前用药 以小剂量、能镇静而又不抑制呼吸为原则。病情较轻者可适用苯巴比妥或苯二氮䓬类药物；病情重者镇静药宜减量或不用。吗啡和抗胆碱酯酶药有协同作用，不宜使用。为抑制呼吸道分泌及预防抗胆碱酯酶药的副作用，应常规用阿托品或东莨菪碱，但剂量宜小，以免过量造成呼吸道分泌物黏稠或掩盖胆碱能危象的表现。应准备术后机械通气设备。

麻醉实施 麻醉选择以尽可能不影响神经肌肉传导及呼吸功能为原则。对于非开胸手术，可采用局部麻醉或椎管内麻醉。胸腺手术呼吸管理至关重要，一般取胸骨正中切口，有损伤胸膜的可能，为确保安全常规选用气管插管全身麻醉，施行辅助呼吸或控制呼吸，以保证足够的通气量，但要避免过度通气。尽量采用保留呼吸气管插管，可在小剂量镇痛、镇静药配合表面麻醉下完成；对过度紧张、手术时间较长的患者可采用丙泊酚加肌松药快速诱导插管，但肌松药在神经肌肉功能监测下使用较好。若预计术后不能及早进食，则应放置鼻饲管以便进行抗胆碱酯酶药治疗。患者肌力完全恢复且清醒时才能拔管。最佳判断指标是能抬头超过 5 秒。延髓麻痹的患者在功能恢复前都需要气道保护。患重症肌无力的女性患者在妊娠的后 3 个月和产后早期肌无力加重。对这些患者最好选择硬膜外阻滞，可避免全身麻醉引起的呼吸抑制和使用肌松药等带来的问题。运动阻滞平面过高也可以引起通气不足。重症肌无力孕妇分娩的婴儿可能在 1～3 周内表现出暂时的肌无力，源于乙酰胆碱受体的抗体跨胎盘转运，有时可能需要机械通气。

重症肌无力患者的血浆及肝脏胆碱酯酶量仍属正常。丙泊酚、氯胺酮对神经肌肉传导的影响很轻，可酌情复合应用。患者通常对非去极化肌松药敏感，有报道是正常人的 20 倍，只需要通用剂量的 1/5～1/4 即满足肌松要求，并以短效药物为安全。重症肌无力患者对去极化肌松药表现为耐药或早期 Ⅱ 相阻滞。若选用琥珀胆碱，应注意脱敏感阻滞所致延迟性呼吸抑制。所以，对重症肌无力患者最好不用肌松药，若必须使用，应在神经肌肉监测指导下减少剂量（常规剂量的 10%），必须仔细调整剂量。抗胆碱酯酶药过量可能引起胆碱能危象，应尽量避免使用肌松药拮抗剂。

吸入麻醉药的神经肌肉接头阻滞强度依为异氟烷>七氟烷>恩氟烷>地氟烷>氟烷>氧化亚氮，高浓度吸入可加重肌无力的程度，若与静脉麻醉复合应用，浓度可明显降低。麻醉性镇痛药都有呼吸抑制作用，应慎用。一些抗生素（如链霉素、新霉素、庆大霉素、多黏菌素等）可阻碍乙酰胆碱释放，有神经肌肉接头阻滞作用，可加重肌无力，应注意。有些抗心律失常药物（如奎尼丁、普鲁卡因胺等）可抑制肌纤维的兴奋传导，减少节后神经末梢释放乙酰胆碱，若再用肌松药，肌无力症状可趋恶化。降压药胍乙啶、六羟季胺和单胺氧化酶抑制药均可增强非去极化肌松药的作用，故慎用。利尿药呋塞米促使血钾降低，可加重肌无力。低钠血症、低钙血症和高镁血症也可干扰乙酰胆碱的释放。

麻醉后处理 术后处理的重点在排痰及呼吸支持，应持续监测呼吸功能，间断行血气分析。对呼吸功能异常者应首先查明原因，针对不同变化妥善处理，防止肌无力或胆碱能危象。术后需要机械通气适应证包括：病程超过 6 年；伴慢性呼吸道疾病；术前 48 小时溴吡斯的明剂量 > 750mg/d；术前肺活量<2.9L。

若患者出现下列表现，应高度警惕呼吸衰竭的发生：喘鸣

（声带外展肌力量减弱所致）；不能呛咳（声带力弱，肺活量减少）；全身肌力减弱（不能握拳及抬头）。监测术后肺功能的最佳指标是重复峰流量测定和肺活量测定，并应根据变化趋势判断呼吸功能。

（俞卫锋）

Jílán-Bāléi zōnghézhēng huànzhě mázuì

吉兰-巴雷综合征患者麻醉

（anesthesia for patient with Guillian-Barre syndrome） 包括吉兰-巴雷综合征患者术前评估、麻醉实施及术后处理在内的围术期管理策略。吉兰-巴雷综合征（Guillian-Barre syndrome，GBS）是以周围神经和神经根的脱髓鞘病变及小血管炎细胞浸润为病理特点的自身免疫性周围神经病，临床表现为急性对称性弛缓性肢体瘫痪。发病率为（1~4）/10万，多继发于上呼吸道或胃肠道病毒感染。GBS亚型包括急性感染性脱髓鞘多神经病（约占病例的75%）、急性运动神经元病（有神经节糖苷抗体）和急性运动感觉神经元病。侵犯延髓包括呼吸肌麻痹是常见并发症。1/3患者需行机械通气。症状发展越快就越可能导致呼吸衰竭。咽部肌肉无力所致吞咽困难和发音困难是发展为呼吸衰竭的先兆。不能咳嗽是终末期症状。疾病预后相当好，大多数患者完全康复，但有10%死于并发症，另有10%残留有神经功能后遗症。

病理生理 多数患者起病前1~4周内曾患上呼吸道感染、肠道感染和腮腺炎等疾病。首发症状常是四肢急性、对称性、弛缓性瘫痪，先下肢后上肢，由远端向近端发展；也有由近端向远端、由上向下发展，或远端、近端同

时受累。累及肋间肌和膈肌可致呼吸肌麻痹、呼吸困难。肌肉麻痹数日内可达高峰，运动障碍、肌张力降低、腱反射减弱或消失、无病理反射。早期可无肌肉萎缩，但有肌压痛；若病变严重，损伤神经轴突，可引起肌肉萎缩。常出现的脑神经受累症状为一侧或双侧面瘫，尤其是成年人；其次是舌咽神经、迷走神经受累，表现为吞咽困难、声音嘶哑、饮水呛咳，以儿童多见；少数患者也可表现眼球运动神经、三叉神经和舌下神经麻痹的症状。若同时出现眼肌麻痹和肢体共济失调，称为费希尔（Fisher）综合征。大部分患者常有肢端针刺或麻木感，部分患者有"手套或袜套式"感觉减退。根刺激是GBS患者的主要体征。自主神经功能紊乱，肢体血管舒缩功能障碍，表现为直立性低血压（交感神经活动低下）和高血压（交感神经活动亢进），皮肤泛红、手脚出汗、水肿等，以儿童多见。极少数患者有括约肌功能障碍，表现为尿潴留。个别患者出现颅内压增高、视盘水肿、视网膜水肿和出血等。典型的脑脊液改变为蛋白质含量增高，而细胞数正常，称为蛋白-细胞分离现象。此系本征特征性变化之一，但脑脊液蛋白含量与疾病严重程度并无平行关系。

麻醉前评估与准备 GBS急性期很少进行手术，稳定期有可能进行一些急诊手术。手术前应详细询问病史，确保各项生化指标在正常范围内，确认是否存在呼吸功能不全。备好各种呼吸急救设备。除呼吸系统并发症外，GBS患者自主神经功能的不稳定使得麻醉管理变得很复杂。在麻醉中可以见到严重的低血压和高血压。针对可能出现的血压波动

准备血管活性药。

麻醉实施 保证术中有效的呼吸支持。自主神经功能障碍导致在麻醉诱导期间、正压通气起始、体位改变及麻醉恢复期间发生严重低血压。建议持续监测动脉血压，有效补液治疗，密切监测体温变化和合理应用血管活性药。诱导前应充分补充血容量并准备好升压药（麻黄碱），阿托品可预防心动过缓。低血压者应给予补液治疗和直接作用的血管收缩药物治疗。可以观察到去神经支配的血管对血管收缩药的敏感性增加。患者对于失血的耐受力明显降低。密切监测体温变化，特别是缺汗症的患者易出现体温过高。禁用琥珀胆碱，因其可导致灾难性的钾离子外流。发生高钾血症的危险可以持续到临床康复后数月。全麻药根据具体情况灵活选用，非去极化肌松药并非必须使用，使用时要慎重。

硬膜外镇痛效果确切，还可避免使用麻醉性镇痛药。硬膜外予阿片类药物可治疗这些患者的感觉异常。但若出现并发症不易与疾病发作区别。大部分患者有慢性血容量减少，因此对蛛网膜下腔阻滞和硬膜外阻滞的扩血管作用耐受力很差。区域神经阻滞对于某些短效手术是不错的选择，但对于此种麻醉方式的使用仍存在争议，因为有少数报道在区域神经阻滞后GBS患者病情加重。

麻醉后处理 根据手术情况提供充分镇痛；术后必须施行有效的呼吸支持。

（俞卫锋）

jǐsuǐ sǔnshāng huànzhě mázuì

脊髓损伤患者麻醉

（anesthesia for patient with spinal cord injury） 包括脊髓损伤患者术前评估、麻醉实施及术后处理在内的

围术期管理策略。脊髓损伤（spinal cord injury，SCI）指外界直接或间接因素导致相应节段出现各种运动、感觉和括约肌功能障碍，肌张力异常及病理反射等相应改变。主要源于骨折和脊柱移位，通常是胸椎压缩并向前成角或颈椎过度背伸。常见原因为交通事故、运动伤、坠落伤、暴力伤、手术损伤、血肿或肿瘤压迫等。临床症状决定于脊髓横断的水平。损伤部位越高，程度越重，对患者的病理生理干扰越大。$C_3 \sim C_5$ 以上损伤的患者需要机械通气维持生命。横断平面在 T_1 以上会导致四肢瘫痪，而横断平面在 L_4 以上会导致下肢瘫痪。最常见的损伤位置是 $C_5 \sim C_6$ 和 $T_{12} \sim L_1$ 平面。

病理生理　急性 SCI 的病理生理变化呈动态过程。临床上分为 4 期。

急性期　损伤后的 48 小时内。若为脊髓横断伤，立即出现脊髓休克综合征，表现为损伤平面以下内脏和躯体感觉完全消失，肌肉弛缓性麻痹，反射消失，尿便潴留，伴血压下降、心动过缓和心律失常。发生心血管异常的机制可能是由于颈胸段 SCI，阻断高级中枢对心脏的交感调节，不能反射性引起心率、心肌收缩力和心输出量增加，代偿能力降低。SCI 早期脊髓血管常发生痉挛，血液供应有不同程度的障碍，进一步加重脊髓的继发性损伤。由于呼吸肌麻痹、反流误吸、腹胀、伴发胸部损伤等原因，呼吸衰竭是急性 SCI 患者早期死亡的主要原因之一。

亚急性期　损伤后 48 小时至脊髓休克开始恢复，一般 1 ~ 12 周。感染、消化道出血等并发症可能出现。

中间期　脊髓休克恢复期。逐渐出现躯体反射恢复、亢进、甚至痉挛。其特征为损伤节段以下大量紊乱的自主神经反射。损伤节段在 T_7 节段以下者则少见。随着损伤节段升高其发生率亦增加，最常见于颈部损伤。通常发生在损伤 3 周以内，9 个月以后基本消失。其发生机制为下行抑制突出前神经纤维及中间神经元的功能丧失，导致反射活动混乱及释放大量儿茶酚胺类物质，尤其是去甲肾上腺素。此时损伤平面以下的反射部分恢复，一旦该区域有较强的皮肤或内脏刺激（如尿潴留、排便、分娩等）可能引发自主反射失调，表现为阵发性高血压、心律失常、短暂意识丧失或癫痫，高血压是最常见症状。损伤平面以下血管收缩，平面以上血管扩张，严重者可发生脑出血、视网膜出血、心力衰竭等。由于反射亢进和肌肉兴奋，患者血钾浓度可能升高。

慢性期　损伤后 3 个月以上，为痉挛期。表现为反射亢进，肌肉痉挛，骨质疏松，高钙血症等。

SCI 的全身并发症：①血容量减少（可到 60ml/kg，约减少 20%）。②咽鼓管充气检查可能引起持续血压下降，且停止后无缓解。③严重直立性高血压，随着病情改善逐渐好转。脑血管自身调节功能改变，减弱其对非麻醉患者脑血流量及意识的作用。④病变高于 C_3，窒息。⑤病变位于 C_3、C_4 或 C_5。膈肌运动减弱，通气量减少，严重影响用力呼气及咳嗽的能力。原发损伤可能会向上发展，伴脊髓休克及水肿，随水肿消退呼吸情况会显著改善。⑥病变位于 C_5 以下。膈肌运动减弱，肋间肌麻痹。辅助呼吸肌的恢复对改善呼吸功能十分重要（通常 6 个月）。⑦高位损伤后会立即出现支气管分泌物过多，数周后才能缓解。⑧体温调节能力差。⑨骨密度减少引起骨折危险性增加，有血栓形成的倾向，可能发生肺栓塞。⑩末梢循环灌注差引起压痛及输液困难，中度贫血，四肢瘫痪患者胃排空时间延长，达正常者 5 倍之多。

麻醉前评估与准备　麻醉前应充分估计患者的情况，尤其是呼吸和循环功能。检查外周血细胞计数，明确有无潜在的贫血；肝肾功能和电解质，对肝肾功能进行评估，及时处理潜在的电解质紊乱，进而指导术中术后的输血补液及药物治疗。损伤后 24 小时内使用大剂量糖皮质激素治疗［第 1 小时使用甲泼尼龙，剂量 30mg/kg，以后 23 小时 5.4mg/（kg·h）］，可以改善神经功能的预后。对于慢性 SCI 患者，除自主反射亢进外，可能伴发尿路感染、深静脉血栓形成、肺栓塞、消化道出血、电解质紊乱、骨质疏松症、压疮等，麻醉前应有所了解。

麻醉实施　损伤的时间不同，麻醉管理不同。

急性 SCI 患者的麻醉实施　损伤早期的重点是防治由于患者移动造成的进一步 SCI，注意气道管理和体位。在急性期进行的手术多为脊髓本身的手术或合并其他脏器损伤的手术。围术期移动患者一定要保持脊柱处于水平位，防止错位而加重 SCI。麻醉方法的选择以气管插管全身麻醉为首选。对于高颈段损伤一定要防止头部后仰，保证颈部肌张力存在，最好选用清醒气管插管或予镇静药后保留呼吸插管，表面麻醉下使用纤维支气管镜插管最安全。在助手的帮助下纵向牵引固定头部，保持正中位置，行气管插管时也应持续牵引。麻醉维持可以选用吸入、静脉或静脉-吸入复合麻醉；高位脊髓横断的患者常伴呼吸反射的受损，由于功能残气量降低易发生低氧血症，诱导后最先表现为低血压和心动过缓。尽管理论上存在胃食管反流，但误吸风险并不增加，插管时做好必要的预防和处理措施。

术中应加强监测。除常规的血压、心率、心电图、脉搏血氧饱和度、体温监测外，应监测有创动脉压、中心静脉压和肺动脉楔压。体感或运动诱发电位监测对于指导手术操作有一定价值。液体管理可能比较困难，一方面血容量通常较低，另一方面高位 SCI 患者对失血的反射反应缺失。预先予加温补液治疗（如 500～1000ml 晶体溶液）和使用氯胺酮麻醉有助于防止诱导时血压的进一步下降，术中积极补充失血量。也可使用血管收缩药。高位截瘫患者的产热和散热中枢传出和传入通路有可能被横断，体温调节功能低下，应注意保暖（如加温毯），加强受压部位的护理。琥珀胆碱在损伤后 24 小时内使用是安全的，24 小时后使用会导致高钾血症，因此应禁止使用，且该作用可能持续至损伤后数周，源于神经肌肉接头突触部位的乙酰胆碱受体数量增加，导致钾过量释放。

慢性 SCI 患者的麻醉实施SCI 后 3 个月进入慢性期，在损伤平面高于 T_6 时可能出现自主神经反射亢进，且可由手术操作诱发。区域阻滞和较深的全身麻醉均可有效预防自主神经反射亢进。但是许多临床医师不愿意使用蛛网膜下腔阻滞或硬膜外阻滞，因为很难确定麻醉平面，极有可能出现严重低血压、畸形导致穿刺困难。自主神经反射亢进引发的严重高血压会导致肺水肿、心肌缺血或颅内出血，因此应积极治疗。备好血管收缩药、血管扩张药和 α 受体阻断药。

长时间骨骼肌瘫痪的患者，静脉注射琥珀胆碱后肌束颤动使细胞内钾离子大量释放到血液循环，可引起高血钾症，有导致心律失常甚至心搏骤停的危险。需要肌松时，宜用非去极化肌松药。虽然有报道在 SCI 的 6 个月之后使用琥珀胆碱导致高钾血症的风险减少，但非去极化肌松药是更好的选择。使用小剂量非去极化肌松药防止高钾血症的发生并不可靠。备好处理高钾血症的药物（钙、碳酸氢钠、胰岛素和葡萄糖）是必要的。应密切监测体温，特别是损伤平面高于 T_1 时，因为慢性血管扩张和正常皮肤缩血管反射丧失会导致体温过低。

麻醉后处理 根据手术情况提供充分镇痛；四肢瘫痪患者最好能平卧或头稍抬高平卧，以改善呼吸功能；严密监测体温，积极治疗低体温；及时有效处理导致自主神经功能紊乱的诱因及病因，对于顽固的自主神经功能紊乱症状采用合理的药物治疗。

（俞卫锋）

lǎonián huànzhě mázuì

老年患者麻醉（geriatric anesthesia）

包括老年患者术前评估、麻醉实施及术后处理在内的围术期管理策略。按照国际规定，65 周岁以上的人确定为老年；中国《老年人权益保障法》规定老年人的年龄起点标准是 60 周岁。即凡年满 60 周岁的中华人民共和国公民都属于老年人。老年人随年龄增长生理内环境调节功能衰退，各重要脏器功能减退，常伴重要脏器生理功能的改变。合并冠心病、充血性心力衰竭、高血压、糖尿病、高脂血症、脑血管及周围血管疾病的患者较多，慢性疾病随着年龄增长而加重，即使对日常生活影响不大，但若遇到手术、麻醉等应激状态即可出现内环境紊乱，因此围术期发病率和死亡率比年轻人高。

病理生理 衰老是各个重要脏器功能储备进行性降低的过程，40 岁以后各器官功能每年约降低 1%，与细胞修复和再生能力下降、疾病和生活方式及脏器功能储备不同有关，出现此种变化的程度和时间有明显个体差异。其中循环、呼吸、肝肾功能及中枢神经系统的改变与麻醉关系最为密切。

循环系统改变 老年人中 50%～65%合并心血管疾病，缺血性心脏病最常见，高血压、高脂血症、糖尿病、肥胖、吸烟是动脉硬化的促发原因，并可引起全身血管阻力增加，左心室肥厚，心室顺应性和收缩力降低，最终导致心输出量降低。二尖瓣钙化在老年患者常见，心律失常的发生率随年龄增长而增加，以室上性和室性期前收缩为多见。血管运动张力降低，压力感受器反射的反应变得迟钝，药物更易促发直立性低血压，肾上腺素能受体激动药对心血管系统的反应受到抑制，儿茶酚胺的变时、变力和血管扩张作用减弱。随着年龄增长，心血管系统对 β 受体刺激的反应减退，使得心脏主要通过前负荷的储备功能满足外周血流量增加的要求，易发生心力衰竭。因此，在评估老年人心血管功能状态时应特别重视其储备功能，围术期尤其应注意对心功能的支持和及时处理。

呼吸系统改变 呼吸系统功

能随年龄增长而减退，特别是呼吸储备和气体交换功能下降。胸壁僵硬、呼吸肌力变弱、肺弹性回缩力下降和闭合气量增加是造成老年人呼吸功能降低的主要原因。肺换气功能因肺泡表面积缩小、弹性减退而下降。生理性分流增加，肺泡动脉血氧分压差增加，肺泡弥散功能降低。老年人咳出分泌物的能力下降，尤其是喉头反射明显抑制时，易发生误吸和肺炎。因此，老年人在应激时易于发生低氧血症和高碳酸血症。围术期应注意监测、维持呼吸功能，防止呼吸并发症和呼吸衰竭的发生。

肝功能改变　老年人肝细胞数量减少，肝血流也相应降低。肝合成蛋白质的能力降低，血浆蛋白减少，白蛋白与球蛋白的比值降低。需经肝脏进行生物转化药物的血浆清除率降低。

肾功能改变　老年人肾血流量减少，肾小管功能减退，尿浓缩功能减退，肾脏对钠超负荷的调节能力下降，易致水电解质紊乱。因此，围术期应适当监测水电解质和酸碱平衡，进行精确计算和调节，注意调整经肾脏排泄的药物剂量，减少对肾脏的损害。

中枢神经系统改变　随年龄增加老年人会出现脑萎缩，表现为脑重量减轻，脑灰质和白质体积减少，中枢神经系统随年龄增长而退化，记忆力和感知能力下降，年龄>60岁的人的记忆力下降超过40%，易致术后恢复延迟。对麻醉药的敏感性增加，围术期谵妄、认知紊乱发生率高，原因较复杂，除缺血、缺氧、过度应激外，中枢胆碱能受体抑制药与认知功能障碍呈正相关。

自主神经系统改变　对β受体刺激的反应下降，交感神经系统活性增强，对血流的调节能力下降，反应速度减慢，反应强度减弱。其压力反射反应、冷刺激的血管收缩反应和体位改变后的反应较慢，故不能有效维持血流动力学稳定，适应外界因素改变的能力和反应速度下降。体温调节能力降低，故手术期间应注意保温。

药代动力学改变　主要是药物在体内的分布和消除速率，对麻醉药的需要量减少。高龄者中枢神经系统受体数量减少，使麻醉药显效剂量减少，作用增强，维持时间延长。吸入麻醉药（氟烷、恩氟烷、异氟烷、七氟烷、地氟烷）的 MAC 值从20岁开始至80岁呈直线下降，对心血管系统的抑制作用更明显。随着年龄增长，大脑对丙泊酚、咪达唑仑的敏感性增加，同时清除率降低，这些作用相加可使老年人上述用药量明显减少，如对丙泊酚的敏感性增加30%～50%。老年人应用氯胺酮较少出现麻醉后精神症状，并发噩梦的概率也小。在阿片类药物中，舒芬太尼、瑞芬太尼、芬太尼在老年人中的效力接近成人常规的2倍，源于随着年龄增长大脑对其敏感性增加，而非药代动力学改变。瑞芬太尼的药效动力学和药代动力学随年龄的增加而改变，表现为仅需成人的半量即可达到临床效果，只需1/3输注速率即可维持血浆有效浓度。吗啡不但存在药效动力学和药代动力学的年龄性相关改变，其代谢产物吗啡-6-葡萄糖醛酸依靠肾脏清除，因此，同样剂量的吗啡在老年患者的镇痛作用更强、持续时间更长。对非去极化肌松药，泮库溴铵和维库溴铵的需要量减少，作用时间延长。阿曲库铵的清除率并未随年龄而改变。

顺式阿曲库铵通过霍夫曼（Hofmann）消除，不受年龄影响。老年人在中枢神经元减少的同时，周围神经的轴索纤维也减少，且髓鞘受损，神经外组织的通透性增大。老年人的椎管内腔隙减小，椎间孔闭锁，椎管狭窄，硬膜外结构发生变化。局麻药沿着椎管间隙扩散，可能产生高平面阻滞，硬膜外阻滞时用药量明显减少。老年人的药效动力学和药代动力学特点为：起效延迟、药效增强、消除缓慢。随年龄增加，药物清除率下降，体内分布量增加，清除半衰期延长。所以在反复用药时，药物会在体内蓄积，血药浓度增高，因体内药物之间的相互作用，其毒性反应增强。根据以上特点，对老年人用药应酌减剂量，加强监测。

麻醉前评估与准备　老年人的衰老程度有明显的个体差异，同一机体的不同脏器之间退化的程度也各不相同，手术麻醉有其特殊性，常合并多种慢性病，外科疾病的表现常不典型或隐蔽，急症重症多，麻醉前准备是否完善与患者围术期的并发症和死亡率密切相关，因此术前评估对手术和麻醉的耐受力显得尤为重要。术前准备不仅要考虑手术麻醉中的危险性，还要考虑术后对患者可能带来的影响，使患者能够顺利渡过围术期。切忌操之过急，必要时需与外科医师、内科医师一起研究病情，选择合适的手术时机，制订最佳的手术麻醉方案。

麻醉医师应注意详尽全面的既往病史和身体检查及常规检查（心电图、胸部 X 线片、血液和尿液检查）。老年人的反应性下降，有些患者虽然已有较严重的生理功能紊乱，但表现可以不明显，需进行全面观察，尽可能纠正。为了对心肺功能做定量分析可行进一步检查，如呼吸功能检查、非创伤性心血管功能检查等。若难以与患者本人沟通，应通过患者家属了解其平时的活动能力、活动量等。痴呆在老年患者中很常见，术前评估认知功能非常重要。术前认知功能缺损对术后意外及围术期发病率会产生直接影响，认知功能缺损的患者术后康复差，手术死亡率高。麻醉是否会引起术后认知功能障碍尚有争议。

麻醉前用药中，老年人的代谢率低，对药物的吸收、降解和排泄均较慢，且多数老年人的痛阈值比年轻人高，对刺激的反应较差，耐药量低，因此麻醉前用药应减少，只需常规成人量的 $1/3 \sim 2/3$。麻醉性镇痛药用量减少可减轻对呼吸的抑制。适量的抗胆碱能药有益。理论上东莨菪碱可致老年人谵妄、兴奋，但临床常规剂量出现兴奋症状的并不多见。合并高血压的老年患者，用阿托品后常出现血压骤升，而用东莨菪碱后的作用较温和。因此，选用何种药物应根据实际情况而定。

术前准备需特别注意术前练习深呼吸，做呼吸功能锻炼，增强咳嗽排痰能力。存在心、肺、肾等重要脏器功能异常者，应进一步明确诊断，并在术前尽量纠正。高血压患者术中易出现循环抑制，主要源于患者本身的病理生理改变，降压药治疗并非主要因素。因此，此类问题应靠术中加强麻醉管理解决。若患者已使用降压药，应持续应用至手术前。若术前停药，血压可能反跳，增加心肌梗死、心力衰竭和脑血管意外发生的可能。还需加强营养支持，纠正水电解质紊乱和酸碱平衡失调，若有脱水亦应纠正。老年人对贫血和失血的耐受性差，贫血患者术前应适当纠正。

麻醉实施 麻醉方法和麻醉药物选择总的原则是尽量选择对生理功能影响小（循环、呼吸、肝肾功能等）、安全范围大、便于调节（作用时间短）和麻醉效果确实的药物和方法。药物种类不宜过多，用药应尽量简单化。麻醉医师应熟悉老年人的病理生理，正确选择麻醉方法至关重要。局部麻醉及区域阻滞对中枢神经系统和麻醉后呼吸功能的影响最小，但不可超出所期望的阻滞平面。局部浸润麻醉对老年患者最大的好处是意识保持清醒，对全身生理功能干扰极少，麻醉后机体功能恢复迅速，常用于体表短小手术和门诊小手术。老年人对局麻药的耐量降低，使用时应减少剂量，采用最低有效浓度，避免局麻药中毒。下腹部及下肢手术适宜选用椎管内麻醉，老年人常有骨质增生，椎管狭窄，脊椎韧带钙化和纤维性退行性变，椎间隙变小甚至无法触及，局部解剖标志不清，增加穿刺操作的难度，硬膜外阻滞失败率较高，可采用侧入法或旁正中法进行穿刺。老年人因硬膜外腔狭窄、椎间孔闭锁等，药液易于向头侧扩散，每阶段阻滞所需药液量也减少。又因老年人蛛网膜绒毛显著增大，使得硬脊膜渗透性增高，硬膜外腔局麻药有可能弥散至硬膜下，因此椎管内麻醉的用药量应减少，从小剂量开始试用。老年人脑脊液比重较高且心血管储备能力较低，蛛网膜下腔阻滞平面不易控制，易产生显著的血压波动。因此，在蛛网膜下腔阻滞时注药速度要减慢，用药剂量及容量均应相应减少。对全身情况较差、心肺功能严重受损及合并症较多的患者，均需选择全身麻醉，一般认为上腹部手术全身麻醉比椎管内麻醉更安全。硬膜外阻滞联合全身麻醉适用于上腹部及开胸手术，硬膜外阻滞可阻滞胸段运动、感觉和自主神经，阻断疼痛信号传入，一定程度上可防止严重应激反应的发生。因交感神经阻滞，副交感神经相对兴奋，可引起心肌收缩力、心率、心室充盈压及部分外周血管张力下降，减轻心脏前、后负荷，心肌耗氧量减少，改善冠脉血流，同时全身麻醉控制呼吸，利于麻醉期间的呼吸管理，提高老年患者麻醉期的安全性。

老年患者的胸肺顺应性降低，常合并慢性阻塞性肺疾病，术中维持氧供需平衡十分重要。由于心血管系统的退行性改变，对血流动力学变化的反应性差，对药物的分布、半衰期、结合率、消除率等均有明显影响，因此全身麻醉诱导及维持药物剂量不易掌握，麻醉诱导期及清醒期更易出现血压波动，诱发各种意外及并发症。麻醉诱导期间循环系统反应明显，诱导用药应搭配合理且剂量恰当。整个诱导期避免缺氧、呛咳、屏气。术中尽量避免选用对心血管抑制较强的药物，防止麻醉药过量，注意用药时机，在药物浓度下降到临界值前及时加药。麻醉监测非常重要，如肌松和血流动力学的监测。老年人脱水及低血容量的程度难以估计，加上耐受快速补液的能力较差，故对开胸等大手术，应监测中心静脉压。建立通畅的静脉输液通路，及时补充失血量，对于心肺功能较差者尤为重要。术后利用硬膜外术后镇痛，可改善上腹部手术老年患者的呼吸功能，降低术后低氧血症的发生率。

麻醉后处理 老年人体内脂肪比例较高，脂溶性麻醉药的分布容积增大，加之老年人肝肾功能减退，对药物的代谢能力下降，导致药物半衰期延长，表现为呼吸功能恢复较慢，术后苏醒、拔管延迟。苏醒延迟通常是药物的残余作用或麻醉过程有某种程度的低氧。此时不应仓促催醒，应等待患者自然苏醒。若过早拔除气管导管，可引起延迟性呼吸抑制、低氧血症等并发症。对呼吸、循环不稳定或术前有明显心肺功能障碍者，应用呼吸机辅助呼吸至病情稳定及完全苏醒，可避免拔管后常见并发症的发生。

麻醉恢复期予适当镇静和镇痛，可有效预防因吸痰、拔管和切口疼痛引起的应激反应和血流动力学变化所致氧耗增加，对预防和避免苏醒期及术后恢复期心脑血管意外的发生十分重要。对老年人的术后镇静镇痛，应选择半衰期短、代谢产物无活性及不良反应少的药物，使用剂量应从一般镇静剂量的 1/3 ~ 1/2 开始，根据临床镇静情况调整剂量。给药速度应缓慢，允许有更多的时间观察药效达到高峰。应联合采用多种镇痛方法，如患者自控静脉镇痛联合区域阻滞，既可增强镇痛效果，又可减少麻醉性镇痛药的使用量。局部镇痛对老年患者是十分有效的辅助镇痛方法。尽可能使用非甾体抗炎药，以减少麻醉性镇痛药的剂量、增强镇痛效果，减少炎症介质的释放。不论采用何种途径给药，镇痛用药量均应比青年人减少，并监测呼吸功能变化。

老年人术后谵妄是非常重要的问题，在出现谵妄的患者中，严重并发症的发生率较高，出院后常需要长期监护和康复治疗。谵妄可导致术后活动延迟，住院时间延长，妨碍早期康复练习。谵妄与麻醉方法和术中血流动力学无关，与术中大量失血、术后大量输血和术后血细胞比容<30%有关，潜在的组织缺氧也是因素之一。预防性治疗包括纠正代谢和电解质紊乱（低氧血症、高二氧化碳血症、低温、低钠血症、低血糖症、高血糖症）等，消除药物（抗胆碱类药）或镇痛不完善等诱因。控制谵妄的已知危险因素（制动、认知障碍、失眠、脱水等）可显著降低住院期间老年患者谵妄的发生率和持续时间。术后谵妄还应警惕出现脑血管意外的可能性。

老年人对术后并发症的防御能力显著下降，其中呼吸道感染发展成败血症及冠心病引起心肌梗死常为高龄患者术后死亡最常见的并发症。因此，在麻醉时对气管插管及吸痰操作应遵循无菌原则，避免呼吸道逆行感染。老年人术前多有脱水及血脂增高，长期卧床易并发深静脉血栓形成，应适当稀释血液，术后尽可能早期下地，以防出现血栓形成。老年人多合并有高血压、冠心病，术后更应维持心血管系统稳定，使心肌氧供需达到平衡，特别要防止术后疼痛导致的高血压、心动过速等诱发心肌缺血。潜在的冠心病发生心肌梗死多发生在术后 24 小时或 72 小时内，极少在全身麻醉术中发生，因此应加强术后的监测。

（郭向阳）

féipàng huànzhě mázuì

肥胖患者麻醉（anesthesia for patient with obesity）

包括肥胖患者术前评估、麻醉实施及术后处理在内的围术期管理策略。人体的肥胖程度常以体重指数（body mass index，BMI）表示，BMI（kg/m^2）= 体重（kg）/身高（m）^{2}。BMI ≤ $25kg/m^2$ 属正常，BMI $26 ~ 29kg/m^2$ 为超重，BMI ≥ $30kg/m^2$ 为肥胖，BMI > $40kg/m^2$ 为病态肥胖。肥胖常伴随重要脏器生理功能改变，增加一些疾病的发生率，如冠状动脉性疾病、高血压、糖尿病、高脂血症、肺功能不全、胃食管反流、周围血管性疾病、睡眠呼吸暂停、骨关节炎等。增加麻醉及手术的风险。

病理生理 肥胖可引起呼吸、循环系统发生一系列生理和病理改变，降低心肺储备功能和机体代偿及应激能力，增大麻醉的危险性。肥胖患者胸、腹壁重量增加，限制胸廓的呼吸运动，降低胸壁顺应性，呼吸做功增加，呼吸肌力弱，易致通气不足，肺容量减少，功能残气量减少，机体的氧供减少。特别在平卧或头低位时，由于腹腔内容物及腹壁脂肪的压迫，可使膈肌上升，肺容量进一步下降，甚至完全不张，引起通气血流比例失调及低氧血症。肥胖患者的血容量和心排出量与体重成比例增加，故心脏前、后负荷增加，心脏做功增加，早期即可见高血压病。肺内血容量增加可致肺动脉高压，甚至右心衰竭。脂肪若侵及肝、肾，可出现脂肪肝及蛋白尿，常伴肝胆疾病和糖尿病，总体水分减少。肥胖还可导致胰岛素抵抗，抑制胰岛素分泌而引起高血糖症。围术期应密切观察肥胖患者的血糖变化，必要时可使用胰岛素。

麻醉前评估与准备 肥胖患者背部脂肪堆积使得局部解剖标志不清楚，增加椎管内麻醉操作难度，硬膜外阻滞失败率较正常人高。对肥胖患者实施气管插管全身麻醉也会遇到困难，应根据解剖因素和病理状况估计气管插管的难易。肥胖患者因下颌圆钝致托起困难，易致全身麻醉诱导时发生呼吸道梗阻；因颈短、寰枕关节或颞颌关节活动受限致头后仰困难，声门裂位置高、难以窥视，致使气管插管困难。访视患者时应检查马兰帕蒂（Mallampati）分级，头后仰、枕寰活动、颞颌关节活动度是否受限，张口度，甲颏距，以及口内和咽部的软组织皱褶，进行全面的气道评估。术前应多准备数套插管方案，备齐困难气道所用器械，并保证性能完好，以利急用。对于过度肥胖者麻醉时要准备足够长的气管插管。肥胖患者控制好血压非常重要。术前需常规做心电图，观察有无冠心病，若有异常，应进一步行超声心动图检查，评估其心脏功能。胸部 X 线、动脉血气分析、肺功能等检查也很有必要。麻醉前使用的麻醉性镇痛药量不易过大，以避免其对呼吸的抑制，适量的抗胆碱能药有益。肥胖患者腹内压增高，食管裂孔疝、误吸及吸入性肺炎的发生率均高于非肥胖患者。禁食状态下的肥胖患者仍有高容量和高酸性的胃液。麻醉前用药最好辅以 H_2 受体阻断药及抗酸药，以减少空腹时的胃液容积和 pH 值。对拟行择期手术的过度肥胖者，可考虑先降低体重后再行手术。

麻醉实施 肥胖者以袖带测量血压不仅有困难，而且采用普通人袖带所测的数值亦有偏差，复杂手术应采用直接测压。脉搏氧饱和度（SpO_2）对术前已有低氧血症者甚为重要。全身麻醉患者应常规监测呼气末二氧化碳，必要时行动脉血气分析。最好使用神经刺激器监测神经肌肉阻滞

的程度，指导肌松药的使用。肥胖者脱水及低血容量的程度难以估计，加上患者耐受快速补液的能力较差，故对开胸等大手术应监测中心静脉压。建立通畅的静脉输液通路，及时补充失血量，对于心肺代谢功能较差的肥胖者尤为重要。

麻醉医师熟悉肥胖患者的病理生理，正确选择麻醉方法至关重要。下腹部及下肢手术适宜选用椎管内麻醉，但穿刺操作难度较大，建议选用 15cm 长的穿刺针。因腹内压升高致硬膜外腔减小，相同药量下麻醉平面常比正常体重者宽广，故药量应适当减小；蛛网膜下腔阻滞时麻醉平面也难以预测与控制，故用药量应减少。肥胖患者的腹内压较高，下腔静脉血液易被驱向硬膜外腔静脉系统，致硬膜外腔静脉丛怒张，穿刺时易引起硬膜外腔出血。采用硬膜外阻滞复合气管插管浅的全身麻醉行上腹部手术，对重度肥胖者较为适合，不仅可减少术中辅助药的用量，而且硬膜外阻滞还可用于术后镇痛，对预防和减少术后肺部并发症有益。大中型手术均应选择全身麻醉。肥胖患者仰卧位用肌松药，与正常体重患者相比，肥胖患者诱导时无呼吸、SpO_2 降至 90% 的时间缩短，故清醒插管比快速诱导插管更安全。麻醉体位以适当采取头高位为佳，以免影响肺通气功能。可采用纤维气管镜或清醒气管插管，在既不能面罩通气又不能顺利行气管插管的紧急情况下可以使用喉罩进行通气。无论采用何种麻醉方式，麻醉期间均应保证氧合。

肥胖患者在全身麻醉后可进一步关闭小气道，使功能残气量降低，甚至低于闭合容量，非通

气肺泡的灌注进一步增加，导致静脉血掺杂增加及动脉血氧分压下降。因此，肥胖患者全身麻醉手术中必须重视通气。为减少肥胖患者仰卧位所致呼吸做功及耗氧量增加，采用大潮气量通气较为有利。肥胖患者用呼气末正压通气可使心输血量下降而引起氧含量下降，吸气时高气道压可能阻碍肺小血管血流流入上部肺叶，使无通气肺泡的血流灌注进一步增加，导致无效腔及 $PaCO_2$ 增加，同时受阻的血流被分配至分流区，增加分流量及静脉血掺杂，因此肥胖患者不宜应用呼气末正压通气。

肥胖者因体内脂肪增加，按体重给药时应慎重，理论上脂溶性药物如芬太尼、硫喷妥钠、苯二氮草类及挥发性麻醉药的清除半衰期延长，清除率下降。麻醉药用量不能随体重递增，以免过量，尤其对于内分泌功能紊乱引起的肥胖更需慎重。肥胖患者合并心血管疾病易发生循环功能急性改变，若行全身麻醉诱导、气管插管、术中探查及出现缺氧、高碳酸血症，均易发生大幅度血压波动，应注意预防高血压危象的发生，力求术中血压平稳。肥胖、肺气肿均可使肺泡通气不佳，弥散功能障碍。慢性阻塞性肺疾病、呼吸道感染和呼吸道障碍等常为麻醉期间支气管痉挛的诱因。

麻醉后处理 肥胖患者在术毕应严格遵循拔管指征：①待患者清醒后再拔管。②呼吸频率>12 次/分或 < 30 次/分。③潮气量 8～10ml/kg，吸气负压−20cmH_2O。④肌松药作用已经消失或被拮抗。⑤吞咽和咳痰等保护性反射恢复。

对于重度肥胖者及有睡眠呼吸暂停者，应尽量避免术后即刻拔管。肥胖患者取俯卧位及头低

位时，胸壁顺应性及氧合可进一步降低，仰卧位自主呼吸时也可出现低氧血症。因此，拔管后最好在麻醉后恢复室观察一段时间，即使患者返回病房后也应持续吸40%氧气，并监测 SpO_2。术后48小时内硬膜外阻滞镇痛，对改善肺通气功能十分有益。鼓励患者咳嗽、翻身、早期下床活动。返回病房后，继续观察有无低氧血症和其他麻醉并发症的发生。

（郭向阳）

féipàng dītōngqì zōnghézhēng huànzhě mázuì

肥胖低通气综合征患者麻醉

（anesthesia for patient with obesity hypoventilation syndrome）包括肥胖低通气综合征患者术前评估、麻醉实施及术后处理在内的围术期管理策略。肥胖低通气综合征（obesity hypoventilation syndrome，OHS），又称匹克威克（Pickwichian）综合征，1956年伯韦尔（Burwell）首次报道。OHS主要表现为病态肥胖、低氧血症、高碳酸血症、白天嗜睡、继发性红细胞增多、心力衰竭等。其诊断需满足以下条件：①白天清醒状态 $PaO_2 < 70mmHg$ 且 $PaCO_2 > 45mmHg$。②体质指数（BMI）$> 30kg/m^2$。③排除呼吸系统其他疾病。有研究报道，OHS患者5年死亡率超过50%，主要原因是呼吸衰竭、肺栓塞、心力衰竭和猝死。OHS患者手术和麻醉的风险非常高，应充分重视。

病理生理 OHS确切的病理生理机制尚不清楚，发病是由于呼吸系统机械负荷增加、呼吸中枢调节异常、神经激素等多因素共同作用的结果，是肥胖导致的呼吸紊乱在全身的综合表现。肥胖也是OHS较强的临床预测因子。呼吸系统负荷增加的原因是脂肪组织在胸腹壁及腹腔内沉积，压缩胸腔膈肌和肺组织，使膈肌下降受限，换气困难，胸壁及肺的顺应性和弹性回缩力降低，导致肺容量下降。呼吸肌的脂肪浸润可直接导致上呼吸道狭窄，上气道扩张肌松弛，颈部解剖结构模糊，气道应急能力减弱。睡眠中反复出现上气道阻塞，导致反复呼吸停止和低通气，可以造成夜间反复胸内负压增大，CO_2 潴留、酸中毒、低氧血症和高碳酸血症等病理生理改变。夜间严重的打鼾和呼吸暂停对咽部声门或喉部受体的反复刺激，会启动神经反射弧，引起支气管痉挛。OHS患者呼吸中枢对低氧血症和高碳酸血症的反应性降低。长期限制性通气功能障碍，可引发重要器官出现功能性和器质性改变。超声心动图显示左心肥厚的OHS患者表现为肺动脉高压。

麻醉前评估与准备 OHS患者手术和麻醉的风险高，仅仰卧位即可致命。对于坐位睡觉的患者，更应引起高度重视。但患者经过轻度减肥即可显著改善其生理状况，减肥后患者的肺活量、最大通气量及呼吸中枢对 $PaCO_2$ 和 PaO_2 变化的敏感性将显著增高，肺动脉高压和嗜睡症状将明显好转。因此，对于拟行择期手术的患者应强调术前减肥。

麻醉前对患者的病情进行全面评估，有助于了解其上呼吸道梗阻的严重程度，明确其全身状况和重要器官功能存在的不足。OHS患者需进行动脉血气分析，明确有无白天高碳酸血症，有无代偿性呼吸性酸中毒和低氧血症。血清碳酸氢盐浓度升高提示慢性高碳酸血症。OHS患者还需进行常规睡眠检测。多导睡眠图记录整晚睡眠中的脑电图、肌电图、口鼻气流、胸腹部运动、心电图和血氧饱和度等多项指标，能较全面地反映患者夜间睡眠情况，明确潜在的睡眠障碍，对治疗方法的选择有重要意义。应注意，气道困难是突出问题，必须重视此类患者术前的评估工作，充分认识困难气管插管的可能性，麻醉前对所有患者都应做好处理气道困难的充分准备。

首先强调从患者的病史、症状、体征上判断引起上呼吸道阻塞的病因，并根据既往麻醉史、X线及CT检查、马兰帕蒂（Mallampati）气道分级、颏舌距离测量等方法评估其气管插管的难易程度。但是常规的经口咽判断插管困难程度的方法常不能发现此类插管困难。在评估其对手术麻醉耐受力的同时，需采取相应治疗措施，如纠正低氧血症和酸碱平衡失调，改善呼吸和循环功能，控制感染等，并制订具体的麻醉实施方案和对围术期并发症的防治措施。一般情况下，此类患者麻醉前不宜应用镇静镇痛类药物，若有需要，也需在手术室完善的监测条件下谨慎使用。对上呼吸道梗阻症状严重、伴神经系统疾病或已有心肺功能受损的患者，不宜使用镇痛镇静药物，避免呼吸抑制。麻醉前用药宜选择口服或静脉给药的方法。为预防麻醉诱导后发生反流误吸，麻醉前还可服用 H_2 受体阻断药和甲氧氯普胺，减少胃液量，提高胃液 pH 值。

麻醉实施 OHS患者本身的病理生理的特殊性，对麻醉提出了更高的要求。此类手术麻醉所关注的问题涉及困难气道处理、血流动力学稳定、脏器功能维护、恢复期管理及术后镇痛等方面。麻醉医师应熟悉OHS患者的病理生理，正确选择麻醉方法至关重要。

下腹部及下肢手术宜选用椎管内麻醉，但穿刺难度较大，蛛网膜下腔阻滞时麻醉平面也难以预测与控制，药量应减少。因腹内压升高致硬膜外腔减小，相同药量下麻醉平面常比正常体重者高，药量也应相应减小。随着麻醉学的发展，在解决 OHS 困难气道处理方面的技术和手段逐渐成熟，气管插管和拔管时如何维持气道通畅，是确保 OHS 手术麻醉过程安全的重点。由于麻醉诱导后可能出现呼吸道阻塞、通气功能下降和气管插管时间延长，在插管过程中更易发生低氧血症，对 OHS 患者十分不利。插管前 3 分钟吸氧去氮有助于提高动脉血氧分压水平。由于这类患者全身麻醉下插管失败的发生率高，且继发的面罩通气困难有危及生命的危险，因此所有患者都应采用清醒插管。对已伴心肺功能不全的患者，清醒插管前须谨慎予镇静镇痛药物，尽可能完善咽喉及气管黏膜表面麻醉，以避免引起气道和循环的兴奋反应。有的患者插管后需使用呼气末二氧化碳监测或纤维光导支气管镜判断导管位置。全身麻醉后可加重患者通气/灌注异常和右向左分流，持续监测和间断性进行血气分析监测十分重要，呼气末二氧化碳分压有助于判断人工通气是否充足。术中应尽力维持血流动力学稳定，建议使用有创性动脉测压法。伴心肺疾病的患者若需施行较大手术，可考虑进行肺动脉置管监测。持续监测心电图有助于及早发现和治疗心律失常，以及心肌缺血、心肌梗死等并发症。对于心功能不佳的患者，还应采用经食管超声心动图监测。术中应注意精确测定失血量和尿量，这对于正确

判断其循环功能状况和指导输液、输血有很大帮助。伴慢性低氧血症或贫血患者，应连续监测其血红蛋白和血细胞比容的变化，并结合其心肺对缺血缺氧的耐受能力，在需要时及时输血。OHS 患者的血红蛋白和血细胞比容的数值升高，而贫血患者两项数值均有减小，因而不能以正常人的标准估计其输血时机，应注意观察在基础值水平上的动态变化。采用外周神经刺激仪进行肌松监测有助于确定肌松药的剂量，判断手术结束时神经肌肉阻滞的逆转程度，对预防术后呼吸功能不全有重要意义。肥胖者因体内脂肪增加，按体重给药时应慎重。脂溶性药物如芬太尼、硫喷妥钠、苯二氮䓬类及挥发性麻醉药其清除半衰期可延长，清除率降低。

术后应特别强调麻醉苏醒期间严格掌握气管导管的拔管指征，选择延迟拔出气管导管。初期可采取间歇正压通气控制通气，患者自主呼吸逐渐恢复后，可选择间歇指令通气。待到患者完全清醒，能控制气道，残余的肌松作用被完全拮抗，呼吸功能恢复良好后方可拔管，应避免发生急性上呼吸道阻塞或呼吸功能不全。必要时，拔管前需测定氧分压，以了解组织氧供情况。若不能确定患者拔管后是否能良好地通气，且对重新插管没有把握，应采用气道交换导管或纤支镜拔出气管导管。应采用侧卧位或坐位，密切观察患者呼吸和血氧饱和度的变化，备好面罩和气管切开包。

麻醉后处理　术后恢复期存在以呼吸道阻塞为主的风险，在严密监测下控制呼吸和循环，并予适宜镇痛是恢复期应考虑的主要问题。OHS 患者多有术前高血压，这种高血压与压力感受器阈

值上调及血管平滑肌结构改变有关。血压增高的同时常伴心血管功能的不稳定，表现为血流动力学波动。术后伤口疼痛、缺氧及气管导管和吸引分泌物的刺激等均可使交感神经兴奋，导致儿茶酚胺释放增加，表现为术后血压增高和心率增快。患者在恢复期间必须保证有效通气和供氧，严密监测患者的血压、心率及脉搏血氧饱和度，必要时行血气分析。维持患者的血流动力学稳定。

拔管后最好在麻醉后恢复室观察一段时间，即使患者返回病房，应继续观察有无喉头水肿和其他麻醉并发症的发生。对于施行口内手术的患者，拔管后还应注意口咽部创面组织水肿对气道的不利影响。术前已有低氧血症、心肺功能损害的患者更易发生术后低氧血症，应在麻醉后恢复室内严格监测，确认患者无低氧血症方可将其送返病房，且术后应常规吸氧治疗。术后镇痛选择对呼吸干扰小、可改善睡眠功能的药物，使得患者安全平稳渡过围术期，镇痛应在严密监护和管理下进行，以防意外。对于伴神经系统疾病、低氧血症、心肺功能不全或仍有严重气道阻塞症状的患者，不宜采用术后镇痛。

（郭向阳）

减肥手术麻醉（anesthesia for bariatric surgery）　包括减肥手术患者术前评估、麻醉实施及术后处理在内的围术期管理策略。减肥手术是治疗病态肥胖症及其伴发病的最有效方法。手术带来的效果不仅是减轻体重，绝大多数合并 2 型糖尿病或其他伴发疾病的患者术后均得到治愈或明显缓解。

病理生理　见肥胖患者手术。

麻醉前评估与准备　基本同肥胖患者手术。若患者术前使用减肥药物，应注意其对麻醉的影响。常用减肥药物有作用于摄食中枢的芬氟拉明、右芬氟拉明和抑制食欲的芬特明和安非拉酮等。若服用上述，应高度重视其不良反应，以及与麻醉药之间的相互作用。服用减肥药物的患者在麻醉诱导时可发生持续或延迟性低血压，并对麻黄碱无反应。芬氟拉明和右芬氟拉明均有儿茶酚胺耗竭作用，因此，血压下降时应选择起直接作用的血管加压药，如去氧肾上腺素。芬氟拉明对心脏有抑制作用，停止使用此药后6天内仍有代谢产物和原形由尿中排出，麻醉前应至少停药7天。减肥药物还可造成胃潴留，服用芬氟拉明后固体食物胃排空延迟15%，应注意反流误吸。减肥药对血糖和胰岛素有潜在影响，芬氟拉明可增加外周摄取葡萄糖或降低肝糖原的产生，加重2型糖尿病患者禁食后的低血糖，该药还可增加胰岛素敏感性，但并不影响其分泌，因此，麻醉手术中应监测血糖变化。芬氟拉明和右芬氟拉明可致肺动脉高压，表现为心悸、晕厥、进行性呼吸困难、胸痛、水肿等，麻醉前应注意与其他疾病鉴别。减肥药还可增加内源性致热源对中枢神经系统的刺激，使外周血管收缩，影响热量散发，有诱发高热的危险，围术期应监测体温。

减肥手术的麻醉原则是快速起效和苏醒，对呼吸、心血管系统影响小。麻醉医师对减肥手术需要周密计划准备，详细了解病态肥胖患者的病理生理改变。由于肥胖患者外周脂肪组织较多，静脉通路难以建立。在外周通路良好的情况下，减肥手术并非建立中心静脉通路的绝对适应证。大多数患者可建立外周静脉通路，必要时可在超声引导下进行操作，肥胖患者最常用的中心静脉为颈内静脉和锁骨下静脉。

减肥手术中应注意患者体位，注意保护易受压部位及神经损伤部位，最常见的神经损伤部位包括臂丛神经、尺神经和坐骨神经。头部过度旋转会导致臂丛损伤，坐骨神经损伤常源于长时间侧卧位导致神经缺血，尺神经病变则与术中按压或牵拉相关。麻醉体位以适当采取头高位为佳，以免影响肺通气功能。患者术中体位改变可导致显著的生理变化，部分患者不能耐受仰卧位。若术中患者体位发生改变，应密切监测生命体征的变化。

患者在肌松条件下仰卧位时耐受无呼吸时限比正常人明显缩短，故清醒插管较快速诱导插管更安全，极度肥胖患者应在完善的表面麻醉下清醒插管。术前应多准备几套插管方案。

术中监测必须包括但不限于如下项目：心电图、血氧饱和度、血压、呼气末二氧化碳分压、体温。若有合适的无创血压计袖带，没有必要进行有创动脉穿刺测压。正常情况下，动脉穿刺置管相对容易，因为其桡动脉处一般无过多的脂肪组织堆积，若有困难，可在超声引导下进行操作。术中和气管导管拔出时对神经肌肉阻滞程度的监测十分必要。大中型手术均应选择全身麻醉。麻醉药用量不能随体重递增，以免过量，尤其对内分泌功能紊乱引起的肥胖更应慎重。

现代脂肪抽吸术已很成熟，具有切实有效的去脂减肥效果，手术创伤小，恢复快。常采用麻醉方法有局部浸润麻醉、静脉全身麻醉、椎管内麻醉。局部浸润麻醉即在手术部位的皮下脂肪内注入肿胀液，肿胀液内含利多卡因、肾上腺素、碳酸氢钠，然后进行手术吸脂。术中可保证细胞外液总量及渗透压平衡，生理盐水中的碳酸氢钠可防治术后水电解质紊乱。局部浸润麻醉术后康复较快，但由于术中患者处于清醒状态，精神高度紧张，烦躁、血压升高，影响手术顺利进行，有的患者甚至要求停止手术。现代麻醉要求患者绝对安静、对人体的各器官影响最小，以有利于术后患者的康复。静脉全身麻醉和椎管内麻醉可降低患者的应激反应，术中生命体征平稳，镇痛完全，但静脉全身麻醉的术后副作用较多，而椎管内麻醉在这方面有明显的优越性，完全可以满足手术和患者的要求，吸脂手术的麻醉方法首选椎管内麻醉。

麻醉后处理　气管插管遇到困难的患者，术毕需有充分的把握才能拔管。拔管后最好在麻醉后恢复室观察一段时间，即使患者返回病房后，应继续观察有无喉头水肿和其他麻醉并发症的发生。术后半坐位可增加功能残气量30%，改善低氧血症。若能够早期离床，鼓励患者深呼吸、咳嗽，可防止肺萎陷和深静脉血栓形成。术后镇痛宜采用硬膜外镇痛，可减少阿片类药物的使用，改善术后呼吸功能。

（郭向阳）

xiǎo'ér shǒushù mázuì

小儿手术麻醉（pediatric anesthesia）　包括小儿术前评估、麻醉实施及术后处理在内的围术期管理策略。小儿的年龄范围自出生至12岁。1月龄以内为新生儿，1月龄~1岁为婴儿，1~3岁为幼儿，3~12岁为儿童。新生儿、幼儿时期各项生理功能都发生迅速而急剧的变化，与成人差别大，至学龄儿童与成人的差别减小，但即使是同年龄组的小儿也有很大差异，因此在麻醉处理方面均有不同，切忌将小儿看成是"成人的缩影"。小儿麻醉实施过程中不仅要做到术中患儿无恐惧、无痛，遗忘伤害性刺激，抑制恶性反射，同时采取各种措施维持患儿在手术麻醉过程中各脏器功能正常。麻醉医师必须根据小儿不同发育阶段与麻醉有关的生理、病理、解剖、药理学特点，做好麻醉前病情评估，选择适宜的麻醉方法及器材设备、药品等，制订合适的麻醉方案，术中认真监测及管理，及时发现和处理各种异常情况及突发不良事件，使小儿在麻醉期间能处于生理内环境恒定的状态，安全渡过围术期。

病理生理 小儿处于一个不断发育成长的过程，其解剖、生理也在不断变化。年龄越小，小儿特点越突出。

新生儿、婴幼儿的解剖生理特点最突出，其他年龄段则介于新生儿与成人之间，年龄越大越接近成人。婴儿头大、颈短、舌大，鼻孔大小约与环状软骨处相等。上呼吸道较狭窄，分泌物较多，易引起呼吸道梗阻。喉头位置较高，位于 $T_3 \sim T_4$ 平面（成人 $T_5 \sim T_6$ 平面），婴儿喉头最狭窄部位在环状软骨，一般不需用带套囊的气管导管。6 岁后位于声门，应选用带套囊的导管，以防控制呼吸时漏气。气管支气管分叉处所成角度在婴儿两侧基本相同，若气管导管插入较深，导管进入左侧支气管的机会与右侧相等。婴儿支气管平滑肌比儿童少，支气管舒张药无效。呼吸节律不规则，呼吸频率快，胸廓不稳定，

膈肌位置高，胸式呼吸不发达，胸廓的扩张主要靠膈肌。若其腹腔内容物增加，会影响膈肌运动，加之呼吸储备有限，易出现呼吸抑制。与年长儿和成人相比，新生儿、婴幼儿的肺泡通气量高、功能残气量低。小儿肺泡通气量与功能残气量之比为 5：1，而成人则为 3：2，即肺内氧储备少。但是小儿耗氧量高，新生儿耗氧量为 6～8ml/（kg·min），比成人高 2～3 倍，尤以 1～2 岁时最高。因此对缺氧的耐受能力远低于成人，一旦供氧减少，将迅速出现低氧血症。小儿麻醉期间应常规吸氧。

新生儿由于卵圆孔和动脉导管未闭合，心室做功明显增加。心肌收缩性肌群发育差，心室顺应性较低，每搏量较小。心指数高，心输出量分布至血流丰富器官的比例较大，器官血运丰富。心脏对容量负荷敏感，对后负荷增高的耐受性差，心输出量呈心率依赖性。新生儿和婴儿有心力衰竭倾向，故小儿麻醉时应特别重视循环的管理。小儿每搏量少，动脉口径相对较大，管壁柔软，故年龄越小，动脉压越低，按照年龄计算血压的公式为：年龄×2＋80＝收缩压（mmHg），此值的 $1/3 \sim 1/2$ 为舒张压。

小儿脑代谢率高，儿童平均需氧 5.2ml/（min·100g），明显高于成人 3.5ml/（min·100g），任何原因所致氧供不足，均可导致脑缺氧。成人脑血流为 50～60ml/（min·100g），早产儿及新生儿约为 40ml/（min·100g），而年长儿可高达 100ml/（min·100g）。小儿脑血流自动调节范围也低于成人，麻醉中脑血流量易受到血压剧烈波动的影响。新生儿已有传导痛觉的神经末梢，周

围神经与脊髓背角有交通支，中枢神经系统髓鞘已发育完全。新生儿可感知疼痛，对伤害性刺激有反应，故术中应予完善镇痛。

新生儿肝功能发育不全，药物的酶诱导作用不足。随年龄增长代谢药物的能力迅速增加。对药物的结合能力差，降解反应减少，半衰期延长。

肾功能发育不全，2 岁时达成人水平。吸收钠的能力低，对葡萄糖、氨基酸、钾等的吸收减少，对液体过量或脱水耐受性低。

胃液 pH 值呈碱性。吞咽与呼吸的协调能力 4～5 月龄才发育完全，胃食管反流发生率高。小儿细胞外液在体重中所占比例比成人大，成人细胞外液占体重 20%，小儿占 30%，新生儿占 35%～40%，故易脱水。小儿对禁食禁水耐受性差，糖及脂肪储备少，应缩短术前禁食禁水时间，术中根据情况可输注一定量葡萄糖。

新生儿体温调节机制发育不全，皮下脂肪少，而体表面积相对较大，易散热，体温易下降，低体温可引起相关的苏醒延迟、心肌易激惹、呼吸抑制、肺血管阻力增高和药物疗效改变等不良后果，因此麻醉时应采取保温措施。6 月龄以上小儿体温有升高倾向，诱因有应用胆碱能抑制药、脱水、环境温度高等。体温高则氧耗量增加，易发生缺氧。

麻醉前评估与准备 术前麻醉医师应进行访视，与患儿建立感情，并取得其信任。应对麻醉操作及手术进行必要解释，减少其恐惧心理。麻醉前访视要了解小儿心理状况及病史，有无过敏史、糖皮质激素应用史及麻醉手术史，小儿常并存下列疾病：上呼吸道感染、哮喘、先天性心脏病、贫血等，应做好相应术前准

备。注意实际体重与预计体重[年龄×2+8kg]比较，可了解患儿发育营养情况。查体时注意牙齿有无松动，扁桃体有无肿大等。小儿不易合作，所有手术均应以全身麻醉准备。小儿麻醉前既要保持胃排空，又要尽可能缩短禁食、禁水时间，因此应向其父母强调空腹的重要性，在规定时间内按时禁食禁水，可减少呕吐误吸危险（表1）。小儿禁食以小于8小时为宜。

麻醉前用药可镇静、抑制呼吸道分泌、阻断迷走神经反射及减少全麻药用量。是否需要术前用药必须根据病情、手术长短、麻醉诱导方法、小儿和家属的心理状况决定。1岁以下小儿可仅用0.02mg/kg阿托品肌内注射。1岁以上小儿常以咪达唑仑0.05mg/kg、阿托品0.02mg/kg及氯胺酮3~4mg/kg混合后肌内注射作为术前用药。术前用药可采用口服、肌内注射、静脉注射、直肠、舌下或经鼻给药等方式。所有途径均可靠有效，但也有不足之处：口服或舌下给药无伤害，可加适量糖浆或含糖饮料口服，但起效较慢或被吐出；肌内注射引起疼痛，对小儿是不良刺激；直肠给药有时会造成患儿不适，甚至皮肤或黏膜损伤；经鼻给药尽管起效较快，但易出现激惹。对急诊手术或较大儿童，术前用药可采用静脉注射，常用咪达唑仑0.05mg/kg或氯胺酮0.5~1mg/kg。

麻醉实施　小儿气道解剖上的差异使得其气管插管困难的发生率显著高于成人。头相对较大，颈短、舌大，易阻塞咽部，常需口咽通气管。鼻腔较狭窄，易阻塞。声门下最狭窄，易损伤致水肿产生喘鸣。婴儿即使少量水肿可致阻力明显增加。会厌长而硬，呈U型，常需用直型喉镜片。小儿气管软骨柔软，持面罩时手指勿压气管。小儿用力呼吸以克服阻力时可致萎陷。喉罩可在无气管插管的情况下保持气道通畅，并可进行控制呼吸，是小儿麻醉中控制气道的常用方法。短小手术中用喉罩通气可避免气管插管并发症，对于气管插管困难的患儿，可用喉罩维持麻醉。对需频繁施行麻醉的病儿（如整形外科手术、烧伤换药），用喉罩可避免反复气管插管。

新生儿挥发性麻醉药的血/气分配系数低于成人，在吸入诱导时，肺泡内麻醉药的浓度上升迅速，起效很快，但药物过量的潜在风险也增加。大多数卤化剂在婴儿中的最小有效肺泡浓度比新生儿和成人高。与其他吸入麻醉药不同，七氟烷在婴幼儿和新生儿中的最低肺泡浓度相同。七氟烷比氟烷治疗指数更强，但七氟烷同样可导致剂量依赖性呼吸抑制，可同时降低潮气量和减慢呼吸频率，因此在诱导早期即需人工辅助呼吸。七氟烷在长时间的麻醉中无明显的代谢产物和无机氟产生，较安全，但在麻醉中需保持新鲜气流 > 1L/min。瑞芬太尼是一种适合新生儿的强效阿片类镇痛药。与其他药物不同，在新生儿的半衰期比年长儿短。这一特点使其对新生儿的诱导和药物消除比对年长儿快。阿片类药物诱导时可出现心动过缓和胸壁强直。

小儿体表解剖标志清晰，脊柱韧带富有弹性，施行椎管内穿刺时各层次感觉明显，穿刺较容易。小儿椎管内麻醉可产生完善的镇痛及肌松作用，且可复合浅全身麻醉，既能满足某些手术要求，又可显著减轻全身麻醉可能带来的不良反应，患儿苏醒迅速，术后镇痛良好，是较好的麻醉选择。蛛网膜下腔阻滞适用于5岁以上小儿的下腹部及下肢手术。小儿脊柱较平直，穿刺点宜选用L_3~L_4间隙，以避免阻滞平面过高。小儿硬膜外腔富含血管、脂肪组织，间隙相对较小，药液扩散较快。硬膜外腔脊神经细，鞘膜薄，麻醉起效快，应相应降低药物浓度。常用药物为0.7%~1.5%利多卡因，剂量8~10mg/kg；0.1%~0.2%丁哌卡因，剂量1.5~2mg/kg。先注入总量的1/4作为试验剂量，5分钟后若无蛛网膜下腔阻滞征象再注入剩余量。骶管阻滞是广泛应用于小儿的麻醉，主要原因是骶管的解剖标志明显，操作简易方便。骶管注入麻醉药可向胸部硬膜外腔扩散。按常规剂量用药，麻醉可达T_4~T_6脊神经平面，新生儿及婴儿经骶管阻滞可行上腹部手术。骶管阻滞可单独使用，但临床上多复合浅全身麻醉用于低年龄或婴儿的腹部及下肢手术。其镇痛完善，术中及术后血流动力学稳定，通常不需气管插管，对全麻药所需甚少。

手术、麻醉对小儿呼吸、循

表1　小儿麻醉前禁食禁水时间

年　龄	麻醉前禁食禁水时间（小时）	
	牛奶及食物	糖水或清液
新生儿	4	2
1~6月龄	4	2
6月龄~3岁	6	3
3岁以上	8	3

环影响较大，而小儿的代偿能力有限，故术中对呼吸、循环等的严密监测尤显必要。常规监测有心电图、心率、血压、呼吸频率、血氧饱和度、呼吸音、液体出入量等；全身麻醉术中监测的还有呼气末二氧化碳浓度、吸入氧浓度、吸入麻醉剂浓度、摄氧量等。麻醉期间 6 月龄以下婴儿若脉搏<100 次/分，应注意有无缺氧、迷走神经反射或麻醉过深等情况，应予减浅麻醉、纠正缺氧对症治疗，必要时需暂停手术操作。小儿麻醉时应测量血压，但应选用合适袖套，袖套宽，血压读数偏低；袖套窄，读数偏高。正确的袖套宽度应是上臂长度的 2/3。体温调节是小儿麻醉需要特殊考虑的问题，因为新生儿、婴幼儿代谢率低、产热量少，体表面积与体重比较高，且对术中低温特别敏感。术中还需监测体温变化，加强保温，如保持手术室温暖、使用加温设备、皮肤消毒液加温、特殊转运设备，转运期间注意患儿保温等。

小儿静脉补液必须考虑其代谢率高和体表面积与体重比较高的特点（表 2）。如一名 26kg 小儿所需液体量为 66ml/h，即（10×4)+（10×2)+（6×1）= 66。这种计算方法没有包括液体丢失量、第三间隙丢失量、低温、发热或异常代谢的需要量。禁食所致液体量不足按照禁食时间计算小儿液体丢失总量。不同手术其第三间隙丢失量不同，小手术第三间隙

丢失量为 1ml/（kg·h），而腹部大手术则高达 15ml/（kg·h）。第一小时补充总量的 50%，随后的 2 小时各补充 25%。

麻醉后处理 苏醒期是小儿术后的高危期，尽管全身麻醉苏醒较快，但在苏醒过程中呼吸道问题远比成人多发，发生率高达 4%~5%。小儿围术期心搏骤停近 50%源于苏醒期呼吸问题。苏醒期由于麻醉性镇痛、镇静药及肌松药的残余作用，可引起呼吸抑制致通气不足。术后切口疼痛、腹胀均可影响通气，引起低氧血症。因此，患儿苏醒期间应常规吸氧。肌内注射本身即可导致疼痛，对小儿应避免肌内注射给镇痛药，可改用经肛门给药或静脉单次或持续给药。对乙酰氨基酚是小儿常用的非甾体抗炎镇痛药，通过抑制中枢神经系统的环氧化酶，抑制前列腺素合成，产生镇痛作用。对乙酰氨基酚副作用较少，不抑制呼吸，也无中枢抑制作用，无成瘾性，主要用于术后轻度疼痛，常用 40mg/kg 经肛门给药。对 5 岁以上能合作的小儿，可用患者自控镇痛装置给药。用长效局麻药进行区域神经阻滞或手术区域直接局部浸润，方法简单，是缓解小儿术后疼痛的有效方法。

（郭向阳）

rìjiān shǒushù mázuì

日间手术麻醉

（ambulatory anesthesia） 包括日间手术术前评估、麻醉实施及术后处理在内

的围术期管理策略。日间手术指患者以择期、非常规方式入院接受手术或侵入性检查，术后经数小时恢复便可离院或在医院停留不超过 24 小时，又称非住院手术、门诊手术。麻醉和手术操作的进步已促进日间手术的快速增长。门诊患者围术期治疗的进步，使得外科医师可以在门诊进行数量更多、创伤性更大的手术操作。

最古老的外科手术实际上即以日间手术形式实施。历经几个世纪的变迁，住院手术才逐渐成为主要的手术治疗模式。1846 年乙醚麻醉的成功被认为是近代麻醉史的开端。几乎在同时代，有人开始尝试在牙科诊所用氧化亚氮减轻治疗时的疼痛，这也是最早的将现代麻醉手段用于门诊手术。20 世纪 50 年代，由于医院病床的缺乏和住院手术治疗的费用偏高，人们对非住院手术的兴趣日益浓厚。20 世纪 60 年代，以医院为基础的日间手术室开始出现。20 世纪真正的非住院麻醉和手术的先驱者是美国亚利桑那州的约翰·福特（John Ford）和华莱士·里德（Wallace Reed）。他们构想并提出了建立独立式非住院手术中心的理念。这个理念起源于成本控制、偿付和效率，并引领了美国医学的一场变革。在美国，1980 年非住院手术占 16.3%，1984 年升至 30%，1990 年为 50%，1997 年达到 60%。中国的非住院手术始于 20 世纪 60 年代末，当时医院数量较少，特别是较大型的综合医院可提供的床位有限，患者住院很困难，且住院后花费较高。为解决这一问题，一些较简单的手术和全身麻醉开始在门诊完成。20 世纪 70~80 年代，随着门诊手术量的进一步增加，手术管理逐渐规范。

表 2　小儿液体维持量的计算

体重（kg）	每小时液体需要量（ml）	24 小时液体需要量（ml）
<10	4ml/kg	100ml/kg
10~20	40ml+2ml/kg（>10kg 部分）	1000ml+50ml/kg（>10kg 部分）
>20	60ml+1ml/kg（>20kg 部分）	1500ml+20ml/kg（>10kg 部分）

建立了初步的术前检诊制度，确定术前基本实验室检查项目。90年代末开始出现麻醉门诊，以保证麻醉医师在术前充分了解患者全身情况。进入21世纪，医疗成为社会的突出问题，政府和医疗机构都在努力试图缓解这一矛盾。非住院手术治疗模式较好地顺应了社会发展需求。虽然日间手术在中国仍处于起步阶段，但是发展速度逐步提高。微创手术和现代麻醉学的进步在技术上为这一新的治疗模式提供了可行性。

日间手术改变了传统的治疗模式，较好地体现了政府、医疗机构、患者三方利益的集中趋势，具有广阔前景。具有合理利用有限医疗资源、降低医疗费用、提供更加高效、简洁的医疗服务及减少医院内感染的机会等优势。

作为麻醉医师，应主动参与这一不断扩大的患者群体的术前、术中和术后管理，在改进门诊（短期停留）手术中起重要作用。首先，必须保证所有患者在择期手术前都处于"最佳"身体状态。其次，应尽量实施"快通道"麻醉方法，使患者快速地早期恢复。更速效、短效的吸入麻醉药（如地氟烷、七氟烷）和阿片类镇痛药（如瑞芬太尼）的引入给麻醉医师提供了有力武器，麻醉深度监测仪可促进维持用麻醉药的定量，促进早期恢复过程。再次，预防术后疼痛和其他不良反应对在门诊成功施行一个快通道程序，促进日常活动更早恢复非常关键。最后，为患者及家属提供必要的指导，避免出院后出现问题。

麻醉前准备与评估　日间手术麻醉前评估旨在了解有无合并症，术前是否需要进一步诊断或治疗。原则上日间手术的病种应选择创伤小、对生理影响少、术后不会发生严重并发症的手术。适用于患者情况不复杂，ASA分级 I ~ II 级，手术时间在 1 ~ 2 小时以内，年龄在 6 月龄 ~ 70 岁之间。随着经验的积累和技术水平的提高，手术病种及手术范围都可以逐步扩大。手术适应证还应根据医院的实际情况、麻醉和外科的业务水平、临床经验和医院管理、设备条件等多方面综合考虑。

手术种类选择　微创外科和麻醉技术的发展使得越来越多的手术可以通过日间手术的模式完成（表1）。早期观察认为，手术和麻醉的时间是影响术后并发症（疼痛、呕吐）、延迟离院回家和计划外住院的重要因素，因此，要求非住院手术时间不超过90分钟。随着经验的积累，手术时间长达 3 ~ 4 小时的手术也被认为非日间手术的禁忌。

日间手术适应证　最初要求接受日间手术的患者为 ASA 分级 I ~ II 级。随着麻醉和手术技术的提高，病情稳定的 III 级（甚至部分IV级）患者也可以接受日间手术。若患者病情在术前稳定至少3个月以上，术后并发症的发生率并未增加。因此，ASA 分级不能作为独立因素，手术类型、麻醉技术等医疗和社会因素同样影响患者是否能接受日间手术。在国外，即使病态肥胖患者（BMI>40kg/m²）也不再是日间手术的禁忌证。但伴呼吸、循环系统合并症的病态肥胖患者，术后死亡率明显高于接受同类型手术的患者。老年肥胖患者术后更易发生低氧血症和上呼吸道梗阻。年龄不再是选择日间手术患者的单一考虑因素。即使老年人，若身体状况好也可接受日间手术。但是老年人术后发生心血管事件的概率高，需要更好的术后护理。对于小儿的日间手术，国外无明确限制。中国目前 2 岁以下的小儿还是建议在住院的条件下接受手术，以提高安全性。

日间手术禁忌证　有下列危险因素者术后发生并发症的风险高，应留院过夜或住院：①可能

表 1　适合进行非住院手术的手术名称

学　科	手术类型
口腔科	拔牙、正畸、面部骨折、口腔治疗
皮肤科	皮肤切除
普通外科	活检、内镜、肿物切除术、痔切除术、疝修补术、腹腔镜胆囊切除术、静脉曲张手术等
妇科	宫颈锥切术、宫颈扩张术和吸宫术、宫腔镜和诊断性腹腔镜检查、腹腔镜下输卵管结扎术、子宫息肉切除术等
眼科	白内障、睑板腺囊肿切除术、鼻腔泪囊吻合术、斜视矫正术、小儿眼肿瘤检查和治疗等
骨科	前交叉韧带修复、膝关节镜、肩关节重建术、拇囊切除术、腕管松解术、闭式复位、取内固定物等
耳鼻喉科	腺样体切除术、喉镜检查、乳突根治术、鼓膜切开术、息肉切除术、鼻整形术、扁桃体切除术等
整形科	基底细胞癌切除术、韧带修复、吸脂术、乳房成形术（缩乳术或隆胸术）、助听器、瘢痕修复术、鼻中隔成形术、植皮术
泌尿科	膀胱手术、包皮环切术、膀胱镜检查、膀胱结石碎石术、睾丸切除术、前列腺活检、输精管吻合术、腹腔镜下肾切除术、前列腺切除术

威胁生命的慢性疾病患者（虚弱的糖尿病患者，不稳定性心绞痛、哮喘发作者）。②有全身性的呼吸、循环疾病的病态肥胖患者。③长期服用中枢作用的药物（如单胺氧化酶抑制药）和/或可卡因滥用。④矫正胎龄<60周的早产儿，需进行气管插管全身麻醉者。⑤术后回家无有行为能力的人照顾。

麻醉前评估　由于接受日间手术的范围越来越大，术前评估显得尤其重要。一般是在麻醉科门诊完成，也可采用问卷调查的方式。旨在发现患者术前需要进一步进行评估或积极治疗的合并症，如困难气道、活动期心脏病、高血压、肥胖、哮喘、吸烟、胃食管反流、存在恶性高热高危因素等。

术前评估内容为病史、体格检查和实验室检查，其中最重要的是病史。有86%的诊断来自病史，6%的诊断通过体检进一步明确，余下8%的诊断需依靠实验室检查。正确的术前评估能够保证日间手术安全、高效运转，可减少手术取消率。

常规实验室检查用于筛选疾病无显著意义，仅0.2%的实验室检查异常可能影响术前治疗。因此，许多术前常规实验室检查可以省去。根据病史和体检必要时可做一些有针对性的实验室检查。对浅表部位手术（如活检、宫颈扩张术和吸宫术、疝修补术、关节镜手术及静脉剥脱术等）及40岁以下男性患者无需实验室检查，女性患者仅需测定血红蛋白或血细胞比容。育龄女性应行妊娠试验。有异常出血史、应用抗凝药、患肝病、营养不良的患者，需检查凝血功能；肾功能不全、服用利尿药者应查血肌酐、尿素氮、

电解质等；高血压、糖尿病、心脏病、服用强心药的患者应检查血糖、电解质、心电图等。

术前禁食禁水　旨在减少麻醉时胃内容物反流误吸，但长时间禁食禁水会引起患者口渴、饥饿，时间过长还可能引起患者血糖降低，加重焦虑情绪。

麻醉前2小时让患者饮清水，麻醉诱导时其胃内容量并不比禁食患者多。成人禁食时间不能<6小时，禁水时间可以放宽为2小时。但对消化道梗阻、食管裂孔疝、糖尿病、病态肥胖、孕妇及胃内压增高患者和易发生胃内容物反流误吸者，禁食时间应适当延长。对胃内容物反流误吸可能性大的患者术前服用抗酸药、H_2受体阻断药或胃动力药，但非常规用药。甲氧氯普胺抑制催吐感受区的多巴胺受体，有镇吐作用，并能兴奋胃肠道平滑肌，松弛幽门括约肌，提高下食管括约肌张力，促进胃排空，减少胃内容物反流。

术前用药　应根据住院患者术前用药的原则，结合日间患者手术的特点。目标是抗焦虑、镇静、镇痛、遗忘、对抗迷走神经作用，以及预防术后恶心、呕吐和反流误吸。日间患者手术后要求患者快速清醒、迅速恢复、安全离院，适当选择和合理应用术前药可减少术中麻醉药和镇痛药用量。大多数患者并不需要常规应用术前药。

对术前长期服用的药物（如降压药），允许患者服用至手术当日。术前30分钟可以用少量清水服下。对于影响凝血功能的药物，应根据手术情况，调整药量、使用替代药物或暂停使用。

术前宣教　患者确定日间手术后，应说明相关事项，并做好

告知。内容包括：安排手术的时间和地点；当天来院前应取下义齿，不带贵重物品，穿宽松衣服，术前禁食禁水的时间及其重要性。手术结束后留观、离院及回家后注意事项应事先落实，麻醉后要求有能力的成人陪送，必要时照顾过夜。交代术后用药、回院复诊事项。同时告知联系医师的姓名与电话号码，以及有病情变化如何紧急联系等。

麻醉选择　质量、安全、效能、药物和设备费用都是日间手术麻醉选择的重要因素。理想的日间手术麻醉应快速、平稳起效，术中充分镇静、镇痛，为外科手术提供满意的条件，充分肌松，恢复迅速，离院后无不良反应。麻醉选择应根据外科手术类型和患者情况两方面的因素，首先要考虑患者的安全与麻醉质量，同时要考虑日间手术的特点。全身麻醉、椎管内麻醉及神经阻滞等均可用于日间手术患者的麻醉。

全身麻醉　日间手术的全身麻醉要求安全、符合经济效益、副作用小、快速恢复。全身麻醉时患者意识消失，维持呼吸道通畅很关键。短小手术可保留患者自主呼吸，但对长时间手术，特别是术中使用肌松药时，则需控制通气。可通过气管插管、喉罩、面罩建立人工气道，并连接麻醉机，达到控制呼吸目的。与面罩通气或喉罩通气相比，气管插管引起术后气道相关并发症发生率高，如咽痛、喉炎、声音嘶哑。喉罩放置简便，不需要直视，不需要使用肌松药，术中可保留患者自主呼吸。使用任何一种挥发性麻醉药，患者都可以很好耐受喉罩。对反流误吸风险高的患者应避免使用喉罩（或使用特殊喉罩）。对于日间手术，要求麻醉药

起效快、时效短、手术安全，患者易接受。

静脉麻醉药：静脉麻醉是常用的全身麻醉方法。由于无污染，更适合在手术室外的场所实施，如胃肠镜检查、口腔科治疗等。应选择短效且可控性强的药物。丙泊酚是最常用的静脉麻醉药，既可用于麻醉诱导，也可用于麻醉维持。该药起效快、恢复快及术后恶心、呕吐明显减低，非常利于日间手术麻醉。缺点是部分患者出现注射痛，在注射前静脉予利多卡因 40mg 可降低其程度和发生率。对短小手术特别是心功能不好的患者，依托咪酯常作为诱导药物的选择，麻醉诱导剂量为 $0.2 \sim 0.3mg/kg$，术后恢复快。缺点为注射痛、术后恶心呕吐的发生率高、肌阵挛。氯胺酮可用于麻醉诱导和维持。其强效的镇痛作用、保留自主呼吸和气道反应性的特点非常有利于儿童不插管全身麻醉，不足是术后早期恶心呕吐的发生率高和可能产生精神症状。预先予苯二氮䓬类药物和/或后续予丙泊酚，可降低氯胺酮的不良反应。丙泊酚诱导时予小剂量氯胺酮（$10 \sim 20mg$）具有等效的阿片类药物镇痛效果。术中予 $75 \sim 150\mu g/kg$ 氯胺酮，可减少术后阿片类药物用药量。

吸入麻醉药：起效快、消除快，便于调整麻醉深度。七氟烷和地氟烷是常用的日间手术吸入麻醉药。它无刺激性气味，恢复快，特别适合小儿吸入诱导。患儿吸入七氟烷后意识消失，此时再行静脉穿刺，可避免儿童对"针"的恐惧。术后早期，与丙泊酚相比，使用挥发性麻醉药呕吐的发生率高，但恢复晚期呕吐的发生率无显著差异。部分小儿七氟烷麻醉恢复期可能出现躁动，

需对症处理。

阿片类镇痛药：可减轻气管插管和外科手术疼痛刺激的应激反应，并减少其他麻醉药用量，有利于缩短恢复时间。

肌松药：对表浅部位的手术，一般不需使用。但对于腹腔镜手术、眼科、耳鼻咽喉头颈外科手术、俯卧位手术则需使用。氯化琥珀胆碱仍是最常用的肌松药，起效快、时效短，但有肌痛、高钾血症等不良反应。常用非去极化肌松药包括阿曲库铵、顺阿曲库铵、维库溴铵、罗库溴铵、米库氯铵等。米库氯铵是唯一的短效非去极化肌松药，术后肌张力自然恢复快，适合短时间的日间手术。肌松药在日间手术的使用原则是尽量不用，若使用则最好在肌松监测下实施。

区域麻醉 对日间手术患者，该法相对简单，可避免全身麻醉术后不良反应（恶心、呕吐、头晕、嗜睡等），术后恢复快，镇痛好，留院观察时间短，费用低，减少护理工作强度。

蛛网膜下腔阻滞 是最简单、效果确切的区域阻滞技术，但并发症发生率相对较高，术后早期恢复时间长。对日间手术患者，蛛网膜下腔阻滞后残余的运动、感觉、交感神经功能阻滞是最大问题，可导致运动功能恢复慢、头晕、尿潴留、平衡功能受损。随着 25G 笔尖式腰麻针的广泛使用，术后头痛明显减低，但发生背痛的概率仍高达 35%。短效局麻药（利多卡因、普鲁卡因）明显比丁哌卡因、罗哌卡因、丁卡因恢复快，但利多卡因在蛛网膜下腔阻滞中的使用一直有争议。可鞘内辅用芬太尼或舒芬太尼，术后可能发生瘙痒。日间手术患者应在运动功能完全恢复后才可

离院回家。

硬膜外阻滞 与蛛网膜下腔阻滞相比，硬膜外阻滞技术起效慢，可能误入血管或蛛网膜下腔，阻滞不完善，但硬膜外置管可延长麻醉作用时间。

蛛网膜下腔-硬膜外联合阻滞 可达到蛛网膜下腔的快速起效和硬膜外阻滞延长作用时间的双重效果。

周围神经阻滞 根据手术要求选用局限于手术区域的区域阻滞，术中镇痛效果好，改善术后镇痛效果，减少阿片类药物用量和相关副作用，有利于日间手术术后恢复。常用于颈部、上肢及下肢手术。可行臂丛神经阻滞（腋路、锁骨下、肌间沟）或股神经-坐骨神经-腘窝神经阻滞。超声引导和神经刺激器辅助穿刺定位，可提高神经阻滞的准确性和阻滞完善程度。

局部浸润麻醉 手术部位局部注射稀释的局麻药是最简单、安全的方法，可减少疼痛刺激，减轻术后疼痛，减少术中、术后阿片类药物的用量。一些表浅部位的手术完全可在局部麻醉下完成。

监测麻醉 麻醉医师对接受局部麻醉的患者进行监测，或为接受诊疗操作的患者镇静或镇痛，确保患者手术过程中舒适、安全、满意。检测麻醉应与全身麻醉一样严格进行围术期评估、术中监测和术后恢复护理。

麻醉后处理 术毕终止麻醉，但各种麻醉药的残余作用仍然存在，体内排出药物及其代谢产物需要的一个过程。恢复速度与患者状况、麻醉方法、麻醉用药、手术种类等均有关，且存在个体差异。术后患者意识、定向力、自主呼吸、感觉、运动和保护性

反射等均需一定时间逐步恢复。因此，术后恢复需要在专业医务人员的监测下进行。日间手术的麻醉原则上使用各种短效、蓄积作用小的药物，以缩短术后恢复时间，使患者尽早离院回家。日间手术麻醉恢复分为 3 个阶段：麻醉后恢复室、离院前恢复、离院后恢复。严格按照相关流程进行术后恢复是保证安全、提高效率、降低成本的基本要求。

麻醉后恢复室　麻醉后恢复的第一阶段，主要是各项指标恢复和处理并发症。手术结束后患者首先被送到麻醉后恢复室（post-anesthesia care unit，PACU），接受严密监测和治疗。进入 PACU 的患者虽然听力有所恢复且多能简单对答，但意识和定向力多未达到术前水平。患者自主呼吸的完全恢复也需一定时间。因此，这一阶段风险较高，需要持续监测生命体征，并不断评估恢复情况。患者需卧床，监测血压、呼吸、脉搏、心电图、脉搏血氧饱和度，并根据情况予吸氧和镇静，必要时做相应处理。

除基本生命体征的监测和恢复外，对于各类手术和麻醉所涉及的并发症需仔细观察，以便早期发现和处理，或进行预防性干预。重点内容是清醒延迟、呼吸抑制、术后恶心和呕吐、伤口疼痛、创面出血、术后谵妄和躁动、尿潴留、感觉和运动障碍等。术前评估可能出现并发症的高危因素，并个体化设计麻醉方案，以最大限度地减少并发症，一旦出现应积极干预和处理。

患者在 PACU 停留的时间根据恢复情况、麻醉方法和手术种类而不同，最少不应低于 30 分钟。有多种用于评价患者术后恢复情况的评分标准，包括意识、生命体征、疼痛、恶心、呕吐、镇静、躁动等。下表所列出的是常用的奥尔德雷特（Aldrete）评分标准，达到 10 分（至少 9 分）患者方可离开 PACU（表 2）。

离院前恢复　PACU 后的第二恢复阶段。患者达到出 PACU 的标准并不意味着可以安全回家，这也是有别于住院手术模式的重点。评估出 PACU 的标准多是在卧床前提下指标，显然不能满足离开医院回家的安全要求。因此，从出 PACU 到离开医院这一阶段仍需进一步恢复和护理。

离院前恢复虽然不需要 PACU 阶段的严密监测方式，但仍需不断观察生命体征。可允许患者家属（特别是小儿家长）进行床旁陪伴，并完成更衣、辅助活动、少量饮水和排尿等离院前准备。麻醉后离院评分（post-anesthesia discharge scoring，PADS）达到 10 分，患者可以离院回家（表 3）。

快通道恢复指术毕不经过第一阶段恢复，直接进入第二阶段恢复。日间手术麻醉要求快速、高质量的麻醉恢复，现代麻醉学的发展提供了技术上的可行性。一些快速起效、作用时间短、恢复迅速的麻醉药广泛用于日间手术，如丙泊酚、七氟烷、瑞芬太尼、咪达唑仑等，麻醉的可控性显著增加，可获得迅速的麻醉恢复。周围神经阻滞方法对全身干扰小，减少了全身麻醉相关并发症，术后护理难度和成本降低。外科微创技术创伤小，也使术后恢复更加快捷。

离院后恢复　患者须在家人或朋友的陪伴下离院做进一步恢复。通常患者离院后的居住处不应距离医院过远，以防出现情况时无法及时来院处理。手术当天患者即可回到熟悉的居住环境，并有家人陪伴，这非常利于患者恢复，特别是小儿和老年人。患者饮食和活动应根据医师建议进

表 2　麻醉后奥尔德雷特恢复评分

标　准	评　分
脉搏血氧饱和度	
吸空气，$SpO_2 > 92\%$	2
吸氧气，$SpO_2 > 90\%$	1
吸氧气，$SpO_2 < 90\%$	0
可以自由深呼吸和咳嗽	2
呼吸困难，浅或受限	1
呼吸暂停	0
血压是正常值±20mmHg	2
血压是正常值±20~50mmHg	1
血压是正常值>±50mmHg	0
完全清醒	2
可以唤醒	1
无反应	0
四肢活动	2
两个肢体活动	1
无活动	0

表3 麻醉后离院评分（PADS）

标　准	评　分
主要生命体征	
<术前基线水平的 20%	2
<术前基线水平的 20%～40%	1
>术前基线水平的 40%	0
活动	
步态稳，无头晕，达到术前水平	2
需要辅助	1
不能走动	0
恶心呕吐	
轻度：口服药物可治疗	2
中度：非肠道给药	1
重度：重复用药仍持续发生	0
疼痛：轻微或无，患者可接受，口服用药可控制	
是	2
否	1
外科手术出血	
轻度：不需更换敷料	2
中度：最多需要换两次敷料	1
重度：需要更换 3 次或 3 次以上的敷料	0

行，必要时遵医嘱服用镇痛药、抗恶心呕吐药和抗生素等。不同种类的手术和麻醉其术后恢复的注意事项有所不同，患者离院前均会接受医师告知。术后 24 小时内不能驾车、登高和操作复杂机器。术后不能饮用酒精性饮料或服用并未与外科医师或麻醉医师事先沟通的抑制性药物。术后有轻微头晕、恶心、呕吐、肌肉痛和伤口疼痛，并可能维持一段时间，若 24 小时后上述症状未消失或反而加重（如出血不止、不能排尿、顽固性恶心呕吐等），应及时与医师联系，以保证患者安全和顺利恢复。

　　延迟离院及计划外住院　导致医院停留时间延长、计划外住院或重返医院的因素包括：①外科因素，如疼痛、术中或术后大出血、手术比预期范围广、外科并发症需要重新手术或进一步观察等。②内科因素，主要是患者术前合并疾病在术中出现异常波动，如糖尿病、缺血性心脏病、睡眠呼吸暂停综合征等。③麻醉因素，严重的恶心呕吐、嗜睡、头晕、误吸、尿潴留、疼痛不能控制等。④其他：患者拒绝回家、无护送者或适当的人在家陪伴。

（李天佐）

shǒushùshìwài huànzhě mázuì

手术室外患者麻醉（anesthesia for patient outside the operating theatre）　在手术室外的场所为接受诊断性检查或治疗性操作的患者所实施的麻醉。可为检查治疗操作提供便利条件及保证患者安全和舒适。包括 CT、磁共振成像、血管神经介入检查和治疗、放疗、腔镜检查和治疗、超声引导下介入检查和治疗、电休克治疗和电复律治疗等。这些检查和治疗多在特殊专有的操作环境内进行，需具备基本麻醉和抢救设施，如氧气源、吸引器、麻醉设备、麻醉药物、电源、照明、急救设备、转运装置等。

　　麻醉前必须对患者身体状况进行评估，履行签字手续和制订麻醉计划。对特殊或疑难危重病例，必要时多科室会诊及协作。麻醉医师需熟悉其操作环境和场所，对检查操作过程和可能出现的问题有所了解和准备。麻醉前常规检查仪器、急救设备和药品。

　　麻醉实施可采用清醒镇静和深度镇静技术。清醒镇静是使用镇静镇痛药缓解患者紧张情绪和提高舒适度，患者意识轻度被抑制，对外界刺激能产生反应，可维持气道通畅和保护性反射。深度镇静是对患者较深程度的意识抑制，患者可能难以被唤醒或失去气道保护性反射，有时难以维持气道通畅。镇静前麻醉医师应根据患者检查和治疗种类、病情需要和操作者的熟练程度等选择镇静药物和方法。成人镇静可选用苯二氮䓬类药联合阿片类药物，应注意呼吸抑制作用。应用小剂量丙泊酚实施镇静是常用方法，需注意剂量增大所致循环和呼吸抑制。对于较长时间或复杂的检查和治疗操作，可选择全身麻醉。丙泊酚和瑞芬太尼静脉持续应用，可较好地控制麻醉深度和清醒时间。也可选择恩氟烷、异氟烷、七氟烷和地氟烷维持麻醉。右美托咪定是高选择性 α_2 受体激动药，具有镇痛和稳定循环作用，镇静效果独特，对呼吸影响较小，用于手术室外检查操作的镇静有明显优势。为防止检查和治疗中体动和呛咳可应用肌松药。根据检查和治疗要求，可选择面罩、喉罩和气管插管等气道管理模式。手术室外麻醉无论采取全身麻醉还是镇静术，监测标准都应与手术室内麻醉相同。麻醉结束，患者生命体征恢复满意后方可转运离开。

(李天佐)

wèi-chángjìng jiǎnchá zhìliáo mázuì

胃肠镜检查治疗麻醉 （anesthesia for gastrointestinal endoscopy）

包括胃肠镜检查治疗术前评估、麻醉实施及术后处理在内的围术期管理策略。胃肠镜检查是诊断消化道疾病的一种侵入性检查手段，具有直观、清晰的特点，包括胃镜、十二指肠镜、小肠镜、结肠镜等。胃肠镜检查和治疗中常因镜体置入引起咽喉反射，导致恶心、呕吐和呛咳。应激反应的增加可引起血压升高、心率增快，甚至诱发心肌缺血。胃肠镜操作时的胃肠道牵拉还可引起腹痛等不适。部分患者因恐惧和焦虑而拒绝接受检查，或在检查过程中配合不当而导致检查和治疗失败。应用麻醉技术使受检者在无痛苦、舒适状态下完成胃肠镜检查又称无痛胃肠镜检查。该技术可减轻患者胃肠镜检查的不良反应，消除患者紧张情绪，使受检者在无痛苦、舒适状态下接受检查和治疗。整个操作过程中患者处于麻醉医师监测和管理下，各项生命体征的稳定和安全得以保障。

麻醉前评估与准备　接受无痛胃肠镜检查的患者大部分是门诊患者，需建立简捷有效的术前评估方法以保证患者安全，并减少检查延期的发生率。患者可通过麻醉科门诊接受术前评估，重点评估患者是否存在高血压、心脏病、糖尿病、阻塞性睡眠呼吸暂停综合征、严重肝肾疾病等并发症。在了解病史的基础上，结合体格检查进行针对性辅助检查。术前进行常规禁食禁水。实施无痛胃肠镜检查的场所应配备氧气、吸引装置、麻醉机、检测仪等抢救设备。

麻醉实施　无痛胃肠镜操作应由麻醉医师与技术熟练的内镜医师共同配合进行，以缩短操作时间，减少并发症。术中严密监测血压、心率、呼吸、脉搏血氧饱和度，常规鼻导管给氧。常用静脉复合麻醉，对于高龄和体质差者可选择清醒镇静术。根据术前患者状况和胃肠镜检查治疗的需要合理进行药物配伍，即用药量小，起效和苏醒迅速，呼吸循环功能稳定，胃镜操作过程平稳，不良反应少。丙泊酚、依托咪酯、咪达唑仑、芬太尼、瑞芬太尼、非甾体抗炎镇痛药等均可用于胃肠镜检查治疗的麻醉中。其中丙泊酚常被作为主要用药单独或与其他药物联合应用。丙泊酚可抑制平滑肌细胞磷酸二酯酶活性，阻断多巴胺 D_2 受体，使胃肠道平滑肌蠕动减弱，更有利于内镜的置入、观察、活检及微波高频烧灼等治疗。丙泊酚单独使用时首先静脉予 $1.0 \sim 1.5 mg/kg$ 负荷剂量，根据情况可间断追加 $10 \sim 20 mg$。胃镜检查时通常负荷剂量或追加 $1 \sim 2$ 次即可；结肠镜检查时镜身抵达回盲部后即可终止用药。单独使用丙泊酚需要的剂量较大，对呼吸循环系统有剂量依赖性抑制作用，可使呼吸频率减慢、血压降低和心率减慢。注射药物时应减慢速度，必要时可使用阿托品、麻黄素。静脉注射丙泊酚可有注射部位疼痛，尽量选择前臂大血管，减慢注射速度。丙泊酚复合咪达唑仑、芬太尼可减少丙泊酚用量、增加镇痛作用，且不影响清醒时间。咪达唑仑可产生剂量依赖性遗忘、抗焦虑、催眠、肌松和镇静作用，联合丙泊酚使用不仅可消除受检者紧张、恐惧心理，还可抑制迷走神经反射，避免循环系统发生较大波动。其缺点是镇痛作用不明显。芬太尼有强效镇痛作用，与丙泊酚合用可增强麻醉效果，减少丙泊酚用量，缩短诱导及苏醒时间，可达到满意的麻醉效果。乳化依托咪酯对于老年和有心脑并发症的门诊胃肠镜检查较适合。

术中注意呼吸管理，患者侧卧位入睡后可引起舌后坠、打鼾、呼吸抑制，导致脉搏血氧饱和度下降。呼吸抑制多为一过性表现，需后仰患者头部，托起其下颌，保持呼吸道通畅，必要时面罩吸氧。专用的胃镜面罩可在供氧同时进行检查操作。操作结束后若患者仍处于睡眠状态或打鼾，应将其置于左侧卧位，防止呛咳或窒息。

麻醉后处理　术后严密观察最少 30 分钟，待患者完全清醒后方可离开。患者需有人陪同，术后当天不能驾车、从事高空作业或操作重型机器，以免发生意外。

(李天佐)

fàngshèxué jiǎnchá huànzhě mázuì

放射学检查患者麻醉 （anesthesia for radiological examination）

包括放射学检查患者术前评估、麻醉实施及术后处理在内的围术期管理策略。对接受放射学检查或治疗患者实施的麻醉。可使操作更精细，定位更准确，保证检查和治疗效果及患者安全。需要麻醉的放射学检查或治疗包括：CT 检查、磁共振成像（MRI）、介入神经放射学和血管造影检查、心导管检查与治疗等。大部分成年人都可配合完成，对小儿和难以配合的成年人则需实施麻醉。

麻醉前评估与准备　MRI 检查要求患者在狭长的检查舱内保

持安静、制动以保证图像质量，通常检查过程持续约 20 分钟，伴明显噪声。部分患者进入狭小的检查舱会出现紧张甚至幽闭恐惧症。MRI 设备产生高密度静态磁场，高磁场区域吸引高磁性物质向磁场迁移的过程中会造成患者受伤及设备损害。扫描过程中产生的静电区域和磁性物质可干扰监测仪、麻醉机、注射泵等设备。因此，需使用 MRI 专用的麻醉机和监测仪（由非铁金属和纤维光学工艺合成）、塑料听诊器和磁性兼容的喉镜。各种连接线尽可能直线放置，防止卷曲的电线产生电流灼伤患者。强磁场会导致金属植入物（关节假体、动脉瘤夹子）、植入性装置（起搏器、胰岛素输注泵、人工耳蜗电极、心脏瓣膜等）发生移位、失效或永久性毁损。心脏瓣膜植入时间较久者可行 MRI 检查，但安装起搏器和眼内异物者不能进行 MRI 检查。对于脑动脉瘤夹子，应确认是否为 MRI 兼容的类型。宫内金属节育环、妇女妊娠 3 个月内是 MRI 的绝对禁忌证。磁性物品在磁场中可被加热，应防止患者烧伤。

神经放射学检查与治疗 包括诊断性手术和介入治疗。重点了解既往是否接受过类似治疗、神经外科手术史、是否使用抗凝药物、过敏史、气道通畅情况。对育龄女性应排除妊娠。详细了解接受脑血管造影患者的病理生理改变，特别是颅内压升高、蛛网膜下腔出血、脑动脉瘤、脑动静脉畸形等。术前需常规禁食禁水。开放两条静脉通路，并采用加长静脉连接管路，以便麻醉医师方便远距离操作。

心导管检查与治疗 患者术前多合并心肌缺血、心律失常及心脏结构改变，麻醉风险较高。因此，麻醉前应进行充分准备和评估，根据患者病情权衡利弊选择麻醉方法和用药。小儿行心导管检查，需评估术前营养发育状况，注意是否存在反复肺部感染，有无呼吸困难和低氧血症。

麻醉实施 接受 CT 检查的成人以镇静为主，可静脉予小剂量咪达唑仑或持续静脉滴注丙泊酚维持一定镇静深度。新生儿和 <3 月龄婴儿通常不需镇静，儿童则多需全身麻醉。可于检查前 30 ~ 60 分钟口服或经直肠予 30 ~ 50mg/kg 水合氯醛，达到适度镇静，同时可保持气道通畅和自主呼吸。但该法对部分小儿效果不佳。直肠内予 25 ~ 30mg 美索比妥可提供有效镇静，起效快，持续约 30 分钟，但易出现深度镇静，甚至转变为全身麻醉，需有效监测并控制气道。

对接受 MRI 检查紧张焦虑的患者可口服或静脉予苯二氮䓬药物，也可静脉持续应用镇静剂量的丙泊酚。丙泊酚持续静脉输注不仅可在保留自主呼吸下实施镇静，还可为患者提供全身麻醉，呼吸道的维持可采用喉罩，并通过麻醉机辅助或控制呼吸。大部分儿童需在麻醉状态下接受 MRI 检查。常用方法是口服水合氯醛，或口服、肛塞、静脉予戊巴比妥。氯胺酮肌内注射或静脉给药也是常用手段。上述方法均可以保留自主呼吸，但应警惕麻醉药对呼吸的抑制作用。

对于接受神经放射学检查与治疗麻醉的患者，应选择对颅内压和血压影响较小的麻醉方法，可选用全身麻醉或清醒镇静术，操作过程中患者需保持不动。小儿在深度镇静时极易发生呼吸抑制，常需全身麻醉控制呼吸。脑和脊髓血管造影术虽然是无痛的诊断性操作，但由于脑病、颅内压升高、颅内出血和休克，需全身麻醉抑制情绪波动并进行制动。术中需有创动脉压监测，留置导尿管（造影剂有利尿作用）。脊髓血管造影术时间较长。急性栓塞溶栓术属于急症手术，旨在恢复脑血管栓塞患者的血流灌注。首选全身麻醉，术中行有创血流动力学监测。栓塞术用于治疗脑动脉瘤、颅内外动静脉瘘和畸形、血管瘤和鼻咽血管出血。通过股动脉向动脉瘤内或血管病变区放置导管，造影确定导管位置后，经导管放置血管致栓物质。要求术毕快速清醒以进行神经功能检查。

麻醉诱导用药可选择咪达唑仑、芬太尼/舒芬太尼、依托咪酯/丙泊酚、维库溴铵。快速诱导气管插管后以静脉麻醉维持，麻醉机控制呼吸。丙泊酚使脑血流、脑代谢率和颅内压降低，是脑血管造影术中常用的麻醉药。吸入麻醉药可通过脑血管扩张而增加脑血流和颅内压，可复合静脉麻醉。氯胺酮麻醉增加心肌氧耗，但不影响诊断的准确性，儿童较常使用。避免使用氧化亚氮，以减少动脉气体栓塞的危险。术中严密监测血压、脉搏、脉搏血氧饱和度、呼气末二氧化碳浓度。根据生命体征变化调整麻醉药用量。麻醉中避免发生高血压，减少出血和动脉瘤破裂的风险，必要时采取控制性降压技术。由于禁食和造影剂的渗透性利尿作用，麻醉中应根据患者情况充分补充液体，必要时留置导尿。过度通气利于降低脑血管造影所致颅内压增高。对颅内压正常者，过度通气增加脑血管内造影剂浓度，使异常血管显示更加清晰。注意造影剂过敏反应。

接受心导管检查与治疗麻醉的患者，冠状动脉造影一般在局部麻醉下进行，但适当镇静和镇痛可明显减少患者紧张和焦虑，降低交感神经兴奋性，有助于缓解改善心功能。常用镇静药物有芬太尼和咪达唑仑，也可加用丙泊酚。特殊或不合作患者需在全身麻醉下进行。气管插管全身麻醉可保持患者呼吸道通畅维持氧供，但注意麻醉诱导和维持保证稳定。麻醉中严密监护心律失常和血流动力学变化，避免缺氧和二氧化碳蓄积。经皮冠状动脉成形术球囊扩张时可能会造成暂时冠状动脉阻塞，易于引起严重心律失常和血流动力学改变。一般心律失常持续时间短，无血流动力学显著改变，而心肌缺血或应用造影剂后可能继发室性心律失常或心室颤动。室性心律失常可发生于缺血期或冠状动脉扩张后再灌注期间，室性期前收缩和阵发性室性心动过速影响血流动力学，应首选利多卡因。麻醉中应用硝酸甘油可增加冠状动脉侧支血流和减少前负荷。

儿童和婴幼儿难以耐受疼痛和不发生体动，常需深度镇静或全身麻醉。麻醉深浅度必须恰当，既要预防心动过速、血压剧烈变化和心功能改变，又要避免分流增大。麻醉诱导避免剧烈屏气和呛咳。氯胺酮麻醉增加心肌氧耗，但不会影响诊断的准确性，婴儿较常使用。应监测体温，必要时采取保温措施。小儿对失血耐受性低于成人，应严密监测血细胞比容。严重发绀者红细胞增多，应充分补充液体，可减少造影剂造成血液高渗和微栓塞发生。

麻醉后管理 对老年人和术前并存脑卒中、高血压、糖尿病、

肾功能不全者，脑血管造影后可能出现神经并发症。患者清醒后应立即进行神经学检查和评估。

（李天佐）

diànfùlǜ huànzhě mázuì

电复律患者麻醉 （anesthesia for cardioversion）

包括电复律患者术前评估、麻醉实施及术后处理在内的围术期管理策略。电复律是以电击方式将室上性或室性心律失常转为窦性心律，常需要多次操作，但操作时间非常快。高能量脉冲电流瞬间通过体表作用于心脏，患者通常有皮肤灼痛等不适，全身麻醉可减少患者痛苦及缓解紧张恐惧。

病理生理 高能量脉冲电流通过心脏，心肌细胞（全部或大部分）在瞬间同时除极，造成心脏短暂电活动停止，然后由最高自律性起搏点（通常是窦房结）重新主导心脏节律，即恢复窦性心律。

麻醉前评估与准备 心脏电复律常在门诊、病房或冠心病监护病房等手术室外场实施，应按相应标准进行评估和准备。择期心脏电复律患者的心律失常伴较稳定的血流动力学变化，可于电复律前接受充分麻醉评估和准备。急诊电复律手术常在心律失常影响患者血流动力学、时间紧迫无法进行全面麻醉前准备的情况下进行，因此麻醉风险更高。

电复律治疗的患者老年患者居多，常合并高血压、冠心病、糖尿病、脑卒中、慢性肺部疾病、肾功能不全等，应全面认真评估，同时对一些问题进行针对性评估。治疗前对慢性心房颤动患者进行超声心动图检查以排除心房内血栓，血栓脱落可导致脑卒中。电复律前常抗凝治疗，应了解抗凝药使用情况及凝血功能。

常规禁食禁水即可，对有胃食管反流风险的患者，须禁食禁水更长时间，必要时予抗酸药物。实施操作场所需具备氧源、吸引装置、气道处置设备及生命体征监测仪。需要有发生意外情况的处理流程。

麻醉实施 心脏电复律操作时间短，要求麻醉起效快、作用时间短、快速清醒。操作中维持一定的麻醉深度，保证充分镇静、意识消失和镇痛，同时保留自主呼吸。麻醉中监测生命体征，保持循环和呼吸功能稳定。预先供氧后静脉予麻醉药，待眼睑反射消失后移开吸氧面罩，然后进行电复律。麻醉药从小剂量开始，逐渐增加。操作中保留患者自主呼吸，患者电击后很快苏醒。紧急电复律时应注意可能存在饱胃的情况。

电复律中均使用静脉麻醉药。通常静脉单次推注即可，若需多次电击，则根据情况可重复给药。意识消失的同时考虑镇痛、麻醉恢复等因素，也可两种药物复合应用。此类患者由于循环时间延长及心律失常导致心输出量降低，麻醉药起效较慢，应防止用药过量。随着麻醉学的发展，电复律麻醉的用药选择更加趋于安全、有效和可控。

地西泮是心脏电复律的传统用药。虽然其具有镇静催眠作用，但单独使用很难达到麻醉状态，操作时会出现体动，无法完全消除患者的疼痛感。地西泮的入睡时间长，麻醉恢复期多见昏睡。因此，地西泮用于心脏电复律已被其他药物替代。

咪达唑仑具有抗焦虑、催眠、抗惊厥、肌松和顺行性遗忘的作用，对心血管系统影响轻微，适用于急诊科心脏电复律。通常用

量 3～15mg，使镇静评级（Ramsay 分级）达到 2～3 级。部分患者可产生幻觉等副作用。咪达唑仑的恢复时间相对于短暂的电复律操作较长，必要时可用氟马西尼拮抗。

丙泊酚是一种快速短效静脉全麻药，起效快、催眠作用好、短暂遗忘、可重复给药、苏醒迅速平稳、术后恶心、呕吐发生率低。单次静脉注射丙泊酚 1.0～1.5mg/kg，患者通常迅速进入麻醉状态，满足电击的需求。根据电击次数可重复追加丙泊酚静脉注射。电复律后苏醒快，定向力恢复好，患者舒适度高。丙泊酚的不足是对血压和呼吸有剂量依赖性抑制作用，抑制程度与给药剂量及注射速度相关。丙泊酚缺乏镇痛作用，且可引起注射痛，可在丙泊酚的基础上复合应用氟比洛芬酯。

依托咪酯也是一种起效迅速、作用时间短的全麻药。其优点是心血管系统稳定性好，对血压影响较微，不影响交感神经紧张性放电，也不抑制对维持血压起重要作用的自主神经系统反射。不足是部分患者可发生肌肉阵挛，可干扰心电图显示，影响其在电复律的应用。依托咪酯静脉注射痛较常见，改用依托咪酯乳剂可通过降低对静脉的刺激而减少注射痛。

氯胺酮是一种通过阻断 N-甲基-D-天门冬氨酸（NMDA）受体发挥作用的静脉全麻药。其具有强效镇痛作用，可保留自主呼吸和保护性反射，对循环有交感兴奋作用。氯胺酮起效快，静脉注射 1 分钟即达到麻醉状态，麻醉维持时间短，单次注射后迅速清醒。氯胺酮诱导时常见肌束颤动。注射氯胺酮后泪液、唾液分泌增

多，偶有喉痉挛及气管痉挛。恢复期有幻觉、躁动不安、噩梦及谵语等精神症状。阈下剂量氯胺酮（<0.5mg/kg）仅发挥镇痛作用，无心脏、呼吸和精神方面的副作用。阈下剂量的氯胺酮复合丙泊酚能满足电复律的要求，达到起效快、镇痛好、麻醉平稳、苏醒快、恢复质量高的效果。

芬太尼为阿片受体激动药，属强效麻醉性镇痛药。镇痛作用产生快，但持续时间较短。可与丙泊酚、依托咪酯和咪达唑仑等联合用于电复律麻醉。

麻醉后处理 全身麻醉下电复律并发症包括呼吸抑制、缓慢性心律失常、心室颤动、脑卒中、清醒延迟等。一旦患者清醒，应立即询问是否出现肢体麻木或疼痛，密切观察生命体征的变化。下床活动时观察有无运动障碍、胸闷和呼吸困难，警惕肺栓塞。

（李天佐）

diànxiūkè zhìliáo huànzhě mázuì

电休克治疗患者麻醉 （anesthesia for electroconvulsive therapy）

包括电休克术前评估、麻醉实施及术后处理在内的围术期管理策略。电休克治疗（electroconvulsive therapy，ECT）又称电惊厥治疗，是通过患者头部相应位置的电极，实施短暂、适量电流刺激，诱导癫痫大发作，引起大脑神经元异常过度同步放电，达到控制精神症状的躯体治疗。麻醉旨在减少患者治疗过程的痛苦，减少并发症和进行气道管理。治疗过程中使患者意识丧失，并提供肌松作用。ECT 持续时间必须足够长（>20 秒），所选麻醉药物应考虑对惊厥持续时间的影响。ECT 主要用于药物难以控制的抑郁症，以及急性躁狂和精神分裂症。若顾忌抗抑郁药对胎儿产生

不良影响时，孕妇可接受 ECT。绝对禁忌证包括：嗜铬细胞瘤、近期心肌梗死、颅内占位性病变。相对禁忌证包括：心功能不稳定的心脏病、视网膜剥脱、年老体弱、骨质疏松症、严重呼吸系统疾病、肝肾功能不全、胆碱酯酶缺陷等。

病理生理 ECT 过程中可能引起心血管系统、神经系统及神经内分泌系统的病理生理变化。

心血管系统 ECT 分为肌紧张和肌束震颤两个阶段。初期可引起短暂（持续 1 分钟）的迷走神经兴奋，表现为心动过缓、低血压和唾液分泌增加等；随着肌束震颤开始，继以交感神经兴奋，出现心动过速、血压升高，甚至心肌缺血及室性心律失常等。

神经系统 肌束震颤时可出现脑氧耗和脑血流增加，甚至颅内压增加。并发症包括头痛、意识错乱、激动和一过性认知功能损害。

神经内分泌系统 包括促肾上腺皮质激素、皮质醇、催乳素、生长激素等应激激素水平升高，对 1 型糖尿病患者可能引发高血糖。

其他 对颞颌关节痛或关节不稳定者，ECT 治疗时咬肌收缩可能导致疼痛加重或进一步的关节不稳定。咬肌收缩还可引起牙齿松动者牙齿脱落或折断。

麻醉前评估与准备 接受治疗的患者包括一些老年人，麻醉前应综合评估身体状况。治疗前进一步明确适应证，排除其他导致情绪不稳定的因素。

评估合并症 近期心肌梗死、充血性心力衰竭、心脏瓣膜病等心血管疾病患者术前应积极治疗和评估。术前存在心律不齐者应处理，禁用利多卡因，因其具有

抗痉挛作用。颅内肿瘤有引起颅内压增高和脑疝的可能，ECT需待手术后进行。老年人多伴骨质疏松症，在抽搐未被肌松药消除情况下，ECT可能增加骨折风险，麻醉前应对脊椎进行影像学检查。

术前药物治疗情况　大多数患者治疗前均服用抗精神病药物。一些抗抑郁药对麻醉可能产生影响，应仔细了解。三环类抗抑郁药使心脏传导减慢，与阿托品合用增加术后谵妄的发生率。三环类抗抑郁药和单胺氧化酶抑制药可诱发高血压危象。单胺氧化酶抑制药与阿片类药物相互作用可产生过度抑制意识作用，与哌替啶合用可能导致严重兴奋作用。麻醉前服用锂制剂会延长苯二氮䓬类和巴比妥类药物的时效，术后可增加认知功能障碍的发生率。

术前用药　ECT患者术中常发现有胃食管反流和食管裂孔疝，术前用药可应用枸橼酸钠、抗组胺药和甲氧氯普胺等。麻醉前使用不易通过血脑屏障的格隆溴铵能减少ECT所致心动过缓和唾液分泌增多。

麻醉实施　麻醉中监测包括心电图、血压、脉搏血氧饱和度、呼气末二氧化碳浓度等。为防止ECT期间窒息缺氧，应强调诱导前面罩预充氧气。气道管理可应用面罩通气或气管插管，通常使用口咽通气管和面罩即可保证通气，对术前有胃食管反流史和食管裂孔疝患者应选择气管插管。惊厥发作时可用牙垫保护口唇、舌及牙齿。

经典的ECT麻醉用药为美索比妥（0.75～1.00mg/kg）。现常用丙泊酚或依托咪酯。无禁忌证者肌松药可选择琥珀胆碱，也可选用短效肌松药米库氯铵。静脉注射1～1.5mg/kg丙泊酚，患者

入睡后，再注射琥珀胆碱30mg，待肌束震颤消失，即可开始ECT治疗。丙泊酚可提高抽搐阈值，可能缩短癫痫发作的持续时间，影响ECT疗效。采用短效阿片类药如瑞芬太尼或阿芬太尼可减少丙泊酚用量，增加癫痫持续时间。依托咪酯可延长癫痫发作时间，且对呼吸和循环抑制作用较小，但肌束震颤发生率较高，多用于循环不稳定者。可治疗前口服或治疗中静脉予β受体阻断药，以避免交感神经反应。

麻醉后处理　ECT后可采用酮咯酸、阿司匹林镇痛和/或咪达唑仑镇静。艾司洛尔和拉贝洛尔可有效治疗ECT后的高血压和心动过速。ECT后可能会出现短期记忆减退，持续数天或数周。

（李天佐）

fàngliáo huànzhě mázuì

放疗患者麻醉（anesthesia for radiotherapy）

包括放疗患者术前评估、麻醉实施及术后处理在内的围术期管理策略。对恶性肿瘤进行放疗可延缓肿瘤进展，延长生命。放疗还可使部分肿瘤的瘤体缩小，增加手术切除机会。一般放疗时间较短，多数成年人能够配合，但儿童或特殊患者的体外放疗则需麻醉或镇静。术中放疗指手术中将放射性粒子植入到不能切除的肿瘤、肿瘤细胞浸润组织或可疑转移部位，对肿瘤细胞进行不间断照射，抑制和杀灭瘤细胞。术中接受放疗可直接定位，避免照射周围正常组织。除放射性粒子植入外，术中放疗常需到放疗室进行，手术室和放疗室之间的往返对麻醉提出较高要求。

麻醉前评估与准备　恶性肿瘤常伴各种并发症，特别是老年人，一般情况较差，多合并恶病

质、营养不良、脱水、电解质紊乱等，麻醉前需充分评估。放疗患者常同时接受化疗，化疗药造成的机体变化对麻醉实施有一定影响。化疗药多具有肝肾毒性，影响麻醉药的代谢和排除。化疗药引起的胃肠道副作用可能增加麻醉后恶心、呕吐的发生率和严重程度，还可导致骨髓抑制和免疫抑制作用。麻醉前注意有无贫血、白细胞缺乏、血小板减少及凝血功能障碍，麻醉操作遵守严格无菌原则。有些化疗药可影响重要脏器功能，如阿霉素（多柔比星）具有心脏毒性，可引起心力衰竭、胸腔积液和心律失常等；甲氨蝶呤、阿糖胞苷等可导致肺炎并可发展为纤维化。因此，联合应用化疗的患者需针对性评估。

麻醉实施　术中接受放疗的麻醉依据手术部位和患者状况选择。由于放疗需在直线加速器室的治疗床上实施，转运患者时应配备好便携式监护仪、供氧设备、麻醉药等，确保转运途中安全。麻醉机和监护仪随之变动位置，应确保电路、气路、液体通路和各种监测导线连接完好，工作正常。麻醉医师远距离观察患者，除严密监测患者生命体征外，还需有放射室全景监控装置，以随时观察患者头部、呼吸运动、麻醉机的运转等情况。转运和放疗操作过程中应确保呼吸支持，可选择面罩吸氧，口咽通气管、喉罩或气管插管。气管插管全身麻醉是常见选择。保证照射期间患者绝对制动，适当减少潮气量以减少呼吸运动对照射野的影响。由于放疗室缺少排污装置，一般选择静脉复合麻醉。对腹部以下的手术也可采取硬膜外阻滞，但凝血功能障碍者禁忌。控制硬膜外阻滞的麻醉平面，防止平面过

高对呼吸的抑制作用。可对接受硬膜外阻滞的患者适度镇静。照射前硬膜外追加局麻药，以保证照射期间镇痛和肌松，利于放疗操作。

儿童因配合能力差，定位和局部照射时应保证良好的固定体位。因此，无论术中放疗还是手术室外放疗常选择全身麻醉。对儿童非术中放疗的麻醉应选择起效迅速、麻醉持续时间短、快速清醒的方法。可用水合氯醛灌肠，待其熟睡后再予治疗。放疗实施过程中确保呼吸道通畅，并严密监测各项生命体征。

移动式电子束术中放疗系统（MOBETRON 放射系统）是安置于手术间内的装置。术者完成肿瘤病灶解剖游离后，由放疗医师将限光筒置于肿瘤组织上方进行照射。

麻醉后处理 对术中放疗患者，同一般麻醉术后处理。对于行手术室外放疗患者，应待完全清醒后方返可回病房。

（李天佐）

gāoyuán dìqū huànzhě mázuì

高原地区患者麻醉 （anesthesia for patient at plateau）

包括高原地区患者术前评估、麻醉实施及术后处理在内的围术期管理策略。医学上将海拔 3000m 以上视为高原。麻醉医师对高原反应的特殊性应有充分理解，以便做好术前评估和准备工作，正确实施麻醉。高原地区患者因低气压、低氧分压、强紫外线、低温等特有环境改变，可发生不同程度的高原低氧反应，使机体出现高原低氧性病理生理改变。手术和麻醉期间的用药和管理对高原患者的生理状况产生直接影响，麻醉中最主要问题是围术期缺氧。高原初入者对急性低氧血症的代偿反应是心率和呼吸增快，而麻醉药对心动过速和呼吸深快可产生抑制作用，这在自主呼吸尤其是无吸氧条件下会导致严重后果。高原初入者围术期的关键是避免发生低氧血症。在海拔>3500m 地区中，对于高原初入者的手术，若病情许可、运输条件合适，应尽可能将患者转移至海拔较低、患者身体能适应的海拔高度地区实施手术，以降低风险。高原世居者对缺氧耐受力较强，其主要问题是在高原适应过程中所发生的生理改变，如血细胞比容增高、肺动脉高压、$PaCO_2$ 及血中碳酸氢盐浓度下降，故高原世居者麻醉处理的关键是将患者动脉血氧分压（PaO_2）和动脉血二氧化碳分压（$PaCO_2$）水平保持在术前基础水平，而非传统意义上的正常水平，为术后顺利恢复到空气环境创造条件。

病理生理 主要与低气压、吸入气氧分压降低和气体密度降低有关，且与进入高原的速度和海拔高度密切相关。进入速度越快，海拔越高，人体主要器官系统反应越重，代偿性越差。人体对高原环境的代偿分为高原习服（即进入高原低氧环境后，组织器官所产生的结构和功能上不具遗传性的可逆性改变）和高原适应（即长期生活在高原地区人经世代自然选择后所保留的解剖、生理和生化具备遗传性的不可逆性改变）。不能代偿者有急性高原反应、慢性高原反应、高原脑水肿、高原性心脏病、高原红细胞增多症等。逐步增加进入高原的高度能减轻上述反应，增加高原习服。重要脏器系统影响如下。

呼吸系统 由于海拔增加导致吸入气氧分压降低，引发高原低氧血症。吸入氧浓度伴随氧分压降低而下降，使通气血流比例失调。人体最初的代偿反应是潮气量增加，随着海拔的增高（4000m 以上）不仅潮气量增加，呼吸频率也代偿性增加。肺通气量随之加大，提高肺泡气氧分压，增加肺泡与肺毛细血管之间的气体交换提高摄氧量，以此代偿吸入气中较低的氧分压，这种代偿反应在运动时更明显。缺氧所致肺血管收缩和肺泡之间循环-通气不均衡不能代偿时易发生肺水肿。除通气功能代偿性增加，肺弥散功能也明显提高，利于增加动脉血氧饱和度。肺泡内二氧化碳分压降低导致肺动脉 pH 增加，氧解离曲线左移，有利于肺内氧转运，但不利于组织从血红蛋白摄取氧。血液气体分析的表现结果为：$PaCO_2$ 降低，PaO_2 下降，动脉氧饱和度（SaO_2）下降。随海拔增加，SaO_2 非线性下降，例如海拔 3000m，SaO_2 90%、PaO_2 60mmHg；海拔 4000m，SaO_2 85%、PaO_2 50mmHg；海拔 5000m，SaO_2 75%、PaO_2 40mmHg。

循环系统 心率增快是机体对缺氧最敏感的反应指标，通气量尚未明显增加前，心率已开始增加。心率增快直接导致心输出量增加，且与海拔高度和进入高原的速度明显相关。低氧可刺激动脉化学感受器和兴奋交感神经系统，引起血管收缩、血压升高以增加组织氧供，海拔越高，血压升高越明显，需经过数天至数月的适应方可恢复。高原适应者，如西藏地区居民血液中一氧化氮（NO）含量是平原者的 10 倍，用以平衡高原性高血压的发生。即使如此，高海拔（5000m 以上）长期生活者舒张压仍易升高，故世居高原者常伴肺动脉高压，并继发右心室肥厚，严重者可引起高原性心脏病。

中枢神经系统 症状与低氧血症的程度和发生速度有关，海拔4000m以下高原性脑水肿很少发生，从4000~5000m发生率由0.5%升至1.5%。高原初入者以颅内压增高表现为主：视盘水肿、视网膜出血、血管搏动性头痛，还有恶心、眩晕、失眠等，偶有第Ⅵ对脑神经麻痹。低氧血症导致细胞性脑水肿发生，可出现记忆力减退、注意力涣散、嗜睡等高级神经活动障碍，严重者可晕厥、昏迷。缺氧若影响垂体也会出现相应内分泌功能改变。

血液系统 缺氧通过肾脏分泌的促红细胞生成素使红细胞、血红蛋白增多，血液总量增加。进入高原2小时红细胞即可增加，白细胞和血小板计数变化不明显。西藏地区居民红细胞计数正常值5.6×10^{12}/L，血红蛋白160g/L，血细胞比容54%。因血液黏稠度增高，右心负荷过重，血栓形成的危险性倍增。

胎儿 母体低氧对胎儿影响不大。进入海拔2500~3000m地区不会对胎儿有不良影响。在海拔4329m出生的婴儿，其头皮静脉血氧饱和度也与平原出生的婴儿一致。

其他 低氧通过降低线粒体氧分压、减少腺苷三磷酸产生影响正常细胞功能。低氧通过转录因子激活调控氧反应基因，多种基因控制低氧的分子应答，其中之一是激活低氧诱导因子（hypoxia-inducible factor，HIF）-1的表达，HIF-1通过调节细胞色素氧化酶优化低氧细胞的呼吸效应。低氧还通过血管氧感受器激活血管内皮生长因子特别是心脑的血管源性反应，引起一系列病理生理改变。低氧也导致营养不良和

吸收障碍，表现为体重减轻。低氧使身体对产生较多腺苷三磷酸的糖代谢比脂肪代谢更为依赖，故对血糖水平更敏感，但低氧本身抑制糖有氧分解使无氧酵解增强。

麻醉前评估与准备 高原环境对人体的影响是评估的重要基础和依据。①评估患者对高原的适应程度。对高原环境适应差或尚未完全适应的患者，围术期耐受低氧的能力差，麻醉前应充分考虑年老体弱、肥胖、高原初入者、快速进入高原者、高海拔、存在高原反应等情况。②判断是否合并高原病：如高原性心脏病、肺水肿、高原性脑病、血压异常、雪盲和红细胞增多症等。③手术相关情况：急症手术的准备时间有限，机体来不及调整到最佳，评估麻醉风险是否大于择期手术。④其他因素：如手术难度、术者水平、血源是否满足、氧源是否具备，甚至高原地区的交通、文化、经济等因素。

麻醉前用药及准备原则上与平原地区相同，但考虑高原低氧和血液黏稠度的影响，麻醉前抗胆碱药剂量应酌减，不用中枢呼吸抑制性镇静药。术前禁食应根据高原地区高脂肪饮食使胃排空时间延长的特点，必须严格禁食禁水时间，并对患者交代清楚。高原地区术前可按比例输注液体稀释血液，有利于减少血栓形成，还可采集自体血作为术中输血的来源。

麻醉实施 包括以下内容。

局部麻醉 各种局部麻醉（包括神经丛阻滞）均可选用。局部麻醉简单易行，设备和药品要求相对较低，可避免全身麻醉相关并发症。但神经阻滞效果应完善，否则患者因疼痛而增加氧耗

量，在高原低氧环境下非常不利。B超和神经刺激器引导下操作既可避免并发症又可提高神经阻滞效果，减少麻醉辅助药用量，使高原环境下局部麻醉安全性增加。

椎管内麻醉 包括蛛网膜下腔阻滞和硬膜外阻滞，在高原地区应谨慎实施。椎管内麻醉同时阻断感觉神经、运动神经和交感神经，麻醉管理非常重要。正确选择麻醉药剂量和浓度，并调整麻醉平面以满足镇痛和肌松需求。麻醉中应积极补充液体，维持有效循环血容量并保证血压稳定。局麻药不受高海拔影响，但用于蛛网膜下腔阻滞时起效时间缩短，麻醉后头痛发生率增高并会加重高原性头痛，最好避免。

全身麻醉 适用于病情复杂、伴高原病的患者。麻醉全过程中最核心的问题是防止低氧。麻醉诱导期应保证气管插管时氧供，否则不应选择快速诱导，或以其他方式如面罩加压给氧、喉罩优先保证通气。气管插管时导管的套囊压力一定要适中，压力过大导致气管黏膜水肿，增加高原患者气道风险。喉罩适用于非开腹患者和胃反流风险小的短小手术，为预防高原患者对喉罩反应性咽部黏膜水肿，最好选用免充气喉罩。麻醉高原地区患者普遍有饮酒、吸烟嗜好，中枢神经系统和肝脏对静脉麻醉药的耐受力低下、代谢延长，应慎用吗啡、巴比妥类药物。平原无呼吸抑制的小剂量苯二氮䓬药物，用于高原患者有抑制作用。丙泊酚在达到相同双频谱指数（BIS）值时，高原患者比平原患者用药量增加60%。芬太尼用量减少40%，对手术切口刺激心率应激性反应的抑制比平原者明显，但苏醒时间相似，总体对高原患者是安全的。可采

用卤化烃类吸入麻醉，高原低气压使吸入麻醉药易挥发，故挥发器输出的实际麻醉蒸气浓度比挥发器刻度所指示的浓度高。虽然同样的预期麻醉深度，高原所需的麻醉蒸气压比平原高，但吸入麻醉药气体分压不变，故其麻醉效能不受海拔高度的影响。其中地氟烷依靠温度挥发，用于高原吸入麻醉更合适。高原气体低密度使气体流量计的标定值比实际值小，故相同氧化亚氮浓度在高原地区麻醉效能减低，加之流量误差（海拔 3048m 误差 20%），可能发生低浓度氧气混合高浓度氧化亚氮增加麻醉风险。因此，海拔超过 2000m 时不宜选用氧化亚氮。

麻醉管理和监测 麻醉管理全过程中最核心的问题仍是防止低氧。无论何种麻醉方式都必须具备维持呼吸功能设备和条件（氧源、麻醉机、气管插管等）。操作者必须熟练掌握相关技能并具备抢救能力，严格按规范进行操作。除与平原相同的常规监测外，加强氧分压而不是氧百分比的监测。呼气末二氧化碳分压不受高原影响，但需要在高原重新校正环境压力。高原地区患者因紫外线强烈致皮肤黝黑，干扰肉眼对缺氧的判断，应结合监测综合考虑。

麻醉后处理 椎管内麻醉手术结束时，若麻醉平面仍在 T_7 以上，不应中断吸氧，注重输液，必须在各项生命体征指标达正常范围并稳定一段时间后，方可送回病房。全身麻醉恢复期必须等待自主呼吸和意识完全恢复方可拔除气管导管或喉罩。警惕麻醉药的残留作用、肌松药残余效应、伤口疼痛等导致的呼吸道阻塞、呼吸抑制和通气不足。术后需持续吸氧，保持呼吸道通畅，避免低氧血症。鼓励患者咳嗽排痰并尽早活动。术后镇痛以神经阻滞和局部镇痛为宜，控制阿片类药物的使用。术后保留静脉通路补充液体，必要时提供给药途径。加强监测，尽早发现缺氧和低血压并及时处理。

（李天佐）

mázuì shēndù jiāncè

麻醉深度监测（monitoring the depth of anesthesia） 通过观察麻醉下患者临床体征变化判断临床麻醉是否适当和充分的方法。包括意识、呼吸、循环、瞳孔、肌张力等。吸入麻醉药的药物浓度能够准确测定后，麻醉深度又转向指麻醉药物浓度。

麻醉深度监测的概念来源于乙醚麻醉。1937 年居德尔（Guedel）发表经典的乙醚麻醉分期，根据横纹肌张力为主的体征（肌张力、呼吸形式和眼征）分为 4 期：第一期为痛觉消失期；第二期为谵妄期；第三期为外科期（又分为 4 级）；第四期为延髓麻醉期。肌松药出现后，乙醚麻醉分期失去了意义。随着吸入麻醉药的应用最低肺泡有效浓度的概念出现，指一个大气压下 50% 患者对手术切皮刺激无体动反应的呼气末麻醉药浓度。有无体动是麻醉是否适当的重要指征。采用单一参数量化麻醉深度的概念在使用单一吸入麻醉药进行麻醉时仍有意义。例如，临床上行单一的异氟烷吸入麻醉时，通过监测呼气末麻醉药浓度可以判断麻醉深度。现代全身麻醉多为镇痛药、催眠药和肌松药的联合使用，各药物使用剂量相对独立，单一参数不再足以判断麻醉是否合适。全身麻醉深度的概念在现代麻醉下受到了挑战。

尚无公认的麻醉和麻醉深度的定义，但临床麻醉中有已达成共识的临床麻醉目标，即无意识、无痛、肌松和自主反射稳定等。以各临床麻醉的目标点为标准评价监测指标的效能，为麻醉深度监测带来可行性。但这些临床目标点的生理来源具有异质性，不能成为一个统一实体，监测一个目标点很有效的指标不能用于另一个目标点的监测，或监测效能很弱。这些监测指标只能局部反映麻醉深度，各个成分如催眠、应激反应抑制和肌松必须同时监测，才能保证达到临床麻醉目标。

以各临床麻醉的目标点监测麻醉深度，监测意识和/或镇静水平主要是量化脑电图监测，常用双频谱指数、熵指数、纳尔科特伦德麻醉意识深度指数、听觉诱发电位等；监测伤害性刺激反应有体动反应、心血管反应、内分泌反应、心率变异性、末梢灌注指数、手术应激指数等。

麻醉深度是麻醉药物的抑制与伤害性刺激的激惹之间相互作用的一种中枢神经系统状态，取决于手术刺激、催眠药和镇痛药 3 个因素。手术刺激增强和药物不足均可引起麻醉深度和意识水平变化。

意识和/或镇静水平的监测指标还不能明确判断针对每个患者意识清醒和意识消失的界限。预防术中知晓和避免术中不良事件的回忆（遗忘）成为麻醉深度监测的重要组成。因此，麻醉深度监测在意识水平方面做到确保无知晓；在镇痛水平方面做到确保无伤害性刺激引起的不良（应激）反应；确保肌松。还需精确予适量麻醉药，减少麻醉后恢复室滞留时间或出院时间，降低术后死亡率，对麻醉深度的精确监测提出更高要求。

（岳　云）

yìshí

意识（consciousness）　人特有的对客观现实的高级心理反映形式。不同领域对意识的理解不同。

产生意识的生理过程和相关解剖结构不甚明了。清醒受试者不同的神经解剖区域分别中介觉醒、注意和记忆过程。脑干、间脑和基底前脑的结构是睡眠-觉醒环路的基础。这些结构维持觉醒状态，但意识产生于大脑皮质。睡眠和麻醉是相似的状态，但具有不同的神经生物学特征。与意识相关的复杂神经结构是全麻药的作用靶点，但麻醉药物诱导意识消失的具体作用位点尚知之甚少。一些位点如大脑皮质、丘脑和网状结构，可能参与意识的形成，麻醉药物可影响这些区域。使用正电子发射体层扫描技术了解麻醉药物作用位点和对脑代谢的影响，发现全麻药抑制皮质、丘脑和网状结构的代谢。该技术发现丙泊酚可使内侧丘脑和其他与觉醒有关的脑区代谢下降。表明丙泊酚主要通过作用于与觉醒有关的结构产生意识消失的效应。麻醉下意识与记忆的密切相关表现在麻醉药物和镇静催眠药物随着血浆浓度的增加导致镇静程度增加，首先削弱记忆功能，即遗忘，而后产生意识消失。完全清楚麻醉药物如何影响意识仍需做大量工作。

意识与思维、记忆、感觉、言语、意志、需要、情感、肢体活动都有相互作用关系。思维不能作为意识的标志。但没有思维，意识就不可能产生；没有意识，思维不可能发展到高级。若没有思维，大脑里只能记忆。这些记忆只能用两种形式记录：一种是现在人们还不能解读的大脑信息代码；另一种是用对感觉信号简化后形成的知觉（即形象）。可见促使意识生成的关键不是记忆，而是思维。但是意识离不开记忆，意识生成后，通过对记忆的认识，使记忆在意识的控制下得到改进、提高。意识与学习和记忆的关系很复杂。人类的学习常常是有意识的。若太快地给予受试者信息，让其不足以有意识地感知，或者受试者在无意识的状态下接受信息，无意识学习就会发生，称为内隐学习。内隐学习和外显学习均可产生记忆，分为内隐记忆和外显记忆。

（岳　云）

wúyìshí

无意识（unconsciousness）　清醒程度和认知功能包括对环境的知觉、思考、注意和记忆等的可逆性改变。临床麻醉下通常以指令反应消失作为无意识的标准。

经典方法是隔离前臂法（isolated forearm technique，IFT），指全身麻醉过程中使用肌松药前用血压袖带阻断前臂血流，以便在注射肌松药后免受其阻滞作用，麻醉医师可通过患者前臂反应判断指令是否被患者接受执行。IFT可作为意识判断的金标准，它直接反映意识，而其他脑电监测指标都是间接反映意识。但是IFT通常用于科研，不适用于临床。

监测意识和/或镇静水平的神经电生理指标，如双频谱指数（bispectral index，BIS）、熵指数、纳尔科特伦德（Narcortrend）麻醉意识深度指数、听觉诱发电位指数等，均给出术中适宜麻醉（镇静）深度的范围，如BIS值在40～60之间。麻醉中BIS值控制在40～60，呼气末吸入麻醉药浓度在0.7MAC以上，可将术中知晓的发生率降低80%以上；应用产生遗忘作用的麻醉性镇静药也可明显减少术中知晓。但尚无神经电生理指标能够明确判断针对每个患者意识清醒和意识消失的界限。临床麻醉应达到足以完全抑制患者认知功能的深度（无术中知晓）。防止术中知晓，避免对术中不良事件的回忆成为麻醉深度和术中有无意识的重要标准（界限）。完全避免术中知晓的发生还需继续探讨。

（岳　云）

yíwàng

遗忘（amnesia）　识记过的内容不能保持或再认和再现有困难的现象。分为逆行性遗忘和顺行性遗忘，前者指不能回忆过去储存的信息；后者指不能再储存新获得的信息。

许多麻醉药有良好的顺行性遗忘作用，苯二氮䓬类药是典型代表药物。术前口服或肌内注射咪达唑仑可消除术中（药物起效后）外显记忆，但并不能消除内隐记忆。药物作用期间即刻记忆完整（短期记忆），事后记忆受损，说明影响长期记忆而非短期记忆，可能是影响短期记忆向长期记忆的过渡。临床亚麻醉剂量即可以起到很好的遗忘作用，增大剂量并不明显提高疗效，无逆行性遗忘作用。咪达唑仑对伤害性刺激的影响也很有特色。患者尽管在手术或检查中有明显伤害性刺激反应的客观表现（体动反应），但事后无任何疼痛的主观回忆。说明咪达唑仑可消除对疼痛的回忆，但并不影响对疼痛的反应。

苯二氮䓬类药物的遗忘是一种特殊作用，与镇静作用无关或相关但非因果关系。小剂量药物作用期间保持清醒状态，仍有遗忘作用。遗忘与镇静的时间过程也不同，对苯二氮䓬类药物镇静作用耐药患者仍有遗忘作用，提示非简单抑制中枢神经系统。脑干、间脑和基底前脑的结构是睡眠-觉醒环路的基础；这些结构维持觉醒状态，但意识产生于大脑皮质。不同的记忆功能由不同神经结构产生。边缘系统如海马和杏仁核对记忆形成起重要作用，并与麻醉药诱导的遗忘有关。

麻醉药的遗忘作用对术中知晓可产生有效的预防作用。后者可引起严重情感和精神（心理）健康问题，高达 30% ～ 50% 术中知晓患者出现创伤后应激障碍综合征，表现为术中听觉的感知和回忆、心理和行为异常、睡眠障碍、焦虑、多梦及精神失常，其症状可持续数月或数年。麻醉前预防性使用苯二氮䓬类药能减少患者术中知晓的发生率，但可能导致苏醒延迟。手术中发生浅麻醉时或术中有知晓危险情况，如发生气管插管困难，也应追加麻醉镇静药。

（岳　云）

jìyì

记忆（memory）　将获得的知识储存和读出的神经活动过程。是人类认知功能中最核心和最重要的脑功能。全身麻醉下意识消失，大脑失去记忆功能。但是全身麻醉下可以发生术中知晓。知晓是对术中发生事件的记忆和回忆。因此确保麻醉下意识消失和/或对术中事件的遗忘是麻醉深度监测的首要目的。预防术中知晓即防止术中发生记忆。

记忆不是单一的神经过程，从不同角度有不同分类。根据信息储存和读出的方式，记忆可分为陈述性记忆和非陈述性记忆。前者又称外显记忆，依赖于对信息获得和回忆的意识表达，依赖于评价、比较和推理等认知过程，包含对片段信息的加工，并能用语言表达出来。非陈述性记忆（反射性记忆）又称内隐记忆，有自主或反射的性质，形成或读出不依赖于意识或认知过程，需经过多次重复才能逐步形成，且主要表现为作业操作，几乎不能用语句表达。在内隐学习中，人们并没有意识到或者陈述出控制他们行为的规则是什么，但却学会了这种规则。例如，知道钢琴是什么东西属陈述性记忆中的语义记忆，能记住昨天弹过钢琴属事件记忆，而会弹钢琴属于非陈述性记忆或反射性记忆。陈述性记忆经不断重复可转变为反射性记忆，如开车、游泳、弹钢琴等最初涉及有意识的认知过程，熟练后也可成为自主的和无意识的。记忆又是随时间而变化的神经过程，可分为短期记忆和长期记忆，是整个记忆过程的不同阶段。短期记忆持续数秒或数分，长期记忆持续数小时直至永久。短期记忆的读出机制易受影响，转入长期记忆后则相对稳定。这可能是遗忘和麻醉药物产生遗忘作用的神经机制。

神经机制　大脑中直接主管记忆的是皮质的边缘系统，其中杏仁核、海马与记忆密切相关。海马外周的颞叶也参与记忆。陈述性和非陈述性记忆有不同的神经通路，前者以边缘系统为主，与认知性记忆有关，海马和颞叶损伤影响陈述性记忆；后者以基底神经节为主，与习惯和适应性反应记忆有关，杏仁和小脑损毁影响反射性记忆。

脑内神经细胞之间的联系结构为突触连接，是信息传递和加工的重要环节，是学习和记忆的神经生物学基础。记忆过程中突触可发生某些形态和功能的变化——突触的可塑性改变，即长时程增强。学习过程中有关的突触发生变化，导致突触连接增强和传递效能提高。长时程增强被称为"记忆的突触模型"和"记忆的神经元机制"。全麻药可影响神经突触可塑性。短期记忆的神经基础仅是一种电流性变化，是正在工作的神经元活动以电流形式的变化将信息储存，长期记忆则需上升为生物化学变化和形态学变化，首先将来自外界的刺激换成电流信号，再以生化学的变化接收信号，生成新的神经突触。因此长期记忆与脑内某些永久性功能和结构变化有关，需要合成新的 mRNA 和蛋白质分子。老鼠学习后 RNA 碱基比例发生变化是记忆储存在核酸分子上的证据。蛋白合成抑制剂影响学习后记忆的巩固。

麻醉下记忆的研究　术中知晓是麻醉下的记忆。麻醉中知晓不仅包括外显记忆也包括内隐记忆。而知晓之所以难以控制和消除，主要是它在麻醉中是否发生，人们当时不可知，只能靠术后调查。但是为研究麻醉下记忆和大脑认知活动提供了一个机遇。

麻醉下产生内隐学习，是无意识获得刺激环境复杂知识的过程。内隐记忆指在不需要意识或有意回忆的情况下，个体的经验自动对当前任务产生影响而表现出来的记忆，特点是人们并未觉察到自己拥有这种记忆，也没有下意识地提取，但它却在特定任务的操作中表现出来。这类记忆会在当前的思想和行为上有所反映，但此过程无意识参与的痕迹。

麻醉下听觉是最后消失的感觉。听觉也是接受术中事件的最重要通道。大脑对增加听觉刺激频率的反应是颞叶神经活动增加、脑代谢增加及局部脑血流增加。听觉刺激产生的脑听觉诱发电位成为研究麻醉下认知活动的重要手段。听觉诱发电位包括短潜伏期、中潜伏期和长潜伏期听觉诱发电位。大多数麻醉药对短潜伏期听觉诱发电位（又称脑干听觉诱发电位）作用很小或根本无作用，因此可以认为麻醉下听觉信息可传递到脑干以上部位。中潜伏期听觉诱发电位监测的是听觉而非对声音的感知（需要认知和记忆过程参与）。在一定麻醉深度时，试验对象意识丧失不能感知声音，但其对声音的反应还在，因此中潜伏期听觉诱发电位成为监测麻醉深度的可靠指标。长潜伏期听觉诱发电位属皮质事件相关电位，麻醉中志愿者的意识消失后，皮质事件相关电位的外源性成分 N1 波仍保持麻醉前水平不变，证实麻醉下听觉信息可通过感觉传入通道传至大脑皮质。但尚未证实反映大脑皮质对靶刺激作出判断和反映此过程的皮质事件相关电位（P3 波）也产生相应变化。

利用正电子发射体层扫描和功能磁共振成像技术，可较精确地测量在完成特定的注意任务时大脑各区域脑血流的变化。正常睡眠时皮质听觉反应始终存在。丙泊酚麻醉下（2.5μg/ml），尽管全脑血流减少 15%，但大脑皮质的听觉中枢的局部脑血流量（regional cerebral blood flow, rCBF）随听觉刺激速度的增加而呈线性相关增加的变化并不改变，说明镇静剂量的麻醉药并不影响脑功能活动伴随的局部脑血流量反应。

咪达唑仑和丙泊酚都导致记忆损害。被两者抑制的神经区域发生 rCBF 的下降。血流下降区域大小与药物浓度正相关，且恰好是与记忆特别是工作记忆相关的皮质区域。丙泊酚低浓度对记忆即产生影响，高浓度时可阻断触觉刺激对 rCBF 的影响，而此时听觉刺激还能引起相关皮质区域 rCBF 的增加。该结果能解释听觉是麻醉诱导时最后消失而苏醒时最先恢复的说法，也能解释在快速动眼睡眠时听觉信号输入可以影响梦境。

(岳　云)

shùzhōng zhīxiǎo

术中知晓 (intraoperative awareness)

全身麻醉患者在手术过程中出现有意识的状态，且在术后可回忆起术中发生的与手术相关联事件的现象。是严重的全身麻醉并发症，虽然是小概率事件，但会对患者造成严重影响，甚至会发展为创伤后应激障碍综合征。

术中知晓严格讲包括外显记忆和内隐记忆。前者指患者术后能够回忆起全身麻醉期间所发生的事情或事件；后者指患者并不能够回忆起全身麻醉期间所发生的事情或事件，但某些术中发生的特定事件能够导致患者术后操作能力或行为发生变化。判断术中有无内隐记忆的发生，除非患者术后表现出明显的精神心理方面的障碍，只能用心理学的专门测试方法分析和鉴别。术中知晓的定义并不包括内隐记忆。

临床表现　发生术中知晓的患者常有听觉的感知和回忆，其次为痛觉、麻痹、焦虑，少部分患者有视觉、濒死、窒息等记忆。70%经历术中知晓的患者术后出现睡眠障碍、噩梦、回想、焦虑、惧怕手术甚至医院，以及精神失常等，严重者需要心理辅导。症状可持续数月或数年，已成为一个社会问题。国外针对麻醉医师的诉讼有 2%是关于术中知晓。

调查　麻醉医师判断患者麻醉下意识是否存在，通常是观察患者对各类刺激是否有目的的反应，如对指令反应的睁眼和对疼痛刺激的体动反应。但是大多数全身麻醉需用肌松药，使用肌松药后患者的这种有目的的反应很难被观察到。术中知晓的发生率虽然仅 0.1%~0.4%，但是基于巨大的全身麻醉和手术量，特别是对于高危人群，术中知晓发生的实际数量应引起高度重视。

术中知晓是手术患者术后的一种主观回忆。通常在全身麻醉期间发生的事情或事件由患者自己主动回想和报告，或经医师用规定的调查用语提示后引出。因此术中知晓存在假阳性和假阴性的可能。例如，在脊柱侧凸矫形手术的全身麻醉患者，术后对术中唤醒试验的知晓率仅为 16.7%。确定一个患者是否发生术中知晓，除听取患者的陈述外，还需与参与该患者麻醉和手术医师核实；最终确定为知晓或可疑知晓病例，应由一个由若干专家组成的鉴定小组作出决定。

术后调查术中知晓国际上通用为 5 句话：①在入睡前你所记得的最后一件事是什么。②在醒来时你所记得的第一件事是什么。③在这两者间你还记得什么。④在手术中你做过梦吗。⑤有关这次手术，你感觉最差的是什么。调查用语的不同，会导致调查结果出现差异。术中知晓的记忆可能延迟，仅 1/3 的术中知晓病例在出麻醉后恢复室之前确定，约 1/3 的术中知晓病例在术后 1~2 周报告。

分级　术中知晓分为 5 级。0 级：无知晓；1 级：仅存在听觉；

2级：触觉感知（如手术操作、气管插管）；3级：痛觉感知；4级：感知麻痹（如不能动、说话或呼吸）；5级：感知麻痹和痛觉。对患者主诉有恐惧、焦虑、窒息、濒死感、末日感的知晓事件则附加"D"分级。

危险因素 全身麻醉下发生术中知晓的原因尚不清楚。在美国麻醉医师协会已结案的索赔医疗纠纷中，大多数发生术中知晓的病例并无麻醉偏浅的征象。可能危险因素如下。①病史和麻醉史：有术中知晓发生史；大量服用或滥用药物（阿片类药、苯二氮䓬类药、可卡因）；慢性疼痛患者用大剂量阿片类药史；认定或已知有困难气道；美国麻醉医师协会（ASA）分级Ⅳ～Ⅴ级患者；血流动力学储备受限患者。②手术：如心脏手术、剖宫产术、创伤手术、急症手术。③麻醉管理：麻醉维持期使用肌松药；应用肌松药期间减少麻醉药剂量；全凭静脉麻醉。

减少策略 包括术前手术患者术中可能发生知晓的危险性。依据上述术中知晓的可能危险因素，从病史和麻醉史、外科手术、麻醉管理3个方面进行分析判断。若患者有发生知晓的危险因素，应做到以下几点：①告知患者术中有发生知晓的可能性。②预防性地使用苯二氮䓬类药物，可减少患者术中知晓的发生率，但可能导致苏醒延迟。③用多种方法监测麻醉深度以减少术中知晓。

加强术中麻醉管理：①检查麻醉设备，减少失误。②不仅麻醉前预防性使用苯二氮䓬类药，术中浅麻醉时和有知晓危险时，如发生气管插管困难，应追加苯二氮䓬类药或镇静药。③单纯血流动力学数据（血压、心率）不

能作为麻醉深度是否满意的指标。④肌松药的应用可掩盖对麻醉深度的判定。⑤使用吸入麻醉时监测呼气末麻醉药浓度，维持＞0.7MAC。

监测指标 全麻药作用的靶器官——大脑，是人的意识与记忆产生的生物学基础。麻醉镇静深度的神经电生理学指标的监测主要源于脑电图数据的分析，如双频谱指数（bispectral index，BIS）、熵指数、纳尔科特伦德（Narcotrend）麻醉意识深度指数及听觉诱发电位指数（AEPI、AAI）等。其中 BIS、AAI、Narcotrend 麻醉意识深度指数已获得美国食品与药品监督管理局（FDA）批准，用于麻醉镇静程度的监测。尽管未达到理想的预防术中知晓的神经电生理监测指标，但至少可作为麻醉镇静深度或大脑功能状态的客观指标。在众多神经电生理监测指标中，仅有脑电 BIS 监测仪有大样本前瞻性随机研究的证据，麻醉中 BIS 值维持在＜60，术中知晓发生率比不用 BIS 监测的手术患者降低80%以上。

术中知晓的发生机制尚未完全清楚，认为预防知晓只需简单加深麻醉即可解决的观点显然是片面的。患者亦无必要去承受过深的麻醉。麻醉过深会带来术中安全问题和导致其他并发症。术中 BIS＜45（深麻醉）的术后1年死亡率明显增加。因此，采用脑功能监测仪监测麻醉（镇静）深度，不仅可预防术中知晓，也可避免过度抑制。

（岳 云）

shānghàixìng cìjī

伤害性刺激（noxious stimulation） 麻醉和手术操作所造成的伤害。例如，气管插管、外科手术切皮等刺激，作用于机体引起

躯体反应和自主反应：前者包括感觉（疼痛）、运动（逃避）和呼吸反应；后者包括血流动力学反应、催汗反应和内分泌反应，表现为血压升高、心率增快、出汗等。

病理生理 伤害性刺激可导致局部组织破坏，释放各种内源性致痛因子引起疼痛。伤害性感受器被激活后引起体内儿茶酚胺类激素分泌。伤害性刺激所致交感兴奋的传入、传出初级神经元主要分布在脊髓，并将信号传递至中枢，中枢再发放冲动引起外周改变，形成一个神经回路。其神经内分泌方面的改变主要是蓝斑去甲肾上腺素能神经元、交感-肾上腺髓质系统和下丘脑-垂体-肾上腺皮质轴的强烈兴奋。蓝斑是应激时最敏感的脑区。去甲肾上腺素能神经元的上行纤维可投射到与情绪反应有关的脑区如新皮质、边缘系统和杏仁核等，引起相应脑区去甲肾上腺素的释放。下行纤维传至脊髓侧角，使交感-肾上腺髓质系统兴奋，引起儿茶酚胺类激素大量释放，主要表现为心血管及代谢方面的反应。

疼痛是一种复杂的生理心理活动，包括伤害性刺激作用于机体所致痛感觉，以及机体对伤害性刺激的疼痛反应，包括躯体运动性反应和/或内脏自主神经性反应。外科手术术中术后一段时间内连续存在不同程度和性质的伤害性刺激，包括机械、化学、温度和放射性，除引起清醒患者痛觉外，还可引起一些躯体和自主反应，以及代谢和内分泌反应等。这些反应过度，可引起机体的严重损害。

临床意义 全身麻醉是一种药物诱导的意识消失状态，这种状态下，患者既不能感知又不能

回忆伤害性刺激。因此有学者认为，麻醉的目的只需消除意识，至于无痛、肌松和抑制自主反应只能视为麻醉状态的辅助部分。

麻醉状态包含两个层面的含义，即哲学意义上的麻醉状态和临床麻醉状态。前者确保患者无意识，对术中刺激无记忆；后者则维持生命体征正常，满足手术需要。患者无意识地度过手术过程且对手术期间的疼痛无任何记忆，并不意味着他没有受到任何伤害性刺激。适宜的麻醉深度主要体现在 3 方面：充分镇静、恰当肌松和足够镇痛，以尽量减少神经内分泌的应激反应。判断麻醉深度的有效指标既要反映是否有意识存在，也要反映患者是否感受到疼痛刺激。

麻醉深度并不等同于意识深度，手术中的伤害性刺激远比麻醉药的抑制作用复杂得多。机体对伤害性刺激的不良反应包括意识、疼痛、骨骼肌张力、体动反应、平滑肌张力、内脏反应、呼吸反应、血压、心率、出汗、应激反应、免疫反应等多方面。监测这些伤害性反射、心血管和神经内分泌反应的临床体征包括体动、流泪、出汗、血压、心率、呼吸频率等。但全身麻醉下意识丧失后对疼痛的主观感觉消失，应用肌松药后体动反应、呼吸反应等也不存在，临床常用的判断指标只有心血管反应。血压、心率对伤害性刺激的反应有时缺乏特异性，心血管药物（如 β 受体阻断药）可掩盖症状。内分泌反应因不能实时监测缺乏临床实用性。监测伤害性刺激反应的客观指标，如心率变异性、末梢灌注指数、手术应激指数等比血压、心率和脑功能监测指标有明显优势，但是尚在临床研究中。用心率变异性分析技术判断镇痛与伤害性刺激之间的平衡指数 Analgesia/Nociception Index（ANI）已开始用于临床麻醉。

（岳 云）

tǐdòng fǎnyìng
体动反应（body movement）

手术切开皮肤后即刻、明显的随意肌肉运动。包括一个或多个肢体的收缩、屈曲或摇头，但不包括皱眉、咳嗽、吞咽反应等。在动物实验中，体动反应的标准刺激是钳夹动物的尾根部。对刺激的反应是确实、全身性、有目的的肌肉运动，通常是头部和四肢扭动，但肌束颤动和痛苦表情不能认为是体动反应。咳嗽、僵直、吞咽和咀嚼是不确实的体动反应。

体动反应是机体对伤害性刺激的逃避反射，是典型的全或无反应，通常作为判断麻醉深度的标准，典型的是用于定量吸入麻醉药强度，即吸入麻醉药的最低肺泡有效浓度（minimum alveolar concentration，MAC）。1MAC 表示 50% 患者对切皮刺激发生体动反应时的呼气末麻醉药物浓度。0.6MAC 可使患者意识消失；若使 95% 患者对切皮刺激无反应，则需 1.3MAC；完全抑制气管插管时的心血管反应则需 1.7MAC。抑制体动反应的麻醉药的血药浓度比抑制意识高。疼痛作为主观感觉以意识存在为基础。若无意识，则体动反应等逃避反射转为对伤害性刺激的感受所产生的反应。

判定麻醉深浅的体动反应由脊髓产生，麻醉中出现并不代表有意识。被麻醉的动物或人在无意识的状态下仍会对伤害性刺激产生体动反应。用山羊颅旁支路模型，选择性地分别麻醉羊大脑或躯干，异氟烷选择性麻醉大脑，产生完全制动的量由原来的 100% 增加至 350%。

肌松药的出现诞生平衡麻醉，即镇静、催眠、镇痛和肌松药的联合应用。麻醉中使用肌松药后体动反应丧失，但并不意味麻醉深度足够和伤害性刺激反应消失。体动反应在现代麻醉中已失去判断麻醉深度的意义。

（岳 云）

xīnxuèguǎn fǎnyìng
心血管反应（cardiovascular response）

机体对伤害性刺激自主反应中的循环反应。属机体防御反应的一部分。机体受到伤害性刺激引起急性疼痛，导致机体产生应激反应，交感肾上腺活动增强，释放一系列内源性活性物质，导致患者血压增高，心率增快，甚至心律失常。心肌耗氧量增加，心肌氧供需失衡，有冠心病的患者可致心肌缺血，心绞痛发作。

疼痛刺激影响心血管功能主要是引起交感神经末梢和肾上腺髓质释放儿茶酚胺（肾上腺素和去甲肾上腺素），血液中儿茶酚胺主要源于肾上腺髓质，交感神经末梢释放的神经递质亦有少量进入血液。儿茶酚胺与 α 受体和 β 受体结合，产生交感神经兴奋的一系列生理表现。伤害性刺激引起下丘脑视上核和室旁核神经元分泌血管升压素，经垂体后叶释放进入血液。血管升压素促进肾脏对水的重吸收，增加血容量。血管升压素可作用于血管平滑肌的血管升压素受体，引起血管平滑肌收缩。疼痛刺激还激活肾素-血管紧张素-醛固酮系统，肾脏近球细胞释放肾素，使血管紧张素原水解为 10 肽血管紧张素 I，在血管紧张素转换酶的作用下转化为血管紧张素 II 和血管紧张素 III，与血管紧张素受体结合，产生相应生理效应。肾上腺皮质激素和醛固酮释放增多，引起肾脏保钠保水和排钾，导致细胞外液增加。

伤害性刺激所致心血管反应是临床麻醉中判断麻醉深度的常用指标之一。麻醉深度是麻醉药物抑制与伤害性刺激激惹之间相互作用的中枢神经系统状态，取决于手术刺激与催眠药和镇痛药之间的平衡。手术刺激增强、药物量相对不足，导致患者血压升高，心率增快；相反，手术刺激小，麻醉药过量，可引起麻醉相对过深，表现血压下降和心率减慢。

用心血管反应判断麻醉深度缺乏特异性。术中循环不稳定、应用 β 受体阻断药都会影响其判断的正确性。

（岳 云）

xīnlǜ biànyìxìng

心率变异性（heart rate variability，HRV） 逐次心跳之间的微小时间差异。正常窦性心律心搏间期之间存在几十毫秒的时程差异。机体受到伤害性刺激导致交感神经系统兴奋性改变，产生 HRV 的变化。它是心脏自主神经系统对窦房结自主节律性的调节，反映自主神经系统的张力和均衡性。脑的高级神经活动，中枢神经系统和自主神经系统的自发节律活动，以及通过压力感受器和化学感受器引起心血管反射活动等各种因素，通过对心交感神经、心迷走神经的调制作用而导致心率波动，因此心率波动信号蕴含大量与心血管调节功能状态相关信息，对这些信息的提取和分析可定量地评估心交感、心迷走神经活动的紧张性和均衡性。

麻醉药可作用于患者自主神经系统，导致交感/副交感功能和HRV 改变。伤害性刺激可对自主反射介导的 HRV 产生明显作用。因此，HRV 可动态、定量评估麻醉药及伤害性刺激对自主神经系统的影响，HRV 稳定即表明镇痛充分。

HRV 测定和分析方法有时域分析法和频域分析法。前者对交感和迷走神经功能状态分析得更具体；频域分析中超低频功率谱成分反映温度和内分泌活动；低频功率谱成分反映交感和副交感活动；高频功率谱成分仅反映副交感活动。用 HRV 分析技术作为全身麻醉期间患者疼痛状况的客观指标，判断镇痛与伤害性刺激之间的平衡，已开始应用于临床麻醉。

麻醉和手术中有许多因素如药物、创伤、应激，均可使交感/副交感功能改变，影响 HRV。因此，它对临床麻醉深度监测的实用价值仍需研究。

（岳 云）

nǎodiàntú

脑电图（electroencephalogram，EEG） 通过脑电图描记仪将脑内微弱的生物电放大记录形成的曲线图。脑电图信号是通过头部电极记录的数十万至上百万大脑皮层神经元电活动的总和。脑电波的发现源于 19 世纪末，20 世纪 20 年代德国精神病学家贝格尔（Berger） 创造了人类 EEG 的描记。30 年代美国的吉布斯（Gibbs） 报道了全身麻醉期间 EEG 的变化。EEG 作为术中监测的价值逐渐被人们所重视，用于监测麻醉深度，以及监测术中特别是麻醉下无意识患者全脑或局部脑缺血、缺氧的发生等。

脑电节律由皮质神经元产生，在头部表面被记录，这种节律可能在皮质产生，也可能是皮质下神经元产生，并作用于皮质神经元。多种神经传导系统参与不同类型 EEG 的产生。常规 EEG 分析费时，限制其术中监测的应用。现代医学和科学技术的发展，将计算机技术、信号处理技术与传统的常规 EEG 检测技术结合，产生数量化脑电图（quantitative electroencephalogram，qEEG）。qEEG 保留原始 EEG 的全部信息，使脑电活动量化，显示方式变得简明、直观，已广泛用于麻醉手术中监测。qEEG 主要包括频域分析、时域分析、双谱分析和非线性分析等所有利用计算机计算显示的自发脑电和诱发脑电。qEEG 的产生和发展将 EEG 检测与分析技术推上新的高科技阶段，显著改善脑电信号的信息检测分析能力，成为临床麻醉深度监测的有力工具。

基于对脑电图的数量化分析所衍生的脑电监测指标，如双频谱指数、纳尔科特伦德麻醉意识深度指数和熵指数等，已广泛用于临床麻醉深度的监测。但 qEEG 作为监测指标在判断麻醉深度方面，还不能满足有意识与无意识之间，该指标的平均值有统计学差异，且这两个平均值之间无交叉。qEEG 与自主反应相关性差，监测伤害性刺激反应的效能很弱，主要反映麻醉深度中的催眠、镇静和意识成分。

（岳 云）

shuāngpínpǔ zhǐshù

双频谱指数（bispectral index，BIS） 将脑电功率谱与相干函数谱特性参数多因素回归模型转换为线性化数值。用 0～100 分度表示，由小到大反映镇静深度和大脑清醒程度。

工作原理 脑电功率谱仅包括频率和功率（振幅），几乎未包含节律、同步、波形和谐波的有关信息。双谱分析在脑电功率谱分析基础上加上脑电相干函数谱分析，真正包含脑电信号的全部信息。但在清醒和麻醉下，皮质下与皮质结构的电活动之间存在相干性。因此，双谱分析既测定脑电图的线性成分（频率和功率），又分析脑电图成分波之间的非线性关系（位相和谐波）。

BIS 来源于大样本统计数值，记录接受不同麻醉药（包括异氟烷、丙泊酚、咪达唑仑和硫喷妥钠，辅以阿片类药、氧化亚氮）受试者的双额脑电图，所有脑电记录及其相联系的意识状态和镇静水平组成数据库。计算数据库中脑电图的双谱和能量谱参数（傅立叶转换），并与相关临床资料（1.0 版本采用吸入麻醉药最低肺泡有效浓度和血流动力学为指标，2.0 及以上版本采用意识水平为指标）进行相关分析，将最能区分意识水平的双谱和能量谱参数如脑电图暴发抑制比例（时域特性）、相对 α/β 比例（频域特性）和单个脑电图间的相干性组合，并使用多因素回归模型将每个特性参数在决定意识水平中的相对作用转换为线性数字化指数即 BIS，范围从 0（等电位脑电图）到 100（完全清醒）。BIS 的算法随原始脑电图样本量的增加不断更新，软件版本升级也较快。不仅包括更多的原始脑电图信息，而且更多地排除了许多对脑电图信息的干扰因素，因此，在临床麻醉中分析不同条件下患者脑电图的变化更准确。

临床应用 BIS 与自主反应相关性差，监测伤害性刺激所致体动反应的效能很弱，主要反映麻醉深度中的催眠、镇静及意识成分。丙泊酚麻醉下 BIS 对指令反应有较高的敏感性和特异性，但对指令反应的界值随使用麻醉药种类而异，即同一 BIS 值在不同药物麻醉下代表不同的麻醉深度。芬太尼对 BIS 预测麻醉目标点也有影响。采用隔离前臂法研究发现，麻醉下 BIS<58，患者均无指令反应；对声音无反应的最低 BIS 是 40；95%受试者在 BIS 为 50 时无意识。麻醉中用 BIS 监测控制临床满意的麻醉深度，通常是 BIS 维持在 40～60。BIS<60 术中知晓发生的可能性小。

BIS 可减少全麻药的使用量及其错误频率，更好地维持血流动力学，提高患者满意度，加快术毕麻醉苏醒，减少术后恢复室停留时间及出院时间。可指导麻醉医师进行个体化管理，尤其在使用靶控输注或吸入麻醉药呼气末浓度监测时更有效。在使用靶控输注技术诱导时，患者意识消失时的 BIS 值不仅提供了个体患者意识水平与 BIS 的关系，还可为随后的麻醉管理和苏醒提供参考信息。静脉麻醉药剂量明显降低且血流动力学稳定。使用 BIS 指导麻醉管理时，可明显减少术中知晓发生率。

注意事项 BIS 的运算法则建立在成人在不同麻醉药浓度下不同临床目标点的原始脑电图的综合分析基础之上。由于小儿脑发育成熟及突触形成持续到 5 岁，新生儿脑电图与成人不同，成人 BIS 运算法则是否适合小儿尚不清楚。小儿麻醉药浓度及镇静深度与 BIS 相关性研究较多，但报道不尽一致。BIS 在较大的小儿与麻醉药浓度和镇静深度相关性好，临床应用中不需校正，在较小的小儿 BIS 监测的有效性尚需进一步验证。

原始脑电图的获取和相应的 BIS 值之间约有 30 秒的滞后，有伪迹时延迟就更长。屏幕上所显示的 BIS 值反映 30 秒前的意识水平，尚不能做到实时监测，BIS 监测的最新的版本（4.0）减少了该延迟。与其他麻醉药相比，氯胺酮有分离麻醉的特点，对脑电图有兴奋效应，在 0.25～0.50mg/kg 的剂量下就可达到无反应状态，但 BIS 值并不降低。BIS 不能监测氯胺酮麻醉下的意识状态。患者吸入 50%氧化亚氮意识不丧失，BIS 无变化，吸入 70%氧化亚氮对声音的指令反应消失，BIS 仍无变化，说明 BIS 对于氧化亚氮的镇静监测也存在缺陷。BIS 对于有神经疾病和神经创伤患者意识状态的监测也存在困难，可能源于这些患者的脑电图与正常人不同。在镇静和有自主呼吸的患者可有明显的肌电活动，可干扰脑电图的获取并"污染"BIS 值。传统观点认为脑电信号频率在 0.5～30.0Hz，而肌电活动在 30～300Hz，BIS 使用的脑电信号可高至 47Hz。因此，低频的肌电活动可被误认为是高频低幅波而导致 BIS 值偏高。若 BIS 意外增高，应考虑肌电活动因素。电极片误放和电极片接触不良所致阻抗过高也可增加 BIS 值。

（岳 云）

Nà'ěrkētèlúndé mázuì yìshí shēndù zhǐshù

纳尔科特伦德麻醉意识深度指数（Narcotrend depth index of anesthesia） 将麻醉下的脑电图进行自动分析并分级以显示麻醉深度的脑电监测系统。由德国汉诺威（Hannover）大学医学院的一个研究组开发。思路来源于1937 年卢米斯（Loomis）等对人类睡眠期间脑电变化的系统描述，他们将脑电变化分为 A～E 5 个级别。1981 年库格勒（Kugler）扩展了卢米斯的分级,定义了若干亚级别并应用到麻醉下脑电图的分级中(表1)。2000年舒尔茨(Schultz)等开始使用带有亚级别A、B_{0-2}、C_{0-2}、D_{0-2}、E_{0-2}和F_{0-2}的分级系统对不同吸入和静脉麻醉药下的脑电图进行视觉分析分类,并将这种分级称为纳尔科特伦德分级。后来又发展了纳尔科特伦德脑电自动分级系统,使之在临床应用成为可能。原始脑电图的视觉分级和自动分级之间的相关性高达92%。纳尔科特伦德软件(4.0版本)已将纳尔科特伦德脑电自动分级系统转化为类似双频谱指数(bispectral index,BIS)的一个无量纲的数值,称为纳尔科特伦德指数(NI),范围为0~100。纳尔科特伦德监测仪通过计算NI对意识状态和麻醉深度进行分级,共分A~F 6个级别,表示从觉醒到深度麻醉再到脑电暴发抑制期间脑电信号的连续性变化,其中B、C、D、E级又各分为0、1、2共3个亚级别,B、C级表示镇静,D、E级表示麻醉,每个级别均对应于一定的数值(NI),与BIS相似,从100到0定量反映意识的连续性变化。纳尔科特伦德分级在D_2时对应的BIS值95%可信区间在52~39。

表1　库格勒的镇静和脑电分级

镇静分级	脑电分级
清醒	A_0
亚警醒	A_1/A_2
非常浅的睡眠(镇静)	$B_0/B_1/B_2$
浅睡眠(浅麻醉)	$C_0/C_1/C_2$
中等深的睡眠(全身麻醉)	$D_0/D_1/D_2$
非常深的睡眠(深麻醉)	E
昏迷	F

纳尔科特伦德分级监测用于指导麻醉可减少麻药耗量、缩短恢复时间。在丙泊酚和地氟烷麻醉苏醒期间,纳尔科特伦德分级显示剂量依赖性变化。纳尔科特伦德分级和BIS可作为丙泊酚、瑞芬太尼麻醉期间评价麻醉状态的可靠指标。但纳尔科特伦德分级和BIS均不能反映麻醉深度中的镇痛成分。纳尔科特伦德分级可预测丙泊酚镇静的不同水平,预测概率(Pk)达0.92。静脉麻醉期间BIS和NI的变化,NI预测丙泊酚效应室浓度的Pk为0.88 ± 0.03,而BIS的Pk为0.85 ± 0.04。NI与BIS数值的相关性良好。在监测吸入麻醉深度变化方面,BIS监测仪和纳尔科特伦德监测仪也显示出相似的作用。

NI与BIS在预测无意识的趋势方面接近。对伤害性刺激的反应两个指标均不如心血管反应敏感。在抗干扰方面,NI比BIS更稳定,NI使用普通电极和放置于头部任意位置,比BIS经济方便。

(岳 云)

shāng zhǐshù
熵指数(entropy index)　用于分析和描述脑电图的复杂性或秩序性的指标。因脑电图表现为混乱或非线性曲线,理应采用非线性动力学方法分析。熵是热力学中的一个物理量,用于表示某种物质系统状态的一种量度,或说明其可能出现的程度,其能描述原子运动的多方向。当一种物质从固体变为液体,再变为气体,其活动性和原子之间相互作用的电位会增加,此时熵也会增加,反之减小。

工作原理　香农(Shannon)于1948年在信息理论中给出了熵的概率解释,在信息理论中,熵定义为一种对不确定性的度量。信息量越大,不确定性越大,熵越大;信息量越小,不确定性越小,熵也越小。同一脑电信号的熵有不同计算方法。从时域分析角度,有近似熵及香农(Shannon)熵;从频域分析角度计算的有频谱熵。近似熵是源于Kolmogorov-Sinai熵公式的统计学参数,是一种相对简便的复杂性和系统不规则性的测量方法。近似熵量化了通过前面已知的脑电波振幅预测随后的脑电波振幅的预测能力。香农熵是一种离散数据的概率密度的量化方法。香农熵以在信号中已观察到的振幅值的可能分布情况为基础,量化了对未来脑电波的可预测性。但香农熵没有经过脑电总功率的标准化过程。因此,它的绝对值可能因信号强度个体差异的存在而不同。这限制了香农熵的临床应用。频谱熵的出现克服了这一缺陷。频谱熵是通过对脑电波及额肌电的采集,将香农熵的概念运用到经过傅立叶转换的脑电信号的功率分布中计算得出,经过了单位功率的标准化。Datex-Ohmeda公司于2003年推出了S/5TMM-Entropy模块,将熵指数的概念第一次作为监测手段提供给麻醉医师。在信号分析中,熵指数描述信号的不规则性和不可预测性。若麻醉深度增加,脑电图数据变得更可预测或包含更多的"秩序性",更多的秩序性代表复杂性更小,熵指数更低。若麻醉深度减浅,脑电图数据出现秩序性降低,不规则性增加。熵指数不依赖于脑电图的绝对频率和幅度范围。由此可见,与双频谱指数(bispectral index,BIS)运算法则不同,熵指数的运算法则是以所测患者的生理状况为分析基础。

S/5TMM-Entropy模块有两个指标:状态熵(SE 数值0~91)

和反应熵（RE 数值 0~100）。SE 主要测量较低频率的脑电图信号（0.8~32.0Hz），而 RE 测量较低频率的脑电图信号加上较高频率的前额肌电图信号（0.8~47.0Hz）。因此，SE 是单纯监测脑电图，而 RE 是监测脑电图加上肌电图的活动。SE 是通过熵的原则量化大脑神经元对空间和时间整合能力，对麻醉深度作出评估。在较深的肌松状态下，RE 与 SE 的绝对数值相等或相接近；但在外科水平的肌松条件下，RE 的反应持续存在。BIS 监测需要从其数据分析中滤除肌电图信号，但熵指数监测中的肌电图信号却十分有用，在某些情况下这种肌电图信号对意识水平或镇痛的评价比脑电图更敏感。熵指数至少可以和 BIS 一样有效预测麻醉的意识成分的变化。

临床应用　熵指数与其他麻醉深度监测指标如 BIS 的研究结果相似，仅反映部分麻醉药的镇静催眠效果，与丙泊酚、七氟烷的镇静程度相关性较好，但在氧化亚氮或氯胺酮麻醉中熵指数不能准确地反映麻醉或镇静深度。随着丙泊酚镇静深度的增加，患者的 RE、SE 进行性降低，并在意识消失时显著低于基础值。而氧化亚氮在吸入浓度增加的过程中，RE、SE 无显著变化，患者意识消失时两者数值仍与清醒时相同。RE、SE 与七氟烷的呼气末浓度密切相关，其变化趋势与 BIS 一致。但在七氟烷麻醉时予氯胺酮则引起 SE、RE 升高，与麻醉深度不相符。这可能是因为熵指数确定的是脑电图频率信号的规律性和同步化程度，而氯胺酮则表现为分离麻醉使部分脑电图信号非同步化。多种麻醉药联合使用时应注意麻醉药物间的相互作

用对熵指数的影响。浅麻醉中肌松药可减少 BIS 和 RE 值，但对 SE 无明显影响。气管插管过程中 RE、SE 及 RE-SE 差值常会升高。

熵指数能较好地反映麻醉中从有意识到无意识之间的转变。镇痛药的使用对熵指数和 BIS 均无直接影响。术后重症监护病房镇静患者熵指数与 BIS 显著相关。用熵指数和 BIS 指导临床麻醉可减少七氟烷用量。麻醉中 RE 控制在 41~45 时，RE 和 BIS 几乎相等，麻醉深度发生变化时 RE 可能比 BIS 更迅速地监测到麻醉深度的变化。SE、RE 与 BIS 在监测麻醉深度的变化方面意义相当，可以作为 BIS 的替代指标。

（岳　云）

yòufā diànwèi

诱发电位　（evoked potential，EP）　对感觉器官、感觉神经、感觉通路与感觉系统的任何有关结构进行电刺激时在中枢神经系统所测出的电位。又称诱发反应。在头皮或其他部位安放检测电极，记录在神经冲动传导的不同节段上有关的神经元结构产生自身的电位活动。EP 是与自发脑电活动相比较而言，其基本特征是：仅在特定部位才能被检出；与刺激存在明显的锁时关系；有其特定波形和电位分布，重复刺激时波形及波幅基本相同，而自发脑电无极性亦不规律，呈现杂乱的电位变化。

EP 波幅小，为 0.1~20.0μV，采用叠加技术和平均技术将 EP 信号从噪声中分离出来。由于 EP 的波形及波幅较固定，而背景电活动无极性亦不规律，随着叠加次数的增加，EP 波形愈加明显，而噪声正负极性互相抵消，然后再用平均技术使 EP 波形恢复原貌。

围术期监测主要应用感觉

EP。按感觉刺激可分为：①体感诱发电位：以微弱电流刺激被试者肢体或指（趾）端引起的 EP。②听觉诱发电位：以各种音响刺激、多为短声刺激引起的 EP。③视觉诱发电位：以闪光、各种图像和文字等视觉刺激引起的 EP。按潜伏期可分为：①短潜伏期 EP：神经发生源与刺激点近，麻醉药对其影响小，潜伏期和波形比中、长潜伏期稳定，临床监测常用。②中潜伏期 EP：发生于脑皮质特定感觉区，可被麻醉药或过度通气等因素改变，已用于麻醉深度监测。③长潜伏期 EP：与注意力等情绪状态及疼痛密切相关，可被全麻药明显削弱，主要用于临床研究。

EP 在手术室主要用于监测神经系统结构和功能的完整性；手术中特殊神经结构定位；麻醉深度监测等。

（岳　云）

tīngjué yòufā diànwèi

听觉诱发电位　（auditory evoked potential，AEP）　以各种音响刺激（多为短声刺激）引起的诱发电位。反映从耳蜗到听觉皮质电活动的传导途径。根据潜伏期长短分为脑干听觉诱发电位、中潜伏期听觉诱发电位、晚潜伏期听觉诱发电位。不同阶段听觉诱发电位起源于不同中枢神经系统解剖结构。脑干听觉诱发电位来源于脑干，中潜伏期听觉诱发电位起源于原始听觉皮质，晚潜伏期听觉诱发电位起源于大脑额叶及相关区域。

听觉是麻醉下最后消失的感觉，也是接受术中事件的最重要通道。AEP 成为研究麻醉下脑认知活动的重要手段。麻醉药对脑干听觉诱发电位作用很小，麻醉下听觉信息可传递到脑干以上。

中潜伏期听觉诱发电位监测听觉而非对声音的感知（需要认知和记忆过程参与）。在一定麻醉深度时，试验对象意识丧失不能感受声音，但其对声音的反应还在，因此，中潜伏期听觉诱发电位成为监测麻醉深度的可靠指标。晚潜伏期听觉诱发电位属皮质事件相关电位，反映大脑皮质对靶刺激作出判断和加工处理。

AEP 虽可用于临床判断麻醉深度，但电生理方法和波形识别复杂。听觉诱发电位指数的概念使 AEP 波形的形态得以数量化。该值 60~100 为清醒状态，40~60 为睡眠状态，30~40 为浅麻醉状态，30 以下为临床麻醉状态。

（岳 云）

shìjué yòufā diànwèi
视觉诱发电位 （visual evoked potential，VEP）

以闪光、各种图形和文字甚至人物面部表情等视觉刺激引起的诱发电位。视觉刺激有图形刺激和非图形刺激（闪光刺激）。图形刺激的波形较稳定，闪光刺激的波形变化较大。在麻醉及昏迷患者，闪光刺激是唯一选择，用带有发光点的眼罩透过眼睑予红光刺激，从后枕部头皮记录 VEP，多数成分为起源于枕叶皮质的电位活动，其主要成分 P100 波，反映接受中央视野 4° 或 12° 内的神经冲动到枕叶后极的电活动。

术中 VEP 监测只能用闪光刺激，波形不稳定，重复性差，且 VEP 对麻醉药极其敏感，因此在监测中应注意生理、药理状态的稳定。VEP 可用于视神经监测。垂体瘤摘除术在处理视交叉时 VEP 变化明显异常，压迫取消后 10 分钟，波幅增高，潜伏期缩短。术中 VEP 短时间变化不影响术后视力，但持续变化视力降低。

VEP 对脑功能早期损害的反应比脑电图敏感，其 N_2 波潜伏期与颅内压变化呈线性相关。已证实颅内压的改变会影响 VEP。脑积水儿童 VEP 的潜伏期比正常儿童明显延长，从脑室引流脑脊液可使潜伏期缩短。行分流术减压后，VEP 的潜伏期恢复正常。脑水肿患者 VEP 的 N_2 波潜伏期与颅内压力水平呈线性相关。通过测定 VEP 的潜伏期可计算颅内压的实际水平，为无创伤监测颅内压提供了重要手段。VEP 未用于麻醉深度监测。

（岳 云）

tǐgǎn yòufā diànwèi
体感诱发电位 （somatosensory evoked potential，SEP）

以微弱电流刺激受试者肢体或指（趾）端引起的诱发电位。其神经发生源已相对明确，可根据临床需要进行目的监测和定位分析神经系统传导通路上不同层次的变化，如皮质诱发电位、皮质下诱发电位、脊髓诱发电位。

脊髓监测 常用于整形外科和神经外科手术对脊髓传导通路的监测和大血管手术对脊髓缺血的监测。动物实验研究表明，至少 3/4 脊髓受损害，SEP 皮质电位才持续消失。脊髓受压时，脊髓诱发电位比脑皮质诱发电位更早发生改变，若波幅下降 50% 或其中一个负波完全消失，则术后有神经系统损伤。主动脉阻断后，若 SEP 消失 15~45 分钟，脊髓发生永久性损害。SEP 无变化时仍有可能出现运动功能受损，因为 SEP 仅观察脊髓上行纤维的情况，不反映运动束变化，因此运动诱发电位有时比 SEP 更敏感。

皮质监测 躯体 SEP 的早期成分较固定，起源于脑干内侧丘系或楔束核特异性丘脑-皮质投射系统和大脑皮质躯体感觉区，SEP 的 N_{20}、P_{40} 可基本反映皮质功能状态。皮质下结构损害特征是中枢传导时间延长伴 N_{20}-P_{25} 波幅降低。皮质损害仅引起 N_{20}-P_{25} 变化，中枢传导时间正常。SEP 对脑缺血也很敏感，大脑半球灰质局部脑血流量的降低与同侧 SEP 的波幅降低对应，潜伏期随局部脑血流量的降低逐渐延长，波幅比潜伏期变化更明显。一般 N_{20}-P_{25} 波幅降低 > 50% 有诊断意义。

麻醉深度监测 麻醉药影响中枢神经系统的电生理活动。所有麻醉药都可使 SEP 潜伏期延长，波幅减小。但临床用于监测麻醉深度较多的是中潜伏期听觉诱发电位。

（岳 云）

níngxuè gōngnéng jiǎncè
凝血功能检测 （detection of coagulation function）

评估机体凝血功能的检查方法。反映血管壁或组织损伤后机体所具有的由凝血因子按照一定顺序相继激活而生成凝血酶，最终使纤维蛋白原变成纤维蛋白而促使血液凝固的能力。主要包括血浆凝血酶原时间（PT）、活化部分凝血活酶时间（APTT）、血浆凝血酶时间（TT）、纤维蛋白原（Fbg），以及通过 PT 计算而来的凝血酶原比值（PTR）和国际标准化比值（INR）。凝血功能不仅受凝血因子的影响，还受抗凝系统、纤溶系统的影响。广义的凝血功能检查包括凝血因子、抗凝系统及纤溶系统的检测。

原理 血管壁或组织损伤后，内、外源性凝血途径激活，形成凝血酶原酶，凝血酶原酶通过共同途径被激活形成凝血酶，凝血酶再激活可溶性纤维蛋白原使其形成不溶性纤维蛋白，纤维蛋白将血细胞和血液其他成分网罗在内，形成不能流动的血凝块，至此完成整个凝血过程。在凝血过程中发挥作用的物质统称为凝血因子，主要有14种：因子Ⅰ～ⅩⅢ 12种凝血因子（其中因子Ⅵ是血清中活化的FⅤa，不是独立的凝血因子）、前激肽释放酶、高分子激肽原。14种凝血因子中除FⅣ是Ca²⁺，其他均为蛋白质。

正常人发生轻微的血管或组织损伤后，体内通常有低水平的凝血系统激活，但凝血形成止血栓仅局限于损伤部位，并不会扩展至全身，这是机体抗凝系统严格控制生理性凝血过程的结果。机体抗凝系统的作用包括细胞抗凝作用和体液抗凝作用。细胞抗凝作用主要指体内单核-巨噬细胞系统和肝细胞吞噬、清除、摄取、灭活血液中的促凝物质和被激活的凝血蛋白。

体液抗凝作用主要包括5方面。①丝氨酸蛋白酶抑制物：抗凝血酶Ⅲ、肝素辅助因子Ⅱ、蛋白酶连接素-1、C1酯酶抑制因子等。②PC系统：蛋白C（PC）、蛋白S（PS）、血栓调节蛋白、内皮细胞蛋白C受体等。③组织因子途径抑制物：由血管内皮细胞释放，是体内主要的生理性抗凝物质。④肝素：可显著增强丝氨酸蛋白酶抑制物抗凝血酶Ⅲ、肝素辅助因子Ⅱ的抗凝作用，促进血管内皮细胞大量释放组织因子途径抑制因子和其他抗凝物质。⑤纤溶系统：由纤溶酶原、纤溶酶、纤溶酶原激活物及纤溶抑制物组成。纤溶酶水解纤维蛋白和纤维蛋白原之后产生的纤维蛋白（原）降解产物碎片具有强大的抗凝作用。

临床意义 主要包括3方面：筛选凝血功能障碍所致出血性疾病；监测抗凝治疗；对围术期尤其是肝功能障碍者术前检查凝血功能有助于及早发现凝血功能障碍，以进行充分、合理的术前准备和术中处理，减少术中异常出血。

APTT 在受检血浆中加入部分凝血活酶磷脂悬液，观察血浆凝固所需时间。正常值为32～43秒。反映内源性凝血系统的功能状态。延长见于纤维蛋白原缺乏症、重症肝病、纤溶亢进、应用抗凝药物、血循环中有抗凝物质，以及因子Ⅴ、Ⅷ、Ⅸ、Ⅹ、Ⅺ减少，如因子Ⅺ缺乏症，血友病A、血友病B；新生儿出血症；因子Ⅱ、Ⅴ、Ⅶ、Ⅹ缺乏；弥散性血管内凝血（disseminated intravascular coagulation，DIC）；维生素K缺乏；缩短见于血液高凝状态、血栓性疾病（如DIC早期、心肌梗死、脑血栓形成等）。

PT 在受检血浆中加入组织凝血活酶和Ca²⁺，观察血浆凝固需时间。正常值为11～13秒。反映外源性凝血系统的功能状态。临床意义同APTT。

TT 在受检血浆中加入标准化的凝血酶溶液，观察血浆凝固所需时间。正常值为16～18秒。反映纤维蛋白的抗凝作用。延长见于DIC纤溶亢进期、低（无）纤维蛋白原血症、异常纤维蛋白原血症及血循环中有抗凝物质。

Fbg 在受检血浆中加入一定量凝血酶，使血浆中的纤维蛋白原转变为纤维蛋白，然后通过比浊原理计算Fbg的含量。正常值为2～4g/L。Fbg是保证凝血顺利完成的重要成分，影响血浆和血液黏稠度。增高见于急性心肌梗死、糖尿病、妊娠高血压、急性肾小球肾炎、多发性骨髓瘤、休克、急性感染、大手术后及恶性肿瘤；减少见于DIC消耗性低凝期及纤溶期、原发性纤溶症、重症肝炎及肝硬化。

其他 根据PT值计算而来的PTR和INR。PTR为患者血浆PT值/正常对照血浆的PT值，参考值1.0±0.05；INR为国际标准化比值，参考值1.0±0.1。口服抗凝药治疗的过程中，需要维持PT在参考值的1.5～2.0倍，PTR在1.5～2.0，INT在2.0～3.0。由于PT、AT的检测受到试剂批号、敏感性指标、实验室温度等因素影响，同一份血清标本的PT、AT值在不同实验室或用不同批号试剂检测，其结果可能相差甚远，所以目前INR已被广泛用作监测口服抗凝药治疗过程的可靠指标。

（岳 云）

huóhuà níngxuè shíjiān cèdìng

活化凝血时间测定（measurement of activated clotting time）

静脉血放入试管，观察血液接触试管壁开始至凝固所需要的时间。反映内源性凝血系统的状况，是凝血时间的改良试验。

活化凝血时间（activated clotting time，ACT）测定时应用新鲜全血，随着检测方法（激活物）的不同测定结果存在明显差异。ACT可用于检测肺栓塞和血液透析患者凝血功能的变化情况，由于ACT与高剂量肝素之间有良好的线性关系，临床上主要用于手术室床旁监测体外循环时是否达到肝素化，是临床上推荐应用的肝素化及逆转肝素化的主要监测指标。体外循环中应用肝素前ACT不应高于200秒，应用肝素后ACT>300秒时很少发生血液凝固，而实际体外循环中ACT一般维持在450～600秒。ACT<450秒应追加肝素。体外膜氧合时ACT

一般维持在 220~260 秒。

影响 ACT 的因素有很多，导致 ACT 延长的主要因素如下。①因子Ⅷ、因子Ⅸ和因子Ⅺ水平减低：如血友病 A、血友病 B 及因子Ⅺ缺乏症。②严重凝血酶原（因子Ⅱ）、因子Ⅴ、因子Ⅹ和纤维蛋白原缺乏：肝病、梗阻性黄疸、新生儿出血症、肠道灭菌综合征、吸收不良综合征、口服抗凝药及低（无）纤维蛋白血症等。③纤维蛋白溶解活力增强：如继发性、原发性纤维蛋白溶解功能亢进等。④血液循环中有抗凝物质：如抗凝因子Ⅷ或因子Ⅸ抗体等。⑤血小板减少症和/或血小板功能障碍及一些免疫性疾病，如系统性红斑狼疮。⑥低体温、血液稀释。⑦应用某些药物：如肝素、阿司匹林及氯吡格雷等。

ACT 缩短见于以下情况。①高凝状态：如促凝物质进入血液及凝血因子的活性增高等情况。②血栓性疾病：如心肌梗死、不稳定性心绞痛、脑血管病变、糖尿病伴血管病变、肺梗死、深静脉血栓形成。③妊娠高血压和肾病综合征等。

（岳 云）

xuèshuān tánlìtú

血栓弹力图（thrombelastometry，TEG）

应用黏滞弹性测定凝血功能的方法。它检测血液凝固及随后的纤维蛋白溶解期间凝血因子、凝血因子抑制物、抗凝药及血细胞（特别是血小板）之间的相互作用。TEG 模仿血管内血液液体流变学状态缓慢变化过程，1948 年由哈特（Harter）首先提出，是血栓弹性描记法的升华版。

检测方法 将承载血液标本的测试杯以 4°45′的角度以每 9 秒 1 周的速度匀速转动，悬吊于测试杯中的金属探针受到标本的切应力作用而振荡，金属探针在振荡过程中感受到的血液样本黏弹性的变化通过光学探测器系统输出，经电脑软件处理后便形成 TEG 曲线（图 1）。

主要参数 包括以下内容。其正常值范围及临床意义见表 1。

凝血时间（clotting time，CT）又称反应时间（R 时间），指从加入待测血液样本开始到血液样本开始凝固的时间，正常值 6~8 分钟。延长见于凝血功能障碍（主要是凝血因子缺乏）或应用肝素；缩短提示凝血功能亢进。

血凝块形成时间（clot formation time，CFT）又称凝固时间（K 时间），指从 R 时间终点到描记图幅度到达 20mm 时所需时间，可用于评估血凝块强度达到某一水平的速率，正常情况下 R 时间与 K 时间之和为 10~12 分钟。K 时间延长见于应用影响血小板功能和/或纤维蛋白原的抗凝药。

α 角 指从血凝块形成点至描记图最大曲线弧度的曲线与水平线形成的夹角，正常值 50°~60°。α 角的大小与 K 时间紧密相关。α 角几乎不受极度低凝状态的影响，比 K 时间更全面。影响 K 时间延长（α 角减小）的因素有血小板功能低下、低血小板计数、纤维蛋白凝聚障碍或纤维蛋白原缺乏；K 时间缩短（α 角增大）提示凝血功能亢进。

血凝块最大强度（maximum clot firmness，MCF） 指 TEG 中两侧曲线的最宽距离，反映正在形成血凝块的最大强度或硬度，正常值 50~60mm。血凝块最大强度降低提示血小板计数或功能降低、纤维蛋白原降低或纤维蛋白聚合障碍及因子ⅩⅢ功能低下。血凝块机械强度低下提示出血风险严重，应立即进行治疗。

A 值 指任一时间点曲线两点间的扫描宽度值，是不同时间点上的血凝块强度或弹性函数，为预测血凝块最大强度值提供参考，其中以 A15 参考价值最大，可迅速决定是否需要治疗。

TMA 时间（time to MA）从凝血开始到血凝块最大强度值所需的时间，包含血凝块的形成速率，是评估形成稳定血凝块所需时间。

切应力强度 指 G 值和 E 值。G 值指血凝块强度，即最大切应力强度，计算公式为：$G = 5000A/(100 - A)$，单位是 d/sc，在测定每一个 MA 值的同时 G 值也被确定。E 值是弹性常数，是标准化 G 值。最大振幅时的 E 值（EMX）计算公式为：EMX =

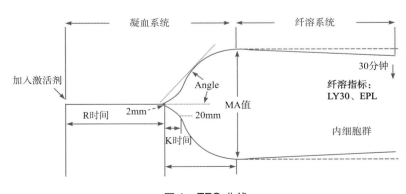

图 1 TEG 曲线

$(100 \times MA)/(100 - MA)$。G 值和 E 值对血凝块强度或血凝块溶解的微小变化的敏感性显著高于 A 值。

血小板动力学指数（throm-bodynamic potential index，TPI）

计算公式为：$TPI = EMX/K$。正常值为 6~15。TPI<6 提示低凝状态，TPI>15 提示高凝状态。

凝血指数（coagulation index，CI）　用以描述患者总体凝血情况。CI 以 TEG 中的 R、K、MA 和 Angle（a）等参数为基础。CI 正常值在 -3.0~+3.0。CI>+3.0 提示血样处于高凝状态，CI<-3.0 提示血样处于低凝状态。

与纤溶有关的参数　①估计溶解百分比（estimate percent lysis，EPL）：预测在 MA 值确定后 30 分钟内血凝块将要溶解的百分比，计算公式为 $EPL = (MA - A30)/MA \times 100\%$。②CL30：测量在 MA 值确定后 30 分钟内血凝块溶解剩余的百分比，计算公式为 $CL30 = 100 \times (A30/MA)$。CL30<85% 提示处于纤溶亢进状态，应予以纠正。③LY30：MA 值后 30 分钟血凝块幅度减少速率，LY30>7.5% 提示处于高纤溶状态，应予以纠正。④A60：从 MA 后 60 分钟的振幅，测量凝血块的溶解，正常值为 -5mm。⑤溶解时间：指从 MA 确定后曲线幅宽收窄至 2mm 时所经过的时间。

临床意义　TEG 与适当的鉴别方法联合应用，可用于检测肝素疗法中肝素含量及在治疗过程中提供有用的鉴别诊断信息。TEG 可检测凝血过程亢进或低下，是诊断纤溶亢进唯一快速有效的方法。与传统凝血检查相比，其快速有效性有助于鉴别外科性出血和凝血功能障碍所致出血，并指导成分输血。

TEG 可全面显示血凝块形成、稳定及降解过程的所有时相，在临床评估凝血功能方面有重要价值。应用 TEG 可在数分钟内检测出复杂的凝血功能障碍，可尽快进行治疗干预。对于一些影响凝血功能的制剂（如血浆扩容药）非常敏感，在心脏手术、肝脏手术及一些大整形手术中应用 TEG 可指导血液制品应用及凝血因子的补充。在某些复杂的多发性创伤及某些非常规疗法的选择（如应用抗纤溶药）中 TEG 也发挥重要作用。

TEG 也有局限性。常规 TEG 不能显示出血管性假血友病因子或抗血小板药（如阿司匹林或氯吡格雷）对凝血功能的影响。对凝血因子缺乏的敏感性比常规凝血检查低。因此，TEG 并不能取代常规实验室检查。鉴于 TEG 在鉴别诊断中的有效性和快捷性，它已成为临床上有重要应用价值的检测方法。

（岳 云）

Sonoclot níngxuè hé xuèxiǎobǎn gōngnéng fēnxī

Sonoclot 凝血和血小板功能分析（Sonoclot coagulation and platelet function analyzer）

检测血液标本在整个凝固过程中的黏弹性变化以测定体外凝血及血小板功能的方法。可提供血液样本在体外止血过程中的全部资料。与超声传感器相连的一次性塑料探针在新鲜血液标本中震动，所遇到的阻力被记录下来，转化为模拟电信号，以凝血信号方式由电脑或打印机显示出来。相较于传统的凝血检查方法，Sonoclot 凝血和血小板功能分析信号曲线易解读，有助于全面了解凝血过程，对临床上一些复杂的凝血功能紊乱患者具有重要参考价值，包括抗凝管理、围术期凝血功能检测、弥散性血管内凝血的辅助诊断及高凝状态的识别。Sonoclot 凝血和血小板功能分析已成为临床手术过程中及紧急情况下准确获知患者凝血功能详细状况的简单、快捷、准确的方法。由于 Sonoclot 分析仪检验所需血量较少（0.36ml），适合于新生儿及婴儿的凝血功能检测。

参数　包括以下几方面。

激活凝血时间　代表血样加入试剂杯至纤维蛋白开始形成前保持液态的时间，反映凝血级联反应过程，受凝血因子含量和活

表 1　TEG 主要参数正常值范围及临床意义

指标	图像含义	临床意义	正常参考值
R	检测开始到振幅达 2mm 所用时间	反映凝血因子活性	6~8 分钟
K	R 时间结束到振幅达 20mm 所用时间	血块形成时间及速率	1~3 分钟
α	图像开口处做曲线切线与水平线的夹角	体现纤维蛋白原的功能	50°~60°
MA	图像最大振幅	血块最大强度，与血小板和纤维蛋白原相关，受血小板影响较大	51~75mm
LY30	出现 MA 后 30 分钟时血块消融百分比	提示是否存在纤溶亢进	0~7.5%

性影响，正常值85～145秒，主要反映内源性凝血系统的状况。激活凝血时间超过正常值说明凝血因子缺乏或提示血液抗凝；小于正常值则反映血液处于高凝状态。

凝血速率 指纤维蛋白原转变为纤维蛋白的速度，间接反映纤维蛋白原水平。在 Sonoclot 标记曲线图上显示为上升的第一个斜率，正常值 15～45 clot signal/min。影响凝血速率的因素主要是纤维蛋白原含量，纤维蛋白原增多会使凝血速率增加，反之凝血速率减小提示纤维蛋白原减少或抗凝。

达峰时间 指血小板作用于纤维蛋白形成的血块收缩，可反映纤维蛋白原水平及血小板的量及功能，与曲线达到峰值时间和下降支斜率有关，正常值<30分钟。血小板功能越强，达峰时间越短，曲线下降支越陡峭；反之，达峰时间延长，曲线低平，说明血小板数量减少、功能降低。

最大凝血标记值 代表探针遇到的最大阻力值，其高度反映凝血收缩的强度，正常值70～90。

血小板功能 反映血小板功能，正常值 1～4。正常 Sonoclot 标记曲线通常可见两个明显的高峰，第一个高峰反映纤维蛋白原转变成纤维蛋白，其上升支越陡（CR 值大），说明纤维蛋白原浓度越高，其转变成纤维蛋白的速度越快；第一个高峰之后的曲线下降至第二个高峰形成及其后的下降支是纤维蛋白与血小板产生相互作用，血凝块发生收缩的结果；第二个高峰越高、越陡，说明凝血收缩越强烈，纤维蛋白原浓度越大，血小板参与凝血的综合体现（反映血小板的量、功能及其与纤维蛋白相互作用的情况）越好。可见，Sonoclot 分析仪不但能反映凝血因子的状况，而且也能反映血小板的数量及功能。

临床意义 正常 Sonoclot 标记曲线图测定方法及各区段意义（图 1）。T1：激活凝血时间；CR1：凝血速率；CR2：曲线上升的第二个斜率，反映纤维蛋白与血小板之间发生交联后产生凝血收缩，其正常值为 15～45mm/min；TP：达峰时间；CR3 是曲线下降斜率，表示进一步凝血收缩直至完成，其正常值为-（2～8）mm/min；Peak：最大凝血标记值；T3：反映纤维蛋白溶解，一般很难在曲线上看见，回到或低于基准线表示存在纤溶亢进。

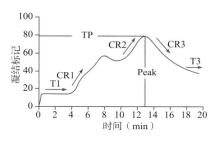

图 1　Sonoclot 标记曲线

（岳　云）

jīngshíguǎn chāoshēng xīndòngtú
经食管超声心动图 （transesophageal echocardiography，TEE）

使用前端安置超声换能器的弹性长管状探头，经食管壁和胃壁采集心脏、大血管及其周围组织的超声回波信号，经主机处理后生成心脏及大血管的动态超声影像的检查方法。是超声心动图的一种类型，为床旁评价心脏及大血管结构和功能提供依据。

适应证 20 世纪 80 年代起，随着围术期 TEE 在临床得到广泛开展，世界各国的心血管麻醉医师协会、麻醉医师协会、超声心动图协会，争相发表多学科合作的 TEE 操作指南，并陆续在各专业的权威杂志发表。这些指南引用了大量文献，简明扼要地概括了 TEE 临床和教学实践的内容和方法。有代表性的指南有：1996 年迈克尔·卡哈兰（Michael Cahalan）等发表的《术中 TEE 实践指南》，2002 年更新。2006 年卡哈兰（Cahalan）等发表《术中 TEE 培训指南》。为表彰卡哈兰在术中 TEE 领域作出的杰出贡献，《卡普兰心脏麻醉学》称他为术中 TEE 之父。

美国麻醉医师协会（ASA）和美国心脏病学会（ACC）都曾根据 TEE 的诊断价值对围术期 TEE 的适应证进行分类，将有强烈临床证据和专家建议的适应证称为 1 类适应证，对 TEE 虽然有用，但临床证据或专家建议有分歧的适应证列为 2 类适应证；而很少获得支持的列为 3 类适应证。

ASA 定义的 1 类适应证包括心脏瓣膜病手术治疗、肥厚型心肌病手术治疗、先天性心脏病修补、心包积液引流术、主动脉夹层、主动脉破裂、可疑心内膜炎、术中评价血流动力学、重症监护中评价血流动力学。

ACC 的 1 类适应证还包括心脏杂音伴心肺部症状，不明原因胸痛及对心脏缺血和心室功能的评价，肺栓塞及对呼吸困难的评价，血栓栓塞性疾病及对血栓来源的诊断，心律失常，胸部钝器伤和穿透伤。

TEE 还可用于癌栓取出术的术中监测、心脏移植供者评价、低氧血症的鉴别诊断（如心内分流、肺内分流和胸腔积液）等。

禁忌证 口咽部疾病；食管憩室、狭窄、肿瘤，既往食管手术、外伤史，食管静脉曲张；胃部疾病；检查者未经过相关的培训及认证等。

安全性 TEE 是有创检查，有食管损伤、破裂、心脑血管意外、死亡等风险。门诊 TEE 的整体风险大于手术室内 TEE，常与操作引起的不良刺激、应激反应有关。因此，实施安全有效的门诊 TEE，需要一个标准化的 TEE 检查室，配备复苏相关的设备和药品，特别是除颤仪、监护仪、氧气、阿托品、肾上腺素等，而这些检查条件是手术室的常规配置。手术室内 TEE，患者处于气管插管全身麻醉状态下，机体保护反射完全被抑制，操作损伤的风险大于应激反应带来的风险。

技术操作 检查前应详细了解患者是否存在食管或胃部疾病。必须按照 ASA 禁食指南要求严格禁食禁水，置入探头前应检查 TEE 换能器有无缺损和裂隙，确保其严密的防水性，应预先检查患者有无口腔外伤和牙齿松脱。给予轻至中度镇静，成人用利多卡因凝胶局部麻醉咽喉壁，儿童须做全身麻醉。

术中 TEE 检查时，应在气管插管完成后进行。插入 TEE 探头前评估麻醉深度，轻轻向前提起下颌骨，沿躯体正中线向下插送探头，某些情形下前曲颈部会有所帮助。若盲插困难，可借助喉镜充分显示声门，沿其后方直接将探头插入食管。一旦探头进入食管，进退换能器时不应感到阻力。前进或后退探头时应将换能器的顶端回归于自然居中状态。在食管中移动换能器和操作柄弯曲探头时切忌使用暴力。每次使用完毕后应清洁和消毒探头。

临床应用 按照不同临床专业的应用，TEE 可分为门诊 TEE、围术期 TEE、重症监护 TEE 和急诊 TEE 等类型。

门诊 TEE 常用来弥补经胸超声心动图（transthoracic echocardiography，TTE）诊断信息的不足，TEE 与 TTE 相比，其优点是：TEE 探头所接收的回波信号只需穿透食管壁，减少了信号衰减，图像质量通常优于 TTE，远场结构的图像得以改善，给胸壁厚、肺气干扰等经胸声窗条件差的患者提供了替代声窗。门诊 TEE 的适应证包括：心内血栓，心内肿瘤，复杂的房室间隔病变，肺静脉异位引流，瓣膜赘生物等具有很高的敏感性和特异性；对评价瓣膜疾病的瓣膜反流程度、狭窄程度，确诊机械瓣开闭运动异常及瓣周漏具有重要价值；TEE 也适用于观察各型主动脉瘤，了解夹层动脉瘤的破口；了解心肌梗死的并发症如室间隔穿孔、乳头肌断裂等。评估先天性瓣膜疾病、人工瓣膜功能、心脏肿物、血流动力学不稳定、先天性心脏病、血栓栓塞风险（心房颤动）、诊断主动脉夹层、心内膜炎并发症。

围术期 TEE 指围绕手术进行的 TEE，包括术前诊断、术中监测及术后评估三大功能，大部分围术期 TEE 应用于心脏手术，也有部分 TEE 应用于高危患者的非心脏手术。近年来围术期 TEE 在临床各个专业迅速普及，使 TEE 逐渐成为心脏内科医师、心脏外科医师、麻醉医师在围术期交流、沟通的影像学工具，麻醉医师也将 TEE 作为高危患者非心脏手术麻醉的重要监测手段，有利于提高临床诊疗决策质量，改善患者预后。围术期 TEE 应用围绕提高手术的疗效及安全性进行，其作用和目的包括：更好地确定手术适应证，系统全面检查，防止误诊和漏诊，快速直接地描述病理解剖和病理生理的细节，帮助外科医师完善手术计划、术中监测、术后即刻评价手术效果，以及辅助经皮心脏、大血管外科和常规心脏外科操作（图 1、图 2）。

TEE 引导的微创心脏外科手术 主要有房、室间隔缺损封堵术，动脉导管封堵术，左心室、右心房通道封堵术等。可避免传统介入手术带来的辐射危害。TEE 可清晰地显示心脏、大血管内部结构，可精确定位缺损的大小、位置，帮助选择封堵器的大小和类型。在封堵期间 TEE 引导介入导丝、鞘管，评价封堵效果，评价残余分流的量及方向，为手

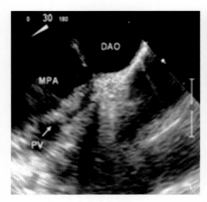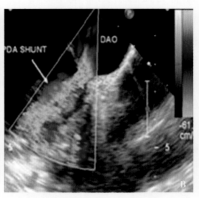

图 1 PDA 分流及肺动脉赘生物监测

术决策提供依据（图3、图4）。

在心脏移植中的应用　作为心脏手术的扩展功能，TEE 在心脏移植手术中发挥着实时监测和辅助诊断的作用。其作用领域主要有：心脏供体的筛选；移植前围术期监测；移植后移植体功能及吻合情况的即刻评价；ICU 内术后早期血流动力学监测；心脏移植体后期功能的随访评价。

在非心脏手术中的应用　重点在于监测血流动力学是否稳定。非心脏手术 TEE 分为两种类型：心脏病患者的非心脏手术，非心脏病患者的手术。先天性心脏病、心脏瓣膜病、冠心病等在代偿期，可在术中 TEE 等血流动力学监测下施行部分非心脏手术。高血压、糖尿病多合并心、脑、肾等靶器官损害，TEE 可结合心电图监测术中心肌缺血的发生；嗜铬细胞瘤、甲状腺功能亢进症、妊娠等患者常合并血容量异常或心脏动力异常，肺心病患者常合并右心功能不全。TEE 可持续监测左、右心室功能，评价前负荷，测量心输出量等。TEE 可为非心脏病患者的手术的围术期管理提供依据，主要包括潜在的低血容量、肺动脉栓塞、心内栓子、心包积液等（图5、图6）。

危重症 TEE　用于重症监护病房中危重患者的诊断和病情监测，为危重患者的诊疗决策提供依据。在危重患者中，TEE 的适应证包括：具有重要临床意义而急需明确诊断的心脏瓣膜病，如二尖瓣反流、修复瓣膜功能失调；感染性心内膜炎；低血压和血容量的具体评价；病情危重状态下左、右心室功能评价；心源性栓塞的病因诊断；明确低氧血症者有无经未闭卵圆孔的右向左分流；胸痛的鉴别诊断，特别是对主动

脉夹层和心肌梗死后并发症的鉴别；心包积液、心包占位性病变及纵隔出血的诊断；胸部外伤时心脏的并发症诊断等。TEE 通过检测左心室舒张期面积、左心室面积变化率、二尖瓣和肺静脉血流频谱和左心室节段性室壁运动等指标，可对不同原因的低血压

进行鉴别诊断，为临床治疗决策提供可靠依据（表1）。

TEE 可用于寻找引起呼吸困难和急性左心衰竭的多种病因，包括缺乏心电图改变的心肌梗死或心肌缺血、乳头肌或腱索断裂所致的急性重度二尖瓣关闭不全等多种情况。对急性呼吸困难者

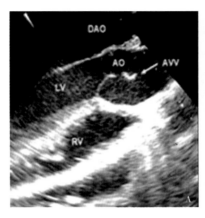 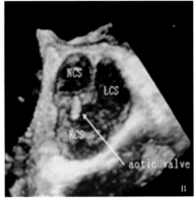

图2　术前漏诊的主动脉瓣赘生物

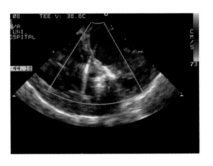

图3　术中 TEE 引导 VSD 封堵导丝

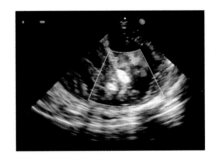

图4　VSD 封堵术后肺动脉高压危象

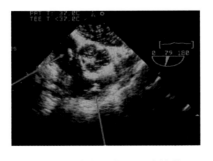

图5　肝脓肿术中右心系统的栓子

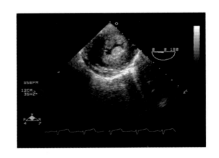

图6　左心室充盈严重不足

表 1 低血压病因的 TEE 评价

病因	FDA	FAC	PVF	E/A	SWMA
低血容量	↓↓	↑↑	S>D	↓	±
心源性休克	↑	↓↓	S<D	↑	±
右心室梗死	不定	↓	S>D	↓	+
二尖瓣反流	↑	↑	SFR	↑	±
肺栓塞	↓	↑	S>D	↓	
心包积液	↓	↑	随呼吸变化	随呼吸变化	−

注：FDA 为左心室舒张期面积，FAC 为左心室面积变化率，PVF 为肺静脉血流频谱，E/A 为二尖瓣血流频谱 E 峰与 A 峰的比值，SWMA 为左心室节段性室壁运动异常，SFR 为肺静脉收缩期逆向血流。

进行 TEE 检查，还应注意是否存在其他疾病，如主动脉夹层、创伤性或感染性心内膜炎引起的急性主动脉瓣反流和肺动脉栓塞等。

急诊 TEE 急诊经胸超声的声窗条件通常较差，TEE 是重要的补充，急诊 TEE 对心血管急症具有辅助诊断的价值：如胸部外伤排查心脏压塞、主动脉离断，急性胸痛排查主动脉夹层，急性肺水肿排查左心衰竭、意识障碍伴反复心律失常排查急性乏氏窦瘤破入右心房，还有急性呼吸窘迫综合征合并右心衰竭也需要评估右心室腔的大小和右心室游离壁的运动幅度，需找脑卒中的病因时，应观察左心腔内是否有栓子来源，或者卵圆孔未闭等。急诊 TEE 检查应注意，饱胃患者放置探头会导致反流误吸的风险增加，食管外伤的患者应避免急诊 TEE 检查。

经食管实时三维超声心动图 二维 TEE 不易被手术人员直接理解，需要有相当经验的超声医师采集图像并将多角度采集的二维图像在大脑中整合为三维影像，提取反映心脏结构和功能异常的定性、定位、定时、定量诊断信息，再用准确的语言传达给其他手术人员，可能造成术中信息流动的瓶颈，不能适应复杂心脏外科手术的需要。近年来出现的矩阵压电晶体微型化加工技术，将矩阵单晶经过镶嵌于经食管探头，诞生了经食管实时三维超声心动图（real time three dimensional transesophageal echocardiography, RT3D TEE）。RT3D TEE 克服了经胸三维超声心动图图像质量较差的缺点，且可以在机分析图像，不需进行脱机后处理。

传统二维超声探头是以二维平面上发射和接收超声波。探头内晶体片呈单行排列，每个晶体片以不同的时间延迟方式，进行超声波束的发射，形成一个波阵面，进行扇形扫描获取二维图像，此即相控阵探头的工作基本原理。目前常规的二维超声探头内，一般包含有 128 个压电晶体片。RT3D TEE 探头使用纯净波晶体技术和微型化的矩阵技术，探头的横径稍大于普通多平面经食管探头，其操作方法与常规的经食管超声探头相似。除提供常规的 M 型、二维、脉冲波和连续波多普勒及彩色多普勒成像外，RT3D TEE 还提供以下 4 种三维显像模式：实时三维显示模式、全容积成像模式、三维局部放大成像模式、任意平面成像模式（图 7~图 9）。新一代 RT3D TEE 成像仪的图像质量明显优于经胸实时三维超声心动图，在实时显示心脏的三维形态结构与病变、心脏功能及血流动力学改变的高级定量等方面有着广泛的应用前景。

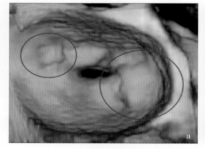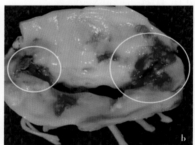

图 7 三维局部放大成像模式显示二尖瓣前后和脱垂处与术中所见对比

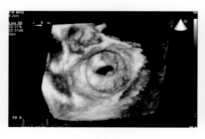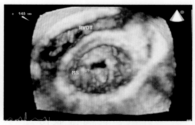

图 8 全容积成像模式自左心房及左心室侧观察二尖瓣结构

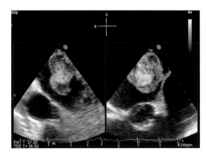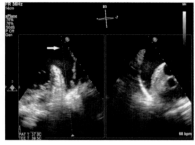

图9　任意平面成像模式可从两个任意成角的切面观察目标结构

计算机辅助 TEE 技能培训
超声影像技术的特性决定了超声检查对检查者的经验有较强的依赖性，因此超声技术的掌握需要大量的培训和练习。心脏结构的复杂性更决定了 TEE 教学需要经过较长时间的"手把手"式教学过程，学习曲线也相当平坦。TEE 要求检查者不仅要掌握探头的位置及探头运动，还要掌握探头、超声平面与心脏三者的位置关系，以及怎样将二维的超声图像转换成三维的空间想象。

TEE 模拟教学系统一方面能利用仿真探头和人体模型实现 TEE 操作流程的仿真，另一方面可在显示器上将探头、超声平面、3D 心脏模型与超声图像之间的关系一一对应起来，图像可以随仿真探头的运动及切面的改变而变化，这种动态的实时交互模型可帮助受训者迅速实现从二维超声图像到三维空间想象的转换。TEE 模拟教学系统可以在直观场景下引导受培训者，快速并熟练地掌握 TEE 的操作流程和步骤，迅速定位临床常用超声切面，提高受训者的手眼协调能力和空间想象能力，提高学习效率，缩短学习时间。TEE 模拟教学系统的这些作用对初学者而言显得尤为突出，能够在很大程度上激发初学者学习 TEE 的热情和兴趣，还能部分替代临床练习，减少并发症发生概率，这些都是传统的教科书和图谱所不能提供的，在模拟现场条件下对受训者进行临床思维训练与 TEE 操作训练同步的复合式训练，是下一代 TEE 模拟训练系统的目标。

发展方向　探头和主机技术的进展，将给临床提供更高分辨率的经食管二维多平面、实时三维图像。有了这些高质量的原始图像，再加上图像处理及信息技术的完善，有望获得多维多参数的解剖结构及血流动力学数据。典型的代表即在实时三维体数据基础上开发的个体化、开放式二尖瓣、主动脉瓣的建模软件。不久的将来三维自动分割技术、斑点追踪技术的完善，将出现符合术中监测需要的心功能定量分析技术。

目前，术中 RT3D TEE 尚未完全摆脱探头体积的限制。今后若能真正突破三维多普勒的数据采集和显示的难题，实现三维血流多普勒成像和三维组织多普勒成像，将极大地拓展术中超声心动图的应用空间。前者可推动心脏和大血管的血流动力学研究，后者可用于显示心肌组织运动的多普勒信号，心脏激动的起源、传导顺序，分析术中心律失常的类型，房室传导途径等，有希望用于诊治术中心律失常。

（刘　进　李雪杰）

jīngshíguǎn chāoshēng xīndòngtú tàntóu

经食管超声心动图探头

（transesophageal echocardiography probe）　前端安置有超声换能器的弹性长管。从手柄头到探头尖端一般长 100～120cm，可实现经食管壁和胃壁观察心脏和其他结构（图1）。

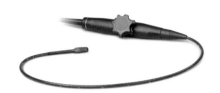

图1　经食管超声心动图探头

工作原理　经食管超声心动图（transesophageal echocardiography，TEE）探头的基本结构由发射和接收超声的换能器、管体和机械操纵装置、波束形成器端的插头 3 部分组成。

换能器是 TEE 探头的核心部件，位于管体顶端，其扫描功能、体积大小、扫描平面和内部结构等历经了多个发展阶段，同时也是今后继续改进的主要目标，包括缩小体积、改善图像质量、增加检查功能、增加操作的灵活性和简便性等。目前使用的换能器所采用的超声发射频率为 3.75～7.00MHz。

TEE 探头需要超声主机配合才能成像。探头的后端为针式矩阵接头，与主机波束形成器的矩阵式插座相连。波束形成器控制探头前端的超声波换能器，通过压电晶片或压电薄膜将电信号换成超声信号发射至波束前方的组织，然后将其反射回来的超声回波信号转换成电信号，称为射频信号。原始的射频信号如同乱码，无法解读，需要经过快速傅里叶变换之后得到有振幅的回声信号，通过波谱、灰阶图像或多普勒频谱等方式显示。

TEE 换能器主要由 4 个部分组成：声透镜、压电材料、导线、背衬材料。声透镜的材料和工艺影响波束的聚焦和指向性，换能器通常使用氮化硅等压电陶瓷，压电材料的均质性和加工工艺决定了 TEE 探头的大小和功能。导线与阵元间的连接工艺也是决定探头成像质量的重要因素。

管体和操纵连接装置类似于胃镜的管体，直径 0.5～1.0cm，长 70～110cm。管体一般由制作消化道内镜的类似特殊材料制成，表面光滑、柔韧，带有深度标尺。顶端安装换能器，靠近顶端处管体较柔软，可通过操纵连接装置做一定范围的左右前后摆动。管体后端连接操纵器，有控制钮操纵管体尖端在一定范围内前后左右活动，其中大轮控制尖端前后移动，小轮控制左右移动。多平面探头的发声束调控按钮也位于此处。

波束形成器端的插头与波束形成器的插座紧密相连，以便使每一个换能器的压电晶体阵元通过导线获得波束形成器特别设计的发射电路施加的高频交变电场，探头的压电晶体产生超声波。经技术处理的单向声束传入人体各种组织，因遇有大小各种界面而引起反射回波，反射回波作用于压电晶体使其产生电位变化。对回波电信号进行时相性、空间性、幅值性及频率变化等多种形式的显示即形成各种类型的超声影像。

类型 经食管超声探头与经胸探头相比，探头的频率一般较高，探头口径较小，阵元数、通道数相对较少。在 TEE 探头的发展过程中，陆续出现了单平面 TEE 探头、双平面 TEE 探头、多平面 TEE 探头和实时 3D-TEE 探头。目前以 2D 多平面探头最常用。

单平面 TEE 探头：早期的成人 TEE 探头为单平面，换能器由 64 晶体片组成，频率多为 5.0MHz 或 7.5MHz，长约 27mm，宽约 13mm，厚约 11mm，安装在直径约 10mm 的胃镜前端。单平面 TEE 探头只能水平扫描，不利于完整显示心脏解剖结构。

双平面 TEE 探头：该探头由水平扫描和纵向扫描两组换能器上下排列组成。换能器均由 32 或 48 晶体片组成，其中心点相距约 1cm，由计算机控制两组晶体片交替互相垂直方向发射扫描，能方便显示主动脉弓横断面、心脏长轴切面。由于受探头直径的限制，现在小儿 TEE 探头仍多为双平面探头。

多平面 TEE 探头：采用相控阵晶片旋转装置，可使发声束从 0°～360° 范围连续扫查心脏和大血管结构，最大限度地提高了 TEE 显示心脏解剖结构，使操作者从切面解剖信息构思其立体三维结构变得相对容易。多平面 TEE 也促进了重建三维超声心动图的发展，近年来经食管面阵探头出现以后诞生了经食管实时三维超声。

与主机的关系 TEE 探头必须和主机配合才能实现其成像功能。主机前端控制发射超声频率和接收反射回来的超声信号，主机后端完成信号处理和成像，一般以灰阶图像或多普勒频谱等显示其信号处理的结果，即动态超声图像。仪器的设置和校正直接影响图像质量和 TEE 诊断能力。增加探头频率可提高图像的分辨

力但相应降低其穿透性。因此，越靠近探头的结构如主动脉瓣等，使用的频率越高成像效果越佳；相反，越远离探头的结构如左心室心尖部位等远场结构，使用的频率越低成像效果越佳。调整影像的探查深度使被检查的结构位于视野中央，并聚焦于目标部位。调整图像增益和动态范围使心腔中的血液显示为黑色，周围组织显示为灰色，使二者区分开来。调整时间增益补偿来统一整个视野的明亮程度和对比色。调整彩色血流多普勒增益到刚好去除彩色区域黑色背景的杂音干扰。缩小彩色区域的尺寸和深度可减少速度伪像和增加帧频。缩小二维影像的宽度也可相应增加帧频。

声平面控制原理 换能器是超声检查的关键部件，它通过特定的压电晶片将电信号换成超声信号发射至人体心脏，然后将经过心脏反射回来的超声信号转换成电信号，压电晶片的排列方式决定了 TEE 探头的类型和电子操控方式。

2D 多平面 TEE 探头通常是 64 个阵元的晶片围绕中心轴转动，产生 181 个声平面。实时 3D-TEE 探头上有 2500 个独立的压电晶片（阵元），组成 50×50 的矩阵，紧邻压电晶片背面连接集成电路芯片，在探头前端完成部分波束形成和偏转控制，显著减少了导线的数目。

临床应用 早在 1971 年，盖伊（Guy）医学院的赛德（Side）和戈斯林（Gosling）曾尝试将连续多普勒探头镶嵌于胃镜顶端，插入食管观察胸主动脉内的多普勒效应。1975 年美国学者弗雷津（Frazin）等报道 M 型 TEE，借以克服因肺气肿、肥胖等因素所致经胸超声心动图图像不佳的情况，

并获得初步成功。1977 年日本学者久永（Hisanaga）等首先推出二维机械扇扫 TEE。1982 年，德国学者苏凯（Souquet）和汉拉特（Hanrath）等推出电子相控阵经食管超声探头。之后相继出现了单平面经食管超声探头、双平面经食管超声探头、多平面经食管超声探头。1987 年在高分辨率的经食管探头实现了彩色多普勒功能，使 TEE 广泛、迅速用于临床。2003 年出现了面阵经食管超声探头的专利，2007 年经食管实时三维超声探头得到广泛应用。目前使用的 TEE 探头频率范围多为 3.5～7.0MHz，均具有二维、M 型、彩色、脉冲和连续多普勒检查的功能。

TEE 探头基本的动作有 8 种，分别是：前进、后退、左旋、右旋、前屈、背伸、左屈、右屈。以心脏为参照，其上方为头，下方为足，后方是脊柱，前方朝向胸骨。将探头顶端向食管远端或胃部移动称换能器"推进"，反之将探头向相反方向退出称之为"后退"。在食管内将换能器顺时针方向朝向患者右侧转动称之为"右转"，而逆时针转动称之为"左转"。使用操作柄的大轮将探头顶端向前弯曲称之为"前屈"，反之向后弯曲称之为"背伸"。使用操作柄的小轮将探头顶端向左方弯曲称之为"左屈"，反之称为"右屈"。向前旋动多平面角度从 0°～180° 称为"前旋"，反向从 180°～0° 旋转切面角度称之为"后旋"。

（刘进 李雪杰）

xīnxuèguǎn shǒushù jīngshíguǎn chāoshēng xīndòngtú

心血管手术经食管超声心动图 （transesophageal echocardiography for cardiac surgery）

超声心动图检查现已成为心血管疾病的手术前必不可少的检查项目，其结果为疾病诊断和手术治疗提供重要依据。

适应证 心血管手术中应用经食管超声心动图（transesophageal echocardiography，TEE）检查具有重要价值，可补充术前诊断，即时评价手术效果，监测心血管功能、器官灌注、排气等，为麻醉管理提供帮助。美国麻醉医师学会和心血管麻醉学会在全面总结以往术中 TEE 研究结果的基础上，结合有关专家意见，于 1996 年制定了术中 TEE 操作指南。该指南根据术中 TEE 的价值大小及有关专家意见，将术中 TEE 应用分为 3 类。第一类是已经被证实术中 TEE 应用价值最大，为指南所推荐，主要包括：①患者存在急性持续性威胁生命的血流动力学紊乱的手术。②瓣膜成形术。③需体外循环的先天性心脏病手术。④肥厚型心肌病左心室流出道疏通术。⑤心内膜炎可能累及瓣周组织或术前诊断不明确的手术。⑥病情不稳定的主动脉夹层、主动脉瘤或血管撕裂。⑦主动脉夹层可能累及主动脉瓣。⑧心包开窗术。⑨术后重症监护病房应用对病情不稳定、血流动力学紊乱、怀疑瓣膜病变或血栓栓塞等。第二类术中应用有价值，但证据不如第一类充足，也为专家所推荐。第三类是目前尚无证据证实其术中 TEE 的价值，故其应用价值不明确，但也许以后会得到证实。

临床应用 包括以下内容。

补充术前诊断 目前绝大多数心血管疾病的术前诊断主要依据无创的经胸超声心动图（transthoracic echocardiography，TTE）、超高速 CT 和磁共振成像等检查。其中，又以 TTE 为主要术前诊断技术。与 TTE 相比，TEE 直接从后方扫查心脏，不受肺气的影响，图像质量高于 TTE。因 TTE 图像的远场结构为 TEE 的近场，对主动脉瓣、房间隔、左心耳等相对于胸壁较远的远场结构的检查，TEE 可对术前 TTE 诊断结果进行重要补充。

TEE 可对瓣膜手术前瓣膜结构和功能再次仔细评估，帮助手术医师对瓣膜修补还是瓣膜置换作出最终决定。对于主动脉瓣瓣环径的精确测量有助于选择合适大小的人工瓣。需注意的是在麻醉状态下进行的 TEE 检查，体循环、肺循环的阻力变化影响相应瓣膜反流量的评估，如外周阻力明显下降，测量到的主动脉瓣反流束的速度和宽度均会下降。术中 TEE 在左心房血栓、主动脉夹层破裂、瓣膜结构和功能、赘生物的探查方面意义尤为突出，对于手术方式具有一定指导意义。

手术效果即刻评价 即刻评价各种心血管手术的效果是术中 TEE 最主要的价值之一。其优点是在完成心血管手术后可立刻对手术的效果进行结构与功能相结合的评价，迅速发现可能存在的问题，并立即进行纠正，避免二次手术。

指导和评价瓣膜成形术 瓣膜成形术的发展与术中 TEE 密切相关。术中 TEE 能在手术前后即刻准确评价瓣膜结构和功能，使外科医师能够立刻了解成形术的效果。若成形术不理想，还能分析不理想的具体原因，使外科医师有机会在患者离开手术室前重新完善成形术或改行瓣膜置换术。其结果是使二次开胸的情况显著减少，并明显降低术后的并发症和死亡率。

评价人工瓣膜功能 人工瓣

膜置换后，TEE 即刻评价人工瓣膜的功能可以防止术后早期人工瓣膜的功能异常，降低如机械瓣卡瓣造成的猝死等严重并发症；可及时发现如人工瓣周漏等问题并立刻手术纠正，避免因此造成的术后瓣周病理性反流影响手术效果和患者预后。TEE 探头位于左心房后方，在显示人工二尖瓣时，其机械瓣所产生的声影及多重反射等干扰影位于远场的左心室内，而左心房显示十分清楚，故能清晰显示人工二尖瓣的反流。而主动脉瓣位人工瓣的探查就不如二尖瓣理想。早期的单平面 TEE 主要用于对人工二尖瓣的评价，对人工主动脉瓣的探查价值十分有限。多平面 TEE 增加了探查切面，明显提高了 TEE 对主动脉瓣位人工瓣的探查价值。

术中 TEE 能较好地显示升主动脉的粥样硬化斑块，可提示外科医师在升主动脉操作，如插管、阻断时避免粥样斑块脱落，减少术后脑卒中的发生。研究显示，虽然术中 TEE 在探查升主动脉粥样斑块方面较敏感，但心外膜超声更敏感。若术中 TEE 在主动脉内（不论升主动脉或降主动脉）探查到 >5mm 的斑块，应进一步行心外膜超声探查升主动脉和主动脉弓部。TEE 在主动脉夹层和主动脉瘤中的诊断价值明显高于 TTE 已为众多的临床研究所证实。TEE 不仅能够显示主动脉病变的部位和范围，还能显示主动脉夹层原发破口的部位和大小、夹层是否累及冠状动脉及头臂动脉，同时还可评价主动脉瓣功能等，在术中发挥积极作用。但目前有关大血管病变的术中 TEE 应用价值报道甚少。有研究显示，约14% 的主动脉夹层患者术中 TEE 对治疗提供重要信息。

在先天性心脏病中的应用　目前小儿 TEE 探头可用于最低体重为 3kg 的患儿，这使得 TEE 可以于用大部分小儿先天性心脏病手术术中评价，显著提高了小儿先天性心脏病的手术质量。常见 TEE 检查包括评价补片的位置是否正确，手术是否影响瓣膜功能，如室间隔缺损补片常有可能造成主动脉瓣反流。残余梗阻的判断，如法洛四联症校正术后右心室流出道是否存在血流加速。术后立即行 TEE 检查对 10% 以上患者的手术产生一定影响，包括重启体外循环手术纠正及再次辅助循环。

血流动力学监测　包括以下方面。

收缩功能　TEE 测量心输出量主要有两种方法，一种测量左心室舒张末容积（LVEDV）和收缩末容积（LVESV），两者相减即为每搏量（SV），SV 乘以心率即得心输出量，$SV/LVEDV \times 100\%$ 即为射血分数（EF）。另一种方法为测量主动脉瓣口，二尖瓣瓣口或右心室流出道的血流频谱，计算出血流的时间速度积分，乘以各瓣口的截面积即得每一心动周期跨瓣的血流量，即 SV，再乘以心率即可得心输出量。两种方法的测量结果均与血管造影和热稀释法相关性良好。除以上两种 EF 的计算方法外，还可取胃底左心室乳头肌短轴水平测量舒张末面积和收缩末面积，计算短轴缩短率，其数值大小也可反映 EF 的变化。研究证明 TEE 对前负荷的评价优于中心静脉压和肺动脉舒张压。即使肺动脉嵌压所代表的前负荷也是一个压力指标，仅间接反映前负荷，容易受到心室的顺应性、二尖瓣功能、肺动脉的阻力及心率的影响。而 TEE 可通过对心室容量的测量直接评价心

脏前负荷。通过测量肺静脉血流频谱可以推测左心房压力。

舒张功能　TEE 主要通过测量二尖瓣、肺静脉的血流频谱反映舒张功能的变化，与核素检查等相关性良好。舒张功能异常在血流频谱上主要表现为舒缓的减慢、左心室充盈的假性正常和左心室充盈的限制阶段。

前后负荷　TEE 取胃底乳头肌短轴切面可准确地反映前负荷，并能及时反映药物、体位改变对前负荷的影响。后负荷指心室射血时所面对的阻抗，即心室壁张力。TEE 可通过计算左心室壁的应力反映后负荷，但此法较复杂且未见与漂浮导管测量的外周血管阻力相关。

心肌缺血监测　大量试验已证明，心肌缺血时 TEE 所显示节段性室壁运动异常的发生早于心电图改变，甚至在判断心肌缺血方面优于十二导联心电图及动态心电图。需注意，在比较 TEE 与心电图监测心肌缺血时，应连续监测室壁运动，但由于术中 TEE 通常不仅用于观察室壁运动，故有可能忽略短暂的节段性室壁运动异常。由于心脏的旋转运动或分支阻滞等影响，对室壁运动的判断较困难，尤其是对室间隔运动的判断更困难。

超声二维斑点追踪显像技术是新近发展的超声定量分析技术，可对心动周期中心脏的力学特性进行定性和定量描述。它追踪分布在心肌内与组织同步运动的自然声学斑点，通过追踪其几何位移变化得到局部组织的运动及心肌应变，在评估整体和局部左心室功能方面具有较高的敏感性和特异性。

其他术中应用　①术中排气：心内直视手术后心腔内可残留过

多的气体，进而导致脑、肺或冠脉循环的气体栓塞，造成损伤和炎症。术中 TEE 可及时检测到心腔中气体，并指导排气。②插管定位：术中 TEE 在血管穿刺，尤其是颈外静脉、锁骨下穿刺方面能帮助麻醉医师准确显示穿刺导丝是否进入上腔静脉或右心房。在放置飘浮导管和主动脉内球囊反搏导管时也具有准确定位作用。③重要脏器血供监测：体外循环中的重要脏器保护一直深受临床医师关注，TEE 技术使术中脏器的血流灌注情况得以监测，为体外循环过程中的脏器保护提供依据。例如，主动脉夹层手术中 TEE 可监测升主动脉血流，发现脑供血不足，以便及时采取措施，达到预防术后神经系统并发症的目的。

（刘　进　李雪杰）

fēixīnzàng shǒushù jīngshíguǎn
chāoshēng xīndòngtú

非心脏手术经食管超声心动图（transesophageal echocardiography for noncardiac surgery）

经食管超声心动图（transesophageal echocardiography，TEE）用于非心脏手术可改善总体预后，其中最重要的适应证是血流动力学异常和大出血。围术期一旦发生血流动力学异常，TEE 有助于发现原因并指导容量治疗。

非心脏手术 TEE 检查是围术期 TEE 的重要内容，分为两种类型：心脏病患者的非心脏手术和高风险非心脏病患者的手术。先天性心脏病、心脏瓣膜病、冠心病等在代偿期，可在术中 TEE 等血流动力学监测下施行部分非心脏手术。高血压、糖尿病多合并心、脑、肾等靶器官损害，TEE 可结合心电图监测术中心肌缺血的发生；嗜铬细胞瘤、甲状腺功

能亢进症、妊娠等患者常合并血容量异常或心脏动力异常，肺源性心脏病患者常合并右心功能不全，TEE 可持续监测左、右心室功能，评价前负荷，测量心输出量等。

临床应用　包括以下内容。

评价心肌缺血　围术期 ST 段改变被证实伴随较高的术后心肌缺血发生率。缺血性 ST 段改变通常迟发于冠状动脉梗阻。心肌缺血发作首先表现为舒张功能障碍，之后是室壁运动异常，再者是心电图改变，最后是临床症状。因此，TEE 可早于其他监测手段发现并诊断心肌缺血，在冠脉阻塞后数秒内即可发现室壁运动异常，对心肌缺血的发现早于心肌酶谱改变。

监测血流动力学　围术期患者重要器官的灌注受到外科手术、麻醉干预、病情变化等多方面影响。重要器官的低灌注状态是围术期风险的重要来源，准确监测有助于及时发现和治疗，且减少并发症和死亡率。常规体格检查的发现非常有限，而置入肺动脉漂浮导管不仅耗时且获得的信息有限，准确性低。TEE 通过迅速观察左、右心室，监测左心整体功能、前后负荷、心肌缺血等，了解心脏容量和泵功能情况，能够在诊断和监测治疗反应方面提供帮助，且比肺动脉导管相比更加微创、快捷和重复性好。如血管手术、不明原因低血压、低血容量、器官移植手术、急诊创伤手术及预计大出血手术等，TEE 对这些高危手术患者的液体复苏具有指导意义。

评估瓣膜功能　中国接受心脏瓣膜置换手术的患者日益增多；对于心脏病患者实行非心脏手术时，瓣膜功能的评估及其重要，

TEE 可做到实时监测，以便及时发现问题并予相应处理。

监测术中肺栓塞　心脏外科手术、腔镜手术、术中使用止血带、肿瘤切除术中残余癌栓等都可导致全身各器官出现栓塞，引起严重后果。术中 TEE 监测可及时地发现循环中的栓塞情况，判断栓子来源，提示栓子位置并可作出及时处理。

血管手术　由于手术的直接创伤因素和患者通常伴有的冠状动脉疾病，TEE 对高危手术患者的大血管手术的液体复苏具有指导意义。除心肌缺血并发症，胸腹部动脉手术的患者还可能并发脊髓、肾脏和肠系膜缺血。TEE 可同时应用于监测这些器官的血流变化。由于 TEE 作为动脉成像的诊断工具，具有快速、准确、灵活的特点，研究显示它在辅助创伤性动脉手术中有较高价值。它还可以作为 A 型和 B 型主动脉夹层的诊断依据，并有助于确定治疗方案。

血管腔内手术　腔内修复术最早开展于 1990 年，随着手术数量的增加，术中 TEE 的应用也逐渐增多。可用于主动脉夹层、创伤性动脉损伤和动脉瘤的腔内手术治疗。在主动脉病理分型、手术锚定区定位和手术疗效评估等方面都有应用价值。研究发现，高对比度 TEE 对诊断主动脉内瘘和旁路的敏感性高于血管造影。

创伤　创伤的早期诊断和治疗对提高患者的生存率和降低相关疾病死亡率非常重要。若患者同时存在胸部穿透伤和钝器伤，死亡率相当高。快速准确诊断、伤员鉴别归类及明确的治疗成为改善创伤死亡率的有力保障，而 TEE 使其成为可能。胸部钝器伤易引发创伤性动脉损伤和心脏挫

伤，动脉损伤可以为壁内血肿、完全离断及出血。虽然目前挫伤缺乏明确的诊断标准，但是 TEE 联合使用经胸超声心动图、心肌酶谱、多导联心电图仍不失为有价值的诊断方案。需注意，TEE 在创伤中的应用也存在禁忌证。TEE 探头的置入会增加颈椎损伤患者颈椎进一步失稳定的风险。上颌面损伤及头骨颌面部固定装置会使探头置入和图像获得变得非常困难。

器官移植手术　对于需要器官移植的手术患者，由于疾病的复杂进程，这些患者都处于器官衰竭的终末状态。同样，这一疾病进程对患者的心脏解剖结构和功能状态都有损害。而且，手术中常伴巨大的液体进出量和对血流动力学的干扰。在处理这些复杂的患者过程中，TEE 可以提供有创血流动力学监测所不能提供的相关信息。对 TEE 应用于肝移植的研究显示，虽然凝血障碍和食管静脉曲张会增加肝病患者并发症的风险，但 TEE 操作并发症的发生率仍然较低。对于这些患者，基于 TEE 操作的风险和收益分析应个体化。

术中 TEE 对终末期肺病行肺移植的患者有益。TEE 可准确、方便地评估其心脏功能、容量状态和外科解剖结构。术中 TEE 还可发现患者未知的解剖异常并实施手术干预。例如，肺动脉栓塞、卵圆孔未闭和房室间隔缺损。在移植手术中，这些解剖缺陷可同时进行修补，改善预后。TEE 应用于移植手术患者还包括心脏捐献者的筛选，肾移植患者术前多巴胺应激超声心动图检查等。

指导心房颤动复律　由于其高频探头及紧邻心房的特点，TEE 已成为探查左心房主体部，尤其是经胸超声心动图难以显示的左心耳血栓的极佳方法，而左心耳恰是血栓的好发部位。TEE 指引复律的优点有：①降低复律后的栓塞危险。由于 TEE 复律前可排除心房血栓及证明原先血栓已溶解，加上复律前后 1 个月的短程抗凝。②减少出血并发症。由于抗凝期由 7~8 周缩短至 1 个月，据称抗凝<1 个月者无 1 例发生出血并发症。③可早期复律。由于更早恢复心房功能而获得生理学益处，减少发生血流动力学不稳。缩短 AF 持续时间有可能使复律和维持窦性心律的成功率增高。④提高了费/效比。⑤可追踪心房血栓经抗凝后是否溶解，提高复律安全性。⑥复律前的 TEE 参数如左心房大小、左心耳排空速度（left atrial appendage emptying velocity，LAAEV）的高低等可作为复律成功和维持窦性心律 1 年的预测因子。

产科手术　虽然产科手术通常在区域神经阻滞下进行，但急诊剖宫产和孕妇的非产科手术一般需要实施全身麻醉。在某些情况下，这些患者可从术中 TEE 获益。也有文献报道，TEE 应用于电生理疾病、肺动脉高压和先天性心脏病孕妇的分娩及羊水栓塞后的心肺复苏。

重症患者　疾病因素以及机械通气、有创血流动力学监测、静脉输注系统、外科创伤等都限制重症患者的转运和大型检查。TEE 由于其多用途、准确和快速的特点适用于重症监护环境。

插管定位　术中 TEE 在血管穿刺，尤其是颈外静脉、锁骨下静脉穿刺方面能帮助麻醉医师准确显示穿刺导丝是否进入上腔静脉或右心房。在放置漂浮导管和主动脉内球囊反搏导管时也有准

确定位作用。

（刘　进　李雪杰）

hūxī gōngnéng jiāncè
呼吸功能监测（respiratory fuction monitoring）
手术和麻醉期间用于监测患者通气功能、通气效应和呼吸力学变化的方法。项目繁多，按测定呼吸生理功能的性质有肺容量、通气功能、换气功能、小气道功能、呼吸动力学等。监测方法各种各样，简单的包括望诊、触诊、叩诊、听诊等物理检查方法。随着科技的发展和呼吸生理研究的进展，各种呼吸监测仪器不断发明和完善，已成为临床工作中主要的监测方法。其中，最常用的包括血氧饱和度监测、呼气末二氧化碳分压监测、动脉血气分析、肺呼吸动力功能监测等。

工作原理　各种呼吸功能监测方法的工作原理不同。

脉搏血氧饱和度（SpO_2）脉搏血氧饱和度仪根据动脉血液对光的吸收量随动脉搏动而变化的原理进行测量，能无创性连续经皮测定脉搏血氧饱和度，为早期发现低氧血症提供有价值的信息，已成为常规监测工具。

呼气末二氧化碳分压（$P_{ET}CO_2$）现代的监测仪或呼吸机大部分已整合有呼气末二氧化碳监测模块，利用红外吸收原理测定呼气终末期呼出的混合肺泡气二氧化碳分压。多采用数据和图形结合，可借以判断肺通气和血流变化，具有无创、简便、反应快等特点。

动脉血气分析　肺通气、肺换气、肺血流或呼吸动力功能等方面出现障碍，最终都可导致血气发生变化，因此血气分析是测定肺呼吸功能的重要指标。现在临床常用的血气分析指应用自动

血气分析仪测定动脉血液的 pH、$PaCO_2$、PaO_2、Hb 共 4 项参数，通过这 4 项参数计算出碳酸氢根（HCO_3^-）、二氧化碳总量（TCO_2）、实际剩余碱（ABE）、标准剩余碱（SBE）、标准碳酸氢根（SBC）、氧饱和度（SAT）和氧含量（O_2CT）等多项参数。现代血气分析仪除能进行血液气体分析外，还能测定酸碱和电解质，是麻醉和危重患者诊治中的常规监测项目。

肺呼吸动力功能监测 现代麻醉机整合了多种通气模式，监测项目包括气道压力、潮气量、气体流速、吸呼比等。麻醉机不仅能显示数字参数，还能直观地显示各种图形信息，为临床监测呼吸功能提供直观依据。

临床应用 简单的临床观察和体征监测：麻醉期间患者的呼吸功能变化常很急骤，除利用监测仪器辅助外，症状和体征也不容忽视，简单的临床判断通常可及时发现并挽救患者生命。呼吸相关的症状和体征包括呼吸运动、呼吸音以及口唇、指甲颜色变化等。

一般呼吸功能测定 利用麻醉机的呼吸功能测定装置可监测潮气量、气道压、呼吸频率、吸呼比等常规呼吸参数。能提供通气功能障碍、麻醉机故障等信息，是全身麻醉中必不可少的监测项目。

SpO_2 测定 患者在低氧血症早期，临床上通常不出现心率、心肌收缩力和呼吸频率的变化，也不出现发绀和心电图改变，但通过 SpO_2 监测可及时发现并处理，提高了麻醉的安全性。SpO_2 可以提示氧的输送已达测定部位，但不能提示输送的氧量。同时应注意测量的伪差：如亚甲蓝、靛胭脂染料可降低 SpO_2 数值，碳氧血红蛋白（COHb）可使血氧饱和度升高。观察 SpO_2 不应与动脉血氧分压（PaO_2）混淆，$SpO_2$91% 相当 PaO_2 60mmHg，所以应作为临界值。正常 SpO_2 应为 92%～96%，相当 PaO_2 64～82mmHg。

$P_{ET}CO_2$ 测定 属无创监测。临床上可反映二氧化碳产量和通气量是否充分，还有助于发现某些病理状态（如恶性高热、肺栓塞）。麻醉中气管插管如误入食管，$P_{ET}CO_2$ 迅速降至 0，是鉴别气管插管是否误入食管最确切的方法，也是呼吸管理中的重要参数。$P_{ET}CO_2$ 正常值约为 38mmHg。

血气分析 取肝素化动脉血，用血气分析仪可以较准确地测定围术期血中的氧和二氧化碳分压、血氧饱和度及酸碱代谢的变化。有的分析仪还有测定离子及乳酸的功能，更有利于呼吸及循环调控。常用于复杂或危重患者的麻醉管理。

有条件的单位，应用麻醉气体分析仪可连续测定吸气和呼气时的氧和二氧化碳浓度以及吸入麻醉药气体浓度（分数），便于调控麻醉深度及通气。

（姚尚龙）

màibó xuèyǎng bǎohédù jiāncè

脉搏血氧饱和度监测 （pulse oxygen saturation monitor）

用脉搏血氧饱和度仪经皮测定动脉血氧饱和度值的无创监测项目。脉搏血氧饱和度英文简写为 SpO_2，是常用的评估机体氧合功能的指标之一，它反映氧向组织转运所涉及的各环节的综合作用，主要包括氧气的摄取、肺组织与血液的气体交换、氧由循环系统向组织的传递。该监测已广泛应用于临床。

工作原理 临床常用的脉搏血氧饱和度监测仪利用氧合血红蛋白和还原血红蛋白对红光（660nm）和近红外光（940nm）吸光光谱不同而设计，将发光管发出的红光和红外光穿过指（趾）等部位后，再利用光感应器将光能转换成电信号，持续动态地监测血液氧合血红蛋白的浓度和脉率的无创技术。常用的为软指套型和指夹型，监测时将探头夹在患者指（趾）的甲床上，使传感器的光源正好对着指（趾）甲的根部，数秒钟后监护仪可显示监测波形和数值。也有可以伸缩的包裹式探头，通过伸缩的橡胶探头包裹在患者肢体上，传感器光源贴紧皮肤，数秒后监护仪即显示波形和数值，多用于新生儿和体型较小的小儿（因其指或趾太小，且不合作）。还有耳夹式探头，可夹在耳垂上，传感器光源贴紧耳垂皮肤，数秒后监护仪显示波形和数值，四肢烧伤或四肢需行手术的患者使用较为方便。

临床应用 SpO_2 监测已广泛应用于临床，以及早发现低氧血症。SpO_2 监测为无创监测，避免了抽取动脉血测量血氧对患者造成的痛苦；操作方便，减少了护士的工作量，且该操作患者及家属一般都能学会；能提供连续的动态检测指标，及早发现缺氧情况和病情变化。

监测低氧血症 SpO_2 对监测低氧血症有重要作用，所以病程中需要监测氧合功能的患者都应监测。主要包括：手术麻醉中及麻醉恢复期患者、重症监护病房接受治疗的患者、任何科室出现呼吸困难的患者、有呼吸道重症疾病在进行家庭氧疗的患者，家庭氧疗患者家中最好配一个便携式的脉搏血氧饱和度仪，以评估治疗效果及病情发展。SpO_2 在

91%~99%之间变化时下降速度较慢，但一旦<90%会急剧下降并出现低氧血症，其变化比患者口唇或皮肤颜色变化更快，所以监测SpO_2有利于对低氧血症作出预警，早期发现、诊断和纠正某些设备故障和人为错误，提高麻醉和手术的安全性。SpO_2监测已在手术室、各类监护室、急救病房、麻醉后恢复室及社区医疗监护等方面得到广泛应用。在麻醉、手术及麻醉后恢复室、重症监护病房及社区医疗服务中心的大量临床应用资料显示，及时评估血氧饱和度，了解机体氧合功能，尽早发现低氧血症，能够提高麻醉和危重患者的安全性；尽早探知SpO_2下降可有效预防或减少围术期和急症期的意外死亡；社区医疗的监护过程中及时快速的监测SpO_2，对有呼吸道中重度疾病或心脑疾病急症等患者的及时发现和及时治疗都有非常重要的意义。临床上SpO_2正常>94%（吸高浓度氧时可达100%），SpO_2<90%为缺氧危险界限，常提示有低氧血症。

指导给氧方案和时间 SpO_2持续监测可及时发现组织缺氧并指导氧疗方案和给氧时间。对呼吸道中、重度疾病患者尤其重要。对于轻度（SpO_2为91%~95%）、中度（SpO_2为86%~90%）缺氧的低氧血症患者，若不同时存在张口呼吸，则宜采用鼻导管吸氧；对于严重低氧血症患者，若同时存在呼吸困难、张口呼吸且病情较重者，宜采用面罩给氧（必要时行面罩加压给氧）。其次，可根据SpO_2监测值调节氧流量的大小。若SpO_2<90%，应调氧流量至4L/min以上；若SpO_2>95%，可改为低流量（约2L/min）吸氧或间断吸氧，最终不吸氧；若

SpO_2<80%，加大吸氧流量或面罩吸氧均不能提高SpO_2，应考虑气管插管、呼吸机辅助通气治疗。通过观察SpO_2值的变化还可以指导呼吸机通气治疗重度缺氧的患者，选择恰当的模式并设定合适的参数，使SpO_2维持在95%以上。若患者吸空气时SpO_2>95%能够维持一段时间，可以考虑间断或停止给氧。

指导吸痰时机及持续时间 痰液阻塞呼吸道时，肺通气和换气功能均下降，组织缺氧，SpO_2下降。若患者SpO_2下降，呼吸道有痰鸣音，肺部听诊有啰音，应考虑吸痰。吸痰前需先吸入纯氧，待SpO_2升高后再吸痰；若痰液过多，吸痰次数应增加，此时不宜一次长时吸净，否则可因长时间吸痰引起低氧血症。只要在吸痰过程中SpO_2下降，即应暂停吸痰继续吸氧，待SpO_2升高后再行吸痰。

注意事项 在日常测量中SpO_2会受一些干扰因素的影响以致不准确：①因脉搏血氧饱和度仪测定的是不同动脉搏动期的吸收光量，所以低温（≤35℃）、低血压（收缩压≤50mmHg）、应用血管收缩药使脉搏减弱、糖尿病或动脉硬化等导致动脉血流减少、体外循环心脏停搏期或危重患者心搏骤停导致无脉搏时均可导致SpO_2下降或测不出。②搏动性血液中存在与氧合血红蛋白和还原血红蛋白具有相同吸光特性的物质如亚甲蓝，或患者有黄疸时会导致SpO_2假性下降。③其他血红蛋白衍生物的影响，如高铁血红蛋白（如先天性高铁血红蛋白血症或硝酸盐中毒）、碳氧血红蛋白（如一氧化碳中毒），这两类血红蛋白均无携带氧气的能力，会引起SpO_2测量值的误差，且其含量

越多，误差越大。④指（趾）端皮肤或颜色异常，如灰指甲、涂指甲油、指端有污垢、皮肤颜色异常等会导致SpO_2下降或是测不出。⑤给氧中断，如吸氧管脱落、吸氧管受压或被分泌物堵塞会造成SpO_2下降。⑥监测部位循环灌注不佳，如探头所在肢体为输液侧、频繁测血压处（有创或无创血压）监测血供不良处，SpO_2可能偏低或不稳定。⑦患者躁动或剧烈运动，探头指套脱落，患者颤抖，导致SpO_2不准或是不显示。⑧探头受光电干扰、有水或与仪器接触不良时无法测出SpO_2。

尽量排除以上干扰因素，在确保仪器正常工作的情况下选择血供良好的指（趾）端，测量时保持测量部位相对静止。日常护理建议每隔2小时换一个监测部位（如换个手指等），避免探头夹的部位出现红、肿和皮肤损伤，对于皮肤敏感性高的患者更应勤换。

（姚尚龙）

hùnhé jìngmàixuè yǎngbǎohédù jiāncè

混合静脉血氧饱和度监测

（mixed venous oxygen saturation monitor） 通过漂浮导管抽取肺动脉血液测定肺动脉血中的氧饱和度，反映全身氧供与氧耗的平衡，以判断组织灌注和氧合情况的方法。正常情况下，机体氧供（DO_2）为1000ml/min，氧耗（VO_2）仅250ml/min，余下的750ml即回到右心进入肺动脉，故肺动脉血即为混合静脉血。肺动脉血中的氧饱和度称为混合静脉血氧饱和度，英文简写为S_vO_2，正常值为65%~75%，是组织摄取动脉血氧后存留在静脉血中的氧量，反映由心输出量、动脉血氧饱和度、血红蛋白量决定的氧供与氧需之间平衡关系的指标，

计算公式：$S_VO_2 = (DO_2 - VO_2)/(1.34 \times Hb \times CI)$。其中，Hb 为血红蛋白，CI 为心指数。

氧供增加、氧耗减少时，S_VO_2 升高，见于心输出量增加、动脉压增加、体温下降、脓毒血症、全身麻醉、使用肌松药后、氰化物中毒、肝硬化和心脏左向右分流等；反之，氧耗增加、氧供减少时，S_VO_2 降低，见于心输出量和动脉供氧减少、体温升高、活动增加、疼痛、抽搐、癫痫、寒战、心脏右向左分流和肺内分流增加等。

工作原理 S_VO_2 可从插入人体的 Swan-Ganz 气囊漂浮导管获得的肺动脉内的混合静脉血做血气分析间断测定，也可用光导纤维通过肺动脉导管进入肺小动脉直接持续测定。血红蛋白随氧合程度的增加由紫色变为红色，不同颜色的血红蛋白对不同波长光的吸收量不同，故用不同波长的光照射红细胞后，从反射回的光量即可算出血红蛋白的氧饱和度。具体方法是经肺动脉导管置入光导纤维，红细胞将根据血红蛋白氧饱和度反射光波，经计算机处理后显示出 5 秒内 S_VO_2 的均值。

临床应用 S_VO_2 是能够敏捷地反映全身氧供需平衡的指标，特别是光导纤维的应用使动态持续观察机体氧供需平衡得以实现。

预警病情恶化　通常在血流动力学发生变化之前 S_VO_2 已出现明显变化。严重心律失常、失血过多、血容量不足和重度贫血时，S_VO_2 值比正常值降低，可长时间 $<55\%$。

评价药效　某些肺部疾病患者，氧供减少，S_VO_2 相应下降，通过监测 S_VO_2 可观察氧供的改善情况，了解药物疗效，并在一定程度上帮助判断疾病转归。

早期发现意外事件　患者发生心搏骤停、肺梗死、心肌梗死及严重心律失常等情况时，S_VO_2 会突然下降。

用于心脏外科手术　因为 S_VO_2 既能反映机体组织氧供需是否平衡，也可以灵敏地反映心功能变化。心脏手术中保持 S_VO_2 在正常水平或以上，可以保证手术顺利进行，减少术后并发症。

其他应用　①指导确定最佳呼气末正压（positive end-expiratory pressure，PEEP），PEEP 的最佳值即为 S_VO_2 最高水平时的压力，因此 S_VO_2 是确定最佳 PEEP 简单且可靠的指标。②有助于指导麻醉呼吸管理。③指导肺动脉的放置位置。④诊断先天性心脏病。⑤对于严重肺功能受损、多器官功能障碍综合征、全身炎症反应综合征或脓毒血症患者，监测 S_VO_2 有利于观察病情进展、判断疗效和预后。

注意事项 使用光导纤维连续监测 S_VO_2 时会因某些情况引起较大误差，包括：①导管位置不当，如导管尖端碰到血管壁造成读数发生偏差。②光导管纤维断裂或尖端被血块堵塞，故应间断用肝素冲洗或连续输液。③其他血红蛋白衍生物的影响，如高铁血红蛋白（如先天性高铁血红蛋白血症或硝酸盐中毒患者）超过 20% 可造成 S_VO_2 降低，碳氧血红蛋白（如一氧化碳中毒）可使 S_VO_2 升高。④血液稀释过度，如失血过多加上输液过多致血细胞比容降低导致检测不准。⑤S_VO_2 过低（$<30\%$），检测的准确性下降。监测 S_VO_2 时尽量避免上述情况的出现，并结合其他指标（如脉搏血氧饱和度和血气分析等）一起评估机体的氧合水平。

（姚尚龙）

èryǎnghuàtàn miáojìtú
二氧化碳描记图（capnogram）

通过呼吸过程中连续测定混合气体中的二氧化碳（CO_2）浓度而得出其随时间变化曲线的无创监测技术。通过对 CO_2 浓度曲线的鉴别，可以了解患者肺部、心血管系统和新陈代谢方面的情况，根据曲线可分析仪器在进行人工呼吸时出现的故障，优于单纯的 CO_2 测定。该技术对于监测肺功能特别是肺通气功能又是一大进步，使在床边连续、定量监测患者成为可能，尤其为麻醉、重症监护治疗病房、呼吸科患者进行呼吸支持和呼吸管理提供明确指标。

工作原理 标准的 CO_2 描记曲线分为 4 部分，分别为上升支、肺泡平台、下降支、基线。呼气从上升支 P 点开始经 Q 至 R 点，QR 之间代表肺泡平台（又称峰相），R 点为肺泡平台峰值，该点代表呼气末（又称潮气末）CO_2 浓度，下降支开始即意味着吸气开始，随着新鲜气体的吸入，CO_2 浓度逐渐回到基线。所以，P、Q、R 为呼气相，R、S、T 为吸气相。可将曲线与基线之间的面积类比为 CO_2 排出量。测定方法中最常用的有红外线旁气流和主气流测定法，其他还有质谱仪法和比色法等。

适应证 气泡栓塞和肺栓塞的早期诊断，如坐位手术、神经外科手术、人工关节植入术、妇科腹腔镜检查、输卵管灌气检查；早期发现恶性高热；排除食管插管法，识别连接不好、梗阻和其他的插管位置不当等；对控制性降压的监护；采用 CO_2 注气法进行腹腔镜检查时指导通气量的调整；监护采用控制性过度换气以降低颅内压的患者；控制和监护早产儿、婴儿和儿童的人工呼吸。

临床应用 常见波形分析结果如下。

呼气末 CO_2 浓度过高 气道阻塞的图形表现为无明显的肺泡平台期或斜率增加。此种现象的发生源于气流阻塞导致通气血流比例失调。哮喘患者有急性支气管痉挛时，图形的平台期斜率显示与呼气高峰流速呈正相关，用 β 受体激动药治疗后图形变为正常。通气不足的图形表现为呼吸频率和峰相正常，但呼气末 CO_2 分压（$P_{ET}CO_2$）值高于正常。常见于人工通气患者，其设定的呼吸频率可能正常，但每分通气量太低。

呼吸末 CO_2 浓度过低 过度通气图形表现为呼吸频率和峰相正常，但 $P_{ET}CO_2$ 过低。见于机械通气过程中通气量过大的患者。

箭毒样残余作用 图形表现为 $P_{ET}CO_2$ 略高，峰相的右 1/3 处出现裂口，其深度与肌肉麻痹程度呈反比。多见于患者自主呼吸与呼吸机对抗的初期；肋间肌和膈肌运动失调；颈神经有损害者。若为麻醉恢复期或呼吸支持治疗患者，因为它提示有通气障碍存在，应等待裂口消失后才能拔除气管插管。

心源性振动波 图形表现为较长呼气末端之后，与心跳同步出现低频小潮气量呼吸曲线，$P_{ET}CO_2$ 可略高。多见于中枢呼吸抑制或呼吸机频率太慢，因心脏搏动拍击肺所致。

冰山样曲线 图形表现为峰相呈不连贯状，有如冰山消融，$P_{ET}CO_2$ 值高于正常。多见于使用肌松药和麻醉性镇痛药后的恢复期，自主呼吸频率低。

CO_2 曲线骤然降低 图形表现为 CO_2 突然降至零或极低水平。多提示有技术故障，如取样管扭曲，CO_2 分析仪故障，气管导管从气管内脱出，呼吸回路脱落，呼吸机故障等。

（姚尚龙）

fèi mísàn gōngnéng cèdìng

肺弥散功能测定（detection of lung diffusion function） 肺弥散指氧气和二氧化碳通过肺泡及肺毛细血管壁在肺内进行气体交换的过程，可分为 3 个步骤：①肺泡内气体弥散。②气体通过肺泡壁毛细血管膜弥散。③气体与毛细血管内红细胞血红蛋白结合。肺弥散功能指肺泡气通过肺泡-毛细血管膜从肺泡向毛细血管扩散到血液，并与红细胞中的血红蛋白结合的能力。根据物理学概念，肺弥散量实际上是肺弥散阻力的倒数，即弥散阻力越大，弥散量越小。弥散阻力指产生一个单位弥散量所需的压力差。肺弥散总阻力包括肺泡内阻力、肺泡毛细血管膜阻力与肺泡壁毛细血管中红细胞内阻力 3 种，其中肺泡内阻力很小，可忽略不计。临床上常用的肺弥散功能测定方法有一氧化碳弥散量、肺泡-动脉血氧分压差、氧合指数、肺内分流量和分流率。

工作原理 分别如下。

一氧化碳弥散量（DL_{CO}） 指肺泡毛细血管膜两侧的分压差为 1mmHg 时，单位时间（1 分钟）内一氧化碳（CO）通过肺泡毛细血管膜的量（ml）。利用 CO 进行肺弥散功能的测定有许多不同种方法包括：单次呼吸法、恒定状态法及重复呼吸法。其中单次呼吸法在临床上应用最多。该法最初于 1915 年由克罗（Krogh）提出，后于 50 年代由福斯特（Forster）与奥吉尔维（Ogilive）等加以改进并应用于临床，又称改良 Krogh 法。受试者呼气至残气位，继之吸入含有 0.3% CO、10% He、20% O_2 及 N_2 平衡的混合气体。受试者吸气至肺总量位，屏气 10 秒后呼气至残气位。呼气过程中气体中水蒸气被吸收，测定是在呼出最初 1000ml 的气体后开始，连续测定 CO 及 He 浓度，计算在此呼吸过程中被吸收的 CO 量。弥散量=每分 CO 吸收量/（肺泡 CO 分压-肺泡毛细血管 CO 分压）。

肺泡-动脉血氧分压差（$P_{A-a}O_2$） 指肺泡气和动脉血之间的氧分压差值，是判断氧弥散能力的一个重要指标。应先测定 PaO_2 和 $PaCO_2$，然后按下式计算：$P_{A-a}O_2 = P_AO_2 - PaO_2$，$P_AO_2 = PiO_2 - PaCO_2/R$。

氧合指数（PaO_2/FiO_2） 主要根据吸入氧浓度 FiO_2 和动脉血气分析计算。

肺内分流量和分流率 肺内分流量是指每分右心输出量中未经肺内氧合而直接进入左心的血流量；肺内分流率是指分流量和心输出量的比率。可通过测定肺泡毛细胞血管末端氧含量（C_cO_2）、动脉血氧含量（CaO_2）、混合静脉血氧含量（C_vO_2）或 $P_{A-a}O_2$ 代入公式计算。肺内分流率 =（$C_cO_2 - CaO_2$）/（$C_cO_2 - C_vO_2$），或肺内分流率 =（$A - 0.0031aDO_2$）/[$A0.0031aDO_2 + (CaO_2 - C_vO_2)$]。

临床应用 静息状态下 DL_{CO} 正常值为 26.5~32.9ml/（mmHg·min）。DL_{CO} 反映气体通过肺泡毛细血管界面的能力，取决于肺泡毛细血管膜的面积和肺毛细血管容积。在以血红蛋白水平校正后，若弥散量<预计值的 80%，即提示弥散缺陷。

$P_{A-a}O_2$ 正常值一般为 6mmHg，最高不应超过 15mmHg，并随年龄增长而增高。若弥散功能障碍，在吸空气状态下 $P_{A-a}O_2$ 增加，但在吸纯氧（FiO_2 为 1.0）时则为正常。

PaO_2/FiO_2 正常值为 430～560mmHg。若 PaO_2/FiO_2 为 400～500mmHg，提示肺氧交换效率正常；若 $PaO_2/FiO_2 \leqslant 300$mmHg 提示肺氧弥散功能受损，患者存在急性肺损伤；$PaO_2/FiO_2 \leqslant 200$mmHg 提示发生急性呼吸窘迫综合征。

肺内分流率正常值为 3%～8%。若肺弥散功能障碍如急性呼吸窘迫综合征、肺水肿等，则肺内分流率增加。

（姚尚龙）

qìdào yālì-róngjī qūxiàn
气道压力-容积曲线（airway pressure-volume loop）

受试者做平静呼吸或接受机械通气，用肺功能仪描记的一次呼吸周期潮气量与相应气道压力相互关系的曲线环。反映压力和容量之间的动态关系。不同通气方式其压力-容积曲线的形态也不相同。

工作原理 图 1A 为自主呼吸时的压力-容积曲线，图 1B 为控制呼吸时的压力-容积曲线。图 2A 中压力-容积曲线纵轴移动代表肺顺应性的变化，向左上方移动（向 b）说明肺顺应性增加，向右下移动（向 a）则为顺应性减少。若吸气段曲线趋于平坦（图 2B），说明肺已过度膨胀。若呼气段曲线呈曲线球型（图 2C），则说明呼吸道阻力增加。

临床应用 包括以下内容。

计算吸气面积和估计患者触发机器送气所做的功 位于纵轴左侧的压力-容积曲线内的面积为吸气面积，反映患者触发机械通气所需做的功，不包括气管导管、患者气道阻力和顺应性的影响。图 3 显示流量触发控制呼吸时的压力-容积曲线，吸气面积明显减少，说明应用流量触发可以明显减少患者的呼吸做功。

指导调节压力支持通气时的压力水平 图 4 为压力支持通气时的压力-容积曲线。其中 A 为吸气面积，代表患者吸气触发所做的功。纵轴右面的斜线区代表呼吸机所做的功。增加压力和用旁流触发都可以减少患者呼吸做功。

发现呼吸异常情况 气管插管后，若气道压力显著高于正常，而潮气量并未增加，则提示气管导管已进入一侧支气管内（图 5A）。若气管导管有曲折，压力-容积曲线上可见压力急剧上升，而潮气量减少（图 5B）。

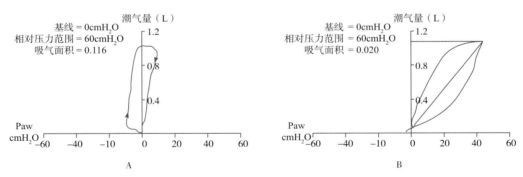

图 1　自主呼吸时的压力-容积曲线

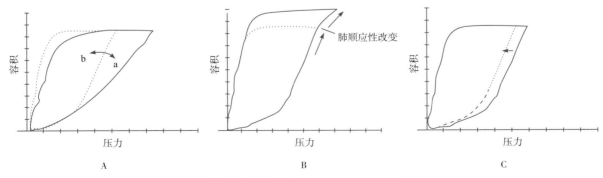

图 2　压力-容积曲线与肺顺应性改变

监测双腔导管在气管内的位置　使用双腔导管时，持续监测压力-容积曲线的变化，可以协助判断双腔管在气管内的位置是否安置正确（图6）。其中图6A为双腔管位置正确的压力-容积曲线，图内1为双肺通气时，图内2为单肺通气时，其气道压力稍升高，而潮气量无变化。图6B为双腔管位置不正确时的压力-容积曲线，图内1为双肺通气时，图内2为单肺通气时，其潮气量无变化，而气道压力显著升高。

（姚尚龙）

qìdào yālì-shíjiān qūxiàn

气道压力-时间曲线（airway pressure-time curve）压力-时间曲线的纵轴为气道压力，单位为cmH_2O；横轴是时间，以秒为单位。若气道阻力和系统顺应性发生改变，其压力-时间曲线也会发生相应变化。

工作原理　包括以下内容。

定容型通气模式压力-时间曲线　在预置容积和流速恒定时，气道压力等于肺泡压和所有气道阻力的总和，并受呼吸机和肺的阻力及顺应性影响。若呼吸机阻力及顺应性恒定不变，压力-时间曲线即反映呼吸系统的情况。吸气支的形态改变反映系统弹性与黏性阻力的变化。吸气阻力的增高使得呼气支呈线性下降而非指数下降。吸气阻力指数即气道峰压与平台压的差。最大阻力指数与最小阻力指数的差值反映不同肺泡区域的时间常数的差异。图1为容量控制、流速恒定时的压力-时间曲线，其中吸气支的起始阶段（A-B）曲线呈指数增长，压力明显增加源于系统黏性阻力，B点处的压力等于黏性阻力和流速的乘积。A至B点反映吸气开始时所克服的系统内所有阻力。B至C点（气道峰压）是气体流量打开肺泡时的压力，在C点时呼吸机完成输送的潮气量。C至D点的压差由气管插管的内径所决定，内径越小压差越大。D至E点即平台压是肺泡扩张的压力，不大于$30cmH_2O$。E点是呼气开始，呼气结束气道压力回复到基线压力的水平。

定压型通气模式压力-时间曲线　在定压型通气模式中，其压力-时间曲线不同于定容型，图2即为典型的压力控制通气（pressure control ventilation，PCV）和双相正压通气的压力-时间曲线。与容积控制通气（volume control ventilation，VCV）压力-时间曲线不同，PCV的气道压力在吸气开始时从基线压力（0或呼气末正压）增至预设水平呈平台样并保持恒定，受预设压力上升时间控制。PCV的气体流量在预设吸气

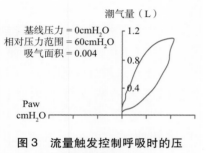

图3　流量触发控制呼吸时的压力-容积曲线

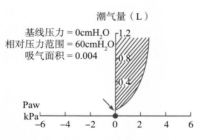

图4　压力支持通气时的压力-容积曲线

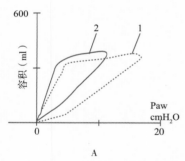

A

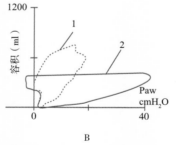

B

图5　呼吸异常情况时的压力-容积曲线

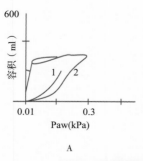

A

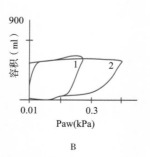

B

图6　双腔插管时的压力-容积曲线

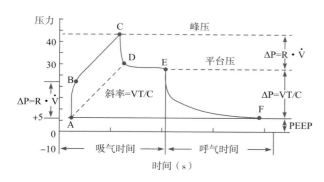

图 1 容量控制、流速恒定时的压力-时间曲线

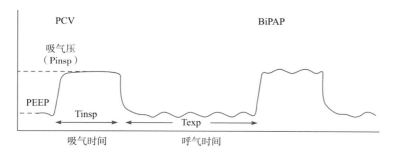

图 2 典型的压力控制通气和双相正压通气的压力-时间曲线

时间内均呈递减型。呼气相压力下降和 VCV 一样回复至基线压力水平。

临床意义 包括以下内容。

定容型通气模式压力-时间曲线 平均气道压直接受吸气时间的影响。气道峰压增高而平台压不变提示吸气阻力的增加。气道峰压的增高近似于肺泡压，并反映系统的静态顺应性。平台压增高而潮气量与呼气末正压不变说明有肺不张、气胸、功能残气量减少的可能。气道峰压及触发功（吸气所做的功）的上下波动说明人-机不同步。

定压型通气模式压力-时间曲线 呼气阻力的增高使得呼气支呈线性下降而非指数下降。回路出现泄漏时，气道压无法达到预置吸气压水平。过高的吸气流速将使气道压迅速增至预置吸气压水平。吸气支曲线呈扇形提示吸气流速不足。

（姚尚龙）

jìngtài shùnyìngxìng

静态顺应性（static compliance） 呼吸周期中多次暂时阻断气流测得的顺应性。用公式表示为 $C_{lst} = \Delta V/\Delta P = 1/R$，公式中 C 代表顺应性、$\Delta V$ 代表容积改变、ΔP 代表压力改变、R 代表通气阻力，顺应性单位是 L/cmH_2O。其反映肺与胸廓的弹性回缩特征。若分别以压力与容积变化一一对应在 X、Y 轴上画图，可得肺的压力-容积曲线（P-V 曲线），其斜率即为顺应性值。曲线呈 S 型，中间陡直，两端平坦。在不同的肺容量水平测定时，其值不同。主要影响因素是肺组织的弹性。

工作原理 肺弹性阻力来自肺组织本身的弹性回缩力和肺泡内侧的液体层与肺泡内气体之间的液-气界面的表面张力所产生的回缩力。在低肺容量时，决定肺弹力最主要的因素是肺泡表面张力。肺泡表面覆盖着薄层液体，与肺泡内气体形成液-气界面。由于液体分子间的吸引力远大于液体和气体之间的吸引力，因此使液体表面有尽量缩小的倾向，称表面张力。肺泡表面张力主要受肺泡表面活性物质影响。肺泡表面活性物质是由 II 型肺泡上皮细胞合成并释放的复杂的脂蛋白混合物，其主要成分是二棕榈酰卵磷脂，存在于覆盖肺泡内面极薄的液体膜中，具有降低表面张力的作用。几乎肺内所有成分都具有弹性，均参与肺组织本身弹性回缩力的形成，其中弹性纤维和胶原纤维是肺组织本身弹性回缩力的重要来源。肺弹性成分还包括网状纤维、组织细胞、上皮细胞、血管和小气道。因为肺弹性成分主要存在于肺间质，所有肺弹性回缩力主要来自肺间质。在正常情况下，肺弹性回缩力在肺弹性阻力中所占比例很小。若肺部发生病变，出现充血或水肿，肺弹性回缩力可明显增加；而肺气肿时，弹性纤维被破坏，弹性阻力减小。胸廓也具有弹性，呼吸运动时也产生弹性阻力，但因为胸廓弹性阻力增大而使肺通气发生障碍的情况较少见，所以临床意义相对较小。

顺应性是单位压力的容积变化，因此只要测定出肺容量和相应跨壁压的变化即可测定出相应的顺应性。测定肺的静态顺应性时，进行分步吸气或分步呼气，每步吸气或呼气后，屏气，放松呼吸肌，测定肺容积的变化和胸膜腔内压，然后绘制 P-V 曲线，可测得肺的静态顺应性。正常静态 P-V 曲线有下述特征：由功能残气量（functional residual capacity，FRC）至肺总量（total lung capacity，TLC）曲线比较陡直（称为 P-V 曲线的陡直段）斜率一致；但较高位置曲线变曲，斜率下降；接近 TLC 曲线基本平坦，斜率迅速下降；在 FRC 至残气量（residual volume，RV）之间，曲线也较平坦，斜率相应降低。说明不同肺容积状态时，静态顺应性并不一致。中间部位的肺容积才真正反映胸肺弹性，常用这部分的顺应性表示静态总顺应性。临床工作中习惯以 FRC 至 FRC+0.5L 的容积改变除以相应的压力改变表示顺应性。男性正常肺静态顺应性（Clst）值为：（170±60）ml/cmH$_2$O；女性正常 Clst 值为：（110±30）ml/cmH$_2$O。

临床应用 顺应性主要反映胸肺组织的弹性，测定静态顺应性旨在判断肺组织的弹性。影响肺-胸静态顺应性的因素：①残气量或功能残气量增加时，肺-胸顺应性降低，如肺气肿或哮喘患者肺静态顺应性常降低。②肺组织部分损失的患者，如肺切除、肺不张、肺容积减少，静态肺顺应性降低。③肺弹性及扩张程度改变的患者，如肺组织实变，包括弥漫性肺间质纤维化，各种原因的肺水肿，各种情况的肺组织损失，肺炎等；或胸壁畸形肺扩张受限，使肺-胸静态顺应性降低。④体位改变对肺-胸顺应性的影响。俯卧位使顺应性降低 35%；反之，截石位可使顺应性增加 8%。⑤全身麻醉较清醒时，肺静态顺应性值低，麻醉会引起肺不张，肺不张可能是导致肺顺应性降低的主要原因。⑥外科手术过程对肺-胸静态顺应性的影响较为复杂。开腹手术及开胸手术可使

顺应性较术前分别降低 18% 和 10%；腹腔镜手术时，腹内压增高导致膈肌和下胸壁运动进一步受到限制，呼吸系统的顺应性下降明显。

（姚尚龙）

动态顺应性（dynamic compliance）

呼吸周期中气流不阻断时测得的顺应性。主要影响因素是动态阻力，包括黏性阻力和惯性阻力。检测动态顺应性可评估慢肺泡的存在情况及小气道功能。

工作原理 静态肺顺应性反应的是静态肺组织的弹性，检测方法较复杂。临床当中常采用动态测定法（不阻断气流）来了解动态顺应性。动态顺应性分为总动态顺应性、肺动态顺应性、胸廓动态顺应性。胸廓顺应性在临床中极少应用，常说的动态顺应性一般指肺动态顺应性（Cldyn）。通过改变呼吸频率（respiratory frequency，RR）可测出不同 RR 时的肺动态顺应性。在正常肺单位，若 RR 增加至 60 次/分，仍有足够的充盈和排空时间，此时肺的动态顺应性与静态顺应性数值接近，其比值在 0.8 以上，能够反映正常肺组织的弹性。此时的动态顺应性不受呼吸频率的影响，故称为非频率依赖性。若气道或肺组织病变产生慢肺泡时，随着 RR 的加快，气体进出慢肺泡的量逐渐减少，最终导致快肺泡的过度充盈，导致动态顺应性降低。由于此时的动态顺应性受呼吸频率的影响，故称为频率依赖性。小气道早期病变和轻度肺弹性减退时，肺动态顺应性呈频率依赖性。在呼吸运动时，吸气末和呼气末的气流皆为零，故常在此时测定肺容量和胸内压变化值，计算肺动态顺应性。现代呼

吸机多设有自动检测 P-V 曲线的功能，故简单方便，可连续动态检测肺顺应性。正常男性若 RR 为 20 次/分，Cldyn 值为（230±60）ml/cmH$_2$O，正常女性若 RR 为 20 次/分，Cldyn 值为（150±40）ml/cmH$_2$O。

临床应用 肺动态顺应性能够早期发现小气道功能改变，正常平静呼吸时，动态肺顺应性接近或略小于静态肺顺应性，即使 RR 增至 60 次/分 Cldyn/Clst 也保持在 0.75 以上。判断小气道改变的标准通常采用 Cldyn60/Cldyn20 和 Cldyn60/Clst 两项指标。

麻醉时，整个呼吸系统的顺应性降低，不仅静态顺应性降低，动态顺应性也降低。顺应性在麻醉早期即降低，且迅速达到峰值，其后维持稳定，麻醉程度加深也不会使顺应性进一步明显降低。在麻醉机械通气过程中，通过呼吸机相关参数的变化测定呼吸系统的 P-V 曲线，确定低位拐点（LIP）和高位拐点（UIP）指导机械通气，选择最合适的呼气末正压水平，对防止机械性肺损伤有重要意义。

（姚尚龙）

肌松监测（neuromuscular monitoring）

评价肌松药的神经肌肉阻滞性质与效能的方法。在吸入全身麻醉或静脉全身麻醉中，通常需要使用肌松药使手术患者肌肉松弛，以利于暴露手术野。而临床麻醉中所应用的诸多静脉与吸入全麻药、局麻药及其他学科治疗用药，如抗生素、抗癫痫药、镇静安定药、钙离子通道阻滞药等，对神经肌肉传递（neuromuscular transmission，NMT）可产生多部位、多环节的影响。单独应用除肌松药以外的其他影响

NMT 的药物，在临床常用剂量范围内虽可引起神经肌肉系统功能障碍，但在临床中采用简便易行的 NMT 监测方法尚不容易或不能查清。因此，目前麻醉学科临床所应用的 NMT 监测方法，是为判断肌松药的神经肌肉阻滞性质与程度而专门设立的。

20 世纪 40 年代肌松药应用于临床麻醉，随后出现了监测肌松药临床阻滞效应与阻滞后恢复的评估方法。早期应用的是临床估测法，如呼之睁眼、抬头、举臂等试验判断肌松药阻滞后恢复程度。但这些指标影响因素较多，且试验结果与临床真实肌松程度不完全相符合。但因其不需任何设备，实施简单，至今仍在沿用。其后发展为电刺激运动神经，采用各种方法观测受刺激神经所支配肌肉的收缩反应。20 世纪 50 年代中后期，丘吉尔（Churchill）和戴维森（Davidson）等先后应用神经刺激器-肌电图（electromyography，EMG）记录法进行肌松监测，虽减少了干扰因素，提高了精确度，但由于 EMG 反应太快，所使用的 EMG 记录磁带需事后经特殊处理方能进行结果分析，不能瞬间反映当时的神经肌肉阻滞情况，临床应用受到很大限制。直到 20 世纪 80 年代，电子计算机技术飞速发展，专用神经刺激器及刺激方法不断更新，使神经刺激信号的采集换能、结果显示与打印均可在瞬间完成，NMT 监测方法临床应用因此日趋增多。理想的 NMT 监测应是设备精巧、操作简便灵活、精确度与敏感性高、实用性强，同时将其所致的不舒适感减轻到最低程度。

工作原理 神经肌肉兴奋传递自运动神经产生冲动开始，经神经递质释放，形成终板电位与去极化，电-钙偶联及钙-收缩偶联，最终激发肌肉收缩。根据此过程，人为地以神经刺激器刺激运动神经，使其产生冲动，检测效应部位——肌纤维反应特性及强度即为 NMT 监测。肌纤维的反应主要分为两类，其一为肌肉机械收缩力反应；其二为肌肉的反应性复合动作电位。检测肌肉机械收缩力反应，通过各种换能器，将收缩力转变为电信号经微电脑放大，数字化处理后显示在荧光屏上或打印记录。若检测肌肉反应性复合动作电位，则直接经前置放大器将信号放大，其他步骤与检测肌肉收缩力相同。现今成熟应用于临床的 NMT 监测仪无论如何更新改型，均为检测上述两种反应类型。其他 NMT 监测虽可监测神经肌肉兴奋传递的其他过程，但设备昂贵复杂，只能用于科研，而不能用于临床肌松监测。

临床应用 肌松药在临床麻醉、危重患者呼吸功能支持、严重或难治性抽搐惊厥等患者临床管理和治疗中，因患者对各种肌松药的敏感性与反应性不尽相同或与预计不符，按常规给药可能发生肌松过度或不足。若遇全身衰竭、休克、严重电解质失衡、肝肾功能不全等情况，肌松药用量更难掌握。通过适当的方法监测应用肌松药后的阻滞程度，可以随时调节肌松药用量，实现既可获得良好肌松效果又保证安全，且能够准确掌握应用后的恢复情况。

除肌松药、静脉与吸入全麻药外，临床部分治疗用药亦干扰 NMT，体质佳者可无虑，但遇年老体弱或器官功能严重受损者，可能会影响通气与气道保护功能，出于安全考虑，须行 NMT 监测。

某些特殊患者，如重症肌无力、兰伯特-伊顿（Eaton-Lambert）综合征及其他神经肌肉疾病的患者，若必须应用影响 NMT 的药物或肌松药，应尽量争取条件行 NMT 监测，以指导临床用药。

（余守章）

dāncìjī

单刺激（single-twitch mode of stimulation） 选用频率 0.1～1.0Hz、刺激电流 40～65mA、刺激脉冲持续时间 0.2ms 的单次刺激的肌松监测方法。一般间隔 10～20 秒刺激一次以便使神经肌肉功能恢复至正常状态，再进行下一次刺激。刺激频率越快，神经肌肉接头前膜处乙酰胆碱（Ach）消耗随之增多。刺激频率超过一定范围，肌肉收缩幅度则降低越明显。因此，刺激频率超过 0.15Hz，所诱发的神经肌肉反应能力逐渐降低，并停留在较低的水平，故临床常用的单次刺激频率为 0.1Hz。此法的主要优点是简单、不适感轻或无不适感，可无顾虑地用于清醒或麻醉后苏醒患者，且可做反复测试。其缺点为：①敏感性差，接头后膜 Ach 受体被药物占据 75% 以上方出现刺激反应减弱，即使反应高度恢复到参照值的 100%，亦不能说明神经肌肉传导（neuromuscular transmission，NMT）完全恢复正常。②单刺激只能监测神经肌肉阻滞程度，而不能辨别神经肌肉阻滞性质是去极化阻滞还是非去极化阻滞。

工作原理 神经肌肉兴奋传递自运动神经产生冲动开始，经神经递质释放，形成终板电位与去极化，电-钙偶联及钙-收缩偶联，最终激发肌肉收缩。单个肌肉纤维对一个刺激遵循全或无的模式。整块肌肉的收缩反应取决于被刺激所兴奋的肌纤维数目。

若强度足够，则某根神经所支配的所有肌纤维都会兴奋，从而激发出最大反应。予神经肌肉阻滞药后，肌肉反应的降低与被阻滞的肌纤维数目成正比。在刺激强度稳定时，反应降低的程度能代表神经肌肉阻滞的程度。应用单刺激监测 NMT 功能，一般在使用神经肌肉阻滞药物前应做参照值校准，用药后的检测值与参照值的百分比即表示神经肌肉的阻滞程度。

临床应用　根据刺激运动神经引起相应肌肉收缩的反应强度，神经刺激用于在临床麻醉期间监测神经肌肉阻滞程度或用于监测术后肌松的残余效应。目测胸廓运动法、手指握力及抬头试验等测定方法仅用于评价苏醒期间患者的肌松恢复程度，而采用神经刺激进行肌松程度监测方法更精确，且可用于麻醉期间监测肌松程度，相对应用范围更广。单刺激用于粗略的判断程度较深的神经肌肉阻滞，包括去极化和非去极化阻滞程度，帮助确定首次给药后的效果是否满意，是否需要再追加药物及再次给药时机；亦用于判断鉴别呼吸抑制引起的原因是中枢性或外周性。

(佘守章)

sìgè chéngchuàn cìjī

四个成串刺激（train-of-four stimulation，TOF）

以频率 2Hz（每 0.5 秒 1 次）的连续 4 次超强刺激组合成一组刺激运动神经的肌松监测方法。每个刺激脉冲宽度 0.2 ~ 0.3ms，每组刺激时间为 2 秒。四个刺激均引起肌肉收缩，各反应的依次衰减是评价肌松的基础，即 TR（TOF 中第四次颤搐反应高度与第一次之比，T4/T1）。每两组刺激间间隔时间 12 秒，以免影响四次颤搐刺激反应高度。

TOF 超强刺激电流一般为 40 ~ 60mA，每 10 ~ 30 秒重复 1 次。TOF 由阿里（Ali）等于 20 世纪 70 年代初首先提出，是目前临床广为应用的肌松监测方法。

清醒患者虽因 TOF 超强刺激有不适感，但多数患者仍可耐受，在行非去极化阻滞监测时若改为亚强刺激，不适感显著减轻。其缺点为：①不能监测深度神经肌肉阻滞，若 T4 消失或 T1 低于参照值的 10% ~ 20%，TR 值计算为零，比该水平更深的非去极化阻滞或琥珀胆碱引起的 II 相阻滞，则不能进一步用数字监测表示；同样，去极化阻滞的程度深于 T1 为零的水平，亦不能定量表示。②监测神经肌肉阻滞后的恢复过程的敏感性仍显不足，当神经肌肉接头处的乙酰胆碱受体被药物占据 70%，TR 值即可达 ≥ 0.7，其敏感性明显不如强直刺激。③TOF 超强刺激可引起清醒患者的不适与恐惧感。

工作原理　在静注神经肌肉阻滞药物前需校准 100% 参照值，每组四次刺激的肌肉收缩力与肌电图反应高度相同，理论上不出现衰减，即 TR 为 100%。非去极化阻滞与 II 相阻滞程度进一步加深，四次刺激反应可按 4、3、2、

1 的顺序消失，TR 与阻滞程度存在一定关系（表 1）。若 T4 消失，TR 值则无法计算，即等于零。较此更深的非去极化阻滞，TOF 法不能用数字表示确切的阻滞程度。在多数肌松自动监测仪上，若 T1 低于参照值的 10% ~ 20%，无论 T4 是否消失（实际上多数 T4 已消失），TR 值均计算为零。在部分去极化阻滞期间，TOF 不发生衰减，理想的 TR 值接近 100%，静脉注射去极化阻滞剂琥珀胆碱后 TOF 衰减后表示发展为 II 相阻滞。在部分非去极化阻滞期间，TR 值降低（出现衰减），且与阻滞程度成反比。

临床应用　TOF 法可对神经肌肉阻滞进行准确、动态性的定量监测，且能持续反复进行。在非去极化阻滞期间 TOF 刺激监测的优势较大，因为即使无术前对照值也可从 TR 值直接读出肌肉阻滞的程度。

(佘守章)

qiángzhí cìjī

强直刺激（tetanic stimulation）

高频率（30、50、100 或 200Hz）的电刺激刺激运动神经的肌松监测方法。50Hz 所产生的收缩力相当于自主收缩时的最大程度，超越此频率的刺激则属非生理性，

表 1　TOF 反应消失与阻滞深度的关系

消失顺序	阻滞程度（%）	波形
T4 消失	75 ~ 80	
T3 消失	80 ~ 90	
T2 消失	90 以上	
T1 消失	100	

神经肌肉不能作出迅速反应，因此临床强直刺激选用的超强刺激电流为 50~60mA，刺激持续时间为 5 秒。临床常应用神经肌肉对强直刺激计数（post-tetanic count，PTC）判断深度神经肌肉阻滞程度，应用强直后易化（post-tetanic facilitation，PTF）现象进行肌松性质的判断。PTC 是先给频率 1Hz 的单刺激 60 秒，继之用 50Hz 强直刺激 5 秒，停顿 3 秒，再改用频率 1Hz 的单刺激 16 次，记录强直刺激后单一颤搐反应次数。PTF 指强直刺激终止后单刺激诱发的神经肌肉反应幅度大于强直刺激前相同频率单刺激诱发所引起的神经肌肉反应幅度的现象。

工作原理 在神经肌肉信号传递正常情况下进行强直刺激时，开始因运动神经末梢释放大量乙酰胆碱（Ach），故强直刺激反应能力比强直前增强。其后由于可动员的 Ach 的补充速度慢于可立即释放的 Ach 的释放速度，其释放量开始减少，所以强直刺激反应程度比开始时略低。运动神经末梢释放 Ach 的安全系数很大，超过正常需要量的 4~5 倍，且释放的 Ach 与接头前膜上的受体结合后，可迅速增加 Ach 的合成、动员及加快补充速度，Ach 的释放量虽比开始时稍少，但仍可与相当量的接头后膜结合，并使之激活。故强直刺激所激发的肌肉收缩反应与肌电位比开始时低，但仍能很好维持在较高水平或高于刺激前，不发生衰减。神经肌肉处于非去极化阻滞或琥珀胆碱的 Ⅱ 相阻滞时行强直刺激后，Ach 的合成、动员及消除显著加快，故此时施以单刺激引起的乙酰胆碱释放多于强直刺激之前，故肌肉颤搐反应幅度增高超过强直刺

激前，此过程一般持续 60 秒后消失；其后迅速发生可释放的 Ach 减少甚至耗竭，此时接头前膜 Ach 受体的正反馈效应已被药物阻断，接头后膜上的 Ach 受体亦被药物不同程度的占领，致使释放量已大为减少的 Ach 与接头后膜受体结合的机会更少。因此，神经肌肉对强直刺激反应不能维持而发生衰减，衰减的程度取决于神经肌肉被阻滞的程度、刺激频率。当存在某种程度的去极化阻滞时进行强直刺激，尽管 Ach 因大量释放而减少，但接头前膜 Ach 释放的正反馈效应不被常用量的去极化肌松药阻断或影响很小。因 Ach 的动员、补充速度可显著增快，致使可立即释放的 Ach 量能得到及时补充，故强直刺激反应可维持而不出现衰减（易化现象）。

临床应用 过去用强直刺激反应评价残余神经肌肉阻滞，但强直刺激可引起剧痛，清醒患者无法耐受，因此单纯强直刺激基本未应用于临床麻醉中。更多的是利用 PTC 及 PTF 现象进行肌松监测。PTC 主要应用于深度非去极化阻滞下对单刺激与四个成串刺激无反应时监测神经肌肉阻滞程度。采用 PTC 监测肌松效应时，PTC 数目越小，表示阻滞程度越深，一般 PTC 少于 10 次时四个成串刺激消失。由于强直刺激可影响去极化神经肌肉阻滞的恢复过程，故应用去极化肌松药致深度神经肌肉阻滞不能行 PTC 监测。PTC = 5~10，可视为深度神经肌肉阻滞；进行神经外科、显微外科、眼科等精细手术时，为消除强烈刺激时的膈肌活动，防止患者突然出现随意运动，阻滞深度需达 PTC = 0。通过观测 PTC 与强直后颤搐高度及四

个成串刺激出现的时间之间的关系，可以判断神经肌肉阻滞后开始恢复的时间。其主要优点系可定量监测四个成串刺激、单刺激不能检测的深度神经肌肉阻滞。PTC 需每隔 6 分钟检测一次，以利于神经肌肉接头充分恢复及避免两次 PTC 间相互影响，因此，PTC 不能连续动态观测深度神经肌肉阻滞的动态过程。PTF 用于判断神经肌肉阻滞属于去极化阻滞或非去极化阻滞，尤其是用于判断去极化阻滞是否转化为 Ⅱ 相阻滞。

（佘守章）

shuāng-duǎn qiángzhí cìjī

双短强直刺激 （double-burst stimulation，DBS）

两组短暂的强直刺激组成、两组间的间隔时间为 750ms、各组中脉冲间隔时间为 20ms、刺激脉冲宽度 0.2ms、强刺激电流为 50mA 的肌松监测方法。由英比克（Engbeak）等于 1989 年首先提出。DBS 显著缩短了强直刺激时间，肌肉疼痛比强直刺激大为减轻，清醒患者虽有不适感且重于四个成串刺激（TOF），但仍可耐受；DBS 后神经肌肉传递恢复正常时间亦较强直刺激显著缩短，两次 DBS 之间只需间隔 15~20 秒。因此，与 TOF 一样能进行连续动态观测非去极化阻滞恢复过程。其缺点主要为对清醒患者所致不适感重于 TOF。

工作原理 DBS 的设计思路为 50Hz 强直刺激能使肌肉对刺激发生融合反应，每组 2~4 个脉冲能使肌肉收缩反应像一个短暂单一的持续收缩，两组短暂的强直刺激间的间隔时间比 TOF 的脉冲所间隔的 500ms 更长，能将两组肌肉反应清晰分开，便于主观感觉辨别。正常情况下，肌肉对

DBS 中两组短强直刺激反应强度相等，神经肌肉存在非去极化阻滞时，第二组短强直刺激反应出现衰减，依据衰减程度判断残余阻滞。根据两组短暂强直刺激所含刺激脉冲数不同，分为不同的 DBS。如两组各含四个刺激脉冲称为 DBS 4，4；各含 3 个刺激脉冲称为 DBS 3，3；第一组含 3 个刺激脉冲，第二组含 2 个者为 DBS 3，2，相应的脉冲数为 4 个与 3 个，则谓之 DBS 4，3。经临床证明：DBS 3，3 与 TOF 监测的 TR 值相关性最好，DBS 3，2 检测残余神经肌肉阻滞的能力最强，临床多用前者，其次为后者。

由于 DBS 中两组短强直刺激所致肌肉收缩反应能清晰分开，能用目测与触感的方法辨别第二次收缩反应是否存在衰减，与 TOF 目测触感法相同，只需一神经刺激器即可，不需测试回路，有简便实用的优点。其残余神经肌肉阻滞检出率比 TOF 目测触感法显著提高，但与 TOF 自动监测法相比，检出率仍不满意。随 DBS 目测触感法应运而生的自动监测法，系在肌松自动监测仪上增设 DBS 刺激方式与测试处理程序。计算 DBS 中第二组短强直刺激反应高度（D2）与第一组（D1）的比值（D2/D1），若 <1，则说明存在衰减。

临床应用 DBS 主要用于神经肌肉非去极化阻滞后经 TOF 已不能检测出衰减的恢复期，监测残余非去极化阻滞。若 TR 恢复至 0.4～0.7，TOF 目测触感法已大部分判断不出衰减，此时采用 DBS 目测触感法，则有 72%～83% 可判断存在衰减；TR 恢复至 0.95 以上，DBS 自动检测法仍有约 95% 能检测出衰减。DBS 显著提高了残余神经肌肉阻滞的检出

率，经 DBS 3，3、DBS 3，2 检测无衰减，余下的残余阻滞无临床意义。

（佘守章）

肌机械描记法肌松监测

（mechanomyography neuromuscular monitoring） 用肌收缩的机械效应图监测肌松的方法。肌收缩的机械效应可以直接测定其肌力或通过力换能器将机械效应变成电信号，其信息经放大再通过信息处理后可直接显示或用记录仪记录即肌收缩机械效应图（mechanomyography，MMG）。

工作原理 MMG 监测最常用方法是刺激尺神经记录拇收肌的机械效应。正确而可重复性地测定诱发张力的必要条件是保证收缩肌群的等长收缩，为此先要给拇指一个适当的前负荷，使测试肌肉在静止时保持有一定的张力（一般为 200～300g），还应注意使力换能器测力方向与拇指运动方向在同一直线上。刺激尺神经时，拇指（拇收肌）作用于位移传感器内的应变元件，其电阻值随力（位移）的大小发生相应改变。利用收缩力引起应变元件电阻值的变化，调制电路的输出，得到与收缩力变化相应的信号，经肌松自动监测仪内的模数转换器将电信号转换成数字，再经中央处理器进一步处理，放大此电信号，并以数字或图形形式显示打印出来，即 MMG。此 MMG 记录结果与神经肌肉兴奋传递功能、肌兴奋-收缩偶联及肌收缩性等因素有关。力-传感器固定在被测肢端（如前臂），使拇指运动所产生的力量始终较精确地对着力-传感器的长轴，收缩力出来。

临床应用 机械描记法肌松监测系直接检测肌肉收缩力，其

优点为：①可直接或间接反映肌肉的收缩力与肌松程度。②不易受高频电器的干扰。由于 MMG 描记的是肌肉收缩的实际力量，被认为是神经肌肉监测的金标准。此监测方法虽能直接反应受检部位肌肉的真实收缩力，但因为存在设备笨重、信号不稳定、人机连接烦琐、对位移敏感、操作必须固定臂板、操作过程复杂等诸多因素使其应用范围受限，不如间接反映受检部位肌肉收缩力的检测方法或 EMG 型肌松监测仪应用广泛。

（佘守章）

肌加速度描记法肌松监测

（acceleromyography neuromuscular monitoring） 用电刺激运动神经后肌肉收缩产生的加速度变化反映神经肌肉阻滞程度以监测肌松的方法。其优点是可以将受测部位（手）的固定程度降到最低。但其稳定性和可靠性不如肌机械描记法肌松监测，数据波动范围较大。

工作原理 根据牛顿第二定律，$\Sigma F = ma$，即力等于质量乘以加速度。质量恒定，加速度与力成正比。因此，神经受到刺激后，通过加速度的变化可以反映肌肉收缩产生的力的变化。加速度检测法就是依据这一定律，通过微型的半导体传感器检测加速度的变化，确定肌肉收缩力的大小变化。电刺激尺神经时，使拇指做内收动作。将加速度传感器置于拇指指腹，随着拇指内收，其加速度变化由传感器转化为电信号，其电信号的幅度与拇指内收力的大小变化成正比。

临床应用 术中使用肌松药时，肌肉放松，随着药力减退，肌肉逐渐恢复张力，通过测量外

加刺激引起肌肉的加速度反应，即可定量反映肌松程度。也可用于术后残余肌松的监测。

（佘守章）

jīdiàn miáojìfǎ jīsōng jiāncè

肌电描记法肌松监测（electromyography neuromuscular monitoring）

用肌电图监测肌松的方法。肌电图（electromyography，EMG）是用于评价和记录肌肉收缩产生的电位活动，是一群肌细胞收缩产生的复合动作电位变化的总和。此型肌松自动监测仪系检测肌肉的复合动作电位，不受肌纤维收缩特性的影响，虽不能直接反应肌肉的收缩力，但检测到的电信号与神经肌肉传递密切相关，监测结果与检测肌肉收缩力反应法相比虽有一定差距，但两者的相关性良好，且能较准确反应肌松的程度与性质。

EMG是应用计算机技术将动作电位放大、滤波、整流积分等处理后进行信息处理，计算信号的振幅（这个信号代表独特的复合肌肉动作电位）或EMG曲线下面积，再以数字或图像的形式显示。根据微电脑处理肌肉复合动作电位的过程，EMG型肌松自动监测仪的检测方式分为两类：①EMG型动作电位高度检测法，即检测每个诱发的EMG动作电位振幅峰值高度。②EMG动作电位积分面积检测法，每个诱发的EMG的动作电位除振幅峰值高度外，同时出现波形峰值面积，此法即是将该面积进行积分，比峰值振幅高度法更稳定，受干扰少，更适合应用于临床与科研。

EMG型肌松自动监测仪的主要优点为：①受检测部位或肢端不需特殊固定、制动，很少受位移影响。②人-机连接简单。③检测结果稳定精确，受干扰因素少。

其主要缺点在不能直接反映肌肉收缩力，且设备昂贵，为有创性检查，易受多种因素影响，包括电干扰、不适合的电极位置、皮温、记录电极和刺激电极的距离等。

（佘守章）

II xiàng zǔzhì

II相阻滞（phase II neuromuscular block）

长时间应用去极化肌松药，神经肌肉接头开始出现去极化阻滞，达到一定剂量与时间后，接头后膜逐渐恢复正常的膜电位，使阻滞发生质变的状态。与非去极化阻滞类似。

II相阻滞的特征：①出现强直刺激和四个成串刺激的肌颤搐衰减。②强直刺激后单刺激出现肌颤搐易化。

II相阻滞的产生原因：①接头前膜阻滞，乙酰胆碱（Ach）的动员与释放减少。②接头后膜Ach受体长时间与激动剂作用，转变成脱敏感受体的量增多。③通道阻滞。④通道反复开放，K^+持续外流，而Na^+则持续内流，导致接头后膜内外离子分布失衡，功能紊乱。⑤通道反复开放，肌细胞内Na^+增加，Na^+-K^+-ATP酶被激活，且其活性随着Na^+浓度增加而增强，即使离子通道开放，仍将Na^+泵出细胞外，K^+泵入细胞内，恢复膜电位。⑥通道持续开放，Na^+进入接头后膜下，使亚终板成分与受体自身受损，加重膜内外离子失衡的程度。

II相阻滞的发生与琥珀胆碱的用量、持续时间、给药方式和配伍用药等因素有关。静脉持续滴注琥珀胆碱30~60分钟或用药总量达到7~10mg/kg即可发生II相阻滞，发生II相阻滞时50%肌张力恢复延迟。重症肌无力、电解质紊乱和血浆胆碱酯酶异常等

患者易发生II相阻滞，恩氟烷和异氟烷麻醉可促使琥珀胆碱发生II相阻滞。琥珀胆碱与普鲁卡因或利多卡因合用，琥珀胆碱效应得到增强，用量可减少。但临床研究证明，普鲁卡因或利多卡因与琥珀胆碱合用，也可促使琥珀胆碱发生II相阻滞。多数产生II相阻滞患者肌张力恢复延迟。由于II相阻滞的发生机制和影响因素极其复杂，用抗胆碱酯酶药拮抗其肌松的效果很难预测，所以一般不主张拮抗，即使肌松监测表现为非去极化的阻滞性质。

（佘守章）

tǐwēn jiāncè

体温监测（temperature monitoring）

用体温监测仪检查不同部位体温的方法。体温恒定是维持机体各项生理功能的基本保证，机体通过产热和散热维持体温，若偏差较大将引起代谢功能的紊乱甚至死亡。麻醉手术期间，内脏或肢体大面积、长时间暴露于寒冷的手术室环境，大量补液及麻醉药物对机体体温调节功能的影响等多种因素可造成体温变化。随着医学的发展，一些特殊手术如心脏手术、器官移植需要在深低温停循环下进行，需要有控制地将体温降低。因此，对体温的有效监测和调节是保证麻醉手术成功、降低术后并发症的重要措施之一。

部位 中心温度的监测部位有鼓膜、肺动脉、食管远端和鼻咽部，皮肤温度仅表明血管运动的张力和麻醉中肌松监测的正确性，前额和颈部温度与中心温度相关性小，口腔、腋窝温度虽接近于中心温度，但麻醉中不易管理，故均不宜于麻醉中应用，鼓膜温度与中心温度的相关性较好。由于体内各部的温度并不一致，

所以不同部位的监测有不同的生理意义。

常用体温监测仪 ①水银体温计：临床上最常用的一种体温表，在一根玻璃管的贮囊内灌满水银，插入口腔或肛门后，利用其受热膨胀原理，得出温度变化，由于管理不便在麻醉中不宜应用。②电子体温计：是临床麻醉中最常用的体温监测仪。有热敏电阻和热敏电偶两种，前者利用温度计中的电阻随温度改变而改变的原理制成，后者利用两种金属构成的电流与其接受的温差有关的原理制成，电子体温计准确度较高。③红外线体温计：主要用于鼓膜温度的测定，由于其反应速度快、与中心温度有较好的相关性，目前在临床上引起重视，不足的是探头为一次性使用，位置安放不当将影响测定结果，且只能间断测定不能连续观察。④液晶温度计：形状似胶带贴于患者额部，体温的改变可在胶带上显示，由于测定的是皮肤温度，与中心温度有一定误差，故其临床意义尚在认识中。

意义 多数情况下，体温监测有助于发现恶性高热。尽管体温升高并非恶性高热的首发症状，但对于恶性高热的发现具有重要指导意义。围术期体温升高的原因可能包括覆盖物过多、感染、输血反应等。围术期出现体温升高后，一定要及时鉴别诊断相关病因。另一方面，围术期更易出现的是低体温，而术中发现低体温对于改善患者预后具有重要意义。所有的麻醉药都有可能影响体温调节功能，降低体温调节阈值。这种调节功能的损害，在手术间环境温度较低的情况下可进一步加重患者低体温的情况。术中低体温可直接损害凝血级联反应的酶活性和血小板功能。几乎所有的随机临床试验均表明，低体温可以增加术中的出血量和异体血输血需要量，中心体温仅降低1℃即增加出血和异体输血量各约20%，而保温治疗效果明显。低体温对大部分其他药物的代谢和药效动力学的影响尚未见报道，但肌松药和丙泊酚的研究结果表明其影响确切。维库溴铵的作用时间在中心温度减少2℃时延长2倍多。在丙泊酚的持续输注期间，体温降低3℃时丙泊酚血浆浓度比正常体温下增加约30%。低体温也会改变挥发性麻醉药的药效，中心体温降低1℃减少最低肺泡有效浓度约50%。因此，在中心温度低于20℃时无需合用任何镇痛药防止皮肤切开的体动反应。同理，低体温也会显著延长麻醉后复苏时间。伤口感染是麻醉和手术最常见的严重并发症，其发生率可能高于其他所有麻醉并发症的总和。低体温引发温度调节性血管收缩，进而降低伤口氧供，同时低体温可直接损害免疫功能，这些因素均可导致伤口感染。现已明确，发热是人体的保护机制之一，抑制自然发生的发热可能会加重伤口感染。很多动物实验和临床研究均表明，麻醉期间的低体温可能降低抵抗感染的能力，是术中切口的感染率增加数倍，还可导致在无感染的情况下伤口愈合延迟，住院时间延长。术后低体温会给患者带来明显的低体温不适，复苏早期患者存在的低体温不适将持续数小时，甚至留下长时间的不良记忆。术后低体温不适还可引起血压升高、心率增快等一系列应激反应，继而诱发心血管事件。因此围术期体温监测和体温保护可显著改善患者转归，必须引起充分关注。

临床应用 中心温度监测适用于大多数全身麻醉患者，可量化体温，利于早期发现体温过高或过低。对于罕见却致死率高的恶性高热，通过中心温度增加，结合心动过速和呼气末二氧化碳分压与每分通气量不成比例的增加以早期发现至关重要。术中体温升高除外恶性高热，更常见的是保暖过度、感染性发热、第四脑室出血、输血血型不匹配等原因。截至目前，围术期最常见的体温紊乱是未被注意的体温过低。

全球范围多个组织都已提出体温监测的重要性和相关策略。目前多个指南均推荐：①在临床麻醉手术中，若全身麻醉时间在30分钟以上，大多数患者建议进行体温监测。②区域麻醉期间若可能、预期或怀疑体温变化，同样应做体温监测。③除非有特别低体温指征（如缺血保护），应努力维持术中中心温度不低于36℃。④对于大手术、高危患者（如高龄、小儿）、ASA分级较高等更需进行体温监测和体温保护，以改善患者预后。

（赵 晶）

hánzhàn fǎnyìng

寒战反应（shivering） 通过骨骼肌的不自主收缩维持正常体温而应对低体温的基本反应。若机体中心温度低于临界值，寒战反应启动：重要脏器周围的肌肉开始小幅收缩，通过消耗能量产热，维持机体的正常生理功能。寒战反应的肌肉收缩与运动时肌肉收缩不同的是肌肉收缩主要是产生动能，热能是其副产物；寒战则以产生热能为主，用于保温。

麻醉、手术过程中所见的寒战主要原因如下。①麻醉后患者散热增加：如硬膜外阻滞后，阻滞区血管扩张，体表散热增加，机体热量从机体中心向外周重新分布。中心体温降至中枢调定点之下，导致运动未被阻滞区域的肌束颤动以增加产热。②低温：包括室内温度过低、使用易挥发消毒剂且消毒面积过大、术中输注大量冷液体或温度较低的血液制品，以及用大量冷盐水反复冲洗体腔等。低温引起的寒战属于冷诱导的温度调节寒战。低温通过刺激体表温度受体和颅内温度神经元，同时作用于下丘脑的体温调节中枢，使肌肉、心肺活动增强，产热增加，以保持机体的热平衡。③致热源因素：如患者在手术输血输液过程中，突然出现寒战、高热，体温可达 38～41℃，伴恶心、头痛、心动过速等，应警惕输血输液所致致热原反应，这可能源于致热源使体温调节中枢失衡。④低氧：手术过程中多种因素可导致低氧血症，使患者出现缺氧性寒战，可伴头痛、心率增快、呼吸深快、血压上升、脉搏血氧饱和度下降，严重者出现心率减慢、呼吸抑制、神志不清甚至惊厥。

（赵 晶）

zhōngxīn wēndù

中心温度 （core temperature）

人体深部器官的工作温度。与外周温度相对而言。一般情况下，中心温度的波动范围很小，以保证机体必需的酶促反应正常进行。若中心温度严重升高或降低并持续较长时间，将对生命构成巨大威胁。

中心温度的估测途径主要有肛温、口温、内耳温、鼻咽温及阴道温度等。其中，肛温是估测中心温度的金标准。由于直接的中心温度监测需要通过外科手段放置探头，所以通常使用的还是

间接测量法。口温会受到饮食和呼吸的影响。对同一人而言，肛温可比口温高 0.3～0.5℃。尽管肛温或阴道温度可以最准确地反映中心温度（特别是在低体温的情况下），但是这种记录方法并不被患者及医务工作者所喜爱。由于鼓膜和大脑的血供相通，故可用红外线传感器检测鼓膜温度得到内耳温度。内耳温度测量在监测体温变化趋势中有一定作用，但由于其敏感性比肛温差，故并不适用于判断是否发热。21 世纪初人们发明了可消化的胶囊式温度探头，可使在消化道内测得的温度传输至外部的接收器，其精确度可与肛温相比。

在全身麻醉的第 1 个小时中心温度通常降低 1℃ 或 2℃（Ⅰ相），随后的 3～4 小时体温进一步缓慢下降（Ⅱ相），最终达到平衡或一个稳定状态（Ⅲ相）。麻醉药物引起的扩血管效应使热量从温暖的机体中心向寒冷的周围组织再分布，这是手术开始时体温下降的主要原因。热量持续释放到周围环境中是随后体温继续缓慢下降的主要原因。蛛网膜下腔阻滞和硬膜外阻滞也能导致低体温，其原理也是血管舒张随后体内热量再分布（Ⅰ相），而伴随局部麻醉发生的体温调节功能障碍则使得热量持续丢失（Ⅱ相）。因此，在临床工作中，在有预期或怀疑体温会发生显著改变的所有麻醉患者均应监测中心温度，术中可以通过监测鼓膜、鼻咽、食管、膀胱、直肠等部位的温度实现。

（赵 晶）

wàizhōu wēndù

外周温度 （peripheral temperature）

人体外周组织如皮肤温度、口腔温度、腋窝的温度。与

中心温度相对而言。外周温度一般低于中心温度，且由体表至体内存在着明显的温度梯度。体表具有一定厚度，在体温调节中可起隔热层作用，通过它维持着中心体温的相对稳定。通常通过口腔和腋窝温度测量外周温度，口腔温度的正常范围为 36.3～37.2℃，比中心温度低 0.3～0.5℃，而腋窝温度则比口腔温度低 0.2～0.4℃。

麻醉和手术期间外周温度的监测主要以四肢皮肤温度为主，可反映血管张力，与中心温度也有一定相关性。虽然可能受室温影响，但其变化趋势仍有一定的临床指导意义。前额和颈部温度与中心温度的相关性小，口腔、腋窝温度虽接近于中心温度，但麻醉中不易管理，故均不宜于麻醉中应用。

（赵 晶）

wéishùqī dītǐwēn

围术期低体温 （perioperative hypothermia）

常规保温措施下围术期患者中心温度低于 36℃ 的现象。手术患者围术期发生体温降低十分常见，主要源于麻醉引起的体温调节紊乱及手术室的寒冷环境。正常人体的中心温度为 36.5～37.5℃。常规保温措施下仍有约半数患者术中的中心体温低于 36℃，有 1/3 者低于 35℃，很多未保温者术后初期体温多在 34℃ 左右。

中心温度是维持正常生理状态的重要因素。体温调节反应 80% 由中心温度决定，许多低体温并发症也主要是由于中心体温过低。麻醉本身可导致中心温度降低，因为麻醉药可抑制体温调节性血管收缩，将血管收缩的阈值降低 2～4℃。由于中心组织与外周组织存在温差，故中心向外

周的热量转移即热量再分布也可导致中心温度的变化。

围术期轻度低体温会产生许多不良后果，如术后寒战、心脏不良事件增加、手术切口感染、麻醉后恢复时间、住院时间延长、术中失血量和异体输血量增加、药代动力学变化等。心肌梗死是围术期致死的首要原因之一。

围术期低体温的主要并发症如下。①围术期心脏事件：中心温度降低 1.3℃ 时患者心脏不良事件的发生率升高 3 倍。寒冷会使老年人血浆去甲肾上腺素浓度上升 1/3，增加心脏应激性，诱发室性心律失常。②凝血功能障碍：体温通过 3 条途径影响凝血功能，即血小板功能、凝血酶功能、纤溶状态。低体温时血小板数量仍可保持正常，但功能却受到抑制，这可能源于血栓素 A_2 的释放减少。低体温时标准凝血试验结果可以维持正常，如凝血酶原时间（PT）和活化部分凝血活酶时间（APTT）。因为这些试验通常在 37℃ 下进行，不受患者体温影响。若在患者实际体温下进行，凝血试验结果则因低体温而延长。③伤口感染：低体温通过两种方式引起切口感染，低体温引发体温调节性血管收缩，显著降低皮下氧张力，组织缺氧间接抑制中性粒细胞功能，增加切口感染概率；低体温直接抑制免疫功能，包括 T 细胞介导的抗体的产生及中性粒细胞非特异性氧化杀伤细菌的能力。低体温还加重术后蛋白消耗，进一步抑制伤口愈合。④术后恢复延迟：药物代谢依赖于温度，这是因为调节器官功能和药物代谢的酶对温度相当敏感。中心温度降低 2℃ 时，肌松药的作用时间会延长 1 倍。低体温会增加挥发性麻醉药的组织溶解度。

在血浆分压一定时，低于正常的体温会增加体内的麻醉药含量。因为机体需要将更多的麻醉药排出体外，导致恢复延迟。低体温还直接降低静脉麻醉药的清除率。因此，轻度低体温可明显延长成人在麻醉后恢复室的停留时间。

由于围术期低体温可能导致多种并发症，对手术患者进行体温保护十分必要。预防围术期低体温的第一步是防止环境的过度低温。26℃ 以上的室温将显著减少低体温的发生率，但可增加医务人员的不适，且有增加感染的可能性。一般认为室温保持在 24~25℃，相对湿度 40%~50% 为宜。对于新生儿及早产儿，室温宜保持在 27~29℃。还可采用被动隔热、主动加温等不同方法预防围术期低体温的发生。

（赵　晶）

zhìliáoxìng qiǎndīwēn

治疗性浅低温（therapeutic light hypothermia）

用物理方法将患者体温降至预期水平（32~34℃），降低因血流灌注不足所致组织缺血损伤风险，达到治疗疾病目的的措施。

根据治疗温度的不同，分为深低温治疗、低温治疗、浅低温治疗等。低温疗法可以通过多种方式进行，如经股静脉的下腔静脉插管的有创途径，或通过直接接触患者皮肤的冰毯、背心等这些无创途径。低温疗法的早期研究主要关于深低温（20~25℃）治疗，然而这种极端的体温下降通常导致心律失常、凝血功能障碍等严重不良反应，使得深低温并未在临床中得到广泛应用。此后人们开始关注浅低温（32~34℃）的治疗作用。研究发现，脑温度下降 2~3℃（浅低温）对缺血性脑损伤有保护作用，并将

其应用于临床，取得了令人瞩目的成果。

治疗性浅低温主要用于新生儿缺血缺氧性脑病、心搏骤停、缺血性脑卒中、创伤后脑/脊髓损伤及脑创伤后的神经源性发热等。低温疗法可改善围生期缺血缺氧、新生儿窒息所致儿缺血缺氧性脑病的预后。在出生的最初 6 小时内，将全身或头部的温度降低至 33~34℃，并持续 72 小时，可显著降低病死率及存活新生儿的脑瘫率。在发生心搏骤停的患者中，若对其进行 24 小时的低温治疗（32~34℃），其预后好于未治疗组，尽管在这两组患者远期并发症的发生率并无显著差异。关于浅低温对于缺血性脑卒中、创伤后中枢神经系统损伤及神经源性发热等的研究尚少，多仍处于动物实验或临床试验阶段。

（赵　晶）

zhìliáoxìng shēndīwēn

治疗性深低温（therapeutic deep hypothermia）

用物理方法将患者体温降至预期水平（20~25℃），降低因血流灌注不足所致组织缺血损伤的风险，以达到治疗疾病目的的措施。这种极端的体温下降通常导致严重不良反应，包括血小板功能异常、枸橼酸中毒加重导致血清钙离子浓度降低、可逆性凝血功能异常及心肌收缩功能抑制等。因此，深低温在临床上的应用较局限，目前主要用于需要进行体外循环的心血管手术的麻醉。大多数心脏手术常规使用中低温（26~32℃）或深低温（20~25℃）。应用深低温的原因主要是其脑保护作用。体温每降低 10℃，机体对氧气的需求量通常减少一半。深低温时可以更好地平衡氧供和氧耗，减少兴奋性神经递质的释放，降低血脑屏障

的通透性，减轻炎症反应。相反，若体温过高，则导致氧供和氧耗的失衡，增加兴奋性神经递质的释放，增加血脑屏障通透性，增加炎症反应及自由基的产生，并导致细胞内酸中毒和细胞骨架的不稳定。因此，在心脏手术停循环时，深低温可以起到显著的脏器保护作用。低温（<34℃）本身就有一定的麻醉效果。但若不追加足够的麻醉药物，体外循环患者仍可能存在麻醉过浅，尤其在复温时，更易出现术中知晓和高血压。

（赵　晶）

wéishùqī tǐwēn guògāo

围术期体温过高（perioperative hyperthermia）　围术期患者中心温度高于既定范围的现象。主要原因可分为感染性因素和非感染性因素两大类。

感染是导致围术期发热的一大类常见原因。根据感染部位可分为手术部位感染和其他感染。手术部位感染的原因包括止血不严密、残留死腔、组织创伤等；其他部位感染（如肺部感染、泌尿系统感染等）的危险因素包括患者体弱、高龄、营养状况差、糖尿病、吸烟、肥胖、使用免疫抑制药或原已存在感染病灶等。无论何种感染因素所致围术期体温过高，均需消除感染源、合理选用抗生素以尽快控制。

非感染性因素如下。①恶性高热：是一种亚临床肌肉病，即患者平时无异常表现，但在全身麻醉过程中接触吸入麻醉药（如氟烷、恩氟烷、异氟烷等）或去极化肌松药（如琥珀酰胆碱）后出现骨骼肌强直性收缩，产生大量能量，导致体温持续快速增高，在无特异性治疗药物的情况下，一般的临床降温措施难以控制体温的增高，最终可导致患者死亡。是目前所知的唯一可由常规麻醉药引起围术期死亡的遗传性疾病。②术中输血：术中出血在所难免，输血是不可缺少的治疗手段。术中输血也可导致围术期体温过高，最常见原因为非溶血性发热性输血反应，通常与白细胞和/或血小板抗体以及血液保存中产生的细胞因子有关，多发生在输血期间至输血完毕后1~2小时内，发热持续时间少则数分钟，多则1~2小时，通常不超过8~10小时。轻度发热反应使体温升高1~2℃，症状常呈自限性。③过敏反应：术中常会应用多种药物，包括麻醉药、抗生素、糖皮质激素、血管活性药等，药物过敏也可致围术期发热。药物过敏所致发热的特点是突然发热，无其他明显症状，停用致敏药物后体温通常会很快下降。药物过敏常伴皮疹，一般多在发热后出现。④高碳酸血症：手术麻醉的患者中可出现高碳酸血症所致体温升高，源于手术应激带来的高代谢状态，或通气不足致二氧化碳蓄积。

（赵　晶）

bèidòngxìng tǐwēn guògāo

被动性体温过高（passive hyperthermia）　去除感染、原发病等因素的围术期体温过高。

原因如下。①环境温度的影响：麻醉期间特别是全身麻醉时，体温调节中枢功能减退，体温易受环境温度的影响。环境温度过高、手术室无空调设施、室温过高、病儿覆盖物过厚、手术灯光照射以及其他加温设施均可使体温升高。目前主张手术室温度应保持在24~25℃，而对新生儿及早产儿，应将室温保持在27~29℃，以避免环境温度引起的被动性体温过高。②药物影响：抗胆碱能药物可兴奋高位中枢神经，引起基础代谢率增高，同时可抑制下丘脑功能，抑制皮肤黏膜腺体分泌，呼吸道黏膜干燥，使机体产热增多而散热减少，导致体温升高。而交感神经兴奋药如麻黄碱、肾上腺素可使肌张力增加，心率加快，血压升高，由此产生的基础代谢率增高，也可致体温升高。③全身麻醉对体温调节中枢的影响：全身麻醉下由于意识消失和肌松药的应用，体温调节中机体的行为调节减弱甚至消失，而多种麻醉药均可显著抑制体温的自动调节机制，使得患者体温因产热和散热的不平衡而发生被动性变化，出现体温过高。④麻醉操作的影响：保留自主呼吸的全身麻醉患者，若气管导管过细，需用力呼吸以克服呼吸道阻力，此时呼吸功增加，产热增加，使体温升高。使用循环紧闭式麻醉，钠石灰可以产热。若钠石灰失效或更换不及时，能通过呼吸道使体温升高。机械通气时，若每分通气量过低，可能导致二氧化碳潴留，$PaCO_2$增高可引起体温升高。

体温过高可导致机体代谢及氧耗增加、心脏负荷增加、呼吸做功增加，并可导致脑组织耗氧剧增等一系列不良反应，应针对其原因区别对待并积极处理，以维持机体内环境的稳定。①对营养状况差、手术时间长、术前即有发热、术中可能大量补液、需行体外循环和控制性降温的患者进行常规体温监测。②发现围术期体温过高后，应采用相应降温措施，如降低室温，酒精擦浴，体表敷冰袋，输注适当的冷液体，糖皮质激素和利尿药的应用也有助于降温。

（赵　晶）

mázuìhòu huīfùshì

麻醉后恢复室 (postanesthesia care unit, PACU)

对麻醉后患者进行严密观察和监测直至其清醒、生命体征恢复稳定的单位。可为麻醉患者在送回普通病房之前提供良好的监护和处理。应为敞开式房间，位置应紧邻手术室或设在手术室内，便于麻醉医师或外科医师对患者及时进行观察和处理，发生紧急情况也可迅速将患者送往手术室进一步治疗。PACU 能靠近重症监护病房 (intensive care unit, ICU) 更好。

PACU 的基本任务：①手术室当日全身麻醉未苏醒患者、非全身麻醉术后未清醒患者和麻醉意外可能影响生命者，监护患者直至清醒且无生命危险。②监护并治疗在苏醒过程中出现的生理紊乱。③患者苏醒后生命体征稳定，术后疼痛得到有效治疗后即可送回原病房。若病情危重需要进一步加强监测和治疗，则转入 ICU。

PACU 在麻醉科领导下，由分管的主治医师与护士长共同管理。PACU 的规模应根据不同医院手术间数量和所实施手术的种类而定。手术间与麻醉后恢复室床位比例一般为 (1.5~2.0)∶1。根据择期手术与急症手术量，PACU 可 24 小时开放，亦可日间开放，晚间急症手术可由 ICU 兼麻醉后恢复室进行观察。PACU 应配备警惕性较高、经验丰富的护士和指定负责的麻醉医师，以便及时预防和处理各种意外事件；护士的编制按病床与护士之比约为 3∶1。

PACU 应当照明良好、宽敞，并具有监测和处理术后常见并发症的基本设施，如每张床位应有无创血压监测、有创血压监测、脉搏血氧饱和度、心电图监测仪、麻醉机、吸引器，常用的呼吸、循环急救药品和静脉用液体。室内应有多个电源插头、高压氧、低压氧、医用消耗品、气管内插管用具及除颤仪等，并时刻处于备用状态。

患者由麻醉医师和手术医师共同护送，从手术室转至 PACU，同时应向 PACU 医师和护士做手术及患者情况的全面交接，交接医师需等到 PACU 工作人员完全接管患者后方可离开；同时主管手术医师还应交代自己的去向。到达 PACU 后，应持续评估患者的状态，PACU 医师重点观察患者的氧合、通气、循环和体温，并做好 PACU 期间的准确报告和记录。至少每 15 分钟测定并记录一次血压、心率、心律、脉搏血氧饱和度、呼吸频率及神志恢复情况，以判断恢复程度和速度。对于恢复缓慢者应进行治疗，如残余肌松药或麻醉性镇痛药的拮抗等。若患者的恢复时间延长或需监测的项目增多，应及时将患者转入 ICU。

(郭曲练 王国林)

líshì zhǐzhēng

离室指征 (discharge criteria from postanesthesia care unit)

患者在转出麻醉后恢复室前应达到的标准。必须由麻醉医师进行认真评估。依据患者转往的目的地不同，如转至病房、重症监护病房、观察室或直接出院回家，其转出标准亦不完全相同。

患者由麻醉后恢复室 (postanesthesia care unit, PACU) 转至病房的主要标准如下：①神志清楚，能辨认时间和地点；定向力恢复，能完成指定性动作；肌张力恢复，平卧抬头能持续 5 秒以上。②能自行保持呼吸道通畅，吞咽及咳嗽反射恢复；通气功能正常，不需要口咽或鼻咽通气管，能自行咳嗽，排除呼吸道分泌物。呼吸频率为 12~30 次/分，$PaCO_2$ 在正常范围或达术前水平，面罩吸氧时 $PaO_2 > 70mmHg$，$SpO_2 > 95\%$。③心率、血压不超出术前值±20%，并维持稳定 30 分钟以上；心律正常，心电图无 ST-T 改变。④尿量 >25ml/h，血细胞比容、电解质、血糖和动脉血气值处于可接受范围。⑤对施行区域阻滞的患者应有感觉或运动神经阻滞平面恢复的迹象，而理想的状态则是完全恢复，以防运动乏力或感觉缺失所致损害。交感神经阻滞已恢复，循环功能稳定，不需使用升压药。⑥疼痛控制良好，无明显主观不适感。术后在 PACU 用过麻醉性镇痛药或镇静药的患者，至少观察 30 分钟，无异常反应方可转出。⑦无急需处理的麻醉或手术并发症，如呼吸道水肿、气胸、活动性出血、恶心和呕吐等。

大部分患者在进入 PACU 60 分钟后均能达到上述标准。目前大多采用评分制，使用麻醉后出 PACU 评分系统 (表 1)，以判断患者是否可以送出。

(郭曲练 王国林)

mázuì huīfù zǎoqī bìngfāzhèng

麻醉恢复早期并发症 (immediate complications of anesthesia recovery)

主要包括上呼吸道阻塞、通气不足、低氧血症、术后低血压、术后高血压、心律失常、少尿、恶心和呕吐。发生率约为 7%，以呼吸系统和循环系统并发症最常见。

上呼吸道阻塞 表现为呼吸困难并有鼾声，鼻翼扇动，有三凹征。常见原因和处理如下。①舌后坠：常见原因为全身麻醉

表 1　麻醉后出 PACU 评分系统

项　目	评　分	标　准
血压、脉搏	2	变化在术前基础值的 20% 以内
	1	变化在术前基础值的 20%～40%
	0	变化在术前基础值的 40% 以上
活动	2	步态稳定，无头晕或与术前情况相同
	1	需要帮助
	0	不能行动
恶心、呕吐	2	轻微，仅需口服药物治疗
	1	中等，需要肌内注射药物控制
	0	重复予镇吐药物治疗仍有恶心、呕吐
疼痛	2	可忍受，用口服镇痛药物治疗
	1	不能忍受
失血量	2	较少，无需输血
	1	中等，需要输血
	0	严重，需要大量输血
总分	0～10	评分 ≥9，患者可离开 PACU

和/或神经肌肉阻滞恢复不完全，气道本身和外部肌肉张力降低和不协调引起舌后坠及气道阻塞。最简单有效的处理方法是托起患者下颌，若此法无效，则需放置经鼻或经口通气管，必要时可放置喉罩或行气管插管。②喉痉挛：多发生于术前有上呼吸道感染而未完全治愈者，这类患者气道反应性增高，咽喉部充血，分泌物过多刺激声门引起喉痉挛；有时在吸痰或放置口咽通气管时也可诱发。其次是长期大量吸烟患者和小儿也常发生喉痉挛。处理除使头后仰外，还要去除口咽部放置物，利用麻醉机呼吸囊和面罩加压予纯氧。若发生重度喉痉挛导致上呼吸道完全阻塞，应快速静脉内注射琥珀胆碱，尽快建立人工气道。③喉头水肿：以小儿多见。术前有上呼吸道感染病史者更易发生，其他原因还包括长时间手术，术中晶体溶液、胶体溶液补充不当，术中发生过敏反应，长时间头低位手术，支气管

镜检查及头颈、下颌和口腔手术患者；肥胖、颈短、声门显露困难的患者，经反复试插气管插管方成功，咽喉及气管周围软组织可出现水肿。轻者可静注糖皮质激素或雾化吸入肾上腺素；严重者应行紧急气管插管或气管切开。④手术切口血肿：颈部手术后早期可能由于手术部位出血而并发血肿。颈部血肿必须立即处理。先行经面罩吸氧，随后在直视下行气管内插管。若不能迅速完成气管插管，切口必须重新打开，以暂时缓解组织受压和改善气道通畅。⑤声带麻痹：气管周围的手术损伤或压迫都有引起声带麻痹的危险。声带麻痹可能呈一过性，由于喉返神经受累引起；也可能是永久性，由于喉返神经被切断所致。一过性单侧声带麻痹较常见，主要危险是可能引起误吸。一侧声带麻痹仍可维持呼吸道通畅，双侧麻痹可致呼吸道阻塞，需要气管插管。若为永久性，需行气管造口术。

通气不足　临床表现和特征：①高碳酸血症和低氧血症。②潮气量不足或呼吸频率慢。③血气分析：$PaCO_2 > 45mmHg$，同时 $pH < 7.30$。

常见原因和处理如下。①中枢性呼吸抑制：包括颅脑手术损伤、麻醉药物的残余作用。应以机械通气维持呼吸直到呼吸功能完全恢复，必要时以拮抗药逆转。②肌松药的残余作用：肝肾功能不全、电解质紊乱及氨基糖苷类等抗生素的应用等，可使肌松药的代谢速度减慢，加重术后肌松药的残余作用。应辅助或控制呼吸直到肌力完全恢复，纠正电解质紊乱，并适时予肌松拮抗药。③术后低肺容量综合征：胸腹部手术后、疼痛刺激、腹胀、胸腹带过紧及过度肥胖等因素，可限制肺膨胀，导致通气不足，尤其是慢性阻塞性肺疾病患者。应加强术后镇痛，鼓励和帮助患者深呼吸和咳嗽，必要时行预防性机械通气。④气胸：开胸手术尤其是肺部手术及一些有创操作（中心静脉穿刺、臂丛阻滞）的并发症。听诊或胸部 X 线检查可确诊，可行胸腔闭式引流。⑤支气管痉挛：合并慢性阻塞性肺疾病、哮喘或近期呼吸道感染者易发生。可予氨茶碱、糖皮质激素或肾上腺素。

低氧血症　临床表现和特征：①吸空气时，$SpO_2 < 90\%$，$PaO_2 < 60mmHg$。②气短，发绀，躁动不安。③心律失常，血压升高。

常见原因和处理如下。①上呼吸道阻塞，通气不足或气胸。②弥散性缺氧：多见于氧化亚氮吸入麻醉，停止吸入氧化亚氮后应吸纯氧 5～10 分钟。③肺不张：源于分泌物过多或通气不足等因素引起肺容量降低。应鼓励患者

深吸气、咳嗽。小面积肺泡萎陷经深呼吸和咳嗽即可迅速再扩张，纤维支气管镜检查和治疗可使不张的肺泡复张；大范围肺不张可表现顽固性低氧血症，此时应转入重症监护病房继续治疗。④误吸：其严重程度取决于吸入物的 pH 及容量，pH < 2.5，容量 > 0.4ml/kg 者风险明显增加。轻者对氧疗有效，严重者应行支气管肺泡灌洗和机械通气治疗。⑤肺栓塞：合并深静脉血栓形成、肿瘤、多发外伤或长期卧床的患者，若发生原因不明的低氧血症，应考虑肺栓塞的可能。主要治疗是给氧，吸入氧浓度在 24% ~ 28% 即可。若低氧血症通过吸氧不能得到改善，可迅速实施气管插管，予机械通气治疗。⑥肺水肿：可发生于急性左心衰竭或肺毛细血管通透性增加的患者。心源性肺水肿多发生于有心脏病病史者，通透性肺水肿可能发生于脓毒症、头部外伤、误吸、输血输液反应、过敏反应等。治疗包括强心、利尿、扩血管、吸氧及以呼气末正压机械通气治疗。

术后低血压 临床表现和特征：①收缩压比术前降低 30% 以上。②术后出现少尿或代谢性酸中毒。③出现器官灌注不足的症状和体征，如心肌缺血、交感神经系统活性增加、中枢神经功能障碍等。

常见原因和治疗方法如下。①低血容量：是患者在恢复室内出现低血压最常见的原因。表现为口渴、黏膜干燥、心率快及少尿；应检查血红蛋白及血细胞比容除外内出血。若确定患者已有恰当的氧供，通常最佳处理是在 15 分钟内静脉输入 300 ~ 500ml 晶体液，低血压得到改善表明液体入量不足或存在继续出血；低血

压无任何改善，应考虑有心功能不全的可能。②静脉回流障碍：可发生于机械通气、张力性气胸、心脏压塞等。在纠正低血压病因的同时，应用缩血管药是改善组织灌流的临时性措施。③血管张力降低：可发生于椎管内麻醉、过敏反应、肾上腺皮质功能减退症等，也可见于应用降压药、抗心律失常药及复温时。治疗包括补充血容量、恢复血管张力（应用缩血管药）及病因治疗。

术后高血压 可引起心肌缺血、术后出血及头痛等，可使发生颅内压升高和瓣膜性心脏病的风险增加，因此需要迅速明确病因并进行处理。临床表现：①收缩压比术前升高 30% 以上。②有高血压病史者，收缩压>180mmHg 和/或舒张压>110mmHg。

常见原因：①交感神经系统活性增强，如疼痛、气管刺激、膀胱过度充盈等。②低氧血症和/或高碳酸血症。③高血压病患者术前停用降压药。④颅内压升高。⑤输液过量。⑥体温过低。

处理：①针对病因治疗，如镇痛、纠正低氧血症和高碳酸血症、降低颅内压等。一般情况下，血压中度升高可不处理；但对于合并冠心病、动脉瘤及颅内手术者，应用药物控制血压。②应用短效降压药控制血压。常用药物有乌拉地尔、硝酸甘油、硝普钠。

心律失常 应通过心电图监测明确心律失常的类型并寻找可能诱因，对症治疗。常见原因和治疗方法如下。

室上性心律失常 ①窦性心动过速：常继发于疼痛、躁动不安、发热或低血容量。若不合并低血压或心肌缺血，仅需针对病因处理。②窦性心动过缓：可由麻醉性镇痛药、β 受体阻断药或

迷走神经兴奋引起，一般对阿托品治疗有效，严重者可静脉滴注异丙肾上腺素。因严重高血压、颅内压升高或严重低氧血症引起的心动过缓，应积极处理病因。③快速室上性心律失常：包括阵发性室上性心动过速、房室交界性心动过速、心房颤动及心房扑动，若不及时治疗，可导致心肌缺血。常用药物有：β 受体阻断药如美托洛尔和艾司洛尔，维拉帕米，地高辛。若合并严重低血压，应行同步电复律。

室性心律失常 若室性期前收缩为多源、频发或伴 R-on-T 现象，表明有心肌灌注不足，应积极治疗。常用药物有利多卡因。

少尿 尿量<0.5mg/（kg·h）即为少尿。常见原因包括低血容量、低血压、低心输出量。常见原因和处理：不应盲目应用利尿药，以免加重低血容量，影响进一步诊断。术后少尿在适当补充容量及血压恢复后，即可得到纠正。必要时可静脉注射呋塞米、甘露醇或多巴胺。

恶心和呕吐 是在麻醉后恢复室常见的并发症，发病率与手术操作及麻醉用药等因素有关，严重者可延长患者在麻醉后恢复室的停留时间。常见原因如下：①应用阿片类药物。②肥胖。③眼科手术、腹腔镜手术、膀胱碎石术后易于发生。④女性尤其是孕妇或在月经周期的第 1 ~ 7 天内手术者。⑤突然改变体位。⑥术后疼痛。

处理：①对症治疗前必须首先排除其他能引起恶心、呕吐的严重病因，如低血压、低氧血症、颅内压增高、低血糖或胃出血等。②预防胃扩张，提供良好的术后镇痛对预防恶心、呕吐的发生有重要作用，可以减少头部过多活

动对前庭造成的刺激作用。③药物治疗：常用治疗药物包括氟哌利多、甲氧氯普胺、昂丹司琼和恩丹西酮。

（郭曲练 王国林）

shùhòu chuāngshāngxìng shénjīngzhèng

术后创伤性神经症（postoperative traumatic neurosis）

经历重大手术后个体出现反复体验当时的情景、回避行为、情感麻木和高度警觉的状态。患者除有精神障碍外，常伴躯体症状，如心绞痛、高血压、心律失常、呼吸困难、功能性消化不良和自主神经功能紊乱等。发病机制尚未完全明了，可能与5-羟色胺能和去甲肾上腺素能系统的调节障碍及心理社会方面的因素有关。

病因 包括以下方面。

手术部位 麻醉手术后立即出现的精神和情感反应可能与手术部位有关，常见于呼吸道、乳腺及生殖系统等与情感关联较密切的部位进行手术操作时，在麻醉苏醒后即可出现情绪不稳定或兴奋。

麻醉药物 吸入麻醉药中环丙烷与乙醚最容易引起谵妄，氧化亚氮发生较少，而氟烷、恩氟烷与异氟烷发生率居中。据报道，氟烷或异氟烷麻醉后烦躁及情绪波动可持续8天，且氟烷所致反应比异氟烷更多见，可能与前者脂溶性较高及代谢物中溴离子水平有关。静脉麻醉药中氯胺酮所导致情绪反应最常见，术前患者焦虑所带来的心理反应在给药后可出现幻觉或噩梦，持续到术后重症监护病房（intensive care unit，ICU）而引起术后躁动和较长时间的兴奋症状。巴比妥类药物和麻醉性镇痛药较少引起术后谵妄、躁动等兴奋表现。某些术前用药如抗胆碱能药物东莨菪碱与麻醉手术后兴奋的发生率呈正相关。

术中知晓 术中浅麻醉状态应用肌松药时，患者可回忆术中的片段，如听到手术室噪声，听到医务人员的交谈而自己却不能活动和开口说话。若患者术前比较紧张，又经历术中知晓，则术后可出现精神淡漠、沉默寡言，有时又会出现兴奋、幻觉、噩梦，且可持续数日。

体外循环术中空气栓塞 体外循环下进行心脏瓣膜置换、先天性缺损修补等操作时，气体栓塞发生的风险较高，尤其当打开左心室操作时，微量空气即可造成脑血管的栓塞，引起术后精神运动和神经功能障碍。

术前合并精神及情感障碍 患者术前即过度紧张，对手术和麻醉风险过度担忧，对术后可能造成的器官功能障碍承受力不足等，均可增加术后精神和情感障碍的发生。据统计，体外循环的时间越长，术后谵妄、遗忘和注意力不集中等神经功能障碍的概率越高。

创伤后应激障碍 指患者在意识清醒的情况下经历残酷的战争、严重创伤、恐怖事件后出现的一系列心理与精神障碍，女性多见。例如，创伤患者意识清醒情况下经历气管插管、有创监测等急救措施后可能出现。创伤后应激障碍（post-traumatic stress disorder，PTSD）不同于其他精神障碍，适当的心理治疗有效。

老年患者术后精神情感改变 老年患者经历较大的手术如全髋置换术、主动脉瘤和心脏手术后发生率较高。老年男性发生率明显高于老年女性。较多的国外文献称该症状为术后谵妄。

其他 麻醉手术后精神和情感反应不仅可以发生在成年人，儿童在麻醉和手术后更易发生性格、行为改变，包括噩梦、遗尿、害怕黑暗、易激惹等，其发生率与术前是否使用有效用药以缓解紧张、恐惧心理有关。若术前患者存在水电解质紊乱及酸碱平衡失调如低钠血症、低氯血症、高渗状态，术中存在长时间低氧、低灌注等，术后各种精神和情感反应的发生率也会增加。

临床表现 包括以下方面。

分裂样行为改变 可发生在麻醉苏醒即刻或清醒后24~48小时，其表现包括抑郁、噩梦，可持续数日或数周，表现的严重程度可因人而异。

麻醉后兴奋 常发生在麻醉苏醒时，其特征性表现有烦躁、定向力障碍、哭喊、呻吟或无理性言语。

心理改变 麻醉手术后心理改变发生在麻醉清醒之后的一段时间，有关症状包括痴呆、神经症（如焦虑、抑郁及与焦虑有关的躯体症状）和精神病行为（如抑郁、自杀倾向、躁狂性抑郁症、精神分裂症、幻觉及行为举止异常）等。通常将感觉（包括定向力）障碍，记忆、判断和智力障碍，幻觉以及情感波动等症状统称为脑综合征。麻醉手术后出现的脑综合征通常可逆。

特异性改变 PTSD和老年患者的谵妄症状很少在术后短时间（24小时内）出现，通常经历数日才逐渐发生或突然表现出来。根据出现的时间不同可排除是否由手术或麻醉本身引起。PTSD症状主要表现为3方面：反复经历创伤过程，如噩梦内容与创伤有关；正常的情感等反应麻木、消失；高度警觉状态如失眠。老年患者术后的谵妄主要表现为急性认知功能下降、意识障碍、注意力缺损、知觉异常（多为视幻觉）为特征的精神症状，其特点为急性发作、变化迅速（约数小时至数天）。

防治 术后出现的精神和情感改变会增加医疗和护理的难度，并影响患者康复，因此，应积极预防和妥善处理患者的精神及情感障碍。精神情感方面改变的原因尚未完全明了，治疗应以原发病和术后出现的器质性基本治疗为主。只有患者身体尽快恢复，转回普通病房有亲人陪伴才可能增强患者的信心，预防及缓解术后精神情感的改变。

重视术前访视 麻醉医师、外科医师及术中、术后护理人员均应通过术前随访了解患者心理状态，打消患者对麻醉、手术操作的顾虑，使之对外科手术操作所带来的术后功能障碍，以及术后必要的医疗措施有充分的心理准备。对小儿患者术前访问时，需要给予更大的热情与关怀，尽量减少因手术暂时与亲属分开所致精神创伤。应了解患者是否有心理和精神疾病病史及治疗情况。

合理进行术前用药 术前予适量阿片类镇痛药，可减轻患者紧张与焦虑，有助于麻醉的平稳苏醒，减少麻醉后即刻的兴奋表现。由于抗胆碱类药物可能与麻醉停止后的即刻兴奋症状相关，对术前发现有可能发生精神和心理障碍的患者，应避免使用此类药物。

对症处理 对于术后即刻发生的精神和情感反应无需特殊药物处理，应加强护理，避免意外伤害。但对于一些严重躁狂发作，患者明显抵抗治疗，如出现拔除气管导管或静脉导管等行为，或

幻觉甚至噩梦反复刺激患者明显影响治疗时，可考虑适量使用镇静药如咪达唑仑、阿片类镇痛药如芬太尼。一般主张 ICU 的镇静催眠应符合患者的生理节律，治疗目标应为患者安静入睡并能够唤醒。对术后 24 小时后发生的其他精神和情感反应需在积极治疗原发病的同时做好心理护理和治疗。绝大多数患者会随着基本的全身疾病的康复而恢复到术前的精神和心理状态。

其他 越来越多的研究证明，手术后较长时间的睡眠障碍和睡眠时相组成比例改变，与 PTSD 和老年患者术后的谵妄等精神情感改变有关。许多患者在 ICU 精神症状出现前已经历数日甚至数周的睡眠障碍或睡眠清醒节律紊乱。患者术后长时间的有创治疗和检查如呼吸机支持和反复抽血均是影响睡眠和休息的因素。因此，为 ICU 患者创造轻松的治疗环境，如轻松的背景音乐，明亮的窗户等均可以改善术后患者的睡眠质量，必要时允许亲人在 ICU 陪伴，对术后患者精神情感方面的异常均有预防和治疗作用。

（郭曲练 王国林）

mázuì sūxǐng yánchí

麻醉苏醒延迟 （postoperative delayed emergence） 全身麻醉手术后超过 30 分钟患者对呼唤不能睁眼和握手及对痛觉刺激无明显反应的现象。麻醉苏醒期始于停止给予麻醉药物，止于患者能够对外界言语刺激作出正确反应。对于实施吸入麻醉的患者，若其肺泡内麻醉药浓度降至 0.3MAC，患者即可对言语刺激作出反应。静脉麻醉苏醒期长短与给药剂量、药物脂溶性、肝代谢和肾排泄等因素有关。任何麻醉药物都有各

自代谢半衰期，因此各种麻醉方法及药物组合的麻醉苏醒时间也有差异。

原因 包括以下几方面。

麻醉药物的影响 若手术麻醉期间患者无严重的低血压和低氧血症，出现麻醉苏醒延迟的最主要原因是麻醉药物的残留作用。麻醉药物过量是麻醉药物残留的主要原因，包括单位时间内麻醉药物过量或总剂量过大；患者有肝功能障碍致药物不能正常降解，或肾功能障碍使药物排泄能力低下，药物在体内蓄积，则导致麻醉药物相对过量。①术前用药：如地西泮，其半衰期较长，约为 12 小时。凡高龄、肝肾功能不良、与其他药物合用而相互增效者，苏醒延迟时间常难以估计。②吸入麻醉药：严重肥胖患者予吸入麻醉药超过 3 小时，大量麻醉药将蓄积于脂肪组织，停药后药物排出时间也相应延长。若术中使用吸入麻醉药的增效剂，应降低吸入麻醉药的吸入浓度，否则将导致苏醒延迟。③麻醉性镇痛药：手术麻醉期间若使用大剂量麻醉性镇痛药如舒芬太尼，常可导致苏醒延迟。④肌松药：术中肌松药剂量过大，若术后不能及时予足量新斯的明拮抗，常导致术后苏醒明显延迟。残留的神经肌肉深度阻滞有时易与意识缺失混淆，若患者存在自主呼吸和有意识的肢体活动，但潮气量不足，则是存在残留肌松药作用的影响。

呼吸抑制 ①低 CO_2 血症：术中长时间过度通气，可使体内 CO_2 排出过多，导致呼吸中枢长时间抑制；CO_2 排出过多也使得脑干网状结构上行激活系统传入到大脑皮质的冲动量减少，使得大脑皮质的兴奋性减低，致苏醒延迟。②高 CO_2 血症：术中呼吸

管理不善、钠石灰或钙石灰失效、CO_2 吸收系统的单向气流活瓣功能失灵、呼吸回路机械无效腔（死腔）加大，均将造成 CO_2 蓄积。$PaCO_2$ 升至 90~120mmHg 可导致 CO_2 麻醉。严重的 CO_2 蓄积，可使患者术后苏醒延迟达 8 小时。若发生脑水肿、抽搐（$PaCO_2$ 65mmHg，脑血流增加 60% 以上），术后昏迷可长达数日。③低钾血症：手术麻醉期间，由于应激反应，钾离子向细胞内转移，但不致形成低钾血症。若排尿过多而未能及时补钾，可致严重低钾血症。血钾 <3mmol/L，肌无力症状明显，若合并酸中毒，可导致呼吸肌麻痹。④输液过量：术中输入大量晶体液，血浆胶体渗透压降低，导致肺间质水肿，呼吸功能严重受损，同时影响吸入麻醉药的排出，伴缺氧和 CO_2 蓄积，导致患者苏醒延迟。⑤手术并发症：肾及肾上腺手术、肝脏手术和胸腔内手术，如发生胸膜破裂，可出现气胸及肺萎陷，导致肺通气功能受损，发生缺氧和 CO_2 蓄积，使患者苏醒延迟。⑥严重代谢性酸中毒：麻醉手术期间，常因缺氧及大量输血、输液出现严重代谢性酸中毒，致呼吸中枢明显抑制，使患者出现苏醒延迟。

术中严重并发症 麻醉手术期间大量失血、严重心律失常和急性心肌梗死可致长时间低血压；颅内动脉瘤破裂、脑出血、脑栓塞、脑血管痉挛均可致颅内压升高，使患者苏醒延迟。紧急头颅 CT 检查可用于评估颅内压升高或急性颅内出血是否为苏醒延迟的原因。

严重低血压和低体温 术中长时间低血压和低体温的患者，由于大脑缺血或中枢兴奋性降低，可出现术后苏醒延迟。低温还可通过降低抑制性药物的生物转化、增加吸入麻醉药溶解度或直接影响大脑功能而使术后麻醉苏醒延迟。若体温 <33℃，患者可出现昏迷。

严重血糖异常 包括高血糖和低血糖。围术期使用胰岛素治疗的糖尿病患者尤应注意。一旦有证据怀疑意识不清由低血糖所致，应立即监测血糖，并予 50% 葡萄糖液。高渗性高糖性非酮症昏迷，亦为全身麻醉后苏醒延迟的原因之一。

电解质紊乱 低钠血症、低镁血症、低钙血症、高钙血症和高镁血症及低渗状态均可引起中枢神经系统抑制，导致意识障碍，甚至出现昏迷。

其他 术前存在脑血管疾病如脑栓塞、脑出血，以及一氧化碳中毒后伴脑功能严重受损的患者，术后苏醒常明显延迟。术前存在甲状腺功能减退症、严重肾上腺功能减退症及慢性舞蹈病者，麻醉后可能苏醒延迟。术前严重肝肾功能障碍可明显影响麻醉苏醒时间。

处理 麻醉苏醒延迟的所有患者均应常规监测心电图、SpO_2、$P_{ET}CO_2$、血气、血糖和电解质，以帮助确定苏醒延迟的原因。①根据患者的术前情况、手术时间及所用麻醉药物种类，识别苏醒延迟是否为麻醉药物所致。针对可能的原因，逐一进行处理。术中使用吸入麻醉药的患者可通过适当增加通气量和高流量（>5L/min）吸氧，将吸入麻醉药迅速排出。术中使用肌松药剂量过大者，应予足量新斯的明拮抗非去极化肌松药的作用。若由于麻醉性镇痛药过量，则需使用小剂量纳洛酮拮抗，以增加通气；地西泮的镇静和遗忘效应可被氟马西尼逆转（达 1.0mg，静脉注射）。需注意对因静脉麻醉药或其他原因致中枢神经严重抑制者，不宜应用大剂量中枢神经兴奋药催醒，以免发生惊厥，加重中枢神经抑制。②根据 SpO_2、$P_{ET}CO_2$、血气、血糖、电解质及肌松监测情况分析呼吸抑制的原因。若为低氧血症，应改善缺氧；若为 $P_{ET}CO_2$ 和 $PaCO_2$ 明显升高，应加大通气量，使体内蓄积的 CO_2 排出；若为 $P_{ET}CO_2$ 和 $PaCO_2$ 明显降低，应在确保 SpO_2 和 $PaCO_2$ 正常的情况下采取窒息治疗，窒息的第一分钟将 $PaCO_2$ 升高 10mmHg，以后每分钟升高 2.5mmHg。行窒息治疗时，勿使 PaO_2 <70mmHg，即 SpO_2 约为 93%。若为严重低钾血症，应在心电图及血钾监测下尽快补钾。若为严重酸中毒，应根据血气分析结果补充碳酸氢钠液进行纠正。对气胸或肺不张致通气不足的患者，应行胸腔闭式引流、适当膨肺以吹张萎陷肺叶。对于输液过量患者，可予利尿药。③对于因脑水肿、颅内压增高致呼吸功能不全的患者，应予甘露醇和/或呋塞米行脱水治疗，以降低颅内压。脱水同时应注意补钾，一般每利尿 1L，需补钾 1.5g。④对低体温患者应采用保温毯、给输入液体加温等方法提高体温。⑤术中长时间低血压的患者，常造成中枢神经系统不同程度的损害，对于此类患者，应首先维持良好的血压水平，SpO_2 在 96% 以上，血糖在 4.5~6.6mmol/L；还可应用糖皮质激素，行头部轻度降温及轻度脱水治疗，以促进脑功能恢复。⑥对于既往存在脑疾病的患者，手术麻醉期间应做好脑损伤的预防保护措施，维持良好的血压水平，维持血气分析的各

项指标在正常范围。减少麻醉药物和辅助药物的用量应用，以免加重麻醉苏醒延迟。

(郭曲练 王国林)

shùhòu ěxin-ǒutù

术后恶心呕吐 (post-operative nausea and vomit, PONV)

术后神经及膈肌受刺激产生膈肌收缩使得胃内容物从口腔迅速喷出的保护性反射。是术后最常见的问题之一。持续的恶心和呕吐可能造成脱水电解质紊乱及延迟出院，严重且持续的干呕及呕吐会造成静脉压升高，增加吸入性肺炎的风险。PONV 主要发生在手术后 24~48 小时内，但也可能持续 5 天。

病因 呕吐中枢位于第四脑室腹侧面极后区化学触发带和孤束核上方，分为化学感受器触发带和神经反射中枢。化学触发带包括 5-羟色胺 (5-HT) 受体、阿片受体、胆碱能受体等多种与恶心呕吐相关的部位，位于第四脑室底面血脑屏障外。神经反射中枢接受皮质 (视觉、嗅觉、味觉中枢)、咽喉、胃肠道和内耳前庭迷路、冠状动脉及化学触发带的传入刺激。恶心呕吐的传出神经包括迷走神经、交感神经和膈神经。

患者因素 性别 (女性发生率高)、吸烟 (非吸烟者发生率高)、有 PONV 史或晕动病史 (有阳性病史发生率高) 是主要因素。

麻醉因素 使用吸入麻醉药，术中或术后使用阿片类镇痛药或氧化亚氮是麻醉导致术后恶心呕吐的主要因素。

手术因素 手术时间长，某些手术类型 (如腹腔镜手术、胃肠道手术、神经外科手术、眼科斜视矫形术、妇产科手术和头面部整形手术)，PONV 的发生率也较高。

临床表现 恶心和呕吐可分为 3 期。①吐出前期：恶心和交感神经症状，如流口水、吞咽、心率加快。②吐出期：反胃和呕吐。③吐出后期：交感神经和脏器反应回归休息状态，可能伴随呕吐后的恶心。呕吐是一种复杂的生理动作，包括呼吸、肠胃及腹部肌肉协调作用，由位于脑干中侧的呕吐中枢控制。传入呕吐中枢的刺激包括咽部、肠胃道、纵隔、视觉中枢、第Ⅷ对脑神经的前庭支及化学感受器触发区。视觉模拟评分法 (visual analogue scale, VAS)：以 10cm 直尺作为标尺，一端表示无恶心呕吐，另一端表示为极其严重的恶心呕吐，4cm 以下为轻度 PONV，7cm 以上为重度 PONV。语义表达法：无、轻、中、重。

处理 治疗 PONV 的药物主要作用于呕吐中枢和化学触发带。根据抗呕吐药的作用部位其分类如下：①作用于皮质：苯二氮䓬类。②作用于化学触发带：吩噻嗪类 (氯丙嗪、异丙嗪和丙氯拉嗪)、丁酰苯类 (氟哌利多)、5-HT_3 受体阻断药 (昂丹司琼、格拉斯琼、阿扎司琼和多拉斯琼)、苯甲酰胺类、大麻类。③作用于呕吐中枢：抗组胺药 (赛克力嗪和羟嗪)、抗胆碱药 (东莨菪碱)。④作用于内脏传入神经：5-HT_3 受体阻断药、苯甲酰胺类 (甲氧氯普胺)。⑤其他：糖皮质激素 (地塞米松和倍他米松)。

抗胆碱药 该类药物作用机制是抑制毒蕈碱样胆碱能受体，并抑制乙酰胆碱释放。还可阻滞前庭的冲动传入，主要用于治疗晕动病、眩晕、病毒性内耳炎、梅尼埃病和肿瘤所致恶心呕吐。主要应用东莨菪碱贴剂防治 PONV。

抗组胺药 组胺受体可分为 H_1、H_2 和 H_3 3 种类型。H_1 受体与过敏、炎症反应相关，H_2 受体与胃酸分泌相关，H_3 受体与组胺释放有关。抗组胺药如异丙嗪临床已很少使用，可导致困倦和锥体外系症状。

多巴胺受体阻断药 该类药物包括吩噻嗪和氟哌利多。作用靶点是阻断化学触发带的多巴胺 2 (D_2) 受体，脑室周围 D_2 受体也与 5-HT_3 受体交叉存在。氟哌利多也作用在 α 肾上腺素能受体，常用于 PONV 和化疗所致恶心呕吐。氟哌利多 1.25mg 与昂丹司琼 4mg 等效。此类药物阻滞多巴胺对呕吐中枢的刺激，常用于眩晕、晕动病、使用阿片类药、化疗和偏头痛所致呕吐。氟哌利多因可导致 QT 间期延长和尖端扭转型室性心动过速，应慎用，增加其剂量虽增强抗呕吐疗效，但副作用风险也会增加，如镇静、锥体外系症状。锥体外系症状主要发生在较年长的儿童，剂量>50μg/kg。

地塞米松 对中枢和外周 5-HT 的产生和释放均有抑制作用，可改变血脑屏障和对 5-HT 的通透性，降低血液中 5-HT 作用于肠道化学感受器的浓度，是可能的抗呕吐机制之一。

苯甲酰胺类 甲氧氯普胺有中枢和外周多巴胺受体拮抗作用，也有抗血清素作用，加速胃排空，抑制胃的松弛，并抑制呕吐中枢化学感受器触发带，最常用于胃动力药和作为抗肿瘤化疗相关呕吐的辅助治疗用药，常规剂量 10~20mg。

5-HT_3 受体阻断药 90%的 5-HT 受体存在于消化道 (胃肠道黏膜下和肠嗜铬细胞)，1%~2% 存在于中枢化学感受器触发带。

化疗和术后所致呕吐与胃肠道黏膜下 5-HT$_3$ 受体激活有关。该类药用于防治 PONV 和化疗后恶心呕吐。这类药主要有昂丹司琼、多拉司琼、格雷司琼。

防治 应识别中高危患者，对中危以上患者即应予有效预防。适当预防可节省患者费用并减轻患者痛苦；尽可能降低 PONV 的危险因素和触发因素，如纠正脱水和电解质紊乱，术后少量多餐，避免油炸食物，适当抬高头部等。高危患者可采用局部或区域阻滞，避免全身麻醉或全身麻醉时避免吸入麻醉（包括氧化亚氮），采用丙泊酚全静脉麻醉。

选择抗呕吐药物及给药时间 口服药物如地塞米松、昂丹司琼、多拉司琼、丙氯拉嗪，应在麻醉诱导前 1 小时应用；静脉抗呕吐药则在手术结束前静脉注射，但静脉制剂地塞米松应在麻醉诱导后给予；东莨菪碱贴剂应在手术开始前 4 小时应用。若一种药物预防无效，应加用另一类药物。5-HT$_3$ 受体阻断药、糖皮质激素和氟哌利多是预防 PONV 最有效且副作用小的药物，临床标准剂量的甲氧氯普胺常不能有效地防治 PONV。

镇吐治疗 适用于未预防用药或预防用药无效的 PONV 患者。若患者在离开麻醉后恢复室后发生持续的恶心和呕吐，首先应进行床旁检查以除外药物刺激或机械性因素，包括用吗啡进行患者自控镇痛、沿咽喉的血液引流或腹部梗阻。排除药物和机械性因素后，可开始镇吐治疗。

(郭曲练 王国林)

shùhòu dī tǐwēn

术后低体温（postoperative low bodytemperature） 手术结束后患者由麻醉状态苏醒后送入麻醉后恢复室时中心温度 <36℃ 的现象。术后低体温给患者带来明显的温度不适，有时甚至比手术疼痛还要难忍。术后低体温可引起心脏收缩功能下降、心动过缓、心输出量下降，血中去甲肾上腺素水平升高，外周循环阻力增加；导致血糖增高，血液黏度增加；还可使血小板功能降低，抑制凝血酶活性及凝血功能，患者伤口出血量增加，导致凝血功能障碍；可降低机体免疫力，减少皮肤血流量；伴蛋白质的消耗和胶原合成的抑制，造成患者对感染的抵抗力降低及伤口愈合延迟。术后低体温时麻醉药物在体内代谢减慢，术后苏醒时间明显延长，低温引发的寒战反应使机体耗氧量大幅增加，易导致低氧血症、乳酸性酸中毒，同时使眼压、颅内压增高。术后低体温所致最严重后果是心脏不良事件即心肌缺血和心肌梗死。

发生机制 体温调节是机体适应性反应的一部分，通过对产热、散热和热分布 3 方面调节，体温被维持在很窄的范围内。温度感受器分布于全身许多部位，以皮肤和下丘脑最多。皮肤的冷感受器多于热感受器，故机体对外周温度的感觉主要是冷觉，不同部位感受器的密度也不同。中枢温度感受器主要位于视前区-下丘脑前部，此处主要是热敏神经元，下丘脑后部温度感受器很少，多数为中间神经元，是主要的体温调节中枢。温敏和冷敏神经元的阈值共同决定体温调定点，其范围为 (37±0.4)℃。

体温调节反应 80% 由核心体温决定。两个因素决定核心体温降低的程度：①麻醉本身。麻醉药抑制体温调节性血管收缩，将血管收缩的阈值降低 2～4℃。②核心与外周组织的温差。外周组织温度由患者所处的环境温度和血管舒缩状态决定。血管收缩会将代谢产热保留在核心室内，因此术中血管舒张会加速降温。麻醉对体温调节系统的抑制是导致围术期低体温的最主要原因。

术后低体温的危险因素包括：老年、女性、手术时间及手术方式、手术室温度、恶病质、基础情况（外周血管病、内分泌疾病、妊娠、烧伤、开放腹部伤口）、大量补液、冷灌洗液、全身麻醉和局部麻醉。

处理 麻醉医师应充分认识术后低体温的可能性，对时间较长的手术应常规监测鼻咽、鼓膜、直肠或体表温度。对于术后低体温，预防重于治疗。临床医师应结合医院所具备的条件并针对不同的情况，采取行之有效的措施，以维持体温稳态。防治术后低体温应从术中监测、环境保温、液体加温和患者体表保温各方面进行。

预先加温 住院患者体温较低很常见，进入手术室时的中心温度与外周温度差很大。减小温差的办法是在麻醉诱导前为患者主动加温。可以使患者温暖舒适，血管扩张有助于静脉和桡动脉置管，减少硬膜外阻滞后的低体温。

预先用药 麻醉诱导时提前予药物引起张力性血管扩张，如硝苯地平，促使核心热量向外周组织分布。此时尚未麻醉，故体温调节机制仍然存在。体温调节反应会产生或储存足够的热量维持中心温度。

体表加温 约 90% 的代谢产热经由皮肤丧失，因此减少皮肤散热是体温保护中的重要一环，有被动隔离和主动加温两种方法。主动加温比被动隔离能更好地维持正常体温，其效力与皮肤面积呈线性关系。绝大多数患者都需要通过主动加温才能维持正常体温。主动加温的方法现在有很多种，其中强制气流加温系统和热电阻加温毯是目前较常用的无创加温方式，其他主动加温方法有热辐射加温、带搏动性负压温水系统、循环水床垫和电热毯。

内部加温　使用输液加温装置提高患者体温。给成人输入1U冷藏血液或1L室温下的晶体溶液会使患者的体温平均降低约0.25℃。但输入的液体高于体温太多也不安全，所以其保温作用有限，并不能替代皮肤隔热加温，单独应用不能维持患者的正常体温。有创加温装置包括腹膜透析和动静脉分流加温，其中最强有力的是体外循环。

（郭曲练　王国林）

shùhòu hánzhàn

术后寒战（postoperative hypothemia）　手术麻醉后患者苏醒期间出现的不随意肌肉收缩。其发生率为5%~65%。男性患者术后寒战的发生率高于女性，择期手术患者高于急诊手术患者，ASA分级Ⅰ级患者高于其他ASA分级患者，青壮年高于小儿和老年人。术前使用抗胆碱药、安定药可减少术后寒战的出现。术前予镇痛药的患者术后寒战的发生率高于不予镇痛药的患者。术后寒战在使用挥发性麻醉药的患者中易出现，术中应用瑞芬太尼和哌替啶可减少寒战的发生，术中保留自主呼吸的患者寒战的发生率高于使用间歇正压通气的患者，术中输血可增加术后寒战的发生率。

发生机制　术后寒战是机体对中心温度下降（达到寒战阈值）的体温调节反应。体温低时会出现血管收缩及寒战，维持机体中

心温度在热中性域。生理状态下，人体通过体温调节机制保持体温相对恒定，中心温度正常值为36.5~37.5℃。体温调节的高级中枢位于视前区下丘脑前部，边缘系统、延髓和脊髓等部位对体温信息有一定的整合作用，是体温调节的次级中枢。大脑皮质也参与体温的行为性调节。来自中枢和外周的温度信息分别经其感受器传入中枢并整合，与下丘脑体温调定点的参考温度比较，经传出神经元调控产热和散热反应，使体温与调定点相适应。体温调节反应包括行为性调节、血管反应（低体温时的血管收缩及竖毛反应，高体温时的血管舒张及出汗）、寒战及非寒战产热。行为性调节是健康、有意识机体最主要的温度调节方式，但是其调节作用在术后患者明显受限。寒战可以使机体产热增加2~5倍。因此，在行为性代偿及血管收缩达到最大效应后，寒战是术后患者维持体温稳定的最后防御反应。

临床表现　一般先表现为外周血管收缩和中心温度下降。临床上术后寒战分级如下。0级：无寒战；1级：竖毛和/或外周血管收缩和/或外周青紫，但无肌颤；2级：仅一组肌群肌颤；3级：超过一组肌群肌颤；4级：全身肌颤。

对机体影响　术后寒战本身并不明显增加患者的死亡率或住院时间，但是不能自控的肌颤带来的不适感会加重患者围术期焦虑，并存在潜在的临床风险。术后寒战可以导致耗氧量成倍增加及二氧化碳生成增多，增加心肺负荷；可使血浆儿茶酚胺浓度及心输出量增加，导致血压升高、心率加快、心肌氧耗增加，不利于心肌保护；寒战时的肌肉收缩对切

口的牵拉可加重切口疼痛；重症寒战干扰术后监测，并影响输液通道的维持；术后寒战还能升高颅内压及眼压，诱发神经外科及眼科手术后严重并发症。应积极预防，并及时处理患者术后寒战。

处理　包括非药物治疗和药物治疗。

非药物治疗　采取主动和被动的保温方法减少机体热量进一步散失，增加机体热量。

药物治疗　①生物胺类：曲马多抑制5-羟色胺（5-HT）、去甲肾上腺素和多巴胺的再摄取，并促进5-HT的释放，使脊髓水平突触小体中的去甲肾上腺素和5-HT的浓度增高，起到阻断寒战的作用，静脉注射曲马多1~2mg/kg在5分钟内即可终止寒战。②α_2肾上腺素能受体激动药：如可乐定及右美托咪定，术中静脉注射右美托咪定1mg/kg可减少寒战的发生率。③特异性$5-HT_3$受体阻断药：昂丹司琼可抑制5-HT的重吸收，抑制体温调节中枢对低体温的反应，麻醉前静脉注射昂丹司琼8mg，可预防手术后寒战的发生。④阿片类药物：代表药物为哌替啶0.2mg/kg，通过激动μ和κ受体而产生控制寒战的效果，其中主要通过兴奋κ受体而起作用。⑤N-甲基-D-天冬氨酸（NMDA）受体阻断药：氯胺酮作为一种竞争性NMDA受体拮抗药，也可抑制术后寒战，静脉注射10~40mg即可终止寒战；苯海拉明具有非竞争性拮抗NMDA受体的作用，60mg静脉注射5~10分钟内终止术后寒战；硫酸镁是一种竞争性NMDA受体阻断药，治疗剂量10mg/kg。⑥中枢兴奋药：多沙普仑静脉滴注，能加快大脑从麻醉药物抑制中的恢复，由此建立对脊髓反射的正常控制，产

生有效的治疗术后寒战。

预防 ①术前评估和预保温：术前根据患者的病情、年龄、手术类型、胸腔和腹腔脏器暴露的面积、手术时间及皮肤的完整性等评估手术期间是否有体温下降的可能及其下降程度，并制订保温措施，记录基础体温。寒冷天气患者从病房送至手术室过程中，推车和被服应预热保持温暖，不让患者有寒冷的感觉。手术间温度调节至 22～25℃，相对湿度为 40%～60%，小儿手术应将室温调节至 30℃。②体表加热：可使用红外线辐射器、变温毯、压力空气加热器等设备。③输入液体加温：用输液、输血加温器或温箱加热液体至 40℃ 左右。④药物预防：曲马多、右美托咪定、可乐定、昂丹司琼等治疗寒战的药物也可用于预防术后寒战的发生；前列腺素 E_1 和复方氨基酸都可促进产热，减少寒战发生。

（郭曲练　王国林）

shùhòu rènzhī gōngnéng zhàng'ài

术后认知功能障碍（postoperative cognitive dysfunction，POCD）

麻醉手术后患者记忆力、抽象思维及定向力等方面的障碍。表现为认知能力异常、记忆缺损、人格和社交能力改变等，严重者可出现痴呆。所有年龄段的患者在术后均有可能发生认知功能障碍，一般持续数周或数月，在年龄>60 岁的患者中可能持续较长时间，且影响患者日常生活和工作。POCD 好发于心脏手术患者，而普通手术患者 POCD 的发病率因手术大小、患者年龄、麻醉方式不同而区别很大。

发生机制 老年患者术后认知功能障碍源于在中枢神经系统退化的基础上，由手术和麻醉等外界因素诱发或加重的神经功能退行性改变，涉及中枢神经、内分泌和免疫三大系统紊乱。老年人 POCD 可能的发生机制包括 3 方面：①神经元受损。年龄增加引起皮质萎缩，大脑神经元数目减少，体积缩小，树突和突触数目减少；星形细胞和小胶质细胞增生，被激活时可产生细胞因子，并可能引起精神疾病。手术、麻醉等应激因素引起促炎细胞因子产生和释放过多，破坏促炎-抗炎细胞因子的平衡，导致继发性神经元炎症损伤。②中枢神经递质的稳态失调。乙酰胆碱是中枢神经系统的重要神经递质之一，参与注意、记忆和睡眠过程，并对代谢性和毒性侵害高度敏感。随年龄增加，中枢胆碱能活性标志物显著减少，阿尔茨海默病患者尤为明显。其他神经递质系统也随年龄而改变，如多巴胺摄取位点、转运体和水平都下降。大脑皮质 5-羟色胺（5-HT）、α_2、β_1 及 γ-氨基丁酸（GABA）结合位点也下降。全身麻醉药抑制乙酰胆碱的释放，抑制突触体对胆碱的摄取和阻断乙酰胆碱受体等，并通过胆碱能系统调节其他神经递质如多巴胺、GABA 等的释放。③神经元可塑性受抑。主要表现为海马神经元突触可塑性受抑。老年人大脑海马皮质激素受体逐渐减少，导致肾上腺分泌激素的负反馈机制减弱。海马区存在肾上腺皮质激素受体，手术应激时糖皮质激素分泌增加，长时间高水平的糖皮质激素可造成海马神经元损害，使海马糖皮质激素受体减少到一定程度时，其对肾上腺皮质的反馈抑制作用减弱，使糖皮质激素保持高分泌状态，进一步使糖皮质激素受体减少，最终导致海马神经元永久性损害，造成认知功能损害。

POCD 发生是多因素作用的结果。术后 1 周 POCD 的发生率可能与年龄增加、麻醉时间延长、受教育程度低、二次手术、术后感染和呼吸系统并发症等许多因素有关；术后 3 个月 POCD 的发生率仅与年龄增加和大手术创伤明确相关。

POCD 还与以下因素有关。①麻醉方式：全身麻醉和局部麻醉对生理功能的影响有显著差别，尤其对脑血流、氧输送和脑代谢的生理影响不同，全身麻醉比局部麻醉更易导致 POCD 的发生。②术前用药和麻醉药物：抗胆碱能药物与术后早期认知功能障碍有关，该类药物导致剂量相关的记忆损害。全身麻醉药可抑制中枢胆碱能系统的功能，而中枢胆碱能系统的退化是造成老年人认知功能减退和阿尔茨海默病的重要原因。③术后镇痛：阿片类药物减少快动眼睡眠和慢波睡眠，影响正常睡眠周期和模式，可能间接影响术后认知功能。④手术因素：心血管手术后认知功能明显下降，原因如下：术前脑功能损害，术中脑血管自我调节能力受限；低温下的血气酸碱处理方式，采用 α 稳态法处理比 pH 稳态法可减少神经系统的并发症；术中低血压转流期低血压与神经损伤无相关性，但复温期低血压可显著增加 POCD；微血栓、空气和细胞聚集物栓子引起局灶性脑梗死也可影响术后认知。上述因素单独或联合作用导致 POCD 在心脏手术患者的发生率明显高于非心脏手术患者。

临床表现 主要表现为手术后数天至数周出现记忆力、精神集中能力、语言理解力受损，社会适应能力下降，甚至发展为永久性认知障碍，丧失独立生活的能力。

诊断 目前对 POCD 的诊断主要依赖神经心理测试。临床上 POCD 的测试方法主要有简易智能量表（MMSE）、老年智能状态检测、Wechsler 成人智能量表、Wechsler 记忆量表及心理学测试等，其中 MMSE 和 Wechsler 成人智能量表较常用。

国际上 POCD 的诊断标准尚不一致，主要有 ISD 标准和综合评分法。ISD 标准：在多项研究中，若神经精神测试的术后测试结果比术前基准值降低一个标准差，则定义为神经心理损害。综合评分法：ISPOCD 推荐"Z 计分法"，从一个计分或测试耗时的值减去术前基准值，其差值被正常人群参考值的标准差除即得到 Z。一项测试的所有 Z 计分相加得到复合计分。所有测试的 Z 计分也可以总和：将各项测试的 Z 计分总和除以正常人群的 Z 计分总和的标准差。若综合 Z 计分>2，或至少 2 个单项测试参数的 Z 计分>2，可诊断为 POCD。

治疗 尚无值得推荐的简单而有效的方法。对于发生 POCD 患者，重点在于及时确诊，予早期护理支持，对其家庭成员进行教育。及时确诊旨在避免患者在重返工作岗位后，可能引起患者损伤的危险因素。早期进行干预可能有益于防止认知功能的进行性下降。在一些学习记忆障碍的动物模型中，中医药显示出一定的应用价值。部分治疗认知功能障碍的药物，如加兰他敏等在 POCD 的治疗上也有一定效果。

（郭曲练 王国林）

shùhòu zhānwàng

术后谵妄（postoperative delirium） 手术后 30 天内出现伴认知功能缺损和意识紊乱的脑功能衰竭状态。一般在术后第 2~7 天发生，是患者麻醉手术后的常见并发症。通常这种状态会很快消退，不留任何后遗症。但有些患者可能出现很严重的术后谵妄，持续很长时间，且临床评估很难。

发生机制 谵妄是一种潜在的、可逆性神经元功能失调，其造成的氧化应激紊乱状态对大脑结构薄弱部位产生损害，进一步引起精神活动异常或脑功能障碍。谵妄发生时受损部位依次为海马神经元、皮质下、脑干、灰质、小脑神经元。麻醉和外科手术应激导致的炎症反应综合征参与术后谵妄的病理生理过程。

临床表现 有两种情况，一种以兴奋躁动为主要表现，另一种以精神活动抑制为主要表现。前者主要特点是警觉性增高、对周围环境高度警惕和明显的躁动不安；后者主要表现为不易唤醒、嗜睡和软弱无力，因为无破坏性，通常症状不易早期被察觉。有时患者可同时存在上述两种谵妄的特点。

诊断 谵妄的诊断一般需要有明确的躯体疾病和严重的病理生理功能紊乱证据，并排除进行性痴呆的可能。谵妄的诊断需要符合：①意识障碍（对环境认识清晰度降低），伴注意力集中困难、注意持续或转移能力减退。②认知功能改变（包括记忆力减退、定向力障碍、语言障碍），或存在知觉障碍和痴呆综合征。③病情在短期内（通常数小时到数日）起伏变化较大，可以在一天内迅速严重恶化。谵妄还可出现睡眠障碍（包括睡眠觉醒周期改变）、精神运动性变化，以及神经行为异常等症状。对于术后谵妄的诊断一般采用谵妄临床评估表，目前有谵妄评定量表和记忆谵妄评定量表。

鉴别诊断 ①急性酒精戒断症状：住院治疗的酒精依赖患者出现急性酒精戒断症状，特别是在术后。酒精戒断症状有发热、心动过速、高血压、震颤、失眠、幻觉、焦虑和痉挛，还可有注意力下降、定向力障碍、认知功能障碍和言语紊乱等。②阿尔茨海默病：认知功能障碍一般先于谵妄发生。谵妄可以在阿尔茨海默病表现的基础上出现，也可能以"痴呆症状加重"的形式出现，一般在阿尔茨海默病患者中，谵妄的发生率为 23%~89%。详细询问病史有助于区分谵妄与痴呆，前者一般为症状突然出现，且病情变化有着逐渐加重或减轻的特点。若患者表现出明显的不安或波动症状，也可能是痴呆的相关表现。③抑郁症：主要是与以精神活动抑制为主要表现的谵妄加以区别，因为它们有一些重叠症状，包括精神活动迟缓、认知改变、睡眠障碍、易激惹，但有些抑郁症伴精神病性症状，如感知觉障碍和妄想，且抑郁症一般无注意力和定向力障碍。④原发性精神障碍：以精神活动兴奋为主要表现的谵妄通常存在因精神病性症状而引发继发性恐惧，表现为较为波动和零散的感知功能障碍与思维障碍，有时会被误诊为焦虑症。

治疗 ①排除其他病因引起的意识障碍：清除或纠正潜在病因，特别要考虑药物间相互作用的影响（这是谵妄最常见的医源性原因）。②抗精神病药物治疗：适用于去除致幻因素但患者行为未能改善。氟哌啶醇注射是处理谵妄时兴奋躁动状态的主要措施。氟哌啶醇静脉注射量：轻度躁动 2.0~2.5mg，中度躁动 5mg，严重者 7.5~10.0mg。老年人药物使用剂量应减为正常成人的 1/3，每隔 30 分钟可以重复使用，直到患者能够安静下来，保持清醒和言语正常。若严重躁狂且持续存在，30 分钟后剂量可以是前一次的 2 倍，旨在迅速改善躁狂状态，而临时控制症状有时可以延长谵妄状态。对于持续性谵妄，可持续静脉滴注氟哌啶醇 5~10mg/h。应用氟哌啶醇可能会导致致命性室性心律失常，故静脉注射氟哌啶醇时需要心电监护。与苯二氮䓬类药物和其他抗精神病药比较，氟哌啶醇对血压、肺动脉压、心率、呼吸的影响均较温和，镇静作用较小。静脉注射比肌内注射或口服能更少产生锥体外系症状。非典型抗精神病药物口服或肌内注射对轻至中度的谵妄兴奋躁动状态有效，也可作为严重和危险躁动状态的备选治疗。谨慎细致的临床评价是药物调整的依据。若患者的感知和行为症状得到改善，则减少氟哌啶醇或口服非典型抗精神病药的用量。对于严重的谵妄患者，可加用劳拉西泮 1~2mg/2~4h 静脉注射，减少因为氟哌啶醇增加剂量所致锥体外系副作用，尤其是静坐不能。③镇痛药物：疼痛是加重术后谵妄和躁狂的原因之一，因此芬太尼和吗啡类镇静镇痛药对严重的术后谵妄状态也有帮助，但要注意呼吸抑制和低血压的副作用。原则上尽量避免使用哌替啶，因为其代谢产物去甲哌替啶本身可能导致谵妄。

（郭曲练　王国林）

wéishùqī xiūkè

围术期休克 （perioperative shock）

围术期各种致病因素作用于机体，使有效循环血量减少，组织器官微循环灌流严重不足，导致重要生命器官功能、代谢严重障碍的全身性病理过程。其典型表现是面色苍白、四肢湿冷、血压降低、脉搏微弱、意识模糊。各种诱因导致血容量急剧减少，心输出量下降和/或外周血管容量增加等途径引起有效循环血量剧减、微循环障碍，是围术期休克发生的常见病理生理学机制。最终导致组织缺血、缺氧，代谢紊乱，重要生命器官遭受严重甚至不可逆性损害。

临床表现　包括以下方面。

低容量性休克　常见于体液丢失如中暑、烧伤、腹泻和呕吐、出血等。由于大脑灌注不足和继发性低氧血症引起精神症状，如焦虑、坐立不安；血容量不足引发低血压；脉搏增快、纤细、微弱、呼吸浅快；由于出汗和低灌注引起体温降低；口干；氧合不足引发疲劳；皮肤湿冷，呈花斑状；目光分散，常伴瞳孔散大。

心源性休克　源于心脏功能障碍导致心输出量显著减少，引起组织器官灌注严重不足。常见于心肌梗死、心绞痛、心功能不全、心律失常、高血压。临床表现类似于低血容量性休克，但同时存在颈静脉扩张，可出现心律失常。

分布性休克　指血液分布异常，出现相对低血容量，由血管扩张引起。①败血症休克：除低容量性休克表现外，还有发热、皮肤暖湿、低血压、心脏收缩力降低、中性粒细胞增多、弥散性血管内凝血。②过敏性休克：机体接触药物、输入异型血、抗生素、造影剂等物质时发生过敏反应，出现脉搏变弱增快，同时可因局部水肿尤其喉头水肿而出现。③神经源性休克：自主神经系统反应过激，如心理方面的影响、受伤和神经系统疾病或中毒。由血管扩张导致相对低血容量。脊髓休克是神经源性休克的一种特殊形式，症状类似于低血容量性休克，但高位脊髓损伤还伴心动过缓、阴茎持续勃起、皮肤干暖。

梗阻性休克　常见于循环系统障碍，由于内部阻塞或外部挤压造成，如心包积液、肺栓塞、气胸、低血压、血栓形成。表现同低血容量性休克，还有颈静脉怒张，心脏压塞者可有奇脉。

分级　1 级：有效循环血量丢失 15%（约 750ml，成人以 5000ml 血量计算），可有轻微的心动过速，健康青壮年可很好耐受；2 级：有效循环血量丢失 15%~30%（750~1500ml）出现中度的心动过速、脉压减少；3 级：有效循环血量丢失 30%~40%（1500~2000ml），开始有代偿性的器官功能不全、低血压、心动过速、尿量减少〔成人 < 0.5ml/（kg·h）〕；4 级：有效循环血量丢失 40%~50%（2000~2500ml），有严重低血压，若不能及时纠正，将引发终末器官衰竭甚至死亡。

治疗　应尽早治疗，最好在休克代偿期即予治疗，力求避免休克发展到晚期难以逆转的程度。监测并维持体温，输液输血扩充血容量，纠正代谢性酸中毒，应用血管活性药，维护重要器官功能等。还应针对不同类型的休克采取相应治疗方式。及时诊断和积极治疗病因是休克治疗的最有效措施。

液体复苏　补充因出汗、失血、液体转移或其他病理性过程所失去的液体的医学操作，是治疗休克的基本措施之一。旨在迅速恢复有效循环血容量，维持血液携氧功能，改善微循环及脏器灌注,减轻全身炎症反应综合征,降低多器官功能障碍综合征的发生率。静脉补液是围术期最常用的液体复苏措施,适合于严重脱水的患者,并能挽救生命,尤其在血管内和细胞内都存在脱水时,也适用于因失血、严重烧伤、过度出汗(长期发热)和长期腹泻(霍乱)引起的脱水。

液体生理需要量为30ml/(kg·d),手术过程中的液体需要量也增加(由于蒸发、液体转移、尿量增加)。因此,术中应根据手术情况额外补充4~8ml/(kg·h)的溶液。

液体复苏所使用的静脉液体通常是晶体溶液和胶体溶液,晶体溶液主要包括等渗液和高渗液,用于补充细胞外液和组织间液。生理盐水、乳酸钠溶液、林格液等属于等渗液。高渗盐水通过提高晶体渗透压将细胞内水分转移到血管内,改善平均动脉压。为避免引起高氯性酸中毒及低钾血症,提倡小剂量疗法,每次输入2ml/kg,间隔15~20分钟可重复一次,总量<12ml/kg。晶体溶液的优点是费用低廉,使用方便,较少出现过敏反应;缺点是扩容效能和持久性不佳,易引起肺水肿和全身组织水肿,还会引起复视、疼痛等不良反应。胶体溶液可提高血管内胶体渗透压,将组织间液的水吸入血管内使血浆容量增加。胶体溶液分天然胶体和人工胶体,羟乙基淀粉类人工胶体能够明显提高血浆胶体渗透压,人工胶体明胶,可促进血流动力学稳定,右旋糖酐扩容作用较强。人工胶体在快速恢复心输出量和氧供,改善微循环的同时,也会增加肺水肿和全身水肿的发生,大剂量易导致凝血功能障碍和肾功能障碍。天然胶体主要包括白蛋白、血浆和各种血液制品。天然胶体的缺点是费用昂贵和易发生过敏反应。输血是目前唯一认可的能增加携氧能力的补液。液体复苏时主要根据患者所丢失的液体类型进行选择,低血容量早期予快速补液是为了恢复血容量,晶体溶液和胶体溶液均可作为主要选择;对于严重失血患者,输血治疗是恢复其携氧功能。

目前不主张大量、快速补液,提倡限制性液体复苏,先将收缩压恢复至70mmHg,通过保守和缓慢的复苏方法,能够提高血流动力学指标,达到满意的组织灌注。成年人尿量维持在0.5ml/(kg·h)以上,否则有发生急性肾损伤的危险。对于烧伤手术患者,烧伤后第1个24小时补乳酸钠林格液每1%烧伤面积、每千克体重补4ml(即Parkland公式:24小时乳酸钠林格液补液量) = 4ml×体重(kg)×烧伤体表面积。烧伤后的第1个8小时,应予一半的液体量,另一半液体量应在下一个16小时内给予。对于脱水患者,2/3液体量在最初4给小时内补完,其余量在后20小时内补完。

失血性休克液体复苏目标:①生命体征正常。②血细胞比容>30%。③血电解质正常。④凝血功能正常,血小板>50×10^9/L。⑤微循环灌注恢复。⑥pH 7.4,碱剩余正常。⑦血乳酸正常。⑧静脉血氧饱和度(S_vO_2)>70%。⑨PaCO_2正常或增高。⑩尿量正常。

血管活性药应用 包括血管收缩药、正性肌力药及血管扩张药。通过调节血管舒缩状态,改变血管功能和改善微循环血流灌注,影响前负荷和后负荷而达到调控血压或抗休克目的的药物。3种药物作用常互相重叠,甚至依其剂量的不同而互相转变。

血管收缩药 内源性儿茶酚胺类:去甲肾上腺素、肾上腺素、多巴胺;合成儿茶酚胺类:多巴酚丁胺;合成非儿茶酚胺类:间羟胺、甲氧胺、去氧肾上腺素、麻黄素。适用于休克早期,高排低阻型休克,应用血管扩张药并配合积极补充血容量、纠正酸中毒、强心等综合措施后,休克无好转甚至恶化者,或应用血管扩张药及扩容治疗后,症状有改善,但动脉压仍低者。抗休克应立足于综合治疗,血管收缩药仅作应急用。尽量低浓度、小剂量、短时间使用,以维持收缩压为90mmHg即可。停药时要逐渐减量,不宜骤停。血管收缩药在微血管强烈痉挛期不宜应用,原有高血压、动脉硬化、无尿患者应慎用。

正性肌力药 异丙肾上腺素、多巴酚丁胺、米力农、氨力农、洋地黄类、钙剂。肾上腺素、多巴胺、麻黄素、钙剂既有收缩血管的作用,也有正性肌力的作用。异丙肾上腺素、米力农、氨力农既有正性肌力作用又有扩血管作用。

血管扩张药 包括α肾上腺素受体阻断药、M胆碱能受体阻断药、钙离子通道阻滞药及其他直接作用于血管的血管扩张药,能解除血管痉挛,使微循环灌注增加,改善组织器官缺血、缺氧及功能衰竭状态。常用的有降压药如可乐定,肾上腺能受体阻断药如哌唑嗪、拉贝洛尔、酚妥拉明,钙离子通道阻滞药如硝苯地平、尼卡地平,硝酸酯类如硝酸甘油,以及硝普钠和前列腺素E等。血管扩张药主要用于低排高阻型休克;有交感神经系统功能亢进的表现，如面色苍白、四肢冰冷、出冷汗、发绀、脉细、低脉压、毛细血管充盈减少、无尿等；眼底动脉痉挛、心指数降低者，中心静脉压正常或较高者；用去甲肾上腺素后血压不见回升，且无其他血压不升的原因者。

硝普钠是一种有效的静脉和动脉扩张药，可降低心室的前负荷和后负荷，通过调节输注速度能迅速达到理想和预期的血流动力学作用，常用于重症监护情况下，患者血压尚能维持脑、冠状动脉和肾灌注，处理急性失代偿性心力衰竭，对于以心输出量降低、左心室充盈压和体血管阻力增高为特征的晚期心力衰竭患者，静脉泵注硝普钠效果好。最常见的副作用是低血压，在肝或肾功能不全患者，长期使用易发生硫氰酸盐和/或氰化物中毒。

由于有机硝酸盐对心外膜冠状血管相对选择性的扩血管作用，有机硝酸盐（如硝酸甘油、二硝酸异山梨醇和单硝酸异山梨醇）除降低心室充盈压、室壁应力和氧耗外，尚能通过改善缺血性心肌病患者的冠脉血流而改善心室收缩和舒张功能。

钙离子通道阻滞药如硝苯地平，抑制钙离子内流，松弛血管平滑肌，扩张冠状动脉和周围小动脉，降低外周血管阻力，减轻心脏后负荷。血管紧张素转换酶抑制药如卡托普利和依那普利，通过降低血浆中血管紧张素 II 和醛固酮水平以减轻心脏前、后负荷。首次用药偶可引起血压突然下降，尤其在血管内容量不足的患者。使用时建议以小剂量短效药开始（如卡托普利 6.25mg 或依那普利 2.5mg），对存在明显左心功能不全或已接受大剂量利尿药的患者开始应用这类药物应慎重。

对于心输出量或血压处于临界状态的患者，长期或大量使用该类药物可能引起肾小球滤过率下降，导致血清肌酐升高，必要时可换用其他扩血管药物。

交感神经阻滞药如酚妥拉明，为 α 受体阻断药，以扩张小动脉为主，也扩张静脉，可降低肺动脉高压，减轻心脏前后负荷，增强心肌收缩力，解除支气管痉挛，改善肺通气，并有消除室性期前收缩的作用，对急性左心衰竭肺水肿有良好疗效。该药起效快（5 分钟），作用时间短，停药 15 分钟作用消失。应注意静注剂量过大时可引起低血压，使用时需严密监测血压和心脏功能情况。

直接血管扩张药如肼屈嗪，为有效的降压药，但其作用机制尚不明确。在心力衰竭时，它通过降低体动脉和肺动脉输入端阻抗和血管阻力而降低右心室和左心室后负荷。与大多数其他扩血管药相比，肼屈嗪能更大程度地降低肾血管阻力和增加肾血流。对不能耐受血管紧张素转换酶抑制药的肾功能不全的心力衰竭患者，肼屈嗪是一个可供选择的扩血管药。由于对静脉容积的作用很小，它与静脉扩张药（如有机硝酸盐）合用时最有效。

应用糖皮质激素 具有抗炎、免疫抑制及抗休克作用，对感染中毒性休克效果最好，其次为过敏性休克，对心源性休克和低血容量性休克也有效。

（熊利泽）

wéishùqī jíxìng hūxī shuāijié
围术期急性呼吸衰竭 （perioperative acute respiratory failure） 围术期因严重创伤（包括手术创伤）、大出血、全身麻醉机械通气等因素致通气不足甚至呼吸停止，引起严重气体交换障碍，

导致缺氧伴或不伴二氧化碳潴留，引起一系列生理功能和代谢紊乱的临床综合征。

病因 ①患者本身已有呼吸功能不全或衰竭，如重症哮喘、严重呼吸系统感染、各种原因所致急性肺水肿等，但需要接受急诊手术。②严重创伤、大出血、休克、严重感染、误吸刺激性气体等所致急性肺损伤。③围术期管理意外因素，如呼吸管道脱落、术中发生气胸等情况。

根据动脉血气分析急性呼吸衰竭分为：① I 型，缺氧 CO_2 正常或降低：见于换气功能障碍（通气血流比例失调、弥散功能损害和肺内静脉血分流）。海平面大气压力、呼吸室内空气情况下，$PaO_2 < 60mmHg$，$PaCO_2 < 35mmHg$。② II 型，缺 O_2 伴 CO_2 潴留：肺泡通气不足所致缺 O_2 和 CO_2 潴留，单纯通气不足，缺 O_2 和 CO_2 潴留的程度平行。若伴换气功能损害，则缺 O_2 更严重，$PaO_2 < 60mmHg$、$PaCO_2 > 50mmHg$。按病变部位可分为中枢性呼吸衰竭和周围性呼吸衰竭。

临床表现 发绀、呼吸困难、呼吸不规则、节律不整，以及缺 O_2 和 CO_2 潴留对各系统重要脏器的损害和功能影响，严重者发生多器官功能障碍综合征危及生命。

诊断 ①有导致急性呼吸衰竭的原发病或其他诱因存在。②有不同程度的呼吸困难和青紫征、脉搏氧饱和度下降等。③排除心内解剖分流和原发于心输出量降低等情况，动脉血气分析提示 $PaO_2 < 60mmHg$，或伴 $PaCO_2 > 50mmHg$，即为呼吸衰竭。

治疗 ①检查呼吸机管路连接完整性。②机械通气患者调节呼吸机参数；非机械通气患者尽快判断是否需要机械通气。③突

发气胸患者综合判断是否需要进行胸腔闭式引流术。④严重呼吸衰竭，综合判断是否采用体外膜氧合治疗。⑤术中呼吸衰竭患者，术后需要转入重症监护病房进一步密切观察治疗。

预后 尽早发现并及时处理可以显著降低死亡率和并发症的发生。

（熊利泽）

wéishùqī jíxìng fèi sǔnshāng

围术期急性肺损伤（perioperative acute lung injury）

急性肺损伤（acute lung injury，ALI）是各种直接和间接致伤因素引起肺泡上皮细胞及毛细血管内皮细胞损伤，造成弥漫性肺间质及肺泡水肿，急性低氧性呼吸功能不全。以肺容积减少、肺顺应性降低、通气血流比例失调为病理生理特征，病死率较高。围术期 ALI 重在预防，及时处理纠正高危因素，降低发生率，减轻病变程度。

病因 临床多种疾病均可引起 ALI，可分为肺内因素（直接损伤）和肺外因素（间接损伤），常见于严重感染、脓毒症、大量输血、多发性创伤、休克、胃食管反流、脂肪和羊水栓塞、重症急性胰腺炎、肺挫伤、肺泡出血、再灌注损伤（栓子清除术）等，若存在 2 个或 3 个危险因素，ALI 发病率进一步升高。危险因素持续作用时间越长，ALI 发病率越高。

临床表现 进行性低氧血症和呼吸窘迫，肺部影像学上表现为非均一性的渗出性病变，进一步发展为急性呼吸窘迫综合征。

诊断 标准：①急性起病，存在致病因素。②氧合指数（PaO_2/FiO_2）<300mmHg，不参考呼气末正压水平。③胸部 X 线片显示双肺均有斑片状阴影。

④肺动脉嵌压<18mmHg，或无左心房压力增高的临床证据。

治疗 包括原发病治疗和呼吸支持治疗，主要包括氧疗和机械通气。早期氧疗有一定作用，但难以彻底解决问题，应尽早实施机械通气。后者包括无创机械通气和有创机械通气。病因不同、病变严重程度及病程差异，故个体化治疗很重要。但基本治疗理念包括保护性通气，即小潮气量 6ml/kg（理想体重）、平台压 <30cmH_2O 和合适的呼气末正压。

（熊利泽）

wéishùqī jíxìng hūxī jiǒngpò zōnghézhēng

围术期急性呼吸窘迫综合征（perioperative acute respiratory distress syndrome）

手术患者在围术期因各种直接和间接致伤因素引起肺泡上皮细胞及毛细血管内皮细胞损伤，造成弥漫性肺间质及肺泡水肿，急性低氧性呼吸功能不全。其临床特征包括呼吸频速和窘迫、进行性低氧血症、胸部 X 线呈弥漫性肺泡浸润，在呼气末正压（PEEP）5cmH_2O 下氧合指数（PaO_2/FiO_2）<300mmHg。病死率高达 50% 以上。

病因及发病机制 病因与围术期急性肺损伤相同。急性呼吸窘迫综合征（acute respiratory distress syndrome，ARDS）机制尚未完全阐明，但已确认它是全身炎症反应综合征的一部分。在肺泡毛细血管水平由细胞和体液介导的急性炎症反应，涉及两个主要过程即炎症细胞的迁移与聚集，以及炎症介质的释放，它们相辅相成，作用于肺泡毛细血管膜的特定成分，导致通透性增高。各种病因所致 ARDS 病理变化基本相同，分为渗出、增生和纤维化 3 个相互关联和部分重叠的阶段。

临床表现 发病数小时内，患者可无呼吸系统症状。随后呼吸频率加快，气促逐渐加重，肺部体征无异常发现，或可闻及吸气时细小湿啰音。胸部 X 线片显示清晰肺野，或仅有肺纹理增多模糊，提示血管周围液体聚集。动脉血气分析示 PaO_2 和 $PaCO_2$ 偏低。随病情进展，患者呼吸窘迫，感胸部紧束、吸气费力、发绀，常伴烦躁、焦虑不安，两肺广泛间质浸润，可伴奇静脉扩张，胸膜反应或有少量胸腔积液。明显低氧血症引起过度通气，$PaCO_2$ 降低，出现呼吸性碱中毒。呼吸窘迫不能用通常的氧疗改善。若上述病情继续恶化，呼吸窘迫和发绀继续加重，胸部 X 线片示肺部浸润影大片融合，乃至发展成"白肺"。呼吸肌疲劳导致通气不足，CO_2 潴留，产生混合性酸中毒。可有心搏骤停，部分患者出现多器官功能障碍综合征。

诊断 ①急性起病，存在致病因素。②氧合指数轻度：PEEP/CPAP ≥ 5cmH_2O 时，200 mmHg<氧合指数≤300 mmHg；中度：PEEP/CPAP ≥ 5cmH_2O 时，100mmHg<氧合指数≤200mmHg；重度：氧合指数 ≤ 100mmHg。③胸部 X 线片显示双肺均有斑片状阴影。④肺动脉嵌压<18mmHg，或无法用心力衰竭或液体负荷过多解释的呼吸衰竭。

治疗 关键在于原发病及其病因，如处理好创伤、输血、反流误吸、术中炎症风暴打击导致的肺损伤。及时调整麻醉机参数，滴定 PEEP，改善氧合。对于麻醉机或呼吸机难以纠正重度 ARDS，应防止气压伤、呼吸道继发感染和氧中毒等并发症，必要时予体外膜氧合治疗。

（熊利泽）

wéishùqī jīxiè tōngqì
围术期机械通气（perioperative mechanical ventilation）

围术期利用各种人工呼吸机或通气设备辅助或支持手术患者呼吸以维持机体正常的通气和氧合功能的措施。包括全身麻醉应用肌松药患者的呼吸替代，以及预防、减轻或纠正由各种原因引起的缺氧及二氧化碳蓄积。机械通气无绝对禁忌证，但有些特殊疾病需做必要的处理后才能行机械通气。例如，张力性气胸或气胸需先行胸腔闭式引流术，否则机械通气实施正压通气可导致气胸病情加重；大咯血、严重误吸等引起上呼吸道阻塞，需先清理上呼吸道血块及胃内容物，保持气道通畅后才能考虑机械通气；肺大疱患者机械通气时，需限制气道平台压，否则易引起肺大疱破裂导致气胸，发生气胸后需要进行胸腔闭式引流；严重心功能不全患者，实施机械正压通气可使胸腔压增高，回心血量减少，心脏前负荷降低，引起循环不稳定，需谨慎实施。

常用模式 通气方式有辅助或控制、同步或非同步、胸外型或胸内型、高频或常频通气、定容或定压通气等。通气模式各有优缺点，如何合理选择应用非常重要。

持续气道正压（continuous positive airway pressure，CPAP） 用于术后严重急性呼吸窘迫综合征患者，特点是通过呼吸机在整个呼吸周期向患者气道提供持续气流，形成持续的气道基础正压。可增加肺容量和功能残气量、改善通气血流比例，改善氧含量，增加 PaO_2。适用于不需要机械通气的自主呼吸患者，也可与控制机械通气方式联合使用。自主呼吸时通过密闭面罩或气管导管、气管套管实施，持续正压气流水平一般根据病情和治疗需要设定，一般在 0 ~ 25cmH_2O，合适的 CPAP 水平一定是可以有效改善患者的动脉血氧饱和度和生命体征。适应证包括各种原因引起的肺容量降低，肺泡萎陷、肺不张或肺灌注区通气不足。禁忌证：①不能耐受 CPAP 或佩戴 CPAP 面罩难以满足配合治疗者。②胃部手术后胃扩张患者，易引起胃过度扩张或缝合裂开。③合并有 CO_2 潴留的患者对单纯 CPAP 面罩治疗效果不佳者。

呼气末正压（positive end-expiratory pressure，PEEP） 可用于整个围术期，包括术中。主要通过调节呼吸机呼气阀门的开放程度使患者在呼气相维持于一定的正压水平，使小气道在呼气末仍保持开放状态，使功能残气量增加，有利于 CO_2 排出，改善氧合。合适的 PEEP 水平一般用最佳 PEEP 值衡量，指对循环无不良影响而达到最大肺顺应性、最小肺内分流、最高氧运输、最低吸入氧浓度时的最小 PEEP 值，选择 PEEP 时宜逐步增加 PEEP 水平，至有效改善血气状态而对血流动力学影响最小为止；撤去 PEEP 时，尤其高水平长时间应用，应逐步减少 PEEP 水平至完全撤去，以避免病情反复甚至恶化。适应证：①低氧血症单纯提高吸入氧浓度效果不理想者。②肺炎、肺水肿，加用一定 PEEP 除增加氧合外，有利于水肿或炎症消退。③大手术后预防治疗肺不张。④慢性阻塞性肺气肿患者加用适量的 PEEP 有利于 CO_2 排出。禁忌证：①严重循环功能衰竭。②低血容量。③肺气肿。④气胸、支气管胸膜瘘。

同步间歇指令通气（synchronized intermittent mandatory ventila-tion，SIMV） 主要用于术后重症监护病房（intensive care unit，ICU）患者。在自主呼吸的基础上，由呼吸机提供一定的机械通气以弥补通气不足。一般通过预先评估患者自主呼吸通气量和正常所需每分通气量确定需要用呼吸机额外提供的通气量，然后将此通气量以一定的潮气量和呼吸频率实施。SIMV 在弥补患者通气量不足的情况下可有效减少自主呼吸做功，保留锻炼自主呼吸功能，灵敏的触发装置和合理的触发水平设置将有利于真正实施"同步"而减少不利效应。适应证：①自主呼吸存在但通气不足者。②与 CPAP 联用，提高患者耐受能力。③对于气压伤高度危险或需要低气道压通气患者，可减少气压伤，增加静脉回流，改善心功能。④用于长期机械通气患者的撤机。禁忌证：①自主呼吸的存在不必要或无益时。②高代谢率或低心输出量或两者均不稳定者。③自主呼吸的存在导致氧耗明显增加者。

控制性机械通气（control mechanical ventilation，CMV） 可用于整个围术期。患者通气完全由呼吸机以一定的潮气量和呼吸频率完成，通过血气和血流动力学调整合适的潮气量和呼吸频率，避免人-机对抗是保证 CMV 有效实施的重要环节。适应证：各种原因致自主呼吸功能丧失，无法自主进行有效通气者。无绝对禁忌证，患者自主呼吸功能有一定恢复且不能耐受 CMV 或出现人-机对抗时可改变方式。

辅助通气（assisted ventilation，AV）和辅助-控制通气（assisted-control ventilation，A/CV） 主要用于术前和术后。辅助通气指保留有自主呼吸运动，由患者自主触发机械通气，根据设定的触发灵敏度，启动机器给患者输送预设的潮气量。辅助-控制通气则是在辅助呼吸间隔有一定数量的控制通气。适应证是存在自主呼吸运动但通气功能不良患者。优点是保留患者自己的吸气运动和呼吸肌的活动，根据自主呼吸强弱，灵活设置触发灵敏度和潮气量，弥补自主呼吸的通气不足，锻炼自主呼吸，减少自主呼吸做功。有呼吸暂停或可能引起呼吸暂停的情况不宜行辅助通气。

高频喷射通气（high frequency jet ventilation，HFJV） 可用于困难气道插管过程中的辅助通气，对于一些气道开放性操作或手术可保证有效通气，对支气管胸膜瘘及存在高气道压患者是一种可选择的有效通气方式。在小儿气道异物呼吸机支持过程中应用较多。由低于传统呼吸机驱动压实施的高频率（150～400次/分）、小潮气量的通气方式。主要调节参数驱动压、呼吸频率、吸呼比、潮气量大小与驱动压和吸呼比有关。开放性低气道压通气是其特点。

压力支持通气（pressure support ventilation，PSV） 指自主呼吸与正压呼吸相结合，由自主呼吸触发，呼吸机按设定的压力水平完成正压呼吸过程。可用于术前和术后。主要优点降低患者自己呼吸做功、改善氧合。主要调节参数有压力支持水平、呼吸频率及触发灵敏度。

指令分钟通气（mandatory minute ventilation，MMV） 多用于术后。是保证患者获得最小的每分通气量的方式。每分通气量包括自主呼吸部分和机器辅助呼吸部分，根据设定的最小每分通气量，自主呼吸部分不能完成

的通气量由机器以一定潮气量和呼吸频率完成。目前多被 SIMV 取代。

压力控制通气（pressure controlled ventilation，PCV） 可用于整个围术期，适用于新生儿、婴幼儿及急性呼吸窘迫综合征、慢性阻塞性肺气肿等所致呼吸衰竭。是以预设气道压力完成的控制通气方式。调节参数有气道压力、呼吸时间及呼吸频率。由于气道压力较低，无峰压，可避免气压伤，并有利于肺泡充气，改善氧合。缺点对气道阻力及肺顺应性的监测很重要，是有效安全通气的重要保障。适用于新生儿、婴幼儿及急性呼吸窘迫综合征、慢性阻塞性肺气肿等所致呼吸衰竭。

气道压力释放通气（airway pressure release ventilation，APRV） 是一种间歇地释放并降低呼吸道的静态压力，结果产生双峰的 CPAP 模式。主要用于 ICU 患者。CPAP 的实施代表吸气，通气特制 APRV 释放阀门实施 APRV 的过程代表呼气。APRV 最大优点有效降低平均气道压和峰吸气压，主要调节参数有 CPAP 水平、APRV 水平和持续时间。适用于轻至中度急性呼吸窘迫综合征患者，尤其有肺气压伤可能者。

压力调节容积控制通气（pressure regulated volume control，PRVC） 主要用于 ICU 患者。一种按预设潮气量实施的控制通气模式，但机器能根据自动连续测定的胸廓/肺顺应性和容积/压力关系，反馈调节通气和吸气压力，确保潮气量准确实施而又不会引起过高气压而减少气压伤。与容积控制不同的是实施预设潮气量的过程中采用减速气流，可有效控制气道压。与压力控制不

同的是可直接设定并检查实施潮气量，而单纯压力控制模式时潮气量是变化的。适应证：①无自主呼吸能力者。②肺各部时间常数明显不等者。③需要用较高初始气流速度才能打开处于关闭状态的部分区域者。④哮喘尤其需要加用 PEEP 者。⑤PCV 且需要潮气量稳定者。⑥潮气量接近肺活量的患者。

容积支持通气（volume support ventilation，VSV） 是一种自主呼吸启动呼吸机，并通过呼吸机自动测定胸/肺顺应性、通气频率等调节每次支持水平，确保自主呼吸通气量按预设的分钟通气量实施。优点：①能够保证有效潮气量和分钟通气量稳定在理想水平。②可使自主呼吸能力和支持压力水平匹配在理想状态。③可自动维持气道压在较低水平。④可减少调节呼吸机次数。适应证：①自主呼吸能力存在但不健全，如大手术恢复期、麻醉苏醒期、慢性阻塞性支气管炎合并感染、呼吸衰竭、流产后败血症合并呼吸衰竭、肺损伤等。②协助呼吸机脱机。PRVC 与 VSV 的共同点：①保持较低的峰气道压。②减少镇静药和肌松药用量。③改善机械通气对循环功能的不良影响。④辅助通气取代控制通气。⑤缩短呼吸机撤离时间。⑥减少患者留住 ICU 的时间。⑦减少机械性肺损伤。⑧提高生存率。

适宜支持通气（adaptive support ventilation，ASV） 是一种全新的全自动化智能型通气方式，可以根据患者需要和自主呼吸的能力自动调节辅助通气和频率，避免发生气压伤、容积伤、呼吸暂停，通气适度和自发性 PEEP，有利于呼吸机撤离。设置参数有体重、目标每分通气量、温度、

吸气压上限和 PEEP、吸入氧浓度。

临床应用　根据手术患者需要和病情进行合理选择，以产生最佳通气效能，而对患者的负面影响降至最低；熟悉各种通气模式的优缺点及并发症，根据病情指导合理正确选择应用医疗场所现有设备；加强监测和评估，提高通气效率，根据需要和实际情况适时调整模式；尽可能保留自主呼吸，最大程度提高通气和氧合效能而不增加患者额外自主做功和氧耗，对心血管系统及其他脏器影响最小；患者感觉舒适、易于接受、病情稳步改善。

并发症及防治　机械通气与自主呼吸不同，吸气时的气道正压对呼吸生理，血流动力学及重要脏器的血流灌注均可产生不利影响，若使用不当，不仅不能有效改善患者呼吸功能，还可能因各种并发症导致病情加重、恶化，甚至危及患者生命。因此，在机械通气实施过程中应加强监测与护理，调整机械通气方案以产生最佳疗效，减少并发症的发生，促进病情稳定恢复。

与气管插管或气管切开相关并发症　如插管过深进入右主支气管、与通气机管道脱离、气囊漏气、气囊压力过高、管腔内阻塞、插管过程引起的上呼吸道损伤、气管软化等。

人-机不同步　主要指术后 ICU 患者，包括吸呼相切换、流量及周期不同步，导致人-机之间不协调，引起肺通气分布紊乱，降低呼吸机改善氧合的功能。应进行相应参数调整，减少人机拮抗，提高通气效率。

气压伤　过度通气引起肺泡过度膨胀或通气不足引起肺泡长期萎陷、关闭，均可导致肺损伤，

过度通气导致肺泡破裂，还可引起严重的气胸、气肿（纵隔、皮下、心包等）等。

氧中毒　多与长时间吸入高浓度氧有关。在满足基本的氧供/氧耗的基础上，尽早降低吸入氧浓度，尤其避免长时间吸入高浓度氧是主要预防措施。

自动 PEEP　多因呼气时间不充分或呼气阻力增加或两者同时存在，引起气体肺内残留增多而形成压力，自动 PEEP 可引起肺泡压增高，对血流动力学产生影响，还可导致切换的不同步，引起通气效率降低等。改善呼吸系统顺应性，调整合适的呼吸参数可有效降低自动 PEEP 的发生。

血流动力学紊乱　多源于正压通气对心脏、肺血管及静脉回流系统的影响。加强监测，合理调整呼吸参数，在维持血流动力学稳定的基础上，逐步改善通气和氧合功能。

呼吸机相关性肺炎　易感因素：患者有严重基础疾病，经常应用广谱抗生素、糖皮质激素等或伴营养不良致机体免疫力下降；人工气道的建立失去正常气道对病原体的屏障作用；吸痰等操作使气道受污染的机会增加；胃食管反流；通气机和湿化器管道的污染。应加强无菌操作和消毒隔离措施，避免交叉感染，及时更换通气机管道，防止咽喉部分泌物滞留和误吸，避免胃食管反流，加强护理，加强细菌监测与培养、合理应用抗生素非常重要。

对中枢神经系统、消化道、肝、肾等脏器功能的影响　主要通过影响血流动力学、氧合功能恶化、酸碱平衡失调等改变相应脏器血供。继发的神经内分泌改变也可影响相关脏器功能改变。

（熊利泽）

chèjī

撤机（ weaning from ventilation）　逐渐减少呼吸支持时间和强度，同时恢复患者自主呼吸，直至完全脱离呼吸机的过程。主要指术后重症监护病房患者的撤机。机械通气只是一种暂时的人工替代装置，主要是辅助支持患者自主呼吸，缓解、减轻或纠正低氧血症，避免机体因缺氧而导致脏器、组织损伤进一步加重，一旦患者病情好转，即应适时撤离呼吸机。手术麻醉结束后，若患者肺功能正常，则常规迅速停止机械通气、拔出气管导管，恢复自主呼吸方式。若患者出现呼吸功能异常甚至衰竭，则需要更长时间机械通气，因此需要严格的撤机过程。

常规撤机步骤如下：①撤机前评估，确定撤机时机。②撤机试验。③脱机，完全自主通气，拔除气管插管或气管切开套管。

撤机前评估主要包括：①导致呼吸衰竭的原发病因是否解除或正在解除之中，可通过临床症状、体征及必要的客观检查，如胸部 X 线检查、超声检查、心电图、各种生化检查，其中生命体征是否稳定或正常非常重要。②通气和氧合能力是肺功能状况的主要体现。③患者咳嗽和主动排痰的能力是保持呼吸道通畅和预防呼吸道感染的重要因素，也是间接反映通气功能恢复的指征。

撤机试验是检验机械通气治疗效果和确定能否撤机的金标准，常用方法有 T 管试验、持续气道正压、压力支持通气，各有优缺点，可遵循以下原则：①基础肺功能状况良好，机械通气时间短，治疗后呼吸功能恢复良好，基本达到撤机指征和具体指标，可考虑直接撤机，即采用 T 管试验，

经过短期观察，病情稳定，即可完全撤机。②对有慢性肺功能不全或原发病对肺功能损害严重或并发严重肺部感染、机械通气治疗时间长的患者，在撤机指征和具体指标基本成熟后，一般可遵循循序渐进的原则，采取分次或间断脱机方式，逐渐锻炼患者自主呼吸能力，促进自主呼吸功能恢复。③持续气道正压、压力支持通气各有优缺点，使用过程中要因人而异，因时而异，根据患者具体情况和自身条件，合理使用，可单用也可复合使用，可交替使用，但原则是逐步有计划地降低呼吸机条件，减少呼吸机辅助成分，使患者自主呼吸得到锻炼和恢复，模式选择和辅助呼吸条件设备是否合理的标准是患者是否舒适、易于接受、患者额外呼吸做功是否最小、呼吸生理指标是否稳步改善及生命体征是否平稳。④撤机过程中严密观测，随时调整方案，防止脱机失败导致病情反复，一旦发生，需从中枢、呼吸（气道、肺、呼吸肌）、循环、代谢及药物等多方面寻找原因并积极纠正，确保撤机有序、按计划顺利完成。

经过撤机试验过渡阶段以后，评估患者自主呼吸能耐受、生命体征和全身情况稳定，即可完全脱机，此时重点观察患者咳痰是否有力，呼吸是否感到费力，复查血气并对全身情况进行严密监测，观察12~24小时，患者自主通气稳定、动脉血气水平理想，即可拔除气管插管。

（熊利泽）

wéishùqī suān-jiǎnpínghéng shītiáo
围术期酸碱平衡失调 （acid-base balance disturbance in perioperative period） 围术期患者因疾病、禁食禁饮、液体丢失、

休克等导致体内酸碱物质量的变化或分布异常的病理生理状态。酸碱平衡是体液稳态的重要组成部分，机体的组织细胞必须处于具有适宜酸碱度的体液环境中才能进行正常的生命活动。正常状态下，虽然机体在代谢过程中不断生成酸性或碱性物质，也经常摄取一些酸性和碱性食物，但依靠体液缓冲系统及肺和肾的调节作用，血浆 pH 值可稳定在正常范围，这种生理状况下维持体液酸碱度的相对稳定性称为酸碱平衡。尽管机体对酸碱负荷有强大的缓冲能力和有效的调节功能，但在疾病和手术过程中，机体产生或丢失的酸碱过多而超过机体调节能力，或机体对酸碱调节机制出现障碍，导致体液的酸碱度稳定性破坏，形成酸碱平衡失调。

酸碱平衡由呼吸和代谢两个部分组成。机体新陈代谢的过程中可产生两种酸，即呼吸酸（H_2CO_3）和代谢酸。呼吸酸来自 CO_2，可由肺排出，故称为挥发性酸。代谢酸一般来自氨基酸、脂肪和碳水化合物的中间代谢产物，均由肾脏排出。正常 pH 7.35~7.45，$PaCO_2$ 35~45mmHg，PaO_2>80mmHg，不同年龄人有所差异。pH 值、$PaCO_2$、PaO_2 是直接测量的结果。临床上最常用的监测酸碱平衡失调的指标包括：H^+ 浓度和 pH，动脉血氧分压、动脉血二氧化碳分压、标准碳酸氢盐、实际碳酸氢盐、缓冲碱和碱剩余、阴离子间隙（AG）、二氧化碳结合力等。

分类和特点 不同分类特点各异。

单纯性酸碱平衡失调 酸中毒和碱中毒是相对于血 pH 而言，pH<7.35 为酸中毒，pH>7.45 为碱中毒。单纯性酸碱平衡失调是

用一个病理生理过程预测，基于基本病理生理过程或可能发展成为酸中毒和碱中毒的发展趋势。原发改变通常有 4 种。

代谢性酸中毒 包括：①AG 正常型酸中毒。常见有因肠瘘等情况致消化道丢失 HCO_3^- 过多，含氯酸性药物摄入过多，肾脏分泌 H^+ 功能障碍。②AG 增高型酸中毒。特点是 AG 增高，但血 Cl^- 含量正常。常见于固定酸摄入过多，如过量服用水杨酸类药物。固定酸产生过多，如乳酸酸中毒、酮症酸中毒。肾排泄固定酸减少，常见于急慢性肾衰竭时机体代谢产生的 HPO_4^{2-}、SO_4^{2-} 不能排出导致血中固定酸增多。

围术期高血氯性酸中毒在手术室常见，一般见于输注大量生理盐水后，补液时应注意。代谢性酸中毒治疗的基本原则是预防和治疗原发病，纠正水电解质紊乱，恢复有效循环血量，改善肾功能。必要时可直接补充 $NaHCO_3$，但应在动脉血气分析结果监测下进行纠酸。酮症酸中毒应通过静脉应用胰岛素治疗，补充碳酸氢盐治疗糖尿病酮症酸中毒是无效的。

代谢性碱中毒 是细胞外液碱增多或 H^+ 丢失过多引起的以原发性 HCO_3^- 浓度升高为主的酸碱平衡失调。原因如下。①消化道丢失 H^+，见于胃肠减压，含 H^+ 的胃液大量丢失，导致肠液中 HCO_3^- 不能被中和，致血浆中 HCO_3^- 升高，发生代谢性碱中毒。②肾丢失 H^+ 可见于低氯性碱中毒及肾上腺皮质激素增多。③H^+ 向细胞内转移。低钾血症时，细胞外液 K^+ 浓度降低，细胞内 K^+ 向细胞外转移，而细胞外液中的 H^+ 向细胞内移动；肾小管上皮细胞 K^+ 缺乏可导致 H^+ 排泌增多，因而

H^+-Na^+交换增加，HCO_3^-重吸收增加，于是发生代谢性碱中毒。④口服或静脉输入碳酸氢盐过多导致。首先是治疗原发病，积极去除能引起代谢性碱中毒的原因。对于轻症只需输入中性生理盐水即可纠正。对于严重的碱中毒可予一定量弱酸性或酸性药物，如可用盐酸精氨酸。盐皮质激素过多的患者应尽量少用襻利尿药或噻嗪类利尿药。低钾血症引起者需同时补充氯化钾防治碱中毒。

呼吸性酸中毒 本质是CO_2排出障碍或CO_2吸入过多引起的以原发性$PaCO_2$增加为特征的酸碱平衡失调。在麻醉期多因呼吸抑制造成体内二氧化碳蓄积导致。腹腔镜手术长时间CO_2气腹也可因CO_2吸收入血致酸中毒。治疗目标是纠正导致肺泡通气量不足的病因，改善可能导致呼吸性酸中毒发生的因素，包括增加每分通气量、减少无效腔等。在麻醉期间，防止二氧化碳蓄积也是呼吸管理的重要目标之一。

呼吸性碱中毒 由于过度通气引起的以原发性$PaCO_2$降低为特征的酸碱平衡失调。主动性过度通气指通过神经中枢发出冲动传导至呼吸肌而使通气增强，被动性过度通气则指辅助通气或控制通气所致过度通气，麻醉期间以后者为多见，如术后疼痛和焦虑均可导致过度通气而引起呼吸性碱中毒。术中控制通气麻醉机参数设定不当也可致过度通气。因此，应提倡麻醉期间合理控制CO_2水平，避免盲目过度通气造成呼吸性碱中毒。

混合性酸碱平衡失调 由两个或两个以上原发改变和相应代偿改变构成的酸碱平衡失调。

诊断 酸碱平衡失调的诊断非常复杂。第一步明确是酸中毒还是碱中毒，以pH判断；第二步判断是呼吸因素还是代谢因素引起；第三步是根据代偿情况判断是单纯性还是混合性酸碱失调；第四步将临床表现和实验室检查结果与酸碱失衡结合起来分析。

（熊利泽）

wéishùqī xīnlǜ shīcháng
围术期心律失常 （arrhythmia of perioperation） 围术期心脏跳动的节律和频率异常。通常有3方面：①麻醉前已经存在的心律失常。②麻醉手术期间出现的心律失常。③麻醉（术后）出现的心律失常。后两者主要与麻醉用药、麻醉管理、手术刺激、术后管理及患者本身情况有关。

围术期心律失常是麻醉医师工作中常遇到的问题。引起心律失常的原因复杂，心电图表现多样，有病理性原因也有生理性原因，有的需要积极治疗或紧急处理，有的可以进行常规治疗或暂缓处理，甚至不需处理。

病因 包括以下内容。

术前心律失常 既可见于健康人，亦可见于患者，后者提示患者可能存在器质性心脏病或代谢性疾病。①窦性心动过速：与神经张力降低或交感神经兴奋增加有关。多见于发热、缺氧、休克、贫血、甲状腺功能亢进症、心肌梗死、心肌炎等，也可有部分患者因术前精神紧张导致。②窦性心动过缓：多见于健康人，以老年人及青年运动员多见，余见于迷走神经张力过高，洋地黄、β受体阻断药亦能引起窦性心动过缓。③窦性心律不齐：多发生于正常人，以青少年多见，多属功能性。但一些老年人并发冠心病时亦可发生。④房性期前收缩：老年人应考虑是否存在器质性心脏病。⑤心房颤动：绝大多数发生在器质性心脏病患者，易导致心力衰竭及血栓形成。术前应予治疗，将心室率控制在80次/分左右。⑥室性期前收缩：不同年龄段均可发生，但常见于器质性心脏病患者。⑦房室传导阻滞：心室率缓慢并影响血流动力学状态的二度或三度房室传导阻滞，尤其是阻滞部位在房室束分支以下，并发生在急性心肌炎、急性心肌梗死或心脏手术损伤时，均有用临时心脏起搏治疗的指征。安装永久性起搏器前，三度房室传导阻滞患者施行麻醉或外科手术，临时心脏起搏器可保证麻醉或手术诱发心室停搏时患者的安全，并可预防心室颤动的发生。⑧心室内传导阻滞：包括左束支传导阻滞和右束支传导阻滞，可分为完全性和不完全性两类。⑨预激综合征：因房室间存在异常的传导通道导致部分心肌被提前激发（预激）。临床上较少见，诊断主要依靠心电图。易伴发房室折返性室上性心动过速，少部分可伴发心房颤动。

术中心律失常 心律失常在麻醉诱导期、维持期、苏醒期及术后均有可能发生，常见原因有手术应激、创伤、出血、缺氧、疼痛刺激、通气障碍和麻醉药作用等。

麻醉用药 目前使用的大多数麻醉药能直接或间接地影响心律。除药物本身对心肌及其电生理的作用外，还与麻醉药物用量、麻醉深度、有无高碳酸血症、有无过度通气以及药物之间相互作用等有关。

吸入麻醉药：异氟烷对于心律影响很小。七氟烷对于心率影响小，心律稳定。地氟烷对于心率影响不大，但可影响心输出量。乙醚具有正性变时效应。应用乙醚麻醉，在麻醉维持期对心肌的自律性、传导性影响很小，是心律失常发生率最低的吸入麻醉药之一。

静脉麻醉药：丙泊酚在引起血压下降同时可伴心率增快。依托咪酯对循环系统影响极微，对心脏的自律性、传导性均无影响。氯胺酮可兴奋交感神经和抑制副交感神经，导致心动过速。

麻醉性镇痛药：治疗剂量的吗啡对于血容量正常者的心血管系统一般无明显影响，很少引起心律失常。芬太尼对于循环系统影响较小，不抑制心肌收缩力，可引起心动过缓，此作用可被阿托品对抗。

肌松药：琥珀胆碱的分子结构与乙酰胆碱相似，可产生窦性心动过缓，可应用阿托品预防。加拉碘铵的肌松作用为氯筒箭毒碱的 $1/6 \sim 1/5$，可引起心动过速。泮库溴铵可导致心动过速、高血压及心律失常。许多肌松药由于组胺释放而引起低血压及心动过速，如阿曲库铵和米库氯铵等。

局麻药：对于心肌的自律性和传导性均有抑制，传导抑制包括房内、房室结和室内传导减慢，程度与血中局麻药的浓度成正比。常用的利多卡因血内浓度达 $1 \sim 5\mu g/ml$，对室性心律失常有治疗作用，但超过 $7\mu g/ml$ 时能发生心脏抑制，出现传导阻滞和室性心律。丁哌卡因在大剂量静注下可引起心肌收缩力减弱，传导时间延长，室性心律、心室颤动，心脏毒性作用比利多卡因大。罗哌卡因对心脏兴奋和传导抑制均弱于丁哌卡因。

其他常用药物：氟哌利多可使心肌绝对不应期延长，对氟烷诱发的室性期前收缩和室性心动过速有预防效果，其引起的心率增快多为血管扩张、血压下降所致的反射性改变。纳洛酮可引起心率增快、心律失常。

自主神经功能失调　交感神经或副交感神经活动增强，或两者之间平衡失调是麻醉期间发生心律失常的常见原因。术前恐惧心理可使交感神经活动增强，引起心率增快。在静脉快速诱导插管时可引起血压增高、心动过速和心律失常，原因也与刺激咽喉和气管内感受器引起交感神经活动增强有关。缺氧和二氧化碳蓄积更是麻醉期间发生心律失常的重要诱因。

电解质紊乱　心肌细胞活动与 K^+、Na^+、Ca^{2+} 有密切关系。低钾血症、高钾血症均易导致心律失常。低镁血症也易诱发心律失常，甚至可突发心室颤动。

低体温　心律失常是其主要并发症之一。心电图表现为心率减慢、QRS 波增宽、QT 间期延长等。体温低至 30℃ 以下时可出现心搏骤停。

外科手术操作　如胆囊手术时胆囊、胆总管区的手术刺激因胆心反射可导致心动过缓，甚至心搏骤停；眼科手术或压迫眼球时发生的眼心反射，刺激颈动脉窦、牵拉肠系膜均可发生心动过缓，颅脑手术刺激脑干致心律失常，大血管手术、心包手术、心内导管插入也可引起心律失常的发生。

术后心律失常　原因多种，主要有呼吸循环功能出现严重紊乱，水电解质紊乱，酸碱平衡失调，药物毒性，术后切口疼痛，气管内导管刺激，吸痰操作，缺氧，术后低体温，高热等。

治疗　总的原则是应进行连续、动态心电图监测，尽快找出心律失常的诱因，及时纠正。性质严重的心律失常需要立即处理，性质虽非严重伴明显血流动力学不稳定者也必须立即处理。首先解除病因，包括治疗原发病（特别是冠心病等心血管疾病）、纠正电解质紊乱和酸碱平衡失调、补充营养、解除疼痛、纠正血容量不足以及处理药物副作用等。在解除病因的基础上，若仍不能消除心律失常，则应选用适当的抗心律失常药物治疗，并注意药物副作用。

窦性心动过缓　严重心动过缓可影响心输出量，减少重要器官血灌注，可用阿托品 $0.5 \sim 1.0mg$ 静脉注射，或紧急时使用异丙肾上腺素 $0.5 \sim 1.0\mu g$ 静脉注射。

窦性心动过速　重点在于查找病因。伴心功能不全者可选用洋地黄药物。

阵发性室上性心动过速　可压迫单侧颈动脉窦；也可予利多卡因 $1 \sim 2mg/kg$ 稀释后静脉注射，必要时可重复，但 20 分钟内总量不宜超过 $5mg/kg$。

心房扑动和心房颤动　治疗旨在控制心室率或转复心律。洋地黄类药物可达到控制心室率、强心、纠正心力衰竭的疗效。

频发室性期前收缩　影响心输出量；可先纠正低钾、低氧，利多卡因 $1 \sim 5mg/kg$ 静脉注射，或维拉帕米、普鲁卡因胺静脉注射。

室性心动过速　是心室颤动的前奏，足以致命。可用冲击量利多卡因 $50 \sim 100mg$ 静脉注射，可重复注射，总量 $<200mg$。

心室颤动或心搏骤停　心脏无射血，应首先做好循环支持，可予肾上腺素 $1mg$ 静脉注射，同时予胸外心脏按压、人工通气、电除颤或心脏起搏。

心脏传导阻滞　原则为去除病因的基础上应用药物治疗，常用药物为异丙肾上腺素静脉注射，若有效可用微量泵输注用药。若药物治疗无效，或不能有效维持，则应安装人工心脏起搏器。

（熊利泽）

wéishùqī níngxuè gōngnéng zhàng'ài
围术期凝血功能障碍 （perioperative coagulation disorder）

大手术（如体外循环、大血管手术、器官移植）因术中出血较多而大量输血补液致血液稀释导致凝血功能异常。手术创伤对凝血功能的影响和患者原发性凝血功能异常（如凝血因子合成障碍、血小板减少或功能不全、纤溶亢进）；围术期滥用预防性止血药物，使围术期凝血情况复杂化。如何对围术期凝血功能正确评估及对凝血障碍进行及时处理关系患者生命。因此，熟悉凝血功能的评估、关注围术期凝血功能调控与正确使用止血药物十分重要。

临床表现 麻醉与手术中、后遇到不明原因的出血不止或术野广泛渗血，应考虑凝血功能障碍的发生或原有凝血功能障碍性疾病的加重。

血小板减少或功能不全 血小板减少症主要见于骨髓生成减少、组织损伤或被激活、消耗过多、血液稀释、免疫破坏等。患者长时间服用双嘧达莫、阿司匹林、苯海拉明等可抑制血小板环氧化酶，抑制血栓素 A_2 生成，致血小板功能异常；药物对骨髓的抑制、脾功能亢进和药物过敏均可使血小板生成减少与破坏增多。先天性血小板功能缺陷疾病，包括血小板无力症、血小板 III 因子缺乏等。采血时血小板可被破坏 20%，放置 24 小时以后损失 50%，48 小时损失达 70%。上述情况可通过输新鲜血液、浓缩血小板或血小板置换等保证术前 24 小时、术中或术后 72 小时血小板达正常。去氨加压素是改变了的天然激素精氨酸加压素，其抗利尿作用增加，对平滑肌的作用减少，其增压的副作用减轻，静脉或皮下注射可增加血浆内因子 VII 的活性 2~4 倍，也可增加血管性血友病因子，并释放纤维蛋白溶酶原激活物，对肝硬化、尿毒症、药物所致血小板功能障碍的出血有效。

肝功能不全 肝脏是合成几乎所有凝血因子（因子 VIII 除外）的场所，同时也合成抗凝血物质如 AT III、蛋白 C、蛋白 S，负责清除活化凝血因子（t-PA、FDP），所以肝功能不全可出现以下严重的凝血功能障碍。①维生素 K 吸收减少，则维生素 K 依赖性因子 II、VII、X、IX 缺乏。②纤维蛋白原和因子 V 缺乏。③异常纤维蛋白原血症。④弥散性血管内凝血。⑤纤溶亢进。⑥循环中出现抗凝物质蛋白 C、蛋白 S。⑦门静脉高压和脾功能亢进、血小板减少和异常。因此，对肝功能障碍特别是终末期肝病行肝叶切除或肝移植的患者，应考虑以上情况，需备新鲜冷冻血浆、维生素 K、6-氨基己酸、抑肽酶、纤维蛋白原。

麻醉因素 干扰凝血过程；使末梢血管扩张；使动脉压或静脉压升高。乙醚、氟烷等可致低纤维蛋白原症，还可抑制 ADP 诱发的血小板聚集；恩氟烷对凝血过程无影响。一般认为深麻醉血管扩张导致渗血增加，硬膜外平面低于 T_8 时可使体内纤溶活动增强，而平面在 T_4 以上纤溶活动不明显，平面低于 T_4 可能应激性激素（可的松）释放，阻断纤溶作用；二氧化碳蓄积可导致血管扩张，动脉压增高可使术野渗血增加。

血液稀释 短时间内输注大剂量液体（晶体溶液、胶体溶液）超过总血容量的 50% 以上甚至 1 倍，或使血红蛋白<50g/L、血细胞比容<25%，可导致临床上所谓稀释性凝血病。血液稀释首先是激活凝血系统，促进凝血而持续高凝状态导致血栓形成，最后激活纤溶系统引起纤溶亢进，引起内源性弥散性微血管栓塞，其后因凝血因子大量消耗、纤溶系统激活而出现弥散性血管内凝血。有学者指出，大量胶体溶液输入可抑制 vWF 功能而影响血小板聚集，如 24 小时内输入右旋糖酐 1000ml 以上，一次输入羟乙基淀粉达 20ml/kg。一般认为在血小板 $60×10^9$/L、其他凝血因子不低于正常值 30%，即可满足凝血的需要。采取控制性血液稀释，血细胞比容不低于 25%，原无凝血功能障碍和肝功能良好者不会导致凝血障碍，影响因子 VIII。

手术因素 如体外循环、肝素化、鱼精蛋白对抗；肝移植术；弥散性血管内凝血（见于微循环障碍、休克、脱水；组织破坏、烧伤、挤压伤、羊水栓塞、大器官手术；免疫反应）；单核-巨噬细胞系统损害；局部血管病变、大的血管瘤等肿瘤。

治疗 明确原因，用药针对性强，同时清楚止血药物的副作用。无原发性凝血功能障碍的患者围术期不必预防性使用止血药。对原发性凝血功能障碍患者的手术，必须首先诊断病因，进行完善的术前准备，以策安全。

（熊利泽）

wēizhòng huànzhě yíngyǎng zhìliáo
危重患者营养治疗 （nutritional therapy for critical patient）

应激早期合并有全身炎症反应的

急性重症患者，能量供给在 $20\sim25$ kcal/（kg·d），即所谓允许性低热卡供给。对于病程较长、合并感染和创伤的重症患者，病情稳定后的能量补充需要适当增加，目标供给可达 $30\sim35$ kcal/（kg·d），否则难以纠正患者的低蛋白血症。根据营养素补充途径，临床营养支持分为肠外营养（parenteral nutrition，PN）与肠内营养（enteral nutrition，EN）两种方法。前者通过外周或中心静脉途径，后者通过营养管经胃肠道途径。

适应证和禁忌证 PN 适用于：①胃肠道功能障碍的重症患者。②由于手术或解剖问题胃肠道禁止使用的重症患者。③存在有尚未控制的腹部情况，如腹腔感染、肠梗阻、肠瘘等。存在以下情况，不宜予 PN 支持：①早期复苏阶段、血流动力学尚未稳定或存在严重水电解质紊乱与酸碱平衡失调。②严重肝衰竭，肝性脑病。③急性肾衰竭存在严重氮质血症。④严重高血糖尚未控制。PN 支持途径可选择经中心静脉和经外周静脉，如提供完整充分营养供给，重症简化治疗病房患者多选择经中心静脉途径。营养液容量、浓度不高，以及接受部分 PN 支持的患者，可采用经外周静脉途径。补充的主要营养素包括：①糖类是非蛋白质热量的主要部分，临床常用葡萄糖。②脂肪乳剂，危重成年患者脂肪乳剂的用量一般可占非蛋白质热量的 $40\%\sim50\%$。③氨基酸/蛋白质，一般以氨基酸液作为 PN 蛋白质补充的来源，蛋白质（氨基酸）的需要量供给至少应达到 $1.2\sim1.5$ g/（kg·d）。④水电解质。⑤微营养素。

EN 应用指征：胃肠道功能存在（或部分存在），但不能经口正常摄食的重症患者，应优先予 EN，只有 EN 不可实施时才考虑 PN。重症患者若条件允许，应尽早使用 EN。根据患者情况 EN 的途径可采用鼻胃管、鼻空肠管、经皮内镜下胃造口、经皮内镜下空肠造口、术中胃/空肠造口或经肠瘘口等。若重症患者出现肠梗阻、肠道缺血、严重腹胀或腹腔间隔室综合征，应避免使用 EN。对于严重腹胀、腹泻经一般处理无改善的患者，建议暂时停用 EN。

临床应用 主要用于以下几方面。

脓毒症和多器官功能障碍综合征 非蛋白质热量与蛋白质的补充应参照重症患者营养支持的原则。以应激性高血糖为突出的代谢紊乱及器官功能障碍，常限制营养素的补充。有研究显示，接受 PN 的脓毒症患者，静脉补充 1.5 g/（kg·d）蛋白质可以使蛋白分解代谢减少 70%。

急性肾衰竭 目前基本认为急性肾衰竭本身对能量代谢无直接影响，热卡需要量更多的决定于基础疾病和当前患者状态。接受肾脏替代治疗的急性肾衰竭患者，应额外补充丢失的营养素。

肝功能不全 合并肝功能不全的重症患者，营养支持时应增加支链氨基酸的供给，并降低芳香族氨基酸的比例，非蛋白质热卡以糖脂双能源供给，其中脂肪补充宜选用中长链脂肪乳剂。

肝移植术后 肝移植术后代谢率增高，实测静息能量消耗约为 Harris-Benedict 公式估算的 $1.2\sim1.3$ 倍，因移植术后应激状态及正处恢复期肝功能，热量提供可从 $20\sim25$ kcal/（kg·d）开始，糖脂比 $6:4$ 或 $5:5$，蛋白质供给量 $1.0\sim1.5$ g/（kg·d）。EN 是肝移植术后的最佳营养途径，不伴营养不良且术后数天内能很快进食者可不予 PN，术后 $3\sim4$ 天开始流质饮食，逐渐过渡至普通饮食。

重症急性胰腺炎 患者需早期予营养支持。现已证实，鼻空肠管或空肠造口是安全有效的 EN 途径，要求将空肠营养管置于屈氏韧带以远 $30\sim60$ cm 处。予氨基酸和短肽为氮源、低甘油三酯的预消化制剂较为适宜。部分患者因严重肠麻痹或腹部并发症不耐受或部分不耐受 EN，可由 PN 替代或补充。重症急性胰腺炎是全身炎症反应极其严重的疾病，需要补充谷氨酰胺。

（熊利泽）

wēizhòng huànzhě gǎnrǎn
危重患者感染（infection in critical patient） 重症监护病房（intensive care unit，ICU）是危重病患者最集中、运用现代诊疗技术最广泛的场所，也是易感人群最多的地方，是 ICU 内感染率高的主要原因。危重患者中，感染患者占 $30\%\sim40\%$，其中原发病为感染性疾病者占 $15\%\sim20\%$，医院感染发生率为 $20\%\sim30\%$。传染病患者、患者和工作人员中的带菌者以及发生菌群失调危重患者自身可能就是传染源。空气传播一般不占重要地位，而通过护士或医师的手接触传播极为重要，洗手是控制 ICU 内感染最重要的措施之一。

病因 严重创伤或大手术、侵入性诊疗措施、糖皮质激素和免疫抑制药治疗、广泛使用广谱抗生素等，使危重患者成为抵抗力低下的易感宿主。其中，革兰阳性菌逐渐减少，但其中的金黄色葡萄球菌和表皮葡萄球菌感染近年有所回升，特别是在骨科患者和静脉导管感染患者中。革兰阴性杆菌比例上升，成为目前主要病原菌，其中以假单胞菌属（特别是铜绿假单胞菌）、不动杆菌属（如醋酸钙不动杆菌）和肠杆菌科各属（代表菌种有肺炎克雷伯菌、大肠埃希菌、阴沟肠杆菌、费劳地枸橼酸杆菌、黏质沙雷菌、普通变形杆菌、雷极普鲁菲登菌等）为最主要。真菌感染呈上升趋势，白念珠菌、曲菌最常见。病毒、原虫与其他病原微生物感染越来越受到重视。某些特殊感染又成为新的问题，如人类免疫缺陷病毒及结核分枝杆菌感染又重新抬头。

临床表现　危重患者感染的临床表现常不典型，在可疑感染部位检出肯定的病原微生物成为确立诊断的重要手段。更重要的是，病原学诊断能指导抗感染药物治疗。ICU 内感染的病原菌多为多重耐药的条件致病菌，因此应注意辨别致病菌和定植菌以及病原菌的药敏试验结果。除提高临床微生物检验水平，还需要正确采集标本和解释检验结果。标本采集包括痰标本、尿标本、血标本及脓液标本等，根据药物敏感试验结果选择抗生素。

治疗　除应用抗菌药物外，还应采用综合性措施，包括尽量早期彻底清除感染灶，充分引流化脓性病灶，对于各种体表或深部脓肿、化脓性胆管炎、坏死性胰腺炎、腹膜炎、慢性骨髓炎、化脓性关节炎等外科感染，充分引流是基本的外科原则，也是控制感染最有效的措施。撤除已感染的导管，应用有效的抗菌药物，加强营养支持，保护全身重要器官功能，增加营养、改善全身状况是增强抗感染免疫最有效的方法。

预防　包括增强全身免疫力；保护局部防御机制；减少病原微生物的定植和菌群易位，控制ICU 内交叉感染。

（熊利泽）

wéishùqī quánshēn yánzhèng fǎnyìng zōnghézhēng

围术期全身炎症反应综合征

（systemic inflammatory response syndrome in perioperative period）

围术期因感染或非感染病因作用于机体致机体失控的自我持续放大和自我破坏的全身性炎症反应。全身炎症反应综合征（systemic inflammatory response syndrome，SIRS）是机体修复和生存而出现过度应激反应的一种临床过程，是围术期危重患者死亡的主要原因。机体受到外源性损伤或感染毒性物质的打击，可促发初期炎症反应，同时产生的内源性免疫炎症因子而形成瀑布效应。危重患者因机体代偿性抗炎反应能力降低及代谢功能紊乱，最易引发 SIRS，严重者可导致多器官功能障碍综合征。

病因　启动炎症的物质可以是细菌、病毒等病原微生物，也可以是其他因素，包括补体激活、缺氧、再灌注损伤、高代谢、免疫障碍、物理性损伤和多种炎性物质。若机体的感染或损伤严重，将通过释放或激活细胞因子、非细胞因子性（组织因子）炎症介质，产生高代谢状态的反应，旨在促进组织修复。而一旦该反应失调则可导致炎症性损伤。炎症性损伤持续加重将造成细胞损害，继之出现器官功能障碍。

病理生理　SIRS 常在严重创伤、低血容量性休克、严重感染、急性胰腺炎、自身免疫病时发生，常夹杂医源性因素，如大手术、大量输血输液或术后治疗不当等。因此，病因常是复合性的。SIRS的病因可概括为感染性和非感染性因素两类。上述各种病因通过下述始动环节而导致 SIRS 的发生。①内毒素的全面启动作用 SIRS 主要由各种病原微生物（特别是革兰阴性菌）感染引起。②器官血流量减少和再灌注损伤。③肠道屏障功能受损及肠道细菌易位。

临床表现　SIRS 的主要临床特征是继发于各种严重打击后所出现的持续高代谢、高动力循环状态以及过度的炎症反应。持续高代谢表现为高耗氧量、通气量增加、高血糖症、蛋白消耗增多、负氮平衡及高酸血症等。高动力循环状态表现为高心输出量，低外周血管阻力。过度炎症反应，除全身炎症的典型症状外，还包括多种炎症介质和细胞因子的失控性释放。1991 年美国胸科医师协会（American College of Chest Physicians，ACCP）/美国重症医学会（Society of Critical Care Medicine，SCCM）在芝加哥会议上提出关于 SIRS 的临床诊断标准。SIRS 指任何致病因素作用于机体所引起的全身炎症反应，且具备以下 2 项或 2 项以上体征：体温 > 38°C 或 < 36°C；心率 > 90 次/分；呼吸频率 > 20 次/分或动脉血二氧化碳分压（$PaCO_2$）< 32mmHg；外周血白细胞 > 12 × 10^9/L 或 < 4 × 10^9/L，或未成熟粒细胞 > 10%。

治疗　对 SIRS 的预防和治疗尚无有效手段，需要采用综合防治措施，针对个体产生 SIRS 的病因、病理因素采用针对性的方法。

（熊利泽）

wéishùqī nóngdúzhèng

围术期脓毒症 （perioperative sepsis）

围术期创伤、感染等引发的全身炎症反应。是危重患者手术过程中死亡率较高的并发症之一，若不及时纠正可危及患者生命。

病因及发病机制 各种致病因子如感染、缺血、休克、多发性创伤和胰腺炎的作用下，促使机体局部和全身产生及释放炎症介质，诱导机体对致病因素的一系列应激反应。即使致病因子作用并不十分强，一旦应激反应过度，则会引起一系列如瀑布样反应的发生，造成继发性多器官功能障碍，甚至死亡。常见病因：严重创伤（包括烧伤、骨折、疼痛、恐惧等）可在局部造成损害，也可导致全身各脏器应激性反应，即心脑以外的器官组织缺血、缺氧致坏死，重要内脏之一的肠黏膜应激反应使 IgA 分泌减少，抗细菌定植能力下降。饥饿、低蛋白饮食和静脉高营养也是脓毒症发生因素之一。脓毒症的易患因素：人口老龄化；接受器官移植、人工假体植入、介入等治疗；有创性、微创性检查及监护；滥用抗生素，耐药菌增多及医院感染等；糖尿病、结核病；肿瘤放疗、化疗及有关疾病免疫抑制药的应用；糖皮质激素的不合理应用。

脓毒症的病理生理过程极为复杂，包括大量的细胞因子、炎症介质及凝血因子等引起的一系列反应：肿瘤坏死因子、白介素-1 和白介素-8 等可促进炎症反应，且肿瘤坏死因子和白介素-1 两者有协同作用，白介素-8 对组织炎症的持久化有重要影响。花生四烯酸的代谢产物血栓素-2（血管收缩药）、前列环素（血管扩张药）及前列腺素 E_2 均为参与发热、心动过速、气短、心室灌注异常和乳酸性酸中毒的代谢产物。这些炎症因子的产生会导致内皮细胞功能障碍，内皮细胞启动局部反应，包括促进白细胞黏附和迁移，凝血酶生成和纤维蛋白形成，局部血管活性改变，通透性增加，启动细胞凋亡。加之宿主的放大反应，可促进特异性位点炎性反应的循环发生、凝血系统激活及细胞间的相互作用，最终导致微血管内血栓形成、低氧血症和器官功能障碍。在脓毒血症中，炎症反应途径和凝血途径以及其他细胞反应相互交织相互影响，共同发挥作用。一个器官的功能障碍也会对其他器官造成影响。

临床表现 1992 年，SCCM 和 ACCP 倡议废除败血症名称，重新定义为脓毒症，后者分为序贯 4 期。①全身炎症反应综合征（systemic inflammatory response syndrome，SIRS）：包括体温 > 38℃ 或 < 36℃；心动过速，心率 > 90 次/分；换气过度，呼吸 > 20 次/分；白细胞 > 12.0 × 10^9/L 或 < 4.0 × 10^9/L 或幼稚细胞 > 10%。4 项中至少有 2 项。②脓毒症：SIRS 伴明显的器官感染（器官细菌培养阳性）。③严重脓毒症：脓毒血症伴至少 1 个以上器官功能不全或衰竭，出现低血流灌注或低血压。④脓毒性休克：脓毒血症尽管血容量已补足，仍出现低血压及低血流灌注。2002 年加拿大、德国、荷兰、英国、美国等国家的专家在上述基础上结合儿童不同年龄的生理特点确定了 SIRS、感染、脓毒症、严重脓毒症、脓毒性休克的定义，并于 2005 年正式修订了 SIRS 的诊断标准，将脓毒症更新为感染加 SIRS 的概念。脓毒症即 SIRS 出现在感染中，或为感染的结果。

治疗 包括以下几方面。

控制感染 细菌感染是本症的基本矛盾，必须及时控制。在病原菌未明前可根据感染部位预估进行经验性治疗，一般采用广谱抗菌药，待细菌培养有结果后，根据药敏试验并结合临床治疗反应考虑是否调整用药。

脓毒性休克的治疗 脓毒性休克是严重脓毒症中的一种，是病程中突出的矛盾，是致死的重要因素，必须及时纠正。

血管活性药和正性肌力药的使用 脓毒症与脓毒性休克以高心输出量和低外周血管阻力并导致组织灌注不足为特征，其血流动力学的复杂性使支持目标的实现更为困难。因此，初始治疗应为积极的目标指导性液体复苏，即使在容量复苏的同时，亦可考虑合并应用血管活性药和/或正性肌力药以提高和保持组织器官的灌注压。常用药物包括多巴胺、多巴酚丁胺和去甲肾上腺素等。

糖皮质激素的使用 脓毒症和脓毒性休克患者通常存在肾上腺皮质功能不全，血清游离皮质醇正常或升高，机体对促肾上腺皮质激素（ACTH）释放反应改变，并失去对血管活性药物的敏感性。近年研究表明，即使没有 ACTH 试验，只要机体对血管活性药物反应不佳，就可考虑应用小剂量糖皮质激素。肾上腺皮质功能相对不全患者使用糖皮质激素的休克逆转率显著升高，病死率显著降低。一般糖皮质激素可选用氢化可的松，而不建议选用地塞米松。严重脓毒症或脓毒性休克患者每日糖皮质激素量不大于氢化可的松 300mg，不推荐使用大剂量皮质醇疗法。

免疫治疗的前景 人们曾经对脓毒症的免疫调理治疗改善脓毒症预后寄予极大希望，但鉴于对脓毒症发病机制中过度炎性反应及其促炎细胞因子的认识，在实施长达 10 年之久、耗资近 10 亿美元、多达 200 余项抗炎的临床和实验研究后，并未在临床获得预期效果。

（熊利泽）

wéishùqī nóngdúzhèng xiūkè

围术期脓毒症休克（perioperative septic shock）

存在严重感染、其他原因不可解释、以低血压为特征的急性循环衰竭状态。

诊断 其诊断标准为：①收缩压 < 90mmHg 或收缩压减少 > 40mmHg。②平均动脉压 < 60mmHg。③毛细血管再充盈时间 > 2 秒。④四肢厥冷或皮肤花斑。⑤尿量减少。

适当的培养标本应在开始抗生素治疗前留取，可行外周血培养，经血管留置通道留取血培养，尿液、脑脊液、伤口分泌物、呼吸道分泌物或其他体液培养。考虑其他辅助检查明确感染源。

治疗 包括以下几方面。

早期复苏 复苏目标为中心静脉压 8～12mmHg，平均动脉压 ≥65mmHg，尿量 ≥0.5ml/（kg·h），中心静脉（较高的腔静脉）或混合静脉血氧饱和度（S_vO_2）≥70%。若体液复苏将中心静脉压恢复到 8～12mmHg 后，中心静脉或混合静脉血 S_vO_2 仍达不到 70%，考虑输注浓缩红细胞，使血细胞比容 ≥30%，注入多巴酚丁胺最大剂量可用到 20μg/（kg·min）。

抗菌治疗 若发现重症脓毒症，抗菌治疗应在留取适当的培养标本后 4 小时内开始。初始经验性抗感染治疗所选用的抗生素，应根据可疑致病菌（细菌或真菌）选择，且该抗生素应能够达到引起毒血症的病灶。同时应根据社区或医院感染病原体的敏感性选择。抗生素治疗计划应在每

48～72 小时根据微生物学和临床资料评估一次，尽量达到使用窄谱抗生素的目标。若目前的临床症状不是由于感染引起，抗菌治疗应迅速停止，以减少耐药菌的产生和其他病原体引起的二重感染。

控制感染源 ①引流：腹腔内脓肿，脓胸，感染性关节炎，肾盂肾炎，胆管炎等。②清创：感染性坏死性胰腺炎、肠梗死、纵隔炎等。③移除装置：受感染的血管导管、尿管、受感染的子宫内避孕装置等。④其他：憩室需乙状结肠切除术，坏疽性胆囊炎需胆囊切除术等。

液体疗法 液体复苏包括使用天然或人工合成的胶体溶液或晶体溶液。两种液体复苏效果相当。用晶体溶液复苏时通常要较大量才达到同样效果，水肿较常见。对怀疑有血容量不足的患者（怀疑动脉灌注不足）进行液体冲击疗法。可先以 500～1000ml 晶体溶液或 300～500ml 胶体溶液在大于 30 分钟的时间内输入，然后根据反应或患者的承受能力决定是否重复。

应用升压药 若适当的液体冲击疗法不能维持正常的血压和足够的器官灌注，应开始使用升压药。去甲肾上腺素或多巴胺是作为纠正毒血症休克患者低血压的首选药物。在重症脓毒症的治疗中，不应使用低剂量的多巴胺作为肾脏保护治疗。所有需要使用升压药的患者，在条件许可的情况下，都应建立动脉导管。在适当的液体复苏和高剂量的升压药也不能纠正的难治性休克，可考虑使用垂体后叶素。

变力性治疗 适当的液体复苏治疗后，心排出量仍然较低的患者可以使用多巴酚丁胺提高心

输出量。若用于伴低血压患者应联合使用升压药。不建议使心指数提高到随意预设定的较高水平。

应用糖皮质激素 对适当的体液复苏和使用升压药治疗仍然低血压的毒血症休克患者，建议静脉使用糖皮质激素。不应用剂量 > 300mg/d 的氢化可的松治疗重症脓毒症或脓毒症休克。若无休克，糖皮质激素不应用于治疗毒血症。

应用重组人活性蛋白 C 在有高度死亡危险的患者（急性生理和慢性健康评分 APACHE Ⅱ > 25，脓毒症导致多器官功能衰竭，脓毒症休克或脓毒症导致急性呼吸窘迫综合征），若无出血绝对禁忌证和其他相对禁忌证，建议使用该药。

输注血液制品 若血红蛋白 < 70g/L，考虑输注红细胞，以维持血红蛋白在 70～90g/L。对与重症脓毒症相关贫血不建议使用促红细胞生成素作为特殊治疗。对无出血情况或准备进行有创性操作的患者，不建议规则使用冰冻血浆改善实验室显示的凝血功能障碍。对重症脓毒症和脓毒症休克的患者不建议使用抗凝血酶。在重症脓毒症的患者，若血小板计数 < 5×10^9/L，无论有无出血，都应输注血小板。若血小板计数在（5～30）×10^9/L，应考虑是否输注血小板，因为此时有较大的出血危险。若需要外科手术或有创性操作，应维持血小板计数 ≥ 50×10^9/L。

脓毒症引起急性肺损伤/急性呼吸窘迫综合征的机械通气治疗 用一个较低的潮气量作为起点（6ml/kg），以求达到使吸气末平台压 < 30cmH$_2$O；实行容许性高碳酸血症；可以设置一个最小的呼气末正压防止肺泡在呼气末时塌

陷和改善氧合；对需要过高浓度吸氧或高平台压的急性呼吸窘迫综合征患者，若体位变换不会引起严重后果，可考虑使用俯卧位通气；除非有禁忌证，一般机械通气的患者都应采取半坐卧位，床头抬高 45°，以减少呼吸机相关性肺炎；若患者符合以下标准应进行自主呼吸试验以评估脱机的可能性：①可唤醒。②血流动力学稳定（不需要升压药）。③无新的严重情况。④较低的通气和呼气末压力。⑤吸入氧浓度可由鼻导管或面罩提供。

镇静、镇痛和神经肌肉阻滞药 需要客观标准的镇静尺度；逐步减量；神经肌肉阻滞药在脓毒症休克患者中应尽量避免使用。

血糖控制 使重症脓毒症患者初步稳定后，控制血糖 < 8.3mmol/L。在重症脓毒症患者，血糖控制的策略应包括营养方案，首选胃肠内营养。

肾脏替代治疗 在急性肾衰竭患者，若血流动力学稳定，进行持续静脉-静脉血液滤过和间歇血液透析治疗的效果相当。而在脓毒症休克合并血流动力学不稳定的患者，进行持续静脉-静脉血液滤过较易控制体液平衡。

碳酸氢盐治疗 对于低灌注引起的乳酸性酸中毒，若 pH > 7.15，不建议用碳酸氢盐稳定血流动力学或减少升压药用量。

预防深静脉血栓 重症脓毒症患者应接受低剂量低分子量肝素治疗预防深静脉血栓形成。对于有使用肝素禁忌证的败血症患者，建议使用（除非患者有外周血管疾病的禁忌证）物理预防装置。对于有极高危险性的患者，如重症脓毒症伴深静脉血栓形成病史，建议联合使用药物和物理预防装置。

预防 对所有重症脓毒症的患者都应进行应激性溃疡的预防。H_2 受体阻断药比硫糖铝更有效，是推荐使用的药物。

(熊利泽)

wéishùqī duōqìguān gōngnéng zhàng'ài zōnghézhēng

围术期多器官功能障碍综合征（multiple organ dysfunction syndrome in perioperative period）

机体受到严重感染、创伤、烧伤等打击后同时或序贯发生两个或两个以上器官功能障碍以致器官衰竭的临床综合征。具有高发病率、高病死率、高耗资和持续增加的特点，是重症患者中后期死亡的主要原因。

病因及发病机制 引起多器官功能障碍综合征（multiple organ dysfunction syndrome，MODS）的病因很多，通常是综合性的多因素，可归纳为以下几类：①严重创伤、烧伤和大手术后。②低血容量性休克。③重症脓毒症。④大量输液、输血及药物使用，诊疗失误。⑤毒物和中毒。

MODS 的发病机制非常复杂，涉及神经、体液、内分泌和免疫等诸多方面，以前曾有内毒素学说、代谢学说、自由基学说等。目前尚不知 MODS 的确切发病机制，但主流的看法是失控的全身炎症反应综合征（systemic inflammatory response syndrome，SIRS）可能在 MODS 发生中起主要作用。其机制有：①缺血-再灌注损伤假说。②炎症失控假说。③肠道细菌、毒素易位假说。④两次打击和双项预激假说。⑤应激基因假说。

临床表现 包括以下方面。

循环不稳定 由于多种炎症介质对心血管系统均有作用，故循环是最易受累的系统。几乎所有病例至少在病程的早、中期会出现高排低阻的高动力型循环状态。心输出量可达 10L/min 以上，外周阻力低，并可因此造成休克而需要用升压药维持血压，但患者普遍存在心功能损害。

高代谢 全身感染和 MODS 通常伴严重营养不良，其代谢模式有 3 个突出特点：①持续性的高代谢：代谢率可达到正常的 1.5 倍以上。②耗能途径异常：在饥饿状态下，机体主要通过分解脂肪获得能量。但在全身性感染，机体则通过分解蛋白质获得能量，糖的利用受限，脂肪利用可能早期增加，后期下降。③对外源性营养物质反应差：补充外源营养并不能有效地阻止自身消耗，提示高代谢对自身具有强制性，又称自噬代谢。

组织细胞缺氧 目前多数学者认为，高代谢和循环功能紊乱通常造成氧供和氧需不匹配，因此使机体组织细胞处于缺氧状态，临床主要表现是氧供依赖和乳酸性酸中毒。

诊断 目前 MODS 的诊断标准仍不统一，任何一个 MODS 的诊断标准均难以反映器官功能紊乱的全部，临床可根据具体情况选择标准。1995 年全国危重病急救医学学术会议标准主要内容有：①呼吸衰竭：呼吸频率 > 28 次/分；PaO_2 < 50mmHg；$PaCO_2$ > 45mmHg；$PaO_2/FiO_2 \leqslant 200mmHg$；$P_{A-a}O_2$（$FiO_2 1.0$）> 200mmHg；胸部 X 线片显示肺泡实变超过 1/2 肺野（具备其中 3 项或 3 项以上）。②肾衰竭：除外肾前性因素后，出现少尿或无尿，血清肌酐、尿素氮水平增高，超出正常值 1 倍以上。③心力衰竭：收缩压 < 80mmHg，持续 1 小时以上；心指数（CI）< 2.6L/（min·m²）；室

性心动过速；心室颤动；二度至三度房室传导阻滞；心搏骤停复苏后（具备其中3项或3项以上）。④肝衰竭：总胆红素>34μmol/L；肝酶高于正常值上限2倍以上；凝血酶原时间>20秒；有或无肝性脑病。⑤弥散性血管内凝血：血小板100×10⁹/L；凝血酶原时间和部分凝血酶原时间延长1.5倍，且纤维蛋白降解产物增加；全身出血表现。⑥中枢神经系统：格拉斯哥（Glasgow）昏迷评分<8分为昏迷，<3分为脑死亡。

治疗 尽快进行有效的抢救、清创，防止感染，防止缺血-再灌注损伤，采用各种支持治疗；减轻应激反应，减轻高代谢状态，降低糖皮质激素受体表达的幅度和持续时间；重视患者的呼吸和循环，及早纠正低血容量和缺氧；防止感染是预防MODS的重要措施；尽可能改善患者的全身营养状况。及早治疗任何一个首发的器官功能衰竭。

（熊利泽）

wéishùqī xiāohuàdào chūxuè

围术期消化道出血（perioperative gastrointestinal bleeding）

消化道以屈氏韧带为界，其上的消化道出血称为上消化道出血，其下的消化道出血称为下消化道出血。急性消化道大出血临床表现为呕血、黑便、血便等，伴血容量减少引起急性周围循环障碍，是临床常见急症，病情严重者，可危及生命。

病因 上消化道出血指食管、胃、十二指肠、胃空肠吻合术后的空肠以及胰腺、胆管出血，是常见的急症，迅速确定出血部位和病因与及时处理，对预后有重要意义。

下消化道出血的患病率虽不及上消化道出血高，但临床亦常发生。其中，小肠出血比大肠出血少见，但诊断较困难。引起下消化道出血的病因甚多。①肠道原发疾病：如肿瘤和息肉，炎症性病变，血管病变，肠壁结构性病变，肛门病变（如痔和肛裂）。②全身疾病累及肠道：白血病和出血性疾病；风湿性疾病如系统性红斑狼疮、结节性多动脉炎、贝赫切特综合征等；淋巴瘤；尿毒症性肠炎。腹腔邻近脏器恶性肿瘤浸润或脓肿破裂侵入肠腔可引起出血。据统计，引起下消化道出血的最常见原因是大肠癌和大肠息肉，肠道炎症性病变次之，其中肠伤寒、肠结核、溃疡性结肠炎、克罗恩病和坏死性小肠炎有时可发生大出血。不明原因出血虽然少见，但诊断困难，应予注意。

临床表现 上消化道出血的临床表现主要取决于出血量及出血速度。①呕血与黑便：是上消化道出血的特征性表现。上消化道大出血后均有黑便。②循环衰竭：急性大量失血由于循环血容量迅速减少而导致周围循环衰竭。一般表现为头晕、心悸、乏力，突然起立发生晕厥、肢体冷感、心率加快、血压偏低等，严重者呈休克状态。③贫血：急性大量出血后均有失血性贫血。④发热：上消化道大出血后，多数患者在24小时内出现低热，持续3~5天后降至正常。引起发热的原因尚不清楚，可能与周围循环衰竭，导致体温调节中枢的功能障碍等因素有关。⑤氮质血症：上消化道大出血后，由于大量血液蛋白质的消化产物在肠道被吸收，血中尿素氮浓度可暂时增高，称为肠源性氮质血症。

下消化道出血一般为血便或暗红色粪便，不伴呕血。但出血量大的上消化道出血亦可表现为暗红色粪便；高位小肠出血乃至右半结肠出血，如血在肠腔停留较久亦可呈柏油样。遇此类情况，应常规做胃镜检查除外上消化道出血。

诊断 消化道出血的定位及病因诊断包括：病史、查体、内镜及影像学检查和手术探查。

病史包括：①粪便颜色和性状：血色鲜红，附于粪表面多为肛门、直肠、乙状结肠病变，便后滴血或喷血常为痔或肛裂。右侧结肠出血为暗红色或猪肝色，停留时间长可呈柏油样便。小肠出血与右侧结肠出血相似，但更易呈柏油样便。黏液脓血便多见于细菌性痢疾、溃疡性结肠炎，大肠癌特别是直肠、乙状结肠癌有时亦可出现黏液脓血便。②伴随症状：伴发热见于肠道炎症性病变，由全身性疾病如白血病、淋巴瘤引起的肠出血亦多伴发热。伴不完全性肠梗阻症状常见于克罗恩病、肠结核、肠套叠、大肠癌。

绝大多数下消化道出血的定位及病因需依靠内镜和影像学检查确诊。①结肠镜检查：是诊断大肠及回肠末段病变的首选检查方法。②X线钡剂造影：X线钡剂灌肠用于诊断大肠、回盲部及阑尾病变，一般主张进行双重气钡造影。X线钡剂造影检查一般要求在大出血停止至少3天后进行。③放射性核素扫描或选择性腹腔动脉造影：必须在活动性出血时进行，主要用于内镜检查（特别是急诊内镜检查）和X线钡剂造影不能确定出血来源的不明原因出血。④胶囊内镜或双气囊小肠镜检查：十二指肠降部以下小肠病变所致消化道出血一直是传统检查的"盲区"。近年发明了胶囊内镜，患者吞服胶囊内镜后，内镜在胃肠道拍摄的图像通过无线电发送至体外接收器进行图像分析。

治疗 上消化道大量出血病情急、变化快，严重者可危及生命，应采取积极措施进行抢救。抗休克、迅速补充血容量治疗应放在一切医疗措施的首位。

一般急救措施 患者应卧位休息，保持呼吸道通畅，避免呕血时血液吸入引起窒息，必要时吸氧。活动性出血期间禁食。严密监测患者生命体征，如心率、血压、呼吸、尿量及神志变化；观察呕血与黑便情况；定期复查血红蛋白浓度、红细胞计数、血细胞比容与血尿素氮；必要时行中心静脉压测定；对老年患者根据情况进行心电监护。

积极补充血容量 立即查血型和配血，尽快建立有效的静脉输液通道，尽快补充血容量。在配血过程中，可先输平衡液或葡萄糖盐水。改善急性失血性周围循环衰竭的关键是输血，一般输浓缩红细胞，严重活动性大出血考虑输全血。

止血 食管胃底静脉曲张破裂大出血通常出血量大、再出血率高、死亡率高，在止血措施上有其特殊性，可采用药物止血、气囊压迫止血、内镜治疗、外科手术或经颈静脉肝内门体静脉分流术。非曲张静脉上消化道大出血指除食管胃底静脉曲张破裂出血之外的其他病因引起的上消化道大出血，其中以消化性溃疡所致出血最常见。止血措施主要有应用抑制胃酸分泌药物、内镜治疗、手术治疗、介入治疗。

下消化道出血主要是病因治疗，针对不同病因选择药物治疗、

内镜治疗、择期外科手术治疗等。治疗方法主要包括一般急救措施、补充血容量和止血治疗。止血治疗可采用凝血酶保留灌肠、内镜下止血、血管活性药的应用（静脉滴注血管加压素、生长抑素）、动脉栓塞治疗和紧急手术治疗。经内科保守治疗仍出血不止危及生命，无论出血病变是否确诊，均是紧急手术的指征。

（熊利泽）

wéishùqī jíxìng shèn shuāijié

围术期急性肾衰竭 （preoperative period acute renal failure）

发生在患者因需手术治疗住院至出院阶段，因肾脏本身或肾外原因引起肾脏泌尿功能急剧降低，致机体内环境出现严重紊乱的临床综合征。

病因及发病机制 主要为肾中毒和肾缺血。对肾脏有毒性的物质都可在一定条件下引起急性肾小管坏死。严重的肾缺血特别是合并休克者，均易导致急性肾小管坏死。血管内溶血释放出来的血红蛋白，以及肌肉创伤（如挤压伤、肌肉炎症）时的肌红蛋白，通过肾脏排泄，可损害肾小管而引起急性肾小管坏死。

临床表现 主要为少尿或无尿、氮质血症、高钾血症和代谢酸中毒。临床分为：①少尿期：大多数在先驱症状12~24小时后开始出现少尿（尿量50~400ml/24h）或无尿，一般持续2~4周。可有食欲减退、恶心、呕吐、腹泻、呃逆、头晕、头痛、烦躁不安、贫血、出血倾向、呼吸深快，甚至昏迷、抽搐。由于代谢产物的蓄积，血尿素氮、肌酐等升高，可出现代谢性酸中毒。可有高钾血症、低钠血症、高镁血症、高磷血症、低钙血症等电解质紊乱，尤其是高钾血症。严

重者可导致心搏骤停。水平衡失调易产生过多的水潴溜，严重者导致心力衰竭、肺水肿或脑水肿。易继发呼吸系统及尿路感染。②多尿期：少尿期后尿量逐渐增加，每日尿量超过500ml即进入多尿期。此后，尿量逐日成倍增加，在多尿期初始，尿量虽增多，但肾脏清除率仍低，体内代谢产物的蓄积仍存在。4~5天后，血尿素氮、肌酐等随尿量增多而逐渐下降，尿毒症症状也随之好转。此期持续1~3周。③恢复期：尿量逐渐恢复正常，3~12个月患者肾功能逐渐复原，大部分可恢复到正常水平，少数转为慢性肾衰竭。

治疗 急性肾衰竭总的治疗原则是去除病因、维持水电解质及酸碱平衡、减轻症状、改善肾功能、防治并发症。对各种引起此病的原因（如肾小球疾病、间质小管疾病、肾血管疾病）所引起的急性肾衰竭，还应针对原发病进行治疗。可选用肾脏保护及修复促进药物。围术期急性肾衰竭只要及时发现并积极治疗，一般预后良好，很少转变为慢性肾衰竭。围术期应减少肾毒性药物的使用，保证足够的肾灌注压力，维持机体内环境稳定。

（熊利泽）

liánxùxìng shènzàng tìdài zhìliáo

连续性肾脏替代治疗 （continuous renal replacement therapy, CRRT）

每天连续24小时或接近24小时的连续性血液净化疗法替代受损的肾脏功能的净化方式。又称连续性血液净化（continue blood purification，CBP）。1995年第一届国际连续性肾脏替代治疗会议规定，CRRT是20世纪末开展的一种新的血液净化方法。包括连续性动静脉、静静脉血液滤

过（CAVH、CVVH），连续性动静脉、静静脉血液透析（CAVDH、CVVDH），连续性动静脉、静静脉血液透析滤过（CAVHDF、CVVHDF）等模式。CRRT、生命体征监护、机械通气、体外膜氧合称为危重患者的重要生命支持技术。

工作原理 CRRT 是危重症抢救中最常用的血液净化技术之一，是模仿肾小球的滤过原理。通过两种方式即对流和弥散达到清除溶质的目的，将动脉血或静脉血引入具有良好通透性的半透膜滤过器中，血浆内的水分和溶于其中的中小分子量的溶质以对流的方式被清除，即靠半透膜两侧的压力梯度（跨膜压力）达到清除水分及溶质的目的。小于滤过膜孔的物质被滤出（包括机体需要的物质与不需要的物质），同时以置换液的形式将机体需要的物质输入体内，以维持内环境稳定。CRRT 具有如下特点。①血流动力学稳定：因其是连续缓慢等渗清除水分和溶质，能根据需要不断地调节液体平衡，符合生理状态。②溶质清除率高：连续长时间每天治疗 24 小时或接近 24 小时，总的清除量大。③清除炎症介质：特别是高通量血液滤过，通过对流、吸附机制清除多种炎症介质，改善患者免疫调节功能。④营养支持：保证患者体液平衡，为全静脉营养提供有利条件，能满足患者的营养要求。

适应证 紧急透析指征包括：①急性肺水肿或充血性心力衰竭。②严重高钾血症，血钾在 6.5mmol/L 以上或心电图出现明显异位心律伴 QRS 波增宽。

一般透析指征：①少尿或无尿 2 天以上。②出现尿毒症症状如呕吐、神志淡漠、烦躁或嗜睡。

③高分解代谢状态。④出现体液潴留现象。⑤血 pH 在 7.25 以下，实际重碳酸氢盐在 15mmol/L 以下或二氧化碳结合力在 13mmol/L 以下。⑥血尿素氮 17.8mol/L 以上除外单纯肾外因素引起或血肌酐 442μmol/L 以上。⑦对非少尿患者出现任何一种情况，如体液过多，结膜水肿，奔马律或中心静脉压高于正常；血钾在 5.5mmol/L 以上；心电图疑有高钾血症图形等。

临床应用 包括以下几方面。

急性肾衰竭 肾脏是人体最重要的排泄器官，多种药物、毒素及人体代谢产生的废物都要需通过肾脏排出体外。肾脏功能受损，则各种废物排出受阻而积聚于体内，严重影响全身各组织、器官的功能，最终导致多器官功能障碍综合征。CRRT 能准确地控制液体的出入量，治疗时血流动力学稳定，溶质清除率高，能清除炎症介质，有助于全身炎症反应综合征和多器官功能衰竭的控制。

药物或毒物中毒 对体内毒性物质进行持续清除，对于常规内科治疗不能解除毒性或伴严重肝、肾、脑等器官功能障碍的患者 CRRT 是理想的选择。

自身免疫病 指淋巴细胞丧失对自身组织的耐受性，致淋巴细胞对自身组织出现免疫反应，分泌大量的炎症细胞因子、炎症介质与自身抗体，造成靶器官损伤。CRRT 可快速地将血液内的自身抗体及炎症介质排出体外，减少对自身组织器官的损伤，为进一步治疗原发病赢得宝贵时间。

肝性脑病 肝脏是人体内代谢最旺盛的器官，也是体内最大的解毒器官。肝性脑病是由于肝功能严重受损，导致大量毒物

（主要是氨类物质）未经解毒就随血液直接进入大脑而产生的严重并发症。CRRT 通过持续、缓慢地清除氨、假性神经递质、游离脂肪酸等物质，改善患者内环境稳定，使肝性脑病患者清醒。

脓毒血症 是由细菌或毒素引起的机体细胞和体液免疫系统过度活化，产生一些可溶性的炎症介质如细胞因子、补体活化成分等，它们参与机体多器官系统衰竭的病理生理过程，与尿毒症有诸多相似之处。临床和实践证明，CRRT 能有效清除细胞因子与炎症介质，成功阻断脓毒症向多器官功能衰竭的发展。

充血性心力衰竭 CRRT 缓慢清除该类患者体内液体潴留，减轻前负荷，缩小心室内径，为进一步治疗创造机会。

重症急性胰腺炎 CRRT 可清除细胞因子与炎症介质，改善患者免疫调节功能，重建机体免疫系统内稳定状态。并能较好纠正水电解质紊乱和酸碱平衡失调，为营养、支持治疗制造条件。

挤压综合征 CRRT 能够较好地清除肌红蛋白、血红蛋白，防止急性肾衰竭的发生。

其他疾病 如全身炎症反应综合征、急性呼吸窘迫综合征、急性肿瘤溶解综合征等。

（熊利泽）

wéishùqī xuètáng kòngzhì

围术期血糖控制 (blood glucose control in perioperative period) 围术期血糖控制范围主要包括围术期低血糖症、高血糖症及糖尿病酮症酸中毒。原发病、手术、麻醉都会引起围术期高血糖，而围术期高血糖增加手术、麻醉风险，是院内并发症发生率和死亡率升高的独立危险因素之一。

病理生理 随着糖尿病患者数量的逐年增加，围术期血糖管理面临着巨大的挑战，预防和治疗围术期血糖代谢紊乱，对于降低围术期死亡率和并发症发生率显得尤为重要。围术期治疗的重点是保持糖代谢激素之间的平衡，包括降糖激素胰岛素和升糖激素胰高血糖素、肾上腺素、皮质醇及生长激素之间的平衡。胰岛素主要通过刺激肌肉和脂肪组织的糖吸取和利用，抑制肝糖原异生和肝糖分解降低血糖，同时胰岛素可预防酮症和蛋白降解。因此，围术期应保证充分的胰岛素供应，以预防糖代谢异常。手术和麻醉应激刺激诱发神经内分泌系统的应急反应，使得高血糖激素释放增加，导致围术期的胰岛素抵抗，增加肝糖产生，破坏机体自主胰岛素释放，最终造成高血糖症和酮症，其发生程度与手术的复杂程度和术后并发症发生率相关。除激素原因外，相对胰岛素缺乏，如禁食或血容量不足，都加重糖代谢异常。糖尿病酮症酸中毒在2型糖尿病患者极少发生，但是血糖增高导致的高渗性非酮症症状却时有发生，后者主要表现为极度高血糖、高渗透压及容量不足伴随精神状态改变，胰岛素分泌不足、渗透性利尿、手术所致液体丧失或利尿药使用过量、容量替换是其主要原因。1型糖尿病患者糖尿病酮症酸中毒在存在胰岛素供应不足的严重高糖血症患者更易发生。高血糖可以直接导致伤口愈合延迟及术后感染率增加。

麻醉前评估与准备 择期手术评估：术前应对各种潜在疾病应充分评估，必要时，予治疗。术前评估主要包括可能会影响手术的并发症，包括血糖控制情况、

糖尿病相关疾病包括心脏血管疾病、自发性神经病变、肾病。若怀疑存在心脏病危险因素应进行静态心电图检查，心脏自主神经病变可以导致围术期低血压，因此应对存在静息心动过速、周围神经病变及正常呼吸心率变异消失的患者高度重视。怀疑肾脏损伤者进行血清肌酐检测或肌酐清除率检测，必要时进行24小时尿肌酐定量检测。存在蛋白尿和肌酐清除率异常的糖尿病患者，发生急性肾衰竭的可能性显著增加。

急诊手术评估：许多糖尿病患者可能要接受急诊手术治疗，而手术当天或即刻，其血糖可能未得到很好控制，甚至有存在酮症酸中毒的可能，此类患者首先要评估血糖、电解质、酸碱平衡、容量状态，并尽可能在术前纠正异常指标。若存在钾离子异常及酸血症，此步骤显得至关重要。若代谢紊乱难以控制，手术应延迟。

稳定血糖最主要的要监测血糖变化并实时调整胰岛素用量。需监测餐前、餐后、睡前血糖。术前1~2天停止使用长效胰岛素（如鱼精蛋白锌胰岛素），通过中效胰岛素（如低精锌胰岛素，中性鱼精蛋白锌胰岛素每天两次）并混合使用短效胰岛素（每餐前）。若血糖控制良好，在手术当日可重新使用长效胰岛素。通常情况下，术前应停药口服药物，长效磺脲类（如氯磺丙脲）应在术前48~72小时停药；短效磺脲类、其他刺激胰岛素分泌药物和二甲双胍类（如格华止），可在手术前夜或手术当天停药。暂无证据表明术前应停用噻唑烷二酮类（如罗格列酮、匹格列酮）降糖药，主要原因是其药效较长。对于血糖控制较好、手术较小的患

者，手术当日无需服用降糖药物治疗，而通常使用胰岛素治疗。

麻醉实施 胰岛素所有糖尿病患者，包括1型和2型糖尿病，都需要在术中使用胰岛素控制血糖。2型糖尿病患者，通过饮食疗法和小剂量口服降糖药物即可达到理想血糖控制目标（空腹血糖＜7.78mmol/L），接受短小手术，手术期间无需补充胰岛素。多数情况下，2型糖尿病患者需要接受胰岛素治疗控制围术期血糖。围术期血糖控制目标是6.67~10mmol/L。1型糖尿病患者胰岛素用量是0.5~1U/h。控制不佳的2型糖尿病患者，2~4U/h或者更多。具体计算方法：开始将100U短效胰岛素混合入100ml生理盐水（1U＝1ml），另路液体5%葡萄糖100~125ml/h，每2小时检测血糖，并调整胰岛素用量调整方法为：若血糖＜3.89mmol/L，停止胰岛素30分钟，复检血糖，若仍＜3.89mmol/L，则予10g葡萄糖，并每30分钟复检血糖，直至血糖＞5.56mmol/L，重新输注胰岛素1U/h；血糖3.94~6.67mmol/L，则胰岛素减至1U/h；血糖6.72~10.0mmol/L，持续输入胰岛素；血糖10.1~13.89mmol/L，胰岛素2U/h；血糖13.94~16.67mmol/L，胰岛素3U/h；血糖16.72~19.4mmol/L，胰岛素4U/h；血糖19.5~22.2mmol/L，胰岛素5U/h；血糖＞22.2mmol/L，胰岛素6U/h。至少2小时检测一次血糖，并保持低速5%葡萄糖输注（100~125ml/h），以预防低血糖。发生高血糖可通过短效胰岛素治疗（0.05~0.1U/kg）。目前广泛使用的持续血糖监测系统，使血糖监测更容易。糖尿病患者应在手术期间补充葡萄糖，方法为5%葡萄

糖或 5g 糖溶于 0.45% 生理盐水中，以 100ml/h 速率输注。糖尿病患者术前术后应检测钾离子。

麻醉后处理 通常以皮下注射 0.5~0.7U/kg（餐前）体重短效胰岛素或中效（每日 2 次）控制术后血糖。

（熊利泽）

wéishùqī fèi shuānsè

围术期肺栓塞（pulmonary embolism in perioperative period）

嵌塞物质进入肺动脉及其分支阻断组织血液供应所致病理和临床状态。常见栓子是血栓，其余为少见的新生物细胞、脂肪滴、气泡、静脉输入的药物颗粒甚至导管头端引起的肺血管阻断。

病因及发病机制 包括以下内容。

血栓 血栓形成肺栓塞常是静脉血栓形成的合并症。栓子通常来源于下肢和骨盆的深静脉，通过循环到肺动脉引起栓塞。创伤、长期卧床、静脉曲张、静脉插管、盆腔和髋部手术、肥胖、糖尿病、避孕药或其他原因的凝血机制亢进等，易诱发静脉血栓形成。早期血栓松脆，加上纤溶系统的作用，故在血栓形成的最初数天发生肺栓塞的危险性最高。

心脏病 是中国肺栓塞的最常见原因，占 40%。几遍及各类心脏病，合并心房颤动、心力衰竭和感染性心内膜炎者发病率较高。以右心腔血栓最多见，少数亦源于静脉系统。细菌性栓子除见于感染性心内膜炎外，亦可由于起搏器感染引起。前者感染性栓子主要来自三尖瓣，偶尔先天性心脏病患者二尖瓣赘生物可自左心经缺损分流进入右心而到达肺动脉。

肿瘤 在中国居第二位原因，占 35%，远较国外 6% 为高。以肺癌、消化系统肿瘤、绒毛膜癌、白血病等较常见。恶性肿瘤并发肺栓塞仅约 1/3 为瘤栓，其余均为血栓。

妊娠分娩 妊娠和分娩肺栓塞在孕妇数倍于相同年龄的非孕妇，产后和剖宫产术后发生率最高。妊娠时腹腔内压增加和激素松弛血管平滑肌及盆静脉受压可引起静脉血流缓慢，改变血液流变学特性，加重静脉血栓形成。还伴凝血因子和血小板计数增加，血浆素原-血浆素蛋白溶解系统活性降低。但这些改变与无血栓栓塞的孕妇相比并无绝对差异。羊水栓塞也是分娩期的严重并发症。

其他 有长骨骨折致脂肪栓塞，意外事故和减压病造成空气栓塞。

临床表现 临床表现的严重程度根据栓子大小及阻塞肺动脉的部位有轻重之分。

起病突然，非全身麻醉患者突然发生不明原因的虚脱、面色苍白、出冷汗、呼吸困难、胸痛、咳嗽等，甚至晕厥、咯血。患者出现脑缺氧症状，表现为极度焦虑不安、恐惧、恶心、抽搐和昏迷。可能出现胸痛、肩痛、颈部痛、心前区及上腹痛。呼吸困难多为靠近肺门中心部的肺栓塞引起，胸痛一般是远端栓子刺激胸膜所致，晕厥是因脑动脉供血减少、心律失常、迷走反射等因素引起。

全身麻醉状态下，肺栓塞主要表现为突发、无诱因的低氧血症，大面积肺栓塞可致呼气末二氧化碳骤降、高碳酸血症和循环衰竭（临床上以休克和低血压为主要表现，即体循环动脉收缩压 < 90mmHg 或较基础值下降幅度 > 40mmHg，持续 15 分钟以上。需除外新发生的心律失常、低血容量或感染中毒症所致血压下降）。大的动脉栓塞可出现急性右心衰竭的症状，甚至突然死亡。心动过速，甚至有舒张期奔马律，肺动脉第二心音亢进，主动脉瓣及肺动脉瓣有第二心音分裂，休克、发绀、颈静脉怒张、肝大。肺部湿啰音、胸膜摩擦音、喘息音及肺实变的体征。

辅助检查 包括以下几方面。

实验室检查 血清乳酸脱氢酶（LDH）升高，PaO_2 下降、$P_{A-a}O_2$ 增宽。

D-二聚体检测 D-二聚体交换联的纤维蛋白降解产物的良好标志物，以血浆 D-二聚体 > 500μg/L 作为诊断的阳性值，其判断肺栓塞的敏感性为 95% ~ 98%，D-二聚体阳性作为肺栓塞的排出诊断有较大价值。老年人中 D-二聚体可以是生理性增高，> 500μg/L，故超过 70 岁者，其诊断的特异性仅为 14.3%。

动脉血气分析 主要表现为 $PaO_2 < 80mmHg$，$P_{A-a}O_2 > 20mmHg$，$PaCO_2 < 36mmHg$ 实际上，在衰老的生理变化过程中，PaO_2 缓慢进行性下降，而 $P_{A-a}DO_2$ 则随年龄而增加。

心电图 肺栓塞时心电图随着栓塞肺动脉管径的大小和累及范围不同而不同。轻者无异常，大多数患者主要表现为窦性心动过速、肺型 P 波，重者出现肺心病 $S_IQ_{III}T_{III}$。部分患者可出现不完全性右束支传导阻滞。

超声心动图 经胸与经食管二维超声心动图可间接或直接提示肺栓塞存在征象，是有价值的检查方法。①间接征象：右心室扩张为 71% ~ 100%，右肺动脉内径增加 72%，左心室径变小 38%，室间隔左移及矛盾运动 42% 以及肺动脉压增高等。小的肺栓塞和有右心疾病者易呈阴性所见。

②直接征象：右心血栓可有两个类型：活动、蛇样运动的组织和不活动、无蒂及致密的组织。前者98%发生肺栓塞，后者40%发生。前者病死率为44%，后者为9%。

深静脉检查 肺栓塞的栓子绝大多数来自下肢深静脉，因此静脉血栓形成的发现虽不能直接诊断肺栓塞，但有很大的提示作用。

胸部X线 常规胸片常不能确定肺栓塞的诊断，约10%患者有阳性表现，但缺乏特异性。主要表现为区域性肺血管纹理纤细、心脏扩大、肺动脉高压、胸腔积液、间质水肿、肺不张、肺浸润性改变、半侧膈升高。

胸部CT 近年发展起来的螺旋CT，特别是电子束CT可直接显示肺血管，后者由于扫描速度快，无移动伪影，图像更加清晰，更有利于三维重建，直接显示肺段血管。增强CT可清楚显示血栓部位、形态、与管壁的关系及腔内受损状况。直接征象包括半月形或环形充盈缺损、完全梗阻、轨道征等；间接征象包括主肺动脉及左右肺动脉扩张、血管断面细小、缺支、马赛克征、肺梗死灶、胸膜改变等。

肺通气-灌注显像 显示无灌注缺损，可排除肺栓塞。正常的通气下一段或一段以上或更大的肺灌注缺损，或在正常的通气下两个或更大亚段灌注缺损，高度提示肺栓塞。

肺血管造影 是肺栓塞诊断的金标准，属有创性检查。但检查的死亡概率接近1%，对老年人特别是重症患者有一定的危险性，一般不提倡该项检查。

诊断 胸部X线显示斑片状浸润、肺不张、膈肌抬高、胸腔积液，尤其是以胸膜为基底凸面朝向肺门的圆形致密阴影［汉普顿（Hamptom）驼峰］以及扩张的肺动脉伴远端肺纹稀疏［韦斯特马克（Westermark）征］等对肺栓塞的诊断都具有重要价值。肺通气-灌注显像是诊断肺栓塞最敏感的无创性方法，特异性虽低，但有典型的多发性、节段性或楔形灌注缺损而通气正常或增加，结合临床，诊断即可成立。肺动脉造影是诊断肺栓塞最特异的方法，适用于临床和核素扫描可疑以及需要手术治疗的病例，表现为血管腔充盈缺损、动脉截断或"剪枝征"。造影不能显示直径≤2mm的小血管，因此多发性小栓塞常易漏诊。磁共振成像为肺栓塞诊断的有用的无创性技术，较大栓塞时可见明显的肺动脉充塞缺损。

鉴别诊断 肺栓塞易与肺炎、胸膜炎、气胸、慢性阻塞性肺疾病、肺肿瘤、冠心病、急性心肌梗死、充血性心力衰竭、胆囊炎、胰腺炎等多种疾病混淆，需仔细鉴别。

治疗 包括以下方面。

急救措施 肺栓塞发病后前两天最危险，患者应收入重症监护病房，连续监测血压、心率、呼吸、心电图、中心静脉压和血气等。①一般处理：使患者安静、保暖、吸氧；为镇静、镇痛，必要时可予吗啡、哌替啶、可待因；应用抗生素预防肺部感染和治疗静脉炎。②缓解迷走神经张力过高引起的肺血管痉挛和冠状动脉痉挛，静脉注射阿托品0.5～1.0mg，若不缓解，可每1～4小时重复1次，也可给罂粟碱30mg皮下、肌内或静脉注射，每小时1次，该药也有镇静和减少血小板聚集的作用。③抗休克：合并休克者可予多巴胺5～10μg/（kg·min）、多巴酚丁胺3.5～10.0μg/（kg·min）或去甲肾上腺素0.2～2.0μg（kg·min），迅速纠正引起低血压的心律失常，如心房扑动、心房颤动等。维持平均动脉血压>80mmHg，心指数>2.5L/（min·m^2）及尿量>50ml/h。积极进行溶栓、抗凝治疗，争取病情迅速缓解。急性肺栓塞80%死亡者死于发病后2小时内，因此治疗抢救须抓紧进行。④改善呼吸：若合并支气管痉挛可应用氨茶碱、二羟丙茶碱（喘定）等支气管扩张药和黏液溶解药。也可用酚妥拉明10～20mg溶于5%～10%葡萄糖100～200ml内静脉滴注，既可解除支气管痉挛，又可扩张肺血管。呼吸衰竭严重低氧血症患者可短时应用机械通气治疗。

溶栓治疗 ①链激酶：是从丙组β溶血性链球菌分离纯化的细菌蛋白，与纤溶酶结合形成激活型复合物，使其他纤溶酶原转变成纤溶酶。链激酶具有抗原性，至少6个月内不能再应用，作为循环抗体可灭活药物和引起严重的过敏反应。②尿激酶：是从人尿或培养的人胚肾细胞分离所得，无抗原性，直接将纤溶酶原转变成纤溶酶发挥溶栓作用。③阿替普酶：重组组织型纤溶酶原激活剂，是新型溶栓剂，用各种细胞系重组DNA技术生产，亦无抗原性，直接将纤溶酶原转变成纤溶酶，对纤维蛋白比链激酶或尿激酶更具有特异性（较少激活全身纤溶酶原）。

（熊利泽）

wéishùqī jiǎzhuàngxiàn wēixiàng

围术期甲状腺危象（perioperative thyroid crisis） 甲状腺危象是甲状腺功能亢进症（简称甲亢）

最严重的并发症。主要是因甲状腺素过量释放引起的暴发性肾上腺素能兴奋现象，诱因包括感染、手术应激、不适当地停用抗甲状腺药物、放射性碘治疗和应激状态。

病因 围术期甲状腺危象的发生与术前准备不够、甲亢症状未能良好控制及手术应激有关。

大量甲状腺激素释放入血 甲亢的临床表现是由于血甲状腺激素（thyroid hormone，TH）水平过高。甲状腺危象是甲亢的急剧加重。它可能源于大量 TH 突然释放入血。正常人及部分甲亢患者服药用大剂量的 TH 可产生危象。甲状腺手术、迅速停用碘剂及同位素 ^{131}I 治疗后血 TH 水平均升高。但甲亢患者服 TH 后，一般不引起危象，甲状腺危象时血 TH 水平不一定升高，因此不能简单地认为甲状腺危象是由于血 TH 过多所致。

血游离 TH 浓度增加 感染、应激、非甲状腺手术可使血甲状腺结合球蛋白（thyroxine binding globulin，TBG）及甲状腺素结合前白蛋白（TBPA）浓度下降，TH 由 TBG 解离；甲状腺素（T_4）在周围的降解加强，血循环中游离三碘甲腺原氨酸（T_3）的绝对值和 T_3/T_4 比值升高，这些可能是甲状腺危象发病的重要因素。感染等引起 TH 携带蛋白结合力的改变是短暂的，只持续 1~2 天，这与甲状腺危象一般在 2~3 天脱离危险也是一致的。

机体对 TH 耐量衰竭 甲状腺危象时各脏器系统常有功能衰竭，甲状腺危象时甲状腺功能测定多在甲亢范围内，典型和淡漠型甲状腺危象间亦无病理差异，因此周围组织及脏器对过高 TH 的适应能力减低，即甲亢失代偿

肾上腺皮质功能减退。

肾上腺能活力增加 甲亢时心血管系统的高动力状态和肾上腺素过量的表现极相似。甲状腺危象也多在应激时，即交感神经和肾上腺髓质活动增加时发生。甲亢的表现是由于血中 TH 水平高，加大了儿茶酚胺的作用所致。有人认为甲状腺危象时产生过多热量是由于脂肪分解加速，TH 有直接或通过增加儿茶酚胺使脂肪分解的作用。由于大量 ATP 消耗使氧消耗增加，并产生热量。甲状腺危象患者用 β 受体阻断药后，血内很高的游离脂肪酸水平迅速下降，同时临床上甲状腺危象好转。这也支持交感神经活力增加在甲状腺危象发病中起重要作用的论点。

临床表现 主要表现为在感染、手术、创伤或突然停药后，出现高热、大汗、心动过速、心律失常、严重呕吐和腹泻、意识障碍等。

活跃型危象 ①发热：体温 >39℃，皮肤潮红，大汗淋漓。②心血管系统表现：心动过速（140~240 次/分），心律失常，脉压增大，部分患者可发生心力衰竭或休克。③胃肠道系统表现：食欲减退、恶心、呕吐及腹泻，部分患者伴黄疸和肝功能损伤。④精神神经系统表现：烦躁不安、激动、定向力异常、焦虑、幻觉，严重者可出现谵妄甚至昏迷。

淡漠型危象 主要发生在中老年患者，表现为神志淡漠、嗜睡、虚弱无力、反射降低、体温低、心率慢、脉压小，严重者出现昏迷甚至死亡。

诊断 主要依据临床症状和体征，诊断甲状腺危象时患者应有甲亢的病史和特异体征如突眼、甲状腺肿大及有血管杂音等。由

于甲状腺危象是严重甲亢的加重期，甲亢症状、体征加重，体温 >37.8℃，明显心悸即为危象。除以上 3 项表现外，还有中枢神经、心血管和胃肠道功能紊乱。结合辅助检查可确诊。①血象多无异常。②T_3、T_4、PBI 可明显增高，也可在一般的甲亢范围内。③血钠、血氯、血钙降低；部分患者表现为血磷、血钾升高。④肝功能检查可见血清胆红素浓度升高，转氨酶异常，血清胆固醇降低，部分患者还表现为血清尿素氮升高。⑤淡漠型危象患者的实验室检查不如活跃型改变明显。若临床上疑诊甲状腺危象，可在抽血查 TH 水平或紧急测定甲状腺 2 小时 ^{131}I 吸收率后即进行处理。

治疗 严密观察病情，监测生命体征的变化，及时处理异常。

降低甲状腺激素浓度 抑制甲状腺激素合成，可用丙硫氧嘧啶；抑制甲状腺激素释放复方碘口服液；用血液透析的方法过滤或血浆置换的方法清除血浆内激素。

降低周围组织对甲状腺激素的反应 应用 β 受体阻断药，普萘洛尔可抑制外周组织 T_4 转换为 T_3；利血平和胍乙啶可消耗组织中的儿茶酚胺，减轻甲亢在周围组织中的表现；氢化可的松可改善机体反应，提高应激能力，还可抑制组织中的 T_4 转化为 T_3，与抗甲状腺药物有协同作用。

适当使用糖皮质激素 甲状腺危象患者处于肾上腺皮质功能相对不足状态，而糖皮质激素可抑制 TH 分泌以及 T_4 向 T_3 转化，减轻外周组织对甲状腺激素的反应并有退热、抗毒与抗休克作用。

对症治疗 包括供氧、防治感染，对烦躁患者可予镇静药，

高热者予可用解热药，但应避免应用乙酰水杨酸类药物，以防 FT_3、FT_4 急剧升高。应在监护心、脑、肾功能的条件下，迅速纠正水电解质紊乱和酸碱平衡失调，补充葡萄糖、热量和多种维生素。危象控制后，应选择合适的方法，尽早治疗甲亢。

加强护理　绝对卧床休息，保持环境安静，减少不良刺激。每日饮水量不少于 2000ml，予高热量、高蛋白、高纤维素饮食。做好各种抢救准备，预防吸入性肺炎等并发症。

(熊利泽)

téngtòng

疼痛（pain）　与现存或潜在组织损伤有关，或可用损伤来描述的一种不愉快的感觉或情绪体验。可提示机体躲避伤害，保护受伤部位以促进愈合，或者避免伤害进一步加重。疼痛是重要的临床症状，可严重影响个体的生活质量以及日常工作，因此目前也将疼痛列为继呼吸、脉搏、体温和血压之后的第五生命体征。约50%的医院急诊患者都有不同程度的疼痛，而门诊患者中疼痛的发生率有30%。

国际疼痛研究协会根据疼痛的持续时间与严重程度、解剖定位、累及系统、诱因及发作特点等5方面对疼痛进行了详细分类。绝大多数情况的疼痛都会随着疼痛刺激的去除或机体的愈合而得到快速缓解，但有的疼痛则会持续长期存在，甚至在无任何疼痛刺激的情况下自动发生，如类风湿关节炎、周围神经病变、癌症疼痛及特发性疼痛等。根据持续时间可将疼痛分为急性疼痛与慢性疼痛。多数学者认为疼痛持续3~6个月以上即为慢性疼痛；也有学者进一步将疼痛细分为持续1个月以内为急性疼痛，1~6个月为亚急性疼痛，6个月以上为慢性疼痛。疼痛既可根据解剖定位进行分类（如头痛、腰背痛与盆腔痛等），也可根据累及系统分类（如肌筋膜痛、风湿痛、神经病理性疼痛与血管性疼痛等）。根据诱因也可将疼痛分为器质性疼痛、特发性疼痛（创伤或疾病治愈后持续存在的疼痛或无明显诱因发生的疼痛）与心因性疼痛，而器质性疼痛又被分为伤害性疼痛与神经病理性疼痛。疼痛的发作特点则主要表现为间歇发作或持续发作。但有少数人群却对疼痛刺激感觉迟钝甚或无法感知疼痛，即所谓疼痛不能。个别正常人在特定环境下可以表现出疼痛不能，但多数疼痛不能的个体都存在神经系统疾病或先天发育异常。

病因及发病机制　多数疼痛信号经细的痛觉神经纤维由脊髓背根进入脊髓背外侧索和脊髓背角。疼痛信号在脊髓背角经初步整合后经脊髓传导束向上传导。这些上行传导束主要集中分布在脊髓的前外侧部，包括脊髓丘脑束、脊髓网状束、脊髓顶盖束等，其他与疼痛有关的传导束还有脊髓背内侧束和脊髓固有束。疼痛信号向上传导即可通过脑干网状结构、心血管和呼吸中枢引起血压、心率和呼吸的变化。痛觉可分为两种成分，感觉分辨成分和情绪反应成分。丘脑的外侧核群主要司痛觉分辨。因为该区神经元的反应具有躯体定位投射关系，而且神经元的放电频率和时程与刺激程度成正比，可将外周刺激的范围、强度和时间等属性向皮层传递。丘脑髓板内核群神经元对外周刺激缺乏明确的躯体投射关系，感受野大，反应阈值也高。这些神经元的轴突广泛投射到大脑皮质，因此大脑皮质是痛觉传入的最高级中枢。根据疼痛传导通路的解剖定位，疼痛的发生机制也包括外周敏化与中枢敏化。

外周敏化指各种伤害性刺激（机械刺激、炎症、化学刺激）使传入神经纤维末梢上特异的受体或离子通道的感受阈值降低、数量增加，或通过对电压依赖性离子通道的调节使初级传入神经纤维末梢细胞膜的兴奋性增强，致使正常时不能引起疼痛的低强度刺激也能激活伤害性感受器，导致疼痛的发生。伤害性刺激引起外周组织释放和生成多种化学和细胞因子，主要包括：组织损伤产物（缓激肽、前列腺素、5-羟色胺、组织胺、乙酰胆碱等）、感觉神经末梢释放物质（谷氨酸、P物质、降钙素基因相关肽、生长抑素、一氧化氮等）、交感神经释放物质（神经肽Y、去甲肾上腺素、花生四烯酸代谢物等）、免疫细胞产物（白介素、激肽类等）、神经营养因子以及血管因子（一氧化氮、激肽类等）。创伤和炎症反应产生的这些介质直接激活伤害性感受器，使高阈值痛觉感受器转化为低阈值痛觉感受器，产生痛觉的外周敏化。外周痛觉感受器激活阈值的降低导致外周敏感化，而中枢敏感化则在很大程度是在外周敏感化基础上形成的，不断的外周刺激导致传入纤维在脊髓背角持续释放神经递质、细胞因子、P物质等作用于背角神经元，导致背角神经元对外来的传入信号兴奋性增高、感受野扩宽、对伤害或非伤害刺激的反应增强。

临床表现　多数情况下，疼痛是机体的一种保护性信号，可提示机体反射性躲避伤害性刺激，保护受伤害部位以促进愈合。先天性痛觉缺失症患者的预期生命则明显缩短。特发性疼痛及其他一些剧烈的疼痛是否对机体同样具有保护性意义尚不明确。对疼痛进行治疗前必须对疼痛进行全面评估。

疼痛评估需要包括部位、发作特点、性质、是否有放射痛或牵涉痛、伴随症状、持续时间、加重或缓解因素、严重程度等。疼痛作为多种疾病的临床症状之一，明确其相应临床特点有助于疾病的诊断与鉴别诊断。

多种疼痛量表与问卷有助于疼痛严重程度及其他特点的评估。疼痛评估量表主要基于患者的主观感受、行为学观察及心理评估等方面进行综合评估，且可以分别针对新生儿、婴儿、幼儿、未成年人、成年人、老年人及存在沟通障碍者的特点进行评估。目前常用的疼痛评估量表主要包括：Alder Hey Triage 疼痛量表、简明疼痛量表（BPI）、Dallas 疼痛问卷、Dolorimeter 疼痛指数（DPI）、面部表情-腿部活动-哭闹-安抚量表（FLACC）、麦吉尔疼痛问卷（MPQ）、多维疼痛调查量表（MPI）、词语描述量表（DDS）、数字评分量表（NRS）、Wong-Baker 表情疼痛评分和视觉模拟评分（VAS）等。

治疗 国际疼痛研究协会提出缓解疼痛属于患者的一项基本人权。疼痛常可在其潜在诱因去除后自动获得缓解，但当导致疼痛的疾病难以治愈或创伤疾病治愈后疼痛仍然持续存在时，疼痛治疗旨在缓解患者的痛苦。急性疼痛通常需要镇痛药或麻醉药进行治疗，而慢性疼痛的治疗则比较复杂，通常需要临床医师、心理治疗师、理疗师、职业治疗师和专科护士的共同配合。疼痛的治疗方法主要包括药物治疗、微创介入治疗及心理治疗。

在疼痛的药物治疗方面，主要包括阿片类药物、非甾体抗炎药（nonsteroidal anti-inflammatory drug，NSAID）、抗抑郁药、抗癫痫药等。WHO 建议根据疼痛阶梯予相应的镇痛药物。这一观点最早是针对癌症疼痛患者而制订，但目前也同样适用于其他类型的疼痛。轻度疼痛主要用 NSAID，以对乙酰氨基酚、布洛芬等为代表，为第一阶梯用药；中度疼痛主要用弱阿片类药物，以可待因、曲马多为代表，为第二阶梯用药，必要时加 NSAID 或其他辅助药物；重度疼痛主要用强阿片类药物，以吗啡为代表，为第三阶梯用药，必要时加 NSAID 或其他药物（如抗抑郁药、抗癫痫药等）。

疼痛的微创介入治疗主要包括脉冲射频治疗、神经调制、神经阻滞与神经毁损、鞘内持续输注系统、脊髓电刺激等。物理治疗主要包括热疗、电疗、经皮神经电刺激、针灸、低强度激光治疗等。心理疗法则主要侧重认知与行为学治疗及生物反馈这两个方面。随着对疼痛机制的研究深入，一些新的治疗药物及方法也正逐步被用于疼痛的治疗。

（刘 薇）

jíxìng téngtòng

急性疼痛（acute pain） 发生迅速、表现严重但持续时间相对较短的疼痛。常为手术、外伤、分娩及急性疾病等所致，皮肤、肌肉、骨骼、肌腱、韧带及内脏器官受损都会导致急性疼痛，其临床表现与受累组织和损伤范围密切相关，疼痛信号可由受累组织的痛觉感受器直接传入中枢神经系统。

发生机制 主要包括 3 方面：①伤害性刺激直接激活分布在组织器官的痛觉感受器，其中病变部位的痛觉感受器发生敏化后疼痛信号被过度放大，导致病变部位发生原发性痛觉过敏。②急性组织损伤所释放的介质（如前列腺素、神经生长因子、白介素等）也可导致痛觉感受器的活化与敏化。③来自痛觉感受器的信号可以活化中枢神经系统的伤害性感觉神经元，使其痛阈降低，发生中枢敏化，导致继发性痛觉过敏。

临床表现 急性疼痛本身就是急性疾病或组织损伤的临床表现之一。急性疼痛的发生提示局部或全身的疾病进展或损伤，疼痛的部位可直接反映组织损伤与疾病的躯体定位。急性疼痛也是针对正在发生或即将发生的组织损伤的一种保护性信号，提示机体应及时接受相应治疗或躲避伤害性刺激。急性疼痛通常表现为定位明确、疼痛剧烈、持续时间较短，且通过合适的处理和治疗可完全或部分缓解。急性疼痛的严重程度可通过数字评分法、视觉模拟评分法、口述评分法、行为疼痛评分法、面部表情评分、手术后疼痛评分法及麦吉尔疼痛问卷等方法进行评估。急性疼痛的严重程也受患者的文化背景、性别、年龄、病史等因素影响。

治疗 除对因治疗外，药物治疗可应用非甾体抗炎药和/或阿片类药物。椎管内或区域神经阻滞、切口浸润或关节腔注射的方法还可应用局麻药进行镇痛。急性疼痛药物治疗的给药途径有多种，包括口服、肌内注射、静脉给药、椎管内给药、区域阻滞（包括手术切口阻滞）、经皮或经皮下给药等。手术后中至重度的急性疼痛，可应用患者自控静脉镇痛、患者自控硬膜外镇痛，或在适用的病例选择区域阻滞的方法，这些镇痛方式的安全性与有效性均已得到验证。为达到良好的镇痛疗效，最大限度减轻副作用，临床上强调应用多模式镇痛的方法治疗急性疼痛。多模式镇痛指联合应用不同作用机制的镇痛药或镇痛方法，以求最大化镇痛效果，降低单一药物的用量，减少镇痛药的副作用。

急性疼痛的严重程度随组织损伤与疾病的痊愈逐渐减轻，因此治疗过程中需定期对患者的疼痛程度进行评估，并及时调整治疗药物的剂量与种类。对于手术后急性疼痛，应从阿片类药物逐渐过渡到非甾体抗炎药等。患者自控静脉镇痛治疗结束后，可开始口服镇痛药的序贯治疗。个别急性疼痛患者经过治疗后，仍可能会发展为慢性疼痛。

（刘 薇）

mànxìng téngtòng

慢性疼痛（chronic pain） 持续时间超出预期治疗时间的疼痛。目前对于慢性疼痛比较公认的定义并未作出明确的时间限定。既往有学者认为，慢性疼痛是相对于急性疼痛而言，持续 3~6 个月以上的疼痛；也有学者进一步将疼痛细分为持续 1 个月以内为急性疼痛，1~6 个月为亚急性疼痛，6 个月以上为慢性疼痛。

慢性疼痛进一步可以分为伤害性疼痛与神经性疼痛。伤害性疼痛主要是分布在体表、韧带、肌腱、骨骼、血管、肌肉以及内脏器官的伤害性感受器活化所致；根据神经病变部位神经性疼痛又可分为周围神经性疼痛与中枢神经性疼痛。

流行病学调查发现，欧洲人群 19% 有慢性疼痛的经历。经进一步随访发现，66% 患者为中度疼痛，34% 患者为重度疼痛。近半数慢性疼痛患者表现为持续痛，近 21% 慢性疼痛患者存在不同程度的抑郁情绪。多数慢性疼痛患者无法正常工作。慢性疼痛对个体和社会持续造成很大负担，尤其是残疾率的增加、生产力和生活质量的下降以及持续增长的医疗卫生投入等方面。

发生机制 慢性疾病的持续刺激或神经系统的自身病理性改变，导致外周敏化与中枢敏化，是慢性疼痛发生并持续的主要病理生理学机制。

临床表现 与急性疼痛不同，多数慢性疼痛对机体无保护作用。慢性疼痛的共同临床特点主要表现为自发性疼痛、痛觉过敏、触诱发痛和感觉异常。自发性疼痛指不依赖于外周刺激自发的随机性持续性疼痛，疼痛部位多与病变部位密切相关，疼痛性质可表现为刺痛、绞痛、烧灼痛、持续隐痛、撕裂痛、刀割痛、压榨痛、射穿痛、跳痛、蜇痛、牵拉痛、电击样痛等。自发性疼痛的发作时间及持续时间各不相同。疼痛在损伤后数天或数周甚至数月以后开始，可表现为突发性，也可表现为持续性或间歇性疼痛。痛觉过敏指组织损伤引起痛阈降低，对伤害性刺激反应异常增强和延长的疼痛，是对疼痛刺激反应强烈的一种表现。触诱发痛指由非伤害性刺激引起的疼痛，即通常不会引起疼痛的刺激所引起的疼痛，如触摸、震动、中度冷或热等均会引起疼痛或疼痛加剧。感觉异常主要表现为感觉过敏、感觉减退、感觉迟钝，以及蚁爬感、麻木、瘙痒、麻刺感等异常感觉。

慢性疼痛常会伴其他症状，如痛觉反应、情绪反应、内脏反应、躯体反应、运动功能障碍、自主神经功能障碍、反射丧失等。慢性疼痛特别是神经病理性疼痛患者均可出现不同程度的心理障碍，如焦虑、紧张、抑郁、情绪低落、失望情绪、强迫症、疑病、罪恶感、迟滞、恐惧、愤怒、异常人格特性，甚至自杀倾向。

慢性疼痛的评估首先要重视患者的主观感受，但也必须对疼痛强度进行量化评估，还需要综合评估和动态评估。常用的评估量表有：视觉模拟量表、数字评价量表、语言评价量表、麦吉尔疼痛问卷、神经病理性疼痛量表、神经病理性疼痛症状调查表、简明疼痛调查表、情绪评分等。需要重视对患者的心理评估，合并严重心理障碍的慢性疼痛患者，其人格障碍和认知类型与疼痛密切相关。

治疗 慢性疼痛的治疗极具挑战性。单一药物治疗的疼痛缓解率不足 50%，因此合理用药方案应是将针对不同疼痛机制的药物联合应用以起到协同作用。在慢性疼痛的药物治疗方面，除阿片类药物及非甾体抗炎药外，抗抑郁药、抗癫痫药、NMDA 受体阻断药、选择性 5-羟色胺和去甲肾上腺素再摄取抑制药（SSNRI）等具有不同程度的临床意义。个体对痛性刺激的敏感性、发展成为慢性疼痛的风险及对镇痛药的反应性等方面都存在差异。基因学研究证实，这种差异受遗传因素的影响。遗传学基因研究也用于明确个体基因型对疼痛慢性化和药物治疗敏感性影响程度的研究。相关研究也致力于发现特异的分子靶点（离子通道、酶类和基因转录调节因子等），并尝试应用生物技术手段（基因治疗、干细胞等）开展神经病理性疼痛的治疗。

除药物治疗外，常用治疗手段包括：物理疗法（即利用康复治疗中常常使用的物理能量，康复手法和治疗机器等进行辅助治疗，包括温热疗法、寒冷疗法、水治疗和光线治疗等），心理疗法（即采用综合的治疗模式即生物-心理-社会模式，包括一般心理治疗、自我控制疗法、认知行为疗法、家庭疗法、生物反馈等），以及中医中药和针灸治疗、经皮神经电刺激、介入疗法、微创治疗、外科手术治疗等。在慢性疼痛的诊疗过程中非常强调团队医疗的重要性，由精神科医师、麻醉疼痛科医师、康复科医师以及护士和中医针灸治疗师等形成治疗团队，可以明显提高治疗的质量。

（刘 薇）

áixìng téngtòng

癌性疼痛（cancerous pain）

癌症局部浸润、压迫器官和产生致痛因子所致疼痛。常为慢性疼痛。可发生在癌症的任何时期。据统计，接受治疗的癌症患者中，50%存在不同程度的疼痛，而在晚期患者中则高达75%。中国每年癌症新发患者数为180万~200万，癌症死亡人数为140万~150万，各期癌症患者不同程度的疼痛发生率为51.0%~61.6%。

发生机制 研究认为有3种引起癌性疼痛的原因，即癌症发展直接造成的疼痛、诊断和治疗癌症引起的疼痛、癌症患者并发疼痛性疾病。

临床表现 存在相当大的个体差异，与癌症的种类、发病部位、发展程度、对重要脏器的影响、全身状态、患者心理因素及患者的经济条件等均有关。晚期癌性疼痛是多因素作用的结果，包括躯体、心理、社会和精神因素，是复杂性疼痛。癌性疼痛患者多数伴强烈的自主神经功能异常和心理学异常。从癌性疼痛发病及持续的病程来看，癌性疼痛大多表现为慢性疼痛；从癌性疼痛发病机制及性质来看，癌性疼痛临床常表现为神经性疼痛；从病因角度来看，癌性疼痛临床表现复杂多样，且随肿瘤病情及抗癌治疗过程变化而变化。

诊断 癌性疼痛是一种主观感觉，恰当的评估是治疗癌性疼痛的重要步骤，旨在作出正确的诊断，制订针对导致疼痛原因的治疗方法和合理的疼痛症状治疗方法。通过疼痛评估可以确定疼痛的性质、强度、分类、部位和范围等特点，为临床选择疼痛治疗方法、评价治疗效果和了解药物治疗作用提供参考依据。评估原则包括相信患者的主诉、全面评估疼痛及动态评估疼痛。评估内容包括：疼痛病史（疼痛部位与范围、性质、程度、疼痛加重或减轻的相关因素、疼痛对生活质量的影响及疼痛的治疗经过等），肿瘤病史，既往史，个人史，体格检查及相关实验室和影像学检查等。常用评估方法有数字评分法、视觉模拟评分法、口述评分法、面部表情评分等。

治疗 ①进行全面系统疼痛评估：包括通过详细询问病史对癌性疼痛作出正确诊断，明确疼痛原因，详细了解患者既往镇痛治疗的情况，详细了解患者有无合并症，查阅必要的影像学资料，评估疼痛程度、评估疼痛类型。②科学合理选择镇痛药物：药物治疗是控制和治疗癌性疼痛最基本、最主要的方法。据临床统计，70%~90%的癌性疼痛可以通过口服药物得到有效控制。药物治疗具有显效快、疗效好、作用肯定、安全性高和经济等优点，普遍为癌性疼痛患者所接受。1986年WHO发布《癌症三阶梯镇痛治疗原则》，建议在全球范围内推行癌症三阶梯镇痛治疗方案。1990年中国卫生部与WHO癌性疼痛治疗专家委员会的专家合作，正式开始在中国推行WHO癌症三阶梯镇痛治疗方案。"三阶梯疗法"的五个基本原则是首选无创（口服、透皮等）给药、按阶梯给药、按时给药、个体化给药、注意具体细节。根据WHO癌性疼痛治疗指导原则，人为地根据镇痛药物作用的强度和性质划分为三级阶梯：轻度疼痛主要应用非甾体抗炎药（nonsteroidal anti-inflammatory drug，NSAID），以对乙酰氨基酚、布洛芬等为代表，为第一阶梯用药；中度疼痛主要用弱阿片类药物，以可待因、曲马多为代表，为第二阶梯用药，必要时加用NSAID或其他辅助药物；重度疼痛主要用强阿片类药物，以吗啡为代表，为第三阶梯用药，必要时加用NSAID或其他辅助药物。应积极预防和处理药物引起的不良反应。③非药物治疗方法：癌性疼痛患者经过规范的药物治疗后，仍有10%~30%患者疼痛无法得到有效控制，需要采用除药物治疗之外的其他非药物治疗方法。主要包括介入治疗、放疗、化疗、激素治疗、心理治疗等。近年来，在第三阶梯治疗方案上又增加以介入治疗（有创治疗）为主的第四阶梯治疗，或称为改良第三阶梯。若应用第三阶梯的药物和方法后仍无法控制癌性疼痛患者的疼痛，应考虑选用第四阶梯。第四阶梯的主要治疗方法有神经阻滞疗法、神经毁损术、射频热凝疗法、脊髓电刺激或椎管内输注阿片类药物等。

（刘 薇）

fēi'áixìng téngtòng

非癌性疼痛 (non-cancerous pain)

癌症引起的疼痛之外的其他类型疼痛。又称良性疼痛。是相对于癌性疼痛的一种疼痛分类，通常是慢性疼痛过程。常见的慢性炎性痛、神经性疼痛、自主神经功能障碍、血运不良引起的疼痛、创伤后疼痛、内脏性疼痛、精神性疼痛等均可统称为慢性非癌性疼痛。

诊断 慢性非癌性疼痛的诊断不仅包括有关疼痛的基础医学和临床各科知识，还涉及心理学、康复医学、社会学等多方面基础知识。只有具备这些知识方能作出正确诊断，决定相应的治疗方针和采用合适的治疗方法，达到安全、有效解除疼痛的目的，以提高疼痛诊疗水平。

治疗 在对慢性非癌性疼痛进行充分评估后，根据疼痛部位、性质和程度以及可能原因，选择相应治疗手段。除药物治疗外，物理治疗、心理辅导、介入治疗、神经阻滞与神经毁损、神经电刺激等多种治疗手段，可根据患者具体情况选择。药物治疗中，除阿片类药物外，根据疼痛的性质、程度与原因，也可选择应用非甾体类抗炎药、抗惊厥药、抗抑郁药等。

与癌性疼痛的治疗原则不同的是，阿片类药物在良性疼痛中的长期应一直存有争议。首先其疗效远不如癌性疼痛中那么肯定，其次除需要考虑药物疗效和副作用外，药物成瘾和药物依赖也是必须顾虑的问题。尽管相关循证医学证据尚不够全面，但阿片类药物在临床中还是可以用于此类患者。各机构和学会根据目前的循证医学证据和专家共识制定了阿片类药物用于慢性非癌性疼痛的治疗指南，以期规范阿片类药物在此类患者中的常规应用。在决定给慢性非癌性疼痛患者应用阿片类药物时，应严格遵循指南要求处方。慢性非癌性疼痛患者处方阿片类药物时应注意以下几方面。

开始应用前应对患者进行全面评估：①明确疼痛的性质和程度，预估阿片类药物应用后其有效性。②应用相应的筛查工具识别具有阿片类药物滥用和成瘾高风险的患者。③加强与患者的沟通，使患者明确应用阿片类药物后可能达到的治疗效果及其不良反应，并获得知情同意。

采取滴定剂量的方法调整治疗剂量：①从小剂量开始逐渐增加，在剂量增加的同时随时检测药物疗效，应使疼痛程度减轻至少 30%，并有明显功能改善。②应用吗啡的等效剂量量化其治疗药物的剂量，据此进行剂量监测和追踪。多数患者在日剂量 200mg（吗啡等效剂量）以下即可达到明显的疼痛缓解；若所需剂量超出 200mg，应重新评估患者是否应使用阿片类药物，并评估药物滥用的风险。③下述 3 项指标达到平衡时应为最优剂量：有效减轻疼痛>30%；达到疗效治疗平台即增加剂量后疼痛缓解也不明显；未出现明显或不能耐受的副作用。

确保阿片类药物治疗的安全性：①用功能改善程度和疼痛缓解程度作为评估指标连续监测患者，以判断阿片类药物治疗的有效性。②监测可能预示出现药物滥用的相关行为。③评估可能影响患者认知功能的因素和行为。④及时咨询相关专家如精神科医师，加强对患者的教育。

关于停药：①药物副作用不能耐受，滥用或成瘾风险明显增加，或药物疗效不足时应停药或换药。通常在使用 6 周以后其镇痛效果出现逐渐下降趋势，而有证据表明在应用 3 个月以上的患者，阿片类药物并不能减轻疼痛。②停药时应遵循逐渐减量停用的原则。在逐渐减量停药期间应避免应用镇静安眠药。

单纯应用阿片类药物并不能改善患者的生活质量，应加用其他治疗。

(刘 薇)

shānghàixìng téngtòng

伤害性疼痛 (nociceptive pain)

作用于外周传入神经纤维的伤害性刺激超过伤害性感受器阈值，诱发的神经冲动经脊髓背根神经节最终传导至大脑感觉皮质产生的疼痛。根据刺激作用部位分为躯体性伤害性疼痛和内脏性伤害性疼痛。伤害性刺激包括热刺激、机械刺激和化学刺激。除引起疼痛外，还可诱发一系列交感神经反应，临床表现包括皮肤苍白、心动过速、大汗、恶心和高血压等。疼痛性质根据刺激的类型、强度、部位、持续时间不同而异，最初多表现为刺痛，之后发展为烧灼性痛、痉挛性痛和跳痛。

发生机制 伤害性疼痛的产生主要分为 4 个过程：外周传入、中枢传导、感知和调控。疼痛的外周传入主要通过伤害性感受器完成。它是一种感觉性假单极神经元，其轴突及神经末梢主要分布于皮肤表面，也存在于体内脏器或腔隙如腹膜、关节等的表面，细胞体和唯一的树突位于脊髓背根。通常处于静息状态，仅在刺激强度高于动作电位阈值时兴奋并传导神经冲动，但并不一定产生疼痛感知，还受到初级传入纤维动作电位频率、突触前后信号持续时间和中枢调控的影响。根据神经传导速度和兴奋阈值的不同主要分为 C 纤维和 Aδ 纤维，其中无髓鞘的 C 纤维主要传导慢速疼痛，其神经递质为 P 物质和降钙素基因相关肽等，有髓鞘的 Aδ 纤维主要传导快速疼痛，其神经递质为谷氨酸。

伤害性刺激产生的神经冲动首先经过初级传入纤维传导至脊髓背角，通过突触间产生和释放兴奋性氨基酸（如谷氨酸、天冬氨酸）及神经肽（如 P 物质），继而与脊髓背根神经节换元为二级神经元。脊髓中间神经元可同时释放抑制性神经递质，包括氨基酸（如 γ-氨基丁酸）和神经肽（如内源性阿片类），通过突出前和突出后作用机制分别作用于初级传入纤维和脊髓背根神经节，抑制疼痛刺激的传入。脊髓背根神经节轴突沿脊髓上行，经脊髓丘脑侧束上行抵达丘脑的体感觉核，转而向皮质体表感觉区投射。疼痛传入冲动还在脊髓内弥散上行，沿脊髓网状纤维、脊髓中脑纤维和脊髓丘脑内侧部纤维，抵达脑干网状结构、丘脑内侧部和边缘系统，引起疼痛的情绪反应。

伤害性疼痛存在中枢调控和外周调控。中枢调控即脊髓上水平的下行调控，既可以是抑制性，也可以是促进性，二者之间存在动态平衡。在强烈应激和恐惧状态下主要为抑制性调控，表现为对伤害性刺激的痛觉减退；在炎症、神经损伤和长期使用阿片类药物时主要为促进性调控，表现为痛觉过敏。外周调控即体内大量存在的阿片受体被激活时可以阻止伤害性感受器的疼痛传入。

临床表现 内脏对牵拉、缺血、炎症高度敏感，而对烧灼、切割等刺激不敏感，所产生的疼痛感觉模糊而弥散，不易定位，常会出现远隔部位的牵涉痛；躯体性伤害性疼痛又可分为深部体感疼痛和浅表痛。深部体感疼痛通常由肌腱、韧带、骨骼、血管、筋膜或肌肉组织的伤害性感受器受到刺激后产生，常为钝痛，不易明确定位；而浅表痛是由皮肤或浅表组织伤害性感受器受到刺激后产生，常为锐痛，易于清晰定位。

治疗 伤害性疼痛通常对阿片类药物及非甾体抗炎药治疗反应很好，具体药物及治疗剂量见疼痛治疗药物部分。

（刘 薇）

qūtǐxìng shānghàixìng téngtòng

躯体性伤害性疼痛（somatic nociceptive pain）

伤害性刺激作用于躯体表面或深层并经躯体传入神经纤维最终传导至大脑感觉皮层引起的疼痛。简称躯体性疼痛。

发生机制 躯体性疼痛的主要机制为炎症因子释放致敏伤害性感受器。组织损伤部位免疫细胞聚集，产生一系列炎症因子和炎症介质，包括 H^+、腺苷三磷酸、前列腺素 E_2、缓激肽等，通过直接作用于感受器上的离子通道受体，或作为第二信使间接与其 G 蛋白偶联受体结合，使初级传入神经元的伤害性感受器致敏及兴奋性升高，最终将疼痛的神经冲动传导至中枢。

躯体不同部位的伤害性感受器（简称感受器）类型不同，而同一部位的感受器也具有不同功能。皮肤感受器主要感受作用于皮肤的机械、冷热和化学刺激，包括无髓鞘的 C 纤维机械热感受器、有髓鞘的 A 纤维机械热感受器和仅能感受强烈机械刺激的高阈值机械感受器。部分 C 纤维感受器仅能感受机械刺激。肌肉感受器主要分布于肌肉的结缔组织中，包括小血管壁和肌腱等，还包括关节、骨膜、角膜、牙齿等处的感受器。

临床表现 躯体性疼痛根据伤害性刺激作用的部位可分为表面躯体疼痛和深层躯体疼痛。表面躯体疼痛位于体表皮肤黏膜，由皮肤或身体表面组织受损而引起。因皮肤表面的伤害性感受器分布细密，其产生的痛觉明显、短暂且定位准确，如皮肤切割伤或轻度烧伤引起的疼痛。深层躯体疼痛由韧带、肌腱、骨骼、血管或肌肉组织受损引起，深部伤害性感受器分布较稀疏，常表现为隐痛，且定位弥散而欠准确，关节炎痛、扭伤和骨折引起的疼痛均属此类。

治疗 临床上躯体性疼痛可表现为急性疼痛或慢性疼痛。阿片类药物及非甾体抗炎药通常治疗效果较好，长期的慢性疼痛可加用辅助性镇痛药。

（刘 薇）

nèizàngxìng shānghàixìng téngtòng

内脏性伤害性疼痛（visceral nociceptive pain）

伤害性刺激作用于内脏器官并经内脏传入神经纤维最终传导至大脑感觉皮质引起的疼痛。简称内脏痛。是疾病的常见临床表现和患者就诊的最常见原因之一，通常较难以缓解。可由于内脏器官的直接炎症反应（如炎症性肠病、胰腺炎、阑尾炎）、胆道或泌尿系统梗阻（如肾结石）或内脏功能性障碍（如肠易激综合征）引起。可能引起内脏痛的相关疾病还包括心绞痛、间质性膀胱炎、胃食管反流病、子宫内膜异位症等。

发生机制 仍不清楚。现在普遍观点认为内脏痛觉过敏是导致疼痛的主要原因，但究竟由于外周敏化即内脏局部的传入性伤害性刺激信号增多，还是中枢致敏即脊髓和大脑皮质将疼痛信号放大，仍存在争议。内脏伤害性感受器即传入神经纤维末梢主要分为两种：神经节内板状末梢和肌间序列末梢，分布具特异性，是低阈值机械性受体，因此仅能感知内脏的机械牵拉刺激和扩张、胀气等。传入神经纤维沿内脏迷走神经于邻近神经节或上行至脊髓背根神经节换元后传入中枢。

内脏表面的伤害性感受器分布稀疏，仅占脊髓背根神经节总体传入纤维的不到7%，因此内脏疼痛部位弥散，通常难以确切定位。一些内脏伤害性刺激可产生牵涉痛，如心绞痛患者可产生左肩和左前臂疼痛。实质性内脏器官（如肝脏和胰腺）不会因机械性牵拉产生疼痛，仅当炎症刺激或肿瘤等导致包膜扭曲时才产生疼痛。内脏痛更易诱发强烈的情绪反应和交感神经反射，临床表现为面色苍白、恶心、大汗等。

治疗 理想的治疗药物应仅针对内脏痛觉过敏而不影响正常反应性的内脏功能。现有药物或直接以内脏伤害性感受器上的受体或离子通道为靶点而影响伤害性刺激的传入，或间接作用于其他靶点如调节内脏动力或抑制中枢兴奋性等。

5-羟色胺受体拮抗药 5-羟色胺（5-HT）系统广泛分布于脑-肠轴，具有潜在的影响疼痛内脏传入和中枢调控的作用。5-HT$_3$受体阻断药已用于临床治疗肠易激综合征。5-HT$_4$受体激动药除广泛接受的促进胃肠动力作用外，还可能具有抑制内脏刺激性信号传入的作用，其临床有效性有待进一步证实。

肠道益生菌 可减少致病菌群定植、增强内皮屏障功能、调节免疫内环境。大肠埃希菌和嗜酸乳杆菌在动物模型中已被证实可有效减轻内脏性疼痛，但其人体临床有效性受限于目前临床试验方法学和研究终点评价的不统一，有待未来研究进一步证实。

肾上腺素能受体激动药 尤其是α肾上腺素能受体，与5-HT受体同样广泛分布于脑-肠轴中，而交感神经功能失调可能与痛觉产生有关。目前研究较多的包括α$_2$肾上腺素能受体激动药（如可乐定）和α$_3$肾上腺素能受体激动药，临床研究证实在肠易激综合征患者中对缓解内脏疼痛有效。

阿片受体激动药 通过共同抑制初级传入纤维中的Na$^+$通道和中枢κ阿片受体而减轻内脏疼痛。尽管动物实验已证实有效，但人体试验结果还存在争议。既往部分IIb期临床试验显示无效，但近期临床试验显示一种阿片受体激动药阿西马多林（Asimadoline）可有效缓解肠易激综合征患者的腹痛，并已进入III期临床试验。

其他药物 抗抑郁药的抗中枢敏化作用已使其广泛应用于神经性疼痛的治疗，同时可能对缓解内脏性疼痛有效，但目前仅有极少针对该领域的临床研究，导致相应系统性回顾的统计效能不足，有待进一步研究证实。普瑞巴林（Pregabalin）属第二代抗惊厥药，通过与神经末梢的压力门控钙通道表面蛋白结合，减少兴奋性神经递质释放，已被批准用于神经性疼痛和癫痫。该药应用于内脏性疼痛的有效性研究尚处于初步阶段，已有随机对照试验研究证实可缓解直肠高反应性患者的肛门坠胀感。

（刘菁）

神经性疼痛 （neuropathic pain）

周围或中枢神经系统原发性或继发性损害或功能障碍或短暂性紊乱引起的疼痛。又称神经病理性疼痛。主要影响躯体感觉系统对痛觉信息的接受、传导和加工。既可发生于中枢神经系统又可发生于周围神经系统；既可以是持续性又可以是短暂性；既可以是原发性损害又可以是继发性损害。

发生机制 尚未完全明确。外周感觉神经在经历强烈的伤害性刺激后，大量外周伤害性感觉神经元发生凋亡，影响疼痛信号向中枢传入，使脊髓背角神经元的突触发生可塑性变化，神经小胶质细胞被大量激活，疼痛信号被不断放大，最终导致中枢敏化而引起神经性疼痛。

临床表现 特征性表现为感觉缺失和矛盾性的痛觉过敏同时存在。可分为自发性和诱发性疼痛。前者常被描述为持续性灼热感，也可为间断刺痛、撕裂样痛、触电样疼痛或表现为感觉迟钝、感觉异常。诱发性疼痛由机械、温度或化学刺激所引发。痛觉过敏指对正常致痛刺激的痛觉反应增强。痛觉异常又称触诱发痛，指正常情况下不能引起疼痛的刺激所致疼痛感觉。感觉异常区域应符合神经解剖的分布，与确定的损伤部位一致。许多常见的疾病、损伤和医学有创性治疗均可通过损害外周或中枢神经系统的躯体感觉通路而引起神经性疼痛，其主要特征包括：持续存在的自发性疼痛；疼痛出现于感觉神经病灶破坏的区域；阈下刺激即可引起疼痛；患者可分布在临床众多的不同学科，而各科治疗水平各异。神经性疼痛多数可分为四大类（表1）。

表 1　神经性疼痛的病因学分类

周围神经局部或多处损伤	全身性周围神经损伤	中枢神经系统损伤	复杂性神经病理性疾病
幻肢痛，残肢痛	糖尿病周围神经病变	脊髓损伤	复杂性区域疼痛综合征Ⅰ型和Ⅱ型（反
糖尿病周围神经病变	酒精性神经病变	脊髓卒中	射性交感神经营养不良，灼性神经痛）
带状疱疹后神经痛	HIV 相关神经病变	脊髓空洞症	
创伤后神经痛	淀粉样变	脑卒中（尤其是丘脑和脑	
卡压综合征	浆细胞瘤	干）	
缺血性神经病变	遗传性感觉神经病变	多发性硬化	
结节性多动脉炎	甲状腺功能减退症		
	维生素 B 缺乏		
	法布里（Fabry）病		
	班沃斯（Bannwarth）综合征		
	中毒性神经病变		

诊断　神经性疼痛长期以来缺少标准的诊断流程，其诊断多数建立在对临床表现判断的基础之上，详细询问病史和症状，并对疼痛作出确切评估对诊断非常重要，因此需要首先明确符合神经解剖分布特点的疼痛症状、感觉改变及相应病史。对神经性疼痛的评估主要是通过对疼痛的口头描述来实现，包括各种神经病理性疼痛评估量表和问卷，个别情况下会辅助一些简单检查，如麦吉尔疼痛问卷、利兹神经病理性症状体征评分（LANSS 评分）或 painDETECT 疼痛量表（PD-Q量表）等。临床体格检查是必需的，旨在发现疼痛区域的感觉改变，并与无痛区域的反应进行比较。用手指或棉签轻抚皮肤所致痛性反应称为触诱发痛；对针刺试验表现为感觉麻木或痛觉过敏都说明针刺痛阈的改变。无法区分物体的冷热说明温度痛阈的改变。结合典型的疼痛症状和感觉改变区域的体格检查一般都可以明确神经性疼痛的诊断。

慢性神经性疼痛的患者常合并有精神或情绪改变，应同时对患者的精神和情绪状态进行评估，以判断患者是否存在抑郁或焦虑状态，或其他形式的情绪改变，治疗时应同时对其进行治疗，以提高患者对治疗的满意度。

治疗　首先应尽可能探明病因，进行有效的对因治疗。应强调包括药物、针灸、理疗、心理治疗等的综合治疗。首选药物治疗，结合神经阻滞等非药物治疗手段，必要时可进行微创神经介入治疗或外科手术治疗，如神经毁损、神经减压、神经调制或功能神经外科治疗。

药物治疗　不同疼痛类型药物疗效不同。抗抑郁药和抗癫痫药应用较广泛。三环类抗抑郁药、5-羟色胺和去甲肾上腺素再摄取抑制药能缓解多种类型神经性疼痛。卡马西平是三叉神经痛的一线用药，加巴喷丁和普瑞巴林治疗痛性糖尿病性神经病和带状疱疹后神经痛有效。局部用药如利多卡因贴片或乳膏、辣椒素软膏等可用于带状疱疹后神经痛的治疗。其他如阿片类镇痛剂、N-甲基-D-天冬氨酸（NMDA）受体阻断药（如氯胺酮和美沙芬）可能有一定疗效。

微创神经介入及外科手术治疗　适用于药物控制效果不好或不能耐受药物副作用者。包括脑神经、脊神经和交感神经的介入治疗，如三叉神经介入治疗顽固性三叉神经痛，硬膜外持续输注局麻药、可乐定等用于脊神经分布范围较大的疼痛，胸、腰交感神经节及内脏神经丛毁损或外科手术切断等。还可进行神经调制，即用神经脉冲射频对病变神经元进行非毁损性电磁刺激，对难治性复杂性区域痛综合征可试用脊髓电刺激。某些顽固性疼痛可考虑深部脑刺激、运动皮质刺激等治疗。

（刘　薇）

jīngshénxìng téngtòng

精神性疼痛（spiritual pain）

心理因素所致疼痛。又称心因性疼痛。多以 3~6 个月的慢性疼痛为表现形式，伴或不伴躯体器质性病变。疼痛表现多样，主要为头痛、背痛、胃肠疼痛或眩晕等，严重者甚至可出现局部麻痹。就发生机制而言，是心理问题的躯体化表现，病变基础位于大脑边缘叶。

临床表现　精神性疼痛在临床上可有两种表现形式。①原发性精神性疼痛：是无任何其他原因造成器质性组织伤害，单纯有心理障碍引起的疼痛。其特点是：以慢性疼痛等躯体症状为主要表现，症状广泛多样且多变，有时酷似器质性疾病引起的疼痛；常伴兴趣减退、性欲下降、焦虑、睡眠障碍等轻微抑郁症状，上午重、傍晚轻；反复到内科、外科、神经科、中医等科室就诊，由于查不出阳性体征，常以"肾虚、自主神经功能紊乱"及神经衰弱等疾病治疗，但均不见效；精神药物和心理治疗可使症状迅速缓解。②继发性精神性疼痛：虽有各种原因造成的器质性组织伤害，但在其疾病发展过程中，疼痛随着出现的心理障碍而加重，造成疼痛的长期化、复杂化和难治化。根据美国精神疾病诊断与统计手册（DSM-Ⅳ），疼痛被编码为一种躯体障碍，又称"与心理因素有关的疼痛障碍"（307.80）或"与心理因素及躯体情况有关的疼痛障碍"（307.89）。其诊断标准是：主要表现为一个或多个解剖部位的疼痛，且疼痛的严重程度足以引起临床重视；疼痛引起明显的抑郁及社交、工作或其他重要领域的功能减退；心理因素在疼痛的发生、严重程度、恶化或维持中起重要作用；功能缺陷症状并非故意做作或假装出来。

治疗　以综合治疗为主，包括心理治疗、刺激疗法和药物治疗。

心理治疗　常用方法：①行为和认知治疗，包括操作条件化，放松训练，生物反馈，认知治疗如注意力转移、想象、重新定义。②催眠疗法及顿悟。

刺激疗法　常用方法：①经皮电刺激治疗：在疼痛部位附近放置一电极，予轻度电刺激。主要用于缓解急性肌肉疼痛或术后疼痛，疗效肯定。②针灸：用毫针在特定部位刺入皮肤，轻轻旋转以产生刺激，疗效肯定。

药物治疗　常用药物如下。①抗焦虑紧张及镇静催眠药：以苯二氮䓬类药物为主，小剂量起抗焦虑紧张作用，较大剂量则起到镇静催眠作用。但苯二氮䓬类药物有耐药性与撤药反应，主要表现是使用数周后治疗效果下降，需调整剂量或改换品种才能达到原来的效果，且通常彼此有交叉耐药性。临床上不宜长期服用同一种药，必要时应减药、换药或间断服药。②抗抑郁药：包括三环类抗抑郁药如阿米替林，选择性 5-羟色胺再摄取抑制药等。其应用原则为用于诊断基本明确患者，并全面考虑患者症状特点，个体化合理用药；剂量逐步递增，采用最小有效剂量，使不良反应减至最低，同时提高服药依从性；小剂量疗效不佳者，根据不良反应和耐受情况，增至足量（有效药物上限），并应用足够长的疗程（>4 周）；若无效，可考虑换药（同类另一种或作用机制不同的另一类药）。尽可能单一用药，足量、足疗程治疗。一般不主张联用两种以上抗抑郁药。

（刘 薇）

téngtòng dòngwù móxíng

疼痛动物模型（animal model of pain）　人为诱导的能模拟人类疼痛某方面特征的实验动物。可代替人用于疼痛机制研究、疼痛治疗药物筛选等，避免直接在人类进行研究和试验可能造成的身心伤害和对伦理的违背。哺乳类动物如鼠类及较少采用的灵长类动物与人类的基因多数有同源性，因此许多表型与功能与人类相似，这是疼痛动物模型可以模拟替代人的生物学基础。不同种属动物的基因与表型存在一定差异，与人类关系越近的动物模型的特征更接近于人类。常用动物主要是大鼠和小鼠，也可采用其他哺乳类动物甚至灵长类动物。

疾病的动物模型可能是现存的或者天生的，但更多是人为诱导产生，疼痛的动物模型即属于后者。诱导方法包括物理方法（如对神经的压榨、结扎、手术损伤可诱导神经性疼痛模型）、化学方法（如用注射链佐星诱导糖尿病神经性疼痛模型）、生物学方法（如将癌细胞植入骨髓腔诱导骨癌痛）。按模型模拟人类疾病的相似度将疾病的动物模型分为 3 类：①同源型，指疾病的动物模型与人类疾病的病因、表现和治疗都相似。②同症型，指疾病的动物模型与人类疾病的病因和表现相似。③预测型，动物模型仅对治疗的反应与人类相似，通常用于疾病的病因不清楚时。目前疼痛的动物模型大多属于前两种类型。

疼痛是一种具有情感色彩的反应，对于动物模型，常将自发性缩足、后爪悬空、自噬、姿势步态的改变等保护性行为视为自发性疼痛的表现，而将动物对于伤害性刺激的逃避、回缩视为诱发性疼痛。热和机械的诱发性疼痛便于定量分析，使热和机械测痛法成为定量衡量疼痛的常用方法。通常用痛阈作为量化疼痛的观测指标，如将大鼠对辐射热的缩足反应潜伏期称为大鼠的热痛阈，单位为秒；将大鼠对 von Frey 丝机械刺激的缩足反应时力的强度称为大鼠的机械痛阈，单位为克或牛顿。

疼痛按病程长短可分为急性疼痛、慢性疼痛；按病因可分为炎性痛、神经性疼痛、癌性疼痛等，目前都有相应的动物模型。疼痛的动物模型提供了实用、可复制、符合伦理的科学研究手段，是进行疼痛基础研究的工具。用动物模型可预测71%的发生在人类的药物毒性，单用鼠类动物模型可预测43%的药物毒性，用非鼠类动物模型可预测63%的药物毒性。

（田玉科）

jíxìng téngtòng dòngwù móxíng

急性疼痛动物模型（animal model of acute pain）

人为诱导的能模拟人类急性疼痛某方面特征的实验动物。可代替人用于急性疼痛机制研究、疼痛治疗药物筛选，避免直接在人类进行研究和试验可能造成的身心伤害和对伦理的违背。急性疼痛一般指病因明确，病因消除后疼痛很快缓解，一般持续时间为数分钟到数天。常用急性疼痛动物模型如下。

辣椒素痛觉过敏模型 将辣椒素注射到小鼠足底皮下，2小时后在注射点附近及远离注射部位可分别记录到原发性和继发性机械性痛觉过敏症状，可持续5~8小时，注射后24小时恢复正常。常用于继发性机械性痛觉过敏机制研究。

福尔马林急性炎性痛模型 在大鼠单侧足背皮下注射稀释的福尔马林溶液，导致大鼠舔被注射足，其舔足时间与福尔马林浓度成正比，一般认为它是疼痛的表现。这种疼痛症状分为两个时相：前5分钟为第一时相，通常认为与福尔马林的直接化学刺激有关；20~60分钟为第二时相，认为与急性炎症有关，常用于急性炎症机制研究。

白陶土-角叉菜胶亚急性炎性痛模型 角叉菜胶具有刺激作用，可诱发炎症，白陶土是一种细颗粒状氧化铝，通过机械刺激可强化炎症反应。以大鼠为例，先将白陶土混悬液注入一侧后肢足底，并按摩使之在组织中分散，1小时后再注入角叉菜胶，2小时内动物后足明显红肿，皮温显著升高，机械刺激缩足反应阈值显著降低，呈现类似痛觉过敏的症状。上述症状能持续12小时以上，24小时后基本复原。该模型亦可采用关节腔注射，适合进行急性药理实验及比较炎症发作前后变化的电生理实验。

手术切口痛模型 于大鼠足底切1cm长的经皮肤、筋膜和肌肉的切口，术后2小时至6天可出现诱发性疼痛，可用von Frey纤维丝测痛仪测出，可用于研究手术后痛觉敏化的机制。

炎症性内脏痛模型 将化学刺激物（如醋酸、5-羟色胺、乙酰胆碱、缓激肽、硫酸镁、甲醛等）注射入腹膜腔或空腔脏器引起典型的舔下腹或下肢、伸展肢体、腹部收缩、肋腹肌收缩、弓背等疼痛行为，可用作镇痛药物的筛选试验。

机械性内脏痛模型 将前端有可扩张球囊的导管置入十二指肠或结肠直肠内，通过向囊内充入生理盐水反复扩张施加机械性刺激可引起不同程度的疼痛行为。疼痛评分标准（4级评分）如下：0级正常觅食，逃避反应和休息；1级觅食停止，湿狗样抖动，磨牙和深呼吸；2级伸展肢体，背部隆起，腹部后肢静止不动；3级后肢伸展，弓背；4级伸展后肢或后爪，身体频繁旋转。将人造石头放在输尿管上1/3可引起输尿管结石痛的模型也属于此类机械性内脏痛模型。

（田玉科）

mànxìng téngtòng dòngwù móxíng

慢性疼痛动物模型（animal model of chronic pain）

人为诱导的能模拟人类慢性疼痛某方面特征的实验动物。可代替人用于慢性疼痛机制研究、疼痛治疗药物筛选，避免直接在人类进行研究和试验可能造成的身心伤害和对伦理的违背。慢性疼痛常继发于炎症、损伤或疾病，已知诱因消除后疼痛却不缓解，继续超过数天或数月。常见的慢性疼痛动物模型如下。

慢性炎性痛模型 以全福氏佐剂（complete Freud adjuvant, CFA）模型为例，将一定量的CFA（主要成分为灭活的结核菌素）注射到大鼠足跖部皮下，可引起注射足长达数周的痛觉过敏和触诱发痛。也可将CFA注入关节制备单发性佐剂关节周围炎模型。

脊髓损伤神经痛模型 可通过堕落法引起脊髓损伤或光化学反应损伤，或者直接注射兴奋性介质引发脊髓损伤而产生痛觉过敏和触诱发痛行为。

周围神经损伤神经痛模型 主要特征是通过手术结扎或切断周围神经的主干或分支，造成神经的炎症和损伤，在神经支配的相应区域可引出痛觉过敏或触诱发痛。常见的有铬制肠线结扎坐骨神经的CCI模型、L_5/L_6脊神经结扎模型及坐骨神经分支部分结扎模型。以坐骨神经分支部分结扎模型为例，其制备方法：将一侧坐骨神经的胫神经和腓总神经分支切断，保留腓肠神经分支，术后24小时后肢足底和足背外侧缘腓肠神经的支配野出现显著的触诱发痛，14天达高峰，持续7~8个月。背根神经节慢性压迫模型与前面几种外周神经损伤痛模型不同，其外周初级神经传入和传出功能保留，而其神经元胞体直接受压并继发炎症反应。其制备方法是将一根细钢柱植入大鼠一侧腰椎间孔，模拟椎间孔狭窄，慢性压迫背根神经节。术后 2 周自发痛显著，伤侧肢体热痛觉过敏和触诱发痛持续约 1 个月。该模型可模拟以神经根性痛为特征的腰椎间盘突出的临床表现。

带状疱疹后遗神经痛模型 将小鼠感染水痘-带状疱疹病毒引起的持续性痛觉过敏和触诱发痛。

糖尿病神经痛模型 大鼠腹腔注射链佐星，1 周后血糖升高的同时可出现热痛觉过敏和触诱发痛。

肿瘤浸润痛模型 在 BALB/c 小鼠坐骨神经周围接种 Meth A 肉瘤细胞，可引起小鼠自发痛行为、痛觉超敏和热痛觉过敏。

骨癌痛模型 将溶骨肉瘤细胞 NCTC2472 接种小鼠股骨或跟骨，或将大鼠胫骨内接种大鼠乳腺癌细胞 MRMT-1（Walker256）引起骨质破坏，可出现不同程度的自发痛和诱发痛行为。

化疗后神经痛模型 用化疗药如长春新碱、顺铂或紫杉醇反复腹腔注射，数天后可引发大鼠或小鼠不同程度的痛觉过敏和触诱发痛。

(田玉科)

jīxiè tòngyù

机械痛阈（mechanical pain threshold） 能引起疼痛感觉最低强度的机械性刺激。低于此强度的刺激不能引起疼痛感觉，一旦机械刺激的强度达到或超过该阈值，即引起疼痛感觉。若测量的机械痛阈阈值比正常低，说明引起疼痛反应的刺激强度比正常低，相当于对疼痛的敏感性增强，这种状态通常称为机械性痛觉过敏。此时若予药物干预，使机械痛阈升高甚至恢复到正常，则表明该药物具有镇痛作用。测定机械痛阈不仅有利于观察疼痛性疾病的发生发展及演变过程，而且是镇痛药疗效评价的重要手段。

常用 Semmes-Weinstein 纤维，又称 von Frey 丝测定机械痛阈。以大鼠为例，测量前先让大鼠适应环境 30 分钟，大鼠置于抬高的金属网笼中，先用标号为 4.74 的 von Frey 丝，将 von Frey 丝垂直刺激安静的大鼠足底，保持 2～3 秒。若出现缩足逃避，则认为大鼠感觉到疼痛，该次反应记为阳性；若未引出缩足反应，则该次反应记为阴性。反应阳性时，间隔 1 分钟后再用高一强度的 von Frey 丝进行测量，反之，下一次用低一强度的 von Frey 丝。出现反应改变（由阴性变为阳性或由阳性变为阴性）后再观测 5 次，或刺激达到 von Frey 丝的最大标号或最小标号时观测完毕，这种测量方法称为 up-and-down 法。机械痛阈以 50% 缩足反应阈值表示，估计 50% 缩足反应阈值（Y）按下式计算：$Y = X_f + kD$，式中 X_f 为末次测试用的 von Frey 丝的值，D 为增量步幅 0.215，k 值从最大似然法估计表中查得。若大鼠对最大刺激无反应，则取大一对数增量的 von Frey 丝的值 5.37，作为 50% 缩足反应阈值。所用 von Frey 丝共 6 根，标号（对数值）依次为 4.10、4.31、4.52、4.74、4.92 和 5.16，增量步幅约 0.215，相对应的压力为 1.26g、2.04g、3.31g、5.50g、8.32g 和 14.45g。小鼠或人可选用不同刺激强度的 von Frey 丝进行测量。

机械痛由 Aδ 纤维传导，但 Aδ 纤维也传导低阈机械刺激。在正常情况下不会引起疼痛感觉的某种强度的机械刺激却引发疼痛反应，这种情况称为触诱发痛，可能与 Aβ 纤维有关。触诱发痛时机械痛阈的阈值显著降低。

(田玉科)

rè tòngyù

热痛阈（heat pain threshold） 引起疼痛感觉最低强度的热刺激。低于此强度的刺激不能引起疼痛感觉，一旦热刺激的强度达到或超过该阈值，即引起疼痛感觉。若测量的热痛阈阈值比正常低，说明引起疼痛反应的刺激强度比正常低，相当于对疼痛的敏感性增强，这种状态称为热痛觉过敏。此时若予药物干预，使热痛阈升高甚至恢复到正常，则表明该药物具有镇痛作用。因此，测定热痛阈不仅有利于观察疼痛性疾病的发生、发展及演变过程，而且是镇痛药疗效评价的重要手段。

测定热痛阈的方法较多，常用 Hargreaves 法测定热痛阈。以大鼠为例，测量前先让大鼠适应环境 30 分钟，大鼠置于抬高的、底部为透明玻璃板的盒子中，用一刺激热源对准大鼠足底照射，直到达到疼痛阈值（约 45℃）时，大鼠会出现缩足或舐足行为，此时刺激热源自动关闭，仪器自动记录热源照射的时长，这一时间称为热缩足反应潜伏期，单位为秒，间隔 5 分钟再次测量，取 3 次测量的平均值作为大鼠的热痛阈。测量时注意保持玻璃板的温度在 30℃，以防止大鼠足底初始温度不一致引起误差。若大鼠无缩足反应，热照射的时间不应超过 20 秒，以防止局部热损伤。

热板法或热水浴法测量热痛阈与 Hargreaves 法原理类似，只是将大鼠（足或尾部）置于热板上或热水中，记录出现缩足或舐足反应或甩尾反应的时间作为热痛阈。这两种方法由于热板或热水的温度可调控（通常设为 45～50℃），测量值受环境温度的影响较小，但热板法可能受鼠足承受的重量影响，这两种方法对实验者操作动物的技巧要求较高。

（田玉科）

tòngjué chuánrù xiānwéi

痛觉传入纤维（afferent sensory fiber）

传入感觉纤维为背根神经节细胞向外周发出的神经轴突，其功能为完成初级的感觉信息传递。按厄兰格（Erlanger）和加瑟（Gasser）的标准，将外周神经传入纤维分为Aα、Aβ、Aδ和C等种类，其中Aα为肌肉传入神经，直径13～20μm；Aβ直径6～12μm，主要为皮肤传入神经纤维；Aδ在皮肤和肌肉中均有，直径1～5μm；C纤维也存在于皮肤和肌肉，为肌肉传入神经纤维；直径0.3～1.5μm。正常生理条件下，Aδ和C传入纤维传导外周组织的痛觉信息。A传入神经纤维为有髓鞘纤维，Aδ纤维比C纤维粗，故具有较好的传导速度，约为20m/s，一般认为Aδ纤维和快痛的传导相关，对锐痛起反应，引起反应的刺激强度较低。C传入纤维为无髓鞘纤维，较细，传导速度较慢，为2m/s，C纤维与慢痛传导相关，疼痛性质为持续时间较长的钝痛，引起C纤维反应的刺激强度较高。

（田玉科）

tòngjué gǎnshòuqì

痛觉感受器（nociceptor）

能对伤害性刺激（如机械、热、冷、化学等）发生应答并使机体产生疼痛的外周游离神经细胞末梢。德国生理学家范弗雷（von Frey）于19世纪末提出皮肤痛觉源于末梢，20世纪初英国病理学家谢林顿（Sherrington）在刺激皮肤引起脊髓反射的实验中，首次提出"伤害性感受器"的概念。伤害性感受器对伤害性刺激有一定阈值，激活后行使报警功能，告知机体危险存在，使之产生躲避动作，以防组织受到损伤。

感受外源性疼痛的感受器存在于皮肤、角膜或黏膜，感受内源性疼痛的感受器则存在于肌肉、关节、膀胱、消化道等不同组织。这些感受器的细胞体为脊髓背根神经或三叉神经，三叉神经末梢主要感知来自头面部的伤害性刺激，躯体其余部分则由背根神经负责。

根据传入纤维有无髓鞘可分为由有髓鞘Aδ传入纤维传导的为Aδ伤害性感受器和由无髓鞘的C传入纤维传导的称为C伤害性感受器。有害刺激能直接或通过释放介质作用于伤害感受器，若刺激强度达到阈值，即可使伤害感受器产生动作电位传入到神经中枢，一个感受器的单一冲动和低频发放并不引起痛觉，只有同时激活许多Aδ或C纤维伤害性感受器才能产生疼痛。比较心理物理方法测定的人体刺激-感受曲线和单个C纤维多觉伤害性感受器的刺激-反应曲线的关系表明：感受器冲动<0.3次/秒，无疼痛感受；在0.4次/秒的冲动发放水平时达到痛阈；若感受器冲动达到1.5次/秒，产生持久性疼痛。

根据引起反应的刺激不同又可分为两种类型：一类为高机械阈值感受器，只对高阈值机械刺激产生反应；另一类为多觉型伤害性感受器，不仅对机械刺激产生反应，还可感受温度（热和冷）刺激和化学物质的刺激。肌肉、皮肤、关节内脏内都存在这些伤害性感受器（表1）。

还有一类伤害性感受器，最常见于动物的关节内，通常情况下对伤害性刺激不起反应，但在炎症后数小时内能出现明显放电反应，称为"寂静型伤害感受器"。炎症可不断激活这类感受器，产生更多的伤害性信号空间总和，这种变化可能在脊髓背角神经元敏化中起重要作用。

（田玉科）

tòngjué chuándǎo tōnglù

痛觉传导通路（pain pathway）

传导痛觉神经冲动的通路。由3部分组成：外周感觉神经，脊髓到脑干和丘脑的神经网络，丘脑和大脑皮质的相互联系。

躯干和四肢痛觉通路 伤害性感受器的传入冲动在脊髓背角

表1 伤害性感受器的分类

分布部位	伤害性感受器类型	有效刺激
皮肤	Aδ 机械性	机械损伤
	Aδ 多觉型	机械损伤，热灼痛
	C 机械性	机械损伤
	C 多觉型	机械损伤，热、冷和化学刺激
肌肉	III（Aδ）机械性	伤害性挤压
	IV（C）机械性	伤害性挤压
	IV（C）化学性	多种化学物质
	III和IV多觉型	伤害性重压，热伤害
关节	Aδ 机械性	极度扭转
	C 机械性	极度扭转
内脏	Aδ 内脏伤害性	扩张，牵拉，痉挛，化学刺激
	C 内脏伤害性	扩张，牵拉，痉挛，化学刺激

神经元初步整合后，由脊髓白质腹外侧索、背外侧索和背柱突触后纤维束传递到丘脑进行加工，伤害性信息最后到大脑皮质产生痛觉。至少 8 个神经束与疼痛相关。①脊髓丘脑束：新脊髓丘脑束传递疼痛感觉成分，旧脊髓丘脑束传递疼痛情绪成分。②脊髓网状束：广泛接受来自皮肤、肌肉、关节和内脏的神经传入。③脊髓中脑束：可接受非伤害性、非特异性伤害和特异性伤害传入。④脊髓颈核束：其特点为轴突传导速度为 15～100m/s，在皮肤感觉快速传导中起主要作用。⑤背柱突触后纤维束：对轻触、压力、伤害性机械和热刺激反应，属于非特异性伤害感受单位。⑥脊髓下丘脑束：90% 对伤害性刺激反应，骶尾段神经元传递内脏的伤害性信息，可能在应激状态的疼痛感受和痛觉情感成分的信息传递中起重要作用。⑦脊髓旁臂杏仁束：接受来自皮肤、肌肉、关节的伤害性传入，参与介导疼痛的情感反应。⑧脊髓旁臂下丘脑束：与脊髓旁臂杏仁束同源，功能也相似。

头面部痛觉通路 头面部痛觉主要由三叉神经传入纤维介导，投射至大脑皮质的中央后回下 1/3 处。三叉神经系统具有相似的解剖学和生理学特点：新三叉丘脑束投射到丘脑的腹后内侧核；旧三叉丘脑束和三叉网状中脑束投射到丘脑内侧和髓板内核群，同样也弥散性投射到大脑边缘系统和大脑皮质的其他部位。

内脏痛觉通路 大部分腹部、盆部器官的内脏痛主要由交感神经传导，从膀胱颈、前列腺、尿道、子宫传来的痛觉冲动经副交感神经（盆神经）传到脊髓，在脊髓背角换元，其轴突可在同侧或对侧脊髓前外侧索上行，达丘脑腹后内侧核，然后投射到大脑皮质。经面神经、舌咽神经、迷走神经传入的痛觉冲动，传到延髓孤束核，由孤束核发出上行纤维，可能在网状结构换元后向丘脑、丘脑下部投射。内脏痛觉传入纤维进入脊髓后也可由固有束上行，经多次中继，再经灰质后连合交叉到对侧网状结构，在网状结构换元后上行到丘脑髓板内核群和丘脑下部，然后投射到大脑皮质和边缘皮质。

所有传递痛觉的上行通路可归结为两大系统：①外侧的丘系系统，包括新脊髓丘脑束、新三叉丘脑束、背柱突触后纤维束和脊颈束，这些通路的纤维特点为长、粗、传导速度快，有比较明确的躯体定位，它们直接与腹侧基底丘脑联系，投射到躯体感觉皮质。外侧系统能对伤害性刺激的开始、部位、强度及持续时间进行分辨，与机体防御反应相关。②内侧的非丘系系统，包括传递躯干四肢伤害性信息的旧脊髓丘脑束、脊髓网状束、脊髓中脑束，以及传递头面部伤害性信息的旧三叉丘脑束和三叉网状中脑束。由于此系统的纤维较细，传导速度较慢，且为多突触，又缺乏躯体定位等原因，导致传递信息较慢，到达大脑皮质也迟。一般认为，这些通路向大脑皮质传递的是机体状态的紧张性信息，其功能意义可能在于引起机体的行为改变，去保护受损部位，加速愈合和康复过程。

(田玉科)

tòngjué guòmǐn

痛觉过敏 (hyperalgesia)

痛觉感受器或外周神经损伤导致机体对疼痛敏感性增加的现象。感染的急性反应期也会出现暂时性痛觉过敏。

分类 痛觉过敏可以发生在局部病灶、散在区域，或者以一种更加分散的全身性形式出现。局部痛觉过敏一般与损伤有关，可分为两类：直接发生于损伤组织者称为原发性痛觉过敏；发生于周围未损伤组织者称为继发性痛觉过敏。阿片诱导的痛觉过敏源于长期应用阿片类药物治疗慢性疼痛，常使阿片类药物治疗失败。

发生机制 原发性痛觉过敏是外周敏化的结果。外周敏化是各种伤害性刺激（机械、热、化学和炎症）使传入神经纤维末梢上特异性受体或离子通道的感受阈值降低、数量增加，或通过对电压依赖性阳离子通道的调节使初级传入神经纤维末梢细胞膜的兴奋性增强，致使正常时不能引起疼痛的低强度刺激也能激活伤害性感受器而导致疼痛发生。

继发性痛觉过敏是中枢神经系统，特别是脊髓伤害感受神经元的兴奋性提高，即中枢敏化的结果。现已证实，外周损伤和炎症分泌炎症因子或神经递质可直接作用于各级神经中枢，或刺激神经元本身分泌释放神经肽，使神经元可塑性发生改变，导致敏感性增加，其中多种炎症因子、神经递质及胶质细胞都参与中枢敏化的形成和发展，其机制各不相同，如组织损伤可致谷氨酸大量释放，激活位于脊髓背根神经节中小神经元的 N-甲基-D-天冬氨酸（NMDA）受体，使配体门控 Ca^{2+} 通道开放，细胞内 Ca^{2+} 增加，激活一系列生化级联反应，最终导致神经元敏化，出现痛觉过敏。

治疗 痛觉过敏与其他神经损伤相关的疼痛如痛觉超敏和神经病理痛相似，可采用相同的治疗方案，即可应用不同药物如离子通道阻滞药、选择性5-羟色胺再摄取抑制药、三环类抗抑郁药、非甾体抗炎药、局麻药、阿片受体激动药、糖皮质激素、加巴喷丁或普加巴林、NMDA受体阻断药及非典型阿片药物曲马多等进行治疗。对于长期高剂量应用阿片类药物引起的痛觉过敏，降低剂量可改善镇痛作用，但其他原因引起的痛觉过敏单一用药效果并不明显。针对不同可能的发病机制都可找到相应的治疗方法，但每个病例中都并非是一个机制单独在起作用，因此联合应用各种方法治疗可能是今后治疗痛觉过敏的有效途径。应做到个体化治疗，因为并不是每一个病例都包含了上述所有的可能发病机制，应针对具体病例分析，找出可能的发病机制，应用选择性联合治疗的方法。

（田玉科）

tòngjué chāomǐn

痛觉超敏（allodynia）

以正常不应引发疼痛的刺激即产生疼痛的病理状态。可以是热刺激或者机械刺激，常发生于损伤位点。与痛觉过敏不同，后者是对于疼痛刺激的极端反应。

分类 ①机械性痛觉超敏：静态机械痛觉超敏是对于轻微的接触或压迫产生的痛觉反应；而动态机械痛觉超敏是在划过受伤位点时产生的疼痛反应。②热（冷）刺激痛觉超敏：正常温和的皮肤温度在患处所引起的疼痛。

发生机制 神经病理性疼痛、复杂的区域疼痛综合征、带状疱疹后神经痛、纤维性肌痛及偏头痛均可诱导痛觉超敏，也可能由用于治疗神经损伤的干细胞群引起。损伤可导致机械感觉冲动和疼痛感觉冲动上行传导的紊乱和

失衡，最终表现为痛觉异常。脊髓损伤可能会导致痛觉感受器、机械感受器和中间神经元的丧失和重组，使得痛觉信号通过机械感受器进行传递。研究报道，损伤位点出现下行纤维，这些改变最终影响脊髓的信号传导回路，而信号平衡的改变或许可导致疼痛感觉的增强。其他细胞也可能与痛觉超敏相关，有报道称丘脑的小神经胶质细胞可能通过改变二级痛觉感受器的功能参与痛觉超敏的发生，而脊髓通过募集免疫细胞如单核细胞、巨噬细胞和T细胞也产生同样效应。

炎症和脊髓损伤还可释放多种炎症介质和神经递质，通过改变神经元可塑性和促进丘脑和脊髓敏化的形成，导致痛觉异常。例如，炎症可致半胱氨酸趋化因子配体21在丘脑腹后外侧核增加，与在丘脑的小胶质细胞上的趋化因子CXCR33受体结合，使环氧化酶产生前列环素E_2，使丘脑神经元敏化。而在损伤后脊髓敏化的过程中，巨噬细胞和淋巴细胞浸润脊髓释放肿瘤坏死因子-α及其他促炎因子与伤害性感受器上的肿瘤坏死因子受体结合，激活MAPK/NF-κB通路，导致更多的肿瘤坏死因子-α的产生，这种机制也解释了敏化和痛觉超敏持久存在的原因。肿瘤坏死因子-α还可增加AMPA受体的数量、降低伤害性感受器细胞上GABA受体的数量。这都能使伤害性感受器更易被激活。肿瘤坏死因子-α增加也可导致前列腺素E_2的释放，其机制和效应与在丘脑的相似。

治疗 分为内源性调节和药物治疗。内源性调节指内源性阿片类物质的释放，尤其是在导水管中央灰质区水平的释放，伤害

性感受器到二级神经元的疼痛信号传输将被阻断，机体通过这种方式调节疼痛。但在痛觉超敏患者，这种内源性调节经常受损并难以发挥作用。药物治疗如下。①机械性痛觉超敏：作用于不同离子通道的复合物、阿片类、美西律、利多卡因（静脉给药）、曲马多（静脉给药）、吗啡（静脉给药）、阿芬太尼（静脉给药）、氯胺酮（静脉给药）、甲泼尼龙（鞘内给药）、腺嘌呤核苷、甘氨酸拮抗药如地昔帕明和文拉法辛等。②热（冷）刺激痛觉超敏：拉莫三嗪、利多卡因（静脉给药）等。

（田玉科）

tòngjué mǐnhuà

痛觉敏化（pain sensitization）

以痛阈降低和/或对正常疼痛刺激的过激反应为特点的皮肤感觉异常现象。又称痛觉过敏。原发性痛觉敏化产生于受损部位，继发性痛觉敏化产生于邻近未受损部位的组织、皮肤或远距离及深部组织。

原发性痛觉敏化主要源于外周受损部位神经末梢伤害性感受器不断受到刺激产生，而继发性痛觉敏化为神经中枢尤其是脊髓神经元兴奋性发生改变所致。两种痛觉敏化均是由于化学物质刺激的结果，这些化学物质由受损组织合成，在受损部位积聚并释放。它们能刺激A纤维（传导快痛的有髓纤维）和C纤维（传导慢痛的无髓纤维）上的伤害性感受器而产生痛觉敏化。持续不断的伤害性信息传入可增加中枢神经元的兴奋性，导致继发性痛觉敏化。

根据测试方法及组织对不同刺激的感受，痛觉敏化分为热痛觉敏化和机械性痛觉敏化。前者

表现为对热刺激的反应增强，后者表现为对机械刺激的反应增强，如轻触刺激诱发疼痛。在实验室里对热刺激痛觉敏化观测目前较常用的是哈格里夫斯（Hargreaves）发明的热辐射刺激的方法，即采用一定功率的辐射热，从下向上照射动物脚底，测试回缩潜伏期（热刺激回缩潜伏期），或采用后脚浸泡方法测试一定温度下后脚回缩潜伏期。对机械性痛觉敏化的观测，一般可应用软毛刷或铅笔头轻触动物的皮毛以测试动物对轻触觉刺激的反应。目前较常用的方法是应用系列的 von Frey 针丝压迫皮肤以产生不同程度的压力，可用这种针丝按照从小到大的顺序刺激动物脚底记录缩足的阈值（机械刺激回缩阈值）或以一定压力的 von Frey 针丝以一定频率的反复刺激测试后腿回缩频率。

（田玉科）

中枢敏化 （central sensitization）

zhōngshū mǐnhuà

外周炎症或神经受损使脊髓神经元兴奋性增高、兴奋阈值降低的现象。

除更低阈值可激活脊髓神经元外，中枢敏化的特征为"wind-up"（上扬现象）的出现，即对重复 C 纤维传入反应增强，促使痛觉过敏发生。正常纤维传入将导致快速的突触后电位，增加的纤维传入将导致外周和中枢感觉神经元发生可逆性变化的调节，外周炎症反应时调控增强，并激活背角的受体系统（主要是经过 NMDA 受体）。这样可诱导背角神经元的超兴奋性，外周敏化和中枢超兴奋性可降低 Aδ 纤维和 C 纤维痛阈，两者既存在于损伤区域（原发性痛觉过敏），又存在于非损伤组织的周围（继发性痛觉过

敏）。用热或机械刺激激活正常非痛性 Aβ 纤维可能感知为疼痛（痛觉异常）。外周敏化和中枢超兴奋性也可导致个别背角神经元感受野扩大（皮肤区由单个脊髓神经元支配）。各种神经递质如兴奋性氨基酸如谷氨酸、天冬氨酸、P 物质、降钙素基因相关肽、γ-氨基丁酸、神经激肽 A 等的释放，可结合至脊髓背角传递神经元（二级神经元）上特异性谷氨酸受体包括 NMDA 和非 NMDA 受体，通过激活 NMDA 受体，经过 N 型钙离子通道介导钙内流增加及前列腺素的合成，调节中枢敏化，导致背角传递神经元的长期持续性改变。另一个促发痛觉异常的中枢变化是投射至脊髓背角表层的抑制性成分的丧失，节段性抑制性中间神经元（由神经递质 GABA、甘氨酸和内源性阿片肽脑啡肽调控）和/或下行抑制通路（由 5-羟色胺和去甲肾上腺素神经递质调控）功能的减弱。由于这种抑制通常情况下是作为脊髓感觉信息的门控，抑制性减弱会增加脊髓背角神经元初级传入自发性或更活跃的放电的可能性。总之，脊髓兴奋性系统活性增加，加上抑制性系统活性降低，促成外周神经损伤后中枢敏化的发生。

中枢敏化主要表现为：①兴奋性感受野扩大，脊髓神经元对伤害区域之外的刺激也发生反应或对阈上刺激反应增强，持续时间延长，出现继发性痛觉过敏。②神经元兴奋阈值降低，致使正常时非伤害性刺激引起伤害性反应异常性疼痛。

（田玉科）

外周敏化 （peripheral sensitization）

wàizhōu mǐnhuà

各种伤害性刺激（机械刺激、炎症、化学刺激）使传入神

经纤维末梢上特异性受体或离子通道的感受阈值降低、数量增加，或通过对电压依赖性阳离子通道的调节使初级传入神经纤维末梢细胞膜兴奋性增强，致使正常时不能引起疼痛的低强度刺激此时也能激活伤害性感受器导致疼痛发生的现象。

在外周，某种原因直接损伤神经后，神经发生炎症反应。炎性细胞的水解导致各种化学调质的释放，包括血清素、速激肽、P 物质、组胺，以及通过花生四烯酸代谢的环氧化酶通路、脂质过氧化物酶通路产生的产物，这些物质作用于外周伤害性感受器，通过初级传入神经元细的、无髓 C 纤维传入，导致损伤部位对热和机械刺激增强的反应，持续性 C 纤维放电可产生烧灼样痛。若受损神经发生脱髓鞘（如 Aβ 或 Aδ 纤维），沿神经纤维长轴的异位放电可持续传入至脊髓，这些异位放电信号可能持续很长一段时期，且在神经病理性疼痛的发生和持续过程中起重要作用。而间歇性 Aβ 或 Aδ 纤维的自发放电可产生过电样触性疼痛或感觉异常。损伤部位可能产生神经瘤，神经瘤集聚或暴露病理性或非病理性离子通道（如钠通道）和受体（去甲肾上腺素）导致局部超兴奋性和异位激活，引起对放电的易感性，增加放电频率，不仅可能导致自发性疼痛，而且触发由于传入神经膜特性和机械阈值改变引起的剧烈疼痛，最终可能导致中枢敏化。

外周敏化表现为：①静息疼痛或自发性疼痛，指在无外周伤害性刺激情况下所产生的痛觉，源于外周伤害性感受器自主激活。②原发性痛觉过敏，尽管疼痛刺激轻微，但疼痛反应剧烈，源于

感受器对伤害性刺激反应过强。③痛觉超敏：受非伤害性刺激如轻压时即可引起疼痛。

（田玉科）

shénjīng chóngsù

神经重塑（neural remodeling）

成熟神经元结构、神经元之间的连接以及神经递质、受体、离子通道数量和质量上的改变而最终导致神经元功能改变的现象。

神经病理痛的产生主要与神经系统的重塑密切相关，包括外周神经重塑和中枢神经重塑。外周神经受损后出现炎症反应，炎症细胞释放 5-羟色胺、缓激肽、P物质、组胺和大量前列腺素，使伤害性受体（无髓鞘 C 纤维）敏感化，痛阈降低，并导致自发性疼痛。有髓鞘纤维的脱髓鞘变化可能也是外周重塑的重要原因。一旦有髓鞘纤维出现脱髓鞘，一些沿神经纤维的异位兴奋冲动便可持续性随机发放传入冲动，产生持续性神经病理痛。C 纤维的异常冲动与持续性烧灼样疼痛有关，有髓鞘的 Aδ 和 Aβ 纤维间歇性、自发性异常冲动则与放电样疼痛有关。神经修复过程中产生的神经瘤细胞内的结构改变，如不同亚型的 Na^+ 通道差异表达，可能也与异位电兴奋产生有关，最终引致各种自发性疼痛。

外周神经损伤后，脊髓解剖学结构发生一定程度的重构，即脊髓重塑。背角神经元重塑可导致感受野增大，对刺激的反应强度增强，反应时间增加，以及兴奋阈值降低。在此状态下，正常情况时接受高阈感觉传入的中枢神经元开始接受低阈机械受体的传入，且在正常情况下只有 C 纤维合成受体，此时 A 纤维也开始合成受体，刺激 A 纤维发生表型转换以适应 C 纤维的特征。在正常生理条件下，不同种类的初级传入神经元纤维终止于脊髓特定的板层，如感受伤害的小神经元与有髓的 A 纤维及无髓的 C 纤维主要位于脊髓表层的 I 板层和 II 板层，而有髓的 Aβ 纤维及大神经元主要位于脊髓背角的 III 板层和 IV 板层，V 板层为传入汇聚区。当损伤的神经再生或开始异位放电，正常情况下不传递疼痛的 Aβ 纤维出芽至疼痛的 I、II 板层（后者为无害刺激疼痛传递一级突触换元的区域），此种解剖学重构也导致感觉重组，正常躯体传入组成出现紊乱、弥散。

（田玉科）

jiāogǎn wéichíxìng téngtòng

交感维持性疼痛（sympathetic maintenance pain，SMP）

用局麻药阻滞支配疼痛区域的交感神经节所能缓解的疼痛。临床上有一类神经病理性疼痛患者，其疼痛依赖于交感神经系统的兴奋，选择性阻滞交感神经系统可显著缓解疼痛，静脉输注 α 肾上腺受体阻断药酚妥拉明也可缓解。SMP 参与多种疾病的病理过程，与其密切相关的疼痛主要有：①神经源性疼痛，包括复杂性局部痛综合征、带状疱疹后神经痛、幻肢痛、残肢痛等。疼痛特点为伤害性刺激引起疼痛时程延长及程度增强（痛觉过敏），非疼痛刺激引起的疼痛（痛觉超敏）和自发痛，其中最具代表性的疾病是复杂性局部痛综合征。②内脏痛，主要是各脏器及胸腹壁层的感觉神经末梢受到强烈机械、化学物质或炎症产物的刺激，也可因局部血液循环障碍、平滑肌痉挛及代谢产物不能及时排除而引起疼痛感觉，常见有癌性疼痛、慢性炎症等。③缺血性疼痛，包括雷诺病、动脉血栓、血栓性静脉炎、糖尿病末梢血管神经病变、顽固性心绞痛等。

发生机制 交感神经系统可能与疼痛感受系统形成偶联，偶联位点可能在：①去甲肾上腺素能神经元与感觉神经元等外周效应位点之间的直接化学偶联。②假突触神经偶联，出现于感觉神经之间。③通过外周敏化机制介导的间接偶联。④偶联形成于背根神经节处。交感神经末梢释放的去甲肾上腺素作用于肾上腺素能 α 受体是 SMP 产生和维持的关键性因素，拮抗肾上腺素作用能对抗 SMP，其中 $α_1$ 受体对 SMP 的形成无影响，而 $α_2$ 受体对 SMP 的形成起促进作用。

临床表现 疼痛伴交感神经功能紊乱、血管运动障碍症状。自主神经功能检查有一定的阳性表现。疼痛可发生于四肢、躯干，也可发生于头面部。疼痛性质表现为烧灼样痛、针刺样痛，伴血管舒缩功能异常，如出汗异常，喜暖怕凉，遇冷加重，温暖时有一定缓解。查体可有痛觉过敏、痛觉超敏和自发痛。血管运动障碍表现为早期皮肤湿润潮红肿胀，皮温可高可低，后期缺血性改变如皮温下降、皮肤苍白。随着疾病进行性发展，毛发指甲生长速度减慢，出现营养不良表现如皮肤菲薄、指甲卷曲失去光泽、肌力下降、肌肉失用性萎缩、关节僵直。X 线显示局部斑片状骨密度降低、骨质疏松，这些源于血运不良。

诊断 标准是对交感神经阻滞有效。常用的自主神经功能检查方法如下。①眼心反射：压眼球后脉搏减少 12 次/分以上者为阳性，说明迷走神经张力增高。反之，若压眼球后脉搏反而增加，说明患者交感神经张力增高。

②白色划纹症：源于神经性反射引起血管收缩，阳性表明交感神经兴奋性增高；若副交感神经兴奋性增高则表现为红色划纹症。③卧立试验：由卧位到立位脉搏增加 10~20 次/分，提示交感神经兴奋性增强；由立位到卧位减少 10~20 次/分，提示副交感神经兴奋性增强。④其他：如竖毛反射，微量发汗测定法，微小神经电极法，心电图 RR 间期法，血中激素浓度测定等。SMP 可有上述一项或几项检查阳性，提示交感神经功能亢进或减退。

治疗 ①交感神经阻滞：最常用，通过阻断其介导的疼痛、扩张支配区域血管起到治疗作用。②受体阻断药：目前酚妥拉明静脉给药较常用，它具有阻滞全身交感神经的作用，特别适用于全身多处患有 SMP 的患者。③脊髓电刺激：也具有较好临床疗效，主要用于定位明确的难治性 SMP，如顽固性心绞痛、周围血管病、复杂性局部痛综合征等。④交感神经切除术：可使 SMP 明显缓解，但是术后数日至数周可能产生交感神经切除术后痛，故不主张应用。

(田玉科)

téngtòng xiāngguān shòutǐ

疼痛相关受体 (pain-related receptor)

痛觉从外周到中枢神经系统的传导所涉及的体内多种受体。包括阿片受体、乙酰胆碱能受体、谷氨酸受体、嘌呤受体、5-羟色胺受体、辣椒素受体等。伤害性刺激激活外周伤害感受器，产生的痛觉信号沿感觉传入纤维传递至脊髓和大脑，大脑皮质和边缘系统对疼痛感觉进行整合，并通过下行控制系统和神经递质对痛觉进行调控。

阿片受体 在体内分布广泛，包括外周和中枢神经系统以及外周组织和细胞中均有分布。阿片受体在神经系统集中分布在痛觉传导区以及与情绪、行为有关的区域，如中脑导水管周围灰质、内侧丘脑、杏仁核和脊髓胶质区等。已克隆出的阿片受体有 μ、κ、δ 3 种，每一种受体都有不同亚型。体内各种阿片受体分布不均匀，且存在种属差异。μ 阿片受体在脑内分布在与痛觉及感觉运动整合有关的区域；κ 阿片受体在脑内分布在与痛觉、水平衡、摄食活动及神经内分泌功能有关的区域；δ 阿片受体在脑内分布在与运动整合、嗅觉和识别功能有关的区域。阿片受体的内源性配体包括脑啡肽、内啡肽和强啡肽，脑啡肽包括亮氨酸脑啡肽和甲硫氨酸脑啡肽。其中 β 内啡肽和脑啡肽主要作用于 μ 阿片受体；强啡肽主要作用于 κ 阿片受体；脑啡肽和脑啡肽主要作用于 δ 阿片受体。配体激活相应的阿片受体后产生的生理作用主要包括：①镇痛：在各种配体中，β 内啡肽的镇痛作用最强。②调节心血管功能：σ 阿片受体激活导致血压升高，μ 和 κ 阿片受体可通过中枢作用降低心血管的交感张力使血压下降。③调节呼吸：阿片受体激活后，脑干部分神经元对二氧化碳的敏感性降低，导致呼吸抑制作用产生，这一作用在生理情况下表现不明显，而在应激状态下由于内源性阿片肽大量释放，可产生严重的呼吸抑制作用。④调节垂体激素的分泌。⑤通过中枢作用调节消化道活动。⑥调节机体免疫功能。⑦调节运动功能。⑧调节体温。⑨调节睡眠和觉醒。

乙酰胆碱能受体 分为两类：①毒蕈碱型受体：简称 M 型受体，广泛分布于副交感神经节后纤维支配的效应器细胞。受体激活后产生一系列副交感神经兴奋的效应。②烟碱型受体：简称 N 受体，分为两个亚型，分布于神经节神经元突触后膜上的受体为 N_1 受体，分布于骨骼肌终板膜上的受体为 N_2 受体。$\alpha_4\beta_2$ 亚型是中枢神经系统主要的 N 受体亚型，被乙酰胆碱激活后可促进离子通道开放，使神经元膜电位超极化，抑制痛觉传导，产生镇痛作用。

谷氨酸受体 广泛分布于中枢神经系统，以大脑皮质、小脑、海马和纹状体受体密度最高，而脑干和下丘脑受体分布较少。谷氨酸受体可分为两类：①离子型受体，包括 N-甲基-D-天冬氨酸受体、α-氨基-3-羟基-5-甲基-4-异噁唑丙酸受体、海人藻酸受体和 L-2-氨基-4-磷丁酸受体等。离子型谷氨酸受体参与神经病理性疼痛的发生发展过程和痛觉过敏的产生。②代谢型受体，包括 mGLUR1~8 共 8 个不同亚型，根据氨基酸序列的同源性及受体药理学特性、信号转导机制分为 3 组：第 1 组为包括 mGLUR1 和 5；第 2 组包括 mGLUR2 和 3；第 3 组包括 mGLUR4 和 6~8。在急性疼痛中，第 1 组代谢型谷氨酸受体通过突触后效应增强痛觉信号的传递，第 3 组受体通过突触前效应抑制谷氨酸的释放产生镇痛效应。在慢性疼痛中，第 1 组受体的激活参与神经病理性疼痛的产生。

P2X 嘌呤受体 嘌呤受体包括 P1 和 P2 受体，腺苷主要激活 P1 受体，ATP 及其类似物主要激活 P2 受体。P2 受体可分为两类：P2X 受体（配体门控性非选择性阳离子通道受体）和 P2Y 受体（G 蛋白偶联受体），其中 P2X 受体包括 7 种亚型（P2X1~7），主要分布于背根神经节、结状神经节和三叉神经节。多种伤害性刺激均可引起损伤细胞、应激细胞及感觉神经末梢释放大量 ATP，激活 P2X 嘌呤受体，诱发疼痛产生。P2X 嘌呤受体在疼痛的外周和中枢机制中的均参与疼痛的调节。

5-羟色胺（5-HT）受体 包括 5-HT$_{1-7}$ 受体 7 种类型，根据受体分子结构及其亚基的不同，又可分为 14 种亚型。与疼痛相关的受体主要包括 5-HT$_{1A}$ 受体、5-HT$_{2A}$ 受体、5-HT$_3$ 受体、5-HT$_4$ 受体和 5-HT$_7$ 受体，广泛分布于外周组织（肝、脾等）、C 纤维末梢和中枢神经系统大脑皮质、小脑、脑干和脊髓背角等部位。5-HT 在外周组织和中枢神经系统中均能通过激活各种 5-HT 受体亚型发挥疼痛调制作用，5-HT 受体在疼痛信号转导和调控的多个环节起重要作用，不同 5-HT 受体激活后表现出致痛或镇痛作用，在外周敏化形成中具有关键性作用。

辣椒素受体 是一种配体门控的非选择性阳离子通道，主要分布于背根神经节、三叉神经节和结状神经节的小型和中型细胞。辣椒素受体在外周组织和中枢神经系统中多个水平参与炎性痛觉过敏的形成。

（田玉科）

谷氨酸受体（glutamate receptor） 能够识别和结合谷氨酸，并具有介导细胞信号转导功能的蛋白质。谷氨酸是存在于中枢神经系统内重要的兴奋性神经递质，以大脑皮质和海马组织中含量最高。生理状态下，谷氨酸贮存于谷氨酸能神经元末梢突触前膜的囊泡，神经元去极化时囊泡内的谷氨酸被释放入突触间隙，通过作用于突触后膜上不同亚型的谷氨酸受体而发挥作用。谷氨酸受体分为两类：①离子型受体，这类受体激活后可与离子通道偶联，形成受体通道复合物，介导体内快速突触传递。②代谢型受体，这类受体被激活后与细胞膜内 G 蛋白偶联，通过由 G 蛋白效应酶、脑内第二信使等组成的信号转导系统发挥作用，介导体内较缓慢的突触传递。

离子型谷氨酸受体包括 α-氨基-3-羟基-5-甲基-4-异噁唑丙酸（AMPA）受体、N-甲基-D-天冬氨酸（NMDA）受体、海人藻酸（KA）受体和 L-2-氨基-4-磷丁酸（L-AP4）受体等。

AMPA 受体是由 GluR1～4 亚基组成的四异聚体，4 种亚基结构相似，其氨基酸序列具有高度同源性。AMPA 受体在突触后膜的动态表达与中枢神经系统兴奋性突触传递的长时程增强和长时程抑制的诱发和维持有关，参与学习记忆活动的调节。突触后膜 AMPA 受体数目和功能的异常与阿尔茨海默病、癫痫等疾病的发生有关。

NMDA 受体是离子型谷氨酸受体的一个亚型，广泛分布于从大脑皮质到脊髓的中枢神经系统，其中以大脑皮质和海马组织密度最高。NMDA 受体由 NR1、NR2（A、B、C、D）和 NR3（A 和 B）亚基组成，NR1 功能亚基与 NR2、NR3 亚基共同形成异聚体形式的有高度功能活性的 NMDA 受体。NMDA 受体含有谷氨酸和甘氨酸结合位点，因此谷氨酸和甘氨酸均是受体的特异性激动剂。体内多数兴奋性突触后电位由 AMPA 和 NMDA 受体的离子成分组成，NMDA 受体在中枢神经系统突触的可塑性、学习记忆、神经系统发育、认知功能、疼痛等方面具有重要作用。

（田玉科）

突触后致密物（postsynaptic density） 电镜下观察到的突触后膜内侧聚集的一层均匀而致密的物质。厚度约 50nm，呈圆盘状或圆环状，直径 300～500nm。突触后致密物是突触后膜内侧细胞骨架成分与调节蛋白共同形成的特化结构，生化成分包括细胞支架蛋白、衔接分子、细胞骨架蛋白、离子通道或神经递质受体及各种酶类（蛋白激酶、磷酸二酯酶、糖原分解酶等）。突触后致密物存在于中枢神经系统所有轴突-树突棘突触的突触后膜上，是神经信息传递、调节和整合的重要结构，参与突触可塑性的诱导。

突触 PDZ 结构域是一种广泛存在的蛋白质相互作用结构域，由 80～100 个氨基酸残基组成，含有 Gly-Leu-Gly-Phe 特征性保守氨基酸序列，作为蛋白质相互识别的模块，在细胞间信号整合中起重要作用，大部分 PDZ 结构域的作用是识别配体蛋白的 C 末端结构，发挥细胞信号转导、神经递质运输、蛋白亚细胞定位、细胞质膜的组织及细胞连接的形成等多种生物调控功能。

PSD95 在兴奋性突触的突触后致密物中纯化鉴定出来，是一种与 NMDA 受体结合的支架蛋白，属于膜相关鸟苷酸激酶的成员。PSD95 的分子结构中包含 3 个 PDZ 结构域、1 个 SH3 结构域和 1 个 C 末端的 GK 样结构域。PSD95 通过不同结构域与其他蛋白相互作用，将 NMDA 受体及其信号通路中的相关蛋白结合起来，与信号分子、调节分子和靶分子形成复合物，以及通过与突触前后黏附分子的相互作用，对突触后信号的转导整合发挥关键作用。

(田玉科)

téngtòng xiāngguān lízǐ tōngdào
疼痛相关离子通道 （pain related ion channel）

与疼痛信号传导相关，能通透特定离子、贯穿细胞膜的亲水性蛋白质孔道。疼痛是一种复杂的生理心理活动，是临床上最常见的症状之一。它包括伤害性刺激作用于机体所引起的痛感觉，以及机体对伤害性刺激的痛反应（躯体运动性反应和/或内脏自主性反应）。疼痛形成的神经传导的基本过程可分为4阶段：伤害感受器的痛觉传感，一级传入纤维、脊髓背角、脊髓-丘脑束等上行束的痛觉传递，皮质和边缘系统的痛觉整合，下行控制和神经递质的痛觉调控。

疼痛的形成和产生受多种生理性机制的调节，其中位于神经系统细胞膜上的离子通道具有重要作用。离子通道在脂质双分子层膜上构成具有高度选择性的亲水性孔道，允许适当大小和电荷的离子以被动转运的方式通过，参与疼痛信号的传递。

与疼痛相关的离子通道有很多，如钠离子通道、钾离子通道、钙离子通道、离子型谷氨酸受体等。近年来发现瞬时感受器电位离子通道 TRP 中辣椒素受体 TRPV1 与疼痛关系密切。瞬时感受器电位离子通道 TRP 是一个基因超家族，由 TRPC、TRPV、TRPM、TRPMI、TRPP、TRPA、TRPN 等 7 个亚家族组成，目前在哺乳动物体内克隆的已有 30 多个成员，多编码 6 次跨膜的非选择性阳离子通道。

TRP 超家族蛋白的主要功能是作为非选择性阳离子通道对钙离子具有高通透性，胞内钙浓度变化在神经递质或调质的释放、细胞分化增殖、基因转录和细胞死亡等中都发挥重要作用，但是胞内钙增高无非有两个来源，其一是胞外钙内流，其二是胞内钙库动员流入胞质，而 TRP 超家族成员在这两个来源上都起重要作用。TRP 是感受体系中的门控分子，是外部环境与神经系统之间的中介，可以将热刺激、化学刺激及机械刺激转换为内向电流。

(田玉科)

téngtòng xìnhào zhuǎndǎo tōnglù
疼痛信号转导通路 （pain signaling pathway）

细胞中疼痛信号转导分子相互识别、相互作用，将疼痛信号进行转换和传递的通路。疼痛是一种令人不快的感觉和情绪上的感受，伴随现有或潜在组织损伤，疼痛经常是主观的，不仅是一种症状，有的慢性疼痛本身就是一种疾病。细胞信号转导指细胞外因子通过与受体（膜受体或核受体）结合，引发细胞内一系列生物化学反应及蛋白间相互作用，直至细胞生理反应所需基因开始表达、各种生物学效应形成的过程。疼痛的产生和维持过程中，机体对这种伤害性刺激的感知并传递至高级中枢的分子基础也是依赖于各种信号通路完成这一复杂的生理过程。

丝裂原活化蛋白激酶（mitogen activated protein kinases, MAPK）级联效应是细胞内主要的共同信号转导系统，是一类广泛分布于细胞内的丝氨酸/苏氨酸残基的蛋白激酶，参与慢性疼痛的产生和发展。其 3 个主要亚家族组成：细胞外信号调节激酶（extracellular signal regulated kinase, ERK）、c-Jun 氨基末端蛋白激酶（c-Jun N-terminal protein kinase, JNK）和 p38 MAPK。MAPK 信号转导通路采用高度保守的三级激酶级联传递信号：细胞外刺激通过某些环节使 MAPK 激酶（MAPK kinase kinase）激活，转而激活 MAPK 激酶（MAPK kinase），然后通过双位点即苏氨酸和酪氨酸同时磷酸化激活 MAPK。激活的 MAPK 可通过磷酸化转录因子、细胞骨架相关蛋白、酶类等多种底物调节包括痛觉敏化在内的多种病理生理过程。

ERK 是 MAPK 家族中最早被识别的成员，包括 6 个亚型（ERK 1-5 和 ERK 7/8），在痛觉敏化过程中，神经元的可塑性发生在初级传入神经元和脊髓背角神经元中。因适应外周组织的伤害性刺激和外周组织的电刺激，背根神经节和背角神经元中 ERK 发生磷酸化，即伤害感受神经元中 ERK 活动依赖性激活。外周炎症和神经断离后这些伤害感受神经元中 ERK 被激活，通过关键基因产物的转录调节导致持续炎症和神经病理性疼痛。

(田玉科)

téngtòng pínggū
疼痛评估 （pain assessment）

疼痛治疗前及治疗过程中用于测定和评价患者疼痛强度和性质的方法。虽然方法不少，如数字评分法、口述评分法、行为疼痛评分法、面部表情评分法、手术后疼痛评分法、体表面积评分法、麦吉尔疼痛问卷、疼痛日记等，但是尚无一种方法达到精确客观、简便易行，仍有待不断完善。

(赵国栋)

shùzì píngfēnfǎ
数字评分法 （numerical rating scale）

患者用数字描述疼痛强度的方法。是术后疼痛机构诊治大量患者时最易使用的方法。最早由布津斯基（Budzynski）和梅尔扎克（Melzack）等提出，目前临床应用广泛。分为 11 点数字评分法（the 11-point numeric rating scale，NRS-11）和 101 点数字评分法（the 101-point numeric rating scale，NRS-101）。11 点数字评分法要求患者用 0 到 10 这 11 个点描述疼痛的强度。0 表示无疼痛，疼痛较强时增加点数，10 表示最剧烈的疼痛。此法是临床上最简单最常使用的测量主观疼痛的方法，易被患者理解和接受，可以口述也可以记录，结果较可靠。101 点数字评分法与 11 点数字评分法相似，在 1 根直尺上有从 0 至 100 共 101 个点，0 表示无痛，100 表示最剧烈的疼痛，由于可供选择的点增多，使疼痛的评分更加数据化。

（赵国栋）

shìjué mónǐ píngfēnfǎ

视觉模拟评分法（visual analogue scale，VAS）　患者根据自己所感受的疼痛强度在直线上做记号的方法。是简单、有效、疼痛强度最低限度地参与的方法。已广泛地用于临床和研究工作中，可获得疼痛的快速指标，并设计了数量值。VAS 通常采用 10cm 长的直线，两端分别标有"无疼痛"（0）和"最严重的疼痛"（10）（或类似的词语描述语），患者根据自己所感受的疼痛程度，在直线上某一点做一记号，以表示疼痛的强度及心理上的冲击。从起点至记号处的距离长度即为疼痛的量。

（赵国栋）

kǒushù píngfēnfǎ

口述评分法（verbal rating scale，VRS）　用形容词描述疼痛的强度的方法。文献报道有许多不同的 VRS，包括 4 级评分、5 级评分、6 级评分、12 级评分和 15 级评

分。这些词通常按从疼痛最轻到最强的顺序排列，最轻程度疼痛的描述常被评估为 0 分，以后每级增加 1 分，因此每个形容疼痛的形容词都有相应评分，以便于定量分析疼痛。因此，患者的总疼痛程度评分即为最适合其疼痛水平有关的形容词所代表的数字。

（赵国栋）

xíngwéi téngtòng píngfēnfǎ

行为疼痛评分法（behavioral rating scale）　将行为列入疼痛评分范围的方法。由布德津斯基（Budzynski）等提出，目前临床上多用于测定头痛和其他疼痛，也用于对疼痛患者的对比性研究。该法将疼痛分为 6 级：①无疼痛。②有疼痛，但易被忽视。③有疼痛，无法忽视，不干扰日常生活。④有疼痛，无法忽视，干扰注意力。⑤有疼痛，无法忽视，所有日常活动均受影响，但能完成基本生理需求如进食和排便等。⑥存在剧烈疼痛，无法忽视，需休息或卧床休息。患者回答时以疼痛即时行为的影响表达疼痛强度。患者的回答贴近个人生活，有一定的客观性。每级定为 1 分，从 0分（无疼痛）到 5 分（剧烈疼痛，无法从事正常工作和生活），易与患者的描述相关联，便于理解。此法也用于患者出院后随访。患者将疼痛复发后的感受及影响以记日记的方式记录下来，便于医师分析病情。

（赵国栋）

miànbù biǎoqíng píngfēnfǎ

面部表情评分法（face rating scale，FRS）　使用从快乐到悲伤及哭泣的 6 个不同表现的面容的疼痛评估方法。在视觉模拟评分法的基础上发展起来，较客观，且简单易懂，适用面相对较广。该法 1990 年开始用于临床评估

疼痛评估时要求患者选择一张最能表达其疼痛的脸谱。最初用于儿童的疼痛评估，但实践证明此法适合于任何年龄，尤其适用于 3 岁以上，无特定的文化背景或性别要求。该法简单、直观、形象易于掌握，不需要任何附加设备，特别适用于急性疼痛者、老人、小儿、文化程度较低者、表达能力丧失者及认知功能障碍者。最适合老年人疼痛评估，是该类患者适用的最佳评估量表。

（赵国栋）

shǒushùhòu téngtòng píngfēnfǎ

手术后疼痛评分法（postoperative pain scale）　用于评估术后疼痛的方法。主要分为 Prince-Henry 评分法和其他术后疼痛分级法。两种手术后疼痛分级标准均具有标准明确和使用方便等优点，并各有一定的特点和适用范围，在临床实践中可根据患者特点和临床需要选择最适合的方法。

　　Prince-Henry 评分法主要用于胸腹部手术后疼痛的测量。从 0分到 4 分共分为 5 级。①0 分：咳嗽时无疼痛。②1 分：咳嗽时才有疼痛发生。③2 分：深度呼吸时即有疼痛，静息时无疼痛。④3分：静息状态下即有疼痛，但较轻，可忍受。⑤4 分：静息状态下即有剧烈疼痛，难以忍受。此法用于评价开胸手术后疼痛较常用，也很简便，对于术后因气管切开或保留气管导管不能说话的患者，应在术前进行训练，患者用 5 个手指表达从 0～4 的 5 级疼痛评分。

　　其他术后疼痛分级法：根据 WHO 标准和术后患者的表现，有人将术后疼痛程度分为如下 4 级。①0 级（无痛）：患者咳嗽时切口无痛。②1 级（轻）：轻度可忍受的疼痛，能正常生活，睡眠基本

不受干扰；咳嗽时感受切口轻度痛，但仍能有效地咳嗽。③2级（中）：中度持续的疼痛，睡眠受干扰，需用镇痛药；患者不敢咳嗽，怕轻微振动，切口中度疼痛。④3级（重）：强烈持续的剧烈疼痛，睡眠受到严重干扰，需用镇痛药治疗。

（赵国栋）

tǐbiǎo miànjī píngfēnfǎ

体表面积评分法（body surface area pain scale） 患者将自己的疼痛部位在体表相应区域标出的方法。将人体表面分成45个区域，每个区内标有该区的号码，身体的前面有22个区，后面有23个区。若患者用笔涂盖了一个区，则该区记分为1分，其余为0分。

（赵国栋）

Màijírěr téngtòng wènjuàn

麦吉尔疼痛问卷（McGill pain questionnaire，MPQ） 包括4类20组疼痛描述词，从感觉、情感、评价和其他相关类4个方面因素及现时疼痛强度对疼痛强度进行较全面的评价。每组词按疼痛程度递增的顺序排列，其中1~10组为感觉类，11~15组为情感类，16组为评价类，17~20组为其他相关类。被测者在每一组词中选一个与自己痛觉程度相同的词（没有合适的可以不选）。从MPQ可得到3个重要指数：①疼痛评级指数（pain rating index，PRI）：根据被测者所选出的词在组中的位置，可以得出一个数值（序号数），所有这些选出词的数值之和即PRI。PRI可以求4类的总数，也可以分类计算。②选择词的总数（the number of words chosen，NWC）。③现时疼痛强度（present pain intensity，PPI）：将选择的词与词数目相结合，数和词的联合选择以代表总的疼痛强

度，即1~5的疼痛强度。

（赵国栋）

téngtòng rìjì

疼痛日记（pain journal） 在疼痛日记表标记每天各时间段与疼痛有关的活动、使用药物名称和剂量的疼痛评估方法。可由患者、患者亲属或护士记录，频率为每4小时或2小时，或1小时或0.5小时，活动方式为坐位、行走、卧位。疼痛强度用0~10的数字量级表示，睡眠过程按无疼痛记分（0分）。此法真实可靠，便于比较疗法，方法简单，便于发现患者的行为与疼痛、疼痛与药物用量之间的关系。

（赵国栋）

téngtòng zhìliáo yàowù

疼痛治疗药物（pain medication） 可消除或减轻疼痛感觉和反应的药物。如改善血液循环，特别是局部小血管功能和微血管循环，解除骨骼肌或平滑肌痉挛，缓解局部挛缩组织，改善神经营养，恢复正常神经功能，改善全身或主要脏器的功能状态，进行精神心理性治疗等。包括阿片类镇痛药及拮抗药、非麻醉性镇痛药、精神神经安定药、解痉药、局麻药、神经营养药、神经破坏药、全麻药、血管扩张药、糖皮质激素类药和组织松解药等。

（易 杰）

āpiànlèi yàowù

阿片类药物（opioid drug） 具有相同或相似阿片结构的药物总称。可以是天然阿片物质或合成阿片类及其衍生物等。阿片为"opium"一词的音译，俗称"鸦片"。最早来源于希腊语"opos"，为"汁"的意思，意为从鸦片（罂粟，*Papaver somniferum*）中提取的汁液。

分类 阿片类药物可分为天

然阿片类、半合成衍生物和合成阿片类药物。天然合成阿片类药物分为烷基菲类，如吗啡和可待因，以及苄基异喹啉类包括罂粟碱和二甲基吗啡两个化学类型。半合成阿片类药物是吗啡的衍生物，包括二乙酰吗啡（即海洛因）、氢吗啡酮等。合成的阿片类药物分为4类：吗啡喃类衍生物（羟甲左吗喃）、二苯基甲烷类或美沙酮衍生物（美沙酮、右旋丙氧酚）、苯基吗啡类（非那佐辛、喷他佐辛）及苯基哌啶类衍生物（哌替啶、芬太尼、阿芬太尼、舒芬太尼和瑞芬太尼）。

药理作用 20世纪中叶人们已经了解阿片类药物通过作用阿片受体而起作用，并逐渐认识到体内存在具有阿片类物质作用的内源性化合物包括内啡肽和脑啡肽。之后通过放射性配体结合分析法将阿片受体进行了分型。因此，阿片类药物的药理作用主要取决于对不同阿片受体亚型的亲和力，从而表现出不同的药理作用。阿片受体主要包括 μ、κ 和 δ 受体3个亚型。μ 受体位于脑和脊髓，介导一系列阿片类药物主要的药理作用，包括脊髓水平及以上的镇痛、欣快感和呼吸抑制及躯体依赖作用。其他作用包括减低胃肠道功能、镇静、使激素分泌增加并抑制乙酰胆碱释放等。κ 受体介导脊髓水平的镇痛、瞳孔缩小及镇静作用，但对呼吸无影响，有一定的利尿作用。δ 受体也是介导脊髓水平的镇痛，可调节 μ 受体的活性，也有抑制多巴胺释放的作用。由于阿片类药物的作用方式与受体密切相关，因此可将阿片类药物分为激动药和部分激动药/拮抗药的混合体等。

临床应用 临床上阿片类药

物常用于麻醉中的镇痛以及各种急性疼痛和癌性疼痛的治疗。在WHO推行疼痛三阶梯治疗中阿片类药物是非常重要的药物。

镇痛作为临床麻醉中的重要组分,阿片类药物一直是术中镇痛的主力药物。它们能减轻术前疼痛和焦虑,降低体神经和自主神经对各种麻醉操作的应激反应,维持稳定的血流动力学,减少其他麻醉药物的用量。主要应用包括各种麻醉中镇痛和镇静,大剂量阿片类药物用于心脏外科手术、神经安定等。

术后疼痛治疗及各种癌性疼痛的治疗也是阿片类药物的重要应用。口服或静脉使用阿片类药物是目前常用的给药方法。但需要均衡考虑阿片类药物的治疗和副作用对患者的影响。

(易 杰)

tiānrán āpiànlèi yàowù

天然阿片类药物(natural opioids)

从植物罂粟中提取的生物碱。包括吗啡、可待因、罂粟碱和二甲基吗啡。吗啡是鸦片中最主要的生物碱,含量占10%~15%。吗啡的名称取自希腊神话中的睡眠之神Morpheus的名字。1806年由法国化学家赛特纳(Serturner)首次从鸦片中分离出来。他在狗和自己身上进行实验,服用后很快昏睡过去,强刺激法也无法使其兴奋苏醒。可待因也是从罂粟属植物中分离出来的一种天然阿片类生物碱,含量占0.7%~2.5%。罂粟碱虽然为罂粟中一种主要的生物碱,但在结构与药理学作用上都与吗啡相关的阿片生物碱有区别。

药理作用 以吗啡为代表列举阿片类药物的药理作用。

镇痛作用 吗啡具有强烈的麻醉、镇痛作用。通过作用于脊髓、延髓、中脑和丘脑等痛觉传导区的阿片受体提高痛阈,能有效抑制伤害性刺激所引发的疼痛有非常有效的抑制作用,对持续性钝痛比间断性锐痛及内脏绞痛效果强。其镇痛范围广泛,几乎适用于各种严重疼痛,包括晚期癌性剧痛。一次给药镇痛时间可达4~5小时。疼痛出现前应用的效果较疼痛出现后应用更佳,且镇痛时对意识及其他感觉的影响较小。

镇静作用 产生镇痛作用的同时,还作用于影响情绪的边缘系统区域的受体,消除由疼痛所引起的焦虑、紧张等情绪反应,提高患者对疼痛的耐受力,甚至产生欣快感。环境安静时患者易于入睡,脑电图上表现为α波被较慢的δ波取代。

对呼吸系统和咳嗽中枢的作用 可抑制呼吸中枢和作用于延髓孤束核的阿片受体抑制咳嗽中枢的活动,使呼吸减慢并产生镇咳作用。吗啡有显著的呼吸抑制作用,表现为呼吸频率减慢。潮气量变化则依给药途径而异:静脉注射后一般都减少;其他途径给药时先增加后减少。呼吸频率减慢但潮气量增加时,每分通气量仍可正常;而潮气量减少时,则每分通气量亦随之下降。呼吸抑制程度与剂量相关,大剂量可导致呼吸停止,这是吗啡急性中毒的主要致死原因。吗啡对呼吸的抑制,主要在于延髓呼吸中枢对二氧化碳的反应性降低,其次在于脑桥呼吸调整中枢受抑制。吗啡还降低颈动脉体和主动脉体化学感受器对缺氧的反应性。吗啡由于释放组胺和对平滑肌的直接作用而引起支气管痉挛,对哮喘患者可激发哮喘发作。

对心血管系统的作用 治疗剂量的吗啡对血容量正常者的心血管系统一般无明显影响,对心肌收缩力无抑制作用。有时可使心率减慢,可能与延髓迷走神经核受兴奋和窦房结受抑制有关。由于对血管平滑肌的直接作用和释放组胺的间接作用,可引起外周血管扩张而致血压下降,这在低血容量患者或用药后改为直立位时尤为显著。大剂量吗啡(1mg/kg)对正常人的血流动力学无明显影响,而对有心脏瓣膜病的患者,由于外周血管阻力降低,后负荷减小,心指数可增加,但由于外周血管扩张,血压可下降。

对消化系统和泌尿系统的作用 吗啡由于对迷走神经的兴奋作用以及对胃肠道平滑肌、括约肌有兴奋作用,增加胃肠道平滑肌和括约肌的张力,减弱消化道的推进性蠕动,因此有止泻和致便秘的作用。吗啡可增加胆道平滑肌张力,使奥迪(Oddi)括约肌收缩,导致胆管内压力增加。吗啡可增加输尿管平滑肌张力,并使膀胱括约肌处于收缩状态,引起尿潴留。

其他 可促进内源性组织胺释放而导致外周血管扩张、血压下降,脑血管扩张、颅内压增高;作用于极后区化学感受器,可引起恶心、呕吐,尤其在用药后不卧床时更易发生。吗啡有缩瞳作用,瞳孔呈针尖样是吗啡急性中毒的特征性体征。

体内过程 吗啡可制成白色片剂或溶于水后制成针剂。静脉注射后大多数与白蛋白结合,皮下及肌内注射后吸收迅速。吗啡可通过胎盘,少量通过血脑屏障。吗啡主要经过肝脏代谢,但也具有大量的肝外代谢途径,对肝肾功能较差的患者,药代动力学相对变化较小。吗啡的代谢产物中仍有部分有活性。普通片剂清除半衰期为 1.7~3.0 小时，缓释片和控释片的达峰效应时间较长，为 2~3 小时，达稳态时血药浓度波动较小，清除半衰期为 3.5~5.0 小时。

可待因可抑制延髓咳嗽中枢，其镇咳作用迅速而强大。咳嗽中枢受到抑制后，对呼吸道感受器传来的神经冲动不敏感，不能发出咳嗽冲动，且能抑制肺支气管腺体的分泌，使痰的黏稠度增高，不易咳出。治疗剂量不抑制呼吸，且成瘾性小，副作用少。其镇痛作用仅约相当于吗啡的 1/7，但仍比非甾体抗炎药的镇痛作用强。可待因口服吸收快且完全，一次服药后约 1 小时后达到最大效应，可维持 3~4 小时。

罂粟碱的药理作用介于吗啡和可待因之间，主要对血管、支气管、胃肠道、胆管等平滑肌有松弛作用。通过松弛血管平滑肌，使冠状动脉扩张、外周阻力及脑血管阻力降低，并可抑制心肌细胞的兴奋性。

临床应用　吗啡主要用于急性疼痛患者。对休克患者应采用静脉注射途径，剂量酌减。吗啡在临床上还常作为治疗急性左心衰竭所致急性肺水肿的综合措施之一，以减轻呼吸困难，促进肺水肿消失。

连续大剂量使用吗啡可成瘾，表现为嗜睡和性格改变，并引起某种程度的惬意和欣快感；在大脑皮质方面，可造成注意力、思维和记忆力衰退。还可出现精神失常的症状，出现谵妄和幻觉。长期吸食者无论从身体上还是心理上都会对吗啡产生严重的依赖性，需要不断增加剂量以达到相同效果。吸食吗啡后的戒断症状包括流汗、颤抖、发热、血压升高、肌肉疼痛和挛缩等。临产妇和哺乳妇女、新生儿及婴儿均禁用吗啡。由于可引起眩晕、呕吐及便秘等不良反应，慢性阻塞性肺疾病、哮喘、肺源性心脏病患者禁用，急性左心衰竭晚期并出现呼吸衰竭者忌用；颅内压增高、颅脑损伤等患者禁用；肝功能减退者忌用；胆绞痛、肾绞痛需与阿托品合用，单用本品反而加剧疼痛；对呼吸抑制的程度与使用吗啡的剂量有关，过大剂量可致急性吗啡中毒患者出现昏睡、呼吸减慢、瞳孔缩小针尖样，可致呼吸麻痹而死。

可待因由于有很强的镇咳作用，临床上主要用于镇咳药的主要配方。适用于各种原因引起的剧烈干咳和刺激性咳嗽，尤其适用于伴胸痛的剧烈干咳。对痰多、痰液较黏稠的患者，易造成痰咳不出而阻塞气道，故不宜应用。年老体弱的患者及婴幼儿，气管弹力、黏液腺的分泌和纤毛的活动功能较差，用可待因后痰不易排出，更会引起胸闷、气短、呼吸不畅，故也不宜应用。虽然可待因成瘾性较吗啡低，但也属于阿片类成瘾性药物，故若连续应用，也可产生耐受性和成瘾性。

罂粟碱主要用于缓解伴动脉痉挛的大脑及外周血管疾病，治疗脑血栓、肺栓塞、肢端动脉痉挛及动脉栓塞性疼痛等，可用于治疗肠道、输尿管及胆道痉挛疼痛和痛经，以及作为复方支气管扩张喷雾剂的组分之一。还可用于高血压、心绞痛、并发心律失常的局部心肌缺血等。

（易　杰）

bànhéchéng yǎnshēngwù

半合成衍生物（semi-synthetic derivative）　以罂粟等天然物质为原料合成的吗啡衍生物。具有衍生物的基本骨架及其多数官能团，存在一种至数种变化但具备所需特殊构型。包括海洛因（二乙酰吗啡）、氢吗啡酮、羟吗啡酮和丁丙诺啡。

药理作用　从药理作用上，半合成衍生物与天然阿片类药物的作用类似，但各自又有相应的药理特点。

海洛因　是半合成的阿片类毒品，为白色粉末状态，俗称白粉。是通过回流加热硫苯酐和吗啡而提取出来的半生物碱混合物，其化学名为二乙酰吗啡，由英国化学家 C. R Wright 于 1874 年最先利用吗啡加上双乙酰而合成。其名称或源自德文 heroisch 一字，意指英雄。海洛因曾用作麻醉性镇痛药，其镇痛效力为吗啡的 4~8 倍，但其不良副作用超过其医疗价值，因此在医学上早已被禁用。

海洛因可通过吸入或通过静脉给入。给药后人的整个躯体、头部、神经会迅即产生一种爆发式的快感，感觉愉快安静，有飘然的感觉，能产生梦幻现象。之后吸毒者沉浸在半麻醉状态，仅存快感，别无他念，因此只对海洛因感兴趣，一心只想重新吸海洛因，沉溺而不能自拔，并会出现紧张、无法入睡、出汗等症状。长期使用后停药会发生渴求药物、不安、流泪、流汗、鼻溢液、易激惹、颤抖、恶寒、寒战、食欲减退、腹泻、身体蜷曲、抽搐等戒断症状。滥用越久，戒断症状越重，会迫使人继续增加剂量使用。而过量使用会造成急性中毒，症状包括昏睡、呼吸抑制、低血压、瞳孔变小。因此海洛因具有高度心理及生理的依赖性，成瘾的人也会因身体的依赖性，反复使用并不断增加剂量以得到相同的效果，进入恶性循环，所以成瘾后极难戒治。

海洛因在麻醉品走私中占主要地位。吸食者因不重视卫生条件，如混用注射针头等而传染疾病的危险性极大，如艾滋病、病毒性肝炎，以及肺脓肿和气体栓塞。用量过度会引起昏迷、呼吸减弱、体温降低、心动缓慢、血压过低，伴肺水肿，严重者可导致呼吸困难而死亡。

氢吗啡酮　属于吗啡衍生物，结构上与吗啡相似，主要与 μ 受体结合，但其效能约为吗啡的 5~10 倍。氢吗啡酮镇痛作用持续 4~5 小时。其作用与海洛因很难鉴别。氢吗啡酮主要的不良反应为镇静、恶心和呕吐等，长期使用时可能会引起便秘。氢吗啡酮有成瘾性，若患者发生药物依赖，会有心理上的和生理上的戒断症状。长期应用时，耐受性也是一个问题，需要较高的剂量才能缓解疼痛。氢吗啡酮能引起呼吸抑制，可能导致呼吸频率降低，有潜在危险性。

丁丙诺啡　是二甲基吗啡的衍生物，其结构与吗啡相似，是真正的 μ 受体部分激动药，为长效和强效镇痛药，其效能约为吗啡 33 倍，且与 μ 受体亲和力高，解离时间长（半衰期为 166 分钟），因此其作用持续时间长，可维持 7~18 小时。但可产生封顶效应。丁丙诺啡作用起效慢，峰值效应可出现在 3 小时以后。丁丙诺啡产生的主观作用（如欣快感）与吗啡相似。肌内注射后吸收迅速，注射后 5 分钟血药浓度与静脉注射后相似。由于亲脂性强，进入体内后迅速分布到脑和其他组织，分布容积 1.5 ~ 2.8L/kg，与血浆蛋白结合率为 96%。在体内仅 1/3 在肝内经生物转化，代谢物随尿和胆汁排出，约 2/3 未经代谢以原形随胆汁由粪便排出。消除半衰期约 3 小时。不良反应包括降低每分通气量，在 3mg/kg 时呼吸抑制作用出现封顶效应，约为基础值的 50%。这不同于芬太尼的呈剂量依赖性地抑制呼吸。长期用药后停用会缓慢出现（5~10 天）阿片类药物的戒断症状。

临床应用　因快速的舒适感及强于吗啡的作用，海洛因已成为吸毒者迫切需求的毒品而严禁在临床上使用。长期吸食海洛因者会显得昏昏欲睡，对周围事物表现出漠不关心，缺少兴致，角膜混浊，瞳孔呈针尖状。停止吸毒的症状会令其相当难受，轻者流泪、流涕、打呵欠、瞳孔散大、烦躁不安和神经质，重者无法入睡、出汗、四肢疼痛、恶心和腹泻等。用量过度会导致呼吸困难而死亡。

氢吗啡酮有片剂、溶液制剂、注射针剂或栓剂，可用于成人和小儿的急性或慢性疼痛的治疗。氢吗啡酮行患者自控镇痛可提供充分的术后镇痛作用，且可改善情绪，因此可作为吗啡自控镇痛的替代方法。

丁丙诺啡可用作术前用药、麻醉中镇痛药（4.5~12.0mg/kg）和术后镇痛。术后镇痛肌内注射 0.3mg 可维持镇痛效果 6~8 小时。与其他激动药/拮抗药一样，丁丙诺啡不能单独作为麻醉药使用且并无突出的优点。目前丁丙诺啡的经皮贴剂已上市，用于术中及术后镇痛。

（易　杰）

héchéng āpiànlèi zhèntòngyào

合成阿片类镇痛药（synthetic opioid）

人工合成的阿片类镇痛药。分为 4 类：吗啡喃类衍生物（羟甲左吗喃）、二苯基甲烷类或美沙酮衍生物（美沙酮、右旋丙氧酚）、苯基吗啡类（非那佐辛、喷他佐辛）及苯基哌啶类衍生物（哌替啶、芬太尼、阿芬太尼、舒芬太尼和瑞芬太尼）。

药理作用　目前临床上最常用的是苯基哌啶类，如哌替啶、芬太尼、阿芬太尼、舒芬太尼和瑞芬太尼等。

哌替啶　是 1939 年首个合成的阿片类镇痛药，商品名为杜冷丁（Dolantin），化学名 1-甲基-4-苯基哌啶-4-羧酸乙酯，为 μ 受体激动药，对 κ 受体和 δ 受体的亲和力稍弱，镇痛强度约为吗啡的 1/10。静脉注射后血浆浓度迅速下降，然后再分布迅速。半衰期 4 ~ 6 分钟。肌内注射哌替啶 50mg，可使痛阈提高 50%。其作用持续时间约为吗啡的 1/2 ~ 3/4，5 ~ 15 分钟达到峰作用。哌替啶可经肠道吸收，但其生物利用度仅为肌内注射的一半。注射后与血浆蛋白结合率为 60%，其余迅速分布至各脏器和肌肉组织，分布容积达 3.8L/kg。哌替啶主要在肝脏进行生物转化，约 90% 或水解成为哌替啶酸，或脱去甲基而成为去甲哌替啶，后者再经水解而成为去甲哌替啶酸，然后随尿排出。去甲哌替啶有一定的药理活性，可致中枢兴奋、震颤、肌阵挛等。由于去甲哌替啶的半衰期长，故在反复给药或长时间给药后可发生蓄积。

治疗剂量的哌替啶也可产生镇静、缩瞳、瘙痒、恶心和呕吐等，但其镇静作用比吗啡稍弱，也可产生轻度欣快感。反复使用也易产生依赖性。对呼吸有明显的抑制作用，其程度与剂量相关。

哌替啶有奎尼丁样作用，降低心肌的应激性。对心肌有直接抑制作用，尤其在代偿机制受到削弱的情况下更明显。对血压一般无明显影响，但有时可因外周血管扩张和组胺释放而致血压下降。与其他阿片类药物相反，哌替啶有类阿托品作用，能引起心动过速。其他作用如引起呕吐、抑制胃肠蠕动、增加胆管内压力等，与吗啡相似但较弱。

芬太尼　合成于1960年，为合成的苯基哌啶类药物，是当前临床麻醉中最常用的麻醉性镇痛药，临床所用制剂为其枸橼酸盐。

芬太尼的镇痛强度为吗啡的75～125倍，作用时间约30分钟，是强效 μ 受体激动药，能产生剂量依赖的镇痛、呼吸抑制和镇静作用。芬太尼对呼吸有抑制作用，主要表现为频率减慢，$PaCO_2$ 增高，二氧化碳通气反应降低，特别是合并使用镇静药时。静脉注射后5～10分钟呼吸频率减慢至最大程度，抑制程度与剂量相关，持续约10分钟后逐渐恢复。剂量较大时潮气量也减少，甚至停止呼吸。芬太尼对心血管系统的影响很轻，不抑制心肌收缩力，一般不影响血压。可引起心动过缓，尤其是对麻醉后的患者作用更明显。小剂量芬太尼可有效地减弱气管插管的高血压反应，其机制可能是孤束核以及第Ⅸ和第Ⅹ对脑神经核富含阿片受体，芬太尼与这些受体结合后可抑制来自咽喉部的刺激。芬太尼也可引起恶心、呕吐，但无释放组胺的作用。麻醉诱导时使用芬太尼，特别是大剂量快速注射时，常会出现肌僵直，严重者可出现呼吸困难。芬太尼与吸入麻醉药和静脉麻醉药有协同作用，可降低最低肺泡有效浓度和半数有效血浆浓度（CP_{50}）。其他作用包括静脉注射芬太尼可致咳嗽，也有导致面部瘙痒等。

芬太尼的脂溶性很强，易透过血脑屏障而进入脑，也易于从脑重新分布到体内其他组织，尤其是肌肉和脂肪组织。单次注射的作用时间短暂，与其再分布有关。反复多次注射可产生蓄积作用，其作用持续时间延长。注药后20～90分钟血药浓度可出现第二个较低的峰值，与药物从周边室转移到血浆有关。除肌肉和脂肪组织外，胃壁和肺组织也是贮存芬太尼的重要部位。静脉注射后20分钟，胃壁内含量约为脑内的2倍。胃壁释放出的芬太尼到肠道碱性环境中被再吸收而进入循环；贮存于肺组织的芬太尼，若肺通气血流比例改善，也被释放到循环中，形成第二个峰值。尽管芬太尼单次注射的作用时间比吗啡和哌替啶短暂，其消除半衰期却较长。血浆芬太尼浓度的衰减过程可用三室模型描述。肺具有明显的首过效应，并一过性摄取约75%剂量的芬太尼注射。约80%芬太尼与血浆蛋白结合，40%被红细胞摄取。芬太尼的作用时间相对较长，主要原因是其在机体组织中分布广泛。芬太尼在肝脏主要经脱羟作用和羟化代谢，代谢物早在注射后1.5分钟开始在血浆中出现，通过脱去甲基、羟基化和酰胺基水解，形成多种无药理活性的代谢物，随尿液和胆汁排出。静脉应用芬太尼48小时后，尿中仍可测到其主要代谢产物去甲芬太尼。

阿芬太尼　是1976年合成的芬太尼类镇痛药。作用强度为芬太尼的1/5～1/4。静脉注射后起效快，约1分钟，很快能够达到血浆和中枢的平衡。但作用时间短，约10分钟。其降解产物基本无活性。

瑞芬太尼　又称雷米芬太尼，是1990年合成的阿片类镇痛药。其最大特点是在芬太尼的酰基侧链上结合了不稳定的甲酯链，使其容易被血浆和组织中的酯酶水解，是超短效阿片受体激动药，作用特点是起效迅速、消失极快，与用药量及时间无关，且阿片样作用不需要药物逆转。其选择性地作用于 μ 受体，具有典型的阿片样药理效应，包括镇痛、呼吸抑制、镇静、肌张力增强和心动过缓。相对效价略强于芬太尼，但是阿芬太尼的20～30倍。

舒芬太尼　是目前效能最强的阿片类镇痛药。对 μ 受体的特异性亲和力比芬太尼强7～10倍。其镇痛效果为芬太尼的5～10倍，其亲脂性约为芬太尼的2倍，更易通过血脑屏障，且有良好的血流动力学稳定性，可同时保证足够的心肌氧供应。舒芬太尼有较宽的安全阈范围。大鼠的最低度麻醉的半数致死剂量/半数有效剂量（LD_{50}/ED_{50}）的比率是25211，比芬太尼或吗啡都高。药物在体内有限蓄积和迅速清除使患者能迅速地苏醒。镇痛深度与剂量有关，且可调节到适合于手术的痛觉水平。

其他合成类阿片类药　①美沙酮：二苯丙胺类衍生物，也是唯一兼具 μ 阿片受体激动药和 NMDA 受体阻断药特性的阿片类药物。20世纪60年代初期发现此药具有治疗海洛因依赖脱毒和替代维持治疗的药效作用。药效与吗啡类似，但作用时间较长，其血浆半衰期很长，且个体差异大（13～100小时）。美沙酮具有镇痛作用，并可产生呼吸抑制、缩瞳、镇静等作用。与吗啡比较，具有作用时间较长、不易产生耐受性、药物依赖性低的特点。②喷他佐辛：商品名镇痛新，为苯吗啡烷类合成药。喷他佐辛的镇痛作用主要与刺激 κ 受体有关，其效能是吗啡的 1/4～1/2。喷他佐辛在 30～70mg 出现镇痛作用和呼吸抑制作用的双重封顶效应。虽然喷他佐辛的成瘾性小于吗啡，但是长期应用也能导致生理性依赖。喷他佐辛能抑制心肌收缩力，升高动脉血压、心率、体循环阻力、肺动脉压和左心室做功指数。由于术后恶心、呕吐高发生率高，镇痛作用有限，能部分拮抗其他阿片类药物的作用，能引起不良心血管反应且有致幻作用，使得喷他佐辛应用范围很有限。对胃肠道的影响与吗啡相似，但较少引起恶心、呕吐，升高胆管内压力的作用较吗啡弱。无缩瞳作用。喷他佐辛肌内注射后 20 分钟起效，持续约 3 小时。此药不产生欣快感，剂量较大时能产生焦虑、不安等症状。由于它兼有弱的拮抗效应，很少产生依赖性。

临床应用 包括以下方面。

哌替啶 是唯一能有效终止或减弱寒战的阿片类药物，静脉注射 25mg 即可治疗多种原因的寒战，包括麻醉、发热、输液、寒冷等。哌替啶抗寒战作用主要与降低寒战的阈值有关，且这一作用似乎通过哌替啶对 κ 受体作用而介导。哌替啶通过作用于 α_{2B}-肾上腺素能受体产生激动作用，提示哌替啶抗寒战作用的可能机制。阿芬太尼、吗啡和芬太尼在治疗术后寒战方面不如哌替啶有效。对于抑制硬膜外阻滞后产妇寒战，曲马多（0.5mg/kg）与哌替啶（0.5mg/kg）同样有效，但与哌替啶相比，应用曲马多后嗜睡的发生率较低。

哌替啶的临床用途和禁忌证与吗啡基本相同。在临床麻醉中

哌替啶比吗啡更常作为辅助用药。由于药物及其代谢物的蓄积作用，不推荐长期大量使用。接受单胺氧化酶抑制药（如异丙烟肼等）的患者应用哌替啶，可产生严重反应，表现为严重的高血压、抽搐、呼吸抑制、大汗和长时间昏迷甚至致死。其原因可能是单胺氧化酶抑制药抑制体内单胺氧化酶活力，使哌替啶及其代谢物去甲哌替啶的降解受到抑制，引起毒性反应。

芬太尼 主要用于临床麻醉，作为复合全身麻醉的组成部分。麻醉诱导常联合应用负荷剂量的芬太尼（2～6μg/kg）以及镇静催眠药（丙泊酚）和肌松药。麻醉维持常用氧气复合 N_2O（60%～70%）以及低浓度的强效吸入麻醉药，并追加一定剂量的芬太尼[每 15～30 分钟间断静脉注射 25～50μg，或以 0.5～5.0μg/（kg·h）的速度持续输注]。在药代动力学原理的指导下，按照预计的刺激大小和患者可能出现的反应以滴定法给药常可维持稳定的血流动力学，患者苏醒迅速。反复给药或持续输注芬太尼常导致明显的自主呼吸抑制，临床上应引起警惕。单次剂量 30～100μg 用于短小手术。大剂量芬太尼（50～150μg/kg）常用于心血管手术和体外循环中。芬太尼也可用于术后镇痛和癌性疼痛治疗。用于术后 PCA 单次剂量为 10～25μg，背景剂量范围为 20～50μg/h。但由于长时间使用的蓄积作用和调节难度大，一般已较少使用。

目前已经研制出芬太尼的其他剂型用于疼痛治疗，如缓释或控释透皮给药贴剂，可达到与口服阿片类药同等疗效。患者使用方便，仅需贴敷皮肤即可，副作

用较小。

阿芬太尼 单次给药可用于短小手术的镇静和镇痛，由于作用时间短，宜采用连续输注以维持稳定的血药浓度，但长时间输注易产生蓄积。

瑞芬太尼 临床上广泛用于各类手术的麻醉，特别是用于心脏和大血管手术麻醉，其在术中和术后都可维持稳定的血流动力学。由于术后患者清醒迅速而完全，及时和完善的术后镇痛非常必要。

舒芬太尼 主要用于复合麻醉的镇痛成分，可用于麻醉诱导和维持，也可用于术后镇痛和分娩镇痛等。

其他合成类阿片类药 ①美沙酮：临床上主要用于防止出现阿片类药物戒断症状及治疗慢性疼痛。美沙酮不宜静脉注射方式给药，尤其是脱毒治疗时禁止注射方式给药。用于疼痛治疗时，可采用口服、肌内注射或皮下注射给药。②喷他佐辛：主要用于镇痛。临床麻醉中与地西泮合用，可实施改良法神经安定镇痛，但由于此药可引起烦躁不安、血压升高、心率增快等不良反应，已很少应用。

（易 杰）

āpiàn shòutǐ zǔduànyào

阿片受体阻断药（opioid receptor antagonist） 能与阿片受体结合但本身并无激动效应的药物。由于其对阿片受体有较强的亲和力，可移除与这些受体结合的麻醉性镇痛药，产生拮抗效应。临床上主要应用纳洛酮，其他有纳曲酮、纳美芬和甲基纳曲酮等。

药理作用 包括以下内容。

纳洛酮 又名 N-烯丙去甲羟基吗啡酮，商品名 Narcan。纳洛酮不仅可阻断吗啡等阿片受体激

动药，而且可阻断喷他佐辛等阿片受体激动-阻断药，但对丁丙诺啡的阻断作用较弱。此药的亲脂性很强，易于透过血脑屏障。静脉注射后脑内药物浓度可达血浆浓度的4.6倍，起效迅速，2~3分钟即可产生最大效应，作用持续约45分钟；也可肌内注射，约10分钟产生最大效应，持续2.5~3.0小时。拮抗大剂量麻醉性镇痛药后，由于痛觉突然恢复，可产生交感神经系统兴奋现象，表现为血压升高、心率增快、心律失常，甚至肺水肿和心室颤动。由于纳洛酮的作用持续时间短暂，单次剂量拮抗虽能使自主呼吸恢复，一旦作用消失，可再度陷入昏睡和呼吸抑制，即再发性呼吸抑制，特别是发生在使用纳洛酮拮抗长效阿片类药物（如吗啡）时。而短效阿片类药物（如阿芬太尼）则很少发生"再次麻醉"现象。纳洛酮对μ受体、δ受体和κ受体均有作用，但使用纳洛酮拮抗苯二氮䓬类和巴比妥类药物过量是不可取的。

纳曲酮 商品名为Trexan，其化学结构与纳洛酮相似，只是N上烯丙基被环丙甲基取代。纳曲酮是一种μ受体、δ受体和κ受体阻断药，此药基本上是纯粹的阿片受体阻断药，其拮抗强度在人体中约为纳洛酮的2倍，其作用时间比纳洛酮长。

纳美芬 是纳曲酮的衍生物，对μ受体的亲和力比对δ受体或κ受体强。纳美芬0.4mg拮抗吗啡的呼吸抑制效应与纳洛酮1.6mg的效果相同或更佳。其作用持续时间与剂量相关，为纳洛酮的3~4倍。

甲基纳曲酮 是首个不通过血脑屏障的季胺类阿片受体阻断药。能逆转阿片类药物通过外周阿片受体介导的副作用，而对阿片类药物通过中枢神经系统阿片受体介导的阿片作用（如镇痛作用）无影响。

临床应用 阿片受体拮抗药主要用于阿片类药物过量或阿片类药物麻醉患者自主呼吸不佳时促进自主呼吸恢复。能减少或逆转多种阿片类药物治疗（如镇痛）时出现的恶心、呕吐、瘙痒、尿潴留、肌强直和胆管痉挛。纳洛酮是目前临床上应用最广的阿片受体阻断药，主要用于：①拮抗麻醉性镇痛药急性中毒的呼吸抑制。②在应用麻醉性镇痛药实施复合全身麻醉的手术结束后，用以拮抗麻醉性镇痛药的残余作用。③娩出的新生儿因受其母体中麻醉性镇痛药影响而致呼吸抑制，可用此药拮抗。④对疑为麻醉性镇痛药成瘾者，用此药可激发戒断症状，有诊断价值。纳洛酮的推荐剂量是0.4~0.8mg。静脉注射纳洛酮起效迅速（1~2分钟），半衰期和作用时间都很短，为30~60分钟。若无静脉通路，经气管内用药与静脉相似剂量的纳洛酮也可被有效吸收。

纳曲酮主要用于阿片类药物成瘾者的治疗，先停用阿片类药物7~10天，再试用纳洛酮证实不再激发戒断症状后可开始用纳曲酮治疗。由于此药目前只有口服制剂，临床麻醉中无应用价值。预防性应用纳美芬可显著减少吗啡镇痛治疗时患者对止吐药和止痒药的需求。

（易 杰）

qūmǎduō

曲马多（tramadol） 具双重作用机制的人工合成中枢镇痛药。结构与可待因和吗啡类似，含有两种对映异构体。因此，其机制与阿片类药物不完全相同，主要用作镇痛药，可缓解轻至重度疼痛。

药理作用 曲马多虽然与阿片受体结合，但对μ受体仅有中度的亲和力，对κ受体和δ受体的亲和力很弱。纳洛酮不能完全减少曲马多抗伤害效应。因此对曲马多的镇痛作用不完全与阿片受体相关，其通过多重机制产生镇痛作用，包括抑制神经元对5-羟色胺和去甲肾上腺素再摄取，抑制单胺类神经递质对中枢神经系统中下行通路的镇痛效应的传导等非阿片类机制。曲马多的效能为吗啡的1/10~1/5，两者口服的等效比为4∶1。50mg曲马多与60mg可待因的镇痛效果相当。曲马多对呼吸抑制作用较轻，通过对脑干μ受体作用降低总二氧化碳通气敏感性，但对低氧通气反应不影响。对心血管系统基本无影响，仅产生一过性心率增快和血压轻度增高。与其他阿片类药物相比，对胃肠道的作用更轻。

口服曲马多后20~30分钟起效，维持时间3~6小时。肌内注射后1~2小时产生峰效应，镇痛持续时间5~6小时。其镇痛作用可被纳洛酮部分拮抗。此药不产生欣快感，镇静作用比哌替啶稍弱，其镇咳作用约为可待因的50%。治疗剂量不抑制呼吸，大剂量则可引起呼吸频率减慢，但程度较吗啡轻。

曲马多可以制成缓释剂型和双重剂型，即包含25mg即释剂量和75mg缓释剂量。该制剂能更快提升血药浓度，且稳定阶段后药物波动的范围较小。

临床应用 曲马多主要用于急性及慢性疼痛。口服曲马多常用于日间手术患者，尤其对患者无呼吸抑制效应，可离院使用。口服后效果几乎与胃肠道外给药相等。成人常用剂量为口服 50mg，必要时可增至 100mg。由于维持时间长，每日 2～3 次即可。静脉给药多用于手术后中至重度疼痛，可达到与吗啡相似的镇痛效果；由于不产生呼吸抑制作用，尤其适用于老年人、心肺功能差的患者。静脉给药不但能减轻术后疼痛，也能减少术后寒战的发生。采用患者自控镇痛时，与其他阿片类药物合用时可减少用量。

曲马多是镇痛效果好且耐受较良好，比较适用于慢性疼痛，特别是癌性疼痛治疗，尤其是有缓释剂型及缓释即释双重剂型。目前，曲马多已被 WHO 推荐癌性疼痛治疗中二阶梯用药。使用曲马多发生率最高的是恶心、呕吐，但多见于静脉给药。预防性予止吐药及地塞米松可防治该副作用。

随着曲马多的广泛使用，曲马多成瘾的问题引起关注，特别是大量使用后可在短期内上瘾。WHO 将该药列入了世界第五大被滥用的药品。2008 年 1 月 1 日中国将曲马多列为精神药品进行管理，是目前世界上唯一一个采取这样的管理措施的国家。

（易 杰）

fēizāitǐ kàngyányào

非甾体抗炎药 （nonsteroidal anti-inflammatory drug，NSAID）

有解热、镇痛、抗炎、抗风湿作用的一类药物。又称解热镇痛抗炎药。其化学结构和抗炎机制与糖皮质激素甾体抗炎药不同，故而得名。

分类 按照其化学结构分为水杨酸类、吡唑酮类、乙酸类、丙酸类、烯醇类、昔布类等。临床上根据对环氧化酶的选择性不同将其分为 3 类：①选择性环氧化酶-1 抑制药，代表药物是小剂量阿司匹林。②非特异性环氧化酶抑制药，如布洛芬、萘普生、吲哚美辛等。③选择性环氧化酶-2 抑制药，如塞来昔布、帕瑞昔布、依托考昔等。

药理作用 通过抑制环氧化酶的活性，抑制花生四烯酸最终生成前列环素、前列腺素 E_1、前列腺素 E_2 和血栓素 A_2，起到抗炎、镇痛、退热、抗血小板聚集等作用。非甾体抗炎药的作用机制还包括：解除氧化磷酸化区偶联，从血浆蛋白里置换出内源性抗炎多肽，抑制溶酶体酶释放，抑制补体活化，拮抗激酶活性及其产生，抑制氧自由基产生，抑制白细胞聚集和黏附等。正因为非甾体抗炎药抑制前列腺素的合成，所以除有镇痛和抗炎作用外，还同时出现相应的副作用，主要表现在胃肠道与心脏两方面。

临床应用 广泛用于骨关节炎、类风湿关节炎、多种发热和各种疼痛症状的缓解。临床选择和应用可参考以下原则：①针对不同疾病合理选用药物：每种非甾体抗炎药作用各有偏重，应依据病情及药物的作用强度、起效时间及安全性进行选择。例如，类风湿关节炎患者炎性表现突出、受累关节多，多需长期用药，应选安全性高的药物，如尼美舒利、美洛昔康及选择性环氧化酶-2 抑制药如塞来昔布，或应用对胃肠道刺激小的前体型药物如洛索洛芬钠和非酸类药物萘丁美酮等。骨关节炎患者一般炎性表现轻、受累关节少，可选择作用快的药物，如对乙酰氨基酚或外用剂型，注意小剂量、避免长时间使用。②个体化用药原则：非甾体抗炎药的疗效和耐受性在患者中的个体差异性很大，对于不同患者应试用不同药物（但应特别注意避免两种药物合用），摸索不同的有效剂量。老年人、儿童应使用小剂量，尤其老年人必须详细了解其病史及用药史，以便制订合理的用药方案。③了解有无使用禁忌证：需详细了解病史，注意有无伴发疾病，如有活动性溃疡、胃肠道出血、肝肾疾病、全血细胞减少或心功能不全则慎用，以尽量避免和减少各种危险因素对用药的影响。④安全性监测：长期应用非甾体抗炎药的患者监测药物的不良反应尤为重要。应在治疗前及治疗期间定期检查血尿常规、粪便隐血和肝肾功能，一旦出现血小板下降、粪便隐血阳性、肝酶升高或肌酐清除率下降应立即停药，并避免其他因素对胃肠道的刺激。

水杨酸盐类 应用最早的一类非甾体抗炎药，其中阿司匹林（又称乙酰水杨酸）最常用。阿司匹林具有显著的解热镇痛作用，能使发热者的体温降低到正常，而对体温正常者一般无影响。其镇痛作用对轻至中度体表疼痛，尤其是炎症性疼痛有明显疗效。临床常以复方制剂，如复方阿司匹林用于感冒发热头痛、偏头痛、牙痛、神经痛、关节痛、肌肉痛和痛经等。阿司匹林在使用最大耐受剂量（3～4g/d）下有明显的抗炎、抗风湿作用，能使急性风湿热患者在用药后 24～48 小时内临床症状缓解，红细胞沉降率下降，因此常作诊断性用药和治疗；也能明显减轻风湿性关节炎和类风湿关节炎患者的炎症和疼痛。小剂量阿司匹林有抗血小板聚集作用，可用于预防和治疗血小板高聚集性患者，如冠状动脉硬化性疾病和术后有静脉血栓形成倾向者。

乙酸类 代表药物是吲哚美辛，通过非选择性抑制环氧化酶达到抗炎的目的。临床主要用于抗炎和镇痛，如关节炎、滑囊炎、腱鞘炎、强直性脊柱炎等，对痛经也有较好疗效。不良反应发生率较高，以眩晕、前额痛、精神障碍等中枢神经系统不良反应发生频率最高；食欲减退、恶心、腹痛、诱发或加重胃和十二指肠溃疡等胃肠道反应次之；也可出现皮肤黏膜过敏反应、哮喘发作、中性粒细胞和血小板减少等，但罕有再生障碍性贫血发生。孕妇、从事危险或精细工作人员以及精神病、癫痫、活动性消化性溃疡患者禁用。

丙酸类 一类非选择性环氧化酶抑制药，临床应用较广。常用药物包括萘普生、布洛芬、非诺洛芬、酮布芬、氟苯布洛芬等。抑制作用强大，抗炎作用突出，本类各药除效价存在差别外，其他药理学性质相似。其中萘普生的效价强度为阿司匹林的 20 倍，布洛芬和非诺洛芬的效价强度与阿司匹林相当。本类药物也能改变血小板功能，延长出血时间，但胃肠道反应发生率低于阿司匹林。临床主要用于类风湿关节炎、骨关节炎、强直性脊柱炎、肌腱炎、滑囊炎等，也可用于痛经的治疗。

烯醇类 代表药物有美洛昔康、氯诺昔康、吡罗昔康等，具有消炎、镇痛和解热作用。可选择性地抑制环氧化酶-2，而对环氧化酶-1 的抑制作用较轻，因此本类药物虽减少了炎症部位前列腺素的合成，但生理性前列腺素的合成和功能并不受影响。在起镇痛抗炎作用的同时，减少了对胃肠黏膜的损害。用于治疗类风湿关节炎、骨关节炎、强直性脊柱炎、急性痛风性关节炎、术后痛、外伤性疼痛及运动性疼痛等。可用于治疗有严重胃肠道风险的

患者，如老年患者、有消化性溃疡病史者。

选择性环氧化酶-2 抑制药 代表药物有塞来昔布、依托考昔等。通过选择性抑制环氧化酶-2 达到抗炎、镇痛的目的。避免或减轻抑制人体正常生理功能所必需的环氧化酶-1，减少不良反应的发生。临床上用于治疗急性痛风性关节炎、类风湿关节炎、风湿性关节炎、强直性脊柱炎、骨关节炎、腰背痛、痛经、牙痛等。消化道不良反应发生率远低于其他非甾体抗炎药。治疗时应使用最小有效剂量和最短疗程，并应充分综合考虑患者可能发生心血管事件或其他与非甾体抗炎药相关的风险。

(傅志俭)

kàngyìyùyào

抗抑郁药 （antidepressant）

治疗抑郁症的药物。常用抗抑郁药主要分为四大类：三环类抗抑郁药、单胺氧化酶抑制药、选择性 5-羟色胺再摄取抑制药和非典型抗抑郁药。抑郁症是一种常见的情感性精神障碍，主要表现为言语减少、心境压抑、精力不足、情绪低落，丧失体验生活乐趣的能力，主观能动性差，自我评价低，甚至企图自杀。其病因与脑内单胺类功能失衡有关。依据临床症状抑郁症分为内源性抑郁、反应性抑郁和双向情感障碍抑郁。

现有抗抑郁药能明显缓解抑郁症的临床症状，整体有效率约80%，主要药理作用为改善心境，缓解抑郁情绪，且兼具镇静和抗焦虑作用，若与酒精、镇静安眠药合用，可增强对神经系统的抑制作用，有引起过度镇静的风险。抗抑郁药有抗胆碱作用，与抗胆碱药合用时，可出现抗胆碱综合征。MAOI 抑制儿茶酚胺的降解，增加患者对拟交感药物的敏感性，合用时易产生高血压危象。多种抗抑郁药合用时，可能过度增加5-羟色胺（5-HT）的浓度产生 5-HT 综合征，表现为生命体征改变、高热、肌阵挛、精神症状等。

临床上应用抗抑郁药必须遵循药物选择个体化原则，主要取决于临床经验和患者用药史。抗抑郁药剂量调整的基本原则是剂量个体化，主要依据为治疗效果、副作用大小和患者依从性。不良反应主要有嗜睡、倦怠、便秘、恶心、直立性低血压、性功能障碍和癫痫发作等，大多数反应较轻，严重时可影响患者对药物的依从性，通常抑郁症状重的患者对药物不良反应的耐受性较大。

三环类抗抑郁药 （tricyclic antidepressant，TCA） 属于二苯基亚胺基类，与吩噻嗪类抗精神病药类似，兼具行为激活、提高情绪、抗组胺、抗胆碱及镇静作用。主要药物包括米帕明、地昔帕明、阿米替林、多塞平等（表1）。TCA 具有高脂溶性和高

表1 三环类抗抑郁药作用比较

药物名称	抗胆碱作用	镇静作用	半衰期（小时）	抑制单胺类递质再摄取	
				5-HT	NA
米帕明	++	++	9~24	++	++
地昔帕明	+	+	14~76	0	+++
阿米替林	+++	+++	1~40	+++	+++
多塞平	+++	+++	8~24	弱	弱

麻醉学 413

蛋白结合率,分布容积大,口服吸收快,但排泄率较低,急性中毒时不易治疗。TCA 及其代谢产物在肝脏与葡萄糖醛酸结合,经尿排出,其半衰期较长,且个体差异大,长期服用应注意药物蓄积产生的严重副作用。TCA 通过抑制突出前膜对去甲肾上腺素(NA)和5-羟色胺(5-HT)的再摄取增加其浓度水平,延长其与受体结合时间而发挥抗抑郁作用。TCA 还可不同程度地阻断 M 受体、肾上腺素受体和组胺受体,引起口干、便秘、低血压、心悸等副作用。

TCA 与甲状腺制剂伍用易造成心律失常,TCA 可降低抗惊厥药物的作用强度并降低癫痫阈值,TCA 与酒精合用会加强中枢神经的抑制作用,与抗组胺或抗胆碱药伍用也可互相加强。TCA 并不提高常人的情绪,相反使人疲乏萎靡,其对反应性和内源性抑郁症疗效好,而对精神分裂症的抑郁状态疗效差。禁忌证包括严重心血管疾病、肝功能障碍、青光眼、前列腺肥大和尿潴留。

单胺氧化酶抑制药(monoamine oxidase inhibitor,MAOI)

MAOI 属于异烟肼的异丙基衍生物,分为肼类和非肼类。肼类以苯乙肼和异卡波肼为代表,含有 C-N-N 结构,属于不可逆性 MAOI。非肼类以超苯环丙胺为代表,不含 C-N-N 结构,属于可逆性 MAOI,作用时间较长。

单胺氧化酶可分为 A、B 两类,A 类主要分布于中枢神经系统,B 类主要存在于消化道黏膜和皮肤,非选择性 MAOI 既抑制中枢神经系统中的 MAO,也抑制全身包括肠道中的 MAO,使儿茶酚胺前体大量蓄积,引起高血压危象。目前临床上常用的选择性

MAO-A 抑制药为吗氯贝胺。

MAOI 的药理作用持续时间长,即使停用,其药理作用仍可持续 2 周,不能单纯用半衰期等药代动力学参数指导临床。MAOI 通过抑制单胺氧化酶,影响单胺神经递质的降解过程,使体内的 NA 和 5-HT 蓄积在突触前膜,提高脑内单胺类递质的利用度,发挥抗抑郁作用。MAOI 有拟交感作用,合用拟交感药可引起高血压危象,服药过程中也应禁用酪胺含量高的食物。MAOI 尤其适用于伴焦虑、恐怖、疑病等症状的抑郁症。

选择性5-羟色胺再摄取抑制药(selective serotonin reuptake inhibitor,SSRI)

5-HT 是人体内参与情感活动和精神活动的重要神经递质,SSRI 通过选择性抑制突触前膜对 5-HT 的再摄取,提高突触间 5-HT 浓度,发挥抗抑郁作用。其化学结构完全不同于三环类抗抑郁药,且对其他神经递质无明显影响。SSRI 主要包括氟西汀、舍曲林、氟伏沙明、帕罗西汀和西酞普兰。

SSRI 无三环类抗抑郁药的抗胆碱、抗组胺及阻断肾上腺素受体的副作用,安全性和有效性高,服药方便,依从性好,临床应用甚为广泛。SSRI 无特殊适应证,与其他药物合用治疗单一用药疗效差的患者可能取得较好效果。

氟西汀是目前临床应用最广的抗抑郁药之一,俗称百忧解,口服吸收快,血浆浓度达峰时间 4~8 小时,活性代谢产物为去甲氟西汀,半衰期 7~9 天。氟西汀通过选择性地抑制 5-HT 转运体,阻断突触前膜对 5-HT 的再摄取,发挥药理作用。氟西汀能抑制药物代谢酶,能干扰其他药物的代谢过程。用于治疗单相抑郁症、

双相抑郁症、强迫症等。副作用包括失眠和神经过敏,可同时服用镇静药物缓解症状。

5-羟色胺再摄取增强药(serotonin reuptake enhancer,SRE)

又称 5-HT 再摄取激动药(SSRA),代表药物为噻奈普汀,商品名为达体朗,结构上类似三环类抗抑郁药,因有二苯噻唑平核团和末端酸性基团长侧链,有别于三环类抗抑郁药。

应激所致海马树突萎缩与人类反复发作的抑郁性疾病有关,而应激时海马的 5-HT 释放可增加,反复应激会导致 5-HT 调节敏感,噻奈普汀因其再摄取激动作用,可促进 5-HT 再摄取,降低突触间 5-HT 水平,发挥抗抑郁作用,并预防因反复刺激引起的神经元树突萎缩,甚至能逆转神经元结构改变。

该类药物口服吸收快,半小时起效,可用于各种抑郁症,尤其是老年抑郁症,疗效确切,耐受性好,安全性高。肾功能损害或老年患者应适当减量。不良反应有轻度的消化道不适、眩晕、嗜睡和心动过速等。

5-羟色胺去甲肾上腺素再吸收双重抑制药(serotonin and norepinephrine reuptake inhibitor,SNRI)

位于突触前膜的 5-HT 受体和 NA 受体均属于自身受体,负反馈调节 5-HT 和 NA 递质的释放,SNRI 通过阻断 5-HT 和 NA 受体,抑制负反馈调节,增加神经递质的释放,发挥抗抑郁作用。由于双重抑制同时通过不同途径影响抑郁症,该类药物迅速起效,且疗效显著。SNRI 主要药物包括文拉法辛、米那普仑、度洛西汀和西布曲明。

文拉法辛俗称怡诺思、博乐欣,为两环结构,口服吸收快,

迅速起效，但药物半衰期较短，用药初期需每日多次给药，维持期应用缓释剂可实现每日一次用药。文拉法辛抑制突触前膜对 5-HT 和 NE 的再摄取，提高突触间隙中的 5-HT 和 NE 含量，通过迅速下调 β 受体发挥抗抑郁的作用。文拉法辛低剂量时主要抑制 5-HT 的再摄取，随剂量升高对抑制 NA 的再摄取作用逐渐增强。文拉法辛对毒蕈碱、组胺和肾上腺素受体无亲和力，故不存在三环类抗抑郁药的抗胆碱能、直立性高血压和镇静等不良反应，特别在抑郁症的长期或加大剂量的治疗中发挥优势。文拉法辛不仅有抗抑郁和抗焦虑疗效，还能改善社会功能。常见不良反应包括恶心、头痛、出汗、失眠等，程度均较轻。

（左明章）

kàngjīngjuéyào

抗惊厥药 (anticonvulsive drug)

治疗和防止惊厥的药物。惊厥是中枢神经过度兴奋的一种症状，病因多样，如子痫、破伤风、小儿高热、癫痫大发作和中枢兴奋药中毒等，临床表现为全身骨骼肌不自主的强烈收缩。常用抗惊厥药有巴比妥类、水合氯醛、地西泮和硫酸镁。

巴比妥类 巴比妥酸的衍生物，是一组中枢抑制药，通过抑制多突触反应，减弱易化而发挥抑制作用。随剂量由小到大，相继出现镇静、催眠、抗惊厥和麻醉作用。不良反应包括眩晕和困倦，精细运动不协调，抑制呼吸中枢，偶见过敏反应，严重肺功能不全和颅脑损伤致呼吸抑制者禁用。连续用药易发生依赖性，突然停药易"反跳"。其药酶诱导作用可影响其他药物药效。

水合氯醛 又称水合三氯乙醛，口服及直肠给药均易吸收。通过抑制脑干网状上行激活系统，发挥镇静、催眠、抗惊厥作用，对睡眠结构影响小。久服可引起依赖性，有胃刺激性，消化性溃疡患者及哺乳期妇女禁用。

地西泮 俗称安定，口服吸收快而完全，主要影响中枢神经系统，发挥抗焦虑、镇静、催眠和抗惊厥作用。抗惊厥作用强，是癫痫持续状态的首选药。不良反应为嗜睡、头晕、影响技巧性操作。长期用药产生依赖性，突然停药可产生戒断症状。大量快速给药能抑制呼吸循环系统功能，老年及心肺功能减退者慎用。

硫酸镁 镁离子通过特异竞争钙离子受体，拮抗钙离子参与的神经化学传递和骨骼肌收缩，使肌肉松弛。同时也作用于中枢神经系统，使感觉和意识消失。口服难吸收，注射给药可发挥全身作用。过量引起呼吸抑制、心动过缓、血压骤降甚至死亡。腱反射消失通常是药物过量的前兆。出现中毒应立即予生命支持，应用钙剂加以对抗。经期妇女、无尿者、急腹症和胃肠道出血者禁用。肾功能不全、低血压和呼吸衰竭者慎用。

（左明章）

α₂ shènshàngxiànsùnéng shòutǐ jīdòngyào

α₂ 肾上腺素能受体激动药 (α₂-adrenergic receptor agonist)

作用于外周和中枢神经系统交感神经末梢，与 α₂ 肾上腺素能受体结合，减少去甲肾上腺素释放，产生镇静、镇痛、抗焦虑、抗交感兴奋作用的一类药物。肾上腺素能受体位于交感神经节后纤维所支配的效应器细胞膜上，能与肾上腺素和去甲肾上腺素结合，可分为 α 和 β 受体。α 肾上腺素

能受体又分为 α₁ 和 α₂ 两个亚型。α₂ 受体不仅存在于肾上腺素能神经，也存在于 5-羟色胺和乙酰胆碱能神经末梢，并已从牛和大鼠脑内分离出 α₂ 受体的内源性配体，即内源性可乐定样物质，在人类血小板及肾脏也已成功地克隆出 α₂ 亚型的氨基酸序列。

药理作用 中枢神经系统 α₂ 受体广泛分布于动物和人体的大脑，主要位于神经元的突触前膜，抑制中枢去甲肾上腺素合成，通过负反馈作用自动调节去甲肾上腺素的释放，降低中枢神经去甲肾上腺素水平，也调节交感神经节后胆碱能神经释放乙酰胆碱。通常 α₂ 肾上腺素能受体的激活具有抑制腺苷酸环化酶活性、减少 cAMP 生成与积聚的作用，抑制前列腺素 E_1 对腺苷酸环化酶的激活，使突触后膜激动性降低，细胞兴奋效应降低。其他效应机制是通过对膜表面相应离子通道的作用，包括促进 K^+ 外流和抑制神经细胞 Ca^{2+} 内流，增加血小板上 Na^+-H^+ 交换及影响磷酸肌醇代谢而发挥作用。临床上主要应用 α₂ 肾上腺素能受体激动药增强麻醉药作用、稳定血流动力学及产生椎管内镇痛效应。常用 α₂ 肾上腺素能受体激动药主要有苯乙胺类（如 α-甲基去甲肾上腺素）、咪唑啉类（如可乐定、右旋美托咪定）和 Oxaloazepines 类（如氮卓克唑）。根据药物作用于 α₂ 与 α₁ 受体活性的比例又分为部分选择性 α₂ 受体激动药（如可乐定）和选择性 α₂ 受体激动药（如右旋美托咪定）。

临床应用 包括以下方面。

增强全麻药的作用 凡影响中枢肾上腺素能系统的药物，均可改变麻醉药的需要量。增加中枢肾上腺素能活性将增加麻醉药

的需要量，而应用 α_2 肾上腺素能受体激动药增加 α_2 肾上腺素活性使中枢性儿茶酚胺活性降低时，则麻醉药的需要量可减少。伍用 α_2 肾上腺素能受体激动药时吸入麻醉药或麻醉性镇痛药需要量可减少 40%～50%，并可降低诱导时硫喷妥钠、氯胺酮、丙泊酚、依托咪酯需要量以及丙泊酚维持的需要量。围术期麻醉药用量减少，可明显改善麻醉后恢复过程，减少术后恶心和疲劳，减少镇静药用量，且不延长苏醒时间。

降压和稳定围术期血流动力学　手术应激常引起血压升高和心率增快而导致心肌缺血，在临床麻醉过程中通常采用镇痛药、利多卡因或 β 肾上腺素能受体阻断药以缓和手术所致的应激反应。在轻至中度高血压患者，α_2 肾上腺素能受体激动药不仅能增强围术期血流动力学稳定性，而且具有类似 β 肾上腺素能阻断作用，可有效地控制气管插管时的心血管不良反应，麻醉易于管理。可乐定是良好的抗心绞痛药物，能有效改善心肌氧供需比例，不影响支气管平滑肌张力，也不影响异丙肾上腺素的效应，因此在某些情况下可替代普萘洛尔可乐定抗高血压作用是通过减少中枢及外周交感神经活动和激活中枢非肾上腺素能咪唑啉受体而实现。

椎管内镇痛　脊髓是 α_2 肾上腺素能受体激动药产生镇痛的主要部位，因此将 α_2 肾上腺素能受体激动药用于疼痛治疗时，硬膜外和鞘内注射比静脉给药更为可取。椎管内应用可乐定镇痛，其镇痛作用呈量-效相关性，镇痛效价及疼痛缓解程度均强于吗啡，且不影响运动或本体感觉功能，而且无呼吸抑制、恶心、呕吐、瘙痒和尿潴留等并发症，对阿片类药物耐受的患者同样有效，因此明显优于椎管内应用阿片类药物。由于降低脊髓代谢，脊髓血流量轻微降低，无明显临床意义。α_2 肾上腺素能受体激动药已较多地用于急性疼痛、癌性疼痛和神经病理性疼痛的治疗。

增强硬膜外阻滞和蛛网膜下腔阻滞的作用　可乐定阻滞 C 和 Aδ 感觉神经传导，增强神经元钾离子通透性。硬膜外阻滞的患者，局麻药中加用可乐定能明显缩短起效时间，延长阻滞时间，提高运动阻滞程度，而且无明显心血管或呼吸抑制，不增加副作用。在施行关节手术患者，可乐定对丁卡因蛛网膜下腔阻滞的感觉阻滞时间呈剂量相关性延长，提高感觉阻滞质量，但对蛛网膜下腔阻滞扩散程度无明显影响，其增效蛛网膜下腔阻滞的作用可能是此药抗伤害刺激与局麻药神经阻滞之间协同作用的结果，也可能与其抑制局麻药产生的血管扩张，减缓局麻药的吸收有关。

辅助控制性降压　可乐定直接激动延髓和下丘脑前区、视前区的 α_2 肾上腺素能受体，降低外周交感神经张力，发挥中枢性降压作用。可乐定与控制性降压药伍用能明显提高控制性降压的效应，降低耐药性的发生，抑制降压期间的交感-肾上腺髓质反应和抗利尿激素的分泌。可乐定对交感神经突触后受体无阻滞作用，保存了交感神经对意外发生低血压、低血容量或出血反应的储备能力，而且也保存了血管活性药治疗的有效性。右旋美托咪定的药代动力学特点使其在降压同时适当减慢心率，术中可提供满意的降压效果。

儿科应用　包括以下内容。

预防吸入麻醉苏醒期躁动镇痛药、苯二氮草类、可乐定等均曾被用于预防苏醒期躁动，但效果不很稳定。尽管苏醒期躁动对患儿的远期预后无影响，但可降低患儿及家属的满意度。对于 1～10 岁的患儿，α_2 肾上腺素能受体激动药可明显降低苏醒期躁动发生率，且不增加不良反应的发生率。

降低局麻药中毒危险　术前应用 α_2 肾上腺素能受体激动药可降低区域阻滞患儿血液中局麻药浓度，其原因在于该药可作用于外周血管平滑肌的 α_2 受体，使血管收缩，减少血液对局麻药摄取，提高组织内神经丛周围的局麻药浓度，延长作用时间；降低血液中局麻药浓度，减少中毒危险。

降低呕吐发生率　术前服用 α_2 肾上腺素能受体激动药能使患儿得到充分休息，亦可增强某些麻醉药（如丙泊酚）的镇吐作用。与无镇吐效应的地西泮、咪达唑仑相比，此类药物更适合作小儿术前药物以防止呕吐发生。右旋美托咪定可成功治疗苯海拉明、氯丙嗪、劳拉西泮、雷尼替丁和昂丹司琼等治疗无效的周期性呕吐综合征患儿。

作为全身麻醉辅助用药　对于采用"睡眠-唤醒-麻醉"方法实施脑皮质功能区附近病变组织手术的儿童，右旋美托咪定可提供充分的镇静、抗焦虑和镇痛作用，患儿通常可以合作，保留自主呼吸，便于神经生理学监测和功能区定位。右旋美托咪定可用于重症监护病房（intensive care unit, ICU）患儿机械通气期间的镇静，辅助在 ICU 拔除气管导管，还可用于儿科无创检查的镇静以及治疗心胸外科手术后 ICU 患儿的阿片类药物的戒断症状。

其他　因具有镇静、镇痛、

减少腺体分泌、抑制交感肾上腺应激反应等作用，α_2肾上腺素能受体激动药非常适合作为麻醉前用药。此类药物还可有效防止术后寒战的发生。可乐定用于分娩镇痛，既具有镇痛效果又不会导致运动缺失，还可减少局麻药用量。青光眼患者术前应用可乐定，可缓解全身麻醉气管插管引起的眼压升高。

注意事项 临床应用时应考虑患者的一般情况、合并用药，并警惕停药综合征及其危象。

一般情况 口服用药的患者应谨慎，未经医师允许，不得中断治疗。从事危险活动如操作机器或开车的患者应注意α_2肾上腺素能受体激动药可能存在的镇静作用，且可因同时使用酒精、巴比妥酸盐或其他镇静药而增强。对可乐定贴剂产生过敏反应的患者，口服α_2肾上腺素能受体激动药也可能引起过敏反应（包括皮疹、荨麻疹或血管神经性水肿）。患有严重冠状动脉狭窄、心脏传导障碍、新近发生心肌梗死、脑血管病或慢性肾衰竭的患者用药应慎重。

合并用药 应用α_2肾上腺素能受体激动药时，需考虑与其他合并用药的相互作用。以可乐定为例，术前应用尼卡地平的患者，应持续到手术开始并在术后尽可能快恢复给药。可乐定与三环类抗抑郁药合用，可使可乐定的降压作用减弱，需要增加剂量。与其他降压药或利尿药合用，可使降压作用增强，应适当调整剂量。术中应监测血压，若需要应采取其他手段控制血压。与影响窦房结功能或房室传导的药物如地高辛、钙离子通道阻滞药和β受体阻断药合用，可能产生相加作用加重心动过缓和房室传导阻滞。

α_2肾上腺素能受体激动药还可能增强酒精、巴比妥酸盐或其他镇静药的中枢神经系统抑制作用，临床应用时需谨慎。

停药 应告知患者，未经允许不得中断治疗。在某些病例中，突然中断α_2肾上腺素能受体激动药治疗可导致神经过敏、激动、头痛和震颤等并发症，或者血压迅速上升，血浆儿茶酚胺浓度升高。大剂量或联合应用α_2肾上腺素能受体激动药（如可乐定）和一种β肾上腺素能受体阻断药后的患者，若停用α_2肾上腺素能受体激动药而继续应用β受体阻断药，则特别容易发生停药综合征，主要由于在血浆儿茶酚胺突然升高的情况下，β受体阻滞后不能介导血管扩张，外周α受体失去抗衡而导致血管痉挛。因此，在这些情况下停药需特别谨慎，若接受这类治疗方案的患者需要中断治疗，应在逐渐中断可乐定前数天停用β受体阻断药。在可乐定停药后，少数病例发生高血压性脑病、脑血管意外和死亡。计划中断可乐定治疗时，应经$2 \sim 4$天的时间逐渐减少剂量以避免出现停药综合征。儿童通常有导致呕吐的胃肠道疾病，可能漏服药物，因此而引起的高血压发作在儿童更常见。若出现停药综合征，重新开始服用所停药物，症状即能很快消失，必要时辅助其他药物对症治疗。

不良反应 大多数α_2肾上腺素能受体激动药的不良反应轻微，其出现与剂量相关，且连续治疗有减轻趋势，无需特殊处理。最常见的是与中枢作用有关的一般副作用，如口干、瞌睡、头晕、镇静及停药综合征。用药后血压降低时代偿性压力感受器反射能力下降，可导致相对心动过缓及

直立性低血压。其他报道的不良反应包括皮疹、瘙痒、血管神经性水肿、恶心、呕吐、轻度短期肝功能检查异常、便秘、肠梗阻和腹部疼痛、尿潴留，但药物与这些不良反应之间的因果关系尚未确定。

（朱波）

téngtòng zhìliáo fāngfǎ

疼痛治疗方法（pain management technique） 包括药物治疗、理疗、神经阻滞、神经介入治疗、心理治疗等。疼痛是神经损伤引起的一种不愉快的感觉和情感体验，按病程可分为急性疼痛和慢性疼痛。急性疼痛是躯体组织损伤和局部组织损伤部位的伤害感受器被激活而引起的疼痛，持续时间相对有限，产生疼痛的病理学改变解除后疼痛随之消失。若疼痛状态的持续时间超出产生疼痛的病理学改变之预期愈合时间，则形成慢性疼痛。外周和中枢敏化造成慢性疼痛的治疗远比急性疼痛的处理复杂。对急性疼痛及时有效的处理有助于预防慢性疼痛的发生，临床意义重大。

常用药物有非甾体抗炎镇痛药、阿片类药、抗抑郁抗焦虑药、局麻药、糖皮质激素、抗代谢药等。神经阻滞疗法是疼痛治疗中的重要手段。对于术后疼痛、躯干四肢急性带状疱疹所致剧烈疼痛、急性椎间盘突出症等，采用椎管内神经阻滞可快速缓解疼痛，并促进病程向良性循环发展。包括三叉神经、舌咽神经、面神经、枕大神经/枕小神经、上颈段椎旁神经阻滞可治疗头面部疼痛。臂丛及其分支的阻滞可治疗肩周炎、肩袖损伤疼痛。腹腔神经丛阻滞或破坏可治疗内脏性癌性疼痛。腰交感神经丛阻滞对下肢缺血性疼痛、糖尿病足有很大帮助，患

者可能避免被截肢，明显提高患者生活质量。随着科学的发展和医疗器械的不断改进，神经介入治疗给一些顽固性疼痛患者带来福音，如神经射频热凝治疗、脉冲射频调节治疗、硬膜外腔镜神经粘连松解、脊髓及外周神经电刺激疗法、程控输注系统鞘内镇痛等，都是现代疼痛医学发展的明证。理疗和心理治疗对疼痛患者也是非常必要的。

（赵国栋）

超前镇痛（preemptive analgesia） 在外周损伤等有害刺激前采取的镇痛治疗措施。可减少有害刺激传入所致外周和中枢敏化，抑制神经可塑性变化，达到创伤后镇痛和减少镇痛药用量的目的。

根据神经病理生理学研究，创伤后先出现保护性的生理性疼痛，此种疼痛持续时间较短，范围局限，继之则由于创伤后炎症反应与神经受损所致病理性疼痛引起致痛物质释放，导致损伤区痛阈降低，疼痛增强即原发性痛觉过敏；其周围的非损伤区也出现疼痛，即继发性痛觉过敏，统称为末梢可塑性变化。组织损伤后，其伤害性冲动向上传导到达脊髓，脊髓中枢也发生可塑性变化，出现痛阈降低，兴奋增强。伤害性刺激信号一旦启动，将导致上述级联改变致使外周和中枢神经系统对各种传入信号（包括伤害性感受和正常感觉）的反应性增加。这种改变将导致神经系统对随后的刺激反应增强而放大疼痛的感受。因为超前镇痛在手术操作等伤害性刺激之前即采取镇痛措施，减少了由这种刺激引起初级传入C纤维传入兴奋所引起脊髓背角神经元兴奋性持续升高。

由于超前镇痛对伤害性感受途径激活过程的保护效应，理论上超前镇痛所采用的镇痛措施比伤害性刺激启动后再采用的同一种镇痛措施效果好，减少急性疼痛的同时有利于防止急性疼痛发展为慢性疼痛。从理论上，超前镇痛的效果肯定，但从目前循证医学来看，尚无超前镇痛临床确实有利的证据。这是因为对于手术疼痛而言，要做到完全的超前镇痛、彻底控制外周和中枢痛觉敏化的唯一方法是从手术切皮开始前直到手术切口完全愈合为止全程抑制所有痛觉信号的传入，而参与痛觉信号传导的信号系统非常复杂。采用多模式、多途径、完全彻底、长时程超前疼痛治疗措施才是最理想的超前镇痛。

超前镇痛的治疗方法包括术前或予伤害性刺激前应用阿片类药物、N-甲基-D-天冬氨酸（NMDA）受体阻断药、椎管内镇痛、区域神经阻滞镇痛、局部镇痛、针灸镇痛等。

（佘守章）

患者自控镇痛（patient-controlled analgesia，PCA） 患者根据自身疼痛程度，通过特殊的给药装置，按需要自行给予医师预先设定剂量的药物进行镇痛的方法。

传统的术后镇痛方法是患者出现疼痛时由护士按处方肌内注射适量镇痛药，该方法难以使患者的疼痛得到及时有效地控制，其缺点如下。①不灵活：因为患者对镇痛药物的需要量可能相差10倍以上。②依赖性：患者需要镇痛时必须依赖医护人员的处方和给药。③不及时：患者疼痛时必须等待护士按处方准备药物，肌内注射药物后，药物尚需要一定的时间达到有效的血药浓度，并扩散到中枢的作用位点才能发挥镇痛作用。

1968年塞克泽（Sechzer）首次提出按需镇痛的概念，其核心思想是"由护士根据患者疼痛需要静脉予小剂量阿片类药物镇痛"。但这一方式的特点是增加了医护人员的工作量，给药依据或临床镇痛需求的判断容易出现失误。1976年首台PCA泵问世，并通过威尔士国立医学院的审定和改进，PCA才以成熟、安全、有效的技术推向临床，这也标志着疼痛治疗方法学上有了里程碑式的进步。PCA相对于医护人员给药和定时给药的方法，一方面最大限度地实现了个体化用药，镇痛效果得到改善，且镇痛相关副作用也显著减少；另一方面，采用PCA技术后，患者自身也有自我控制的满足感，具有较大的心理优势。

技术参数 包括以下方面。

负荷剂量 予负荷剂量旨在迅速达到镇痛所需血药浓度，即最低有效镇痛浓度，使患者迅速达到无痛状态。

单次给药剂量 患者每次按压PCA泵所给的镇痛药剂量，单次给药剂量过大或过小均有可能导致并发症或镇痛效果欠佳。若患者在积极按压PCA泵给药后仍存在镇痛不完全，则应将剂量增加25%～50%。相反，若患者出现过度镇静，则应将剂量减少25%～50%。

锁定时间 该时间内PCA装置对患者再次给药的指令不作反应。可防止患者在前一次给药完全起效之前再次给药，是PCA安全用药的重要环节。

最大给药剂量 最大给药剂量或限制量是PCA装置在单位时间内给药剂量限定参数，是PCA装置的另一保护性措施。有1小时或4小时限制量。旨在对超过平均使用量的情况引起注意并加以限制。

连续背景输注给药 大部分电脑 PCA 泵除 PCA 镇痛给药功能外，还有其他功能可供选择，包括在 PCA 给药的同时连续背景输注给药。理论上，连续背景输注给药将减少患者的 PCA 给药次数，并稳定镇痛药物的血药浓度，可改善镇痛效果。

在进行 PCA 参数设置时应充分考虑药物的药代动力学参数和药效学特点。例如，锁定时间设置时要考虑药物效应达到峰值的时间，否则易造成镇痛不够或药物过量；负荷剂量、单次剂量及背景剂量设置要充分考虑患者自身情况，如对于慢性阻塞性肺疾病患者，阿片类药物的单次剂量应适当减少。

分类 依 PCA 给药途径和参数设定的不同，可分为静脉 PCA、硬膜外 PCA、皮下 PCA 和区域神经阻滞 PCA 等，其中前两者较常用。不同种类 PCA 的特征在于其单次给药量、锁定时间和选用的药物有所不同。

临床应用 PCA 的适应证非常广泛，在术后急性疼痛的治疗中发挥重要作用。也可用于癌性疼痛、带状疱疹后疼痛、分娩期间和分娩后以及剖宫产术后的镇痛治疗等。不适合使用 PCA 镇痛者包括：年纪过大或过小、精神异常、无法控制按钮及不愿意接受 PCA 的患者。

（佘守章）

huànzhě zìkòng jìngmài zhèntòng
患者自控静脉镇痛（patient-controlled intravenous analgesia，PCIA） 患者根据自身疼痛强度，通过特殊的给药装置，自行静脉注射医师预先设定剂量的药物进行镇痛的方法。是目前术后

急性疼痛治疗中应用最广泛的镇痛方法。

适应证 能够理解镇痛装置如何使用、无神经精神障碍、能够控制自控给药装置的疼痛患者，也可用于产妇分娩镇痛。

常用药物和方案 阿片类药物、曲马多是 PCIA 最常选择应用的药物，也有联合应用非甾体抗炎药行术后短时间镇痛的研究报道。PCIA 常用药物及自控装置设置（表 1）。

小儿 PCIA 常用吗啡和芬太尼。吗啡 PCIA 设置为单次给药剂量 $0.01 \sim 0.03$ mg/kg、锁定时间 $5 \sim 10$ 分钟，可复合持续剂量 $0.01 \sim 0.03$ mg/（kg·h）；芬太尼 PCIA 设置为单次给药剂量 $0.5 \sim 1.0$ μg/kg、锁定时间 $5 \sim 10$ 分钟，可复合持续剂量 $0.5 \sim 1.0$ μg/（kg·h）。

在 PCIA 应用过程中，应保持静脉通路通畅，防治堵塞造成镇痛不全，也要防止空气进入。在确定 PCIA 的配方时，应充分考虑患者的具体情况及手术创伤等因素，达到充分镇痛的同时副作用最小的效果。PCIA 所倡导的患者自控镇痛方式，更多强调的是一

种个体化的镇痛治疗，但是这种镇痛效果的达成，还需要医护人员在患者应用 PCIA 之后定期进行疼痛评估和随访，同时对并发症进行积极有效地治疗，根据患者对 PCIA 使用情况和镇痛效果及时调整 PCIA 配方，才能达到个体化有效镇痛的目的。

不良反应及处理 包括呼吸抑制、恶心、呕吐、皮肤瘙痒、眩晕、嗜睡、镇静过度、便秘等。较少见的是自控镇痛装置机械或电脑程序控制故障导致用药过量。不良反应处理上主要是对症支持，必要时调整 PCIA 用药方案。

（佘守章）

huànzhě zìkòng yìngmówài zhèntòng
患者自控硬膜外镇痛（patient-controlled epidural analgesia，PCEA） 患者根据自身疼痛的强度，通过自控给药装置，经硬膜外注射镇痛药物镇痛的方法。1979 年贝哈尔（Behar）在《柳叶刀》（*Lancet*）杂志发表一篇具有划时代意义的文章证实了硬膜外腔予阿片类药物的安全性和有效性，他将吗啡注入硬膜外腔治疗顽固性疼痛获得成功。此后大量研究表明，硬膜外镇痛可提供

表 1 PCIA 常用药物及自控装置设置

药 物	浓度（mg/ml）	单次剂量（mg）	锁定时间（分钟）
吗啡	1	$0.5 \sim 2.5$	$5 \sim 10$
哌替啶	10	$5 \sim 25$	$5 \sim 10$
氢吗啡酮	0.2	$0.05 \sim 0.25$	$5 \sim 10$
美沙酮	1	$0.5 \sim 2.5$	$8 \sim 20$
氧吗啡酮	0.25	$0.2 \sim 0.4$	$8 \sim 20$
芬太尼	0.01	$0.01 \sim 0.02$	$3 \sim 10$
舒芬太尼	0.002	$0.002 \sim 0.005$	$3 \sim 10$
阿芬太尼	0.1	$0.1 \sim 0.2$	$5 \sim 8$
喷他佐辛	10	$5 \sim 30$	$5 \sim 15$
纳布啡	1	$1 \sim 5$	$5 \sim 15$
丁丙诺啡	0.03	$0.03 \sim 0.10$	$8 \sim 20$
曲马多	10	$10 \sim 30$	$5 \sim 20$

非常有效、长时间的节段性镇痛。因为阿片类药物直接作用于脊髓内阿片受体发挥镇痛作用，与静脉和口服用药相比，很小剂量的阿片类药物即可发挥良好的镇痛效应，减少了阿片类药物应用的相关不良反应和潜在风险。局麻药与阿片类药物硬膜外腔联合应用可产生协同镇痛效应，可降低局麻药浓度、减少阿片类药物应用剂量。

适应证 适用术后痛、癌性疼痛、慢性神经痛等患者的疼痛治疗，也适用于分娩疼痛治疗。

禁忌证 头颈部手术及有硬膜外阻滞禁忌证的患者。

常用药物 PCEA 药物选择以局麻药为主，辅以阿片类药物和其他镇痛药物（表1）。

局麻药 丁哌卡因、罗哌卡因和左旋丁哌卡因属于长效局麻药，低浓度可产生充分镇痛效应而运动阻滞程度轻，是目前 PCEA 通常选用的局麻药。

阿片类药物 硬膜外输注亲脂性（如芬太尼、舒芬太尼）和亲水性（如吗啡、氢吗啡酮）阿片类药物的镇痛效能、起效时间和镇痛维持时间有所不同。亲脂性药物很容易穿透硬膜和蛛网膜，渗透作用于脊髓组织，其镇痛效应仅限于导管留置部位附近几个节段；起效相对较快，但容易吸收入血，因此作用维持时间也短，单独应用亲脂性阿片类药物行 PCEA 的整体优势不大，但可复合局麻药应用。吗啡属亲水性阿片类药物，硬膜外腔给药能产生明确的脊髓平面的麻醉镇痛作用，被公认是应用于椎管内最古老、最经典的阿片类药物，也是美国食品和药品监督管理局（FDA）最早认可用于椎管内注射的阿片类药物。亲水性阿片类药物与亲脂性阿片类药物相比，硬膜外应用具有镇痛起效慢、作用时间长、镇痛节段更广泛、镇痛效果明确的特点。

局麻药-阿片类药物混合剂 一种局麻药与一种阿片类药物硬膜外复合输注优于单纯使用。局麻药和阿片类药物硬膜外联合使用的镇痛作用研究证明两者之间是协同效应，而临床观察却表明是相加作用。临床上联合应用局麻药和阿片类药物术后镇痛旨在：①减少两种药物的应用剂量。②维持或增强镇痛程度。③减少阿片类药物和/或局麻药不良反应的发生率。

辅助药物 硬膜外镇痛中可加入多种辅助药物，如可乐定、新斯的明、肾上腺素等，旨在提高镇痛效果的同时减少不良反应，但至今尚无一种辅助药物得到广泛认可。

不良反应及处理 包括下列各项。

呼吸抑制与镇静过度 呼吸抑制是硬膜外应用阿片类药物的最严重并发症之一。硬膜外应用局麻药因为浓度和剂量都比较低，因高平面阻滞而引起呼吸抑制的可能性非常小。使用亲脂类药物如芬太尼和舒芬太尼时，由于全身药物吸收引起早期呼吸抑制；而亲水药物通过脑脊液向头端扩散，所以延迟呼吸抑制可能在给药后 12 小时出现。剂量、年龄、患者体位、药物的水溶性、正压通气、腹内压增加可影响其发生率。主要危险因素包括年龄 > 70 岁、慢性呼吸系统疾病（睡眠呼吸暂停综合征）、严重肥胖、既往阿片类药物耐受、其他镇痛途径也应用阿片类药物。呼吸抑制可能致命，其延迟发生更增加预测的难度。为预防呼吸抑制的出现，呼吸系统有慢性疾病（如慢性支气管炎、哮喘等）患者阿片类药用量要慎重，否则会加重呼吸抑制，甚至出现严重肺部感染；术

表 1 患者自控硬膜外镇痛方案

镇痛药物配方*	背景剂量（ml/h）	单次给药量（ml）	锁定时间（分钟）
一般方案			
0.05%丁哌卡因+4μg/ml 芬太尼	4	2	10
0.0625%丁哌卡因+5μg/ml 芬太尼	4~6	3~4	10~15
0.1%丁哌卡因+5μg/ml 芬太尼	6	2	10~15
0.2%罗哌卡因+5μg/ml 芬太尼	5	2	20
胸部手术			
0.0625%~0.125%丁哌卡因+5μg/ml 芬太尼	3~4	2~3	10~15
腹部手术			
0.0625%丁哌卡因+5μg/ml 芬太尼	4~6	3~4	10~15
0.125%丁哌卡因+0.5μg/ml 芬太尼	3~5	2~3	12
0.1%~0.2%罗哌卡因+2μg/ml 芬太尼	3~5	2~3	10~20
下肢手术			
0.0625~0.125%丁哌卡因+5μg/ml 芬太尼	4~6	3~4	10~15
0.125%左旋丁哌卡因+4μg/ml 芬太尼	4	2	10

注：*表中列举配方是文献中局麻药和芬太尼的联合用药方案，引自 Miller 麻醉学第六版。

后镇痛应常规有效氧疗；穿刺或置管疑有硬脊膜损伤较大，吗啡用量应<1mg 或不用；严格控制阿片类药物的用量和浓度，以药物最低有效浓度和剂量应用最为合理，既达到预防呼吸抑制的目的，又能达到有效的镇痛作用。处理上要做到早发现、早诊断、早处理。存在呼吸抑制危险因素的患者应派专人负责随访、密切随访应超过 24 小时。一旦发生呼吸抑制，应立即停止镇痛泵，吸氧，保持呼吸道通畅，必要时静脉予纳洛酮 0.1～0.4mg，以及进行无创人工辅助通气。纳洛酮是短时效药物，持续静脉泵注纳洛酮 0.5～5.0μg/（kg·h）可避免呼吸抑制再次发生。

低血压　采用局麻药进行硬膜外镇痛可阻断交感神经并引起术后低血压，极少数患者同时出现心动过缓。术后胸段硬膜外镇痛引起的低血压发生率为 4.1%，腰段硬膜外镇痛高达 7.7%，最常见原因是血容量不足和直立性低血压，罕见情况可出现于由于镇痛泵故障或设置错误药物输注过快或硬膜外导管移位到蛛网膜下腔或硬膜下腔。硬膜外镇痛所致非重度低血压的治疗措施包括降低局麻药的使用总量（通过降低给药浓度和速度）、补充液体，纠正低血容量。必要时使用血管活性药物，麻黄素是 α、β 受体激动药，作用较缓和，可作为防止血压下降的首选药物，对严重心动过缓者可静脉注射阿托品。硬膜外单独输注一种阿片类药物几乎不引起术后低血压。

神经损伤　PCEA 可发生硬膜外阻滞相关的神经损伤，具体见硬膜外阻滞的并发症。

恶心呕吐　硬膜外镇痛治疗期间最常见的并发症之一，女性多于男性。PCEA 期间引起恶心呕吐的主要因素与椎管内阿片类药物应用有关。处理方法有避免长时间禁食、缺氧、容量过少及使用镇吐药物。

皮肤瘙痒　目前发现几乎所有阿片类药经硬膜外腔注射均可出现皮肤瘙痒，患者难以忍受，以致某些人宁愿疼痛而不愿发生瘙痒。可能是吗啡增加血浆内组织胺含量所致类过敏样反应，与吗啡剂量无关。静脉注射纳洛酮、纳曲酮、纳布啡能防治阿片类药物相关的瘙痒症；异丙嗪兼有镇静和抗组织胺作用，预防瘙痒疗效较满意。

尿潴留　椎管内使用阿片类药物时尿潴留的发生率高于全身使用（约 18%），可达 70%～80%，男性发生率高于女性。尿潴留与有副交感反射弧参与的胃肠道阿片受体激活效应有关，因排尿的容量反射及逼尿肌的收缩功能受到抑制和括约肌松弛障碍所致。硬膜外使用局麻药也会发生尿潴留，据报道发生率为 10%～30%；硬膜外输注局麻药的速度越快（感觉阻滞程度越严重、运动功能障碍的发生率越高），尿潴留的发生率越高。小剂量纳洛酮分次静注可解除尿潴留，但所用剂量大时，可能部分或完全拮抗阿片类药物镇痛作用。采用针灸按摩、膀胱区热敷或肌内注射氨甲酰胆碱可能有一定效果。若效果不佳可在严格无菌操作下导尿。临床上操作可在术后患者第一次排尿后再开启硬膜外镇痛泵，可预防尿潴留。

运动阻滞　采用局麻药进行硬膜外镇痛会造成 2%～3% 患者下肢运动功能障碍。通过降低局麻药浓度和给药量及联合使用阿片类药物维持镇痛效果，可能降低运动阻滞的发生率和严重程度。更重要的是，通过恰当放置硬膜外导管避免麻醉腰部神经，同时其产生的镇痛平面刚好覆盖手术区域。

硬膜外导管移位　在硬膜外持续镇痛期间，硬膜外导管可能发生移位，硬膜外腔血管、蛛网膜下腔、硬膜下腔均是可能的移位途径。蛛网膜下腔、硬膜下腔移位后可能出现异常运动阻滞、低血压、呼吸抑制和镇静过度。硬膜外腔血管移位可能出现局麻药神经毒性反应，出现头晕、意识障碍、惊厥、抽搐等神经毒性，以及低血压、心率减慢等心肌毒性表现。由于局麻药和阿片类药物系统吸收，导致硬膜外腔镇痛药物浓度不足，镇痛效果差。

(余守章)

huànzhě zìkòng qūyù zhèntòng

患者自控区域镇痛（patient-controlled regional analgesia, PCRA）　行外周神经阻滞后，经外周神经鞘置入导管，连接自控镇痛装置，由患者根据自身疼痛强度，通过自控镇痛装置予预设剂量的局麻药等镇痛药物的镇痛方法。

区域神经阻滞成功后，置入导管，连接自控镇痛泵，即可实施 PCRA。利多卡因并非术后镇痛的理想药，因为其效价相对较低，易于快速耐药，通常需要较大剂量，感觉与运动神经分离阻滞的特性不够明显。因此，PCRA 应首选长效局麻药，如罗哌卡因、丁哌卡因和左旋丁哌卡因。罗哌卡因具有如下特点：①分离阻滞程度（感觉大于运动）更大，有利于减少肢体麻痹程度，增加肢体活动能力。②心脏毒性相对较低。③具有内在的缩血管活性，不必加入肾上腺素，因此 PCRA 较多采用。在 PCRA 时可辅助应用可乐定、右旋美托咪啶、氯胺酮等增强镇静、镇痛效果。常用外周神经阻滞置管 PCRA 的指征和方法（表1）。

除四肢手术后镇痛外，采用局麻药 PCRA 还适用于外周血管性疾病及疼痛的治疗。PCRA 用于术后镇痛中，在提供满意镇痛的同时，可避免阿片类药物的使用，避免恶心、呕吐等不良反应，减少全身副作用；患者可早期下床活动，有利于尽快恢复出院，满意程度高。外周神经阻滞（如臂丛、坐骨神经、股神经等）采用长效局麻药（如罗哌卡因、丁哌卡因或左旋丁哌卡因）可提供12小时以上的镇痛。外周神经阻滞易于操作，安全、价廉，但用于术后患者的镇痛尚有待普及。

（佘守章）

huànzhě zìkòng píxià zhèntòng

患者自控皮下镇痛（patient-controlled subcutaneous analgesia，PCSA）

患者根据自身疼痛强度，通过自控镇痛装置经皮下注射给予预设剂量镇痛药的镇痛方法。

胸前区或前臂内侧或三角肌皮肤部位，常规消毒，采用20～22G 的套管针植入皮下，将套管针固定后与患者自控给药装置相连，然后进行患者自控给药镇痛。PCSA 药物一般采用吗啡、芬太尼、舒芬太尼等阿片类药物或曲马多。由于应用较少，各医院所用配方有所不同，大多参照经静脉患者自控镇痛的方案（表1）。

PCSA 应用并不广泛，适用于没有或不需要建立静脉通道的患者，如长期癌性疼痛患者、部分门诊手术的患者。可用于术后镇痛，也可避免长期留置静脉通道，其镇痛效果和并发症与患者自控静脉镇痛大致相当。

（佘守章）

zànshíxìng shénjīng zǔzhì zhèntòng

暂时性神经阻滞镇痛（temporary nerve block）

将非破坏性药物注入于脑脊髓神经节、丛或脊神经、交感神经节等神经组织周围以阻断神经信号传导功能而达到镇痛效果的方法。旨在以尽可能小的侵入性操作达到最好的解剖阻滞范围，减少全身用药对机体的干扰。该法使用的局麻药作用时间有限，虽然单次阻滞其缓解疼痛及局麻药所致感觉障碍的作用暂时而不长久，但反复的单纯局麻药阻滞和皮质类固醇局麻药混合阻滞却通常能治愈疼痛。临床上暂时性神经阻滞分为诊断性神经阻滞和治疗性神经阻滞。

诊断性神经阻滞的理论基础是根据某一特定区域或某种特殊类型的神经纤维被阻滞而产生疼痛缓解为患者作出临床诊断并判定预后。采用解剖学或药理学方法均可。在解剖学方法中，相继进行交感神经和体神经阻滞，通过阻滞后所出现的疼痛缓解状况

表1 常用 PCSA 设置

药物	PCSA 设置			
	负荷剂量	自控给药剂量	锁定时间	其他
吗啡（5～10mg/ml）	1～5mg	1mg	15 分钟	1 小时限量 10mg
芬太尼（25μg/ml）	50μg	25μg	5 分钟	1 小时限量 250μg
舒芬太尼（2μg/ml）	10μg	2μg	5 分钟	1 小时限量 20μg
曲马多（10mg/ml）	50mg	10mg	15 分钟	

注：配制镇痛药的液体中可加入局麻药；根据患者疼痛强度和反应调整 PCA 设置。

表1 常用外周神经置管 PCRA 的指征和方法

手术名称	区域阻滞方式	置管方式	PCRA 设置
上肢，肩关节	臂丛神经阻滞	臂丛置管（8～10cm）	0.2%罗哌卡因 5～15ml/h，自控剂量每次 3～5ml，锁定时间 10～20 分钟
股骨（颈）骨折手术	腰丛+坐骨神经阻滞	腰丛置管（8～10cm）	0.2%罗哌卡因 5～15ml/h，自控剂量每次 3～5ml，锁定时间 10～20 分钟
膝关节镜手术	腰丛+股神经阻滞	股神经置管（8～10cm）	0.2%罗哌卡因 5～15ml/h，自控剂量每次 3～5ml，锁定时间 10～20 分钟
全膝关节置换手术	腰丛+坐骨神经阻滞	腰丛置管（8～10cm）	0.2%罗哌卡因 5～15 ml/h，自控剂量每次 3～5ml，锁定时间 10～20 分钟
大腿或小腿截肢手术	坐骨神经+股神经阻滞	坐骨神经+股神经分别置管	0.2%罗哌卡因用量 5～10 ml/h，自控剂量每次 3～5ml，锁定时间 10～20 分钟，最大用量 15ml/h
踝关节骨折复位或脚部截肢手术	坐骨神经（必要时加股神经）阻滞	坐骨神经（必要时加股神经）置管	0.2%罗哌卡因 5～15ml/h，自控剂量每次 3～5ml，锁定时间 10～20 分钟，最大用量 15ml/h

注：*0.2 罗哌卡因可改为 0.125%～0.25%丁哌卡因或左旋丁哌卡因。

可以帮助判断疼痛症状由哪一个神经系统引起。而沿神经通路选择性地阻滞不同的点则有助于判断神经通路上产生疼痛症状的病变部位。在药理学方法中，阻滞交感神经和体神经所用局麻药浓度不同是其理论基础。通常阻滞体神经和运动神经需要较高浓度的局麻药。若使用较低浓度的局麻药行神经阻滞后感觉变迟钝但疼痛并未消失，则表明疼痛的病因为交感性。进行诊断性神经阻滞时通常只使用局麻药。

治疗性神经阻滞需使用包括局麻药、皮质类固醇等药物的混合物。局麻药能阻断疼痛伤害的神经传递反射、扩张血管、增加组织血流量、松弛肌肉。皮质类固醇长期的抗炎作用可减轻受损神经的炎症和变态反应，延长局麻药的疼痛缓解期。临床上常用含皮质类固醇的局麻药行间歇性硬膜外阻滞治疗神经根疾病、椎间盘突出症和坐骨神经痛。有时即使不使用皮质类固醇，仅用局麻药行间歇性阻滞，也比单次注射阻滞所获得的疼痛缓解期显著延长，尤其对于复杂性区域疼痛综合征和神经痛患者。治疗性神经阻滞还可促进理疗等其他治疗手段的应用。例如，肋间神经阻滞可促进肺部理疗，预防肋骨骨折患者的呼吸道并发症；硬膜外阻滞有助于下肢存在反射性交感性营养不良患者进行被动运动；放置导管连续性股神经阻滞有利于缓解膝关节置换术后的严重疼痛，并促进患者主动运动。

(赵国栋)

wàizhōu shénjīng zǔzhì zhèntòng

外周神经阻滞镇痛（peripheral nerve block）

将疼痛治疗药物注入中枢神经系统之外的受损神经组织周围或疼痛部位的上位

支配神经周围，通过改变神经信号转导而缓解疼痛的方法。包括局麻药、神经营养药、皮质类固醇等组成的抗炎镇痛液或神经破坏性药物如无水乙醇、苯酚等。

常选择经皮穿刺路径完成，神经刺激器引导下操作可提高准确性及成功率。阻滞中所采用的抗炎镇痛液可减少受损神经的炎症和变态反应，改善神经血液供应，促进其修复。神经破坏性药物通过对神经髓鞘的变性作用破坏神经组织的完整性，毁损致神经纤维连续性破坏而阻断疼痛信号转导。神经阻滞的基本原则是以尽可能小的侵入性操作达到最好的解剖阻滞范围，达到治疗目的，避免对机体整体功能的干扰。

按部位不同外周神经阻滞可分为神经节阻滞、神经丛阻滞、神经干阻滞、神经支阻滞。神经节阻滞主要包括星状神经节阻滞、奇神经节阻滞。神经丛阻滞包括颈丛阻滞、臂丛阻滞、腹腔神经丛阻滞、腰丛阻滞、骶丛阻滞。神经干、支阻滞包括枕大神经阻滞、枕小神经阻滞、脊神经根阻滞、脊神经后支阻滞、肋间神经阻滞、肩胛上神经阻滞、腋神经阻滞、桡神经阻滞、尺神经阻滞、正中神经阻滞、指神经阻滞、坐骨神经阻滞、臀上皮神经阻滞、髂腹下神经阻滞、股神经阻滞、闭孔神经阻滞、生殖股神经阻滞、股外侧皮神经阻滞、阴部神经阻滞、胫神经阻滞、腓总神经阻滞、隐神经阻滞、腓深神经阻滞、腓浅神经阻滞、腓肠神经阻滞、趾神经阻滞等。

(赵国栋)

shénjīnggēn zǔzhì zhèntòng

神经根阻滞镇痛（nerve root block）

选择性地将疼痛治疗药物注入神经根周围，通过改变神

经信号转导而缓解疼痛的方法。硬膜外腔的上界是枕骨大孔骨膜与硬脊膜融合处，下界为骶尾韧带；前缘为后纵韧带，后缘为椎板和黄韧带；外侧缘为椎弓根和椎间孔。由发自脊髓灰质前角的前根与进入脊髓灰质后角的后根在椎间孔处或椎间孔内合并形成的脊神经根，从椎间孔穿出椎管后分成前、后两条主支及交通支、硬膜支两条副支。脊神经是运动、感觉、交感及副交感纤维形成的混合神经。神经根阻滞不仅可阻滞感觉神经，而且可阻滞交感神经，改善血流，产生抗炎、镇痛作用。选择性神经根阻滞有助于单根神经病的诊断和治疗。临床上常用颈部及腰部选择性神经根阻滞。操作必须在X线透视引导下进行并需造影定位。

适应证 ①单根神经病，包括病毒感染、肿瘤侵犯等引起的单根神经损害性疼痛。②椎间盘突出症。③椎管狭窄症。

禁忌证 ①不能保持安静合作者。②严重凝血功能障碍。③心、肺等重要脏器严重功能不全。

技术操作 患者取俯卧位或侧卧位，颈部神经根阻滞尚可取仰卧位。俯卧位或侧卧位：X线透视显示靶神经水平横突中外1/3处在皮肤的投影点。颈部仰卧位：X线透视显示靶神经椎间孔的最大径线面，靶神经椎间孔对应的小关节在皮肤的投影处。颈部穿刺针长5~8cm，5~7号针；腰部穿刺针长15cm，5~7号针。术者戴无菌手套，充分消毒操作区域的皮肤。先行穿刺点皮肤及皮下组织浸润麻醉。①俯卧位或侧卧位：入针达靶神经水平横突起始部下缘，后退2~3cm向内侧、尾侧及腹侧调整进针方向，越过横

突下缘，在椎弓根下向内下方缓慢进针至椎间孔。②仰卧位（仅限颈段）：入针达靶神经椎间孔对应的上关节突的尖端，略后退后向外侧、尾侧及腹侧调整进针方向，缓慢进针至椎间孔。患者产生异感（亦可无异感）即固定针体，回抽无血无液后，缓慢注入0.3～0.5ml造影剂，使神经根显影而不进入椎管内或血管内，然后缓慢注入抗炎镇痛液0.5～2.0ml。拔针后压迫穿刺部位5分钟。患者取舒适体位休息30分钟。

（赵国栋）

bìcóng shénjīng zǔzhì zhèntòng

臂丛神经阻滞镇痛（brachial plexus block）

将疼痛治疗药物注入臂丛神经干周围，通过改变神经信号转导而缓解疼痛的治疗方法。臂丛由 C_5～C_8 脊神经及 T_1 脊神经前支组成，在锁骨上方形成上、中、下3个神经干，走行于前斜角肌和中斜角肌之间，在锁骨中份后穿过，于其下方构成后、外、内3个神经束，在第1肋骨顶部到达腋窝。臂丛神经阻滞可缓解肩部及上肢疼痛。

适应证 ①肩周炎。②上肢骨折等疼痛。③上肢复杂性区域疼痛综合征。

禁忌证 ①不能保持安静合作者。②严重凝血功能障碍。③心、肺等重要脏器严重功能不全。

技术操作 以入针点的不同选择，臂丛神经阻滞可有4种径路，均可在神经刺激器引导下操作。

经斜角肌径路 ①体位：患者取仰卧位，头偏向健侧45°。②穿刺点：齐环状软骨水平胸锁乳突肌后缘、前斜角肌和中斜角肌之间的沟隙。③穿刺针：长3.8cm，7号针。④术者戴无菌手套，充分消毒颈部皮肤。手指分离前、中斜角肌，自穿刺点入针，稍向尾侧、背侧方向进针，出现肩、上肢的放射痛（若使用神经刺激器，此时可诱导出上肢肌肉的跳动）即固定针体，回抽无血无气无液后缓慢注入抗炎镇痛液15～20ml。拔针后压迫穿刺部位5分钟。患者取舒适体位休息30分钟。

经锁骨上径路 ①体位：患者取仰卧位，肩下垫枕，颈部伸直，头偏向健侧。上肢放松贴于体侧。②穿刺点：锁骨中点上方约1.5cm处。③穿刺针：长3.8cm，7号针。④术者戴无菌手套，充分消毒锁骨周围皮肤。先行穿刺点皮肤及皮下组织浸润麻醉。自穿刺点入针，针尖稍向下、内、后方向进针，出现肩、上肢的放射痛或无异感但针尖已抵第1肋骨面（若使用神经刺激器，此时可诱导出上肢肌肉的跳动）即固定针体，回抽无血无气后，注入抗炎镇痛液15～20ml。拔针后压迫穿刺部位5分钟。患者取舒适体位休息30分钟。

经腋窝径路 ①体位：患者取仰卧位，上肢外展85°～90°。②穿刺点：腋动脉搏动最强处的下方或上方。③穿刺针：长3.8cm，7号针。④术者戴无菌手套，充分消毒腋部皮肤。先行穿刺点皮肤及皮下组织浸润麻醉。以示指、中指确定腋动脉搏动最强处，于动脉搏动的下方或上方缓慢入针，引出患者感觉异常并确定其分布后即停止进针（若使用神经刺激器，此时可诱导出上肢肌肉的跳动），固定针体，回抽无血后缓慢注入消炎镇痛液20～30ml。拔针后压迫穿刺部位5分钟。患者取舒适体位休息30分钟。

经后侧径路 ①体位：患者取坐位或侧卧，上肢放松于身体两侧，保持脊柱于同一轴线。②穿刺点：C_6～C_7 棘突连线中点旁开3cm。③穿刺针：长10cm，7号针。④术者戴无菌手套，充分消毒颈部皮肤。先行穿刺点皮肤及皮下组织浸润麻醉。使用神经刺激器引导，自穿刺点入针，朝向外侧5°～10°、对着环状软骨高度进针。引出患者感觉异常、上肢肌肉跳动并确定其分布后即停止进针，固定针体，回抽无血无气无液后缓慢注入抗炎镇痛液10～20ml。拔针后压迫穿刺部位5分钟。患者取舒适体位休息30分钟。

（赵国栋）

jiānjiǎshàng shénjīng zǔzhì zhèntòng

肩胛上神经阻滞镇痛（suprascapular nerve block）

将疼痛治疗药物注入肩胛上神经干周围，通过改变神经信号转导而缓解疼痛的治疗方法。大多数人的肩胛上神经由臂丛的 C_5、C_6 脊神经根和部分 C_4 脊神经根组成，从臂丛发出后穿过肩胛上横韧带下方的肩胛上切迹进入肩胛冈上窝。穿过肩胛上切迹后肩胛上神经发出分支支配冈上肌及盂肱关节和肩锁关节，继续下行绕过肩胛颈到达肩胛冈下窝，支配冈下肌。肩胛上神经并不涉及肩部皮肤的感觉。肩胛上神经阻滞能缓解肩带和肩关节的疼痛，亦可用于辅助治疗反射性交感神经萎缩或滑膜炎引起的肩关节运动减弱。

适应证 ①肩周炎。②肩胛上神经卡压综合征；肩带和肩关节损伤。③肩带和肩关节癌性疼痛。④反射性交感神经萎缩或滑膜炎引起的肩关节运动减弱。

禁忌证 ①不能保持安静合

作者。②严重凝血功能障碍。③心、肺等重要脏器严重功能不全。

技术操作 ①体位：患者取坐位，上肢放松垂于身体两侧。②穿刺点：肩胛冈中点的内侧，往头侧 1～2cm。③穿刺针：长 8cm，7 号针。④术者戴无菌手套，充分消毒肩胛冈中点周围皮肤。先行穿刺点皮肤及皮下组织浸润麻醉。自穿刺点垂直入针抵肩胛体，稍退针调整针尖方向朝向肱骨头进入肩胛上切迹约 0.5～1.0cm（患者出现感觉异常即停止进针；若无感觉异常出现则针抵喙肱韧带上方即可；若使用神经刺激器，此时可诱导出冈上肌或冈下肌的跳动）。固定针体，回抽无血无气后缓慢注入抗炎镇痛液 10～20ml。拔针后压迫穿刺部位 5 分钟。患者取舒适体位休息 30 分钟。

（赵国栋）

gǔwàicèpíshénjīng zǔzhì zhèntòng

股外侧皮神经阻滞镇痛 （lateral femoral cutaneous nerve block） 将疼痛治疗药物注入股外侧皮神经周围，通过改变神经信号转导而缓解疼痛的治疗方法。股外侧皮神经由 L_2、L_3 神经组成，自腰大肌外侧缘穿出，在髂窝里沿髂肌表面向下斜行，在髂前上棘水平、髂腹股沟韧带下方紧靠髂嵴而通过，走行于大腿筋膜下方分为前、后两支，前支支配股部前外侧皮肤，后支支配股骨大转子至膝关节处股外侧皮肤。股外侧皮神经阻滞能缓解股外侧皮区疼痛，亦可与其他下肢神经阻滞并用于下肢手术的麻醉或术后镇痛。

适应证 ①股外侧部的疼痛，包括股外侧皮神经卡压综合征。②感觉异常性股神经痛的诊断和

治疗。③与股神经阻滞联合用于股部小手术的麻醉。

禁忌证 ①不能保持安静合作者。②严重凝血功能障碍。③心、肺等重要脏器严重功能不全。

技术操作 ①体位：患者取仰卧位，治疗侧膝关节垫高。②穿刺点：腹股沟韧带下方髂前上棘内侧 2cm。③穿刺针：长 3.8cm，5 号针。④术者戴无菌手套，充分消毒腹股沟部皮肤。于穿刺点垂直进针，突破筋膜后（患者常有明显感觉异常）固定针体。回抽无血无气后扇形注入抗炎镇痛液或局麻药 5～10ml。拔针后压迫穿刺部位 5 分钟。患者取舒适体位休息 30 分钟。

（赵国栋）

bànyuèjié zǔzhì zhèntòng

半月节阻滞镇痛 （gasserian ganglion block） 将疼痛治疗药物注入半月神经节周围，通过改变神经信号转导而缓解疼痛的治疗方法。半月神经节是位于颅中窝内侧、颈内动脉外侧、卵圆孔后内侧的一个神经元群体，又称三叉神经节，简称半月节。该神经节发出的神经纤维中枢侧在桥脑部，外周侧分为 3 支，即眼神经（第一分支）、上颌神经（第二分支）、下颌神经（第三分支），支配颜面部的感觉和咀嚼肌运动。第一、第二分支为单纯感觉神经；第三分支为混合神经，除感觉纤维外，尚有支配咀嚼肌的运动纤维。3 个分支分别通过眶上裂、圆孔、卵圆孔穿出颅底。半月节阻滞有一定难度和危险性，要求在 X 线透视或摄影下进行。

适应证 ①三叉神经痛，分支阻滞无效者。②上颌癌等恶性肿瘤疼痛。

禁忌证 ①不能保持安静合

作者。②严重凝血功能障碍。③心、肺等重要脏器严重功能不全。

技术操作 ①体位：患者取平卧位，头下垫枕。②穿刺点：口角外侧 2.5～3.0cm。③穿刺针：长 10cm，5～7 号针。④术者戴无菌手套，充分消毒面部皮肤。先行穿刺点皮肤及皮下组织浸润麻醉。X 线透视或摄影显露颅底卵圆孔。经穿刺点入针向头侧指向外耳道直抵颅骨，稍退针调整针尖方向朝向并进入卵圆孔，患者出现下颌神经感觉异常、X 线透视或摄影显示针尖位置准确（若使用神经刺激器，此时可诱导出咀嚼肌跳动）后即停止进针，固定针体，回抽无血后缓慢注入抗炎镇痛液或神经毁损药物 0.5～1.0ml。拔针后压迫穿刺部位 5 分钟。患者平卧休息 30 分钟。

（赵国栋）

sānchāshénjīng zǔzhì zhèntòng

三叉神经阻滞镇痛 （trigeminal nerve block） 将疼痛治疗药物注入三叉神经分支周围，通过改变神经信号转导而缓解疼痛的治疗方法。临床常用的三叉神经分支阻滞有眶上神经阻滞、眶下神经阻滞、上颌神经阻滞、下颌神经阻滞、颏神经阻滞，用于治疗相应神经支配区出现的疼痛。三叉神经节 3 个分支即眼神经（第一分支）、上颌神经（第二分支）、下颌神经（第三分支）分别通过眶上裂、圆孔、卵圆孔穿出颅底。眼神经出颅后再分为 3 支：泪腺神经、额神经、鼻睫神经。额神经起行于眶上壁和上斜肌的前方，分成外侧支眶上神经通过眶上切迹、内侧支滑车上神经通过额切迹到达前额部，分布于前额部皮肤及头皮前 2/3 和颅骨骨膜。上颌神经出颅后在翼腭

窝处分为翼腭神经和颧神经，其延伸至眶下管入口成为眶下神经，通过眶下管从眶下孔穿出达皮下，分为下眼睑支、内鼻支、外鼻支、上唇支，分布于相关皮肤。下颌神经出颅后分为硬膜支、耳颞神经、颊神经、下牙槽神经、舌神经等分支。下牙槽神经通过下颌骨内至下颌的牙髓，在齿龈分布后成为颏神经，从颏孔穿出支配下唇的知觉。

适应证　三叉神经（分支）痛者。

禁忌证　①不能保持安静合作者。②严重凝血功能障碍者。③心、肺等重要脏器严重功能不全者。

技术操作　包括以下内容。

眶上神经阻滞　①体位：患者取仰卧位。②穿刺点：眶上眉毛上缘、距离正中线 2.5cm 处。③穿刺针：长 3.2cm，5 号针。④术者戴无菌手套，充分消毒眶上皮肤。示指压于眶上切迹，垂直进针抵切迹上方颅骨，滑入切迹产生异感（亦可无异感）即固定针体，回抽无血后注入抗炎镇痛液 0.3 ~ 0.5ml。拔针后压迫穿刺部位 5 分钟。患者取舒适体位休息 30 分钟。

眶下神经阻滞　①体位：患者取仰卧位。②穿刺点：鼻翼最外缘旁开约 0.5cm 处。③穿刺针：长 3.2cm，5 号针。④术者戴无菌手套，充分消毒眶下皮肤。示指由上方压迫眶下孔，由外上方的眶下孔进针入孔（控制深度在 0.5cm 内），产生异感（亦可无异感）即固定针体，回抽无血后注入抗炎镇痛液 0.3 ~ 0.5ml。拔针后压迫穿刺部位 5 分钟。患者取舒适体位休息 30 分钟。

上颌神经阻滞　多采用口腔外经冠状切迹径路。①体位：患者取侧卧位或仰卧位，仰卧位时头略偏向健侧。②穿刺点：颧弓下冠状切迹正中处。③穿刺针：长 8cm，7 号针。④术者戴无菌手套，充分消毒冠状切迹区域皮肤。要求患者自然张口，穿刺点皮肤及皮下组织浸润麻醉。自穿刺点垂直入针至翼突外侧板，后撤并向前方及稍上方调整针尖方向，使针尖滑过翼突外侧板前缘，当针尖越过翼突外侧板约 1cm 时可引出上颌神经区域的放射痛即固定针体，回抽无血后注入抗炎镇痛液 3 ~ 5ml。拔针后压迫穿刺部位 5 分钟。患者取舒适体位休息 30 分钟。

下颌神经阻滞　多采用口腔外经冠状切迹径路。①体位：患者取侧卧位或仰卧位，仰卧位时头略偏向健侧。②穿刺点：颧弓下冠状切迹正中处。③穿刺针：长 8cm，7 号针。④术者戴无菌手套，充分消毒冠状切迹区域皮肤。要求患者自然张口，穿刺点皮肤及皮下组织浸润麻醉。自穿刺点垂直入针至翼突外侧板，后撤并向后方及稍下方调整针尖方向，使针尖滑过翼突外侧板下缘，当针尖越过翼突外侧板约 1cm 时可引出下颌神经区域的放射痛即固定针体，回抽无血后注入抗炎镇痛液 3 ~ 5ml。拔针后压迫穿刺部位 5 分钟。患者取舒适体位休息 30 分钟。

（赵国栋）

xīngzhuàngshénjīngjié zǔzhì zhèntòng
星状神经节阻滞镇痛（stellate ganglion block）　将疼痛治疗药物注入星状神经节周围，通过改变神经信号转导而缓解疼痛的治疗方法。是疼痛临床中应用较多且适应证最为广泛的治疗方法。主要阻滞颈部交感神经，通常使用局麻药，不用神经破坏性药物。

操作时不会有刺激感觉神经而引起的剧痛，也不会遗留永久性神经功能障碍。一般多用盲法完成，不强求在 X 线透视下进行。星状神经节阻滞实际上是一种间隙阻滞法，阻滞针的尖端不一定在交感神经处，只要药物能浸润到位即可发挥作用。药物作用于星状神经节可以阻断通往头、颈、上肢、心脏、肺的交感神经，相应部位产生明显的血管扩张、免疫调节及缓解疼痛的作用，并出现霍纳（Horner）综合征（包括上睑下垂、眼球凹陷、瞳孔缩小、结膜充血、面部潮红、颜面及上肢出汗停止、皮温升高等）。因周围有重要的血管、神经及个体解剖差异，操作有一定难度和风险。C_7 横突前的下颈交感神经节与 T_1 交感神经节融合而成星状神经节。

适应证　①头面部病变：脑血管痉挛、脑栓塞、血管性头痛、紧张性头痛、非典型面痛、脑神经麻痹（面神经麻痹、三叉神经麻痹等）、带状疱疹、视网膜动脉血运障碍（网膜中心动脉闭塞征、视神经炎等）、角膜溃疡、突发性聋、嚼肌综合征（下颌关节症等）。②上肢和胸壁病变：带状疱疹、颈肩臂综合征、胸廓出口综合征、外伤性血管闭塞（闭塞性静脉炎等）、复杂性区域性疼痛综合征、反射性交感神经萎缩症（幻肢痛、残肢痛、乳房切除后综合征、烧灼痛）、上肢神经麻痹、肩周炎、多汗症等。③肺、气管病变：肺栓塞、哮喘等。④心脏病变：心绞痛、心肌梗死等。

禁忌证　①不能保持安静合作者。②严重凝血功能障碍。③颈部肿瘤或大范围瘢痕。

技术操作　①体位：患者取仰卧位，稍伸展颈部，肩下垫枕，嘱患者轻微低头及张口以消除颈肌紧张。②穿刺点：胸锁关节上方 2.5cm、离正中线 1.5cm 处。③穿刺针：长 3.8cm，5 号针。④术者戴无菌手套，充分消毒颈部皮肤。以惯用手的示指和中指触及阻滞侧胸锁乳突肌附近的颈动脉，以指腹将胸锁乳突肌及颈动脉一起向外侧推移（但应避免压迫颈动脉），中指指尖下压摸到 C_6 前结节。固定中指指尖，穿刺针沿中指甲背垂直进针碰骨质（C_6 横突基底部）后固定针体。回抽无血无气无液后，缓慢注入 1%利多卡因或 0.25%丁哌卡因。拔针后压迫穿刺部位 5 分钟。患者取舒适体位休息 30 分钟。

（赵国栋）

永久性神经松解术

yǒngjiǔxìng shénjīng sōngjiěshù

永久性神经松解术（permanent neurolysis） 应用化学性、物理性或手术方法使神经组织产生程度不等的直接破坏作用，导致神经组织的传导功能中断、痛觉消失以实现较长时间镇痛的方法。

分类 永久性神经松解术分为化学性（常用药物有乙醇、酚甘油、阿霉素、亚甲蓝等）；物理性（应用射频热凝和低温冷冻的方法达到阻断神经传导而实现镇痛的方法）和外科手术（应用外科手术切断神经干、神经根等达到长期镇痛）。

常用阻滞种类包括周围神经永久性神经松解术、神经根永久性神经松解术、蛛网膜下腔破坏性阻滞术、硬膜外腔神经破坏性阻滞术、交感神经节永久性神经松解术、腹腔神经丛乙醇破坏性阻滞、三叉神经半月节永久性神经松解术等。

适应证 ①癌性疼痛。②各种顽固性剧烈疼痛，如三叉神经痛、带状疱疹后神经痛、顽固性腰神经后支痛等。③血栓闭塞性

脉管炎。④顽固性心绞痛。⑤瘙痒症。⑥肾囊肿、肝囊肿、腱鞘囊肿内注射。⑦痔疮内或血管瘤内注射等。

禁忌证 ①穿刺部位及邻近部位有感染者。②有出血性疾病或出凝血功能异常者。③不能配合治疗者。④有精神异常或乙醇过敏者。

注意事项 ①在实施永久性神经松解术前，应尽可能行局麻药试验性阻滞，阳性者方可进行永久性神经松解术。②治疗前，应充分向患者或家属说明诊断、预期疗效、原有其他器质性疾病在治疗期间可能加重或发生的不良反应及并发症等，并解答患者或家属提出的问题，在患者或家属充分理解的基础上，履行签字手续确认后方可治疗，未经患者或家属书面同意，不应进行永久性神经松解术。③永久性神经松解术有一定的并发症，需由有经验的医师操作，严格掌握适应证。④为保证安全，永久性神经松解术应尽可能在影像引导下操作。

（赵国栋）

三叉神经松解术

sānchāshénjīng sōngjiěshù

三叉神经松解术（trigeminal neurolysis） 以物理或化学方法毁损三叉神经治疗三叉神经痛的方法。三叉神经痛指三叉神经分布区内神经源性疼痛，首选抗癫痫药物治疗，若药物治疗效果差或患者不能耐受药物副作用，可考虑化学毁损、射频热凝松解术或外科手术治疗。化学毁损并发症远高于射频热凝松解术。文献报道，显微三叉神经减压方法是效果最好的方法，患者无麻木等并发症，且术后复发率低，但开颅手术固有的风险不易被人们接受。在疼痛学科发展较快的今天，影像学引导下三叉神经痛射频镇

痛可做到定位准确、控温、安全、无痛苦，目前老年人大多更倾向于选用射频热凝松解术。

X 线透视三叉神经半月神经节穿刺方法：患者仰卧在 C 臂 X 线透视机检查台上，肩下垫枕使颈后伸，监测生命体征。常规消毒铺巾后连接射频电极。调节 C 臂向患侧旋转 15°～20°，调节到能清楚地看见卵圆孔的图像，并将卵圆孔调节到恰好在下颌骨上 1/3 交界水平处的内侧。若不能清楚辨认卵圆孔，再将 X 线投照仪向足侧倾斜一般均能找到卵圆孔。

麻醉医师做穿刺点皮内及皮下组织局部麻醉后，将穿刺针顺着投照仪的光束往头的方向平行推进，射频针进入卵圆孔时会有一种进入致密结缔组织和针尖被吸住的感觉。若患者清醒，应予静脉麻醉药，心率<70 次/分者应静脉注射阿托品 0.2～0.5mg。将 X 线投照仪改为侧位，从侧位 X 线片上能辨认斜坡影像，在监测心电图情况下小心将针尖缓慢推进直至斜坡线相应位置：毁损第三分支时针尖进入斜坡下 3～5mm，第二分支时针尖恰好位于斜坡线上，第一支时在斜坡上 2～5mm，但不能超过该线 10mm。

X 线透视下针尖到位，进行电刺激测试：50Hz 低于 0.5V 的刺激能在第 V 对脑神经上产生明显的酸麻感觉。第三分支是混合神经，毁损时理想的针尖位置是 2Hz 0.5V 下的电流引起下颌运动。没有诱发出有关神经刺激的疼痛或运动反应时，应将针尖稍向后退或向前进 1～2mm 再次进行电刺激测试，直到满意为止。

进行射频热凝松解时，一般主张用 60℃开始热凝毁损，以后每次升温 3～5℃再次进行射频热

凝松解术。每一次毁损后都让患者清醒并用小棉片去检查角膜反射，以确认角膜还保留好的感觉功能。第一支毁损技术的关键是每次稍微提高热凝的温度（1～2℃），以缓慢增加神经毁损的范围和程度，直到该支的感觉明显减退而未消失，角膜反射仅是轻微减退即可。

术后患者应留院观察 3 天，继续予卡马西平治疗，在完全不痛后再逐渐停药，需 1～2 周。术后伴发其他神经症状者予甘露醇加地塞米松。第一支射频毁损者若有角膜干燥症状，给生理盐水滴眼以湿润角膜。术后部分患者有不舒服的酸麻感，应用抗抑郁药可缓解症状。经射频治疗后约 90% 以上患者能达到疼痛缓解。

（赵国栋）

fùqiāng shénjīngcóng sōngjiěshù

腹腔神经丛松解术（celiac plexus neurolysis）

以神经破坏性药物毁损腹腔神经丛的疼痛治疗方法。可治疗上腹部内脏痛，尤其是对终末期上腹部癌性疼痛及一些顽固性腹部内脏痛有显著效果。

腹腔神经丛位于膈肌下、腹主动脉前方、胰腺后方、肾上腺的内侧，其中心部通常位于 L_1 椎体水平，围绕着从腹主动脉上部分出的腹腔动脉、肾动脉、肠系膜上动脉的起始部，3cm 长、4cm 宽。该丛主要由位于 T_{12}～L_2 椎体水平的左右腹腔神经节及若干个小的神经节组成，由丛发出许多分支，分布于膈神经丛、肝神经丛、胃神经丛、肾神经丛、肾上腺神经丛、腹主动脉神经丛、肠系膜上神经丛、肠系膜下神经丛。腹腔神经丛包括交感神经的节前、节后神经纤维及向心性纤维和副交感神经的节前神经纤维。交感神经节前纤维由 T_5～T_{12} 脊神经根分出后构成内脏神经，然后进入腹腔神经丛。L_1～L_2 脊神经根分出的交感神经节前纤维也进入腹腔神经丛。上腹部内脏包括胃、肝、胰、脾、胆囊、小肠、升结肠、大网膜等而来的向心性交感神经纤维经腹腔神经丛进入脊髓后根，与疼痛密切相关。

适应证 ①上腹部癌性疼痛：如胰腺癌、胃癌、胆囊癌等。②腹部内脏痛：如慢性胰腺炎、胆石症绞痛发作、胆道系统疾病。

禁忌证 ①不能保持安静合作者。②严重凝血功能障碍者。③心、肺等重要脏器严重功能不全者。

技术操作 ①体位：患者取俯卧位，腹下垫枕。②穿刺点：第 1 腰椎棘突上缘旁开 5～6cm 处。③穿刺针：长 10～15cm，7～9 号针。④术者戴无菌手套，充分消毒腰部皮肤。先行穿刺点皮肤及皮下组织浸润麻醉。穿刺针加活动标志物，从穿刺点进针，针尖稍向内侧推进抵 L_1 横突，移动标志物至离皮肤 6cm 处。退针至皮下，调整针尖方向朝向内侧、向上方 15°～20° 进针，碰到 L_1 椎体的侧面时调整针尖方向稍朝向外侧，紧贴 L_1 椎体的侧面继续进针，至出现明显落空感或至穿刺针的标志物抵达皮肤。固定针体，回抽无血无气无液后，递增性注入 1% 利多卡因 10～15ml，10 分钟后再注入 10～15ml 无水乙醇或 6% 苯酚。拔针后压迫穿刺部位 5 分钟。患者继续俯卧位 1 小时，然后取舒适体位休息 2 小时。

注意事项 阻滞后可能出现血压下降，操作中应持续输液扩容。操作亦可在 X 线透视引导下进行，侧位透视见针尖位于 L_1 椎体的中份前缘为理想位置，注入造影剂和局麻药混合液 10ml 后可显示以椎体前缘为底边的三角形影像。

（赵国栋）

yāo jiāogǎn shénjīng sōngjiěshù

腰交感神经松解术（lumbar sympathetic neurolysis）

以物理或化学方法毁损腰交感神经的方法。腰交感干由 3 个或 4 个神经节和节间支构成，位于脊柱与腰大肌之间，被椎前筋膜所覆盖，上方连于胸交感干，下方延续为骶交感干。左、右交感干之间有交通支。

适应证 ①以疼痛为主的疾病：如手术后下肢疼痛、癌性疼痛、带状疱疹后神经痛、糖尿病性周围神经病变、脊髓损伤后疼痛、幻肢痛、残肢痛、复杂性区域疼痛综合征等。②治疗血管痉挛性疾病：如血栓闭塞性脉管炎、动脉硬化闭塞症、雷诺病等。③其他：下肢水肿、溃疡、冻伤、多汗症等。

禁忌证 ①注射部位感染者。②有严重出血倾向者。③全身状态严重衰竭者。④不能合作者。

技术操作 包括以下内容。

射频热凝术 患者取俯卧位，下腹部垫枕头，使脊柱腰曲变直。在透视下在皮肤表面定位出相应穿刺点。常规消毒铺巾，1% 利多卡因局部麻醉，用长 10～15cm 的射频穿刺针垂直皮肤刺入，针与皮肤约呈 30°，并在透视引导下穿刺，顺利到达椎体的前外侧，深度一般为 8～10cm。X 线后前位及侧位观察针尖位置，侧位于椎体前缘、前后位于椎弓根或小关节连线水平上。回抽无血液和脑脊液后，注入碘海醇 0.5ml，进一步证实针尖位置无误后，再予神经电刺激。若无异常反应，说明针尖附近无感觉和运动神经通过。用 1%～2% 利多卡因 0.5～1ml 行局部麻醉，以75℃、80℃各60秒的参数毁损两次，退针0.5cm，回抽无血液和脑脊液后注入碘海醇，并予神经电刺激无异常后，再次以上述参数行射频毁损。射频毁损有效指征：下肢皮温升高、皮肤干燥无汗、皮肤潮红、表浅血管扩张、脉搏氧饱和度增高、波幅增大等。

化学性毁损 若局麻药阻滞试验阳性，可进一步行交感神经节化学性毁损术。操作方法同前。针到位后，注入造影剂0.5ml，观察像造影剂呈头尾向条带状分布，说明针尖位置正确，用2%利多卡因1~2ml局部麻醉后，注入无水乙醇1~2ml。

注意事项 ①术前常规做局麻药试验性阻滞，试验阳性者方可行交感神经松解术。②操作技术应在影像引导下进行。③损伤血管、神经可导致相应并发症，应注意观察并做相应处理。

(赵国栋)

jīngpí tiējì

经皮贴剂（transdermal patch）

贴于皮肤上经皮肤吸收产生全身或局部治疗作用的药物制剂。疼痛科临床常用的经皮贴剂主要有3类：非甾体抗炎镇痛药贴、麻醉性镇痛药贴及局麻药贴片。

非甾体抗炎镇痛药贴：临床上常用的有水杨酸乙酯巴布剂、吲哚美辛巴布膏、氟比洛芬酯巴布膏、吡罗昔康贴等。其中水杨酸乙酯巴布剂的商品名好及施，有冷感和温感两种类型。冷感好及施在皮肤表面温度测定中，能使贴用部位及附近的皮肤温度下降约1℃，收缩血管，减少炎症渗出，可用于局部急性炎症性疼痛。温感好及施与冷感贴剂相反，能使贴用部位及附近的皮肤温度上升约1℃，舒张血管，增加炎症渗

出的吸收。好及施除可用于解除扭伤、肩周炎、肌肉劳损和关节炎引起的疼痛外，也可用于带状疱疹后神经痛等神经性疼痛的辅助治疗。

麻醉性镇痛药贴：临床上常用的是芬太尼透皮贴剂（多瑞吉）。多瑞吉自1991年应用于临床以来，已取得良好效果。敷上芬太尼贴剂后，因芬太尼在皮肤上不进行代谢，经皮芬太尼的生物利用度可达92%。首次使用芬太尼贴剂后，经6~12小时其血浆浓度可产生镇痛效应，经12~24小时达稳定状态，并可维持72小时。取下芬太尼贴剂后，其血浆浓度逐渐下降，17小时（13~22小时）后下降约50%。首次应用多瑞吉时，通常选用25μg/h的芬太尼贴剂，也可根据吗啡的剂量进行换算。若首次剂量疗效不够满意，可适当调整，以25μg/h递增。若芬太尼贴剂的剂量>300μg/h而效果仍欠佳或出现明显的副作用，应改用其他镇痛方法。少数患者可出现局部皮肤的不良反应，如瘙痒或红疹，不断更换敷贴部位，可减少这些不良反应的发生。

局麻药贴片：利多卡因贴片和凝胶在国外已应用多年，取得较好的临床效果。外用局麻药在神经性疼痛治疗中的作用机制：局麻药作用于细胞膜，阻滞电压门控性钠通道而阻止神经冲动的产生和传导。这种作用可提高动作电位的阈值并减慢动作电位的上升速率；而低浓度的局麻药则可减慢动作电位的传导速度。Aδ和C纤维与粗纤维相比更易受局麻药的影响，它们被阻滞得更早且程度更深。这种易感性被认为与细纤维的节间距较短有关。5%利多卡因贴片用于治疗带状疱疹

后神经痛、糖尿病性神经痛。具体用法：将5%利多卡因贴片用于疼痛最为剧烈的区域，一次不超过4贴，每24小时进行更换。

(赵国栋)

jīngkǒuqiāng niánmó gěiyào

经口腔黏膜给药（oral trans-mucosal drug administration）

药物经口腔黏膜吸收而发挥全身治疗作用的制剂。药物直接进入循环系统，避免胃肠道酶和酸的降解作用及肝脏的首过代谢作用，是近年来发展起来的一种新型的给药途径。其中颊黏膜较其他黏膜对刺激和损害的敏感度更低，且不易致敏。颊黏膜的渗透性比皮肤好，血流量也比皮肤高。其主要缺点是组织的低流量导致生物利用度低，使用促渗剂可有效地增加药物的透过量。

1847年索夫雷诺（Sobrero）等首先报道硝酸甘油可以经口腔黏膜吸收进入人体血液循环系统。1879年默雷尔（Murrell）用硝酸甘油滴剂舌下给药缓解心绞痛，一个多世纪以来，硝酸甘油舌下给药成功的临床应用，激发人们研究口腔给药新剂型。与其他黏膜给药相比，口腔黏膜给药有如下特点：①能避免肝脏首过效应，提高药物利用率，减轻不良反应。②既可用于局部作用，又可用于全身给药。③颊黏膜敏感度低，不易致敏。④颊黏膜血流量大，渗透性较高。⑤给药及移除药物均方便，患者依从性高。⑥口腔黏膜自身修复快，不易受损。

口腔黏膜给药系统分为速释制剂和缓释制剂。速释制剂主要包括片剂（咀嚼片、口含片、舌下片等）、口腔喷雾剂、合片和口嚼胶剂等。缓释制剂包括生物黏附片、凝胶剂、膜剂、液体制剂等。

口腔黏膜给药系统近年发展

迅速，除用于治疗局部疾病外，已广泛用于治疗心血管疾病、糖尿病、镇痛、麻醉、镇静及止吐等多方面。作为一种新的给药方式，口腔黏膜给药也存在不足，如适于给药黏膜面积有限，药物规格受限；唾液分泌及吞咽动作影响药物吸收；给药时有异物感；适合口腔黏膜给药的药物有限等。

（赵国栋）

jīngbíqiāng niánmó gěiyào

经鼻腔黏膜给药（intranasal drug delivery）

经鼻黏膜吸收而发挥全身治疗作用的制剂。经鼻腔黏膜给药是传统的给药方式。过去主要用于局部作用。1976 年，戴克（Dyke）等报道盐酸可卡因经鼻黏膜吸收，15～60 分钟血浆药物浓度达 120～474μg/ml。1978 年，平井真一郎（Hirai）等将含表面活性剂的胰岛素制剂经狗和大鼠鼻腔给药，吸收显著提高。此后，鼻腔给药新剂型的研究非常活跃，近年来随着对这一给药途径研究的深入，通过鼻黏膜吸收发挥全身性治疗作用的药剂受到人们的重视，尤其是蛋白质和多肽类药物，鼻腔给药将成为取代长期注射的有效途径和方法。

鼻腔黏膜给药优点在于简便易行，药物经鼻黏膜吸收后直接进入体循环，有利于提高生物利用度；减少胃肠道刺激；增加药物向脑内递释；鼻腔黏膜免疫。其缺点是制剂对鼻黏膜的刺激，主要是纤毛毒性作用，包括药物、附加剂、渗透促进剂和防腐剂对纤毛活动的作用。对容易引起纤毛不可逆毒性的药物，不宜长期鼻腔用药。鼻黏膜给药的剂量受限；药物在鼻黏膜上停留时间短，对药物在鼻黏膜的吸收有影响。

（赵国栋）

jīngjiémó gěiyào

经结膜给药（ocular transmocosal administration）

经眼球结膜使用而发挥治疗作用的制剂。具有快速、方便等优点，且性价比好，与其他给药途径如口服、经鼻腔黏膜、经直肠黏膜给药相比，患者更愿接受。舒芬太尼是一种强效阿片类药物，具有很强的亲脂性，并能迅速经结膜吸收，临床应用较广，如癌性疼痛、手术后疼痛等。

（赵国栋）

jíxìng téngtòng zhìliáo fúwù

急性疼痛治疗服务（acute pain treatment service，APS）

对急性疼痛治疗提供特需服务的组织或机构。尤其是对手术患者、产妇或其他急性疼痛患者的疼痛治疗进行管理的组织或机构。APS 组织是一个新的组织机构，其组织形式尚未统一。美国 APS 一般以麻醉医师为基础；英国有 39.3%的医院是以专职护士为基础组成 APS；瑞典一般是麻醉医师指导下护士负责的模式。中国 APS 小组主要由麻醉医师和镇痛护士（含病房护士）组成，一般采用麻醉医师定时巡视或麻醉医师指导的护士定时巡视、麻醉值班医师负责处理紧急情况的运行方式，通过多种形式与病房医护人员保持联系。

国际疼痛研究协会对急性疼痛的定义为近期产生且持续时间较短的疼痛。急性疼痛是影响患者康复的重要因素，同时也是许多疾病的主诉，通常与手术创伤、组织损伤或某些疾病状态有关。目前急性疼痛治疗以术后镇痛为主，并扩展到急性创伤烧伤后疼痛、分娩镇痛、急性带状疱疹痛、介入治疗镇痛和癌性疼痛治疗等。

急性疼痛治疗原则：①重视患者教育和心理辅导。②加强随访和评估。③尽早治疗。④提倡平衡镇痛、多模式互补镇痛、个体化镇痛等术后多模式镇痛技术，就是联合应用不同作用机制的镇痛药物，或不同的镇痛措施，通过多种机制产生镇痛作用，以获得更好的镇痛效果，而使副作用减少到最低，代表着术后镇痛技术的主要发展方向。⑤规范疼痛治疗管理。

常用药物有对乙酰氨基酚、非甾体抗炎药、局麻药、NMDA 受体阻断药、阿片类药物、辅助镇痛药如三环类抗抑郁药等。常用方法有口服给药、肌内注射、静脉注射、皮下注射、经皮给药、经黏膜给药、患者自控镇痛、椎管内给药、神经阻滞疗法、物理治疗等。

实施 APS 的医师必需熟练掌握上述技术和相关理论。APS 人员均进行有关镇痛过程中的系统训练，包括各种环节上的差错预防与应对，镇痛方法和药物的选择，不良反应和并发症的诊治，镇痛环节中的异常情况处理，对镇痛患者定时镇痛巡视等。病房护士进行必要的培训，了解术后镇痛的相关知识和应急方案，以协助观察患者的精神、意识、呼吸、循环状况。对患者及其家属加强 APS 宣讲，一般通过术前访视讲解、发书面材料和开展健康教育等途径实现。进行术后疼痛、创伤后疼痛及分娩疼痛的治疗采用麻醉医师指导的护士定时巡视、值班医师负责处理紧急情况的 APS 规范化管理可行性好，且有利于改善急性疼痛治疗的效果。

（赵国栋）

tǐnèi zhírù zhèntòngbèng

体内植入镇痛泵（implanted pain pump）

通过植入体内的电脑镇痛泵将镇痛药物直接注入蛛网膜下

腔的方法。可阻断疼痛信号经脊髓向大脑传递，提高吗啡等强镇痛药疗效，可有效缓解疼痛，显著降低副作用，恢复身体功能，改善生活质量。

体内植入镇痛泵是一种较新的顽固性疼痛治疗方法，对于一些慢性顽固性疼痛和预计生存期>3 个月的癌症患者，脊髓鞘内药物输注治疗比其他疼痛治疗有更多优势。电脑镇痛泵外形如火柴盒般大小，重约 50g，其植入手术创伤小，且可根据患者疼痛的程度调节给药剂量。由于镇痛泵直接作用于疼痛-神经传导通路，镇痛药的用量显著减少，且与口服镇痛药相比副作用下降明显。

并非每个顽固性疼痛患者都适合鞘内药物输注镇痛。在患者选择这一镇痛治疗之前，医师会严格掌握患者是否真正适合运用，会先做镇痛药物测试，以观察患者镇痛药物反应及测试效果，在确定镇痛效果良好且无严重副反应后，方可进行植入术。

国外资料显示，对于经正确选择的患者，植入鞘内药物输注系统更为经济，且使重新赢得相对轻松舒适的生活不再是奢望。其用药是口服药量的 1/300，因此有着镇痛效果好而副作用低的优点，尤其适合服用吗啡后呕吐或便秘很严重或本身有胃肠道不通畅的患者，以及不愿意服药或忘记服药或经常外出社交活动的疼痛患者。

鞘内药物输注系统的组成包括药物输注泵和鞘内导管。可用于鞘内输注的药物有吗啡、芬太尼、舒芬太尼、哌替啶，以及局麻药如丁哌卡因、罗哌卡因、新斯的明、纳洛酮、咪达唑仑、氯胺酮、羟基吗啡酮、美沙酮、可乐定、巴氯芬等。

适应证：全身性疼痛，如严重骨质疏松症；癌性疼痛（生存期>3 个月）；脊椎术后疼痛综合征；躯干性疼痛；带状疱疹后神经痛；蛛网膜炎；头面部疼痛；内脏性疼痛等。

并发症：排斥反应、脑脊液漏、鞘内感染、出血、尿潴留、给药错误、泵移位、导管移位、泵故障等。

注意事项：术前应进行测试；2 人以上严格核对处方和药物及剂量；准备好抢救设备和药物，如发生并发症，应及时处理。

（赵国栋）

wùlǐ zhìliáo

物理治疗 （physical therapy）

借助自然界中的物理因子（声、光、电、水、冷、热、力等）、运用人体生理学原理法则等，针对人体局部或全身性功能障碍或病变，予适当的非侵入性、非药物性治疗处理患者身体不适和病痛的治疗方法。俗称理疗。各种物理因子作用于机体后，通过对局部病灶或致病因子的直接作用，或通过神经和体液的调节作用，促进血液循环，改善营养代谢，加速炎症产物和致痛物质的吸收或排泄，降低神经兴奋性，起到抗炎、镇痛、消肿、解痉等作用。

物理治疗包括声疗、光疗、电疗、磁疗、水疗、热疗、冷疗和运动疗法等。声疗使用治疗性超声波，频率为 45kHz ~ 3MHz；光疗包括红外线、紫外线、超激光、蓝光和激光疗法；电疗常用的有直流电疗法、低频电疗法、中频电疗法、音乐电疗法和高频电疗法；磁疗包括静磁场法、动磁场法、电磁疗法和磁针疗法等；水疗包括对比浴、旋涡浴、水疗运动等；热疗包括热敷、蜡疗、透热疗法等；冷疗采用冰敷、制

冷剂喷雾法、冰按摩、冷疗机法等；运动疗法包括医疗体操、有氧训练和民族形式的体疗（如武术、太极拳等）。

物理治疗师面对不同的群体有不同的治疗目的，一般可归纳为预防性教育、治疗和矫正、教育和再训练 3 种。预防性教育主要是针对普通市民，对一般无病症或有病症趋向的人士宣传教育，纠正其错误的生活模式，防止疼痛及症状的产生。治疗和矫正以已有疼痛、功能障碍及慢性病患者为对象，以尽量减轻其症状的质和量为目标，并同时做宣教，防止症状复发或恶化。教育和再训练则主要是针对伤残人士，当残障无法恢复时，治疗师借着教导和训练，使患者运用其剩余的功能，在适当的辅具协助之下适应日常生活，以便早日重返社会。由于物理因子对人体是一种外界刺激，反复多次治疗后，人体会产生适应性，疗效下降或不再有疗效，即使增加剂量和次数也意义不大。所以需分疗程进行治疗，且疗程之间应有一定的间歇期。

（赵国栋）

wēnrè liáofǎ

温热疗法 （thermotherapy）

以各种热源为介体将热直接传至机体达到治疗作用的方法。取材广泛，设备简单，操作容易，应用方便，疗效较高，在各种医疗机构或患者家庭中都能进行治疗。

温热疗法对神经系统可以产生影响；可使皮肤保持柔软而富于弹性，防止皮肤过度松弛而形成皱褶；对瘢痕组织和肌腱挛缩等有软化及松解作用，并能改善皮肤的营养；可加强血液和淋巴的循环、改善组织代谢过程；能促进上皮生长的作用；其他作用包括血细胞总数增加，加强单核-巨噬细胞

的吞噬功能，调节内分泌功能等。

温热疗法可分为泥疗法、蜡疗法和砂疗法。①泥疗法：是采用各种泥类物质加热后作为介体，敷在人体上，将热传递至体内，以达到治疗作用的方法。通过温热作用、机械作用、化学作用等发挥功效。泥疗方法又包括全身泥疗、局部泥疗、电泥疗法等。②蜡疗法：包括石蜡疗法和地蜡疗法。石蜡疗法以加热后的石蜡为介质，将热直接传导给人。通过温热作用和机械压迫作用发挥治疗作用。操作方法包括蜡饼法、浸蜡法、刷蜡法、蜡袋法、蜡布法、蜡绷带法、喷雾法等。地蜡取自油田的矿藏中，是蜡状物，含有高分子碳氢化合物与树脂、沥青类物质。治疗上用的是医疗地蜡或标准地蜡，是从原地蜡中除去矿物油、水及酸碱精制而成。地蜡因含焦油混合物，故颜色变化从暗褐色到深黑色。长期在空气中和阳光下能氧化而显著变黑。地蜡的热容量与蓄热能都较淤泥和石蜡大，但导热性小，是温热疗法中较好的一种热疗。常用方法有地蜡饼、地蜡纱布垫及涂敷包裹法。③砂疗法：是用清洁的干海砂、河砂，加热后作为介质向机体传热达到治疗目的的方法。砂的加热方法分为天然加热法和人工加热法。天然加热法是首先铺好床单，然后在床单上铺放5~8cm的砂子，利用日光加热到40~45℃即可用于治疗。在夏天日光充足、无云的情况下可用这种方法加热。人工加热法则用特殊装置的管道连结一个双层木箱或长形浴盆，用热水或蒸气使加到适当的温度（40~55℃）；或者用锅在炉子上加热砂，加热时应加以搅拌，使温度达到适宜的温度。砂浴方法又分为全身砂浴治疗法、局部砂浴法。

（赵国栋）

lěngdòng liáofǎ

冷冻疗法（cryotherapy） 使用致冷物质产生的低温作用于病变组织，引起一系列物理化学改变，导致组织细胞变性、坏死或脱落而达到治疗目的的方法。

冷冻治疗是人类历史上最早使用的肿瘤微创消融技术，英国医师阿诺特（Arnott）于1845年用低至−24°C的冰盐水治疗溃疡性肿瘤，开创了近代冷冻治疗。1907年−70°C的干冰（固态CO_2）用于治疗皮肤和浅表肿瘤。1950年液氮（−196°C）取代干冰成为主要的冷媒，被直接注入各种肿瘤进行治疗。现代冷冻治疗起源于1960年，库珀（Cooper）和李（Lee）合作发明了新型探针状液氮冷冻器，冷冻脑组织。欧尼克（Onik）和鲁宾斯基（Rubinsky）于1982年首次利用超声波为冷冻治疗定位和监测，开创了影像引导的冷冻治疗学。1993年，美国ENDOCARE公司开发低温手术系统，它使用常温的高压氩气作为冷媒，高压氦气作为热媒，功率强大，疗效确切。

目前冷冻治疗在临床上主要用于皮肤、头颈、五官、直肠、宫颈、膀胱和前列腺等浅表或易于直接接触部位的肿瘤。近年来对肝、肺、肾、胰等内脏肿瘤的冷冻治疗也在积极探索中。对于手术不能达到的部位，或放疗、手术和药物治疗均告失败的恶性肿瘤，冷冻可作为首选疗法，对复发性癌作为综合治疗方法之一。冷冻治疗也广泛应用于疼痛临床，治疗各种慢性顽固性疼痛。

液氮是目前冷冻治疗中应用最广的冷冻剂，氧化亚氮、固态二氧化碳、氟利昂、高压氧、液态氧、氧化亚氮等也可作为医用冷冻剂。临床上用于治疗肿瘤的冷冻机有液氮冷冻机、高压氧气冷刀、热电致冷仪等。目前用于临床的冷冻方法大致有5种：接触冷冻、插入冷冻、漏斗灌入、直接喷洒、棉拭子或棉球浸蘸法。

冷冻疗法适用于体表良、恶性肿瘤，如各种疣、血管瘤、日光角化病、基底细胞瘤、鳞状上皮癌等，以及实质脏器良性肿瘤根治及恶性肿瘤的治疗。肋间神经、脊神经后支冷冻镇痛术治疗各种慢性疼痛。寒冷性多形红斑、雷诺病、严重的寒冷性荨麻疹、冷球蛋白血症、冷纤维蛋白血症、严重冻疮、严重糖尿病患者，以及年老、幼儿、体弱等对冷冻治疗不耐受者禁用。

（赵国栋）

shèpín zhìliáo

射频治疗（radiofrequency ablation therapy） 使用专用仪器和穿刺针精确输出超高频无线电波作用于局部组织，起到热凝固、切割或神经调节作用治疗疼痛疾病的方法。随着医学科学的发展和进步，射频镇痛治疗疼痛性疾病在国内外医学界得到迅速应用和发展。

镇痛射频包括连续射频（continuous radiofrequency，CRF）技术和脉冲射频（pulsed radiofrequency，PRF）技术。CRF用于治疗慢性疼痛已有近40年的历史，是利用射频发生仪产生连续式电流，通过组织产生电场，高频变化的电场对组织电解质离子产生电作用力快速移动，离子流在组织内的摩擦引起组织生热，产生的高温在组织内形成一定范围的蛋白凝固灶而破坏感觉通路以镇痛，故CRF又称射频热凝毁损，治疗后的患者经常会有被毁损神经支配区的麻木感或运动功能减弱。该疗法比神经破坏剂优越，损伤面积较小而易于控制。电极毁损的温度一般在60~85℃，距针尖1.5倍的电极直径区域是神经毁损的范围。PRF是一种改良的射频技术，由间断射频电流在神经组织附近形成高电压，在脉冲的间隙时间里组织的温度被扩散，使得电极尖端温度始终不超过42℃，因此对神经损伤较小。PRF输出电压一般设定为45V，当电流尖端的温度超过42℃时电压会自动降低以免细胞损伤。PRF技术对靶组织及邻近的神经组织无明显的损伤作用，无长时间甚至永久性感觉缺失和运动功能丧失的危险。有试验表明PRF处理的背根神经节有早期及迟发的c-fos表达上调，提示PRF所引起基因水平的改变可能是其镇痛机制。CRF和PRF的短期疗效相似，PRF比CRF更易复发，CRF治疗后的疼痛缓解时间略长。既往PRF治疗有效的患者再次治疗通常是成功的，多次重复治疗可以获得较长时间的疼痛缓解。疼痛复发时，CRF和PRF均可重复使用。

适应证 经药物治疗无效或者因药物副作用不能耐受而不能坚持治疗的慢性顽固性疼痛，如三叉神经痛、小关节病变、骶髂关节病变、脊柱源性疼痛、外周神经损伤等。PRF更适于混合神经治疗中需保留运动神经功能的疼痛性疾病及神经性疼痛。神经性疼痛患者禁忌使用CRF，可考虑使用PRF。在可能损伤运动神经时，尽量使用PRF。

禁忌证 ①不能保持安静合作者。②严重凝血功能障碍。③治疗局部存在感染灶。④心、肺等重要脏器严重功能不全。

技术操作 射频治疗的体位、穿刺点和射频针的选择取决于不同操作部位和深度。治疗前接负极板于患者治疗侧下肢。按不同神经操作定位穿刺点，体表标记。术者戴无菌手套，充分消毒治疗部位皮肤。先行穿刺点皮肤及皮下组织浸润麻醉。穿刺针加活动标志物，从穿刺点进针至靶神经附近，分别以2Hz、50Hz电流行运动神经、感觉神经刺激，以导向及辨别目标神经，再按需求行CRF或PRF治疗（可辅以局部麻醉或适时全身麻醉）。必要时操作可在影像引导下完成，以更精确定位靶神经，减少操作风险。

注意事项 若病情需要，不可避免会损伤运动神经时应向患者及其家属充分说明，并签署书面知情同意书时特别强调。

（赵国栋）

jīngpí shénjīng diàncìjī

经皮神经电刺激（transcuataneous electrical nerve stimulation，TENS）

通过皮肤将特定的低频脉冲电流输入人体以治疗疼痛的电疗方法。TENS疗法与传统的神经刺激疗法的区别在于传统的电刺激主要是刺激运动纤维，而TENS则是刺激感觉纤维而设计的。之所以用"经皮"（transcutaneous）一词，是为了与植入电极区分。

TENS的发明可回溯自古罗马时，医师用电鳗治疗人的头痛及关节炎。直到20世纪70年代发明机械后，人们才脱离以前的电鳗疗法，使用较稳定的电流输出，得到更有效的治疗。经皮神经刺激疗法的先驱贝克尔（Becker）博士首先发表体内的直流电信号与人体复原机制有关，用无数的临床研究证实了微电流疗法的功效。他发现，利用电流特性的经皮神经刺激疗法，处理淋巴的再生、促进伤口复原及控制疼痛，可发挥极大的作用。经过40多年的发展，TENS在欧美国家非常普及，其临床应用已超出疼痛范围，但仍以治疗疼痛为主。目前TENS被广泛使用在医疗、物理治疗、预防疾病甚至医学美容领域，近年来也被逐渐的家用化。

TENS是根据闸门控制学说发展起来。产生镇痛作用的TENS的强度通常只兴奋A类纤维。在肌电图上使外周神经复合动作电位A波产生去同步，对传导伤害性信息的C波无影响，但明显减弱甚至完全抑制A和C传入引起的背角神经元的反应，TENS治疗过程中和治疗后背角神经元的自发性动作电位活动亦明显减少。阿片肽在两种方式的TENS镇痛中作用有所不同。高强度针刺样TENS（2Hz）引起的镇痛可被纳洛酮逆转，腰段脑脊液中的脑啡肽明显升高，而强啡肽无明显变化，说明内源性阿片肽起重要作用。常规TENS（弱强度、100Hz）使强啡肽有所升高，脑啡肽不受影响。高强度、高频率（100Hz）的TENS的作用能被印防己毒素逆转，说明GABA能神经元参与镇痛机制。关于TENS镇痛的中枢机制尚缺乏系统的研究。

适应证 ①急性疼痛，如软组织或关节急性扭伤、损伤所致肿痛，术后痛，分娩痛等。②慢性疼痛，如头痛、牙痛、颈椎痛、腰背痛、腹痛、痛经、关节痛，以及各种神经病理性疼痛、癌性疼痛等。

禁忌证 ①安装有心脏起搏器，特别是按需型起搏器的患者更应注意，因为TENS的电流易干扰起搏器的步调。②孕妇的腰和下腹部。③局部感觉缺失和对电过敏患者。

（赵国栋）

jǐsuǐ diàncìjī

脊髓电刺激（spinal cord stimulation） 将脊髓刺激器的电极安放于椎管的硬膜外腔后部，通过电流刺激脊髓后柱的传导束和后角感觉神经元，达到治疗疼痛或其他疾病目的的方法。神经病理性疼痛的治疗仍然很棘手，几乎无有效的药物治疗，而神经阻滞治疗也很少能提供长期、持久的镇痛效果。该方法于 20 世纪 60 年代初发展起来。曾称神经调节治疗，其治疗神经病理性疼痛的机制仍不十分清楚。

适应证 ①背部手术失败后综合征。②伴肢端缺血的外周血管疾病。③顽固性心绞痛。④周围神经损伤性神经痛。⑤神经根病、复杂性区域疼痛综合征。⑥残肢痛、幻肢痛。⑦脊髓损伤后疼痛。⑧带状疱疹后神经痛。⑨糖尿病性神经痛、慢性顽固性腰腿痛、蛛网膜炎、难治性心绞痛等。

禁忌证 ①凝血功能障碍。②血液病、严重脓毒血症、中枢神经系统。③手术操作部位有感染。④电极放置硬外腔部位有病变。⑤安装心脏起搏器。

技术操作 在行脊髓刺激治疗前，应包括有心理医师或以疼痛专业方向的精神科医师进行检查并对患者进行评估。同时对疼痛性质进行准确分析，在有神经病理性和非感受性伤害性疼痛并存的"混合性疼痛"情况下，确定神经病理性疼痛的成分相对较重，这一点特别重要。若神经病理性疼痛为主，方可用脊髓刺激治疗。患者选择标准：保守治疗无效、不适于进一步的外科手术、无严重的非治疗性药物成瘾、心

理状态稳定、无植入禁忌证、筛选测试成功等。一旦确定患者适合脊髓刺激治疗后，脊髓刺激器的安放一般分成两个阶段。①试验测试阶段：试验通常在局部麻醉下进行，患者与医师的良好沟通对电极放置成功很重要。②第二阶段：永久性刺激器的置入。试验筛选评估脊髓刺激对疼痛治疗有效，患者对生活质量满意，且调整了较适宜的刺激参数（如刺激幅度、脉冲频率、脉宽等）后，可进入安置完整的脊髓刺激系统。

并发症 包括出现不适或振荡冲击感、植入部位疼痛、麻痹、血肿、脑脊液漏、感染、器件失灵或移位疼痛缓解失效、外科手术风险、与器械操作相关的并发症等。

注意事项 术后卧床 24 小时；防止突然的运动；防止过度悬吊；不要提、拉重物；持续使用抗菌药 48 小时；应用镇痛药物控制置入部位的疼痛；系统可能影响或受到影响，如心脏起搏器、除颤仪、磁共振成像、超声、电凝、放疗、防盗门；使用神经刺激时不要驾驶及使用危险设备；不能接受透热治疗（短波、微波、治疗性超声）等。

（赵国栋）

shénjīng qiēchú

神经切除（neurectomy） 通过外科手术将疼痛相关神经切断以缓解慢性顽固性疼痛的方法。外科神经切除术是很少的，但对于一些有比较长时间预后的慢性顽固性疼痛患者，依病情、病变部位等可考虑神经外科手术法，对于一些神经源性疼痛是一种有价值的、值得探讨的治疗方法。

目前常用的手术方法有：脑立体定向外科毁损术、垂体部分

切除术、经皮脊髓前侧束切断术、低位脑神经切断术、硬脊膜内脊神经根切断术、硬脊膜内脊神经根、硬脊膜外神经根切断术、选择性后根根丝切断术、神经后根切断术、经皮中央分支神经切断术及各种外周神经支切除术等。这些方法的主要适应证是晚期癌性疼痛和某些顽固性疼痛。

脊神经根切断和脑神经感觉根切断术的基本目的是去除疼痛感觉区域的神经装置，而不损及脊髓和脑干。一般设想是神经根切断对于感觉神经节和神经根内源性病变引起的疼痛具有极好疗效。然而，长期随访神经根切断的结果，这些设想并不完全正确。

在实施神经切除术前，应尽可能行局麻药试验性阻滞，阳性者方可进行；治疗之前，应充分向患者或家属说明诊断、预期疗效、可能发生的并发症等，并解答患者或家属提出的问题。在患者或家属充分理解的基础上，履行签字手续确认后方可治疗。未经患者或家属书面同意，不应进行神经切除术；神经切除术有一定的并发症，需由有经验的医师操作，并严格掌握适应证。

（赵国栋）

chángjiàn jí-mànxìng téngtòng

常见急慢性疼痛（common acute and chronic pain） 疼痛即是与实际或潜在的组织损伤相关联的不愉快的感觉和情绪体验（IASP1994）。疼痛与机体组织（特别是神经系统）的完整性受到破坏（有时可能是隐性的）有关。伤害的直接刺激导致疼痛，继发于组织破坏后的炎症过程会刺激疼痛感受器产生疼痛，此乃疼痛的急性期。此期间，神经系统会发生极为复杂的调制或可塑性改变，引起疼痛相关特性的改变，

出现自发痛、痛觉过敏、触诱发痛、持续痛、爆发痛，外周及中枢敏化以及可能出现疼痛的慢性化。这些变化的程度与个体的生物学特性、早期疼痛干预及生物-心理-社会环境等多种因素密切相关。

疼痛根据时程可分为急性疼痛和慢性疼痛。急性疼痛多为某种疾病或伤害性刺激的症状，时间<3个月，或指伤病愈合期的疼痛。常见的急性疼痛包括各种原因的创伤性（后）疼痛（术后痛是特殊的创伤后疼痛）、分娩痛、心绞痛、肺栓塞、各种急腹症等，一些慢性疼痛的急性发作（暴发痛）有时也按急性疼痛处理。慢性疼痛时程一般超过3个月或超过伤病的愈合期。常见的慢性疼痛包括头痛、退变性或生物源性的颈肩腰背腿痛、内脏痛、癌性疼痛、神经痛，创伤后疼痛慢性化（如胸部大手术后的术后疼痛综合征、背部手术失败综合征等）也在慢性疼痛之列。

疼痛可认为是神经系统功能异常的表现（有或无结构异常），而治疗的核心应是面向神经功能调节与机制导向性的多模式对因及对症治疗。疼痛治疗目标是缓解疼痛、改善功能、提高患者生活质量。急性疼痛的治疗以药物治疗为主。常用药物有阿片类药物如吗啡、芬太尼、瑞芬太尼、曲马多，非甾体抗炎药如依托考昔等。用药途径有口服、经静脉、经皮下、经硬膜外腔等。患者自控镇痛是急性疼痛处理的重要用药模式。慢性疼痛治疗有物理治疗包括经皮神经电刺激、针灸、按摩等，药物治疗包括非甾体抗炎药、曲马多缓释剂、阿片类药物缓释剂，微创介入治疗包括神经阻滞治疗，手术治疗包括各种

神经通路毁损、经硬膜外脊髓电刺激、深部脑刺激等。

（刘　进　宋　莉）

fēnmiǎn téngtòng

分娩疼痛（labour pain）　子宫收缩所致疼痛。多数女性感到的宫缩痛与月经期子宫痉挛性疼痛相似，只是程度更强烈，且贯穿整个分娩过程。分娩过程分为3个阶段：第一产程自子宫开始规律宫缩引起宫颈的缩短、上升和扩张，到宫颈口足以通过胎儿头部，即宫口开全；第二产程结束于胎儿娩出母体，即从宫口开全到胎儿娩出母体；第三产程结束于胎盘娩出，即自胎儿娩出到胎盘娩出。

临床表现　包括下列内容。

分娩疼痛属于内脏痛　分娩时子宫平滑肌痉挛性收缩，肌壁间血管完全或部分闭合，导致局部缺血并产生大量酸性代谢产物。增多的酸性代谢产物刺激分布于子宫的神经末梢，形成神经生物电信号，通过 $T_{10} \sim L_1$ 脊髓节段的上行纤维上传到大脑，形成令人不愉快的疼痛感觉。局部的酸性代谢产物达到一定浓度时，具有血管平滑肌舒张作用，也可舒张内脏平滑肌，引起内脏器官的舒张，疼痛缓解，因此内脏痉挛性疼痛通常具有间歇性特点。平滑肌对酸性代谢产物的舒张反应阈值可能逐渐增加，使得内脏疼痛也渐进性加重。由于内脏神经末梢比躯体神经末梢更稀疏，且传入途径为多器官共用通路，因此内脏疼痛具有定位不准确、呈间歇性且渐进性增强的钝性疼痛特点。即使是男性，也会有内脏痛的经历，如腹泻时的肠道痉挛、尿路结石引起的输尿管痉挛等，都与分娩疼痛酷似。

产妇在第一产程的疼痛来自

子宫肌肉收缩和宫颈扩张，表现为腹部胀痛、腰背部的酸胀牵拉，疼痛部位不明确，范围弥散。第二产程的疼痛来自宫颈开全以后子宫收缩和腹肌收缩推挤胎儿到体外。因此，既有子宫收缩、宫颈扩张引起的疼痛，也有胎头对直肠、盆底及会阴软组织的压迫和扩张。此时可以观察到产妇直肠受压引起的肛门扩张，且产妇明显感受到类似腹泻的内脏疼痛和便意，因此不由自主地用力"排便"。虽然第二产程时盆底和会阴部大量的躯体神经末梢受到胎头的挤压，形成了躯体感觉，经 $S_2 \sim S_4$ 脊神经上传入中枢，但此时产妇的体表疼痛相对迟钝，甚至不注射局麻药即可实施会阴侧切，这可能是由于产妇高度应激状态使体内分泌大量具有镇痛活性的物质，如内啡肽等。第三产程的疼痛与月经期的宫缩疼痛酷似。不同产妇对于分娩疼痛的耐受不同，有人感觉难以忍受，也有极少数人产生了性快感。虽然有人认为分娩疼痛的强度与截断一只手指的疼痛程度相当，但分娩疼痛以内脏痛为主，而手指疼痛属于躯体疼痛，两者性质不同，可比性较差。

分娩疼痛属于生理性疼痛　疼痛是机体自身的一种保护机制，是神经系统监测到内外环境改变后产生的抗伤害信号，因此有利于机体采取保护性防范措施，也有利于人类的生存和繁衍。假设人类在分娩时没有疼痛，孩子可能在母亲劳作或奔跑过程中出生，人类的繁衍与生存能力必然会降低。即使是初产妇，也可根据疼痛强度和频率判断产程的进展。第一产程，每次疼痛的持续时间越来越长，两次疼痛间隔时间越来越短，然后疼痛强度可能降低，

同时感觉到逐渐增强的便意，表明宫口开全进入第二产程。第二产程强烈的疼痛和便意使产妇不由自主地用力"排便"，因此，产妇虽然不能根据自己的主观意志控制孩子的出生时间，但可以根据疼痛特点推测胎儿的出生时间。

治疗 很多因素会影响分娩疼痛的主观感受，包括文化因素、恐惧心理、生产经验等。理论上讲，分娩疼痛既然是生理性疼痛，人类发展历史也证明绝大多数女性能够耐受这种疼痛而不需要药物治疗。2001年亚太地区疼痛论坛提出"消除疼痛是患者的基本权利"，此处所指疼痛指患者的病理性疼痛，而非健康产妇的生理性疼痛。很多医疗机构和医务工作者也致力于分娩镇痛以满足产妇要求，实现她们消除疼痛的基本权利。

分娩期间的宫缩不仅使产妇感受到剧烈疼痛，而且产妇的各个系统及应激-内分泌-免疫网络均发生明显改变，如循环系统的回心血量因宫缩而增加，心输出量可在孕期增加基础上再增加40%，平均动脉压增高约10%，左心室做功增加，心肌耗氧增加，一些合并心脏病的产妇可能因宫缩而诱发心力衰竭；产妇因疼痛而喘息导致过度通气和呼吸性碱中毒，引起氧解离曲线左移并加重分娩期胎儿缺氧。对产妇采用适当的疼痛缓解措施，可使疼痛及应激反应减弱甚至消失，改善母体和胎儿的氧供需平衡，对母子可能有益，特别是对于存在合并症的产妇。

理想的分娩镇痛技术具有以下特点：易于给药，镇痛确切且显效快；对胎儿、产程的影响小；产妇清醒且无运动阻滞，能够主动参与生产过程；满足整个产程的需求，必要时还可满足剖宫产或器械助产的需要。目前可选择的镇痛方法主要分为4类。①精神预防性无痛法：仅使部分产妇满意镇痛，但最安全。②针刺和经皮电刺激无痛法：都存在镇痛效果不全、影响产妇活动和干扰胎心监测的缺点，但也是母婴安全的镇痛方法。③吸入、肌内注射、静脉等途径给药的全身药物镇痛法：主要缺点在于难以维持满意镇痛与母儿安全的平衡——能够满足宫缩镇痛的药量，可能导致宫缩间隙期嗜睡和呼吸抑制，对胎儿也可产生抑制。④阴部神经、椎管内神经阻滞的区域麻醉镇痛法：椎管内阻滞具有上述理想分娩镇痛的许多特点，已成为国内外分娩镇痛的最佳和最常用选择。

随着椎管内阻滞镇痛的广泛应用，医务工作者在肯定其有效性的同时，也注重对产程和母儿不良反应的观察研究。椎管内阻滞分娩镇痛的不良反应主要包括：①产科不良结局。②产妇发热和新生儿感染。③椎管内阻滞的并发症。椎管内阻滞阻断了交感、感觉及运动神经的传导，可能减弱排便反射、运动功能，以及影响应激-内分泌-免疫网络的平衡，因此既有可能出现椎管内阻滞的常见并发症，也可能导致产程延长、助产、剖宫产等不良结局发生，以及产妇和新生儿发热增加。

理性地认识分娩疼痛，才能理性地防治分娩疼痛。虽然分娩疼痛是生理过程，遗憾的是分娩疼痛已成为剖宫产率增加的重要原因。以择期剖宫产这种极端的措施消除分娩疼痛将生理过程转变为病理过程，无疑是南辕北辙的错误选择。

虽然分娩疼痛引起的应激反应可能改变产妇各系统功能，加重胎儿缺氧，但不容怀疑的是，分娩应激是自然的、保护性应激。事实上，产妇与胎儿的生理不同于一般成年人的生理，因此不能按照成年人的生理标准判断产妇与胎儿是否发生异常。胎儿在宫内处于相对低氧状态；虽然低发育水平的机体代谢高、氧耗多，但耐受缺氧损伤的能力也较强，耐受高氧损伤的能力却比较弱；母体的应激反应及胎儿自身的应激反应使体内儿茶酚胺分泌增加，不仅可反馈性调节子宫收缩强度和胎儿缺氧的程度，而且可增加胎儿肺泡表面活性物质，增强肺功能，因此可增强胎儿从宫内"低氧海洋"到宫外"高氧陆地"的适应能力。产妇在生产过程中产道可能因为痉挛性缺血和胎儿的挤压发生损伤，疼痛引起的应激反应可调节产道循序渐进地扩张，使产妇的产力、产道与胎儿身体的径线相互适应，得以实现损伤最小的顺利分娩。临床上观察到，分娩疼痛的时间<2小时，可能发生产道的严重撕裂，发生大出血以及新生儿颅内出血及产伤。另一方面，疼痛强度不足，可能发生产程时间过长，器械助产率和新生儿产伤率增加等不良事件。

分娩镇痛是对分娩这个生理过程的干预。既然疼痛是一种生理与心理共同作用的结果，分娩疼痛受到诸如文化、经验、心理等多因素的影响，因此，有必要对每位产妇实施非药物镇痛，然后再根据产妇需要决定是否选择药物镇痛。许多产妇意识到依靠药物镇痛生产是不自然的，她们倾向于接受心理辅导、产前教育、按摩、催眠、水疗或伴侣及专业人士的情感支持等减轻疼痛。

对分娩镇痛的安全性评价应该以生理干扰程度为标准，而非药物用量，如蛛网膜下腔注射的局麻药使用量仅约为硬膜外腔的1/10，但前者对产妇和胎儿的生理影响并不一定更轻微。胎儿处于快速发育期，可塑性较强，药物镇痛可能对其产生近期和远期的不良影响。虽然大量的近期研究结果证明分娩镇痛的益处，但仍然需要远期、全面的研究结果以客观地认识分娩疼痛与分娩镇痛。

总之，分娩疼痛和分娩镇痛需要医务工作者、孕产妇和社会的理性认识。对任何医疗治疗措施的选择，都是以安全性为前提寻求最大有效性，对于急性生理性分娩疼痛的治疗，更应该将安全性置于有效性之前。

（刘 进 宋 莉）

shùhòu téngtòng

术后疼痛（postoperative pain）

术后患者可能经历不同程度的与组织损伤或潜在损伤相关的不愉快的主观感觉和情感体验。

对术后镇痛的高度重视是麻醉学和外科学领域中一个重要的观念更新。已知术后疼痛会对患者产生十分不利的影响，而完善的术后镇痛能使患者早期活动，减少下肢深静脉血栓形成及肺栓塞的发生，也能促进胃肠道功能的早期恢复，减少手术并发症和死亡率，因此术后镇痛是提高围术期患者生活质量的重要环节。临床医师通过不同的镇痛治疗手段，满足不同患者术后镇痛的个体化需求。从伦理及人道主义的角度，减轻患者痛苦是疼痛治疗最主要的目的，因为"缓解疼痛是基本人权"。随着新的药物和给药途径的变革，术后镇痛的理念和临床治疗水平不断提高。术后急性疼痛治疗的临床专业机构的建立和镇痛治疗的规范化，为术后镇痛确保疗效和防治副作用提供了保证。

发生机制 术后疼痛源于外周伤害性感受器被激活，形成中枢敏化和外周敏化。局部组织损伤和炎症引起疼痛性介质产生、聚集，激活外周伤害性感受器，使其敏感化，导致阈值降低和对超阈值的反应性增强（痛觉过敏）。疼痛刺激引起脊髓和脑内的疼痛传递增强，最终导致对疼痛上调和中枢敏化。

临床表现 术后可产生不同程度的躯体疼痛和内脏疼痛。躯体疼痛有明显的局限性，表现为锐痛，而内脏痛定位不明确，呈弥散性，也可引起相应皮肤的牵涉痛。

治疗 术后镇痛的传统方法是按需间断肌内注射哌替啶或吗啡等镇痛药物。而现代的镇痛方法是多模式的综合性治疗，尽可能设法减轻或消除因手术创伤引起的急性疼痛，通过各种手段的综合应用，尽可能完善地控制术后疼痛，减少副作用；通过有效的术后急性疼痛的镇痛治疗，降低术后急性疼痛转化为慢性疼痛的发生率，达到减轻患者痛苦，减轻或防止一系列应激反应，提高麻醉质量和围术期患者的生活质量，减少单一模式镇痛的副作用的目的。

术后镇痛主要由麻醉医师和急性疼痛治疗服务小组负责实施完成，主要内容包括术前评估、有患者参与的镇痛方法的选择、常规疼痛评估及镇痛实施，包括使用新型的镇痛装置和技术如患者自控镇痛（patient controlled analgesia，PCA）、硬膜外镇痛及持续外周神经阻滞镇痛等。给药方式有多种途径，如全身给药（口服、静脉、肌内注射、皮下注射）、透皮贴剂、周围神经阻滞、经皮神经电刺激、椎管内给药（硬膜外、蛛网膜下腔等）。还有物理治疗及心理行为治疗等。

术后镇痛治疗应遵循以下原则：①确定伤害性刺激的来源和强度，进行疼痛程度评分。②明确伤害性刺激是否伴其他障碍，如情绪障碍、生活质量下降等，并进行相应处理。③达到有效的镇痛药水平，并保证和维持镇痛效果。④个体化用药，定时评估和调整镇痛方案。

临床常用治疗包括药物治疗、PCA、硬膜外镇痛、外周神经阻滞、经皮神经电刺激（transcuataneous electrical nerve stimulation，TENS）、心理和行为治疗以及小儿术后疼痛的镇痛治疗。

非甾体抗炎药 主要作用于外周，可用于轻至中度疼痛的治疗，还可辅助阿片类药物。非选择性非甾体抗炎药导致前列腺素抑制，可能引起胃黏膜损伤、血小板功能异常及肾脏损害。肾脏手术、肝脏手术、器官移植术和骨科手术后早期不建议使用。但选择性前列腺素拮抗药如环氧化酶-2抑制药可明显减少胃肠道症状，可口服。目前已有针剂可静脉或肌内注射给药。

阿片类药物 通过对中枢神经系统阿片受体的激动机制产生镇痛作用，是治疗中至重度疼痛的主要方法。给药途径包括口服（包括缓释剂、即释剂）、经皮或舌下黏膜、直肠给药，以及肌内注射、静脉注射、连续输注、硬膜外给药等。常用药物包括吗啡、芬太尼及其衍生物等。呼吸抑制是阿片类药物最严重的副作用，一旦出现严重呼吸抑制，应立即心电监护，给氧辅助通气，必要时建立人工通气，维持生命体征平稳，同时静注纳洛酮治疗。若纳洛酮治疗无效，应治疗其他引起呼吸抑制的情况。其他相关副作用包括恶心、呕吐、便秘、瘙痒等。

PCA 已成为术后镇痛的主要方法。PCA 给药系统可有效减少患者个体药代动力学和药效动力学的差异，防止镇痛不足及药物过量。其优点在于：①灵活性，患者可按照自己的需要少量、频繁给药。②个体化，不同患者对药物的需求差异很大，PCA 对用药剂量的限制范围很宽，患者可自行调节。③安全性，PCA 减少血药浓度的波动及副作用，避免出现嗜睡等药物副作用的患者用药过量。PCA 可静脉全身给予，也可经硬膜外腔或皮下给予。

硬膜外镇痛 经硬膜外腔给药既可减少术中麻醉药量，也可术后镇痛，副作用少，作用确切，但要注意相应的适应证和禁忌证。硬膜外镇痛药物多选用罗哌卡因、丁哌卡因、左旋丁哌卡因等局麻药及吗啡、芬太尼类镇痛药物，可单次给药或患者自控硬膜外镇痛。需要注意硬膜外镇痛的临床操作规范化及副作用处理。应每天随访患者，根据患者需要及实际情况随时调整用药方案并处理常见副作用。

外周神经阻滞 可为术后患者提供安全有效的镇痛，减少全身用药的副作用，主要用于四肢手术后的镇痛。可在周围神经刺激器或超声引导下准确定位周围神经，明显提高成功率，减少神经损伤，提高镇痛效率，减少阿片类药物的使用，避免恶心等副作用。外周神经鞘管置管和连续给药技术已经成为术后镇痛的有效方法之一，其价值已引起普遍关注。外周神经阻滞镇痛可单次给药，也可连续给药或患者自控区域镇痛。

其他镇痛方法 ①TENS：可用于某些术后患者的镇痛。有研究证实，使用 TENS 的患者镇痛效果明显优于未用 TENS 的患者。②心理和行为治疗：术后患者可能存在与手术创伤有关的心理上的异常，如焦虑、恐惧、睡眠障碍等。因此，心理康复可减轻患者的术后痛苦，降低患者焦虑，减少患者术后对阿片类药物的需求，缩短住院时间。

小儿术后疼痛的治疗 小儿术后疼痛不易评估，药物选择与成人不同，小儿害怕打针，且硬膜外穿刺及置管困难。术前应对小儿及家长做好访视及教育工作，了解小儿对疼痛的反应及痛觉的表达方式，选择适当的疼痛评分方法，教会小儿及家长使用 PCA。小儿常用的镇痛方法包括：非甾体抗炎药、阿片类药物、PCA 及区域阻滞镇痛。术前教育小儿十分重要，让小儿将注意力转移到其他刺激上，也可使用 TENS。帮助小儿放松可缓解焦虑和骨骼肌紧张，减轻疼痛。

预防 超前镇痛可能减轻疼痛的中枢敏化。所谓超前镇痛指在脊髓发生疼痛传递前就开始镇痛治疗，目前对超前镇痛的认识和掌握尚无统一意见。外周神经阻滞可有效阻止疼痛刺激的传入，防止中枢敏化和神经可塑性的发生。只有在术中、术后包括切皮前均维持良好镇痛的患者，才能显著改善患者的术后疼痛。

（刘 进 宋 莉）

chuāngshānghòu téngtòng

创伤后疼痛（post-traumatic pain） 创伤事件的幸存者在外伤后可能出现的严重急性或慢性疼痛。疼痛程度、性质各异，且疼痛与损伤部位、程度无必然联系。

在战争年代，创伤后疼痛比较常见，而在现代社会由于各种灾难、交通事故、工伤等意外事件的多发也使创伤后疼痛成为一种常见疼痛性疾病。例如，1997 年美国交通事故的发生约 13 800 000 起，2010 年中国发生道路交通事故超过 39 000 000 起。其中有多少出现创伤后疼痛不得而知，但有调查显示 30% ~ 90% 的轻度脑外伤患者会出现慢性创伤后头痛。约 1/3 患者会在脑外伤 6 个月后仍抱怨头痛，1/4 患者持续到 4 年头痛仍然存在。根据创伤部位，创伤后疼痛会出现在身体的各个部位，有些甚至超过或远离损伤的部位。安布鲁瓦兹（Ambroise）在 16 世纪首次报道一种创伤后严重烧灼性疼痛，1864 年米切尔（Mitchell）、莫尔豪斯（Morehouse）和基恩（Keen）详尽地描述了创伤后疼痛综合征，1872 年米切尔用灼性神经痛命名该种创伤后疼痛。1900 年祖德克（Sudeck）又描述另一个经常出现在小创伤后的疼痛综合征-反射性交感神经萎缩。1994 年国际疼痛研究协会（International Association for the Study of Pain，IASP）以复杂性区域疼痛综合征（complex regional pain syndrome，CRPS）替代前两者。CRPS 是创伤后疼痛的重要类型，但手术、某些疾病或一些未知因素也可能导致 CRPS。创伤后疼痛的类型有多种，如脑外伤后造成的创伤后头痛和颈痛，创伤后腰腿痛，创伤性关节炎等。

发生机制 创伤后急性疼痛主要源于创伤后的机体损伤。而创伤后慢性疼痛的发生机制尚不完全清楚。可能与以下因素有关：

交感神经活性增强；外周痛觉感受器致敏；脊髓后角神经元活动异常；中枢敏化；中枢下行抑制系统功能异常。创伤后慢性疼痛和创伤后应激障碍常同时发生，并与患者的职业、受教育程度、精神状况密切相关。因此，创伤后疼痛是机体、社会文化、心理、认知等多因素作用的结果。

临床表现 表现为创伤后出现的不同程度的疼痛。疼痛可以在创伤后即刻出现也可能延迟数周甚至数月才出现。疼痛部位与创伤部位有关，其范围可局限于损伤部位，也可随病程逐渐扩大，甚至远离创伤的部位，如足的外伤可能导致伤侧下肢的严重疼痛。疼痛多为自发性，活动可能会加重疼痛，其严重程度可自轻微不适至难以忍受的剧痛，性质多为烧灼痛、针刺痛、刀割痛、跳痛、胀痛、麻木痛或多痛并存。患者常伴失眠、焦虑、兴趣下降、易激惹等精神症状。查体常无法发现明显损伤，在疼痛区域可能存在痛觉过敏和/或痛觉异常，随时间延长，局部还可能出现自主神经功能紊乱的表现，局部营养改变如皮肤水肿、变薄，局部组织萎缩、骨质疏松等。严重者伴运动障碍。X线检查可有骨质疏松和局部组织萎缩的表现，核素骨扫描和热图像检查可发现局部血流和温度的改变。根据创伤病史及临床表现和辅助检查可作出诊断。

治疗 包括以下内容。

药物治疗 常用药物有抗抑郁药、抗惊厥药、神经节阻断药及α受体阻断药，阿片类镇痛药物，非甾体抗炎药对肿胀和持续性疼痛有效，其他还有镇静安眠药物，降钙素和糖皮质激素等。创伤后疼痛常为联合用药。

神经阻滞治疗 疗效确切，可扩张血管、解除痉挛、抗炎及阻断疼痛恶性循环，从而达到治疗效果。方法较多，可采用交感神经阻滞、硬膜外阻滞、小关节阻滞、脊神经后支阻滞、疼痛部位相应神经及痛点阻滞。

微创介入治疗 可进行相应神经及脊神经后支、小关节的射频热凝治疗，还有脊髓电刺激疗法等。

物理治疗 可提高和保持受伤肢体的活动和功能，预防肌肉萎缩和关节挛缩。包括经皮神经电刺激、脉冲电极无痛性刺激残肢、热生物反馈治疗等，对缓解创伤后疼痛有一定作用。

手术治疗 对顽固性创伤后CRPS，晚期可进行交感神经节切除术。

心理治疗和行为治疗 是创伤后疼痛治疗的重要组成部分，包括精神疗法、催眠疗法等，结合其他治疗帮助患者恢复正常的生活能力。

预防 有些创伤后疼痛治疗困难，预后差，所以强调早期预防和治疗。在创伤后积极清创、抗感染，对患者进行充分的疼痛评估，以各种方法（制动、药物、神经阻滞）控制和减轻疼痛，适当的心理干预，对于预防出现慢性创伤性疼痛有一定作用。

(刘 进 宋 莉)

sānchāshénjīngtòng

三叉神经痛 （trigeminal neuralgia，TN）

三叉神经分布区内反复发作的阵发性剧烈疼痛。发生率为每年（4.3~27）/10万，好发于中老年人，50岁以上占70%~80%，男女比例为1∶2。三叉神经痛分为原发性与继发性两种类型。

原发性三叉神经痛 在三叉神经分布区域内出现单侧、短暂、阵发性、反复发作的电击样剧烈疼痛。临床上未发现有神经系统体征，检查未发现器质性病变者。

发生机制 ①微血管压迫：1982年雅内塔（Jannetta）提出后颅窝处动脉压迫三叉神经是导致三叉神经痛最主要的原因。尸检和磁共振成像（MRI）表明，85%患者的三叉神经在脑桥附近被血管压迫，动脉压迫最常见，静脉压迫少见。②神经变性：多发性硬化及中枢神经系统脱髓鞘的患者三叉神经痛的发生率是普通人群的20倍。发现伴三叉神经痛的多发性硬化症患者三叉神经后根处有脱髓鞘改变。③癫痫样发作：三叉神经痛属于感觉性癫痫样发作，其放电部位可能位于三叉神经脊束核内或脑干内。将致癫痫药物如铝凝胶注射到三叉神经核内，可导致异常电活动和疼痛。

临床表现 三叉神经分布区内单侧、短暂、阵发性、反复发作的剧烈疼痛。疼痛发生在三叉神经分布区，多为单侧，右侧痛的发生频率约为左侧的2倍，双侧同时发生罕见，三叉神经痛的发生率依次为第二支>第三支>第一支。疼痛为阵发性，骤起骤停，如刀割、针刺、撕裂、烧灼或电击样剧痛。剧痛持续数秒至1~2分钟，但有时疼痛可持续数小时至数天。发作频率不定，因病情发展而增多。疼痛一般呈间断性发作，间歇时间可以是数周、数月或数年。进食、说话、洗脸、剃须、刷牙、风吹等均可诱发疼痛发作。扳机点常位于同侧上下唇、鼻翼旁、牙龈等处，轻轻触摸或牵拉扳机点可激发疼痛发作。患者常有痛苦表情，皱眉咬牙，用手掌按压颜面部，或突然停止说话、进食等活动。多次发作者可致皮肤增厚、粗糙、眉毛脱落，伴面肌和咀嚼肌阵发性痉挛，以及结膜充血、流泪及流涎等。一般无阳性体征，少数有面部感觉减退。

诊断 根据典型临床表现，包括疼痛部位、性质和特点，体格检查无阳性体征，有扳机点，多见于40岁以上，多可诊断。MRI具有无创、安全、高效等优点，对于三叉神经痛患者的诊断和鉴别诊断具重要意义，不仅可显示三叉神经与周围血管的关系，还可鉴别由肿瘤、囊肿、多发性硬化所致继发性三叉神经痛。

鉴别诊断 ①继发性三叉神经痛：除三叉神经分布区疼痛症状外，还伴其他症状和体征，多数是颅中窝、颅后窝病变，如脑肿瘤、脑血管瘤，或因牙齿、鼻窦等疾病所致，疼痛性质为持续性，无扳机点，可有感觉障碍。②舌咽神经痛：舌咽神经支配区反复发作性剧烈疼痛，属特发性神经痛的一种。疼痛位于耳深部、耳下后部、咽喉部、舌根部等，以中耳深部痛最多。疼痛特点为发作性针刺样或电击样疼痛，夜间痛约占半数。扳机点位于舌根部、腭、扁桃体、咽部，多见于吞咽食物时痛。发作时伴唾液和泪腺分泌、发汗，少数患者可出现晕厥等。咽部及舌根部行局麻药喷雾或涂抹有效。③不典型面痛：疼痛常超出三叉神经分布区，分界不清，多为双侧，呈持续性烧灼样痛，无间歇期，无扳机点，疼痛程度较轻，伴面部出汗、潮红等自主神经症状。④颞下颌关节病变：除颞下颌关节部位疼痛外，还伴关节功能障碍，通常在颞下颌关节处有压痛，无扳机点。⑤丛集性头痛：疼痛部位在鼻部周围，伴流泪、鼻塞、流涕、脸红等症状，无扳机点，多在夜间发作。

治疗 包括口服药物、神经阻滞及手术治疗。确诊后，应先予口服药物治疗，并逐渐增加用量，若仍无效或副作用严重不能耐受，可行神经阻滞治疗，对多次神经阻滞效果不佳者，可行手术治疗。

药物治疗 对首发病例和病史短、症状轻的病例应首先考虑药物治疗。卡马西平是治疗三叉神经痛的常用和有效药物，可使70%患者疼痛缓解。卡马西平常见副作用有胃肠道刺激、恶心、头晕、言语不清、共济失调、嗜睡、骨髓抑制和肝功能异常。三叉神经痛患者首选卡马西平单药治疗，若疗效差，先增加药物剂量，若疼痛仍不能缓解，可合用苯妥英钠或其他抗癫痫药物如加巴喷丁，或联合应用巴氯芬、曲马多及阿片类药物。若卡马西平疗效差或患者不能耐受其副作用，可使用奥卡西平。与卡马西平比较，奥卡西平的镇痛效果更强，患者耐受性更高，副作用的发生率更低。

神经阻滞 是治疗三叉神经痛常用和有效的方法。根据三叉神经痛的发生部位及范围可选择不同的神经阻滞，若同时患有二、三支痛，可行半月神经节阻滞；患二支或三支痛可行上颌或下颌神经阻滞。神经阻滞应先从末梢支开始，若无效，再逐渐向中枢侧阻滞。

手术治疗 是目前治愈三叉神经痛的主要方法，也是最后的手段，只有在药物治疗、神经阻滞等非手术治疗无效时才选用，常用半月神经节毁损术和微血管减压术。

继发性三叉神经痛 除三叉神经分布区疼痛症状外，还伴神经系统阳性体征，检查发现有器质性病变如肿瘤、炎症等。颅中窝和颅后窝病变，如神经鞘瘤、脑膜瘤、神经纤维瘤、脑血管动脉瘤、颅底的炎症粘连；头面部创伤累及三叉神经；病灶感染和牙源性病灶感染，如拔牙后损伤、感染等。

三叉神经分布区域内出现持续性疼痛，可伴感觉异常或感觉缺失。下颌、眼睑、结膜、角膜反射减弱或消失，温度、触觉、痛觉、听觉、营养与内分泌障碍，咀嚼肌力减弱或萎缩，邻近的脑神经可能发生异常。

继发性三叉神经痛需与以下疾病鉴别。①不典型面痛：见原发性三叉神经痛鉴别诊断。②急慢性鼻窦炎：可引起前额、颊部及头部放射性疼痛，伴鼻塞、发热、面部肿胀等，头低位时疼痛加剧，相应的腔、窦局部叩击痛，疼痛性质不定，从早到晚疼痛逐渐加重。③颞下颌关节病变：见原发性三叉神经痛鉴别诊断。

首先是治疗引起继发性三叉神经痛的原发病，若原发病治疗后疼痛仍未解除，可采用治疗原发性三叉神经痛的方法进行治疗。

（刘进 宋莉）

dàizhuàngpàozhěnhòu shénjīngtòng
带状疱疹后神经痛（post-herpetic neuralgia，PHN） 急性带状疱疹愈合自然病程结束后仍存在的后遗性皮肤疼痛。PHN的定义在文献中颇有争议。一般将其定义为皮损痊愈后持续的疼痛，也有作者将其定义为皮疹出现后的一定时间，如4周、3个月、6个月，或皮疹消退后持续一定时间的疼痛。德沃金（Dworkin）和波特诺伊（Portenoy）提出将带状疱疹急性痛和 PHN 分 3 个时期：急性期、亚急性期和慢性期。急性期即带状疱疹急性痛，定义为出疹最初 30 天内产生的疼痛；PHN 指急性期后持续疼痛超过 3 个月（即出疹开始 4 个月）者；而亚急性疼痛则为急性期后持续疼痛未超过 3 个月者。这一分期方法与国际慢性疼痛综合征疼痛分类协会对急慢性疼痛的时间间隔划分趋于一致，也与将 PHN 定义为慢性疼痛综合征的观点相吻合。因此，这一定义得到众多学者的认可。

发生机制 老年人、恶性疾病、恶性疾病的化疗和放疗后、人类免疫缺陷病毒（HIV）感染、器官移植后及某些疾病应用糖皮质激素治疗的急性带状疱疹的患者，更易发展为 PHN。发生 PHN 的危险因素包括：高龄，急性带状疱疹期间剧烈疼痛，严重疱疹和疱疹出现前受累皮肤前驱性疼痛。PHN 的可能机制可以分为外周机制、中枢机制及精神免疫机制。

外周机制 ①损伤的外周传入纤维的异位放电：疱疹急性期病毒即损伤初级传入感受器，受损神经完整性遭到破坏，导致其跨膜离子通道的组成、分布和功能特性发生变化，产生异常的电冲动，向脊髓形成自发性疼痛。②神经元的交互混传即"Cross - Talk"现象：损伤的神经元或神经纤维因脱髓鞘而绝缘作用减弱，一个神经元或纤维的兴奋常可扩散混传至另一神经元或纤维，形成反复发放冲动的环路，放电神经元的数目和放电频率被不断放大，引起痛觉超敏。③交感神经对损伤神经元的兴奋作用。

中枢机制 ①脊髓背角神经元的敏化。②脊髓抑制性神经元的功能下降。③脊髓背角神经元的"出芽"现象：正常情况下，脊髓背角浅层（胶状质）主要接受周围小直径 C 纤维传递的信息，深层主要接受大直径 Aβ 纤维的信息，病理情况下（如带状疱疹后）脊髓背角浅层（胶状质）接受大直径 Aβ 纤维的信息，即出现所谓的背角神经元的"出芽"现象，导致来自周围组织的非伤害性机械刺激激活脊髓背角而产生疼痛。

精神免疫机制 带状疱疹后神经痛患者中有许多精神症状出现，精神症状是否与中枢神经病变有关，有待于进一步研究。

临床表现 ①带状疱疹治愈后患区仍然存在持续或发作性剧烈疼痛，疼痛性质以自发性、刀割样或闪电样发作痛或持续性烧灼痛为主，通常以刺痛、跳痛、烧灼痛最常见，搏动痛、针刺、压榨、紧勒、钝痛等一些近乎不快感的疼痛和触痛、撕裂痛较多，偶见瘙痒，病例多 3 种疼痛混杂一起，疼痛性质也会随时间而变化。②由于对剧烈疼痛的恐惧，患者心理负担沉重，情绪抑郁，甚至对生活失去信心，有自杀倾向。③局部皮肤瘢痕，疱疹区正常皮肤色素消失，感觉减退，痛觉过敏，触诱发痛（轻触皮肤可诱发明显的疼痛）。部分病程较长的患者疼痛区域的皮肤与周围正常皮肤无异。

诊断 ①有带状疱疹的病史，疱疹和疼痛。②疱疹消失后仍遗留疼痛。据此即可确诊。

治疗 PHN 是一个复杂的疾病状态，治疗很困难，以综合治疗为主，包括心理学和行为学治疗。基本治疗原则包括：①缓解疼痛包括异常痛和痛觉过敏等。②减轻精神症状。③改善睡眠。④提高生活质量，达到增强自信、生活自理。带状疱疹后神经痛的治疗包括药物及非药物治疗。

药物治疗 国际指南提出，三环类抗抑郁药、抗癫痫药及利多卡因贴剂为一线用药；阿片类及曲马多为二线用药；辣椒素贴剂和丙戊酸钠为三线药物。

抗抑郁药 三环类抗抑郁药已被广泛的应用治疗 PHN，成为治疗 PHN 的一线药物。三环类抗抑郁药可有效地缓解神经痛。其他抗抑郁药包括选择性 5-羟色胺再摄取抑制药、非选择性 5-羟色胺再摄取抑制药、去甲肾上腺素再摄取抑制药等。但它们在治疗神经病理性疼痛应用尚缺乏大量的临床资料。

抗癫痫药 在 PHN 及其他神经源性疼痛治疗中是一线药物。其主要作用在于通过各种不同的途径抑制受损的初级感觉神经元及其轴突异位冲动的产生和传入。卡马西平、苯妥英钠是治疗神经病理性疼痛的传统药物，加巴喷丁及普瑞巴林是新一代的抗癫痫药，已被证实可显著降低 PHN 的时程。

利多卡因贴剂 5% 利多卡因贴剂可有效缓解带状疱疹后神经痛，尤其是触诱发痛，且具有较少的全身副作用和其他药物的相互作用。因其良好的安全性和有效性，已成为治疗带状疱疹后神经痛的一线药物。

阿片类镇痛药 其缓释制剂（美施康定、奥施康定）及透皮贴剂（多瑞吉）可较长时间缓解疼痛，但具有便秘、呼吸抑制、恶心、呕吐等副作用。

非麻醉镇痛药 曲马多为弱效阿片受体激动药和单胺类（去甲肾上腺素、5-HT）再摄取抑制药，可明显减轻神经源性疼痛。

辣椒素贴剂　它通过选择性兴奋周围神经 C 纤维引发 P 物质的释放，长期应用使神经末梢的 P 物质和其他神经递质贮存耗竭，减少或消除疼痛刺激从周围神经到中枢神经的传递。推荐浓度为 0.025%~0.1%。最常见的不良反应为应用部位出现红斑、疼痛、发痒及丘疹，且大多呈暂时性和自限性。

非药物治疗　包括以下内容。

神经阻滞治疗　是治疗 PHN 的有效方法，在予药物疗法的同时即应进行病变部位的神经阻滞治疗，以迅速缓解疼痛。依据疱疹部位选择合适的阻滞方法。头颈部可行星状神经节阻滞，胸腰骶部可选择硬膜外阻滞、椎旁阻滞、骶管阻滞。局部或区域神经阻滞包括躯体和交感神经阻滞，尤其是持续硬膜外阻滞或交感神经阻滞对预防急性带状疱疹期间的中枢敏化和末梢敏化可能有一定作用，进而预防 PHN 的发生。

电生理及神经调节术　原理是通过电极适当地刺激产生疼痛的目标神经，产生麻木样感觉覆盖疼痛区域，达到缓解疼痛的目的。主要分为经皮神经电刺激、外周神经刺激、深部脑刺激、脊髓电刺激、经皮脊髓电刺激和运动皮质刺激。其中经皮神经电刺激主要针对 PHN 令人难以忍受的皮肤痛觉超敏，其优势为无创安全。后 5 种方法都属植入性操作。

神经破坏术　对难治的 PHN 采用各种方法效果不佳或疗效不能维持者，可采用神经破坏术，主要分化学方法和物理方法。乙醇、酚甘油及苯酚是常用的化学毁损药物，一些抗肿瘤药如丝裂霉素、盐酸阿霉素也可引起神经可逆性变性而用于破坏神经。射频热凝毁损术是近年来新开展的一种物理毁损术，并发症少，定位准确，对组织创伤少且效果显著，疼痛的复发率低。

物理疗法　包括红外偏振光、红光、激光、半导体激光、超短波及微波等，具有降低神经兴奋性，减弱肌张力，解除肌肉痉挛；扩张血管，增加血流量，改善局部微循环的作用。其优点为适应范围广，无创伤，无痛苦。但单独应用也有一定缺陷，主要是患者疼痛剧烈，起效偏慢，故建议与其他方法联用。

心理疗法　PHN 病史较长，疼痛剧烈，生活质量极其低下，因此对心理的影响非常突出。在加强病理因素治疗的同时，应积极进行心理干预，打断疼痛-抑郁-疼痛加剧-严重抑郁的恶性循环，防止自杀倾向的产生。具体方法有暗示疗法、行为调整、生物反馈疗法、分散注意力疗法等。

预防　早期大剂量抗病毒药治疗急性带状疱疹，显著提高疗效，对预防 PHN 有一定作用。神经阻滞对急性带状疱疹的镇痛效果是肯定的，可能有预防 PHN 的作用。最有效的治疗是积极治疗急性带状疱疹。

（刘　进　宋　莉）

huànzhītòng

幻肢痛（phantom limb pain）

主观感觉已被切除的肢体仍然存在并有不同程度、不同性质疼痛的幻觉。1551 年法国的外科军医安布鲁瓦兹（Ambrose）最早从医学角度描述了幻肢现象。1871 年米切尔（Mitchell）首次在论文中使用"phantom limb"（幻肢）一词，并沿用至今。幻肢痛不仅发生在四肢，身体其他部位如舌、牙齿、阴茎、乳房、膀胱、直肠等切除后也会发生，但最常见于截肢术后，是截肢后常见并发症之一。

发生机制　幻肢痛可能与以下因素有关：截肢术中切断皮肤、肌肉、神经及骨骼等伤害性刺激的传入因素，心理因素，截肢前患肢疼痛、残肢痛及优势肢体的截除，截肢后急性疼痛等。其发生机制仍不清楚，可能与截肢后患者大脑皮质功能重组现象有关。

临床表现　为主观感觉已被切除的肢体仍然存在，且有不同程度、不同性质疼痛。程度为中至重度，5%~10% 表现为严重的幻肢痛。疼痛频率每天 0~9 次至每天数十次不等，有的表现为持续疼痛。幻肢痛疼痛性质表现为多种多样：多数描述为"针刺痛""麻刺痛""烧灼痛""跳痛""胀痛""瘙痒痛"及"麻木痛"等。少数患者描述为"绞榨样痛""像有金属环箍压般痛"或"像指甲掐""像鞋箍在脚上"般疼痛。根据截肢病史及临床表现即可诊断。

治疗　包括药物治疗、心理行为治疗、微创介入治疗及物理治疗等。但缺乏大样本多中心的随机对照试验证实治疗的有效性，有效治疗尚需进一步研究。①药物治疗：常用药物有抗抑郁药、抗惊厥药、N-甲基-D-天冬氨酸（NMDA）受体阻断药、镇痛药、麻醉药等。②心理行为治疗：截肢后患者多有沮丧、悲观、消沉、逃避等心理反应，以至于难以回归社会。生物、心理、社会因素对幻肢痛有重要的调节作用。对幻肢痛患者在截肢后早期对大脑起生物反馈作用的行为进行干预，如术后安装即时假肢，并有针对性地进行假肢功能训练，改变大脑皮质对疼痛的记忆，对预防及治疗幻肢痛有一定效果。③微创介入治疗：如深部脑刺激术、运动皮质刺激术等，多用于治疗顽固性幻肢痛。④物理治疗：包括经皮神经电刺激、脉冲电极无痛性刺激、热生物反馈治疗等，对缓解幻肢痛有一定作用。

预防 截肢前控制患肢疼痛、术后尽早安装义肢、加强心理干预治疗，可能对截肢后幻肢痛的发生有一定的预防作用。

(刘 进 宋 莉)

tóutòng
头痛（headache） 局限于头颅上半部，包括眉弓、耳轮上缘和枕外隆突连线上的疼痛。是临床常见症状之一，病因较复杂，可由颅内病变、颅外头颈部病变、头颈部以外躯体疾病以及神经症、精神病引起。

临床表现 从不同角度分述如下。

发病情况：急性起病并有发热者常为感染性疾病所致。急剧的头痛，持续不减，并有不同程度的意识障碍而无发热者，提示颅内血管性疾病（如蛛网膜下腔出血）。长期反复发作头痛或搏动性头痛，多为血管性头痛（如偏头痛）或神经症。慢性进行性头痛并有颅内压增高的症状（如呕吐、缓脉、视盘水肿）应注意颅内占位性病变。青壮年慢性头痛，但无颅内压增高，常因焦虑、情绪紧张而发生，多为紧张性头痛。

头痛部位：如偏头痛及丛集性头痛多在一侧。颅内病变的头痛常为深在性且较弥散，颅内深部病变的头痛部位不一定与病变部位一致，但疼痛多向病灶同侧放射。高血压引起的头痛多在额部或整个头部。全身性或颅内感染性疾病的头痛多为全头痛。蛛网膜下腔出血或脑脊髓膜炎除头痛外尚有颈痛。眼源性头痛为浅在性且局限于眼眶、前额或颞部。鼻源性或牙源性也多为浅表性疼痛。

头痛程度与性质：头痛程度一般分轻、中、重3种，但与病情的轻重无平行关系。三叉神经痛、偏头痛及脑膜刺激的疼痛最剧烈。脑肿瘤的痛多为中度或轻度。有时神经功能性头痛也颇剧烈。高血压性、血管性及发热性疾病的头痛通常为搏动性。神经痛多呈电击样痛或刺痛，紧张性头痛多为重压感、紧箍感或钳夹样痛。

头痛出现时间与持续时间：某些头痛可发生在特定时间，如颅内占位性病变通常清晨加剧，鼻窦炎头痛也常发生于清晨或上午，丛集性头痛常在晚间发生，女性偏头痛常与月经期有关。脑肿瘤的头痛多为持续性，可有长短不等的缓解期。

加重、减轻头痛的因素：咳嗽、喷嚏、摇头、俯身可使颅内高压性头痛、血管性头痛、颅内感染性头痛及脑肿瘤性头痛加剧。颈肌急性炎症所致头痛可因颈部运动而加剧；慢性或职业性的颈肌痉挛所致头痛，可因活动或按摩颈肌而逐渐缓解。偏头痛在应用麦角胺后可获缓解。

治疗 原则是积极处理和治疗原发病；适当使用镇痛药如对乙酰氨基酚、可待因等；对焦虑烦躁者可酌情加用镇静药，对有抑郁表现者加用抗抑郁药；针对发病机制进行治疗，如颅内压增高者予脱水利尿药，低颅压者予低渗液；血管扩张性头痛予麦角制剂，紧张性头痛针对紧张的肌肉予按摩、热疗、痛点阻滞，表浅神经痛可采用阻滞治疗等。

(傅志俭)

jǐng-jiāntòng
颈肩痛（neck and shoulder pain） 多种疾病造成的颈肩部疼痛。为多种疾病的共同临床症状。

颈部疾病中以退行性病变引起者多见，其次为急性颈部软组织损伤、慢性软组织劳损、颈椎本身病变（如结核、炎症和肿瘤等）。肩部疾病有肩周炎、肩袖损伤等。肩关节周围的骨折、肩关节脱位、结核及肿瘤引起的较少见。颈肩交界处有第1肋骨、锁骨和第1胸椎围成的间隙称为胸廓出口，臂丛神经和锁骨下动脉、锁骨下静脉及前斜角肌等由此处通过。胸廓出口出现解剖异常或肩下垂等，可能挤压神经血管束，称为胸廓出口综合征。神经系统疾病（如脊髓肿瘤、脊髓空洞症、脊髓侧索硬化症、进行性肌萎缩等病）和内脏疾病（痛在右侧可能由胆石症、胆囊炎及肝病引起，痛在左侧可能由冠心病或心肌梗死引起）也可出现颈肩痛。

治疗原则为积极处理和治疗原发病。常见方法有药物治疗、物理治疗、牵引、针灸、推拿、痛点阻滞、神经阻滞、针刀疗法、微创手术和开放性手术等。

(傅志俭)

yāo-tuǐtòng
腰腿痛（back and leg pain） 多种疾病造成的腰腿部疼痛。

常见原因如下。①急慢性损伤：急性腰腿痛多由搬运重物、剧烈运动时损伤引起；慢性腰腿痛多由于慢性损伤累积引起。②退行性变：如脊柱骨关节病、老年性骨质疏松症、椎间盘退行性变、椎管狭窄症、膝关节炎等。③炎性变：脊柱结核、强直性脊柱炎、风湿性纤维组织炎或肌筋膜炎、类风湿关节炎、骶髂关节炎等。④功能性缺陷：姿势不良、妊娠、扁平足、下肢不等长或臀部肌力不足等。⑤内脏疾病：泌尿及生殖系统疾病、肝病等。⑥肿瘤：原发性骨肿瘤、转移性骨肿瘤、神经肿瘤等。⑦其他：过度肥胖、血液系统疾病、内分泌失调、精神因素、床褥的影响等。

根据起病急缓大致可分为急性腰腿痛和慢性腰腿痛。急性腰腿痛发病突然，多较剧烈；慢性腰腿痛持续发生，程度较轻或时重时轻。疼痛性质可为钝痛、酸痛、胀痛、麻痛、放射痛、牵涉痛、扩散痛等。若是局部疼痛，多源于病变本身或继发性肌痉挛，部位较局限，多有固定的明显压痛点；若是牵涉痛，疼痛部位较模糊，少有神经损伤的客观体征，但可伴肌痉挛；若是放射痛，通常有较典型的感觉、运动、反射损害的定位特征，病程长者有肌萎缩及皮肤神经营养不良的表现。腰腿痛若源于表浅组织病变，通常存在特定的压痛点，如棘上或棘间韧带炎的压痛点在该棘突表面或两相邻棘突之间，第3腰椎横突综合征的压痛点在横突尖端，臀肌筋膜炎时压痛点多在髂嵴内下方，臀上皮神经炎的压痛点在髂嵴外，腰肌劳损的压痛点在腰段骶棘肌中外侧缘，腰骶韧带劳损的压痛点在腰骶椎与髂后上棘之间等；若为深部结构病变，如小关节、椎体、椎间盘等，仅在该病变结构的体表投影处有深压痛或叩痛。

治疗原则是积极处理和治疗原发病。常见方法有药物治疗、物理治疗、牵引、针灸、推拿、痛点阻滞、神经阻滞、针刀疗法、微创手术和开放性手术等。

（傅志俭）

xiānwéi jītòngzhèng
纤维肌痛症（fibromyalgia syndrome）

表现全身多处疼痛与发僵，并在特殊部位有压痛点的慢性疼痛综合征。多见于女性，最常见的发病年龄25~45岁。

发病机制　尚不清楚，可能与睡眠障碍、神经递质分泌异常及免疫紊乱有关。纤维肌痛症可继发于外伤和各种风湿病如骨性关节炎、类风湿关节炎及各种非风湿病如甲状腺功能减退症、恶性肿瘤等，这一类纤维肌痛症被称为继发性纤维肌痛症，若不伴其他疾病，则称为原发性纤维肌痛症。

临床表现　全身广泛疼痛，尤以中轴骨骼（颈、胸椎、腰背部）及肩胛带、骨盆带等处为常见。其他常见部位依次为膝、头、肘、踝、足、上背、中背、腕、臀部、股部和小腿。疼痛性质为深层的酸痛、灼痛、抽痛或麻刺痛。除疼痛外，患者常诉关节和关节周围肿胀，但无客观体征。常伴睡眠障碍、疲劳及晨僵。约90%患者有睡眠障碍，表现为失眠、易醒、多梦、萎靡不振。大部分患者有疲劳感，约半数患者疲劳症状较严重，以至于感到"太累，无法工作"。晨僵也见于大多数患者，其严重程度与睡眠及疾病活动性有关。心理异常包括抑郁和焦虑较常见。患者劳动能力下降，约1/3患者需改换工作，少部分不能坚持日常工作。以上症状常因天气潮冷、精神紧张、过度劳累而加重，局部受热、精神放松、良好睡眠、适度活动可使症状减轻。体检发现压痛点广泛存在，通常呈对称性分布。除非合并其他疾病，客观的检验或检查通常无异常。由于纤维肌痛症的临床症状与其他疾病相似，如甲状腺功能减退症、风湿性多肌痛、多发性肌炎、类风湿关节炎或系统性红斑狼疮等，需进行客观检验或检查如红细胞沉降率、X线检查或肌肉活检等进行鉴别。

治疗　①药物治疗：低剂量抗抑郁药物是纤维肌痛症最基本也是最主要的治疗药物，抗抑郁药物通过抗抑郁、增加非快动眼睡眠、减少快动眼睡眠、增加5-羟色胺含量、解除肌痉挛等作用达到改善睡眠、减少晨僵和缓解疼痛的效果。镇静药可改善部分患者的睡眠障碍。非甾体抗炎药可改善部分患者的疼痛症状。有些抗癫痫药物对于治疗纤维肌痛症也有一定效果。②非药物治疗：痛点阻滞、经皮神经电刺激、针灸、按摩等均可试用，疗效和机制尚有待进一步研究。精神科医师或心理医师执行的认知行为治疗对许多纤维肌痛症的患者有帮助。③生活上的调整：规律作息、适量运动、尽可能了解自己的疾病、积极地进行病友间的沟通均有助于病情改善。

（傅志俭）

jī[ī]nmó téngtòng zōnghézhēng
肌筋膜疼痛综合征（myofascial pain syndrome）

肌筋膜受到各种损伤后出现局部粘连挛缩所致长期疼痛。其特有体征是固定压痛点及肌肉紧张，发病率高达30%~93%。

发病机制　病因复杂，可能由长期姿势不正确、受寒、受潮、心理抑郁等引起。

临床表现　①局部肌肉痛：慢性持续性酸胀痛或钝痛，呈紧束感或重物压迫感，腰、背、骶、臀、腿、膝、足底、颈、肩、肘或腕等均可发生。②缺血性疼痛：局部受凉或全身疲劳、天气变冷会诱发疼痛，深夜睡眠中会痛醒、晨起僵硬疼痛，活动后减轻但常在长时间工作后或傍晚时加重，长时间不活动或活动过度甚至情绪不佳也可使疼痛加重。增加肌肉血流的治疗可使疼痛减轻。

③固定压痛点：体检时发现患者局部肌肉挛缩、隆起或僵硬。压痛点位置常固定在肌肉的起止点附近或两组不同方向的肌肉交接处，多位于棘上韧带、棘间韧带、椎板后肌群、横突上肌群、横突间肌群、枕寰筋膜、肩胛提肌、斜方肌、菱形肌、骶棘肌等处。压痛点深部可摸到痛性硬结或痛性肌索。按压压痛点可引发区域性的不按神经根感觉分布的弥散痛。

治疗 ①使用抗炎镇痛药物：能减轻症状和改善生活质量。②改善血供：锻炼、按摩、热疗（红外线、激光、拔火罐等）有效，但不痊愈，复发率高。③处理压痛点：推拿、局部注射、温热密集银质针、小针刀、射频、手术松解等，可松解局部粘连，防止复发和加重，远期效果好。④抗抑郁治疗。

（傅志俭）

tángniàobìngxìng zhōuwéi shénjīngtòng

糖尿病性周围神经痛 （diabetic peripheral neuropathic pain）

并发于糖尿病的神经病理性疼痛。又称痛性糖尿病周围神经病。是糖尿病最常见的慢性并发症之一，患病率随糖尿病患病时间延长而增加。

发病机制 与糖尿病引起的神经结构与功能障碍有关。胰岛素缺乏和高血糖是始动因素，神经缺血、多元醇通路活性增高、神经营养因子减少、自身免疫等共同参与其发病过程。

临床表现 呈对称性疼痛和感觉异常，下肢症状较上肢多见。疼痛呈刺痛、灼痛、钻凿痛。感觉异常有麻木、蚁走感、发热、触电样等。症状通常从远端足趾上行达腿、手和臂，患者有穿袜子与戴手套样感觉。严重病例可

有感觉减退甚至感觉缺失，常出现下肢溃疡。痛觉过敏亦常出现。常伴失眠、抑郁、焦虑等表现。严重者影响工作及生活能力，导致社会功能下降甚至丧失。

治疗 ①控制血糖达理想水平。②可使用 B 族维生素等营养神经的药物。③合理选择镇痛药物。非甾体抗炎镇痛药镇痛效果欠佳。阿米替林等抗抑郁药、加巴喷丁和普瑞巴林等抗惊厥药已被证明可缓解此病疼痛。疼痛剧烈者可选用阿片类镇痛药。④合理采用神经阻滞疗法，包括星状神经节阻滞、神经干阻滞、椎旁交感神经阻滞、硬膜外阻滞、局部痛点阻滞、静脉局部交感神经阻滞等，可通过扩张血管、解除肌痉挛、抗炎等作用缓解疼痛。⑤可采用德隆（Dellon）手术行周围神经松解减压。

（傅志俭）

nǎozúzhōnghòu téngtòng

脑卒中后疼痛 （pain post stroke）

脑卒中后出现的与病灶有关在瘫痪躯体侧伴感觉异常的疼痛。在无疼痛伤害、精神因素、周围神经损伤的情况下出现，呈持续或间断性，与性别、年龄无关，与病灶大小和位置无关。

疼痛多发生在脑卒中受累的肢体，疼痛性质多样，可为麻刺样、针刺样、闪电样、冰冻样、烧灼样、压榨样、撕裂样疼痛等，也可以是持续性酸痛，轻触、风吹及低温常可诱发疼痛。疼痛与运动障碍、肌张力改变、姿势改变等无关。疼痛强度亦变化多样。

治疗原则是采取综合性治疗措施，从最简便最易见效的方法开始，较复杂或毁损性治疗放在最后。药物主要有抗抑郁药、抗惊厥药和阿片类药物。对于主要表现为单个肢体疼痛或疼痛区域

较局限的患者，可在疼痛部位采用可产生舒适震颤感的经皮神经电刺激或调制中频电疗法，有一定的镇痛作用。侵入性治疗包括脑深部电刺激、脊髓电刺激、外周神经毁损或射频调节、丘脑核团毁损术、中脑传导束毁损术等。

（傅志俭）

jǐsuǐ sǔnshānghòu téngtòng

脊髓损伤后疼痛 （pain after spinal cord injury）

脊髓损伤患者常见的并发症之一。损伤性质、损伤平面、劳累、吸烟、用力过度、消化道或泌尿系统并发症、压疮、痉挛及天气变化等多种因素可能影响疼痛的发生及转归。脊髓损伤后疼痛分为四大类：肌肉骨骼性疼痛、内脏性疼痛、神经性疼痛及其他类型的疼痛。

疼痛通常在脊髓损伤数月至数年后发生，亦有少数患者在损伤后当即发生，部位不确定，呈弥漫性，在感觉平面以下的范围内经常变化，胸腰段损伤者多发生在下肢及会阴部。疼痛性质可为麻木感、挤压痛、撕裂样痛、胀痛、刺痛、电击样痛、放射痛、搏动样痛等。疼痛多为自发性，可呈持续性，亦可间歇发作，间歇发作的发作时间、间隔时间不固定。

治疗方法多样，应根据具体情况合理选用。①药物治疗：治疗药物有非甾体抗炎药、抗抑郁药、抗惊厥药及阿片类药物等，宜联合用药，从单种药和小剂量开始，加量要谨慎；不宜按需给予，而应系统应用，达到疼痛基本缓解而无明显副作用时再缓减药量。②理疗：可选用经皮神经电刺激、超激光等。③微创治疗：包括射频、神经阻滞、神经毁损、痛点注射、患者自控硬膜外镇痛、脊髓电刺激、脑深部电刺激等多

种方法。④手术治疗：若为机械性压迫所致疼痛，手术解除骨折块、血块压迫等，恢复正常解剖关系，疼痛大都能解除。对于神经性疼痛，主要手术方法有脊髓后根入髓区毁损术、脊髓电刺激术、脑深部电刺激术的鞘内药物输注等。

（傅志俭）

索　引

条 目 标 题 汉 字 笔 画 索 引

说　明

一、本索引供读者按条目标题的汉字笔画查检条目。

二、条目标题按第一字的笔画由少到多的顺序排列，按画数和起笔笔形横（一）、竖（丨）、撇（丿）、点（、）、折（乛，包括丁しく等）的顺序排列。笔画数和起笔笔形相同的字，按字形结构排列，先左右形字，再上下形字，后整体字。第一字相同的，依次按后面各字的笔画数和起笔笔形顺序排列。

三、以拉丁字母、希腊字母和阿拉伯数字、罗马数字开头的条目标题，依次排在汉字条目标题的后面。

二　画

二尖瓣反流患者麻醉（anesthesia for patient with mitral regurgitation）　231

二尖瓣狭窄患者麻醉（anesthesia for patient with mitral stenosis heart disease）　232

二氧化碳描记图（capnogram）　335

丁酰苯类镇静安定药（butyrophenone）　21

七氟烷（sevoflurane）　3

人工心脏瓣膜患者麻醉（anesthesia for patient with prosthetic heart valve）　233

人工血液制品（artificial blood product）　158

三　画

三叉神经阻滞镇痛（trigeminal nerve block）　424

三叉神经松解术（trigeminal neurolysis）　426

三叉神经痛（trigeminal neuralgia，TN）　438

下肢神经阻滞（lower extremity block）　117

大血管手术麻醉（anesthesia for vascular surgery）　187

大量输血后并发症（complication after massive transfusion）　154

上肢神经阻滞（upper extremity block）　115

口述评分法（verbal rating scale，VRS）　403

口咽通气管（oral airway）　37

口腔手术麻醉（anesthesia for stomatology surgery）　217

小儿手术麻醉（pediatric anesthesia）　293

四　画

天然阿片类药物（natural opioids）　405

无意识（unconsciousness）　310

支气管内插管（endobronchial intubation）　73

支气管扩张症手术麻醉（anesthesia for bronchiectasia）　168

支气管肺泡灌洗术麻醉（anesthesia for bronchoavleolar lavage）　175

支气管镜手术麻醉（anesthesia for bronchoscopic surgery）　172

区域阻滞（regional block）　107

日间手术麻醉（ambulatory anesthesia）　296

中心供气系统（central gas supply system）　34

中心温度（core temperature）　347

中枢敏化（central sensitization）　398

中性粒细胞减少患者麻醉（anesthesia for patient with neutropenia）　264

内分泌疾病手术麻醉（anesthesia for endocrine surgery）　194

内分泌疾病患者麻醉（anesthesia for patient with endocrinal disease）　252

内脏性伤害性疼痛（visceral nociceptive pain）　389

内镜手术麻醉（anesthesia for endoscopy examination）

201

气道压力-时间曲线（airway pressure-time curve） 338

气道压力-容积曲线（airway pressure-volume loop） 337

气管切开术（tracheotomy） 79

气管手术麻醉（anesthesia for trachea surgery） 170

气管异物取出术麻醉（anesthesia for removal of tracheal foreign body） 222

气管导管（endotracheal tube） 37

气管导管引导装置（endotracheal introducer） 45

气管导管更换引导管（airway exchange catheter） 46

气管插管（endotracheal intubation） 65

气管插管并发症（tracheal intubation complications） 82

气管插管即刻并发症（instant complication at intubation） 83

手术后疼痛评分法（postoperative pain scale） 403

手术室外患者麻醉（anesthesia for patient outside the operating theatre） 301

反常呼吸（paradoxical respiration） 167

分娩疼痛（labour pain） 434

心力衰竭患者麻醉（anaesthesia for patient with heart failure） 230

心包切除术麻醉（anesthetic consideration for pericardiectomy） 186

心血管手术经食管超声心动图（transesophageal echocardiography for cardiac surgery） 329

心血管手术麻醉（anesthesia for cardiovascular surgery） 176

心血管反应（cardiovascular response） 314

心血管疾病患者非心脏手术麻醉（perioperative cardiovascular evaluation and care for non-cardiac surgery） 224

心脏风险指数（cardiac risk index，CRI） 226

心脏传导系统异常患者麻醉（anethesia for patient with conduction disturbance） 241

心脏移植麻醉（anesthesia for heart transplantation） 209

心脏瓣膜病手术麻醉（anesthetic consideration for vavular heart disease） 181

心率变异性（heart rate variability，HRV） 315

尺神经阻滞（ulnar nerve block） 116

巴比妥类静脉麻醉药（barbiturate intravenous anesthetic） 5

双短强直刺激（double-burst stimulation，DBS） 343

双腔支气管导管（dubble lumen endobronchial tube） 39

双频谱指数（bispectral index，BIS） 315

幻肢痛（phantom limb pain） 441

五 画

正中神经阻滞（median nerve block） 116

去极化肌松药（depolarizing muscle relaxant） 25

术中及术后术区血液回收（intraoperative and postoperative blood salvage） 158

术中知晓（intraoperative awareness） 312

术中常规补液方案（conventional intraoperative fluid infusion program） 137

术后认知功能障碍（postoperative cognitive dysfunction，POCD） 359

术后创伤性神经症（postoperative traumatic neurosis） 353

术后低体温（postoperative low bodytemperature） 357

术后恶心呕吐（post-operative nausea and vomit，PONV） 356

术后疼痛（postoperative pain） 436

术后寒战（postoperative hypo themia） 358

术后谵妄（postoperative delirium） 360

术前自体采血储备技术（preoperative autologous blood reserve technology） 156

丙泊酚（propofol） 7

平衡麻醉（balanced anesthesia） 60

甲状腺功能亢进症患者麻醉（anesthesia for patient with hyperthyroidism） 260

甲状腺功能减退症患者麻醉（anesthesia for patient with hypothyroidism） 261

电休克治疗患者麻醉（anesthesia for electroconvulsive therapy） 305

电复律患者麻醉（anesthesia for cardioversion） 304

四个成串刺激（train-of-four stimulation，TOF） 342

生理需要量（physiological requirement） 139

白血病患者麻醉（anesthesia for patient with leukemia） 265

外周神经阻滞镇痛（peripheral nerve block） 422

外周神经刺激仪（peripheral nerve stimulator） 47

外周敏化（peripheral sensitization） 398

外周温度（peripheral temperature） 347

外科气管切开术（surgical tracheotomy） 80

主动脉瓣关闭不全患者麻醉（anesthesia for patient with aortic insufficiency） 232

主动脉瓣狭窄患者麻醉（anesthesia for patient with aortic stenosis） 233

半月节阻滞镇痛（gasserian ganglion block） 424

半合成衍生物（semi-synthetic derivative） 406

半清醒插管法（semiconscious intubation） 71

头颈外科手术麻醉（anesthesia for head and neck surgery） 223

头痛（headache） 442

记忆（memory） 311

永久性神经松解术（permanent neurolysis） 426

发绀型先天性心脏病患者麻醉（anesthesia for patient with cyanotic congenital heart disease） 233

六 画

动态顺应性（dynamic compliance） 340

吉兰-巴雷综合征患者麻醉（anesthesia for patient with Guillian-Barre syndrome） 284

老年患者麻醉（geriatric anesthesia） 286

地氟烷（desflurane） 4

耳科手术麻醉（anesthesia for otological surgery） 219

耳鼻咽喉头颈手术麻醉（anesthesia for otolaryngology head and neck surgery） 218

机械痛阈（mechanical pain threshold） 394

成分输血（component blood transfusion） 144

光导芯（optical stylet） 41

光索（light wand） 41

曲马多（tramadol） 410

同轴呼吸回路（Bain circuit） 58

吸入全身麻醉（inhalation general anesthesia） 53

吸入麻醉药（inhaled anesthetic） 2

先天性心脏病手术麻醉（anesthetic consideration for congenital heart disease） 178

延迟性溶血性输血反应（delayed hemolytic transfusion reaction） 150

伤害性刺激（noxious stimulation） 313

伤害性疼痛（nociceptive pain） 388

自体输血（autologous transfusion） 156

血小板异常患者麻醉（anesthesia for patient with platelet disorder） 265

血友病患者麻醉（anesthesia for patient with hemophilia） 265

血型（blood type） 147

血型鉴定（blood type identification） 148

血栓弹力图（thrombelastometry，TEG） 321

血浆（plasma） 146

血浆蛋白制品（plasma protein） 147

血液保护技术（blood conservation technique） 155

血液病患者麻醉（anesthesia for patient with hematologic disease） 263

行为疼痛评分法（behavioral rating scale） 403

全血（whole blood） 144

全身麻醉（general anesthesia） 51

全身麻醉期间严重并发症（severe complication during general anesthesia） 60

会阴区阻滞（perineal region block） 123

合成阿片类镇痛药（synthetic opioid） 407

创伤手术麻醉（anesthesia for orthopedic trauma） 201

创伤后疼痛（post-traumatic pain） 437

肌电描记法肌松监测（electromyography neuromuscular monitoring） 345

肌加速度描记法肌松监测（acceleromyography neuromuscular monitoring） 344

肌皮神经阻滞（musculocutaneous nerve block） 117

肌机械描记法肌松监测（mechanomyography neuromuscular monitoring） 344

肌间沟臂丛神经阻滞（interscalene brachial plexus block） 113

肌松药（muscle relaxant） 22

肌松拮抗药（antagonist of neuromuscular blockade） 32

肌松监测（neuromuscular monitoring） 340

肌松监测仪（muscle relaxation monitor） 46

肌筋膜疼痛综合征（myofascial pain syndrome） 443

肋间神经阻滞（intercostal nerve block） 122

危重患者营养治疗（nutritional therapy for critical patient） 371

危重患者感染（infection in critical patient） 372

多发性内分泌肿瘤手术麻醉（anesthesia for multiple endocrine neoplasia） 195

交叉配血试验（cross-matching test） 148

交感神经阻滞（sympathetic nerve block） 124

交感维持性疼痛（sympathetic maintenance pain，

SMP) 399

产科手术麻醉 (anesthesia for obstetric surgery) 204

关节手术麻醉 (anesthesia for joint surgery) 199

异氟烷 (isoflurane) 3

导管留存气管期间并发症 (complication of endotracheal tube in situ) 85

妇科手术麻醉 (anesthesia for gynecological surgery) 203

红细胞制剂 (red blood cell preparation) 145

红细胞增多症患者麻醉 (anesthesia for patient with erythrocytosis) 264

纤维支气管镜 (fiberoptic bronchoscope, FOB) 40

纤维光导喉镜 (fiberoptic laryngoscope) 41

纤维肌痛症 (fibromyalgia syndrome) 443

七 画

麦吉尔疼痛问卷 (McGill pain questionnaire, MPQ) 404

连续性肾脏替代治疗 (continuous renal replacement therapy, CRRT) 378

连续蛛网膜下腔阻滞 (continuous spinal anesthesia, CSA) 94

抗抑郁药 (antidepressant) 412

抗惊厥药 (anticonvulsive drug) 414

抗凝治疗患者麻醉 (anesthesia for patient with anticoagulation therapy) 267

围术期心律失常 (arrhythmia of perioperation) 369

围术期甲状腺危象 (perioperative thyroid crisis) 382

围术期皮质类固醇补充方案 (perioperative corticosteroid supplymentary regimen) 259

围术期机械通气 (perioperative mechanical ventilation) 365

围术期休克 (perioperative shock) 361

围术期血液管理 (perioperative blood management) 141

围术期血糖控制 (blood glucose control in perioperative period) 379

围术期全身炎症反应综合征 (systemic inflammatory response syndrome in perioperative period) 373

围术期多器官功能障碍综合征 (multiple organ dysfunction syndrome in perioperative period) 376

围术期体温过高 (perioperative hyperthermia) 349

围术期低体温 (perioperative hypothermia) 347

围术期应激反应 (perioperative stress reaction) 258

围术期肺栓塞 (pulmonary embolism in perioperative period) 381

围术期急性肾衰竭 (preoperative period acute renal failure) 378

围术期急性呼吸衰竭 (perioperative acute respiratory failure) 363

围术期急性呼吸窘迫综合征 (perioperative acute respiratory distress syndrome) 364

围术期急性肺损伤 (perioperative acute lung injury) 364

围术期脓毒症 (perioperative sepsis) 373

围术期脓毒症休克 (perioperative septic shock) 375

围术期高血压处理 (management of perioperative hypertension) 228

围术期消化道出血 (perioperative gastrointestinal bleeding) 377

围术期酸碱平衡失调 (acid-base balance disturbance in perioperative period) 368

围术期凝血功能障碍 (perioperative coagulation disorder) 371

围生期心肌病患者麻醉 (anesthesia for patient with peripartum cardiomyopathy) 238

困难气道技术 (difficult airway technique) 75

困难气道装置 (difficult airway device) 40

听觉诱发电位 (auditory evoked potential, AEP) 318

吩噻嗪类镇静安定药 (phenothiazine) 20

体内植入镇痛泵 (implanted pain pump) 429

体动反应 (body movement) 314

体表面积评分法 (body surface area pain scale) 404

体液再分布 (humoral redistribution) 141

体液状态评估 (assessment of fluid status) 131

体温监测 (temperature monitoring) 345

体感诱发电位 (somatosensory evoked potential, SEP) 319

低钙血症患者麻醉 (anesthesia for patient with hypocalcemia) 262

低流量吸入麻醉 (low flow inhalation anesthesia) 55

低温麻醉 (hypothermia anesthesia) 191

坐骨神经阻滞 (sciatic nerve block) 119

谷氨酸受体 (glutamate receptor) 401

肝功能障碍患者麻醉 (anesthesia for patient with liver dysfunction) 277

肝移植麻醉（anesthesia for liver transplantation）206

间接喉镜（indirect laryngoscope）43

冷冻疗法（cryotherapy）431

补偿性扩容（compensatory volume expansion，CVE）138

局部浸润麻醉（local infiltration anesthesia）106

局部麻醉（local anesthesia）103

局部麻醉药（local anesthetic）10

尿毒症患者麻醉（anesthesia for patient with uremia）272

改良型特殊喉镜（improved special laryngoscope）40

阿片受体阻断药（opioid receptor antagonist）409

阿片类药物（opioid drug）404

阻塞性睡眠呼吸暂停低通气综合征手术麻醉（anesthesia for obstructive sleep apnea hypopnea syndrome surgery）222

纳尔科特伦德麻醉意识深度指数（Narcotrend depth index of anesthesia）316

纵隔摆动（mediastinal flutter）167

八　画

环甲膜切开术（cricothyroidotomy）79

环甲膜穿刺术（thyrocricoid puncture）79

表面麻醉（topical anesthesia）105

苯二氮䓬类镇静安定药（benzodiazepine）18

直接喉镜（direct laryngoscope）42

拔管（extubation）82

拔管后即刻或延迟性并发症（instant or delayed complication at exbubation）85

非心脏手术经食管超声心动图（transesophageal echocardiography for noncardiac surgery）331

非巴比妥类静脉麻醉药（non-barbiturates intravenous anesthetic）6

非去极化肌松药（non-depolarizing muscle relaxant）27

非发绀型先天性心脏病患者麻醉（anesthesia for patient with non-cyanotic congenital heart disease）235

非甾体抗炎药（nonsteroidal anti-inflammatory drug，NSAID）411

非溶血性输血反应（non-hemolytic transfusion reaction）151

非癌性疼痛（non-cancerous pain）388

肾功能不全患者麻醉（anesthesia for patient with renal dysfunction）270

肾脏替代治疗患者麻醉（anesthesia for patient with renal replacement therapy）275

肾病综合征患者麻醉（anesthesia for patient with nephrotic syndrome）270

肾移植术后患者麻醉（anesthesia for patient after renal transplantation）274

肾移植麻醉（anesthesia for renal transplantation）208

明视插管法（visualized intubation）71

呼吸功能监测（respirotary fuction monitoring）332

呼吸困难（dyspnea）249

呼吸系统疾病患者麻醉（anesthesia for patient with respiratory disease）241

呼吸衰竭患者麻醉（anesthesia for patient with respiratory failure）248

垂体功能异常患者麻醉（anesthesia for patient with pituitary dysfunction）262

物理治疗（physical therapy）430

依托咪酯（etomidate）9

贫血患者麻醉（anesthesia for patient with anemia）263

肺大疱手术麻醉（anesthesia for bullae）169

肺血管病变患者麻醉（anesthesia for patient with pulmonary vascular lesion）243

肺弥散功能测定（detection of lung diffusion function）336

肺弥散功能障碍患者麻醉（anesthesia for patient with diffusion dysfunction）251

肺部感染性疾病患者麻醉（anesthesia for patient with lung infection）244

肺通气功能障碍患者麻醉（anesthesia for patient with ventilation dysfunction）250

肺移植麻醉（anesthesia for lung transplantation）206

肺隔离术（lung isolation）165

股外侧皮神经阻滞（lateral femoral cutaneous nerve block）120

股外侧皮神经阻滞镇痛（lateral femoral cutaneous nerve block）424

股神经阻滞（femoral nerve block）120

肥厚型心肌病患者麻醉（anesthesia for patient with hypertrophic cardiomyopathy） 236

肥胖低通气综合征患者麻醉（anesthesia for patient with obesity hypoventilation syndrome） 291

肥胖患者麻醉（anesthesia for patient with obesity） 289

放疗患者麻醉（anesthesia for radiotherapy） 306

放射学检查患者麻醉（anesthesia for radiological examination） 302

盲探插管法（blind intubation） 72

单刺激（single-twitch mode of stimulation） 341

单肺通气（one-lung ventilation） 166

治疗性浅低温（therapeutic light hypothermia） 348

治疗性深低温（therapeutic deep hypothermia） 348

肩胛上神经阻滞镇痛（suprascapular nerve block） 423

视觉诱发电位（visual evoked potential, VEP） 319

视觉模拟评分法（visual analogue scale, VAS） 403

限制型心肌病患者麻醉（anesthesia for patient with restrictive cardiomyopathy） 237

经口腔插管法（oral endotracheal intubation） 66

经口腔黏膜给药（oral transmucosal drug administration） 428

经气管造口插管法（transtracheostomy intubation） 68

经气管喷射通气（transtracheal jet ventilation, TTJV） 78

经皮扩张气管切开术（percutaneous dilatational tracheotomy, PDT） 81

经皮贴剂（transdermal patch） 428

经皮神经电刺激（transcuataneous electrical nerve stimulation, TENS） 432

经食管超声心动图（transesophageal echocardiography, TEE） 323

经食管超声心动图探头（transesophageal echocardiography probe） 327

经结膜给药（ocular transmocosal administration） 429

经鼻腔插管法（transnasal tracheal intubation） 67

经鼻腔黏膜给药（intranasal drug delivery） 429

九　画

带状疱疹后神经痛（post-herpetic neuralgia, PHN） 439

面部表情评分法（face rating scale, FRS） 403

面罩（face mask） 36

指神经阻滞（digital nerve block） 117

星状神经节阻滞镇痛（stellate ganglion block） 425

胃肠镜检查治疗麻醉（anesthesia for gastrointestinal endoscopy） 302

咽喉部肿瘤手术麻醉（anesthesia for resection of laryngeal mass） 221

骨科手术麻醉（anesthesia for orthopedic surgery） 198

重症肌无力患者麻醉（anesthesia for patient with myasthenia gravis） 282

食管-气管联合导气管（esophageal tracheal combitube） 45

食管手术麻醉（anesthesia for esophageal surgery） 174

食管异物取出术麻醉（anesthesia for removal of esophageal foreign body） 222

脉搏血氧饱和度监测（pulse oxygen saturation monitor） 333

急性血液稀释（acute hemodilution） 156

急性高容量血液稀释（acute hypervolaemic haemodilution） 157

急性疼痛（acute pain） 385

急性疼痛动物模型（animal model of acute pain） 393

急性疼痛治疗服务（acute pain treatment service, APS） 429

急性等容量血液稀释（acute normovolaemic haemodilution, ANH） 157

急性溶血性输血反应（acute hemolytic transfusion reaction） 150

恒速输注（constant infusion） 48

美国麻醉医师协会分级（American Society of Anesthesiologists classification） 163

逆行引导插管（retrograde intubation） 45

活化凝血时间测定（measurement of activated clotting time） 320

突触后致密物（postsynaptic density） 401

冠心病手术麻醉（anesthetic consideration for coronary heart disease） 183

冠状动脉疾病患者麻醉（anesthesia for patient with coronary artery disease） 229

神经及神经丛阻滞（nerve and plexus block） 109

神经切除（neurectomy） 433

神经外科手术麻醉 （neurosurgical anesthesia） 195

神经传导阻滞 （neural block） 107

神经肌肉疾病患者麻醉 （anesthesia for patient with neuromuscular disease） 279

神经刺激仪 （nerve stimulator） 46

神经性疼痛 （neuropathic pain） 390

神经重塑 （neural remodeling） 399

神经根阻滞镇痛 （nerve root block） 422

诱发电位 （evoked potential，EP） 318

诱导插管法 （anesthesiatised intubation） 69

十　画

盐皮质激素过量患者麻醉 （anesthesia for patient with mineralocorticoid excess） 257

盐皮质激素缺乏患者麻醉 （anesthesia for patient with mineralocorticoid deficiency） 257

桡神经阻滞 （radial nerve block） 116

热痛阈 （heat pain threshold） 394

监护麻醉 （monitored anesthesia care，MAC） 87

紧闭回路吸入麻醉 （closed-circuit inhalation anesthesia） 57

哮喘患者麻醉 （anesthesia for patient with asthma） 246

氧化亚氮 （nitrous oxide） 4

氧阻断安全装置 （oxygen failure safety device） 36

特发性扩张型心肌病患者麻醉 （anesthesia for patient with idiopathic dilated cardiomyopathy） 238

射频治疗 （radiofrequency ablation therapy） 431

胰岛素瘤患者麻醉 （anesthesia for patient with islet cell tumor） 254

胰肾联合移植麻醉 （anesthesia for combined pancreas and renal transplantation） 210

胸科手术麻醉 （anesthesia for thoracic surgery） 164

胸腔镜手术麻醉 （anesthesia for video-assisted thoracoscopic surgery） 173

胸膜腔麻醉 （interpleural anesthesia） 122

胶体溶液 （colloid solution） 134

脑电图 （electroencephalogram，EEG） 315

脑血管意外患者麻醉 （anesthesia for patient with cerebrovascular accident） 281

脑卒中后疼痛 （pain post stroke） 444

高血压患者麻醉 （anesthesia for patient with hypertension） 227

高钙血症患者麻醉 （anesthesia for patient with hypercalcemia） 261

高原地区患者麻醉 （anesthesia for patient at plateau） 307

疼痛 （pain） 384

疼痛日记 （pain journal） 404

疼痛动物模型 （animal model of pain） 392

疼痛评估 （pain assessment） 402

疼痛治疗方法 （pain management technique） 416

疼痛治疗药物 （pain medication） 404

疼痛相关受体 （pain-related receptor） 400

疼痛相关离子通道 （pain related ion channel） 402

疼痛信号转导通路 （pain signaling pathway） 402

离室指征 （discharge criteria from postanesthesia care unit） 350

脊柱手术麻醉 （anesthesia for spine surgery） 198

脊髓电刺激 （spinal cord stimulation） 433

脊髓损伤后疼痛 （pain after spinal cord injury） 444

脊髓损伤患者麻醉 （anesthesia for patient with spinal cord injury） 284

容量替代治疗 （volume replacement therapy） 130

被动性体温过高 （passive hyperthermia） 349

继续损失量 （continuous lost volume） 140

十一　画

球后阻滞麻醉 （retrobulbar anesthesia） 216

基本外科手术麻醉 （anesthesia for general surgery） 196

基础麻醉 （basal anesthesia） 86

控制性降压 （controlled hypotension） 125

常见急慢性疼痛 （common acute and chronic pain） 433

眼心反射 （oculocardiac reflex，OCR） 215

眼科手术麻醉 （anesthesia for ophthalmology surgery） 213

趾神经阻滞 （digital nerve block） 121

累计缺失量 （cumulative deficiency volume） 139

患者自控区域镇痛 （patient-controlled regional analgesia，PCRA） 420

患者自控皮下镇痛 （patient-controlled subcutaneous analgesia，PCSA） 421

患者自控硬膜外镇痛 （patient-controlled epidural analgesia，PCEA） 418

患者自控静脉镇痛 （patient-controlled intravenous analgesia，PCIA） 418

患者自控镇痛（patient-controlled analgesia，PCA） 417

躯干及会阴神经阻滞（trunk and pudendal nerve block） 121

躯体性伤害性疼痛（somatic nociceptive pain） 389

麻醉机（anesthesia machine） 33

麻醉后恢复室（postanesthesia care unit，PACU） 350

麻醉危险因素（risk factors of anesthesia） 163

麻醉苏醒延迟（postoperative delayed emergence） 354

麻醉医学会诊（anesthetic consultation） 164

麻醉学（anesthesiology） 1

麻醉残气清除系统（anesthesia scavenging system） 36

麻醉恢复早期并发症（immediate complications of anesthesia recovery） 350

麻醉前用药（premedication） 160

麻醉前评估（anesthesia preoperative evaluation） 161

麻醉前准备（anesthesia preoperative preparation） 159

麻醉通气系统（anesthesia breathing system） 35

麻醉深度监测（monitoring the depth of anesthesia） 309

麻醉蒸发器（anesthesia vaporizer） 34

减肥手术麻醉（anesthesia for bariatric surgery） 292

清醒插管法（awake intubation） 70

混合静脉血氧饱和度监测（mixed venous oxygen saturation monitor） 334

深低温停循环（deep hypothermia and circulatory arrest，DHCA） 192

隐神经阻滞（saphenous nerve block） 121

颈丛阻滞（cervical plexus block） 110

颈浅神经丛阻滞（superficial cervical plexus block） 112

颈肩痛（neck and shoulder pain） 442

颈深神经丛阻滞（deep cervical plexus block） 111

十二　画

超前镇痛（preemptive analgesia） 417

椎旁神经阻滞（paravertebral block，PVB） 123

椎管内麻醉（neuraxial anesthesia） 88

硬性喉镜（rigid laryngoscope） 42

硬膜外阻滞（epidural block） 95

硫喷妥钠（thiopental sodium） 6

暂时性神经阻滞镇痛（temporary nerve block） 421

最低肺泡有效浓度（minimun alveolar concentration，MAC） 55

晶体溶液（crystalloid solution） 133

遗忘（amnesia） 310

蛛网膜下腔阻滞（subarachnoid block） 90

蛛网膜下腔－硬膜外联合阻滞（combined spinal-epidural anesthesia，CSEA） 101

喉科手术麻醉（anesthesia for throat surgery） 220

喉罩（laryngeal mask airway，LMA） 45

喉管（laryngeal tube） 46

喉镜（laryngoscope） 39

喙突下臂丛神经阻滞（infracoracoid brachial plexus block） 114

锁骨下臂丛神经阻滞（infraclavicular brachial plexus block） 114

锁骨上臂丛神经阻滞（supraclavicular brachial plexus block） 113

氯胺酮（ketamine） 8

腋路臂丛神经阻滞（axillary brachial plexus block） 115

痛觉过敏（hyperalgesia） 396

痛觉传入纤维（afferent sensory fiber） 395

痛觉传导通路（pain pathway） 395

痛觉敏化（pain sensitization） 397

痛觉超敏（allodynia） 397

痛觉感受器（nociceptor） 395

普通气道装置（common airway device） 36

温热疗法（thermotherapy） 430

寒战反应（shivering） 346

强直刺激（tetanic stimulation） 342

十三　画

靶控输注（target controlled infusion） 49

酰胺类局麻药（local anesthetic of amide derivative） 16

酯类局麻药（local anesthetic of ester derivative） 15

输血并发症（complication of blood transfusion） 149

输血所致免疫抑制（blood transfusion induced-immunosupresion） 153

输血所致变态反应（blood transfusion induced-allergy） 151

输血所致感染性疾病（blood transfusion induced-infectious disease） 152

输血指南（transfusion guideline） 142

嗜铬细胞瘤手术麻醉（anesthesia for pheochromocytoma） 194

腰丛阻滞（lumbar plexus block） 118

腰交感神经松解术（lumbar sympathetic neurolysis） 427

腰腿痛（back and leg pain） 442

腹腔神经节阻滞（celiac ganglia block） 125

腹腔神经丛松解术（celiac plexus neurolysis） 427

意识（consciousness） 310

数字评分法（numerical rating scale） 402

十四　画

静态顺应性（static compliance） 339

静脉-吸入复合麻醉（intravenous-inhalation combined anesthesia） 59

静脉全身麻醉（intravenous general anesthesia） 51

静脉局部麻醉（intravenous regional anesthesia） 108

静脉药物输注系统（intravenous drug infusion system） 48

静脉麻醉药（intravenous anesthetic） 5

骶神经丛阻滞（sacral plexus block） 119

骶管阻滞（caudal block） 100

鼻咽通气管（nasal airway） 37

鼻科手术麻醉（anesthesia for nasal surgery） 220

慢性阻塞性肺疾病患者麻醉（anesthsia for patient with chronic obstructive pulmonary disease） 244

慢性疼痛（chronic pain） 386

慢性疼痛动物模型（animal model of chronic pain） 393

精神性疼痛（spiritual pain） 391

缩窄性心包炎患者麻醉（anesthesia for patient with constrictive pericarditis） 239

十五　画

撤机（weaning from ventilation） 367

踝部阻滞（ankle block） 121

镇静安定药（sedative） 18

熵指数（entropy index） 317

十六　画

整形手术麻醉（anesthesia for plastic surgery） 211

凝血功能检测（detection of coagulation function） 319

糖皮质激素过量患者麻醉（anesthesia for patient with glucocorticoid excess） 255

糖皮质激素缺乏患者麻醉（anesthetic consideration for mineralocorticoid deficiency） 256

糖尿病性周围神经痛（diabetic peripheral neuropathic pain） 444

糖尿病患者麻醉（anesthesia for patient with diabetes mellitus） 253

十七　画

癌性疼痛（cancerous pain） 387

臂丛阻滞（brachial plexus block） 112

臂丛神经阻滞镇痛（brachial plexus block） 423

二十一　画

癫痫患者麻醉（anesthesia for patient with epilepsy） 280

拉丁字母

ABO 血型系统（ABO blood group system） 147

Rh 血型系统（Rh blood group system） 148

Sonoclot 凝血和血小板功能分析（Sonoclot coagulation and platelet function analyzer） 322

希腊字母

α_2 肾上腺素能受体激动药（α_2-adrenergic receptor agonist） 414

罗马数字

Ⅱ 相阻滞（phase Ⅱ neuromuscular block） 345

条 目 外 文 标 题 索 引

A

ABO blood group system（ABO 血型系统） 147

acceleromyography neuromuscular monitoring（肌加速度描记法肌松监测） 344

acid-base balance disturbance in perioperative period（围术期酸碱平衡失调） 368

acute hemodilution（急性血液稀释） 156

acute hemolytic transfusion reaction（急性溶血性输血反应） 150

acute hypervolaemic haemodilution（急性高容量血液稀释） 157

acute normovolaemic haemodilution，ANH（急性等容量血液稀释） 157

acute pain treatment service，APS（急性疼痛治疗服务） 429

acute pain（急性疼痛） 385

afferent sensory fiber（痛觉传入纤维） 395

airway exchange catheter（气管导管更换引导管） 46

airway pressure-time curve（气道压力－时间曲线） 338

airway pressure-volume loop（气道压力－容积曲线） 337

allodynia（痛觉超敏） 397

ambulatory anesthesia（日间手术麻醉） 296

American Society of Anesthesiologists classification（美国麻醉医师协会分级） 163

amnesia（遗忘） 310

anaesthesia for patient with heart failure（心力衰竭患者麻醉） 230

anesthesia breathing system（麻醉通气系统） 35

anesthesia for bariatric surgery（减肥手术麻醉） 292

anesthesia for bronchiectasia（支气管扩张症手术麻醉） 168

anesthesia for bronchoavleolar lavage（支气管肺泡灌洗术麻醉） 175

anesthesia for bronchoscopic surgery（支气管镜手术麻醉） 172

anesthesia for bullae（肺大疱手术麻醉） 169

anesthesia for cardiovascular surgery（心血管手术麻醉） 176

anesthesia for cardioversion（电复律患者麻醉） 304

anesthesia for combined pancreas and renal transplantation（胰肾联合移植麻醉） 210

anesthesia for electroconvulsive therapy（电休克治疗患者麻醉） 305

anesthesia for endocrine surgery（内分泌疾病手术麻醉） 194

anesthesia for endoscopy examination（内镜手术麻醉） 201

anesthesia for esophageal surgery（食管手术麻醉） 174

anesthesia for gastrointestinal endoscopy（胃肠镜检查治疗麻醉） 302

anesthesia for general surgery（基本外科手术麻醉） 196

anesthesia for gynecological surgery（妇科手术麻醉） 203

anesthesia for head and neck surgery（头颈外科手术麻醉） 223

anesthesia for heart transplantation（心脏移植麻醉） 209

anesthesia for joint surgery（关节手术麻醉） 199

anesthesia for liver transplantation（肝移植麻醉） 206

anesthesia for lung transplantation（肺移植麻醉） 206

anesthesia for multiple endocrine neoplasia（多发性内分泌肿瘤手术麻醉） 195

anesthesia for nasal surgery（鼻科手术麻醉） 220

anesthesia for obstetric surgery（产科手术麻醉） 204

anesthesia for obstructive sleep apnea hypopnea syndrome surgery（阻塞性睡眠呼吸暂停低通气综合征手术麻醉） 222

anesthesia for ophthalmology surgery（眼科手术麻醉） 213

anesthesia for orthopedic surgery（骨科手术麻醉） 198

anesthesia for orthopedic trauma（创伤手术麻醉） 201

anesthesia for otolaryngology head and neck surgery（耳鼻咽喉头颈手术麻醉） 218

anesthesia for otological surgery（耳科手术麻醉） 219

anesthesia for patient after renal transplantation（肾移植术后患者麻醉）　274

anesthesia for patient at plateau（高原地区患者麻醉）　307

anesthesia for patient outside the operating theatre（手术室外患者麻醉）　301

anesthesia for patient with anemia（贫血患者麻醉）　263

anesthesia for patient with anticoagulation therapy（抗凝治疗患者麻醉）　267

anesthesia for patient with aortic insufficiency（主动脉瓣关闭不全患者麻醉）　232

anesthesia for patient with aortic stenosis（主动脉瓣狭窄患者麻醉）　233

anesthesia for patient with asthma（哮喘患者麻醉）　246

anesthesia for patient with cerebrovascular accident（脑血管意外患者麻醉）　281

anesthesia for patient with constrictive pericarditis（缩窄性心包炎患者麻醉）　239

anesthesia for patient with coronary artery disease（冠状动脉疾病患者麻醉）　229

anesthesia for patient with cyanotic congenital heart disease（发绀型先天性心脏病患者麻醉）　233

anesthesia for patient with diabetes mellitus（糖尿病患者麻醉）　253

anesthesia for patient with diffusion dysfunction（肺弥散功能障碍患者麻醉）　251

anesthesia for patient with endocrinal disease（内分泌疾病患者麻醉）　252

anesthesia for patient with epilepsy（癫痫患者麻醉）　280

anesthesia for patient with erythrocytosis（红细胞增多症患者麻醉）　264

anesthesia for patient with glucocorticoid excess（糖皮质激素过量患者麻醉）　255

anesthesia for patient with Guillian-Barre syndrome（吉兰-巴雷综合征患者麻醉）　284

anesthesia for patient with hematologic disease（血液病患者麻醉）　263

anesthesia for patient with hemophilia（血友病患者麻醉）　265

anesthesia for patient with hypercalcemia（高钙血症患者麻醉）　261

anesthesia for patient with hypertension（高血压患者麻醉）　227

anesthesia for patient with hyperthyroidism（甲状腺功能亢进症患者麻醉）　260

anesthesia for patient with hypertrophic cardiomyopathy（肥厚型心肌病患者麻醉）　236

anesthesia for patient with hypocalcemia（低钙血症患者麻醉）　262

anesthesia for patient with hypothyroidism（甲状腺功能减退症患者麻醉）　261

anesthesia for patient with idiopathic dilated cardiomyopathy（特发性扩张型心肌病患者麻醉）　238

anesthesia for patient with islet cell tumor（胰岛素瘤患者麻醉）　254

anesthesia for patient with leukemia（白血病患者麻醉）　265

anesthesia for patient with liver dysfunction（肝功能障碍患者麻醉）　277

anesthesia for patient with lung infection（肺部感染性疾病患者麻醉）　244

anesthesia for patient with mineralocorticoid deficiency（盐皮质激素缺乏患者麻醉）　257

anesthesia for patient with mineralocorticoid excess（盐皮质激素过量患者麻醉）　257

anesthesia for patient with mitral regurgitation（二尖瓣反流患者麻醉）　231

anesthesia for patient with mitral stenosis heart disease（二尖瓣狭窄患者麻醉）　232

anesthesia for patient with myasthenia gravis（重症肌无力患者麻醉）　282

anesthesia for patient with nephrotic syndrome（肾病综合征患者麻醉）　270

anesthesia for patient with neuromuscular disease（神经肌肉疾病患者麻醉）　279

anesthesia for patient with neutropenia（中性粒细胞减少患者麻醉）　264

anesthesia for patient with non-cyanotic congenital heart disease（非发绀型先天性心脏病患者麻醉）　235

anesthesia for patient with obesity hypoventilation syndrome（肥胖低通气综合征患者麻醉）　291

anesthesia for patient with obesity（肥胖患者麻醉）　289

anesthesia for patient with peripartum cardiomyopathy（围生期心肌病患者麻醉）　238

anesthesia for patient with pituitary dysfunction （垂体功能异常患者麻醉） 262

anesthesia for patient with platelet disorder （血小板异常患者麻醉） 265

anesthesia for patient with prosthetic heart valve （人工心脏瓣膜患者麻醉） 233

anesthesia for patient with pulmonary vascular lesion （肺血管病变患者麻醉） 243

anesthesia for patient with renal dysfunction （肾功能不全患者麻醉） 270

anesthesia for patient with renal replacement therapy （肾脏替代治疗患者麻醉） 275

anesthesia for patient with respiratory disease （呼吸系统疾病患者麻醉） 241

anesthesia for patient with respiratory failure （呼吸衰竭患者麻醉） 248

anesthesia for patient with restrictive cardiomyopathy （限制型心肌病患者麻醉） 237

anesthesia for patient with spinal cord injury （脊髓损伤患者麻醉） 284

anesthesia for patient with uremia （尿毒症患者麻醉） 272

anesthesia for patient with ventilation dysfunction （肺通气功能障碍患者麻醉） 250

anesthesia for pheochromocytoma （嗜铬细胞瘤手术麻醉） 194

anesthesia for plastic surgery （整形手术麻醉） 211

anesthesia for radiological examination （放射学检查患者麻醉） 302

anesthesia for radiotherapy （放疗患者麻醉） 306

anesthesia for removal of esophageal foreign body （食管异物取出术麻醉） 222

anesthesia for removal of tracheal foreign body （气管异物取出术麻醉） 222

anesthesia for renal transplantation （肾移植麻醉） 208

anesthesia for resection of laryngeal mass （咽喉部肿瘤手术麻醉） 221

anesthesia for spine surgery （脊柱手术麻醉） 198

anesthesia for stomatology surgery （口腔手术麻醉） 217

anesthesia for thoracic surgery （胸科手术麻醉） 164

anesthesia for throat surgery （喉科手术麻醉） 220

anesthesia for trachea surgery （气管手术麻醉） 170

anesthesia for vascular surgery （大血管手术麻醉） 187

anesthesia for video-assisted thoracoscopic surgery （胸腔镜手术麻醉） 173

anesthesia machine （麻醉机） 33

anesthesia preoperative evaluation （麻醉前评估） 161

anesthesia preoperative preparation （麻醉前准备） 159

anesthesia scavenging system （麻醉残气清除系统） 36

anesthesiatised intubation （诱导插管法） 69

anesthesia vaporizer （麻醉蒸发器） 34

anesthesiology （麻醉学） 1

anesthetic consideration for congenital heart disease （先天性心脏病手术麻醉） 178

anesthetic consideration for coronary heart disease （冠心病手术麻醉） 183

anesthetic consideration for mineralocorticoid deficiency （糖皮质激素缺乏患者麻醉） 256

anesthetic consideration for pericardiectomy （心包切除术麻醉） 186

anesthetic consideration for vavular heart disease （心脏瓣膜病手术麻醉） 181

anesthetic consultation （麻醉医学会诊） 164

anesthsia for patient with chronic obstructive pulmonary disease （慢性阻塞性肺疾病患者麻醉） 244

anethesia for patient with conduction disturbance （心脏传导系统异常患者麻醉） 241

animal model of acute pain （急性疼痛动物模型） 393

animal model of chronic pain （慢性疼痛动物模型） 393

animal model of pain （疼痛动物模型） 392

ankle block （踝部阻滞） 121

antagonist of neuromuscular blockade （肌松拮抗药） 32

anticonvulsive drug （抗惊厥药） 414

antidepressant （抗抑郁药） 412

arrhythmia of perioperation （围术期心律失常） 369

artificial blood product （人工血液制品） 158

assessment of fluid status （体液状态评估） 131

auditory evoked potential, AEP （听觉诱发电位） 318

autologous transfusion （自体输血） 156

awake intubation（清醒插管法）　70

axillary brachial plexus block（腋路臂丛神经阻滞）　115

B

back and leg pain（腰腿痛）　442

Bain circuit（同轴呼吸回路）　58

balanced anesthesia（平衡麻醉）　60

barbiturate intravenous anesthetic（巴比妥类静脉麻醉药）　5

basal anesthesia（基础麻醉）　86

behavioral rating scale（行为疼痛评分法）　403

benzodiazepine（苯二氮䓬类镇静安定药）　18

bispectral index，BIS（双频谱指数）　315

blind intubation（盲探插管法）　72

blood conservation technique（血液保护技术）　155

blood glucose control in perioperative period（围术期血糖控制）　379

blood transfusion induced-allergy（输血所致变态反应）　151

blood transfusion induced-immunosuppresion（输血所致免疫抑制）　153

blood transfusion induced-infectious disease（输血所致感染性疾病）　152

blood type identification（血型鉴定）　148

blood type（血型）　147

body movement（体动反应）　314

body surface area pain scale（体表面积评分法）　404

brachial plexus block（臂丛神经阻滞镇痛）　423

brachial plexus block（臂丛阻滞）　112

butyrophenone（丁酰苯类镇静安定药）　21

C

cancerous pain（癌性疼痛）　387

capnogram（二氧化碳描记图）　335

cardiac risk index，CRI（心脏风险指数）　226

cardiovascular response（心血管反应）　314

caudal block（骶管阻滞）　100

celiac ganglia block（腹腔神经节阻滞）　125

celiac plexus neurolysis（腹腔神经丛松解术）　427

central gas supply system（中心供气系统）　34

central sensitization（中枢敏化）　398

cervical plexus block（颈丛阻滞）　110

chronic pain（慢性疼痛）　386

closed-circuit inhalation anesthesia（紧闭回路吸入麻醉）　57

colloid solution（胶体溶液）　134

combined spinal-epidural anesthesia，CSEA（蛛网膜下腔-硬膜外联合阻滞）　101

common acute and chronic pain（常见急慢性疼痛）　433

common airway device（普通气道装置）　36

compensatory volume expansion，CVE（补偿性扩容）　138

complication after massive transfusion（大量输血后并发症）　154

complication of blood transfusion（输血并发症）　149

complication of endotracheal tube in situ（导管留存气管期间并发症）　85

component blood transfusion（成分输血）　144

consciousness（意识）　310

constant infusion（恒速输注）　48

continuous lost volume（继续损失量）　140

continuous renal replacement therapy，CRRT（连续性肾脏替代治疗）　378

continuous spinal anesthesia，CSA（连续蛛网膜下腔阻滞）　94

controlled hypotension（控制性降压）　125

conventional intraoperative fluid infusion program（术中常规补液方案）　137

core temperature（中心温度）　347

cricothyroidotomy（环甲膜切开术）　79

cross-matching test（交叉配血试验）　148

cryotherapy（冷冻疗法）　431

crystalloid solution（晶体溶液）　133

cumulative deficiency volume（累计缺失量）　139

D

deep cervical plexus block（颈深神经丛阻滞）　111

deep hypothermia and circulatory arrest，DHCA（深低温停循环）　192

delayed hemolytic transfusion reaction（延迟性溶血性输血反应）　150

depolarizing muscle relaxant（去极化肌松药）　25

desflurane（地氟烷）　4

detection of coagulation function（凝血功能检测）　319

detection of lung diffusion function（肺弥散功能测定）

336

diabetic peripheral neuropathic pain（糖尿病性周围神经痛） 444

difficult airway device（困难气道装置） 40

difficult airway technique（困难气道技术） 75

digital nerve block（指神经阻滞） 117

digital nerve block（趾神经阻滞） 121

direct laryngoscope（直接喉镜） 42

discharge criteria from postanesthesia care unit（离室指征） 350

double-burst stimulation，DBS（双短强直刺激） 343

dubble lumen endobronchial tube（双腔支气管导管） 39

dynamic compliance（动态顺应性） 340

dyspnea（呼吸困难） 249

E

electroencephalogram，EEG（脑电图） 315

electromyography neuromuscular monitoring（肌电描记法肌松监测） 345

endobronchial intubation（支气管内插管） 73

endotracheal introducer（气管导管引导装置） 45

endotracheal intubation（气管插管） 65

endotracheal tube（气管导管） 37

entropy index（熵指数） 317

epidural block（硬膜外阻滞） 95

esophageal tracheal combitube（食管-气管联合导气管） 45

etomidate（依托咪酯） 9

evoked potential，EP（诱发电位） 318

extubation（拔管） 82

F

face mask（面罩） 36

face rating scale，FRS（面部表情评分法） 403

femoral nerve block（股神经阻滞） 120

fiberoptic bronchoscope，FOB（纤维支气管镜） 40

fiberoptic laryngoscope（纤维光导喉镜） 41

fibromyalgia syndrome（纤维肌痛症） 443

G

gasserian ganglion block（半月节阻滞镇痛） 424

general anesthesia（全身麻醉） 51

geriatric anesthesia（老年患者麻醉） 286

glutamate receptor（谷氨酸受体） 401

H

headache（头痛） 442

heart rate variability，HRV（心率变异性） 315

heat pain threshold（热痛阈） 394

humoral redistribution（体液再分布） 141

hyperalgesia（痛觉过敏） 396

hypothermia anesthesia（低温麻醉） 191

I

immediate complications of anesthesia recovery（麻醉恢复早期并发症） 350

implanted pain pump（体内植入镇痛泵） 429

improved special laryngoscope（改良型特殊喉镜） 40

indirect laryngoscope（间接喉镜） 43

infection in critical patient（危重患者感染） 372

infraclavicular brachial plexus block（锁骨下臂丛神经阻滞） 114

infracoracoid brachial plexus block（喙突下臂丛神经阻滞） 114

inhalation general anesthesia（吸入全身麻醉） 53

inhaled anesthetic（吸入麻醉药） 2

instant complication at intubation（气管插管即刻并发症） 83

instant or delayed complication at exbubation（拔管后即刻或延迟性并发症） 85

intercostal nerve block（肋间神经阻滞） 122

interpleural anesthesia（胸膜腔麻醉） 122

interscalene brachial plexus block（肌间沟臂丛神经阻滞） 113

intranasal drug delivery（经鼻腔黏膜给药） 429

intraoperative and postoperative blood salvage（术中及术后术区血液回收） 158

intraoperative awareness（术中知晓） 312

intravenous anesthetic（静脉麻醉药） 5

intravenous drug infusion system（静脉药物输注系统） 48

intravenous general anesthesia（静脉全身麻醉） 51

intravenous-inhalation combined anesthesia（静脉-吸入复合麻醉） 59

intravenous regional anesthesia（静脉局部麻醉） 108

isoflurane（异氟烷） 3

K

ketamine（氯胺酮）　8

L

labour pain（分娩疼痛）　434

laryngeal mask airway，LMA（喉罩）　45

laryngeal tube（喉管）　46

laryngoscope（喉镜）　39

lateral femoral cutaneous nerve block（股外侧皮神经阻滞）　120

lateral femoral cutaneous nerve block（股外侧皮神经阻滞镇痛）　424

light wand（光索）　41

local anesthesia（局部麻醉）　103

local anesthetic of amide derivative（酰胺类局麻药）　16

local anesthetic of ester derivative（酯类局麻药）　15

local anesthetic（局部麻醉药）　10

local infiltration anesthesia（局部浸润麻醉）　106

lower extremity block（下肢神经阻滞）　117

low flow inhalation anesthesia（低流量吸入麻醉）　55

lumbar plexus block（腰丛阻滞）　118

lumbar sympathetic neurolysis（腰交感神经松解术）　427

lung isolation（肺隔离术）　165

M

management of perioperative hypertension（围术期高血压处理）　228

McGill pain questionnaire，MPQ（麦吉尔疼痛问卷）　404

measurement of activated clotting time（活化凝血时间测定）　320

mechanical pain threshold（机械痛阈）　394

mechanomyography neuromuscular monitoring（肌机械描记法肌松监测）　344

median nerve block（正中神经阻滞）　116

mediastinal flutter（纵隔摆动）　167

memory（记忆）　311

minimun alveolar concentration，MAC（最低肺泡有效浓度）　55

mixed venous oxygen saturation monitor（混合静脉血氧饱和度监测）　334

monitored anesthesia care，MAC（监护麻醉）　87

monitoring the depth of anesthesia（麻醉深度监测）　309

multiple organ dysfunction syndrome in perioperative period（围术期多器官功能障碍综合征）　376

muscle relaxant（肌松药）　22

muscle relaxation monitor（肌松监测仪）　46

musculocutaneous nerve block（肌皮神经阻滞）　117

myofascial pain syndrome（肌筋膜疼痛综合征）　443

N

Narcotrend depth index of anesthesia（纳尔科特伦德麻醉意识深度指数）　316

nasal airway（鼻咽通气管）　37

natural opioids（天然阿片类药物）　405

neck and shoulder pain（颈肩痛）　442

nerve and plexus block（神经及神经丛阻滞）　109

nerve root block（神经根阻滞镇痛）　422

nerve stimulator（神经刺激仪）　46

neural block（神经传导阻滞）　107

neural remodeling（神经重塑）　399

neuraxial anesthesia（椎管内麻醉）　88

neurectomy（神经切除）　433

neuromuscular monitoring（肌松监测）　340

neuropathic pain（神经性疼痛）　390

neurosurgical anesthesia（神经外科手术麻醉）　195

nitrous oxide（氧化亚氮）　4

nociceptive pain（伤害性疼痛）　388

nociceptor（痛觉感受器）　395

non-barbiturates intravenous anesthetic（非巴比妥类静脉麻醉药）　6

non-cancerous pain（非癌性疼痛）　388

non-depolarizing muscle relaxant（非去极化肌松药）　27

non-hemolytic transfusion reaction（非溶血性输血反应）　151

nonsteroidal anti-inflammatory drug，NSAID（非甾体抗炎药）　411

noxious stimulation（伤害性刺激）　313

numerical rating scale（数字评分法）　402

nutritional therapy for critical patient（危重患者营养治疗）　371

O

ocular transmocosal administration（经结膜给药）　429

oculocardiac reflex，OCR（眼心反射） 215

one-lung ventilation（单肺通气） 166

opioid drug（阿片类药物） 404

opioid receptor antagonist（阿片受体阻断药） 409

optical stylet（光导芯） 41

oral airway（口咽通气管） 37

oral endotracheal intubation（经口腔插管法） 66

oral transmucosal drug administration（经口腔黏膜给药） 428

oxygen failure safety device（氧阻断安全装置） 36

P

pain after spinal cord injury（脊髓损伤后疼痛） 444

pain assessment（疼痛评估） 402

pain journal（疼痛日记） 404

pain management technique（疼痛治疗方法） 416

pain medication（疼痛治疗药物） 404

pain pathway（痛觉传导通路） 395

pain post stroke（脑卒中后疼痛） 444

pain related ion channel（疼痛相关离子通道） 402

pain-related receptor（疼痛相关受体） 400

pain sensitization（痛觉敏化） 397

pain signaling pathway（疼痛信号转导通路） 402

pain（疼痛） 384

paradoxical respiration（反常呼吸） 167

paravertebral block，PVB（椎旁神经阻滞） 123

passive hyperthermia（被动性体温过高） 349

patient-controlled analgesia，PCA（患者自控镇痛） 417

patient-controlled epidural analgesia，PCEA（患者自控硬膜外镇痛） 418

patient-controlled intravenous analgesia，PCIA（患者自控静脉镇痛） 418

patient-controlled regional analgesia，PCRA（患者自控区域镇痛） 420

patient-controlled subcutaneous analgesia，PCSA（患者自控皮下镇痛） 421

pediatric anesthesia（小儿手术麻醉） 293

percutaneous dilatational tracheotomy，PDT（经皮扩张气管切开术） 81

perineal region block（会阴区阻滞） 123

perioperative acute lung injury（围术期急性肺损伤） 364

perioperative acute respiratory distress syndrome（围术期急性呼吸窘迫综合征） 364

perioperative acute respiratory failure（围术期急性呼吸衰竭） 363

perioperative blood management（围术期血液管理） 141

perioperative cardiovascular evaluation and care for non-cardiac surgery（心血管疾病患者非心脏手术麻醉） 224

perioperative coagulation disorder（围术期凝血功能障碍） 371

perioperative corticosteroid supplymentary regimen（围术期皮质类固醇补充方案） 259

perioperative gastrointestinal bleeding（围术期消化道出血） 377

perioperative hyperthermia（围术期体温过高） 349

perioperative hypothermia（围术期低体温） 347

perioperative mechanical ventilation（围术期机械通气） 365

perioperative sepsis（围术期脓毒症） 373

perioperative septic shock（围术期脓毒症休克） 375

perioperative shock（围术期休克） 361

perioperative stress reaction（围术期应激反应） 258

perioperative thyroid crisis（围术期甲状腺危象） 382

peripheral nerve block（外周神经阻滞镇痛） 422

peripheral nerve stimulator（外周神经刺激仪） 47

peripheral sensitization（外周敏化） 398

peripheral temperature（外周温度） 347

permanent neurolysis（永久性神经松解术） 426

phantom limb pain（幻肢痛） 441

phase Ⅱ neuromuscular block（Ⅱ相阻滞） 345

phenothiazine（吩噻嗪类镇静安定药） 20

physical therapy（物理治疗） 430

physiological requirement（生理需要量） 139

plasma protein（血浆蛋白制品） 147

plasma（血浆） 146

postanesthesia care unit，PACU（麻醉后恢复室） 350

post-herpetic neuralgia，PHN（带状疱疹后神经痛） 439

postoperative cognitive dysfunction，POCD（术后认知功能障碍） 359

postoperative delayed emergence（麻醉苏醒延迟） 354

postoperative delirium（术后谵妄） 360

postoperative hypo themia （术后寒战） 358

postoperative low bodytemperature （术后低体温） 357

post-operative nausea and vomit，PONV （术后恶心呕吐） 356

postoperative pain scale （手术后疼痛评分法） 403

postoperative pain （术后疼痛） 436

postoperative traumatic neurosis （术后创伤性神经症） 353

postsynaptic density （突触后致密物） 401

post-traumatic pain （创伤后疼痛） 437

preemptive analgesia （超前镇痛） 417

premedication （麻醉前用药） 160

preoperative autologous blood reserve technology （术前自体采血储备技术） 156

preoperative period acute renal failure （围术期急性肾衰竭） 378

propofol （丙泊酚） 7

pulmonary embolism in perioperative period （围术期肺栓塞） 381

pulse oxygen saturation monitor （脉搏血氧饱和度监测） 333

R

radial nerve block （桡神经阻滞） 116

radiofrequency ablation therapy （射频治疗） 431

red blood cell preparation （红细胞制剂） 145

regional block （区域阻滞） 107

respirotary fuction monitoring （呼吸功能监测） 332

retrobulbar anesthesia （球后阻滞麻醉） 216

retrograde intubation （逆行引导插管） 45

Rh blood group system （Rh 血型系统） 148

rigid laryngoscope （硬性喉镜） 42

risk factors of anesthesia （麻醉危险因素） 163

S

sacral plexus block （骶神经丛阻滞） 119

saphenous nerve block （隐神经阻滞） 121

sciatic nerve block （坐骨神经阻滞） 119

sedative （镇静安定药） 18

semiconscious intubation （半清醒插管法） 71

semi-synthetic derivative （半合成衍生物） 406

severe complication during general anesthesia （全身麻醉期间严重并发症） 60

sevoflurane （七氟烷） 3

shivering （寒战反应） 346

single-twitch mode of stimulation （单刺激） 341

somatic nociceptive pain （躯体性伤害性疼痛） 389

somatosensory evoked potential，SEP （体感诱发电位） 319

Sonoclot coagulation and platelet function analyzer （Sonoclot 凝血和血小板功能分析） 322

spinal cord stimulation （脊髓电刺激） 433

spiritual pain （精神性疼痛） 391

static compliance （静态顺应性） 339

stellate ganglion block （星状神经节阻滞镇痛） 425

subarachnoid block （蛛网膜下腔阻滞） 90

superficial cervical plexus block （颈浅神经丛阻滞） 112

supraclavicular brachial plexus block （锁骨上臂丛神经阻滞） 113

suprascapular nerve block （肩胛上神经阻滞镇痛） 423

surgical tracheotomy （外科气管切开术） 80

sympathetic maintenance pain，SMP （交感维持性疼痛） 399

sympathetic nerve block （交感神经阻滞） 124

synthetic opioid （合成阿片类镇痛药） 407

systemic inflammatory response syndrome in perioperative period （围术期全身炎症反应综合征） 373

T

target controlled infusion （靶控输注） 49

temperature monitoring （体温监测） 345

temporary nerve block （暂时性神经阻滞镇痛） 421

tetanic stimulation （强直刺激） 342

therapeutic deep hypothermia （治疗性深低温） 348

therapeutic light hypothermia （治疗性浅低温） 348

thermotherapy （温热疗法） 430

thiopental sodium （硫喷妥钠） 6

thrombelastometry，TEG （血栓弹力图） 321

thyrocricoid puncture （环甲膜穿刺术） 79

topical anesthesia （表面麻醉） 105

tracheal intubation complications （气管插管并发症） 82

tracheotomy （气管切开术） 79

train-of-four stimulation，TOF （四个成串刺激） 342

tramadol （曲马多） 410

transcuataneous electrical nerve stimulation，TENS（经皮神经电刺激） 432

transdermal patch（经皮贴剂） 428

transesophageal echocardiography for cardiac surgery（心血管手术经食管超声心动图） 329

transesophageal echocardiography for noncardiac surgery（非心脏手术经食管超声心动图） 331

transesophageal echocardiography probe（经食管超声心动图探头） 327

transesophageal echocardiography，TEE（经食管超声心动图） 323

transfusion guideline（输血指南） 142

transnasal tracheal intubation（经鼻腔插管法） 67

transtracheal jet ventilation，TTJV（经气管喷射通气） 78

transtracheostomy intubation（经气管造口插管法） 68

trigeminal nerve block（三叉神经阻滞镇痛） 424

trigeminal neuralgia，TN（三叉神经痛） 438

trigeminal neurolysis（三叉神经松解术） 426

trunk and pudendal nerve block（躯干及会阴神经阻滞） 121

U

ulnar nerve block（尺神经阻滞） 116

unconsciousness（无意识） 310

upper extremity block（上肢神经阻滞） 115

V

verbal rating scale，VRS（口述评分法） 403

visceral nociceptive pain（内脏性伤害性疼痛） 389

visual analogue scale，VAS（视觉模拟评分法） 403

visual evoked potential，VEP（视觉诱发电位） 319

visualized intubation（明视插管法） 71

volume replacement therapy（容量替代治疗） 130

W

weaning from ventilation（撤机） 367

whole blood（全血） 144

希腊字母

α_2-adrenergic receptor agonist（α_2 肾上腺素能受体激动药） 414

内 容 索 引

说 明

一、本索引是本卷条目和条目内容的主题分析索引。索引款目按汉语拼音字母顺序并辅以汉字笔画、起笔笔形顺序排列。同音时，按汉字笔画由少到多的顺序排列，笔画数相同的按起笔笔形横（一）、竖（丨）、撇（丿）、点（、）、折（乛，包括丁し〈等）的顺序排列。第一字相同时，按第二字，余类推。索引标目中夹有拉丁字母、希腊字母、阿拉伯数字和罗马数字的，依次排在相应的汉字索引款目之后。标点符号不作为排序单元。

二、设有条目的款目用黑体字，未设条目的款目用宋体字。

三、不同概念（含人物）具有同一标目名称时，分别设置索引款目；未设条目的同名索引标目后括注简单说明或所属类别，以利检索。

四、索引标目之后的阿拉伯数字是标目内容所在的页码，数字之后的小写拉丁字母表示索引内容所在的版面区域。本书正文的版面区域划分如右图。

a	c	e
b	d	f

A

阿片类药物（opioid drug） 404d

阿片受体阻断药（opioid receptor antagonist） 409f

阿什纳－达格尼尼反射（Aschner-Dagnini reflex） 215e

癌性疼痛（cancerous pain） 387a

安全比 31c

B

巴比妥类静脉麻醉药（barbiturate intravenous anesthetic） 5e

拔管（extubation） 82a

拔管后即刻或延迟性并发症（instant or delayed complication at exbuation） 85d

靶控输注（target controlled infusion） 49b

靶浓度 49c

白血病患者麻醉（anesthesia for patient with leukemia） 265a

半合成衍生物（semi-synthetic derivative） 406d

半清醒插管法（semiconscious intubation） 71b

半月节阻滞镇痛（gasserian ganglion block） 424c

被动性体温过高（passive hyperthermia） 349d

苯二氮䓬类镇静安定药（benzodiazepine） 18e

鼻科手术麻醉（anesthesia for nasal surgery） 220b

鼻咽通气管（nasal airway） 37c

比尔阻滞（Bier block） 108f

臂丛神经阻滞镇痛（brachial plexus block） 423a

臂丛阻滞（brachial plexus block） 112f

表麻 105b

表面麻醉（topical anesthesia） 105b

丙泊酚（propofol） 7a

补偿性扩容（compensatory volume expansion, CVE） 138e

C

插管应激反应 83f

产科手术麻醉（anesthesia for obstetric surgery） 204f

常见急慢性疼痛（common acute and chronic pain） 433f

超量灌注 212c

超前镇痛（preemptive analgesia） 417a

超声引导定位法 110b

撤机（weaning from ventilation） 367e

成分输血（component blood transfusion） 144b

尺神经阻滞（ulnar nerve block） 116b

触诱发痛 386d，394d

传导阻滞 107e

创伤后疼痛（post-traumatic pain） 437d

创伤手术麻醉（anesthesia for orthopedic trauma） 201b

吹火柴试验 162c

吹气试验 162c

垂体功能异常患者麻醉 (anesthesia for patient with pituitary dysfunction) 262d

D

大量输血后并发症 (complication after massive transfusion) 154b

大血管手术麻醉 (anesthesia for vascular surgery) 187c

带状疱疹后神经痛 (post-herpetic neuralgia, PHN) 439f

单刺激 (single-twitch mode of stimulation) 341e

单肺通气 (one-lung ventilation) 166e

导管留存气管期间并发症 (complication of endotracheal tube in situ) 85a

低钙血症患者麻醉 (anesthesia for patient with hypocalcemia) 262a

低流量吸入麻醉 (low flow inhalation anesthesia) 55d

低温麻醉 (hypothermia anesthesia) 191a

骶管阻滞 (caudal block) 100f

骶神经丛阻滞 (sacral plexus block) 119a

地氟烷 (desflurane) 4b

第三间隙丢失 141c

癫痫患者麻醉 (anesthesia for patient with epilepsy) 280b

电复律患者麻醉 (anesthesia for cardioversion) 304c

电休克治疗患者麻醉 (anesthesia for electroconvulsive therapy) 305d

丁酰苯类镇静安定药 (butyrophenone) 21e

动态顺应性 (dynamic compliance) 340c

多发性内分泌肿瘤手术麻醉 (anesthesia for multiple endocrine neoplasia) 195c

多模式镇痛 386a

E

恶性高热 349b

耳鼻咽喉头颈手术麻醉 (anesthesia for otolaryngology head and neck surgery) 218e

耳科手术麻醉 (anesthesia for otological surgery) 219e

二尖瓣反流患者麻醉 (anesthesia for patient with mitral regurgitation) 231f

二尖瓣狭窄患者麻醉 (anesthesia for patient with mitral stenosis heart disease) 232a

二氧化碳描记图 (capnogram) 335e

F

发绀型先天性心脏病患者麻醉 (anesthesia for patient with cyanotic congenital heart disease) 233e

反常呼吸 (paradoxical respiration) 167e

放疗患者麻醉 (anesthesia for radiotherapy) 306c

放射学检查患者麻醉 (anesthesia for radiological examination) 302f

非癌性疼痛 (non-cancerous pain) 388a

非巴比妥类静脉麻醉药 (non-barbiturates intravenous anesthetic) 6f

非发绀型先天性心脏病患者麻醉 (anesthesia for patient with non-cyanotic congenital heart disease) 235e

非紧急气道工具 40c

非去极化肌松药 (non-depolarizing muscle relaxant) 27e

非溶血性输血反应 (non-hemolytic transfusion reaction) 151b

非心脏手术经食管超声心动图 (transesophageal echocardiography for noncardiac surgery) 331b

非甾体抗炎药 (nonsteroidal anti-inflammatory drug, NSAID) 411b

肥厚型心肌病患者麻醉 (anesthesia for patient with hypertrophic cardiomyopathy) 236f

肥胖低通气综合征患者麻醉 (anesthesia for patient with obesity hypoventilation syndrome) 291a

肥胖患者麻醉 (anesthesia for patient with obesity) 289d

肺部感染性疾病患者麻醉 (anesthesia for patient with lung infection) 244a

肺大疱手术麻醉 (anesthesia for bullae) 169b

肺隔离术 (lung isolation) 165b

肺弥散功能测定 (detection of lung diffusion function) 336c

肺弥散功能障碍患者麻醉 (anesthesia for patient with diffusion dysfunction) 251d

肺通气功能障碍患者麻醉 (anesthesia for patient

with ventilation dysfunction） 250a

肺血管病变患者麻醉（anesthesia for patient with pulmonary vascular lesion） 243c

肺移植麻醉（anesthesia for lung transplantation） 206c

分娩疼痛（labour pain） 434c

吩噻嗪类镇静安定药（phenothiazine） 20c

妇科手术麻醉（anesthesia for gynecological surgery） 203f

复合全麻 51e

腹腔神经丛松解术（celiac plexus neurolysis） 427a

腹腔神经节阻滞（celiac ganglia block） 125a

G

改良 Mallampati 分级 76b

改良型特殊喉镜（improved special laryngoscope） 40b

肝功能障碍患者麻醉（anesthesia for patient with liver dysfunction） 277a

肝移植麻醉（anesthesia for liver transplantation） 206f

感觉异常 386d

感觉/运动阻滞分离 11e

高钙血症患者麻醉（anesthesia for patient with hypercalcemia） 261d

高浓度快诱导法 54b

高血压患者麻醉（anesthesia for patient with hypertension） 227c

高原地区患者麻醉（anesthesia for patient at plateau） 307b

谷氨酸受体（glutamate receptor） 401b

股神经阻滞（femoral nerve block） 120b

股外侧皮神经阻滞（lateral femoral cutaneous nerve block） 120d

股外侧皮神经阻滞镇痛（lateral femoral cutaneous nerve block） 424b

骨科手术麻醉（anesthesia for orthopedic surgery） 198d

关节手术麻醉（anesthesia for joint surgery） 199e

冠心病手术麻醉（anesthetic consideration for coronary heart disease） 183f

冠状动脉疾病患者麻醉（anesthesia for patient with coronary artery disease） 229a

光导芯（optical stylet） 41e

光索（light wand） 41c

H

寒战反应（shivering） 346f

合成阿片类镇痛药（synthetic opioid） 407d

恒速输注（constant infusion） 48e

红细胞增多症患者麻醉（anesthesia for patient with erythrocytosis） 264b

红细胞制剂（red blood cell preparation） 145d

喉管（laryngeal tube） 46b

喉镜（laryngoscope） 39f

喉科手术麻醉（anesthesia for throat surgery） 220f

喉罩（laryngeal mask airway, LMA） 45c

呼吸功能监测（respirotary fuction monitoring） 332e

呼吸困难（dyspnea） 249b

呼吸衰竭患者麻醉（anesthesia for patient with respiratory failure） 248e

呼吸系统疾病患者麻醉（anesthesia for patient with respiratory disease） 241e

踝部阻滞（ankle block） 121b

环甲膜穿刺术（thyrocricoid puncture） 79a

环甲膜切开术（cricothyroidotomy） 79d

幻肢痛（phantom limb pain） 441d

患者系统 35c

患者自控静脉镇痛（patient-controlled intravenous analgesia, PCIA） 418b

患者自控皮下镇痛（patient-controlled subcutaneous analgesia, PCSA） 421a

患者自控区域镇痛（patient-controlled regional analgesia, PCRA） 420e

患者自控硬膜外镇痛（patient-controlled epidural analgesia, PCEA） 418e

患者自控镇痛（patient-controlled analgesia, PCA） 417d

会阴区阻滞（perineal region block） 123e

喙突下臂丛神经阻滞（infracoracoid brachial plexus block） 114e

混合静脉血氧饱和度监测（mixed venous oxygen saturation monitor） 334f

活化凝血时间测定（measurement of activated clotting time） 320e

霍夫曼消除 29a

J

机械痛阈 （mechanical pain threshold） 394b

肌电描记法肌松监测 （electromyography neuromuscular monitoring） 345a

肌机械描记法肌松监测 （mechanomyography neuromuscular monitoring） 344c

肌加速度描记法肌松监测 （acceleromyography neuromuscular monitoring） 344e

肌间沟臂丛神经阻滞 （interscalene brachial plexus block） 113d

肌筋膜疼痛综合征 （myofascial pain syndrome） 443f

肌皮神经阻滞 （musculocutaneous nerve block） 117b

肌松监测 （neuromuscular monitoring） 340f

肌松监测仪 （muscle relaxation monitor） 46f

肌松拮抗药 （antagonist of neuromuscular blockade） 32a

肌松药 （muscle relaxant） 22d

基本外科手术麻醉 （anesthesia for general surgery） 196f

基础麻醉 （basal anesthesia） 86d

吉兰-巴雷综合征患者麻醉 （anesthesia for patient with Guillian-Barre syndrome） 284a

急性等容量血液稀释 （acute normovolaemic haemodilution, ANH） 157c

急性高容量血液稀释 （acute hypervolaemic haemodilution） 157f

急性溶血性输血反应 （acute hemolytic transfusion reaction） 150a

急性疼痛 （acute pain） 385d

急性疼痛动物模型 （animal model of acute pain） 393a

急性疼痛治疗服务 （acute pain treatment service, APS） 429c

急性血液稀释 （acute hemodilution） 156e

脊麻 90b

脊髓电刺激 （spinal cord stimulation） 433a

脊髓损伤后疼痛 （pain after spinal cord injury） 444e

脊髓损伤患者麻醉 （anesthesia for patient with spinal cord injury） 284f

脊柱手术麻醉 （anesthesia for spine surgery） 198e

脊椎麻醉 （spinal anesthesia） 90b

计算机控制紧闭回路麻醉 58b

记忆 （memory） 311b

继发性三叉神经痛 439e

继发性痛觉过敏 396f

继续损失量 （continuous lost volume） 140d

甲状腺功能减退症患者麻醉 （anesthesia for patient with hypothyroidism） 261b

甲状腺功能亢进症患者麻醉 （anesthesia for patient with hyperthyroidism） 260c

间接喉镜 （indirect laryngoscope） 43c

肩胛上神经阻滞镇痛 （suprascapular nerve block） 423e

监护麻醉 （monitored anesthesia care, MAC） 87b

减肥手术麻醉 （anesthesia for bariatric surgery） 292f

交叉配血试验 （cross-matching test） 148f

交感神经阻滞 （sympathetic nerve block） 124b

交感维持性疼痛 （sympathetic maintenance pain, SMP） 399c

胶体溶液 （colloid solution） 134f

解热镇痛抗炎药 411b

紧闭回路吸入麻醉 （closed-circuit inhalation anesthesia） 57b

紧急气道工具 40d

经鼻腔插管法 （transnasal tracheal intubation） 67f

经鼻腔黏膜给药 （intranasal drug delivery） 429a

经结膜给药 （ocular transmocosal administration） 429c

经口腔插管法 （oral endotracheal intubation） 66c

经口腔黏膜给药 （oral transmucosal drug administration） 428e

经皮扩张气管切开术 （percutaneous dilatational tracheotomy, PDT） 81c

经皮神经电刺激 （transcuataneous electrical nerve stimulation, TENS） 432d

经皮贴剂 （transdermal patch） 428b

经气管喷射通气 （transtracheal jet ventilation, TTJV） 78a

经气管造口插管法（transtracheostomy intubation）68e

经食管超声心动图（transesophageal echocardiography, TEE）323d

经食管超声心动图探头（transesophageal echocardiography probe）327e

晶体溶液（crystalloid solution）133e

精神性疼痛（spiritual pain）391f

颈丛阻滞（cervical plexus block）110d

颈肩痛（neck and shoulder pain）442d

颈浅神经丛阻滞（superficial cervical plexus block）112c

颈深丛阻滞 111f

颈深神经丛阻滞（deep cervical plexus block）111f

静脉局部麻醉（intravenous regional anesthesia）108f

静脉麻醉药（intravenous anesthetic）5c

静脉全麻 51f

静脉全身麻醉（intravenous general anesthesia）51f

静脉-吸入复合麻醉（intravenous-inhalation combined anesthesia）59c

静脉药物输注系统（intravenous drug infusion system）48b

静态顺应性（static compliance）339d

静吸复合麻醉 59c

局部浸润麻醉（local infiltration anesthesia）106b

局部麻醉（local anesthesia）103b

局部麻醉药（local anesthetic）10c

局麻药 10c

K

抗惊厥药（anticonvulsive drug）414b

抗凝治疗患者麻醉（anesthesia for patient with anticoagulation therapy）267f

抗抑郁药（antidepressant）412c

可视光导芯 42a

控制性低血压 125e

控制性降压（controlled hypotension）125d

口腔手术麻醉（anesthesia for stomatology surgery）217a

口述评分法（verbal rating scale, VRS）403b

口咽通气管（oral airway）37a

快通道恢复 300e

困难气道 40b, 75c

困难气道技术（difficult airway technique）75c

困难气道装置（difficult airway device）40b

L

老年患者麻醉（geriatric anesthesia）286d

肋间神经阻滞（intercostal nerve block）122b

累计缺失量（cumulative deficiency volume）139d

冷冻疗法（cryotherapy）431c

离室指征（discharge criteria from postanesthesia care unit）350d

理疗 430d

连续性肾脏替代治疗（continuous renal replacement therapy, CRRT）378f

连续性血液净化（continue blood purification, CBP）378f

连续蛛网膜下腔阻滞（continuous spinal anesthesia, CSA）94e

良性疼痛 388a

硫喷妥钠（thiopental sodium）6b

氯胺酮（ketamine）8b

氯胺酮麻醉 86e

M

麻醉残气清除系统（anesthesia scavenging system）36b

麻醉后恢复室（postanesthesia care unit, PACU）350a

麻醉呼吸回路 35c

麻醉恢复早期并发症（immediate complications of anesthesia recovery）350f

麻醉机（anesthesia machine）33f

麻醉前评估（anesthesia preoperative evaluation）161d

麻醉前用药（premedication）160a

麻醉前准备（anesthesia preoperative preparation）159e

麻醉深度监测（monitoring the depth of anesthesia）309c

麻醉苏醒延迟（postoperative delayed emergence）354d

麻醉通气系统（anesthesia breathing system）

35c

麻醉危险因素（risk factors of anesthesia） 163d

麻醉学（anesthesiology） 1a

麻醉医学会诊（anesthetic consultation） 164c

麻醉蒸发器（anesthesia vaporizer） 34f

麦吉尔疼痛问卷（McGill pain questionnaire，MPQ） 404a

脉搏血氧饱和度监测（pulse oxygen saturation monitor） 333d

慢性疼痛（chronic pain） 386b

慢性疼痛动物模型（animal model of chronic pain） 393d

慢性阻塞性肺疾病患者麻醉（anesthsia for patient with chronic obstructive pulmonary disease） 244f

盲探插管法（blind intubation） 72d

盲探光导芯 41e

美国麻醉医师协会分级（American Society of Anesthesiologists classification） 163b

弥散性缺氧 5b

面部表情评分法（face rating scale，FRS） 403d

面罩（face mask） 36f

明视插管法（visualized intubation） 71f

目标导向性液体治疗策略 131a

N

纳尔科特伦德麻醉意识深度指数（Narcotrend depth index of anesthesia） 316f

脑电图（electroencephalogram，EEG） 315d

脑血管意外患者麻醉（anesthesia for patient with cerebrovascular accident） 281d

脑卒中后疼痛（pain post stroke） 444d

内分泌疾病患者麻醉（anesthesia for patient with endocrinal disease） 252f

内分泌疾病手术麻醉（anesthesia for endocrine surgery） 194a

内镜手术麻醉（anesthesia for endoscopy examination） 201f

内脏痛 389f

内脏性伤害性疼痛（visceral nociceptive pain） 389f

逆行引导插管（retrograde intubation） 45b

尿毒症患者麻醉（anesthesia for patient with uremia） 272c

凝血功能检测（detection of coagulation function） 319e

浓度递增慢诱导法 54a

P

贫血患者麻醉（anesthesia for patient with anemia） 263e

平衡麻醉（balanced anesthesia） 60b

屏气试验 162c

普通气道装置（common airway device） 36e

Q

七氟烷（sevoflurane） 3e

气道压力-容积曲线（airway pressure-volume loop） 337a

气道压力-时间曲线（airway pressure-time curve） 338c

气管插管（endotracheal intubation） 65f

气管插管并发症（tracheal intubation complications） 82f

气管插管即刻并发症（instant complication at intubation） 83e

气管导管（endotracheal tube） 37e

气管导管更换引导管（airway exchange catheter） 46c

气管导管引导装置（endotracheal introducer） 45a

气管切开导管 37f

气管切开术（tracheotomy） 79f

气管手术麻醉（anesthesia for trachea surgery） 170a

气管异物取出术麻醉（anesthesia for removal of tracheal foreign body） 222b

强化麻醉 87a

强直刺激（tetanic stimulation） 342f

清醒插管法（awake intubation） 70c

球后阻滞麻醉（retrobulbar anesthesia） 216c

区域阻滞（regional block） 107b

曲马多（tramadol） 410d

躯干及会阴神经阻滞（trunk and pudendal nerve block） 121f

躯体性伤害性疼痛（somatic nociceptive pain） 389c

躯体性疼痛 389c

去极化肌松药（depolarizing muscle relaxant） 25e

全脊麻 89f

全麻 51b

全身麻醉（general anesthesia） 51b

全身麻醉期间严重并发症（severe complication during general anesthesia） 60f

全血（whole blood） 144e

R

桡神经阻滞（radial nerve block） 116f

热痛觉过敏 394e

热痛阈（heat pain threshold） 394e

人工冬眠疗法 21b

人工心脏瓣膜患者麻醉（anesthesia for patient with prosthetic heart valve） 233c

人工血液制品（artificial blood product） 158d

人工氧载体 158d

日间手术麻醉（ambulatory anesthesia） 296d

容量替代治疗（volume replacement therapy） 130b

S

三叉神经松解术（trigeminal neurolysis） 426d

三叉神经痛（trigeminal neuralgia，TN） 438d

三叉神经阻滞镇痛（trigeminal nerve block） 424f

伤害性刺激（noxious stimulation） 313d

伤害性疼痛（nociceptive pain） 388e

熵指数（entropy index） 317d

上肢神经阻滞（upper extremity block） 115e

射频治疗（radiofrequency ablation therapy） 431e

深低温停循环（deep hypothermia and circulatory arrest，DHCA） 192e

神经安定麻醉 86f

神经安定镇痛术 86f

神经安定镇痛遗忘插管法 71b

神经病理性疼痛 390e

神经传导阻滞（neural block） 107e

神经刺激器定位法 110a

神经刺激仪（nerve stimulator） 46d

神经根阻滞镇痛（nerve root block） 422d

神经肌肉疾病患者麻醉（anesthesia for patient with neuromuscular disease） 279e

神经及神经丛阻滞（nerve and plexus block） 109f

神经切除（neurectomy） 433d

神经外科手术麻醉（neurosurgical anesthesia） 195e

神经性疼痛（neuropathic pain） 390e

神经重塑（neural remodeling） 399a

神经阻滞 107e

肾病综合征患者麻醉（anesthesia for patient with nephrotic syndrome） 270f

肾功能不全患者麻醉（anesthesia for patient with renal dysfunction） 270c

肾移植麻醉（anesthesia for renal transplantation） 208c

肾移植术后患者麻醉（anesthesia for patient after renal transplantation） 274a

肾脏替代治疗患者麻醉（anesthesia for patient with renal replacement therapy） 275e

生理需要量（physiological requirement） 139b

食管-气管联合导气管（esophageal tracheal combitube） 45f

食管手术麻醉（anesthesia for esophageal surgery） 174f

食管异物取出术麻醉（anesthesia for removal of esophageal foreign body） 222e

视觉模拟评分法（visual analogue scale，VAS） 403a

视觉诱发电位（visual evoked potential，VEP） 319a

视频喉镜（video laryngoscope） 43c

嗜铬细胞瘤手术麻醉（anesthesia for pheochromocytoma） 194c

手术后疼痛评分法（postoperative pain scale） 403e

手术室外患者麻醉（anesthesia for patient outside the operating theatre） 301d

输血并发症（complication of blood transfusion） 149d

输血传染病 152d

输血所致变态反应（blood transfusion induced-allergy） 151f

输血所致感染性疾病（blood transfusion induced-infectious disease） 152d

输血所致免疫抑制（blood transfusion induced-immunosuppresion） 153f

输血相关疾病 152d

输血指南（transfusion guideline） 142b

术后创伤性神经症（postoperative traumatic neurosis） 353a

术后低体温（postoperative low bodytemperature） 357b

术后恶心呕吐（post-operative nausea and vomit, PONV） 356a

术后寒战（postoperative hypo themia） 358b

术后认知功能障碍（postoperative cognitive dysfunction, POCD） 359b

术后疼痛（postoperative pain） 436a

术后谵妄（postoperative delirium） 360b

术前自体采血储备技术（preoperative autologous blood reserve technology） 156b

术中常规补液方案（conventional intraoperative fluid infusion program） 137a

术中及术后术区血液回收（intraoperative and postoperative blood salvage） 158a

术中知晓（intraoperative awareness） 312c

数字评分法（numerical rating scale） 402f

双短强直刺激（double-burst stimulation, DBS） 343e

双频谱指数（bispectral index, BIS） 315f

双腔支气管导管（dubble lumen endobronchial tube） 39a

四个成串刺激（train-of-four stimulation, TOF） 342b

缩窄性心包炎患者麻醉（anesthesia for patient with constrictive pericarditis） 239b

锁骨上臂丛神经阻滞（supraclavicular brachial plexus block） 113f

锁骨下臂丛神经阻滞（infraclavicular brachial plexus block） 114c

T

糖尿病患者麻醉（anesthesia for patient with diabetes mellitus） 253b

糖尿病性周围神经痛（diabetic peripheral neuropathic pain） 444b

糖皮质激素过量患者麻醉（anesthesia for patient with glucocorticoid excess） 255c

糖皮质激素缺乏患者麻醉（anesthetic consideration for mineralocorticoid deficiency） 256d

特发性扩张型心肌病患者麻醉（anesthesia for patient with idiopathic dilated cardiomyopathy） 238a

特殊气管导管 37e

疼痛（pain） 384a

疼痛动物模型（animal model of pain） 392d

疼痛评估（pain assessment） 402f

疼痛日记（pain journal） 404c

疼痛相关离子通道（pain related ion channel） 402a

疼痛相关受体（pain-related receptor） 400b

疼痛信号转导通路（pain signaling pathway） 402c

疼痛治疗方法（pain management technique） 416e

疼痛治疗药物（pain medication） 404c

体表面积评分法（body surface area pain scale） 404a

体动反应（body movement） 314c

体感诱发电位（somatosensory evoked potential, SEP） 319c

体内植入镇痛泵（implanted pain pump） 429f

体温监测（temperature monitoring） 345e

体液再分布（humoral redistribution） 141c

体液状态评估（assessment of fluid status） 131e

天然阿片类药物（natural opioids） 405b

听觉诱发电位（auditory evoked potential, AEP） 318f

同轴呼吸回路（Bain circuit） 58c

痛觉超敏（allodynia） 397b

痛觉传导通路（pain pathway） 395e

痛觉传入纤维（afferent sensory fiber） 395a

痛觉感受器（nociceptor） 395b

痛觉过敏 386d，390f，397e

痛觉过敏（hyperalgesia） 396d

痛觉敏化（pain sensitization） 397e

痛觉异常 390f

痛性糖尿病周围神经病 444b

头颈外科手术麻醉（anesthesia for head and neck surgery） 223d

头痛（headache） 442a

突触PDZ结构域 401e

突触后致密物（postsynaptic density） 401e

W

外科气管切开术（surgical tracheotomy）　80d

外周敏化（peripheral sensitization）　398d

外周神经刺激仪（peripheral nerve stimulator）　47e

外周神经阻滞镇痛（peripheral nerve block）　422b

外周温度（peripheral temperature）　347d

危重患者感染（infection in critical patient）　372e

危重患者营养治疗（nutritional therapy for critical patient）　371f

围生期心肌病患者麻醉（anesthesia for patient with peripartum cardiomyopathy）　238f

围术期低体温（perioperative hypothermia）　347f

围术期多器官功能障碍综合征（multiple organ dysfunction syndrome in perioperative period）　376c

围术期肺栓塞（pulmonary embolism in perioperative period）　381a

围术期高血压处理（management of perioperative hypertension）　228b

围术期机械通气（perioperative mechanical ventilation）　365a

围术期急性肺损伤（perioperative acute lung injury）　364a

围术期急性呼吸窘迫综合征（perioperative acute respiratory distress syndrome）　364c

围术期急性呼吸衰竭（perioperative acute respiratory failure）　363d

围术期急性肾衰竭（preoperative period acute renal failure）　378c

围术期甲状腺危象（perioperative thyroid crisis）　382f

围术期凝血功能障碍（perioperative coagulation disorder）　371a

围术期脓毒症（perioperative sepsis）　373f

围术期脓毒症休克（perioperative septic shock）　375a

围术期皮质类固醇补充方案（perioperative corticosteroid supplymentary regimen）　259f

围术期全身炎症反应综合征（systemic inflammatory response syndrome in perioperative period）　373c

围术期酸碱平衡失调（acid-base balance disturbance in perioperative period）　368b

围术期体温过高（perioperative hyperthermia）　349a

围术期消化道出血（perioperative gastrointestinal bleeding）　377b

围术期心律失常（arrhythmia of perioperation）　369c

围术期休克（perioperative shock）　361b

围术期血糖控制（blood glucose control in perioperative period）　379f

围术期血液管理（perioperative blood management）　141e

围术期应激反应（perioperative stress reaction）　258a

胃肠镜检查治疗麻醉（anesthesia for gastrointestinal endoscopy）　302a

温热疗法（thermotherapy）　430f

无意识（unconsciousness）　310c

物理治疗（physical therapy）　430c

X

吸入麻醉　53c

吸入麻醉药（inhaled anesthetic）　2d

吸入全身麻醉（inhalation general anesthesia）　53b

稀释气　35a

下肢神经阻滞（lower extremity block）　117e

先天性心脏病手术麻醉（anesthetic consideration for congenital heart disease）　178f

纤维光导喉镜（fiberoptic laryngoscope）　41d

纤维肌痛症（fibromyalgia syndrome）　443b

纤维支气管镜（fiberoptic bronchoscope, FOB）　40d

纤支镜　40d

酰胺类局麻药（local anesthetic of amide derivative）　16e

限制型心肌病患者麻醉（anesthesia for patient with restrictive cardiomyopathy）　237d

小儿手术麻醉（pediatric anesthesia）　293f

哮喘患者麻醉（anesthesia for patient with asthma）　246b

笑气　4e

心包切除术麻醉（anesthetic consideration for pericardiectomy）　186c

心力衰竭患者麻醉（anaesthesia for patient with heart failure） 230d

心率变异性（heart rate variability, HRV） 315b

心血管反应（cardiovascular response） 314e

心血管疾病患者非心脏手术麻醉（perioperative cardiovascular evaluation and care for non-cardiac surgery） 224e

心血管手术经食管超声心动图（transesophageal echocardiography for cardiac surgery） 329b

心血管手术麻醉（anesthesia for cardiovascular surgery） 176f

心因性疼痛 391f

心脏瓣膜病手术麻醉（anesthetic consideration for vavular heart disease） 181f

心脏传导系统异常患者麻醉（anethesia for patient with conduction disturbance） 241a

心脏风险指数（cardiac risk index, CRI） 226e

心脏移植麻醉（anesthesia for heart transplantation） 209e

星状神经节阻滞镇痛（stellate ganglion block） 425d

行为疼痛评分法（behavioral rating scale） 403c

胸科手术麻醉（anesthesia for thoracic surgery） 164e

胸膜腔麻醉（interpleural anesthesia） 122e

胸腔镜手术麻醉（anesthesia for video-assisted thoracoscopic surgery） 173e

血浆（plasma） 146d

血浆蛋白制品（plasma protein） 147a

血栓弹力图（thrombelastometry, TEG） 321b

血小板异常患者麻醉（anesthesia for patient with platelet disorder） 265c

血型（blood type） 147b

血型鉴定（blood type identification） 148e

血液保护技术（blood conservation technique） 155e

血液病患者麻醉（anesthesia for patient with hematologic disease） 263d

血友病患者麻醉（anesthesia for patient with hemophilia） 265f

循环紧闭式麻醉机 34c

Y

咽喉部肿瘤手术麻醉（anesthesia for resection of laryngeal mass） 221e

延迟性溶血性输血反应（delayed hemolytic transfusion reaction） 150e

盐皮质激素过量患者麻醉（anesthesia for patient with mineralocorticoid excess） 257a

盐皮质激素缺乏患者麻醉（anesthesia for patient with mineralocorticoid deficiency） 257e

眼科手术麻醉（anesthesia for ophthalmology surgery） 213d

眼心反射（oculocardiac reflex, OCR） 215e

氧化亚氮（nitrous oxide） 4e

氧阻断安全装置（oxygen failure safety device） 36e

腰丛阻滞（lumbar plexus block） 118b

腰交感神经松解术（lumbar sympathetic neurolysis） 427e

腰麻 90b

腰麻-硬膜外联合阻滞 101c

腰腿痛（back and leg pain） 442f

腋路臂丛神经阻滞（axillary brachial plexus block） 115a

依托咪酯（etomidate） 9b

胰岛素瘤患者麻醉（anesthesia for patient with islet cell tumor） 254d

胰肾联合移植麻醉（anesthesia for combined pancreas and renal transplantation） 210c

遗忘（amnesia） 310e

乙咪酯 9b

异丙酚 7b

异常高热 65d

异氟烷（isoflurane） 3a

异感定位法 110a

意识（consciousness） 310a

隐神经阻滞（saphenous nerve block） 121a

硬膜外阻滞（epidural block） 95c

硬性喉镜（rigid laryngoscope） 42b

永久性神经松解术（permanent neurolysis） 426a

诱导插管法（anesthesiatised intubation） 69d

诱发电位（evoked potential, EP） 318c

诱发反应 318d

预箭毒化 26b

预注法 29e

原发性三叉神经痛 438d

原发性痛觉过敏 396e

匀速输注　48e

Z

载气　35a

再箭毒化　32d

暂时性神经阻滞镇痛（temporary nerve block）421c

镇静安定药（sedative）　18b

整形手术麻醉（anesthesia for plastic surgery）211b

正中神经阻滞（median nerve block）　116d

支气管肺泡灌洗术麻醉（anesthesia for bronchoavleolar lavage）175f

支气管镜手术麻醉（anesthesia for bronchoscopic surgery）172a

支气管扩张症手术麻醉（anesthesia for bronchiectasia）168a

支气管内插管（endobronchial intubation）　73e

直接喉镜（direct laryngoscope）　42d

直流式麻醉机　34c

指根麻醉　117c

指神经阻滞（digital nerve block）　117c

趾根麻醉　121f

趾神经阻滞（digital nerve block）　121e

酯类局麻药（local anesthetic of ester derivative）15e

治疗性浅低温（therapeutic light hypothermia）　348d

治疗性深低温（therapeutic deep hypothermia）348f

中枢敏化（central sensitization）　398b

中心供气系统（central gas supply system）　34d

中心温度（core temperature）　347b

中性粒细胞减少患者麻醉（anesthesia for patient with neutropenia）264e

肿胀麻醉　13b，212c

重症肌无力患者麻醉（anesthesia for patient with myasthenia gravis）282e

蛛网膜下腔-硬膜外联合阻滞（combined spinal-epidural anesthesia，CSEA）101c

蛛网膜下腔阻滞（subarachnoid block）　90b

主动脉瓣关闭不全患者麻醉（anesthesia for patient with aortic insufficiency）232e

主动脉瓣狭窄患者麻醉（anesthesia for patient with aortic stenosis）233a

椎管内麻醉（neuraxial anesthesia）　88e

椎旁神经阻滞（paravertebral block，PVB）　123b

自发性疼痛　386c

自体输血（autologous transfusion）　156a

纵隔摆动（mediastinal flutter）　167d

阻塞性睡眠呼吸暂停低通气综合征手术麻醉（anesthesia for obstructive sleep apnea hypopnea syndrome surgery）222f

最低肺泡有效浓度（minimun alveolar concentration，MAC）55a

最低流量麻醉　55d

坐骨神经阻滞（sciatic nerve block）　119c

拉丁字母

ABO 血型系统（ABO blood group system）　147d

AMPA 受体　401c

Bain 回路　58c

Cormack 分级　76d

GlideScope 视频喉镜　43e

Medcaptain 视频喉镜　44e

NMDA 受体　401d

PSD95　401f

Rh 血型系统（Rh blood group system）　148a

Sonoclot 凝血和血小板功能分析（Sonoclot coagulation and platelet function analyzer）322e

TuoRen 视频喉镜　44d

UE 可视喉镜　44d

希腊字母

α_2 肾上腺素能受体激动药（α_2-adrenergic receptor agonist）414d

阿拉伯数字

101 点数字评分法　403a

11 点数字评分法　403a

罗马数字

Ⅱ 相阻滞（phase Ⅱ neuromuscular block）　345c

本卷主要编辑、出版人员

执行总编　谢　阳

编　　审　陈永生

责任编辑　沈冰冰　郭广亮

索引编辑　赵　健

名词术语编辑　陈丽丽

汉语拼音编辑　崔　莉

外文编辑　顾　颖

参见编辑　杨　冲

责任校对　苏　沁

责任印制　陈　楠

装帧设计　雅昌设计中心·北京